D1641354

Thieme

... und noch mehr Tipps für die Prüfungsvorbereitung

Das Repetitorium MEDI-LEARN hat fast alle seit 1981 gestellten Prüfungsfragen analysiert. Im 2. Staatsexamen sind das mehr als 15.000 Fragen.
Dabei wurde festgestellt, dass sich im Fach Neurologie 71% aller bisher gestellten Fragen durch wenige Themen abdecken lassen.
Die „Top-Themen" enthalten diejenigen Stichworte, die in diesem Zeitraum mit mindestens 10 Fragen vertreten waren.

Die Top-Themen der Prüfung

Thema	**Anteil**
Raumfordernde Prozesse des Gehirns und seiner Hüllen	8,1%
Erkrankungen der Hirnnerven	4,9%
Klinik und Therapie des Parkinson-Syndroms	3,7%
Bildgebende Verfahren im Bereich der Neurologie	3,2%
Klinik der Anfallsleiden (Epilepsien)	3,1%
Therapie der Anfallsleiden (Epilepsien)	2,8%
Liquordiagnostik	2,6%
Klinik der Multiplen Sklerose und anderer Entmarkungskrankheiten	2,3%
Klinik und Therapie von Infarkten (Embolien, Thrombosen) und intrazerebralen Blutungen	2,3%
Entmarkungskrankheiten	1,9%
Klinik und Therapie der Alzheimer-Demenz	1,8%
Myasthenia gravis pseudoparalytica	1,7%
Extrapyramidale Syndrome	1,4%
Vollständiges und unvollständiges Querschnittssyndrom und Kauda-Syndrom	1,4%
Gedeckte und offene Schädel-Hirn-Traumen	1,4%
Sub- und epidurale Hämatome	1,3%
Hirnstamm-Syndrome	1,2%
Kopf- und Gesichtsschmerz	1,2%
TIA, PRIND	1,2%
Anfallsleiden (Epilepsien)	1,2%
Hemisphären-Syndrome	1,1%
Tuberkulöse Meningoenzephalitis	1,1%
Commotio, Contusio und Compressio cerebri	1,1%
Muskeldystrophien	1,1%
Syndrome der Schädigung der Nervenwurzeln	1,1%
Neurophysiologische Untersuchungsverfahren	1,1%
bakterieller, viraler und mykotischer Meningoenzephalitiden	1,1%
Klinik der raumfordernden Prozesse des Rückenmarks, der Kauda und der Rückenmarkshüllen	1,0%
Diagnostik der Muskelkrankheiten	1,0%
Subarachnoidalblutungen	0,9%
Syphilis des zentralen Nervensystems	0,9%
Funikuläre Myelose	0,9%
HIV-Infektion im Bereich des Gehirns und seiner Hüllen	0,8%
Herpes-simplex-Enzephalitis	0,8%
Störungen des Lipid-, Aminosäuren- und Kohlenhydratstoffwechsels	0,8%
Gesichtsfelddefekte	0,8%
Myatrophische Lateralsklerose	0,8%
Schmerz-Syndrome	0,7%
M. Wilson	0,7%
Borreliose des Gehirns und seiner Hüllen	0,7%
Pupillenstörungen	0,7%
Syringomyelie-Syndrom	0,7%
Spinale Muskelatrophien	0,7%
Chorea Huntington	0,6%
Aphasien	0,5%
Liquorbefunde	0,4%
Phakomatosen	0,4%
Tabes dorsalis	0,3%
Summe	**71,6%**

Fragenanteil pro Kapitel Neurologie

Die Darstellung des prozentualen Fragenanteils pro Kapitel empfehlen wir als Grundlage Ihrer Lernplanung.

	Kapitel	**Anteil**
1	Neurologische Syndrome	17,4 %
2	Neuropsychologische Syndrome	2,5 %
3	siehe Psychiatrie	0,0 %
4	siehe Psychiatrie	0,0 %
5	Krankheiten und Schäden des Gehirns und seiner Hüllen	45,4 %
6	Fehlbildungen, Krankheiten und Schäden des Rückenmarks, der Kauda und der Rückenmarkshäute	6,5 %
7	Krankheiten und Schäden des peripheren Nervensystems	13,7 %
8	Muskelkrankheiten	7,0 %
9	Neurologische und psychopathologische Syndrome bei nicht-neurologischen bzw. nicht-psychiatrischen Grundkrankheiten	7,3 %
10	Ausgewählte therapeutische Verfahren bei neurologischen und psychiatrischen Krankheiten und Notfällen	0,3 %

Für die Hinweise danken wir: MEDI-LEARN

Bahnhofstr. 26 b 35037 Marburg Tel. 06421/681668 Fax 06421/961910 http://www.medi-learn.de

Original-Prüfungsfragen
mit Kommentar

GK 3

Neurologie

13. Auflage

Bearbeitet von R. Benecke

Georg Thieme Verlag
Stuttgart · New York

Prof. Dr. med. Reiner Benecke
Klinik für Neurologie und Poliklinik
Universität Rostock
Gehlsheimer Str. 20
18147 Rostock

1. Auflage 1982
2. Auflage 1985
3. Auflage 1986
4. Auflage 1988
5. Auflage 1989
6. Auflage 1991
7. Auflage 1992
8. Auflage 1994
9. Auflage 1996
10. Auflage 1997
11. Auflage 1998
12. Auflage 2000
13. Auflage 2001

Die Deutsche Bibliothek – CIP-Einheitsaufnahme

Original-Prüfungsfragen mit Kommentar GK 3.
– Stuttgart ; New York : Thieme (Schwarze Reihe)
Neurologie / bearb. von R. Benecke.
– 13. Aufl. – 2001
ISBN 3-13-112923-9

Unsere Homepage: http://www.thieme.de

Satz: Hagedorn Kommunikation, Viernheim
Druck und Bindung: Universitätsdruckerei H. Stürtz AG, Würzburg
Printed in Germany

ISBN 3-13-112923-9

Vorwort

Insbesondere im Bereich der Medizin stehen die Hochschullehrer vor dem Problem, dass der Umfang der Wissensgebiete, der sich aus der rasanten grundlagenorientierten klinischen Forschung ergeben hat, im Rahmen der zeitlichen Vorgaben für Vorlesungen und Praktika nicht mehr vollständig vermittelt werden kann. Die basalen Wissensgebiete der einzelnen Fachdisziplinen der Medizin, so auch der Neurologie, haben sich in den letzten 10 Jahren etwa um den Faktor 20 erweitert, die Anzahl der monatlich erscheinenden wissenschaftlichen Publikationen zeigt eine Steigerung um ca. den Faktor 40. Vor diesem Hintergrund muss es das Ziel der Hochschullehrer sein, neben der Wissensvermittlung in verstärktem Maße Anleitungen zum selbständigen Lernen zu geben. Dabei ist der alleinige Verweis auf das Spektrum der verfügbaren Lehrbücher mit ihren Stärken und Schwächen insgesamt unbefriedigend, da dadurch die akademische Lehre Gefahr läuft, in Passivität und Frustration zu münden. Vielmehr muss es die Aufgabe der universitären Lehre sein, die Anleitungen zum eigenständigen Lernen aktiv voranzutreiben. Vorgehensweisen in diese Richtung sind die Schaffung von intelligenten PC-unterstützten Lernprogrammen, die aktive Beteiligung der Hochschullehrer bei Nutzung dieser Lernprogramme im Sinne einer konsiliarischen Aktivität und der vermehrte Einsatz der modernen Medien in die wissenschaftliche Lehre.

Der vorgelegte umfangreiche Fragenband mit Kommentar verfolgt diese Richtung und ermöglicht eine Interaktion von selbständigem Lernen und konsiliarischer Ratgebung durch den akademischen Lehrer. Langfristig wird man dieses interaktive Lernen sicherlich von der Buchebene auf intelligente PC-gesteuerte Lernprogramme übertragen.

Dieses Buch enthält die Prüfungsfragen, die im Fachgebiet Neurologie vom Frühjahr 1984 an gestellt wurden. Es ist Absicht dieses Bandes, sowohl die richtigen als auch die falschen Lösungen zu kommentieren und dem Leser anhand vorangestellter Lerntexte ein Basiswissen über die neurologischen Syndrome und Krankheitsbilder zu vermitteln. Die Lerntexte sollen das Verständnis dafür, ob ein Lösungsvorschlag richtig oder falsch ist, intensivieren und die Übertragung des erworbenen Wissens in die Praxis erleichtern. Der vorliegende Kommentarband ist deshalb auch für die Vorbereitung auf die mündliche Prüfung durchaus geeignet.

Die Beschäftigung mit den kommentierten Original-Prüfungsfragen setzt ein gleichzeitiges Arbeiten mit gängigen neurologischen Lehrbüchern voraus. Die Erfahrung hat gezeigt, dass das Studium der neurologischen Lehrbücher anhand von jeweils fokussierten Problemstellungen wesentlich attraktiver ist als das sture Lesen von vorn nach hinten.

Meiner Sekretärin, Frau Marianne Thomas, danke ich für die Eingabe der Texte in den PC, das Korrekturlesen und die Überprüfung der Textstrukturen.

Meiner Tochter Verena danke ich für ihre redaktionelle Hilfe.

Ich wünsche den Benutzern dieses Buches viel Erfolg und bin für Kritik und Anregungen immer dankbar.

Rostock, im Juni 2001

Reiner Benecke

Inhalt

Die **halbfett** gedruckten Seitenzahlen beziehen sich auf den Kommentarteil.

Die **halbfett** gedruckten Seitenzahlen beziehen sich auf den Kommentarteil.

Lerntextverzeichnis

Bearbeitungshinweise

In den Original-Aufgabenheften, die die Grundlage der Prüfung bilden, sind die Fragen nicht nach Fächern, sondern nach Aufgaben-Typen geordnet.

Zur Prüfungsvorbereitung erscheint eine fachbezogene Fragenordnung, wie sie in diesem Band praktiziert wird, geeigneter.

Im Examen Frühjahr 2000 wurden die Fragen vom IMPP erstmals nach inhaltlichen Gesichtspunkten sortiert.

Die Lösung zu jeder Frage ist am Unterrand derselben Seite vermerkt.

Es ist zweckmäßig, beim ersten Durchgang die falsch beantworteten Fragen zu markieren, um sie kurz vor dem Prüfungstermin zu wiederholen.

Aber Vorsicht! Manche Fragen werden im Examen wortgetreu wiederholt, doch kann die Reihenfolge der möglichen Antworten geändert sein.

Aufgabentypen:

Aufgabentyp A: Einfachauswahl

Erläuterung: Bei diesem Aufgabentyp ist von den fünf mit (A) bis (E) gekennzeichneten Antwortmöglichkeiten eine einzige auszuwählen, und zwar entweder die allein bzw. am ehesten zutreffende Aussage oder die einzig falsche bzw. am wenigsten zutreffende Aussage.
Wenn die Falschaussage zu markieren ist, enthält der Vorsatz ein fettes (im Originalheft noch unterstrichenes) **nicht** oder einen ähnlichen deutlichen Hinweis.

Lesen Sie immer alle Antwortmöglichkeiten durch, bevor Sie sich für eine Lösung entscheiden!

Aufgabentyp B: Aufgabengruppe mit gemeinsamem Antwortangebot – Zuordnungsaufgaben –

Erläuterung: Jede dieser Aufgabengruppen besteht aus:

a) einer Liste mit nummerierten Begriffen, Fragen oder Aussagen (Liste 1 = Aufgabengruppe)
b) einer Liste von 5 durch die Buchstaben (A)–(E) gekennzeichneten Antwortmöglichkeiten (Liste 2)

Sie sollen zu jeder nummerierten Aufgabe der Liste 1 aus der Liste 2 *eine* Antwort (A) bis (E) auswählen, die Sie für zutreffend halten oder von der Sie meinen, dass sie im engsten Zusammenhang mit dieser Aufgabe steht. Bitte beachten Sie, dass jede Antwortmöglichkeit (A) bis (E) für mehrere Aufgaben der Liste 1 die Lösung darstellen kann.

Aufgabentyp C: Kausale Verknüpfung

Erläuterung: Bei diesem Typ besteht die Aufgabe aus zwei Aussagen, die mit „weil" verknüpft sind. Jede der beiden Aussagen kann unabhängig von der anderen richtig oder falsch sein. Wenn beide Aussagen richtig sind, so kann die Verknüpfung durch „weil" richtig oder falsch sein. Dabei muss Aussage 2 nicht die alleinige Begründung von Aussage 1 sein! Ein gegebenenfalls vorangestellter Sachverhalt ist bei der Beurteilung zu berücksichtigen. Nach Prüfung entnehmen Sie den richtigen Lösungsbuchstaben dem Lösungsschema:

Antwort	Aussage 1	Aussage 2	Verknüpfung
A	richtig	richtig	richtig
B	richtig	richtig	falsch
C	richtig	falsch	–
D	falsch	richtig	–
E	falsch	falsch	–

Aufgabentyp D: Aussagenkombination

Erläuterung: Bei diesem Aufgabentyp ist die Richtigkeit mehrerer nummerierter Aussagen zu beurteilen. Es können je nach den vorgegebenen Aussagenkombinationen A bis E eine einzige, mehrere, alle oder keine der Aussagen richtig sein. Eine Aufgabe wird als **richtig gelöst** gewertet, wenn der Lösungsbuchstabe markiert wurde, der für die **zutreffende Beurteilung aller Aussagen** als richtig oder falsch steht.

Allen Aufgabentypen gemeinsam ist, dass am Ende eine und nur eine der fünf möglichen Lösungen (A) bis (E) zu markieren ist. Die beste Antwort ist diejenige, die im Vergleich der fünf Antwortmöglichkeiten die Aufgabe **am umfassendsten beantwortet**. Eine Mehrfachmarkierung wird als falsch gewertet. Das Fehlen einer Markierung wird in gleicher Weise falsch gewertet wie eine Markierung an falscher Stelle. Man sollte also, auch wenn man eine Aufgabe nicht lösen kann, in jedem Falle eine Lösung raten, weil man so eine 20%-Chance hat, die richtige Lösung zu treffen.

Fragen

Lösungsschema

Aufgabentyp C – Kausale Verknüpfung
Siehe Bearbeitungshinweise

Antwort	Aussage 1	Aussage 2	Verknüpfung
A	richtig	richtig	richtig
B	richtig	richtig	falsch
C	richtig	falsch	–
D	falsch	richtig	–
E	falsch	falsch	–

1 Neurologische Syndrome

1.1 Motorische, sensible und neurovegetative Syndrome des peripheren Nervensystems

1.1.1 Nerven

1.1 Für eine periphere Nervenlähmung sind – im Gegensatz zum zentralen Lähmungstyp – folgende Befunde charakteristisch:

(1) Muskelatrophie
(2) Kloni
(3) Areflexie
(4) Ersatz der Feinmotorik durch Massenbewegungen

(A) nur 1 ist richtig
(B) nur 1 und 3 sind richtig
(C) nur 1, 2 und 4 sind richtig
(D) nur 2, 3 und 4 sind richtig
(E) 1–4 = alle sind richtig

H86

1.2 Die sogenannte „Fallhand“ ist vor allem charakteristisch für eine Läsion des

(A) N. medianus am Ellenbogen
(B) N. ulnaris
(C) N. radialis
(D) N. musculocutaneus
(E) N. axillaris

H89 F86

1.3 Von welcher der folgenden Strukturen wird im Regelfall ein Großteil der kleinen Handmuskeln innerviert?

(A) oberer Armplexus
(B) N. radialis
(C) N. ulnaris
(D) Rückenmarkssegment C4
(E) N. interosseus anterior

F86

1.4 Eine Schweißsekretionsstörung (nachgewiesen im Test nach Minor) in der nebenstehend skizzierten Ausbreitung spricht für eine Läsion des/der

(A) N. tibialis
(B) N. peroneus communis
(C) 4. lumbalen Wurzel
(D) N. femoralis
(E) Keine der Aussagen (A)–(D) trifft zu.

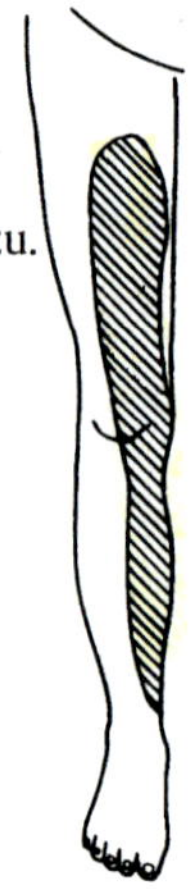

H89

1.5 Welche der Aussagen über die Prüfung der Nervenaustrittspunkte (NAP) treffen zu?

(1) Sie stellt die wichtigste diagnostische Maßnahme bei der Diagnostik der idiopathischen Trigeminusneuralgie dar.
(2) Sie hat mitunter ein positives Ergebnis bei einer Sinusitis.
(3) Die Bewertung hängt von der allgemeinen Schmerzempfindlichkeit des Patienten ab.

(A) nur 3 ist richtig
(B) nur 1 und 2 sind richtig
(C) nur 1 und 3 sind richtig
(D) nur 2 und 3 sind richtig
(E) 1–3 = alle sind richtig

F88

1.6 Die sogenannte „Schwurhand“ ist ein charakteristisches Zeichen bei einer Schädigung des

(A) N. radialis
(B) N. ulnaris
(C) N. medianus
(D) N. axillaris
(E) N. musculocutaneus

1.1 (B) 1.2 (C) 1.3 (C) 1.4 (D) 1.5 (D) 1.6 (C)

H89

1.7 Welche Aussage trifft **nicht** zu?

Typische Ursachen von Schädigungen des peripheren motorischen Neurons sind:

(A) Polyneuropathie
(B) Wurzelkompression bei Diskusprolaps
(C) Progressive spinale Muskelatrophie
(D) Bulbärparalyse
(E) Tabes dorsalis

F00

1.8 Das sogenannte Flaschenzeichen – als pathologischer Befund – gilt als charakteristischer Befund bei Schädigung des

(A) N. thoracicus longus
(B) N. radialis
(C) N. medianus
(D) N. musculocutaneus
(E) Ramus palmaris nervi ulnaris

F87

1.9 Die sogenannte „Krallenhand" ist vor allem charakteristisch für eine Läsion des

(A) N. medianus am Ellenbogen
(B) N. ulnaris
(C) N. radialis
(D) N. musculocutaneus
(E) N. axillaris

H87

1.10 Die Elektromyographie wird am häufigsten eingesetzt zum Nachweis einer/eines

(A) Spastik
(B) Ataxie
(C) Rigors
(D) Areflexie
(E) Denervation

F99

1.11 Welche der Aussagen zur Nadelelektromyographie trifft **nicht** zu?

(A) Bei neurogenen Paresen ist Rarefikation des Aktivitätsmusters ein charakteristischer Befund.
(B) Bei Denervierungsvorgängen finden sich häufig Fibrillationspotentiale.
(C) Bei der Suche nach krankhaften Veränderungen ist der Nachweis von Spontanaktivität am ruhenden, völlig entspannten Muskel von besonderer Bedeutung.
(D) Bei myogenen Paresen besteht typischerweise eine Amplitudenerhöhung der Aktionspotentiale.
(E) Bei myogenen Paresen (Myopathien) findet sich bei Maximalinnervation häufig ein dichtes Interferenzmuster.

F00

1.12 Beim N. interosseus antebrachii anterior, dessen Schädigung von Bedeutung ist beim Interosseus-anterior-Syndrom (Kiloh-Nevin-Syndrom), handelt es sich im Regelfall um einen Ast des

(A) N. medianus
(B) N. cutaneus antebrachii lateralis
(C) N. ulnaris
(D) N. musculocutaneus
(E) N. radialis

H00

1.13 Was ist für das Karpaltunnelsyndrom **am wenigsten** charakteristisch?

(A) passagere Besserung von Beschwerden durch „Händeausschütteln"
(B) Verstärkung der Beschwerden durch bestimmte körperliche Tätigkeiten
(C) positives (= pathologisches) Flaschenzeichen
(D) Hypothenaratrophie
(E) Brachialgia paraesthetica nocturna

1.7 (E) 1.8 (C) 1.9 (B) 1.10 (E) 1.11 (D) 1.12 (A) 1.13 (D)

H00

1.14 Bei einer Schädigung des N. tibialis in Höhe der Kniekehle findet sich am wahrscheinlichsten:

(A) Lähmung des M. tibialis anterior
(B) Lähmung des M. extensor hallucis longus
(C) Taubheitsgefühl auf dem Fußrücken zwischen der ersten und zweiten Zehe
(D) Taubheitsgefühl an der Fußsohle
(E) Lähmung des M. peroneus brevis

H00

1.15 Eine Schädigung des N. peroneus superficialis führt am häufigsten zu:

(A) einer isolierten Hypästhesie zwischen der 1. und 2. Zehe (Sensibilität am Fußrücken ansonsten ungestört)
(B) einer Lähmung des M. tibialis anterior
(C) einem Ausfall des Tibialis-posterior-Reflexes
(D) einer Störung der Pronation des Fußes
(E) einer schmerzhaften Schwellung an der Tibiavorderkante

H00

1.16 Beim hinteren oder medialen Tarsaltunnelsyndrom findet sich als Ursache am häufigsten eine Schädigung des folgenden der genannten Nerven:

(A) N. suralis
(B) N. cutaneus femoris lateralis
(C) N. peroneus superficialis
(D) N. tibialis
(E) N. saphenus

F00

1.17 Was ist für eine Schädigung des N. peroneus communis **am wenigsten** charakteristisch?

(A) Parese des M. extensor digitorum longus
(B) Parese des M. extensor hallucis longus
(C) Parese des M. extensor digitorum brevis
(D) Hypästhesie u.a. im Bereich der Unterschenkelaußenseite
(E) Ausfall des Tibialis-posterior-Reflexes

H87

1.18 Schädigungen des N. facialis ergeben z.T. pathologische Befunde beim (bei der)

(1) Schirmer-Test
(2) Prüfung des Stapediusreflexes
(3) Gustometrie

(A) nur 3 ist richtig
(B) nur 1 und 2 sind richtig
(C) nur 1 und 3 sind richtig
(D) nur 2 und 3 sind richtig
(E) 1 – 3 = alle sind richtig

F88

1.19 Die Schädigung eines N. hypoglossus ist daran zu erkennen, daß

(A) die herausgestreckte Zunge zur Seite der Muskellähmung abweicht
(B) die Zunge nicht herausgestreckt werden kann
(C) die herausgestreckte Zunge zu der Seite abweicht, die der Muskellähmung gegenüberliegt
(D) zugleich eine Zungenparese und eine Gaumensegelparese zu erkennen sind
(E) zugleich eine Zungenparese und eine Störung der Speichelsekretion der Glandula submandibularis vorliegen

H92

1.20 Die charakteristischen Krankheitszeichen unmittelbar nach einer akuten kompletten Durchtrennung eines gemischten peripheren Nerven sind:

(1) Anosognosie
(2) Hyperpathie
(3) Anhidrosis

(A) nur 1 ist richtig
(B) nur 2 ist richtig
(C) nur 3 ist richtig
(D) nur 1 und 3 sind richtig
(E) nur 2 und 3 sind richtig

1.14 (D) 1.15 (D) 1.16 (D) 1.17 (E) 1.18 (E) 1.19 (A) 1.20 (C)

H90

1.21 Welche der Aussagen über das Zwei-Punkte-Diskriminationsvermögen trifft zu?

Das Zwei-Punkte-Diskriminationsvermögen

(A) ist beim Gesunden an den Fingerbeeren gleich fein wie an den Handflächen
(B) wird im allgemeinen geprüft durch den sog. Finger-Nase-Versuch oder den sog. Knie-Hacken-Versuch
(C) hat für die Beurteilung der Gebrauchsfähigkeit der Hand wesentliche Bedeutung
(D) wird geprüft, indem man die beiden Enden eines Zirkels nacheinander auf die Haut setzt
(E) ist bei Krankheiten, die das Zentralnervensystem betreffen, nicht gestört

H97

1.22 Das Hoffmann-Tinel-Klopfzeichen dient zur/zum

(A) Befunderhebung im Rahmen einer Läsion eines peripheren Nerven
(B) grob-orientierenden Dokumentation einer allgemeinen vegetativen Übererregbarkeit
(C) Nachweis einer Klopfschmerzhaftigkeit von Wirbelkörpern bzw. Dornfortsätzen
(D) Prüfung der Tiefensensibilität bei Verdacht auf Schädigung der Rückenmark-Hinterstränge
(E) Nachweis eines Kalottenklopfschmerzes bei Knochenmetastasen des Schädels

F91

1.23 Die Schädigungshöhe bei kompletter Durchtrennung eines gemischten peripheren Nerven läßt sich am besten mit folgenden Untersuchungsverfahren festlegen:

(A) Bestimmung des vom Sensibilitätsausfall betroffenen Hautareals
(B) Bestimmung des Ausmaßes des vegetativen Funktionsausfalles
(C) Analyse hinsichtlich der paralytischen Muskeln
(D) Prüfung auf dissoziierte Empfindungsstörung
(E) Prüfung auf pathologische Reflexe

F92

1.24 Welcher der folgenden motorischen Ausfälle ist bei einer Läsion des N. peroneus communis im Bereich des Caput fibulae **nicht** zu erwarten (bei üblicher nervaler Versorgung)?

Lähmung des

(A) M. tibialis anterior
(B) M. extensor digitorum brevis
(C) M. extensor hallucis longus
(D) M. abductor hallucis
(E) M. extensor hallucis brevis

F92

1.25 Zu den charakteristischen Zeichen bei einseitiger peripherer Fazialisparese zählt:

(A) Störung des ziliospinalen Reflexes
(B) Ophthalmoplegia externa
(C) Bell-Phänomen
(D) Kieferbewegungsstörung
(E) Ausfall des kontralateralen Blinzelreflexes (Kornealreflexes)

H90 F88

1.26 Flügelartiges Abstehen des Schulterblattes ist vor allem charakteristisch bei Lähmung des

(A) M. serratus anterior
(B) M. teres major
(C) M. subscapularis
(D) M. levator scapulae
(E) M. pectoralis

H96 F90

1.27 Die Scapula alata ist vor allem typisch bei einer Schädigung des/der

(A) N. axillaris
(B) N. suprascapularis
(C) N. thoracicus longus
(D) N. musculocutaneus
(E) Nn. intercostales

1.21 (C) 1.22 (A) 1.23 (C) 1.24 (D) 1.25 (C) 1.26 (A) 1.27 (C)

F90

1.28 Eine einseitige Atrophie der Kaumuskulatur (im engeren Sinne) läßt am wahrscheinlichsten schließen auf eine Läsion des/der

(A) N. facialis
(B) N. trigeminus
(C) kontralateralen Hirnstammhälfte
(D) N. glossopharyngeus
(E) N. accessorius

H98

1.29 Eine pathologische Veränderung des Kornealreflexes ist **am wenigsten** wahrscheinlich zu erwarten als Symptom einer/eines

(A) peripheren Fazialisparese
(B) Optikusneuritis
(C) Zoster ophthalmicus
(D) Wallenberg-Syndroms infolge Hirnstamminfarkts
(E) Ponstumors

F98

1.30 Welcher der folgenden Muskeln wird im Regelfall **nicht** durch den N. ulnaris innerviert?

(A) M. extensor carpi ulnaris
(B) M. flexor carpi ulnaris
(C) M. abductor digiti minimi
(D) M. adductor pollicis
(E) M. opponens digiti minimi

F95 F89

1.31 Der Nachweis einer Fazialisparese vom zentralen Typ bei zentraler Hemiparese der Extremitäten der gleichen Seite spricht für eine Schädigungslokalisation

(A) im Mesencephalon ipsilateral
(B) oberhalb des ponto-mesenzephalen Bereichs kontralateral
(C) in Höhe (und unter Beteiligung) des Fazialiskernes
(D) in Höhe der oberen Olive (= obere Medulla oblongata)
(E) am Foramen occipitale magnum

F97

1.32 Für welche der nachfolgend genannten Schädigungen gilt das so genannte Kulissenphänomen als charakteristischer Befund?

(A) N. lingualis
(B) N. facialis
(C) N. vagus
(D) N. accessorius
(E) N. hypoglossus

1.1.2 Plexus

F85

1.33 Charakteristisch für die obere Armplexuslähmung ist/sind:

(1) regelmäßig nachweisbare Sensibilitätsstörung, besonders ulnar an Hand und Unterarm
(2) Hornersches Syndrom
(3) in der Schulter schlaff herunterhängender Arm

(A) nur 3 ist richtig
(B) nur 1 und 2 sind richtig
(C) nur 1 und 3 sind richtig
(D) nur 2 und 3 sind richtig
(E) 1 – 3 = alle sind richtig

1.1.3 Nervenwurzeln

H86

Ordnen Sie jeder der Nervenwurzelläsionen in Liste 1 jeweils den charakteristischen Befund (Liste 2) zu.

Liste 1

1.34 L4

1.35 S1

Liste 2

(A) Parese des M. extensor hallucis longus
(B) erschwerter Zehengang, fehlender Triceps-surae-Reflex
(C) Abschwächung des Quadrizepsreflexes
(D) sog. Reithosenhypästhesie
(E) Hypästhesie an der gesamten Vorderseite des Oberschenkels

1.28 (B) 1.29 (B) 1.30 (A) 1.31 (B) 1.32 (C) 1.33 (A) 1.34 (C) 1.35 (B)

F88 H87

Ordnen Sie den Muskeln (Liste 1) jeweils die typischerweise entsprechende segmentale Innervation Liste 2 zu!

Liste 1

1.36 M. iliopsoas

1.37 M. tibialis anterior

Liste 2

(A) Th11 -Th12
(B) L1 -L3
(C) L4 -L5
(D) S1 -S3
(E) S3 -S5

F93

1.38 Bei Patienten mit komplettem Cauda-equina-Syndrom kommt es überzufällig häufig zu:

(1) aufsteigendem Harnwegsinfekt
(2) Decubitus
(3) Kontrakturen

(A) Keine der Aussagen 1 – 3 ist richtig
(B) nur 1 ist richtig
(C) nur 1 und 2 sind richtig
(D) nur 2 und 3 sind richtig
(E) 1 – 3 = alle sind richtig

F93

1.39 Welche 2 der genannten Befunde sind bei einer monoradikulären Schädigung der 5. lumbalen Rückenmarkswurzel (durch Bandscheibenvorfall) am wahrscheinlichsten zu finden?

(1) Parese des M. extensor digitorum brevis
(2) Parese des M. extensor hallucis longus
(3) Ausfall des Achillessehnenreflexes
(4) Sensiblitätsstörungen an der Fußsohle lateral

(A) nur 1 und 2 sind richtig
(B) nur 1 und 4 sind richtig
(C) nur 2 und 3 sind richtig
(D) nur 2 und 4 sind richtig
(E) nur 3 und 4 sind richtig

F87

1.40 Welche Aussage trifft **nicht** zu?

Typische Zuordnungen von Muskel und zugehöriger segmentaler Versorgung sind:

(A) M. biceps brachii: C3
(B) M. brachioradialis: C6
(C) M. triceps brachii: C7
(D) M. tibialis anterior: L4
(E) M. gluteus medius: L5

H98

1.41 Bei einer spinalen lumbalen Nervenwurzelläsion findet sich als Befund im Extremitätenbereich **am wenigsten** wahrscheinlich:

(A) Kennmuskel-Lähmung
(B) Muskeleigenreflex-Ausfall
(C) Hypästhesie
(D) Hypalgesie
(E) Schweißsekretions-Störung

F99

1.42 Welcher Befund beruht offensichtlich **nicht** auf dem Ausfall einer spinalen Wurzel im Lumbalbereich?

(A) Hypalgesie-Zone
(B) Kennmuskel-Parese
(C) ausgefallener Muskeleigenreflex
(D) umgekehrtes Lasègue-Phänomen positiv
(E) positives Babinski-Phänomen

F98

1.43 Bei Kompression einer lumbalen Nervenwurzel durch Nucleus-pulposus-Prolaps

(A) stellt das Auftreten eines Muskeleigenreflex-Ausfalls eine absolute Operationsindikation dar
(B) wird der radikulär ausstrahlende Schmerz nicht selten durch Husten oder Niesen verstärkt
(C) kommt es häufig zu einer Reflexsteigerung (durch Reizung der efferenten Gammamotoneurone)
(D) ist die Diagnose Nucleus-pulposus-Prolaps gesichert, wenn eine Schweißsekretionsstörung im zugehörigen Dermatom vorliegt
(E) kommt es in der Regel zugleich zu einer Schädigung des Epikonus mit Miktionsstörung

1.36 (B) 1.37 (C) 1.38 (E) 1.39 (A) 1.40 (A) 1.41 (E) 1.42 (E) 1.43 (B)

F98

1.44 Bei isolierter Läsion einer Rückenmarksnervenwurzel L5 ist am wahrscheinlichsten folgender Reflex abgeschwächt oder ausgefallen:

(A) Achillessehnenreflex (Triceps-surae-Reflex)
(B) Rossolimo-Reflex
(C) Tibialis-posterior-Reflex
(D) Analreflex
(E) Patellarsehnenreflex (Quadriceps-femoris-Reflex)

F88

1.45 Welcher der genannten neurologischen Befunde ist bei einer Wurzelirritation oder -kompression von L5 links am ehesten zu erwarten?

(A) positives Babinskisches Zeichen links
(B) positives Babinskisches Zeichen rechts (gekreuzt)
(C) verstärkter Kremasterreflex links
(D) Hypästhesie an der Innenseite des rechten Oberschenkels
(E) Großzehenheberschwäche links

F91

Ordnen Sie den in Liste 1 genannten Rückenmarkssegmenten das zutreffende Symptom bzw. Syndrom der Liste 2 zu!

Liste 1

1.46 C4

1.47 C8/Th1

Liste 2

(A) Lähmung des Diaphragma
(B) Lähmung des M. deltoideus
(C) Horner-Syndrom
(D) Lähmung des M. biceps
(E) Lähmung des M. sternocleidomastoideus

F99

1.48 Eine einseitige isolierte Fuß-/Zehenheberparese in Verbindung mit ipsilateralem Ausfall des Tibialis-posterior-Reflexes weist in erster Linie hin auf eine

(A) Druckläsion des N. peroneus am Fibulaköpfchen
(B) Wurzelläsion L5
(C) Wurzelläsion S1
(D) Kompression des N. tibialis in der Kniekehle
(E) Spritzenlähmung des N. ischiadicus

H97

1.49 Bei Kompression der Wurzel L4 durch lateralen Nucleus-pulposus-Prolaps finden sich **nicht** selten:

(1) positives umgekehrtes Lasègue-Zeichen
(2) Parese im Bereich des M. quadriceps femoris
(3) Schwerpunkt der Sensibilitätsstörungen: medialer proximaler Oberschenkel

(A) nur 1 ist richtig
(B) nur 3 ist richtig
(C) nur 1 und 2 sind richtig
(D) nur 1 und 3 sind richtig
(E) nur 2 und 3 sind richtig

F96 F86

1.50 Welche Aussage trifft **nicht** zu?

Typische Symptome bei monoradikulärer Schädigung der Rückenmarkswurzel L5 infolge akuter radikulärer Kompression sind

(A) schräg über die Vorderfläche des Unterschenkels bis in die Großzehe ziehende Parästhesien
(B) Parese des M. extensor hallucis longus
(C) Fehlen des Achillessehnenreflexes
(D) Fußheberschwäche
(E) positives Lasègue-Zeichen

1.44 (C) 1.45 (E) 1.46 (A) 1.47 (C) 1.48 (B) 1.49 (C) 1.50 (C)

1.1.4 Systemische Schädigungen

F88

1.51 Symmetrische schlaffe aufsteigende Lähmungen mit symmetrischen sensiblen Reiz- und Ausfallserscheinungen sind am häufigsten zu finden bei

(A) extramedullären Tumoren
(B) Polyneuritis
(C) Syringomyelie
(D) Myasthenia gravis pseudoparalytica
(E) der Beckengürtelform der progressiven Muskeldystrophie

F97

1.52 Hinsichtlich Polyneuropathien gilt:

(1) Ein Zeichen autonomer Polyneuropathien sind Blasenstörungen.
(2) Mit Elektromyographie und Elektroneurographie lassen sich die demyelinisierende und die axonale Form der Polyneuropathie unterscheiden.
(3) Im Regelfall finden sich klinisch-neurologisch Reflexsteigerungen.

(A) nur 1 ist richtig
(B) nur 1 und 2 sind richtig
(C) nur 1 und 3 sind richtig
(D) nur 2 und 3 sind richtig
(E) 1 – 3 = alle sind richtig

F87

1.53 Die abgebildete Sensibilitätsstörung findet man am wahrscheinlichsten bei/m

(A) A. spinalis anterior-Syndrom
(B) Syringomyelie
(C) amyotropher Lateralsklerose
(D) Polyneuropathie
(E) spinaler Querschnittslähmung im Thorakalmark

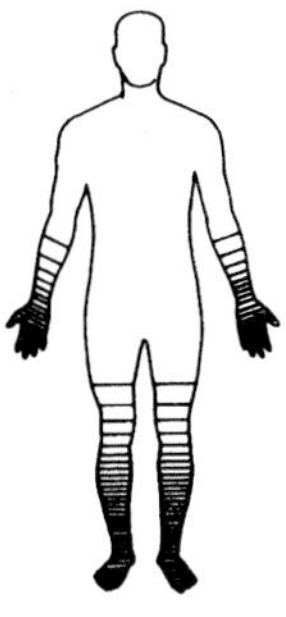

ventral

1.1.5 Autonomes Nervensystem

1.54 Eine Kausalgie

(1) ist ein posttraumatisches Schmerzsyndrom, das durch äußere Reize ausgelöst wird
(2) tritt mit trophischen Störungen auf
(3) kommt vor allem im Versorgungsbereich des N. medianus vor
(4) ist an eine Beteiligung vegetativer Fasern gebunden
(5) kann im Versorgungsbereich des N. tibialis auftreten

(A) nur 1 und 2 sind richtig
(B) nur 3 und 4 sind richtig
(C) nur 1, 2 und 5 sind richtig
(D) nur 2, 4 und 5 sind richtig
(E) 1 – 5 = alle sind richtig

F97

1.55 Die Symptomkombination Akkommodationslähmung, Mydriasis, Strabismus convergens, Blendungsgefühl, Schluckstörung ist in erster Linie typisch für:

(A) Myasthenia gravis
(B) Thallium-Polyneuropathie
(C) Migräne mit Aura (Migraine accompagnée)
(D) Botulismus
(E) Mittelhirnsyndrom

H00

1.56 Welche Aussage zur sympathischen Reflexdystrophie (komplexes regionales Schmerzsyndrom) trifft **nicht** zu?

(A) Es kommt zu autonomen, sensiblen und motorischen Störungen.
(B) Die Haut kann livide verfärbt sein.
(C) Die Haut kann überwärmt oder kalt sein.
(D) Die grobe Kraft ist vermindert.
(E) Sie ist häufig psychogen.

1.51 (B) 1.52 (B) 1.53 (D) 1.54 (E) 1.55 (D) 1.56 (E)

H92 F87 H84

1.57 Vegetativ-trophische Störungen der Haut und Hautanhangsgebilde sind am häufigsten und ausgeprägtesten zu erwarten bei Lähmung infolge Schädigung des

(A) N. ulnaris
(B) N. musculocutaneus
(C) N. medianus
(D) N. radialis
(E) N. thoracicus longus

H96

1.58 Symptome bzw. Befunde bei sympathischer Reflexdystrophie oder sympathischer Algodystrophie sind:

(1) Temperaturregulationsstörung
(2) Ödem
(3) Knochensubstanzverlust
(4) Brennschmerzen

(A) Keine der Aussagen 1 – 4 ist richtig.
(B) nur 1 und 2 sind richtig
(C) nur 2, 3 und 4 sind richtig
(D) nur 1, 2 und 4 sind richtig
(E) 1 – 4 = alle sind richtig

F00

1.59 Der Minor-Test dient in der Neurologie typischerweise folgendem Zweck:

Prüfung

(A) auf Paramyotonie
(B) der Schweißsekretion
(C) der Pupillenreaktion bei Pupillotonie
(D) der Pupillenreaktion bei zentralem Horner-Syndrom
(E) der kleinen Handmuskulatur (N. ulnaris)

H00

1.60 Für das Horner-Syndrom ist in erster Linie typisch:

(A) Mydriasis paralytica
(B) Ptosis
(C) (Argyll)Robertson-Phänomen
(D) Diplopie
(E) Ausfall der Tränensekretion

1.2 Myopathie-Syndrome

H92

1.61 Das Auftreten schlaffer Muskellähmungen ist sehr **unwahrscheinlich** bei(m)

(1) ausgeprägter Hypokaliämie
(2) ausgeprägter Hyperkaliämie
(3) Conn-Syndrom

(A) Keine der Aussagen 1 – 3 ist richtig.
(B) nur 1 ist richtig
(C) nur 2 ist richtig
(D) nur 3 ist richtig
(E) nur 1 und 3 sind richtig

F91

1.62 Welche der Aussagen über die Myotonie ist zutreffend?

(A) Die Reflexlatenz (Reflexzeit) ist typischerweise um ein Vielfaches verlängert.
(B) Elektrisch finden sich abnorme Entladungsserien von Muskelfasern mit an- und abschwellendem Frequenzgang.
(C) Beklopfen des Muskels führt zu einer „Delle" ohne Bewegungseffekt und ohne elektrische Muskelaktivität.
(D) Ursächlich liegt in erster Linie eine Na^+-Permeabilitätsstörung der Muskelfasermembran vor.
(E) Es handelt sich um eine primäre Abnormität des peripheren Nerven.

F98

1.63 Die Unfähigkeit, die Oberlider aktiv vollständig zu heben (bei einem erwachsenen Patienten), ist **am wenigsten** charakteristisch für:

(A) Myasthenia gravis
(B) Myotonia dystrophica
(C) beidseitiges Horner-Syndrom
(D) beginnende amyotrophische Lateralsklerose
(E) okuläre Muskeldystrophie

1.57 (C) 1.58 (E) 1.59 (B) 1.60 (B) 1.61 (A) 1.62 (B) 1.63 (D)

1.3 Zerebrale Syndrome

1.3.2 Hemisphären-Syndrome

1.64 Bei einer zentralen Lähmung kann man folgende Befunde erheben, die die Abgrenzung von einer peripheren Lähmung ermöglichen:

(1) Muskelhypotonie
(2) Kloni
(3) Areflexie
(4) Ersatz der Feinmotorik durch Massenbewegungen
(5) qualitativ unveränderte elektrische Erregbarkeit

(A) nur 1, 2 und 5 sind richtig
(B) nur 1, 3 und 4 sind richtig
(C) nur 2, 3 und 4 sind richtig
(D) nur 2, 4 und 5 sind richtig
(E) nur 1, 2, 4 und 5 sind richtig

F89

1.65 Die spastische Muskeltonuserhöhung

(A) läßt sich durch passive Bewegung betroffener Extremitäten feststellen
(B) betrifft bevorzugt die Streckmuskeln am Arm und die Beugemuskeln am Bein
(C) beruht auf einer Steigerung der Aktivität der Hinterstrangneurone
(D) schießt plötzlich ein und führt zu nicht unterdrückbaren Bewegungen
(E) ist dadurch gekennzeichnet, daß auch im entspannten Muskel die Motoneurone kontinuierlich entladen

F84

1.66 Die folgenden Angaben beziehen sich auf die Aufgaben 1.66 und 1.67. Bei der (siehe Abb. 1 des Bildanhangs) erkennbaren Gewebsveränderungen handelt es sich um ein(e)/einen

(A) Multiple Sklerose
(B) Erweichung
(C) Glioblastom
(D) Prellungsherd
(E) Abszeß

F84

1.67 Hauptsymptom bei diesem Patienten war eine kontralaterale Hemiplegie, zurückzuführen auf die Zerstörung des/der

(A) Nucleus caudatus
(B) Putamen
(C) Capsula interna
(D) Balkens
(E) Globus pallidus

F84

1.68 Welche Aussage trifft **nicht** zu?

Bei Kranken mit arteriosklerotisch bedingter Pseudobulbärparalyse beobachtet man des öfteren oder typischerweise:

(A) pathologisches Lachen (sog. Zwangslachen)
(B) Faszikulieren der Zungenmuskulatur
(C) gesteigerten Masseterreflex
(D) Dysarthrie
(E) Schluckstörungen

H99

1.69 Ein gesteigerter Masseter-Reflex ist in erster Linie charakteristisch für:

(A) den Torticollis spasmodicus
(B) das Adie-Syndrom
(C) die Pseudobulbärparalyse
(D) die Choreoathetose
(E) das Lambert-Eaton-Syndrom

F84

1.70 Welches der folgenden Symptome ist **am wenigsten wahrscheinlich** als Folge von Temporalhirnprozessen?

(A) Störungen der Affektivität
(B) zeitweilige Geruchssensationen
(C) narkoleptische Anfälle
(D) Merkfähigkeitsstörungen
(E) Quadrantenanopsie

1.64 (D) 1.65 (A) 1.66 (B) 1.67 (C) 1.68 (B) 1.69 (C) 1.70 (C)

F85

1.71 Welche Aussage trifft **nicht** zu?

Zu den Syptomen des Mantelkantensyndroms zählen:

(A) neurogene Muskelatrophie
(B) Lähmungen an den Beinen
(C) Blasenfunktionsstörungen
(D) Sensibilitätsstörungen an den Beinen
(E) fokal-motorische Anfälle

H85

1.72 Ein mit einer Schädigung der sogenannten langen Bahnen (Pyramidenbahn und sensible Afferenzen) verbundener Gesichtsfelddefekt findet sich am wahrscheinlichsten bei einer Läsion des/der

(A) N. opticus
(B) Großhirnhemisphäre
(C) Chiasma opticum
(D) Pons
(E) Medulla oblongata

F00

1.73 Das Phänomen, dass bei einer akuten fokalen zerebralen Ischämie der Patient u. a. über Beschwerden im Sinne einer homonymen Hemianopsie klagt, ist in erster Linie charakteristisch für den Verschluss einer

(A) A. cerebri anterior
(B) A. cerebri posterior
(C) A. cerebelli inferior posterior
(D) A. cerebelli inferior anterior
(E) A. cerebelli superior

F88 H84

1.74 Die spastische Muskeltonuserhöhung

(A) führt im allgemeinen nach einer gewissen Zeit zur Muskelhypertrophie der betroffenen Muskulatur
(B) betrifft am Bein bei Capsula-interna-Läsionen bevorzugt die Muskeln, die beim stehenden Menschen der Schwerkraft entgegenwirken
(C) zeigt bei der Untersuchung durch den Arzt typischerweise die Eigenart des Zahnradphänomens
(D) wird des öfteren auch durch eine Läsion des Gyrus angularis hervorgerufen
(E) wirkt sich in der Regel nicht auf den Bewegungsablauf aus

F87

1.75 Hinsichtlich der spastischen Muskeltonuserhöhung (Spastik) gilt:

(A) Sie ist durch passive rasche Muskeldehnung besser auslösbar als durch langsame Dehnung.
(B) Sie behindert die Willkürbeweglichkeit typischerweise nicht.
(C) Im willkürlich ganz entspannten Muskel findet sich typischerweise elektrische Daueraktivität.
(D) Sie ist in Beugern und Streckern in der Regel gleich stark ausgeprägt.
(E) Sie beruht auf einer Übererregbarkeit der Muskelfasermembran.

H89

1.76 Welche Angabe bzw. welcher Befund passt **am wenigsten** zum Befund einer beidseitigen zentralmotorischen Schädigung mit Paraspastik?

(A) breitbasiger, zirkumduzierender, schleudernder Gang
(B) Abnutzung der Schuhsohlen in umschriebenem Bereich
(C) Gefühl, die Beine seien schwer wie Blei
(D) Ermüdung nach vergleichsweise kurzer Gehstrecke
(E) Behinderung feiner Bewegungen

1.71 (A) 1.72 (B) 1.73 (B) 1.74 (B) 1.75 (A) 1.76 (A)

H88 H86

1.77 Das sogenannte „Taschenmesserphänomen“ beobachtet man insbesondere im Rahmen folgender Erkrankung bzw. Störung:

(A) Parkinson-Syndrom
(B) Myotonische Dystrophie
(C) Kleinhirnhemisphärenläsion
(D) Spastik bei älterer Pyramidenbahnläsion
(E) Stirnhirnläsion

H89

1.78 Bei Patienten mit Spastik infolge Läsion der zentralmotorischen Bahnen läßt sich die Spastik in der Regel vollständig beseitigen durch

(A) Massage
(B) Unterwassermassage
(C) Therapie mit Flunarizin (Sibelium®)
(D) Therapie mit diadynamischen Strömen
(E) Keine der Aussagen (A)–(D) trifft zu.

F97

1.79 Welche der folgenden Behauptungen hinsichtlich Spastik, Rigor und Tremor trifft zu?

(A) Rigor wird im allgemeinen durch Tremor unterdrückt.
(B) Eine spastische Tonuserhöhung ist in Agonist und Antagonist stets gleichstark ausgebildet.
(C) Für eine Spastik ist der federnde Dehnungswiderstand typisch.
(D) Das sog. Zahnradphänomen ist Ausdruck eines vorhandenen Tremors.
(F) Akathisie und Rigor zeigen das gleiche klinische Erscheinungsbild.

H91

1.80 Welche der nachfolgend genannten Befunde sind als eindeutige Zeichen der Reflexsteigerung zu bewerten?

(1) stark und brüsk anspringende Eigen- und Fremdreflexe
(2) seitendifferent unterschiedlich stark auslösbare Eigenreflexe
(3) einseitige Reflexzonenverbreiterung
(4) einseitiger Klonus
(5) Bahnung der Reflexe bei Durchführung des Jendrassik-Handgriffs

(A) nur 1 und 3 sind richtig
(B) nur 3 und 4 sind richtig
(C) nur 1, 4 und 5 sind richtig
(D) nur 2, 4 und 5 sind richtig
(E) 1–5 = alle sind richtig

H90 F87

1.81 Kinder mit leichten frühkindlich erworbenen Hirnfunktionsstörungen zeigen

(A) per definitionem eine Einschränkung des Intelligenzquotienten vom Grade der Debilität bis maximal Imbezillität
(B) in der Regel zwar diskrete EEG-Veränderungen, jedoch keine sichtbaren Verhaltensauffälligkeiten
(C) in der Regel eine autistische Beziehungsstörung zur Umwelt
(D) in der Regel eine Entwicklung unregelmäßig auftretender zerebraler Krampfanfälle (sog. Gelegenheitsanfälle)
(E) Keine der Aussagen (A)–(D) trifft zu.

F97

1.82 Welche der Aussagen über die Bauchhautreflexe (BHR) trifft zu?

(A) Die BHR zählen typischerweise zur Gruppe der Eigenreflexe.
(B) Die BHR sind bei Kleinkindern im Regelfall nicht auslösbar.
(C) Zur Prüfung der BHR dient im allgemeinen der Trömner-Reflex.
(D) Einseitiges Fehlen der BHR bei neurologischer Erkrankung läßt differentialdiagnostisch an eine Leitungsunterbrechung zentral-motorischer Neurone denken.
(E) Bei der Encephalomyelitis disseminata sind die BHR sehr häufig gesteigert.

1.77 (D) 1.78 (E) 1.79 (C) 1.80 (B) 1.81 (E) 1.82 (D)

H94

1.83 **Am wenigsten** charakteristisch für das Parietalhirnsyndrom ist:

(A) Störung des Lagesinns
(B) Blasenentleerungsstörung
(C) Auftreten von Jackson-Anfällen
(D) konstruktive Apraxie infolge Parietalhirnschädigung auf der Seite der nicht sprachdominanten Hirnhälfte
(E) agnostische Störung

1.3.3 Hirnstamm-Syndrome

H87 F86

1.84 Die untenstehend abgebildete Körperhaltung bei einem Patienten im Koma beobachtet man am wahrscheinlichsten bei(m)

(A) dissoziiertem Hirntod
(B) Querschnittssyndrom durch Rückenmarksschädigung im Halsmarkniveau
(C) Hirneinklemmung im Tentoriumschlitz
(D) Barbituratintoxikation
(E) Bulbärhirnsyndrom

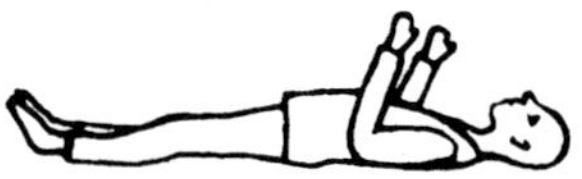

H97

1.85 Blickparesen in Kombination mit Vigilanzstörungen treten **am wenigsten** wahrscheinlich auf bei:

(A) Wernicke-Enzephalopathie
(B) Hirnstamminfarkt
(C) Hirnstammtumor
(D) pontiner Blutung
(E) amyotrophischer Lateralsklerose

F91

1.86 Welches ist die häufigste Ursache des apallischen Syndroms?

(A) Herpes-Enzephalitis
(B) Subarachnoidalblutung
(C) schweres Schädel-Hirn-Trauma
(D) inoperabler Frontalhirntumor
(E) M. Alzheimer

H98

1.87 Die Diagnose „Dissoziierter Hirntod" ist von entscheidender Bedeutung bei der Organentnahme zu Transplantationszwecken.

Welche Aussage zum „Dissoziierten Hirntod" trifft **nicht** zu?

Wenn die Diagnose „Dissoziierter Hirntod" vorliegt, so bedeutet dies entsprechend verbindlicher gültiger Lehrmeinung bei jedem der betroffenen Individuen:

(A) Fehlen der Kornealreflexe
(B) Ausfall der Spontanatmung
(C) Fehlen der Triceps-surae-Reflexe
(D) Fehlen des Trachealreflexes
(E) Lichtstarre der Pupillen

F99

1.88 Welcher Befund ist für das Vollbild des akuten Mittelhirnsyndromes (z.B. bei Mittelhirneinklemmung infolge Hirnödem) **am wenigsten** charakteristisch?

(A) schlaffer Skelettmuskeltonus
(B) Störung der Pupillenreaktion auf Licht
(C) vegetative Störungen
(D) Koma
(E) Störungen des Atemrhythmus

H90

1.89 Welche der Aussagen über das typische Bild des apallischen Syndroms trifft zu?

(A) Beim apallischen Syndrom beobachtet man bevorzugt delirante Zustandsbilder.
(B) Produktiv-psychotische, halluzinatorische und wahnhafte Symptome bzw. Syndrome bestimmen das Zustandsbild.
(C) Der Patient ist bei vollem Bewußtsein, kann sich mit seiner Umgebung aber lediglich durch vertikale Lid- oder Blickbewegung verständigen. Ansonsten besteht eine vollständige Lähmung der gesamten Willkürmuskulatur.
(D) Der Patient liegt mit offenen Augen da, ohne zu fixieren und sinnvoll auf Reize, z.B. Ansprechen oder Anfassen, zu reagieren.
(E) Das Syndrom wird in charakteristischer Ausprägung häufig bei Patienten mit fortgeschrittener Demenz vom Alzheimer-Typ beobachtet.

1.83 (B) 1.84 (C) 1.85 (E) 1.86 (C) 1.87 (C) 1.88 (A) 1.89 (D)

F90

1.90 Nach schwerem Schädel-Hirn-Trauma wird ein junger Patient bewußtlos in die Intensivstation einer Klinik eingeliefert. Er übersteht eine Vielzahl von internistischen Komplikationen.

Die Herz-Kreislauf- und Lungen-Funktionen sind jetzt weitgehend stabil.

Eines Tages schlägt er erstmals nach dem Unfall die Augen auf, reagiert aber trotz wiederholter Bemühungen des Arztes nicht auf Anruf und Schmerzreize. Er bewegt weder Arme noch Beine, in denen sich eine ausgeprägte Tonuserhöhung entwickelt.

Um welches Syndrom handelt es sich?

(A) Bulbärhirnsyndrom
(B) Durchgangs-Syndrom (Wieck)
(C) Apallisches Syndrom
(D) Dämmerzustand
(E) Traumatisches Korsakow-Syndrom

H99

1.91 Ein 75-jähriger tetraplegischer Patient kann sich nur durch Lidschluß und vertikale Augenbewegungen verständigen, da infolge weitgehenden Ausfalls der motorischen Hirnfunktionen auch die Sprechmuskulatur paretisch ist.

Es handelt sich am wahrscheinlichsten um das folgende der genannten Syndrome:

(A) Apallisches Syndrom
(B) Locked-in-Syndrom
(C) Parinaud-Syndrom
(D) Dorsolaterales Oblongata-Syndrom
(E) Klüver-Bucy-Syndrom

H95 F88

1.92 Ein Patient erkrankt apoplektisch mit einer Augenmuskellähmung links und einer Hemiplegie rechts.

In welchem Bereich ist der Herd am wahrscheinlichsten zu vermuten?

(A) Innere Kapsel linksseitig
(B) Großhirnhemisphärenkortex
(C) Mesencephalon linksseitig
(D) Pons rechtsseitig
(E) Innere Kapsel rechtsseitig

1.93 Das dorsolaterale Oblongatasyndrom (Wallenberg-Syndrom) ist gekennzeichnet durch

(1) ein ipsilaterales Horner-Syndrom
(2) eine kontralaterale Analgesie und Thermanästhesie im Gesicht
(3) eine kontralaterale Analgesie und Thermanästhesie am Körper
(4) eine ipsilaterale Ataxie, Asynergie und Muskelhypotonie
(5) Singultus und Schluckstörungen bei ipsilateraler Gaumensegelparese

(A) nur 1, 2 und 5 sind richtig
(B) nur 1, 3 und 4 sind richtig
(C) nur 3, 4 und 5 sind richtig
(D) nur 1, 3, 4 und 5 sind richtig
(E) 1 – 5 = alle sind richtig

F93

1.94 Als Hemiplegia alternans bezeichnet man typischerweise:

(A) das wechselseitige Auftreten von links- und rechtsseitigen Lähmungserscheinungen; d. h. die Lähmung ist zeitweilig auf der einen Körperseite, zeitweilig auf der anderen Seite zu beobachten
(B) eine Hemiplegie kontralateral mit gleichzeitigen Hirnnervenlähmungen ipsilateral
(C) das wiederholte Auftreten und Remittieren einer Hemiplegie bei einem Patienten
(D) die Hemiplegie der einen und Sensibilitätsstörung der anderen Körperhälfte bei unterer Zervikalmarkschädigung
(E) das Auftreten einer einseitigen Extremitätenlähmung bei einem Patienten – wobei zeitweilig der Arm dieser Seite, zeitweilig das Bein derselben Seite frei von Lähmungserscheinungen ist

H96

1.95 Bei einer linksseitigen Okulomotoriusparese in Kombination mit einer kontralateralen Hemiparese liegt der Ort der Läsion am wahrscheinlichsten

(A) in der linken Capsula interna
(B) in der rechten Capsula interna
(C) im linken Mittelhirnfuß
(D) im rechten Mittelhirnfuß
(E) in der ventralen paramedianen Medulla oblongata

1.90 (C) 1.91 (B) 1.92 (C) 1.93 (D) 1.94 (B) 1.95 (C)

F85

1.96 Ein Patient zeigt unter anderem das Erscheinungsbild einer einseitigen peripheren Fazialisparese.

Welches der folgenden Symptome gibt den entscheidenden Hinweis darauf, daß die periphere Fazialisparese auf einer Schädigung des Teiles des N. facialis beruht, der innerhalb des Zentralnervensystems liegt?

(A) gleichzeitige Geschmacksstörung
(B) Ausfall des Blinzelreflexes
(C) kontralaterale spastische Lähmung von Arm und Bein
(D) gleichzeitige Schweißsekretionsstörung im Gesicht
(E) schlaffe Lähmung der Gesichtsmuskeln mit Zeichen der Denervation im Elektromyogramm

H87 F85

1.97 Welcher Befund ist beim Kleinhirnbrückenwinkelsyndrom (infolge Neurinom) – ohne Hirndruckerhöhung – **am wenigsten** wahrscheinlich?

(A) erweiterter innerer Gehörgang
(B) Druckschädigung des Flocculus
(C) Trochlearisparese
(D) Hörstörung
(E) abgeschwächter Kornealreflex

H00

1.98 Zu den Hirnstammsyndromen wird üblicherweise **nicht** gerechnet:

(A) Lambert-Eaton-Syndrom
(B) Wallenberg-Syndrom
(C) Oberes Nucleus-ruber-Syndrom
(D) Weber-Syndrom
(E) Parinaud-Syndrom

H91

1.99 Für eine Läsion des Pons spricht insbesondere, wenn

(A) auf einer Seite ein Hirnnervenausfall und kontralateral eine Hemiparese vorliegt
(B) eine Parese z.B. die linke obere und rechte untere Extremität betrifft
(C) im Verlaufe mehrerer transitorischer ischämischer Attacken einmal eine Hemiparese rechts, ein anderes Mal links auftritt
(D) eine Läsion der Pyramidenkreuzung zu Lähmungserscheinungen geführt hat
(E) auf einer Seite ausschließlich eine motorische Parese und auf der anderen ausschließlich eine dissoziierte Empfindungsstörung (isolierte Störung der Schmerz- und Temperaturempfindung) vorliegt

F89

1.100 Zur Diagnostik bei Gleichgewichtsstörungen dienen:

(1) Armhalteversuch
(2) Bárány-Zeigeversuch
(3) Frenzel-Brille
(4) kalorische Nystagmusprüfung

(A) nur 1 und 4 sind richtig
(B) nur 2 und 3 sind richtig
(C) nur 1, 2 und 4 sind richtig
(D) nur 1, 3 und 4 sind richtig
(E) 1 – 4 = alle sind richtig

F89

1.101 Welches der nachfolgend genannten bildgebenden Verfahren ist zum Nachweis pathologischer Prozesse des Hirnstamms und der hinteren Schädelgrube am besten geeignet?

(A) Computertomographie
(B) Angiographie
(C) Szintigraphie
(D) positive Zisternographie
(E) Kernspintomographie

1.96 (C) 1.97 (C) 1.98 (A) 1.99 (A) 1.100 (E) 1.101 (E)

F87

1.102 Für eine zentrale Schädigung des vestibulären Systems spricht

(A) Drehgefühl
(B) richtungsbestimmter Horizontalnystagmus
(C) richtungswechselnder Lagenystagmus
(D) Übelkeit
(E) richtungsbestimmter Lagerungsnystagmus

F96

1.103 Welche der genannten Funktionen sind beim klassischen Locked-in-Syndrom am häufigsten erhalten?

(1) Bewußtsein
(2) Extremitätenmotorik
(3) Sprechen
(4) Visus
(5) Sprachverständnis

(A) nur 1, 2 und 4 sind richtig
(B) nur 1, 2 und 5 sind richtig
(C) nur 1, 3 und 5 sind richtig
(D) nur 1, 4 und 5 sind richtig
(E) nur 2, 3 und 4 sind richtig

H95

1.104 Welche drei der nachfolgend genannten Hirnnerven sind beim Kleinhirnbrückenwinkel-Syndrom am häufigsten betroffen?

(1) N. oculomotorius
(2) N. trigeminus
(3) N. facialis
(4) N. vestibulocochlearis
(5) N. hypoglossus

(A) nur 1, 2 und 3 sind richtig
(B) nur 1, 4 und 5 sind richtig
(C) nur 2, 3 und 4 sind richtig
(D) nur 2, 4 und 5 sind richtig
(E) nur 3, 4 und 5 sind richtig

H96

1.105 Welche Aussagen zur Hirndrucksteigerung treffen zu?

(1) Erbrechen im Schwall ist eines der klinischen Zeichen.
(2) Die Lumbalpunktion ist die wichtigste unverzichtbare diagnostische Maßnahme.
(3) Sie findet sich nicht selten bei Hirnsinusthrombosen.

(A) nur 1 ist richtig
(B) nur 1 und 2 sind richtig
(C) nur 1 und 3 sind richtig
(D) nur 2 und 3 sind richtig
(E) 1 – 3 = alle sind richtig

F93

1.106 Welche Aussage trifft **nicht** zu?

Das Vollbild der oberen (mesenzephalen) Einklemmung infolge traumatischer Hirndruckerhöhung ist häufig gekennzeichnet durch:

(A) weite reaktionslose Pupillen
(B) Strecksynergien der Extremitätenmuskulatur
(C) doppelseitiges positives Babinskisches Zeichen
(D) Stiff-man-Syndrom
(E) Tachykardie

H87

1.107 Zur Prüfung des Gleichgewichtsorgans dient/dienen folgende(r) Test(s):

(1) Romberg-Versuch
(2) Tretversuch nach Unterberger
(3) Blindgang

(A) nur 3 ist richtig,
(B) nur 1 und 2 sind richtig
(C) nur 1 und 3 sind richtig
(D) nur 2 und 3 sind richtig
(E) 1 – 3 = alle sind richtig

1.102 (C) 1.103 (D) 1.104 (C) 1.105 (C) 1.106 (D) 1.107 (E)

1.3.4 Extrapyramidale Syndrome

H88

1.108 Charakteristisch für den Parkinson-Tremor ist:

(A) Ruhetremor mit Verstärkung bei Bewegungsausführung
(B) schneller Haltetremor
(C) Nachlassen des Tremors bei Intention
(D) Der Tremor ist beim schlafenden Patienten stärker als beim wachen Patienten
(E) schneller Ruhetremor (Tremorfrequenz um 10/s)

H87

1.109 Der Rigor

(A) ist in Agonisten (Beuger) und Antagonisten (Strecker) annähernd gleich stark ausgeprägt
(B) führt typischerweise zu einer Steigerung der monosynaptischen Eigenreflexe
(C) ist mit der Aktivitätsphase des Tremors identisch
(D) ist im allgemeinen beim schlafenden Patienten stärker ausgeprägt als beim wachen Patienten
(E) hat federnden Charakter und tendiert dazu, die Extremität in die Ausgangshaltung zurückzuführen

F84

Ordnen Sie bitte jedem morphologischen Befund der Liste 1 das entsprechende charakteristische Krankheitsbild aus der Liste 2 zu!

Liste 1

1.110 Schrumpfung (Sklerose) der Corpora mamillaria

1.111 Atrophie des Nucleus caudatus

Liste 2

(A) myatrophische Lateralsklerose
(B) alkoholische Enzephalopathie
(C) senile Demenz
(D) Chorea major
(E) Paralysis agitans (Morbus Parkinson)

H85

1.112 Der Tremor bei der Parkinsonschen Krankheit ist vorwiegend ein

(A) Intentionstremor
(B) Ruhetremor
(C) Haltetremor
(D) Schwächezittern
(E) durch den Rigor bedingtes Phänomen

H00

1.113 Was ist beim idiopathischen Parkinson-Syndrom **am wenigsten** wahrscheinlich zu erwarten?

(A) erhöhte Wendeschrittzahl
(B) Tremor nur auf einer Körperseite
(C) Downbeat-Nystagmus
(D) monotone Sprechweise
(E) Fallneigung nach vorn

F84

1.114 Der Begriff Akathisie bezeichnet folgende(s) neuroleptikabedingte extrapyramidale Symptom(e):

(1) Unfähigkeit, ruhig zu sitzen
(2) zähflüssiger, schlurfender Gang
(3) Hypersalivation
(4) Rigor

(A) nur 1 ist richtig,
(B) nur 1 und 2 sind richtig
(C) nur 1 und 4 sind richtig
(D) nur 2 und 4 sind richtig
(E) 1 – 4 = alle sind richtig

H00

1.115 Durch eine vertikale Blicklähmung infolge progressiver supranukleärer Blickparese ist in erster Linie folgendes der genannten Störungsbilder gekennzeichnet:

(A) Syndrom der A. cerebri anterior
(B) Lermoyez-Syndrom
(C) Mantelkanten-Syndrom
(D) Steele-Richardson-Olszewski-Syndrom
(E) Rolando-Epilepsie

1.108 (C) 1.109 (A) 1.110 (B) 1.111 (D) 1.112 (B) 1.113 (C) 1.114 (A) 1.115 (D)

F85

1.116 Welche Aussage trifft **nicht** zu?

Zu den Stammgangliensyndromen zählen:

(A) choreatisches Syndrom
(B) athetotisches Syndrom
(C) Parkinson-Syndrom
(D) Wallenberg-Syndrom
(E) Torticollis spasticus

H99

1.117 Mit welchem pathologischen vegetativen Symptom ist beim idiopathischen Parkinson-Syndrom **am wenigsten** wahrscheinlich zu rechnen?

(A) Obstipation
(B) hypotone Kreislaufregulationsstörung
(C) Seborrhö
(D) Störung der Schweißdrüsenfunktion
(E) Heißhunger

F88

1.118 Doppelseitige athetotische Hyperkinesen sind am häufigsten verursacht durch

(A) bakterielle Enzephalitis
(B) frühkindliche Hirnschädigung
(C) heredo-degenerative Kleinhirnerkrankung
(D) Lues cerebri
(E) angeborene Hirnstoffwechselkrankheit

F00

1.119 Ein 15-jähriger Junge hat – bei guter Intelligenz – seit der Geburt eine spastische Gangstörung und rechts bizarr-verkrampfte Fingerstellungen mit langsamen schraubenden Hyperkinesen der rechten Hand.

Welches extrapyramidal-motorische Syndrom liegt am wahrscheinlichsten vor?

(A) Stiff-man-Syndrom
(B) Meige-Syndrom
(C) Athetotisches Syndrom bei frühkindlichem Hirnschaden
(D) Steele-Richardson-Olszewski-Syndrom
(E) (Gilles-de-la-)Tourette-Syndrom

F92

1.120 Choreatische Hyperkinesen der Gesichtsmuskulatur treten häufig auf bei:

(1) Chorea minor
(2) M. Huntington
(3) M. Parkinson

(A) nur 1 ist richtig
(B) nur 2 ist richtig
(C) nur 1 und 2 sind richtig
(D) nur 1 und 3 sind richtig
(E) 1 – 3 = alle sind richtig

F90

1.121 Womit ist als Folge eines frühkindlichen Hirnschadens **am wenigsten** wahrscheinlich zu rechnen?

(A) spastische Hemiparese
(B) Athetose
(C) Katalepsie
(D) choreatisches Syndrom
(E) Myoklonien

H90

1.122 Welche der nachfolgend genannten motorischen Störungen gehört **nicht** zu den extrapyramidalen Syndromen?

(A) choreatisches Syndrom
(B) ballistisches Syndrom
(C) Wernicke-Mann-Syndrom
(D) Parkinson-Syndrom
(E) dystones Syndrom

H90

1.123 Welches der folgenden Symptome ist bei einem reinen Parkinson-Syndrom **am wenigsten** wahrscheinlich?

(A) kleinschrittiger Gang
(B) Blickrichtungsnystagmus
(C) erschwertes Umdrehen im Bett
(D) Start- und Stop-Schwierigkeit
(E) Hypersalivation

1.116 (D) 1.117 (E) 1.118 (B) 1.119 (C) 1.120 (C) 1.121 (C) 1.122 (C) 1.123 (B)

H90 F87

1.124 Die Athetose ist insbesondere gekennzeichnet durch

(A) ausfahrende, schleudernde Bewegungen unter anderem von proximalen Muskelgruppen
(B) zielgebundene Verstärkung von Tremorbewegungen
(C) distal betonte, wurmförmige, träge Bewegungen der Extremitäten
(D) unwillkürliche, ruckartige, rhythmische Horizontalwendungen des Kopfes
(E) plötzlich einschießende, unwillkürliche Bewegungen unter anderem distaler Muskelgruppen

F87

1.125 Das choreatische Syndrom ist Folge einer Schädigung, die pathologisch-anatomisch in 1. Linie lokalisiert ist im/in der

(A) Gyrus praecentralis
(B) Vermis cerebelli
(C) Inneren Kapsel
(D) Corpus striatum
(E) Substantia nigra

H88

1.126 Für welche der aufgeführten Erkrankungen spricht eine Atrophie des Striatums, insbesondere des Nucleus caudatus, am meisten?

(A) Morbus Creutzfeldt-Jakob
(B) Morbus Pick
(C) Morbus Huntington (Chorea major)
(D) Morbus Alzheimer
(E) Morbus Parkinson (Paralysis agitans)

1.3.7 Zerebelläre Syndrome

H88

1.127 Welche der Aussagen über die Beinataxie trifft zu?

Eine Beinataxie

(A) beweist eine Schädigung des Kleinhirns
(B) beweist eine Schädigung der Hinterstränge des Rückenmarks
(C) liegt vor, wenn nach Ablenkung (Zahlenerkennen) das Schwanken im Romberg-Versuch aufhört
(D) wird üblicherweise mit dem Bárány-Zeigeversuch geprüft
(E) Keine der Aussagen (A)–(D) trifft zu.

H84

1.128 Welche Aussage trifft **nicht** zu?

Typische Symptome bei Kleinhirnläsionen sind:

(A) Dysmetrie
(B) Zeigeataxie
(C) Apraxie
(D) skandierende Sprache
(E) Dysdiadochokinese

H87

1.129 Welche Aussage trifft **nicht** zu?

Symptome bzw. typische Befunde bei Kleinhirnbrückenwinkeltumoren (z. B. Neurinom) sind:

(A) Hypoglossusparese
(B) Fazialisparese
(C) Hypakusis
(D) Gleichgewichtsstörungen
(E) Eiweißerhöhung im Liquor

F92

1.130 Charakteristisch für einen rasch wachsenden Tumor (z. B. Metastase) einer Kleinhirnhemisphäre ist vor allem:

(A) homolaterale Hemiataxie
(B) extrapyramidale Hyperkinese
(C) Hypertonie der Muskulatur
(D) Coma vigile
(E) ideatorische Apraxie

1.124 (C) 1.125 (D) 1.126 (C) 1.127 (E) 1.128 (C) 1.129 (A) 1.130 (A)

F91

1.131 Eine an den Beinen betonte Ataxie bei erhaltenem Lagesinn und Vibrationsempfinden spricht vor allem für eine

(A) spinale Schädigung speziell des Hinterstrangsystems
(B) Schädigung des Kleinhirns
(C) postzentrale kortikale Schädigung
(D) beinbetonte Schädigung der peripheren Nerven (Polyneuropathie)
(E) Funktionsstörung (Ausfall) der Golgi-Sehnenorgane

1.4 Rückenmarks-, vertebragene und Kauda-Syndrome

1.4.1 Vollständiges/unvollständiges Querschnitts- und Kauda-Syndrom

1.132 Als Ursache eines Querschnittssyndroms des Thorakalmarkes findet man **am seltensten:**

(A) destruierende Wirbelprozesse
(B) akuter Bandscheibenprolaps
(C) Metastasen
(D) Rückenmarkstumoren
(E) extradurale Tumoren

1.133 Ein akutes oder subakutes Rückenmarksquerschnittssyndrom kommt vor bei

(1) Poliomyelitis
(2) para- oder postinfektiöser Entmarkungsmyelitis
(3) Rückenmarkstumoren
(4) zervikalem medianen Bandscheibenvorfall

(A) nur 1 und 2 sind richtig
(B) nur 3 und 4 sind richtig
(C) nur 1, 2 und 3 sind richtig
(D) nur 2, 3 und 4 sind richtig
(E) 1 – 4 = alle sind richtig

H96

1.134 Eine spastische Paraplegie ohne Beteiligung der Arme infolge allmählich entstandener kompletter Querschnittslähmung findet man typischerweise bei Lokalisation der Rückenmarksquerschnittsläsion in Höhe des Segmentes

(1) C3
(2) Th3
(3) L3

(A) nur 2 ist richtig
(B) nur 3 ist richtig
(C) nur 1 und 2 sind richtig
(D) nur 2 und 3 sind richtig
(E) 1 – 3 = alle sind richtig

H98

1.135 Zu welchen Ausfällen kommt es typischerweise bei einer vollständigen Querschnittsläsion des Rückenmarks, wenn die Läsion in Höhe des Segmentes Th2 liegt?

(1) komplette, spastische Tetraplegie
(2) Mastdarmlähmung
(3) Reithosengefühlsstörung

(A) nur 1 ist richtig
(B) nur 2 ist richtig
(C) nur 1 und 2 sind richtig
(D) nur 1 und 3 sind richtig
(E) nur 2 und 3 sind richtig

H88

1.136 Bei einer kompletten linksseitigen Unterbrechung des Rückenmarks findet man bei dem Patienten auf der linken Körperseite kaudal des betroffenen Segmentes typischerweise eine(n)

(1) Verlust der Temperaturempfindung
(2) motorische Lähmung
(3) Verlust der Schmerzempfindung

(A) nur 1 ist richtig
(B) nur 2 ist richtig
(C) nur 1 und 2 sind richtig
(D) nur 2 und 3 sind richtig
(E) 1 – 3 = alle sind richtig

1.131 (B) 1.132 (B) 1.133 (D) 1.134 (A) 1.135 (B) 1.136 (B)

1.137 Welche Aussage trifft **nicht** zu?

Beim vollständigen sogenannten spinalen Schocksyndrom treten auf:

(A) sogenannte (hypertone) „Reflexblase"
(B) periphere Vasodilatation
(C) Areflexie
(D) Sensibilitätsausfall unterhalb der Segmenthöhe der Schädigung
(E) schlaffe Para- oder Tetraparese

F98

1.138 Welche der Aussagen über Bauchhautreflexe trifft zu?

(A) Wie das Zeichen nach Babinski zeigt die Auslösbarkeit der Bauchhautreflexe eine sogenannte Pyramidenbahnläsion an.
(B) Die Nichtauslösbarkeit der Bauchhautreflexe bei einem adipösen Patienten ist mit einem normalen klinisch-neurologischen Befund vereinbar.
(C) Bei den Bauchhautreflexen handelt es sich um monosynaptische Reflexe.
(D) Bei einer Konus-Kauda-Läsion sind in der Regel alle Bauchhautreflexe erloschen.
(E) Die Bauchhautreflexe eignen sich nicht zur topographischen Höhenlokalisation bei Querschnitts-Syndromen.

H85

1.139 Bei Patienten mit einer Paraspastik der Beine, die sitzen und gehen können, findet sich typischerweise:

(A) breitbeinig-stapfender Hackengang mit Retropulsion
(B) unsicheres Gehen lediglich im Dunkeln
(C) besonders starke Abnutzung der Schuhsohlen in umschriebenem Bereich der Schuhspitze
(D) Gangstörung im Sinne des Duchenne-Trendelenburg-Hinkens (sog. Watschelgang)
(E) „Einschlafen" der Füße beim Sitzen mit übereinandergeschlagenen Beinen

H85

1.140 Ein Ausfall der Tiefensensibilität und der Schmerz- und Temperaturempfindung in der untenstehend skizzierten Form findet sich am wahrscheinlichsten bei(m)

(A) links-hemisphärischer Läsion der Postzentralregion
(B) rechts-hemisphärischer Läsion der Postzentralregion
(C) progressiver spinaler Muskelatrophie
(D) Brown-Séquard-Syndrom
(E) Syringomyelie

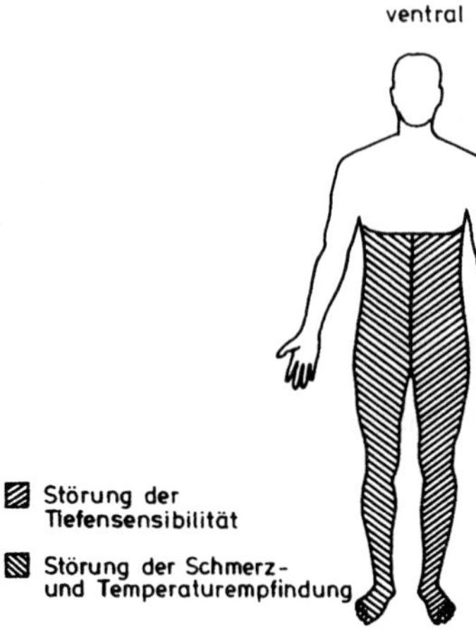

H84

1.141 Welche Aussage trifft **nicht** zu?

Das Brown-Séquard-Syndrom ist charakterisiert durch:

(A) homolaterale Pyramidenbahnsymptome
(B) kontralaterale Hinterstrangsymptome
(C) kontralaterale Symptome einer Läsion des Tractus spinothalamicus
(D) homolaterale Symptome einer nukleären Muskelatrophie im betroffenen Segment
(E) Symptome einer halbseitigen Rückenmarksläsion

1.137 (A) 1.138 (B) 1.139 (C) 1.140 (D) 1.141 (B)

H97

1.142 Die sogenannte Reflexblase, mit Detrusor-Sphinkter-Dyssynergie, entwickelt sich in erster Linie bei traumatischer Läsion des

(A) Gyrus frontalis inferior
(B) thorakalen Rückenmarks
(C) Conus medullaris
(D) N. pudendus
(E) M. detrusor vesicae

H86

1.143 Als Folge einer traumatischen Schädigung des Thorakalmarkes sind am ehesten zu erwarten:

(A) beiderseitige Paresen der Schulter- und Oberarmmuskeln
(B) einseitige Paresen der Schulter- und Oberarmmuskeln
(C) beiderseitige Paresen der Unterarm- und Handmuskeln
(D) einseitige Paresen der Unterarm- und Handmuskeln
(E) Paraparesen der Beine

F87

1.144 Typische Ursache der dissoziierten Sensibilitätsstörung (isolierte Schädigung der Schmerz- und Temperaturempfindung) sind:

(1) umschriebene Läsion im sensiblen kortikalen Areal
(2) Ischämie im Pulvinar thalami
(3) halbseitige Unterbrechung des Rückenmarks
(4) intramedulläre Läsion der Region um den Zentralkanal

(A) nur 1 und 4 sind richtig
(B) nur 2 und 3 sind richtig
(C) nur 3 und 4 sind richtig
(D) nur 2, 3 und 4 sind richtig
(E) 1 – 4 = alle sind richtig

H93

1.145 Die wichtigste spinal aufsteigende Schmerzbahn verläuft

(A) im Tractus spinocerebellaris posterior
(B) im Vorderseitenstrangsystem
(C) in der Pyramidenbahn
(D) über die zentrale Vasomotorenbahn
(E) über das Centrum ciliospinale

F88

1.146 Die untenstehend skizzierte Lokalisation bestehender Sensibilitätsstörungen ist am ehesten typisch bei

(A) toxischer Polyneuropathie
(B) spinaler Querschnittsläsion im oberen Brustmark
(C) neuraler Muskelatrophie
(D) Syringomyelie
(E) Dystrophia musculorum progressiva (Typ Duchenne)

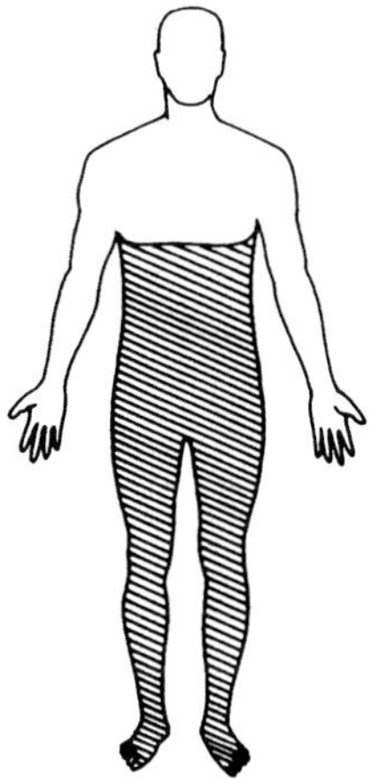

F88

1.147 Eine progrediente Paraspastik der unteren Extremitäten kommt vor bei

(1) spinalem Hämangiom
(2) chronischer zervikaler Myelopathie
(3) myatrophischer Lateralsklerose
(4) spastischer vaskulärer Myelopathie
(5) chronischer vaskulärer Myelopathie

(A) nur 1 und 2 sind richtig
(B) nur 3 und 4 sind richtig
(C) nur 1, 3 und 5 sind richtig
(D) nur 2, 4 und 5 sind richtig
(E) 1 – 5 = alle sind richtig

1.4.2 Zentrale Rückenmarksschädigung

H90

1.148 Eine Schädigung des Tractus spinothalamicus ist **am wenigsten** charakteristisch für:

(A) Brown-Séquard-Syndrom
(B) myatrophische Lateralsklerose
(C) funikuläre Spinalerkrankung
(D) Syringomyelie
(E) Verschluß der A. spinalis anterior

F00

1.149 Sensibilitätsstörung in Form der dissoziierten Sensibilitätsstörung (Störung der Temperatur- und Schmerzempfindung) ist in erster Linie charakteristisch für:

(A) Alkohol-Polyneuropathie
(B) Karpaltunnelsyndrom
(C) Syringomyelie
(D) Zoster-Radikulitis
(E) Funikuläre Spinalerkrankung

1.4.3 Hinterstrangschädigung

F84

1.150 Ein typisches Symptom bei Patienten mit einer Erkrankung der Hinterstränge des Rückenmarkes ist:

(A) isolierte Störung der Schmerz- und Temperaturempfindung
(B) Gangunsicherheit, die dem Patienten erst im Dunkeln auffällt
(C) auffällig starke Abnutzung der Schuhsohlen im Bereich der Schuhspitzen (an beiden Schuhen)
(D) von Tageszeit und Belastung abhängige Schwäche der Hüftmuskeln
(E) rasches „Einschlafen" der Füße beim Sitzen mit übereinandergeschlagenen Beinen

F85

1.151 Bei einer Erkrankung der Hinterstränge (Fasciculus gracilis und cuneatus) ist **am wenigsten** herabgesetzt:

(A) Schmerz- und Temperaturempfindung
(B) Lagesinn
(C) Vibrationsempfindung
(D) Zweipunktediskrimination
(E) Bewegungsempfinden

H93

1.152 Eine (beim Patienten bei der allgemeinen körperlichen Untersuchung festgestellte) Störung der Wahrnehmung passiver Bewegungen der Zehen, verbunden mit pathologischem Romberg-Phänomen im Rombergschen Stehversuch, ergibt sich am wahrscheinlichsten, wenn die zugrundeliegende Schädigung folgende Struktur betrifft:

(A) Hinterstränge des Rückenmarks
(B) Kletterfasern des Kleinhirns
(C) Gyrus praecentralis
(D) Tractus spinothalamicus lateralis
(E) Gyrus occipitalis

1.4.6 Vaskuläre Syndrome

1.153 Das akute Syndrom der A. spinalis anterior ist gekennzeichnet durch

(1) Paraparese
(2) spinale Ataxie
(3) dissoziierte Empfindungsstörungen unterhalb der Läsion
(4) Ausfallerscheinungen der Tiefensensibilität wie beim Syndrom von Brown-Séquard
(5) Blasen-Mastdarm-Lähmung

(A) nur 2 und 4 sind richtig
(B) nur 3 und 4 sind richtig
(C) nur 1, 3 und 4 sind richtig
(D) nur 1, 3 und 5 sind richtig
(E) nur 2, 4 und 5 sind richtig

1.148 (B) 1.149 (C) 1.150 (B) 1.151 (A) 1.152 (A) 1.153 (D)

1.154 Für eine langsam progrediente spastische Paraparese der unteren Extremitäten – mit Kribbelparästhesien an den Füßen und Störung des Vibrations- und Lageempfindens – ist als Ursache **am wenigsten** wahrscheinlich:

(A) intramedullärer Tumor
(B) extramedullärer Tumor
(C) Encephalomyelitis disseminata
(D) funikuläre Spinalerkrankung
(E) Spinalis-anterior-Syndrom

1.5 Neuroophthalmologische Syndrome

1.5.1 Pupillenstörungen

F89

1.155 Bei einem Horner-Syndrom links und einer Anhidrosis im Bereich der linken Gesichtsseite sowie der linken Hals-, Schulter- und Armregion ist am wahrscheinlichsten eine Läsion mit folgender Lokalisation anzunehmen:

(A) hinterer Hypothalamus
(B) Ganglion stellatum
(C) oberes zervikales Rückenmark
(D) oberes thorakales Rückenmark
(E) thorakaler Grenzstrang

H89 F85

1.156 Die pupillomotorischen Fasern des Sympathikus verlassen das Rückenmark in Höhe von

(A) C2 –C4
(B) C4 –C8
(C) C8 –Th2
(D) Th2 –Th6
(E) Th6 –Th10

H91

1.157 Bei einseitig stark erweiterter Pupille läßt sich die Lokalisation der Schädigung mit größter Wahrscheinlichkeit dann im N. oculomotorius vermuten, wenn die erweiterte Pupille

(A) bei langdauernder Belichtung langsam enger wird
(B) weder direkt noch konsensuell auf Lichtreize reagiert
(C) nur auf Konvergenz, aber nicht auf Licht reagiert
(D) nur konsensuell (Belichtung des anderen Auges) auf Lichtreize reagiert
(E) mit einer Pupillenentrundung einhergeht

F94

1.158 Fundusveränderungen nach Art der Stauungspapille sind **am wenigsten** charakteristisch für:

(A) maligne arterielle Hypertonie
(B) Adie-Syndrom
(C) (Foster-)Kennedy-Syndrom
(D) Pseudotumor cerebri
(E) infratentorielle Hirntumoren

F00

1.159 Als charakteristischer Befund beim Adie-Syndrom gilt insbesondere:

(A) Makropsie
(B) Mikropsie
(C) Reizmiosis
(D) Konvergenzspasmus
(E) Fehlen der Triceps-surae-Reflexe

F92 F84

1.160 Welche Aussage trifft **nicht** zu?

Häufige bzw. charakteristische Befunde bei Patienten mit reflektorischer Pupillenstarre infolge Lues sind:

(A) entrundete Pupille
(B) aufgehobene konsensuelle Lichtreaktion der Pupille
(C) Miosis
(D) aufgehobene Konvergenzreaktion der Pupille
(E) aufgehobene direkte Lichtreaktion der Pupille

1.154 (E) 1.155 (B) 1.156 (C) 1.157 (B) 1.158 (B) 1.159 (E) 1.160 (D)

F98

1.161 Der Wechselbelichtungstest (swinging flashlight test) dient in erster Linie zum Erkennen einer

(A) Störung des (peripheren) Gesichtsfeldes
(B) afferenten Pupillenreflexstörung
(C) Akkommodotonie
(D) Fehlregeneration der Iris
(E) Blicklähmung

H87

1.162 Zum Horner-Syndrom gehört charakteristischerweise:

(1) Ptosis
(2) Miosis
(3) Abduzensparese
(4) Blepharospasmus
(5) Exophthalmus

(A) nur 2 ist richtig
(B) nur 1 und 2 sind richtig
(C) nur 1, 2 und 5 sind richtig
(D) nur 1, 3, 4 und 5 sind richtig
(E) 1–5 = alle sind richtig

H87

1.163 Die amaurotische Pupillenstarre eines Auges zeigt typischerweise folgende Symptome:

(1) normale konsensuelle Pupillenreaktion des betroffenen Auges
(2) Pupillen gleich weit (Differenz erheblich geringer als 1 mm)
(3) überschießende Naheinstellungsreaktion mit extremer Miosis des betroffenen Auges
(4) Anisokorie
(5) keine direkte Lichtreaktion des betroffenen Auges

(A) nur 5 ist richtig
(B) nur 2 und 5 sind richtig
(C) nur 3 und 4 sind richtig
(D) nur 1, 2 und 5 sind richtig
(E) 1–5 = alle sind richtig

H95

1.164 Welcher der folgenden Befunde gibt bei doppelseitiger Blindheit den stärksten Hinweis darauf, daß der Ort der Schädigung in die Abschnitte zwischen Corpora geniculata lateralia und Sehrinde zu lokalisieren ist?

(A) Die Lichtreaktion der Pupillen ist erhalten.
(B) Die Pupillen sind maximal weit.
(C) Es liegt eine absolute Pupillenstarre vor.
(D) Es liegt eine reflektorische Pupillenstarre vor.
(E) Die Pupillen sind maximal eng.

H89

1.165 Welche Aussage trifft **nicht** zu?

Häufige Befunde beim Adie-Syndrom sind:

(A) Aniridie
(B) erhöhte Blendungsempfindlichkeit
(C) Ausfall des Triceps-surae-Reflexes
(D) Anisokorie
(E) Akkommodotonie

H86

1.166 Die nebenstehende Abbildung skizziert das charakteristische Erscheinungsbild einer/eines

(A) Myasthenie
(B) Horner-Syndroms links
(C) Okulomotoriusparese links
(D) reflektorischen Pupillenstarre
(E) kompletten Okulomotoriusparese rechts

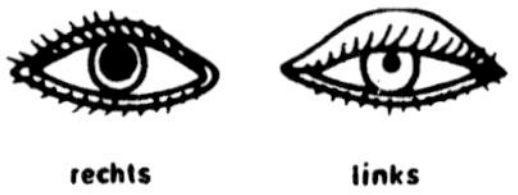

1.5.2 Augenbewegungsstörungen

F88

1.167 Bei Diplopie infolge traumatischer Trochlearisparese rechts ist der Doppelbildabstand

(A) bei Blick nach oben am größten
(B) bei Blick nach unten rechts am größten
(C) bei Blick nach unten links am größten
(D) bei Blick geradeaus am größten
(E) in allen Blickrichtungen gleich

1.161 (B) 1.162 (B) 1.163 (D) 1.164 (A) 1.165 (A) 1.166 (B) 1.167 (C)

F85

1.168 Das Auftreten einer kompletten Ophthalmoplegie (Ophthalmoplegia totalis) spricht am wahrscheinlichsten für eine Erkrankung im Bereich des/der

(A) Sinus cavernosus
(B) hinteren Längsbündels
(C) Medulla oblongata
(D) Brücke
(E) Kleinhirns

F87 H84

1.169 Vertikale Blickparesen beruhen typischerweise auf einer Schädigung im Bereich des/der

(A) hinteren Längsbündels
(B) Mittelhirns
(C) Brücke
(D) Kleinhirns
(E) vorderen Balkens

F84

1.170 Welche Aussage trifft **nicht** zu?

Als Symptome der äußeren Okulomotoriusparese (Ophthalmoplegia externa) kann man folgende Paresen finden:

Parese des

(A) M. rectus medialis
(B) M. obliquus superior
(C) M. levator palpebrae superioris
(D) M. rectus superior
(E) M. rectus inferior

F97

1.171 Für die internukleäre Ophthalmoplegie ist in erster Linie folgende der genannten Nystagmusformen charakteristisch:

(A) Konvergenznystagmus
(B) dissoziierter Nystagmus
(C) Fixationsnystagmus
(D) Lagerungsnystagmus
(E) richtungsbestimmter Lagenystagmus

F96

1.172 Welche der Aussagen über die internukleäre Ophthalmoplegie trifft zu?

(A) Es handelt sich um eine umschriebene einseitige N.-oculomotorius-Parese infolge Schädigung des Hirnnervenkernes.
(B) Sie beruht im Regelfall auf einer beidseitigen N.-abducens-Parese.
(C) Typische Ursache ist eine Fasciculus-longitudinalis-Läsion.
(D) Es handelt sich um einen isolierten einseitigen Ausfall des N. trochlearis.
(E) Der Begriff bezeichnet ausschließlich eine einseitige Augenmotilitätsstörung.

H96

1.173 Für den kongenitalen Nystagmus ist in erster Linie folgender der genannten Nystagmusformen charakteristisch:

(A) Schaukel-Nystagmus
(B) dissoziierter Nystagmus
(C) Fixationsnystagmus
(D) Down-beat-Nystagmus
(E) richtungsbestimmter Lage-Nystagmus

H94

1.174 Die akute Ophthalmoplegia interna

(1) kann man beim sogenannten Klivuskanten-Syndrom finden
(2) zeigt typischerweise eine aufgehobene Pupillenreaktion auf Licht und Konvergenz
(3) zeigt typischerweise eine aufgehobene Pupillenreaktion auf Miotika

(A) Keine der Aussagen 1 – 3 ist richtig.
(B) nur 1 und 2 sind richtig
(C) nur 1 und 3 sind richtig
(D) nur 2 und 3 sind richtig
(E) 1 – 3 = alle sind richtig

1.5.3 Gesichtsfelddefekte

H88

1.175 Bei Blindheit ist der Ort der Schädigung eindeutig in die Abschnitte zwischen Corpus geniculatum laterale und Sehrinde zu lokalisieren, wenn

(A) die Pupillen maximal eng sind
(B) die Pupillen maximal weit sind
(C) eine absolute Pupillenstarre vorliegt
(D) eine reflektorische Pupillenstarre vorliegt
(E) Keine der Aussagen (A)–(D) trifft zu.

H91

1.176 Als Ursache von Gesichtsfeldstörungen kommen in Betracht:

(1) Aneurysma der A. carotis interna
(2) Konversionsneurose
(3) Krankheitsprozeß eines Temporallappens

(A) nur 3 ist richtig
(B) nur 1 und 2 sind richtig
(C) nur 1 und 3 sind richtig
(D) nur 2 und 3 sind richtig
(E) 1–3 = alle sind richtig

H84

1.177 Eine bitemporale Hemianopsie entwickelt sich häufig bei

(A) einseitigem Verschluß einer A. cerebri posterior
(B) beidseitigem Verschluß der Aa. cerebri posteriores
(C) Tumoren der hinteren Schädelgrube
(D) Schläfenlappentumoren
(E) Keine der Aussagen (A)–(D) trifft zu.

F87

1.178 Ein beidseitiger Ausfall im temporalen Gesichtsfeld (bitemporale Hemianopsie) bei Hypophysentumor ist bedingt durch Schädigung/Ausfall der

(1) im Chiasma ungekreuzt verlaufenden temporalen Fasern des N. opticus
(2) im Chiasma gekreuzt verlaufenden nasalen Fasern des N. opticus
(3) temporalen Anteile der Retina
(4) nasalen Anteile der Retina

(A) nur 4 ist richtig
(B) nur 1 und 3 sind richtig
(C) nur 1 und 4 sind richtig
(D) nur 2 und 3 sind richtig
(E) nur 2 und 4 sind richtig

1.5.4 Sehstörungen

H86

1.179 Bei einseitiger Blindheit (bei zugleich völlig unauffälligem Sehvermögen mit dem Auge der anderen Seite) kommt als Schädigungsort am wahrscheinlichsten in Betracht:

(A) Tractus opticus
(B) Temporallappen
(C) N. opticus
(D) Chiasma opticum
(E) Okzipitallappen

1.6 Neurootologische Syndrome

1.6.1 Systematischer Schwindel

1.180 Zur Symptomatik des Menière-Syndroms zählen:

(1) Drehschwindel
(2) Ohrensausen
(3) Intentionstremor
(4) Innenohrschwerhörigkeit
(5) Erbrechen

(A) nur 1 und 2 sind richtig
(B) nur 3 und 4 sind richtig
(C) nur 1, 2 und 3 sind richtig
(D) nur 1, 2, 4 und 5 sind richtig
(E) 1–5 = alle sind richtig

1.175 (E) 1.176 (E) 1.177 (E) 1.178 (E) 1.179 (C) 1.180 (D)

F84

1.181 Akuter Drehschwindel ist ein charakteristisches Symtom beim

(1) benignen paroxysmalen peripheren Lagerungsschwindel
(2) Morbus Menière
(3) Verschluß der A. cerebri anterior

(A) nur 2 ist richtig
(B) nur 1 und 2 sind richtig
(C) nur 1 und 3 sind richtig
(D) nur 2 und 3 sind richtig
(E) 1 – 3 = alle sind richtig

F89

1.182 Die Schwindelattacke beim peripheren benignen paroxysmalen Lagerungsschwindel dauert charakteristischerweise

(A) Sekunden
(B) 10 – 30 Minuten
(C) Stunden
(D) ca. 1 Tag
(E) 3 – 5 Tage

H88

1.183 Welche Aussage trifft **nicht** zu?

Das Syndrom des benignen paroxysmalen peripheren Lagerungsschwindels zeigt folgende Eigenschaften:

(A) langanhaltender, permanenter Schwindel nach Lageänderung
(B) Nystagmus
(C) Nausea
(D) in einem Teil der Fälle Auslösung der Erkrankung durch Kopftrauma
(E) Reproduzierbarkeit des Anfalles durch ganz bestimmte Kopfbewegung

F91

1.184 Welche Aussage trifft **nicht** zu?

Typische Phänomene beim Syndrom des benignen paroxysmalen Lagerungsschwindels sind:

(A) während der Schwindelattacke Nystagmus bei Beobachtung unter der Frenzelbrille
(B) Gefühl des Drehschwindels
(C) beidseitige paroxysmale Innenohrschwerhörigkeit
(D) Provokation durch Lagewechsel
(E) kurze Schwindelattacke von Sekunden

H98

1.185 Eine 75-jährige Patientin leidet seit einigen Jahren an rezidivierenden Drehschwindelzuständen mit Tinnitus links, Übelkeitsgefühl und Erbrechen und an einer progredienten Hörminderung links.

Dieses Symptomenbild spricht am wahrscheinlichsten für folgende Diagnose:

(A) flüchtige zerebrale Durchblutungsstörungen bei Arteriosklerose (transitorische ischämische Attacken)
(B) Zoster oticus
(C) Neuronitis vestibularis
(D) M. Menière
(E) Benigner paroxysmaler Lagerungsschwindel

F99

1.186 Ein 45-jähriger Mann erkrankt akut mit heftigem Drehschwindel und Erbrechen. Schon geringe Kopfbewegungen führen zu einer Verstärkung dieser tagelang anhaltenden Symptomatik.

Ein Beschwerdebild der beschriebenen Art ist in erster Linie charakteristisch für folgende der genannten Störungen:

(A) Benigner paroxysmaler Lagerungsschwindel
(B) Transitorische ischämische Attacke (TIA) infolge Durchblutungsstörung der A. cerebri media
(C) Tonischer Hirnstammanfall
(D) Neuronitis vestibularis
(E) Lennox-Gastaut-Syndrom

1.181 (B) 1.182 (A) 1.183 (A) 1.184 (C) 1.185 (D) 1.186 (D)

H99

1.187 Zum Nachweis eines Benignen paroxysmalen Lagerungsschwindels und -nystagmus ist im allgemeinen am besten geeignet:

(A) Ableitung akustisch evozierter Potentiale
(B) Lagerungsmanöver (mit Frenzel-Brille)
(C) kalorische Testung
(D) Untersuchung mit der Nystagmustrommel
(E) gründliche otoskopische Untersuchung

1.7 Meningeale und Hirndruck-Syndrome

F00

1.188 Als Brudzinski-Nackenzeichen bezeichnet man in der Neurologie üblicherweise Folgendes:

(A) Der Patient stützt beim Aufrichten aus dem Liegen schmerzbedingt beide Hände hinter seinem Rücken auf.
(B) Der Patient kann nach Aufforderung den Kopf aktiv nicht bis zu den Knien beugen, weil es dabei zum Brechreiz oder Erbrechen kommt.
(C) Bei passiver Kopfbeugung nach vorn werden die Hüft- und Kniegelenke schmerzbedingt zur Entlastung gebeugt.
(D) Die passive Streckung des Kniegelenkes bei gebeugtem Hüftgelenk löst schmerzreflektorisch eine Überstreckung (Hyperlordosierung) des Kopfes aus.
(E) Der Kopf des Patienten steht (schmerzreflektorisch bedingt) spontan in extremer Überstreckung (eventuell in Kombination mit Hyperlordosierung der LWS).

1.7.2 Einklemmungs-Syndrome

H97 H86

1.189 In welchem Bereich liegt – in cm Wassersäule gemessen – der Liquordruck bei Lumbalpunktion am liegenden gesunden, psychisch entspannten Erwachsenen?

(A) 0– 5 cm WS (0 – 0,5 kPa)
(B) 5– 20 cm WS (0,5– 2,0 kPa)
(C) 25– 40 cm WS (2,5– 3,0 kPa)
(D) 45– 60 cm WS (4,4– 5,9 kPa)
(E) 80–120 cm WS (7,9–11,8 kPa)

H86

1.190 Chronisch gesteigerter intrakranieller Druck kommt als Ursache folgender Symptome in Betracht:

(1) Erbrechen bei Lagewechsel
(2) Singultus
(3) Zwangshaltung des Kopfes
(4) vergrößerter blinder Fleck

(A) nur 1 und 4 sind richtig
(B) nur 1, 2 und 3 sind richtig
(C) nur 1, 3 und 4 sind richtig
(D) nur 2, 3 und 4 sind richtig
(E) 1–4 = alle sind richtig

F88

1.191 Welche der nachfolgenden Erkrankungen kann/können zu klinischen Zeichen intrakranieller Drucksteigerung führen?

(1) Insolation (Sonnenstich)
(2) Urämie
(3) chronische nichtrenale arterielle Hypertonie

(A) nur 2 ist richtig
(B) nur 1 und 2 sind richtig
(C) nur 1 und 3 sind richtig
(D) nur 2 und 3 sind richtig
(E) 1–3 = alle sind richtig

F88

1.192 Bei Verdacht auf erhöhten Hirndruck nach einem Schädelhirntrauma darf unter keinen Umständen

(A) der Patient transportiert werden
(B) temporal trepaniert werden
(C) eine Bluttransfusion durchgeführt werden
(D) eine diagnostische Lumbalpunktion durchgeführt werden
(E) ein Diuretikum intravenös appliziert werden

1.187 (B) 1.188 (C) 1.189 (B) 1.190 (E) 1.191 (E) 1.192 (D)

F89

1.193 Welche der folgenden Erkrankungen können durch Kompression oder Stenose des Aquaeductus cerebri zum Hydrocephalus internus führen?

(1) konnatale Toxoplasmose
(2) Medulloblastom
(3) tuberkulöse Meningoenzephalitis
(4) Multiple Sklerose
(5) Morbus Parkinson (Paralysis agitans)

(A) nur 1 und 4 sind richtig
(B) nur 2 und 5 sindr ichtig
(C) nur 3 und 5 sind richtig
(D) nur 1, 2 und 3 sind richtig
(E) nur 1, 3 und 4 sind richtig

F98

1.194 Zur Prüfung des Puppenaugenphänomens beim wachen Neugeborenen dient in erster Linie folgender Untersuchungsgang:

(A) langsames passives Drehen des kindlichen Kopfes nach links und rechts
(B) Berührung der Cornea mit einem spitz ausgezogenen Wattebäuschchen
(C) kräftiges Antippen der kindlichen Glabella durch den Untersucher mit dem Zeigefinger
(D) Geräusch durch kräftiges Händeklatschen etwa 30 cm vom Kopf des Kindes entfernt (außerhalb des kindlichen Blickfeldes)
(E) plötzliches Belichten beider Augen mit hellem Lichtstrahl von kranial her

1.8 Schmerz-Syndrome

1.8.1 Neuralgie

H91

1.195 Welche der folgenden Zeitangaben beschreibt am zutreffendsten die durchschnittliche Dauer des einzelnen Schmerzanfalls bei der Bing-Horton-Neuralgie?

(A) wenige Sekunden
(B) ca. 1 – 2 Minuten
(C) ca. 15 – 120 Minuten
(D) ca. 6 – 12 Stunden
(E) 1 – 2 Tage

H88

1.196 Welche der folgenden Aussagen trifft **nicht** zu?

Bei der sogenannten idiopathischen Trigeminusneuralgie

(A) wird die Schmerzattacke häufig durch Kauen oder Sprechen ausgelöst
(B) sind Männer wesentlich häufiger betroffen als Frauen
(C) ist der Kornealreflex zumeist erhalten
(D) ist in der Therapie Carbamazepin von großer Bedeutung
(E) werden in einem kleinen Teil der Fälle doppelseitige Neuralgien beobachtet

F92

1.197 Für die Dauer der einzelnen klassischen Schmerzattacke bei der sog. idiopathischen Trigeminusneuralgie wird im allgemeinen folgende Zeitangabe beschrieben:

(A) Sekunden
(B) ca. 5 – 15 Minuten
(C) ca. 1/2 – 1 Stunde
(D) einige Stunden
(E) einige Tage

H92

1.198 Welche Aussage trifft **nicht** zu?

Zur Therapie der Trigeminusneuralgie kommen in Betracht:

(A) anterolaterale Chordotomie
(B) Behandlung mit Carbamazepin
(C) therapeutische Lokalanästhesie
(D) vaskuläre Dekompression (nach Jannetta)
(E) Behandlung mit Phenytoin

1.193 (D) 1.194 (A) 1.195 (C) 1.196 (B) 1.197 (A) 1.198 (A)

1.8.2 Kopf- und Gesichtsschmerz

H97

1.199 Bei einem Patienten mit Gesichtsschmerzen weist in erster Linie folgender der genannten Befunde auf eine idiopathische Trigeminusneuralgie hin:

(A) akute ziliäre Injektion (während des Anfalles)
(B) Übelkeit, Erbrechen
(C) motorische Lähmungserscheinungen
(D) ticartige Mimik während des Schmerzes
(E) Schmerzauslösung durch Augenbewegung

F84

1.200 Welche der Aussagen über die Migräne trifft/treffen zu?

(1) Die Erstmanifestation erfolgt in der Regel im Kindesalter.
(2) Schmerzattackendauer häufig über mehrere Stunden.
(3) Die Kopfschmerzen im Anfall zeigen z.T. deutliche Besserung bei Gabe eines Ergotaminpräparates.

(A) nur 1 ist richtig
(B) nur 2 ist richtig
(C) nur 1 und 2 sind richtig
(D) nur 2 und 3 sind richtig
(E) 1 – 3 = alle sind richtig

F84

1.201 Eine Riesenzellarteriitis sollte sofort behandelt werden mit

(1) Kortikoiden
(2) Antibiotika
(3) Acetylsalicylsäure
(4) Vasodilatantien

(A) nur 1 ist richtig
(B) nur 2 ist richtig
(C) nur 1 und 2 sind richtig
(D) nur 1 und 3 sind richtig
(E) nur 2 und 4 sind richtig

H89

1.202 Bei Migräne-Patienten führt der längerdauernde unsachgemäße und unkritische Gebrauch von Ergotamintartrat am wahrscheinlichsten zu:

(A) Kopfschmerzen
(B) Myasthenia gravis pseudoparalytica
(C) Hyperthyreose
(D) Gingivahyperplasie
(E) Lupus erythematodes

F93

1.203 Bei welcher der genannten Erkrankungen findet sich das folgende Symptomenbild am häufigsten: halbseitiger Kopfschmerz, von Anfall zu Anfall variierende Seitenlokalisation, Lichtempfindlichkeit, Gesichtsblässe, Erbrechen.

(A) Migräne
(B) Cluster-Kopfschmerz (cluster-headache)
(C) Arteriitis temporalis
(D) Trigeminusneuralgie
(E) Glossopharyngeus-Neuralgie

H94

1.204 Ein 41-jähriger Mann leidet vorwiegend im Sommer über einen Zeitraum von etwa 2 Monaten an einseitigen Kopfschmerzattacken. Diese treten mehrmals am Tage auf, haben eine Dauer von 30 – 180 min. und sind von einer Rötung und Lakrimation des ipsilateralen Auges begleitet.

Er leidet am wahrscheinlichsten an

(A) Migräne
(B) Spannungskopfschmerz
(C) Cluster-Kopfschmerz
(D) typischer Trigeminusneuralgie
(E) Sinusitis

1.199 (D) 1.200 (D) 1.201 (A) 1.202 (A) 1.203 (A) 1.204 (C)

H92

1.205 Bei einem älteren Menschen hat sich eine Arteriitis temporalis erstmals mit heftigen Kopfschmerzen manifestiert.

Welches der genannten Merkmale ist in diesem Krankheitsstadium zugleich am häufigsten vorhanden?

(A) mit den Kopfschmerzen assoziierte pathologische Lichtscheu
(B) stark erhöhte Blutkörperchensenkungsgeschwindigkeit
(C) stark belastungsabhängiger kausalgiformer Charakter des Kopfschmerzes
(D) kalkdichte Streifen in der Schläfenregion auf der Röntgenübersichtsaufnahme des Schädels
(E) die Kopfschmerzen begleitende passagere Visusstörungen

H92

1.206 Bei einem 32-jährigen Mann, starker Raucher, treten 1 – 2mal täglich – über einen Zeitraum von etlichen Wochen rezidivierend – akute Schmerzen in einer Orbitalregion, stets auf der gleichen Seite, auf. Sie sind verbunden mit homolateraler Augen- und Gesichtsrötung, Tränenfluß und Nasensekretion und remittieren jeweils spontan nach 1 – 2 Stunden.

Worum handelt es sich am wahrscheinlichsten?

(A) Trigminusneuralgie
(B) Arteriitis cranialis
(C) Kausalgie
(D) Bing-Horton-Syndrom
(E) tension headache

F90

1.207 Welche der Aussagen über die Migräne trifft zu?

(A) Patienten mit Migräne gelten typischerweise als leichtlebig und promiskuitiv.
(B) Vegetative Symptome gehören nicht zum eigentlichen Migräneanfall.
(C) Seit der Emanzipationsbewegung sind Frauen genauso häufig betroffen wie Männer.
(D) Zur Akutbehandlung/Unterbrechung eines Anfalls ist Propranolol das Mittel der Wahl.
(E) Keine der Aussagen (A)–(D) trifft zu.

H95

1.208 Ergotamintartrat bei Migräne-Patienten

(1) beinhaltet bei regelmäßiger, längerdauernder Einnahme das Risiko der Induktion von Dauerkopfschmerzen
(2) ist das Mittel der Wahl zur Prophylaxe schwerer, chronischer Migränezustände
(3) kann bei Patienten mit Koronarinsuffizienz zu Komplikationen führen

(A) nur 3 ist richtig
(B) nur 1 und 2 sind richtig
(C) nur 1 und 3 sind richtig
(D) nur 2 und 3 sind richtig
(E) 1 – 3 = alle sind richtig

F91

1.209 Welche Aussage trifft **nicht** zu?

Zu den Charakteristika der Migräne ohne Aura (sog. einfache Migräne) gehören:

(A) Zucken der Gesichts- und Augenmuskeln
(B) Dauer von Stunden oder länger
(C) Nausea
(D) Hemikranie
(E) Lichtscheu

H87

1.210 Welche der folgenden, im Zusammenhang mit Kopfschmerzen auftretenden Befundkonstellationen ruft/rufen Zweifel an der Diagnose einer klassischen Migräne hervor und spricht/sprechen für einen Cluster-Kopfschmerz?

(1) Licht- und Geräuschempfindlichkeit
(2) Übelkeit und Erbrechen
(3) Seitenwechsel der Kopfschmerzen
(4) partielles Horner-Syndrom und Hyperhidrosis

(A) nur 4 ist richtig
(B) nur 1 und 2 sind richtig
(C) nur 2 und 3 sind richtig
(D) nur 2 und 4 sind richtig
(E) nur 3 und 4 sind richtig

1.205 (B) 1.206 (D) 1.207 (E) 1.208 (C) 1.209 (A) 1.210 (A)

F99

1.211 Eine 41-jährige Patientin leidet seit Jahren unter Migräne-Anfällen. Während des letzten Halbjahres stellte sie eine Häufung der Anfälle fest, so daß sie beinahe täglich Kopfschmerztabletten einnimmt.

In der Sprechstunde gibt sie jetzt ihrem Erstaunen darüber Ausdruck, daß sie nun keine Anfälle mehr, sondern täglich ziemlich gleichbleibende, dumpfe, diffuse Kopfschmerzen habe.

Was liegt am wahrscheinlichsten vor?

(A) Status migraenosus
(B) Chronische paroxysmale Hemikranie (Sjastaad-Dale)
(C) medikamenteninduzierter Dauerkopfschmerz
(D) Sinusitis frontalis
(E) Migraine accompagnée

F94

1.212 Ein 60-jähriger Mann klagt neuerdings über heftigsten, einseitigen, andauernden Schläfenkopfschmerz. Die BSG ist stark erhöht.

Welche der genannten Erkrankungen kommt am wahrscheinlichsten in Betracht?

(A) Migraine accompagnée
(B) Cluster-Kopfschmerz (Bing-Horton-Syndrom)
(C) Riesenzellarteriitis
(D) Trigeminusneuralgie
(E) Aurikulotemporalisneuralgie

H93

1.213 Welche Aussage trifft **nicht** zu?

Typisch beim Bing-Horton-Kopfschmerz (Cluster-Kopfschmerz) sind:

(A) Seitenkonstanz der Schmerzanfälle
(B) Gesichtsrötung
(C) reichlich Absonderung von Nasensekret
(D) Anfallsbeginn in der Regel am späten Vormittag
(E) vermehrter Tränenfluß

F99

1.214 Bei einem 42-jährigen Mann tritt seit 5 Wochen 6–7mal täglich, oft aus dem Schlaf heraus, ein streng linksseitiger – vor allem periorbital und orbital lokalisierter – Kopfschmerz auf, der in den linken Oberkiefer ausstrahlt. Die Attacken dauern etwa 1 Stunde und sind ipsilateral von einem Horner-Syndrom, Tränenfluß und einer konjunktivalen Injektion begleitet.

Welches ist die wahrscheinlichste Diagnose?

(A) ophthalmoplegische Migräne
(B) Sinusitis maxillaris
(C) Cluster-Kopfschmerz
(D) Trigeminus-Neuralgie
(E) rezidivierende Glaukomanfälle

F96

1.215 Die von einem Patienten beschriebene und selbst aufgezeichnete Gesichtsfeldstörung (siehe untenstehende Abbildung), die bei dem Patienten in ähnlicher Form während wiederholter ~20 Minuten dauernder – Sehminderungen in 3–8wöchigen Abständen auftritt, spricht am ehesten für:

(A) Migräne
(B) Retinopathia pigmentosa
(C) Tumor (Gliom) des N. opticus
(D) rezidivierenden Verschluss der A. cerebri posterior
(E) optische Halluzination bei Delir

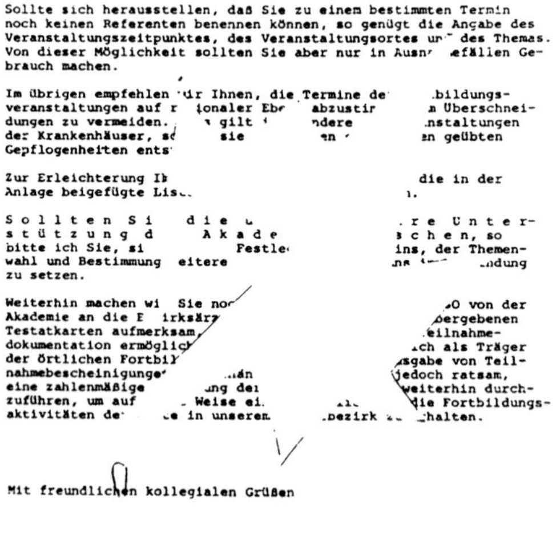

1.9 Liquorsyndrome

1.9.1 Entnahme, Beurteilung

F92

1.216 Welche der folgenden Aussagen trifft für das Liquorunterdrucksyndrom **nicht** zu?

(A) Der Kopfschmerz wird typischerweise verstärkt durch aufrechte Körperhaltung des Patienten.
(B) Das Beschwerdebild ist im allgemeinen in der ersten Stunde nach Lumbalpunktion am stärksten ausgeprägt.
(C) Dieses Symptomenbild wird auch als idiopathisches Liquorunterdrucksyndrom beobachtet.
(D) Ohrensausen ist eines der hierbei beschriebenen Symptome.
(E) Das Beschwerdebild wird auch im Rahmen von Myelographien beobachtet.

F89

1.217 Die Durchführung einer Lumbalpunktion ist in der Regel kontraindiziert, wenn bei dem zu punktierenden Patienten

(A) ein reduzierter Allgemeinzustand besteht
(B) eine starke Exsikkose besteht
(C) anamnestisch eine Neigung zu epileptischen Anfällen bekannt ist
(D) eine starke Skoliose besteht
(E) Keine der Aussagen (A)–(D) trifft zu.

H98

1.218 Kopfschmerzen, die beim Stehen und Gehen auftreten und beim Hinlegen sistieren, sind in erster Linie Leitsymptom von folgendem der genannten Störungsbilder:

(A) Tolosa-Hunt-Syndrom
(B) kommunizierender Hydrozephalus
(C) postpunktionelles Syndrom nach Liquorentnahme
(D) Arnold-Chiari-Syndrom
(E) Syringomyelie

1.9.2 Zellvermehrung

H96

1.219 Bei einer akuten Subarachnoidalblutung ist am zweiten Tag nach dem akuten Blutungsereignis vor allem folgender der genannten Befunde charakteristisch:

(A) Das Blutplasma ist gefärbt durch Hämolyseprodukte
(B) Nachweis von Erythrophagen im Liquor cerebrospinalis, der nach Zentrifugation deutlich xanthochrom bleibt
(C) Durch Blutbeimengung deutlich erhöhter Liquor-Serum-Glucosequotient
(D) Erhöhter Liquor-Glucose-Wert bei gleichzeitig massiver Granulozytose
(E) Verminderte Katecholamin-Ausscheidung im Urin.

H90

1.220 Ein Patient leidet seit 2 Tagen an starken Kopfschmerzen. Bei der Lumbalpunktion entleert sich rötlich trüber Liquor mit 5000 Erythrozyten/mm^3, 10 Leukozyten/mm^3 und 52 mg% Gesamteiweiß; freies Hb ist im Liquor nicht nachweisbar.

Welche der folgenden Aussagen hierzu ist am sichersten?

(A) hämorrhagische Streptokokkenmeningitis
(B) artifizielle Blutbeimengung im Liquor
(C) Multiple Sklerose
(D) Subarachnoidalblutung
(E) spinales epidurales Hämatom

F95

1.221 Freies Hämoglobin im Liquor cerebrospinalis findet sich am häufigsten bei

(A) tuberkulöser Meningitis
(B) Nervenwurzelneurinom
(C) Liquorpassage-Hindernis
(D) Subarachnoidalblutung
(E) Multipler Sklerose

1.216 (B) 1.217 (E) 1.218 (C) 1.219 (B) 1.220 (B) 1.221 (D)

1.9.3 Eiweißvermehrung

F91

1.222 Welche Aussage trifft **nicht** zu?

Eine autochthone intrathekale (intrazerebrale) IgG-Synthese als Zeichen einer chronisch entzündlichen ZNS-Erkrankung geht typischerweise einher mit folgenden Liquorbefunden:

(A) Gamma-Globulin-Erhöhung in der Elektrophorese der Liquorproteine
(B) unauffälliger Delpech-Lichtblau-Quotient (Relation des Liquor-Serum-Quotienten von IgG zum Liquor-Serum-Quotienten von Albumin)
(C) isoliert im Liquor nachgewiesene IgG-Subfraktionen in der isoelektrischen fokussierenden Darstellung (isoelektrische Fokussierung) von Liquor und Serum
(D) Nachweis oligoklonaler Muster in der Agargel-Elektrophorese
(E) Nachweis oligoklonaler Banden in der Immunelektrophorese

H88

1.223 Welches ist das kennzeichnende Merkmal einer artifiziellen Blutbeimengung (durch den Punktionsvorgang) zum Liquor?

(A) Erythrozytenzahlen im Liqor unter 1500/3
(B) freies Hämoglobin im Liquor
(C) schlierenartige Blutbeimengung beim Abtropfen des Liquors
(D) Bildung von Stechapfelformen der Erythrozyten im Liquor
(E) die sogenannte Reizpleozytose

F89

1.224 Bei einer isolierten Eiweißvermehrung im Liquor ist die Diagnose Stopliquor gesichert, wenn

(A) zugleich eine Stauungspapille vorliegt
(B) zugleich eine diffuse EEG-Verlangsamung besteht
(C) beim Queckenstedt-Versuch der Liquordruck ansteigt
(D) die Pandy-Reaktion positiv ist
(E) Keine der Aussagen (A)–(D) trifft zu.

H90

1.225 Eine starke Eiweißvermehrung ohne Pleozytose kennzeichnet den Liquorbefund bei

(1) der Polyradikulitis Guillain-Barré
(2) der sogenannten sympathischen Meningitis
(3) der Multiplen Sklerose

(A) nur 1 ist richtig
(B) nur 1 und 2 sind richtig
(C) nur 1 und 3 sind richtig
(D) nur 2 und 3 sind richtig
(E) 1 – 3 = alle sind richtig

H96

1.226 Welche Liquor-Befundkonstellation spricht am stärksten für die akute bakterielle Meningitis?

(A) trüb, erhöhter Eiweißwert, Granulozytose
(B) klar, farblos, leichte Lymphozytose
(C) himbeerfarben, erhöhter Eiweißwert, freies Hämoglobin vorhanden, blutiges Gerinnsel in der Probe
(D) klar, erhöhter Eiweißwert, normale Zellzahl
(E) Pleozytose von Lymphozyten und 4% Eosinophilen

H98

1.227 Eine Erhöhung des Gesamteiweiß-Wertes im Liquor cerebrospinalis ist nicht selten bei:

(1) akuter Meningokokken-Meningitis
(2) tuberkulöser Meningitis
(3) Meningeosis carcinomatosa

(A) nur 1 ist richtig
(B) nur 1 und 2 sind richtig
(C) nur 1 und 3 sind richtig
(D) nur 2 und 3 sind richtig
(E) 1 – 3 = alle sind richtig

F91

1.228 Welche Liquoruntersuchung beweist, daß eine isolierte Immunreaktion des Zentralnervensystems vorliegt?

(A) Zellzahlbestimmung
(B) Messung der Eiweißkonzentration nach Kafka
(C) Mastixreaktion
(D) Messung der Laktatdehydrogenase
(E) Keine der Aussagen (A)–(D) trifft zu

1.222 (B) 1.223 (C) 1.224 (E) 1.225 (A) 1.226 (A) 1.227 (E) 1.228 (E)

H98

1.229 Das Guillain-Barré(-Strohl)-Liquorsyndrom ist vor allem gekennzeichnet durch folgenden Befund des Liquors:

(A) Lymphozytose mit ausgeprägter Eiweißerhöhung
(B) zytoalbuminäre Dissoziation
(C) Monozytose, freies Hämoglobin
(D) Granulozytose mit deutlicher Glucoseerniedrigung
(E) normale Eiweißkonzentration, aber erhöhtes IgG

F00

1.230 Die empfindliche Untersuchungsmethode des Liquors zum Nachweis einer hirneigenen IgG-Synthese bei chronischen Entzündungsreaktionen des ZNS ist

(A) die isoelektrische Fokussierung zur Darstellung oligoklonaler Banden
(B) die Messung des Lactatwertes
(C) die Bestimmung des Verhältnisses der Anzahl der Lymphozyten zur Anzahl der Monozyten im Liquor-Differentialzellbild
(D) die Pandy-Reaktion
(E) der Nachweis von Plasmazellen im Liquor-Differentialzellbild

2 Neuropsychologische Syndrome

2.1 Welche der Aussage trifft **nicht** zu?

Zu neuropsychologischen Störungen zählen

(A) motorische Aphasien
(B) Agrammatismus
(C) Dysarthrien
(D) Störungen des Erkennens von Physiognomien
(E) Apraxien

F97

2.2 Man unterscheidet heutzutage Sprachstörungen von Sprechstörungen.

Es zählen – nach überwiegender Lehrmeinung – üblicherweise zu den Sprechstörungen:

(1) Wernicke-Aphasie
(2) Alexie
(3) motorischer Neglect

(A) Keine der Aussagen 1–3 ist richtig.
(B) nur 2 ist richtig
(C) nur 3 ist richtig
(D) nur 1 und 3 sind richtig
(E) nur 2 und 3 sind richtig

F00

2.3 Was ist für die Wernicke-Aphasie **am wenigsten** charakteristisch?

(A) Paraphasien
(B) Störung des Sprachverständnisses
(C) Paragrammatismus
(D) Neologismen
(E) pseudobulbäre Dysarthrophonie

F88

2.4 Unter Ageusie versteht man eine(n)

(A) Fehlempfindung des Geruchssinns
(B) kompletten Ausfall der Geruchsfunktion
(C) Geschmacksausfall
(D) Störung der optischen Wahrnehmung im Sinne der „Seelenblindheit“
(E) akustische Wahrnehmungsstörung im Rahmen der sensorischen Aphasie

F98

2.5 Das pathologische neuropsychologische Phänomen, daß ein Patient, trotz drängender Befragung durch den Arzt, einen eigenen neurologischen Funktionsausfall (z.B. Hemiplegie infolge zerebraler Läsion) nicht wahrnimmt bzw. nicht realisiert, wird – nach vorherrschender Definition – am zutreffendsten bezeichnet als

(A) ideomotorische Apraxie
(B) Phantomgefühl
(C) Anosognosie
(D) transitorische globale Amnesie
(E) ideatorische Apraxie

1.229 (B) 1.230 (A) 2.1 (C) 2.2 (A) 2.3 (E) 2.4 (C) 2.5 (C)

2.1 Hemisphärendominanz

2.6 Hinsichtlich welcher der folgenden Hirnfunktionen findet man am ausgeprägtesten die Dominanz einer Hirnhälfte?

Hinsichtlich

(A) des Gehörs
(B) des Riechvermögens
(C) der sprachlichen und sprachabhängigen Leistungen
(D) des Gedächtnisses
(E) des Sehvermögens

H00

2.7 Paragrammatismus – als ein führendes Symptom – ist in erster Linie charakteristisch für

(A) die Wernicke-Aphasie
(B) die Transitorische globale Amnesie (Amnestische Episode)
(C) die zerebellare Dysarthrophonie
(D) den Rhotazismus
(E) die pseudobulbäre Dysarthrophonie

2.2 Dysarthrien

F87

Ordnen Sie den Sprach- bzw. Sprechstörungen in Liste 1 jeweils die zutreffendste Beschreibung der charakteristischen Merkmale (Liste 2) zu!

Liste 1

2.8 Stammeln

2.9 Poltern

Liste 2

(A) tonische Pressung von Atmung, Stimme und Artikulation mit Wiederholung von Einzellauten am Wortanfang
(B) Störung der Artikulation, bei der einzelne Laute fehlen oder durch andere ersetzt werden
(C) überstürzter Redefluss, zum Teil mit verwaschener Artikulation
(D) Sprechverweigerung nach prämorbid normaler Sprachentwicklung
(E) Störung der Expressivsprache bei erhaltenem Sprachverständnis mit grammatischen und syntaktischen Störungen des Sprechens (Dysgrammatismus)

H87

2.10 Stottern (als pathologisches Phänomen)

(A) kommt bei Knaben häufiger als bei Mädchen vor
(B) manifestiert sich meisten nach dem 8. Lebensjahr
(C) tritt ausschließlich infolge frühkindlicher Hirnschädigung auf
(D) ist ausschließlich Ausdruck intrapsychischer Konflikte
(E) beruht in der Regel auf einer familiären Sprachschwäche mit dominantem Erbgang

2.6 (C) 2.7 (A) 2.8 (B) 2.9 (C) 2.10 (A)

H91

2.11 Dysarthrien werden beobachtet bei:

(1) Muskelkrankheiten
(2) zerebellären Schädigungen
(3) Hirnstammschädigungen
(4) Morbus Parkinson

(A) nur 1 und 4 sind richtig
(B) nur 2 und 3 sind richtig
(C) nur 1, 2 und 3 sind richtig
(D) nur 2, 3 und 4 sind richtig
(E) 1 – 4 = alle sind richtig

H90

2.12 Bei Hirnstammprozessen findet sich am wahrscheinlichsten folgende Störung:

(A) Dysarthrie
(B) Wernicke-Aphasie
(C) Broca-Aphasie
(D) amnestische Aphasie
(E) Echolalie

F91

2.13 Welche der Aussagen über Dysarthrien treffen zu?

(1) Eine Dysarthrie mit Verwaschenheit, Silbenschmieren und Silbenstolpern ist ein charakteristisches Zeichen bei der progressiven Paralyse.
(2) Dysarthrie tritt häufig auf bei der Friedreichschen Heredoataxie.
(3) Dysarthrie ist ein charakteristischer Befund bei der funikulären Myelose.

(A) nur 1 ist richtig
(B) nur 1 und 2 sind richtig
(C) nur 1 und 3 sind richtig
(D) nur 2 und 3 sind richtig
(E) 1 – 3 = alle sind richtig

H94

2.14 Bei Kleinkindern mit frühkindlichen Hirnschädigung finden sich überzufällig häufig:

(1) Verhaltensabweichungen
(2) Intelligenzminderung
(3) zerebral bedingte Bewegungsstörungen

(A) nur 2 ist richtig
(B) nur 1 und 2 sind richtig
(C) nur 1 und 3 sind richtig
(D) nur 2 und 3 sind richtig
(E) 1 – 3 = alle sind richtig

2.3 Aphasien

F89

2.15 Bei der amnestischen Aphasie ist vor allem gestört:

(A) die Artikulation
(B) das Sprachverständnis
(C) das Nachsprechen
(D) die Wortfindung
(E) die Spontansprache

F85

2.16 Welche Aussage trifft **nicht** zu?

Die reine motorische Aphasie (Broca-Aphasie) ist gekennzeichnet durch:

(A) Agrammatismus
(B) phonematische Paraphasien
(C) reichliche Sprachproduktion
(D) Störung der Sprachmelodie
(E) Störungen des Schreibens

H93

2.17 Wenn bei einem Kleinkind nach erfolgtem Spracherwerb die Sprache in Form eines langsamen Sprachzerfalls wieder verlorengeht, so ist dies

(A) als entwicklungsbedingt anzusehen
(B) sicheres Zeichen elterlichen Fehlverhaltens
(C) stark verdächtig auf einen kindlichen Demenzprozeß
(D) Ausdruck einer Geschwisterrivalität
(E) meist Folge eines Verschlusses der linken Arteria cerebri media

2.11 (E) 2.12 (A) 2.13 (B) 2.14 (E) 2.15 (D) 2.16 (C) 2.17 (C)

H93

2.18 Für die reine amnestische Aphasie ist vor allem das folgende der genannten Phänomene charakteristisch:

(A) Vertraute Personen werden nicht mehr erkannt.
(B) Es besteht eine schwere Störung der Prosodie, begleitet von einer Vielzahl phonematischer Paraphasien.
(C) Gegenstände werden erkannt, können aber nicht benannt werden.
(D) Das Sprachverständnis ist gestört, einhergehend mit schweren Störungen der Prosodie.
(E) Das Nachsprechen ist dem Patienten praktisch kaum möglich.

F95

2.19 Aphasien beruhen am häufigsten auf:

(A) Bulbärparalysen
(B) zerebellaren Erkrankungen
(C) okulopharyngealen Muskeldystrophien
(D) Erkrankungen des extrapyramidalen Systems
(E) zerebralen Durchblutungsstörungen

H96

2.20 Zu den charakteristischen Kennzeichen der Wernicke-Aphasie gehören:

(1) reichliche Sprachproduktion
(2) phonematische und semantische Paraphasien
(3) gutes Sprachverständnis
(4) Paragrammatismus

(A) nur 3 ist richtig
(B) nur 1 und 2 sind richtig
(C) nur 3 und 4 sind richtig
(D) nur 1, 2 und 4 sind richtig
(E) nur 2, 3 und 4 sind richtig

F96

2.21 Beim sogenannten Telegrammstil im Rahmen der motorischen Aphasie handelt es sich in erster Linie um

(A) einen Agrammatismus
(B) eine Artikulationsstörung
(C) das klonische Wiederholen von Silben und Wörtern
(D) eine Prosopagnosie
(E) das tonische Wiederholen von Silben und Wörtern

2.4 Apraxien

2.22 Welche Aussage trifft zu?

Die Tatsache, daß ein Kranker eine bei ihm bestehende Halbseitenlähmung nicht erkennen kann, bezeichnet man als

(A) Hemiapraxie
(B) Anosognosie
(C) sensorische Aphasie
(D) Hemihypästhesie
(E) Hemianopsie

2.23 Welche Aussage trifft zu?

Apraxie ist eine Störung von Bewegungs- und Handlungsabläufen infolge

(A) leichter Lähmung
(B) Sensibilitätsstörung
(C) Koordinationsstörung
(D) extrapyramidaler Störung
(E) Keine der Angaben ist richtig.

2.18 (C) 2.19 (E) 2.20 (D) 2.21 (A) 2.22 (B) 2.23 (E)

2.24 Welche Aussage trifft zu?

Von Apraxie spricht man, wenn

(A) eine totale Handlungsunfähigkeit bei symptomatischen Psychosen besteht
(B) infolge hochgradigen Antriebsmangels bei depressiver Hemmung jegliche Spontaneität erloschen ist
(C) eine Ungeschicklichkeit bei zerebellären Störungen besteht
(D) eine Unfähigkeit zum Erlernen praktischen Handelns (Geschicklichkeit) infolge angeborener Kleinhirnschädigung besteht
(E) Bewegungs- und Handlungsabläufe nicht in der gewollten Weise ausgeführt werden können, ohne daß dies durch Störungen der Motorik, Sensibilität und Koordination erklärt werden kann

H87

2.25 Wenn ein hirngeschädigter Patient, der mündlich aufgefordert ist, die Bewegungen des Trinkens aus einem Glas zu zeigen, statt dessen seine Brille mehrfach ab- und aufsetzt, handelt es sich wahrscheinlich um

(A) Anosognosie
(B) Amnesie
(C) Apraxie
(D) Alexie
(E) Akalkulie

2.5 Transitorische globale Amnesie

F88

2.26 Welche der folgenden Aussagen über das charakteristische Bild der transitorischen globalen Amnesie trifft/treffen zu?

(1) Der Patient ist wach, auffällig ratlos und neigt zu Perseverationen.
(2) Der Patient ist in der Lage, Routinetätigkeiten – wie z. B. Hausarbeit – zu vollführen.
(3) Das Krankheitsbild ereignet sich überwiegend bei Personen jenseits des 50. Lebensjahres.

(A) nur 2 ist richtig
(B) nur 1 und 2 sind richtig
(C) nur 1 und 3 sind richtig
(D) nur 2 und 3 sind richtig
(E) 1 – 3 = alle sind richtig

H97 F87

2.27 Welche Aussage tifft **nicht** zu?

Hinsichtlich der transitorischen globalen Amnesie gilt:

(A) Die transitorische globale Amnesie tritt zumeist in engem Zusammenhang mit einem Schädel-Hirn-Trauma auf.
(B) Der Zustand kann mehrere Stunden, aber auch Tage andauern.
(C) Der Zustand kann mehrmals rezidivieren.
(D) Während des Zustandes sind die Patienten nicht stärker bewußtseinsgetrübt und können zum Teil Routinetätigkeiten fortsetzen.
(E) Während des Zustandes findet sich beim Patienten eine Amnesie für einen vorausgegangenen Zeitraum.

F90

2.28 Welche der folgenden Aussagen über Amnesien trifft zu?

(A) Eine globale transitorische Amnesie liegt vor, wenn der Patient sich an eine bestimmte, einige Minuten umfassende Zeitspanne vor einem Schädel-Hirn-Trauma vorübergehend nicht erinnern kann.
(B) Die Gedächtnislücke für die Zeitspanne, in der der Patient nach einem Schädel-Hirn-Trauma in einem Durchgangssyndrom war, nennt man anterograde Amnesie.
(C) Die Gedächtnislücke für die Dauer der Bewußtlosigkeit, z. B. nach einem Schädel-Hirn-Trauma, bezeichnet man mit dem Begriff transitorische globale Amnesie.
(D) Die typische Ursache der transitorischen globalen Amnesie sind Zirkulationsstörungen im Bereich der A. cerebri anterior.
(E) Bei der Contusio cerebri verbleiben im allgemeinen keine irreversiblen amnestischen Lücken.

2.24 (E) 2.25 (C) 2.26 (E) 2.27 (A) 2.28 (B)

5 Krankheiten und Schäden des Gehirns und seiner Hüllen

5.1 Fehlbildungen, Fehlbildungskrankheiten, frühkindliche Hirnschäden

5.1.1 Allgemeines

5.1 Welche Aussage trifft **nicht** zu?

Zu den Phakomatosen (Dysgenesien mit blastomatösem Einschlag) zählen:

(A) Neurofibromatosis generalisata v. Recklinghausen
(B) Ependymome
(C) tuberöse Hirnsklerose
(D) Sturge-Weber-Krabbe-Krankheit
(E) v.-Hippel-Lindau-Krankheit

H91

5.2 Als Phakomatose wird insbesondere bezeichnet:

(A) die Zytomegalie (bzw. deren Folgeerscheinungen) des Neugeborenen
(B) das Klinefelter-Syndrom
(C) die generalisierte Neurofibromatose
(D) die Phenylketonurie
(E) der Kernikterus (z. B. infolge fetaler Erythroblastose)

H97 H92

5.3 Auf angeborener, im Computertomogramm oder Röntgennativbild erhebbarer Fehlbildung beruht **am wenigsten** wahrscheinlich:

(A) Klippel-Feil-Syndrom
(B) (Foster) Kennedy-Syndrom
(C) Dandy-Walker-Syndrom
(D) Arnold-Chiari-Syndrom
(E) Basiläre Impression

F92

5.4 Welcher Krankheitsbezeichnung liegen knotenförmige Gliawucherungen in einzelnen Hirnwindungen zugrunde?

(A) Multiple Sklerose
(B) Gliomatosis cerebri
(C) tuberöse Sklerose
(D) Ulegyrie
(E) Porenzephalie

H96 H92

5.5 Bei welchen Erkrankungen des Kindesalters finden sich typischerweise zerebrale Verkalkungen im Computertomogramm?

(1) tuberöse Sklerose
(2) Sturge-Weber-Syndrom
(3) metachromatische Leukodystrophie
(4) subakute sklerosierende Panenzephalitis
(5) kongenitale Toxoplasmose

(A) nur 1 und 4 sind richtig
(B) nur 1, 2 und 5 sind richtig
(C) nur 2, 3 und 5 sind richtig
(D) nur 2, 4 und 5 sind richtig
(E) 1 – 5 = alle sind richtig

H87

5.6 Das Klippel-Feil-Syndrom ist insbesondere charakterisiert durch:

(A) angeborene Blockwirbelbildung von Halswirbelkörpern
(B) Verlagerung der Kleinhirntonsillen durch das Foramen occipitale magnum in den zervikalen Spinalkanal
(C) multiple – z. T. verkalkende – intrazerebrale Angiome
(D) Lumbalisation des 1. Sakralwirbels
(E) erworbene Blockwirbelbildung nach Trauma oder Spondylitis

5.1 (B) 5.2 (C) 5.3 (B) 5.4 (C) 5.5 (B) 5.6 (A)

F94

5.7 Welche Aussage trifft **nicht** zu?

Zu den Erkrankungen bzw. Schädigungen, durch die ein Hirnabszeßrisiko besteht, zählen insbesondere:

(A) Platybasie
(B) eitrige Otitis media
(C) Endocarditis lenta
(D) Liquorfistel
(E) Lungenabszeß

H93

5.8 Welche Mißbildung gehört **nicht** zu den dysraphischen Störungen?

(A) Spina bifida
(B) Agyrie
(C) Anenzephalie
(D) Exenzephalie
(E) Enzephalozele

F85

5.9 Zu den charakteristischen Befunden bei der tuberösen Hirnsklerose zählen:

(1) Naevus flammeus der Gesichtshaut
(2) Adenoma sebaceum schmetterlingsförmig um Nase und Mund
(3) zerebrale Anfälle
(4) Schwachsinn
(5) Tumor des 8. Hirnnerven
(6) partieller Riesenwuchs

(A) nur 1, 3 und 6 sind richtig
(B) nur 1, 5 und 6 sind richtig
(C) nur 2, 3 und 4 sind richtig
(D) nur 2, 3 und 5 sind richtig
(E) nur 1, 2, 4 und 5 sind richtig

H00

5.10 Bei den multiplen Tumoren des Zentralnervensystems bei der v. Hippel-Lindau-Krankheit handelt es sich in erster Linie um

(A) Neurinome
(B) Lymphome
(C) Meningeome
(D) Hämangioblastome
(E) Oligodendrogliome

5.1.2 Klinik

F84

5.11 Welche Aussage trifft **nicht** zu?

Intraselläre oder paraselläre Verkalkungen auf Nativröntgenaufnahmen des Schädels können bedingt sein durch:

(A) Hirnarterienaneurysma
(B) Arteriosklerose der A. carotis interna
(C) Kraniopharyngeom
(D) Arachnoidalzyste
(E) knöcherne Überbrückung der Sella turcica

F84

5.12 Charakteristische Symptome/Befunde bei der neurokutanen Angiomatose Sturge-Weber sind:

(1) Naevus flammeus der Gesichtshaut
(2) Café-au-lait-Flecken der Haut
(3) zerebrale Anfälle
(4) intrakranielle Verkalkungen
(5) Tumor des 8. Hirnnerven

(A) nur 1, 2 und 3 sind richtig
(B) nur 1, 3 und 4 sind richtig
(C) nur 1, 3 und 5 sind richtig
(D) nur 2, 4 und 5 sind richtig
(E) 1 – 5 = alle sind richtig

H93

5.13 Ursache von Hinterkopfschmerzen und den Zeichen eines tetraspastischen Syndroms können Fehlbildungen des zerviko-okzipitalen (kranio-spinalen) Übergangs sein.

Welche technische Zusatzuntersuchung ist im allemeinen bei diesem Verdacht zeitlich als erste indiziert?

(A) Elektromyographie
(B) Röntgenübersichtsaufnahme in 2 Ebenen, eventuell mit „konventioneller" Tomographie des zerviko-okzipitalen Übergangs
(C) zervikale Myelographie
(D) Magnetresonanz-Tomographie
(E) subokzipitale Liquorpunktion

5.7 (A) 5.8 (B) 5.9 (C) 5.10 (D) 5.11 (D) 5.12 (B) 5.13 (B)

F86

5.14 Bei einem 41-jährigen Patienten mit epileptischen Anfällen seit der Kindheit wurden Computertomographien des Schädels ohne Kontrastmittel durchgeführt (siehe Abb. 2 und Abb. 3 des Bildanhangs). Der Vater und ein Bruder des Patienten leiden ebenfalls an epileptischen Anfällen.

Welche Diagnose ist am wahrscheinlichsten?

(A) Hirnmetastasen
(B) Gefäßmißbildungen
(C) Tuberöse Sklerose
(D) Multiple Sklerose
(E) normales Computertomogramm bei genuiner Epilepsie

H87

5.15 Bei welcher (welchen) der folgenden Erkrankungen wird eine basiläre Impression beobachtet?

(1) Osteomalazie
(2) Morbus Paget
(3) Hyperparathyreoidismus
(4) osteosklerotische Metastasierung

(A) nur 1 ist richtig
(B) nur 2 ist richtig
(C) nur 1 und 3 sind richtig
(D) nur 1, 2 und 3 sind richtig
(E) 1–4 = alle sind richtig

H89

5.16 Bei den Marklagerveränderungen (siehe Abb. 4 des Bildanhangs) handelt es sich um:

(A) Metastasen eines Gallert-Karzinoms
(B) Porenzephalien
(C) Leukodystrophie
(D) Zustand nach offener Hirnverletzung
(E) Zustand nach gedeckter Hirnverletzung

5.2 Raumfordernde Prozesse

5.2.1 Allgemeines

H87

5.17 Das (Foster-)Kennedy-Syndrom tritt vor allem auf bei

(A) suprasellären Hypophysentumoren
(B) Kleinhirnbrückenwinkeltumoren
(C) Keilbeinmeningeomen
(D) Hirninfarkten
(E) Tabes dorsalis

F89

5.18 Die Abb. 5 des Bildanhangs zeigt

(A) ein Aneurysma der Hirnbasisgefäße
(B) ein Meningeom
(C) eine Aplasie der Riechnerven
(D) ein Kraniopharyngeom
(E) frische Rindenprellungsherde

F86

5.19 Bei welchem der genannten Hirntumoren können wegen der Neigung zur diffusen Ausbreitung in die Liquorräume und Leptomeningen am häufigsten Tumorzellen im Liquor gefunden werden?

(A) Ependymom
(B) Meningeom
(C) Plexuspapillom
(D) Medulloblastom
(E) Astrozytom

F95

5.20 Eine intrakranielle Drucksteigerung findet sich **am wenigsten** wahrscheinlich bei:

(A) Costen-Syndrom
(B) Hirnsinusthrombose
(C) Cor pulmonale mit oberer Einflußstauung
(D) Pseudotumor cerebri
(E) Pachymeningeosis haemorrhagica interna

5.14 (C) 5.15 (D) 5.16 (B) 5.17 (C) 5.18 (B) 5.19 (D) 5.20 (A)

H86

5.21 Als Ursache(n) bitemporaler Hemianopsien beobachtet man:

(1) Kraniopharyngeom
(2) Aneurysma
(3) Meningeom

(A) nur 1 ist richtig
(B) nur 1 und 2 sind richtig
(C) nur 1 und 3 sind richtig
(D) nur 2 und 3 sind richtig
(E) 1 – 3 = alle sind richtig

H85

5.22 Destruierende Knochenprozesse der Kalotte oder der Schädelbasis sind meist

(A) primäre Schädelknochentumoren
(B) eine tuberkulöse Osteomyelitis
(C) eine unspezifische Osteomyelitis
(D) Metastasen
(E) ohne diagnostische Bedeutung

F92 H87 H84

5.23 Ausweitungen und bzw. oder Destruktionen der Sella turcica kommen vor bei

(1) Meningeomen
(2) Hypophysenadenomen
(3) akutem epiduralem Hämatom
(4) Kraniopharyngeom

(A) nur 1 und 3 sind richtig
(B) nur 2 und 3 sind richtig
(C) nur 2 und 4 sind richtig
(D) nur 1, 2 und 4 sind richtig
(E) 1 – 4 = alle sind richtig

H84

Die in Liste 1 genannten Tumoren haben im Erwachsenenalter je eine Vorzugslokalisation.

Ordnen Sie in diesem Sinne jedem der Tumoren (Liste 1) jeweils die Vorzugslokalisation (Liste 2) zu.

Liste 1

5.24 Glioblastom

5.25 Angioblastom

5.26 Neurinom

Liste 2

(A) Zentralkanal des Rückenmarks
(B) Kleinhirnbrückenwinkel
(C) Hypophyse
(D) Großhirn
(E) Kleinhirn

F85

5.27 Das Kraniopharyngeom

(1) ist ein dysontogenetischer Tumor
(2) ist Synonym für intrakranielle Dermoidzyste
(3) neigt zur Liquor-Metastasierung
(4) hat eine zystische Schnittfläche
(5) tritt intra- und perisellär auf

(A) nur 1 und 2 sind richtig
(B) nur 1, 3 und 5 sind richtig
(C) nur 1, 4 und 5 sind richtig
(D) nur 2, 3 und 4 sind richtig
(E) 1 – 5 = alle sind richtig

F85

5.28 Bei welchen zwei der nachfolgend genannten Hirntumoren ist das Auftreten röntgenologisch nachweisbarer intrakranieller Verkalkungen am wahrscheinlichsten?

(1) Glioblastoma multiforme
(2) Oligodendrogliom
(3) Kraniopharyngeom
(4) Medulloblastom

(A) nur 1 und 2 sind richtig
(B) nur 1 und 3 sind richtig
(C) nur 1 und 4 sind richtig
(D) nur 2 und 3 sind richtig
(E) nur 3 und 4 sind richtig

5.21 (E) 5.22 (D) 5.23 (D) 5.24 (D) 5.25 (E) 5.26 (B) 5.27 (C) 5.28 (D)

F85

5.29 Hohe Dichte, scharfe Begrenzung und homogene intensive Kontrastmittelaufnahme eines intrakraniellen Tumors im Computertomogramm sprechen am ehesten für:

(A) Oligodendrogliom
(B) Glioblastoma multiforme
(C) Astrozytom
(D) Hirnabszeß
(E) Meningeom

F88

5.30 Oligodendrogliome

(1) sind typische Kleinhirntumoren
(2) weisen öfter Kalkkonkremente auf (Röntgenaufnahme!)
(3) treten bevorzugt im Kindesalter auf
(4) zeigen als Erstsymptom nicht selten hirnorganische Anfälle

(A) nur 1 und 3 sind richtig
(B) nur 2 und 4 sind richtig
(C) nur 1, 2 und 3 sind richtig
(D) nur 2, 3 und 4 sind richtig
(E) 1 – 4 = alle sind richtig

F89

Die Abb. 6 und Abb. 7 des Bildanhangs zeigen das feingewebliche Bild von zwei intrakraniellen Tumoren. Ordnen Sie den Bildern der Liste 1 die entsprechenden histologischen Diagnosen aus Liste 2 zu!

Liste 1

5.31 Abb. 6 des Bildanhangs

5.32 Abb. 7 des Bildanhangs

Liste 2

(A) Neurinom
(B) Medulloblastom
(C) Astrozytom
(D) Meningeom
(E) epitheliale Metastase

H88

5.33 Die Abb. 8 des Bildanhangs zeigt die charakteristischen histologischen Merkmale eines intrakraniellen Tumors.

Dabei handelt es sich um ein

(A) Glioblastom
(B) Meningeom
(C) Oligodendrogliom
(D) Neurinom
(E) Astrozytom

H88

5.34 Die Abb. 9 des Bildanhangs zeigt die typischen histologischen Merkmale einer intrakraniellen Geschwulst.

Es handelt sich um ein

(A) Glioblastom
(B) Medulloblastom
(C) Meningeom
(D) Neurinom
(E) Kraniopharyngeom

H88

5.35 Die Dichte eines Hirntumors im Nativ-Computertomogramm bezogen auf normales Hirngewebe kann sein

(1) hyperdens
(2) isodens
(3) hypodens
(4) gemischt hypo- und hyperdens

(A) nur 1 ist richtig
(B) nur 2 ist richtig
(C) nur 1 und 3 sind richtig
(D) nur 1, 3 und 4 sind richtig
(E) 1 – 4 = alle sind richtig

5.29 (E) 5.30 (B) 5.31 (B) 5.32 (C) 5.33 (D) 5.34 (A) 5.35 (E)

F87

5.36 Vergrößerungen des Lumens der Sella turcica im seitlichen Schädel-Röntgenbild kommen vor bei

(1) chronischer intrakranieller Drucksteigerung
(2) Hypophysentumoren
(3) Aneurysma der A. carotis interna

(A) nur 1 ist richtig
(B) nur 2 ist richtig
(C) nur 1 und 2 sind richtig
(D) nur 2 und 3 sind richtig
(E) 1 – 3 = alle sind richtig

F88

5.37 Das Meningeom

(1) kann in den Schädelknochen eindringen
(2) bildet histologisch Zwiebelschalenformationen
(3) neigt zu girlandenförmigen Nekrosen
(4) kommt auch im Spinalkanal vor
(5) kommt überwiegend im Kindesalter vor

(A) nur 2 ist richtig
(B) nur 1, 2 und 4 sind richtig
(C) nur 1, 3 und 5 sind richtig
(D) nur 2, 3 und 5 sind richtig
(E) 1 – 5 = alle sind richtig

F88

5.38 Welcher der nachfolgenden Befunde bei Schädelnativaufnahmen erlaubt beim Erwachsenen die dringende Verdachtsdiagnose eines raumfordernden Prozesses in einer Großhirnhemisphäre?

(A) Wolkenschädel
(B) Osteoporose der Kalotte
(C) Hyperostosis frontalis interna
(D) paramediane Lokalisation einer verkalkten Epiphyse
(E) Duraverkalkung

F89

5.39 Eine links paramediane Lage des Epiphysenkalkschattens auf dem a.-p.-Röntgenbild des Schädels kann auftreten als Folge von

(1) eitriger Meningitis
(2) hirnatrophischem Prozeß der linken Großhirnhälfte
(3) raumforderndem Prozeß der rechten Großhirnhälfte

(A) nur 2 ist richtig
(B) nur 3 ist richtig
(C) nur 1 und 2 sind richtig
(D) nur 2 und 3 sind richtig
(E) 1 – 3 = alle sind richtig

F95

5.40 Welche Aussage trifft **nicht** zu?

Vorzugslokalisationen von Meningeomen sind folgende Regionen bzw. Strukturen:

(A) Keilbeinflügel
(B) Olfaktoriusrinne
(C) Kleinhirnbrückenwinkel
(D) Hypothalamus
(E) Tuberculum sellae

F89

5.41 Welche der folgenden Untersuchungsmethoden hat bei der Diagnostik von Kleinhirnbrückenwinkeltumoren die größte Bedeutung?

(A) Bestimmung der distalen Stimulationslatenz (distalen Latenzzeit)
(B) Ophthalmodynamographie
(C) Serienstimulation eines motorischen Nerven (Stimulationselektromyographie)
(D) Messung akustisch evozierter Hirnstammpotentiale
(E) Messung visuell evozierter Potentiale

H87

5.42 Der häufigste bösartige Hirntumor des Kindesalters ist das

(A) Großhirnastrozytom Grad I
(B) Medulloblastom
(C) Angioblastom
(D) Glioblastoma multiforme
(E) Oligodendrogliom

5.36 (E) 5.37 (B) 5.38 (D) 5.39 (D) 5.40 (D) 5.41 (D) 5.42 (B)

F00

5.43 Bei einem Hirntumor im Kindes- oder Jugendalter handelt es sich **am wenigsten** häufig um ein

(A) Medulloblastom
(B) Glioblastoma multiforme des Kleinhirns
(C) Ependymom
(D) Kraniopharyngeom
(E) pilozytisches Astrozytom

F88

5.44 Welche Aussage trifft **nicht** zu?

Die Medulloblastome

(A) sind maligne Geschwülste
(B) treten überwiegend in höherem Lebensalter auf
(C) setzen Abtropfmetastasen im Liquorraum
(D) sind vornehmlich im Kleinhirn lokalisiert
(E) sind strahlensensibel

F88

5.45 Das Kraniopharyngeom

(A) neigt zur diffusen Metastasierung
(B) infiltriert bevorzugt die Zungenmuskulatur
(C) führt zu einer Druckatrophie der Epiphyse
(D) ist eine dysontogenetische Geschwulst
(E) tritt zumeist nach der Menopause auf

F93

5.46 Paraselläre Raumforderungen, die innerhalb des Sinus cavernosus bleiben, äußern sich aufgrund dieser Lokalisation am wahrscheinlichsten durch folgenden der genannten Befunde:

(A) vertikale Blickparese
(B) Augenmuskelstörungen
(C) Amaurosis fugax
(D) Riechstörungen
(E) Geschmacksstörungen

H86

5.47 Welche Aussage trifft **nicht** zu?

Angioblastome des Kleinhirns (Lindau-Tumoren)

(A) kommen mit einer Angiomatosis retinae (Hippel-Krankheit) vergesellschaftet vor
(B) kommen mit multiplen zystischen Organtumoren (z. B. in Pankreas und Nieren) vergesellschaftet vor
(C) können zu einer intrakraniellen Drucksteigerung führen
(D) sind in der Regel maligne
(E) sind in der Regel operabel

F89

5.48 Ringförmige Kontrastmittelanreicherung eines raumfordernden intrakraniellen Prozesses im kranialen Computertomogramm wird vor allem beobachtet bei

(1) Hirnabszeß
(2) Meningeom
(3) Glioblastoma multiforme
(4) Kraniopharyngeom
(5) Oligodendrogliom

(A) nur 1 und 3 sind richtig
(B) nur 1 und 5 sind richtig
(C) nur 1, 2 und 3 sind richtig
(D) nur 2, 4 und 5 sind richtig
(E) nur 1, 3, 4 und 5 sind richtig

H87

5.49 Bei welchen der folgenden Neoplasien kommt typischerweise eine palisadenförmige Anordnung eines Teiles der Tumorzellen vor?

(1) Siegelringzellenkarzinom
(2) Basaliom
(3) Hämangiom
(4) Neurinom

(A) nur 1 und 2 sind richtig
(B) nur 2 und 3 sind richtig
(C) nur 2 und 4 sind richtig
(D) nur 1, 3 und 4 sind richtig
(E) 1–4 = alle sind richtig

5.43 (B) 5.44 (B) 5.45 (D) 5.46 (B) 5.47 (D) 5.48 (A) 5.49 (C)

H92

5.50 Welche Aussage trifft für das Glioblastom **nicht** zu?

(A) Es handelt sich um einen malignen Hirntumor
(B) Typisch ist Vielgestaltigkeit des Gewebsbildes
(C) Es tritt bei Kindern fast ausschließlich im Kleinhirn auf
(D) Der Tumor neigt zu Nekrosen
(E) Es ist das häufigste Gliom

H92

5.51 Als charakteristisches Zeichen (das allerdings nur in einem Teil der Fälle auftritt) im Verlauf supraselIärer Tumoren gilt vor allem der folgende der genannten Befunde:

(A) homonyme Hemianopsie
(B) Adie-Syndrom
(C) Ophthalmoplegia totalis
(D) bitemporale Hemianopsie
(E) Horner-Syndrom

H92

5.52 Wodurch kann auf einer a.-p.-Röntgenübersichtsaufnahme des Schädels ein raumfordernder Prozeß in einer Großhirnhemisphäre angezeigt werden?

(A) Verkalkung der Falx cerebri
(B) asymmetrische Hyperostosis frontalis interna
(C) streifenförmige Verkalkungen unter dem Dorsum sellae
(D) Erweiterung eines Porus acusticus internus
(E) Verlagerung des verkalkten Corpus pineale zur Gegenseite

F92

5.53 Welche Aussage trifft **nicht** zu?

Eine intrakranielle raumfordernde Wirkung wird bei folgenden zerebralen Erkrankungen gefunden:

(A) Enzephalitis
(B) Leukodystrophie
(C) Hirnabszeß
(D) Hirninfarkt
(E) Hirnkontusion

F92

5.54 In welcher Struktur des Organismus kann ein Plexuspapillom lokalisiert sein?

(A) in der Papilla duodeni major (Vateri)
(B) im Plexus solaris
(C) in den Papillarmuskeln des Herzens
(D) in den Hirnventrikeln
(E) in der Choroidea des Auges

H90

5.55 Intrakranielle Verkalkungen im Schädelröntgenbild kommen vor bei

(1) Tumoren
(2) Aneurysmen
(3) arteriovenösen Angiomen
(4) Hirnabszessen
(5) Toxoplasmose

(A) nur 1, 3 und 5 sind richtig
(B) nur 1, 4 und 5 sind richtig
(C) nur 2, 3 und 5 sind richtig
(D) nur 1, 2, 3 und 4 sind richtig
(E) 1–5 = alle sind richtig

F90

5.56 Bei Hirntumorverdacht im 5. oder 6. Lebensjahrzehnt ist welche der nachstehenden Möglichkeiten nächstliegend?

(A) Metastase
(B) Medulloblastom
(C) Ependymom
(D) Teratom
(E) Plexuspapillom

H97

5.57 Das Krankheitsbild Pseudotumor cerebri ist in erster Linie gekennzeichnet durch:

(A) klaffende Schädelnähte und vergrößerten Schädelumfang (bei Säuglingen) ohne Liquordruckerhöhung
(B) Hirndruckerhöhung
(C) supraselläre Verkalkungen (in der Röntgenübersichtsaufnahme des Schädels nachweisbar)
(D) Hemiplegia cruciata
(E) Pubertas praecox und Diabetes insipidus

5.50 (C) 5.51 (D) 5.52 (E) 5.53 (B) 5.54 (D) 5.55 (E) 5.56 (A) 5.57 (B)

F90

5.58 Welche der Aussagen über das Akustikusneurinom trifft zu?

(A) Es manifestiert sich bevorzugt im 4. und 5. Lebensjahrzehnt
(B) In mehr als der Hälfte der Fälle tritt es beiderseitig auf
(C) Der Liquorbefund ist im Regelfall beim Akustikusneurinom unauffällig
(D) In der Regel geht es mit einer Neurofibromatose von Recklinghausen einher
(E) Es ist die dritthäufigste Erscheingungsform der intrakraniellen Neurinome

F90

5.59 Asymmetrien der Weite der Seitenventrikel des Gehirns im kranialen Computertomogramm kommen vor als

(1) Folge von einseitigen Großhirnhemisphärentumoren
(2) Folge von frühkindlichen Hirnschädigungen
(3) Folge von Hirninfarkten
(4) Normvariante

(A) nur 2 ist richtig
(B) nur 4 ist richtig
(C) nur 1 und 2 sind richtig
(D) nur 3 und 4 sind richtig
(E) 1–4 = alle sind richtig

F95

Ordnen Sie den in Liste 1 genannten bevorzugten Entstehungsorten den jeweils entsprechenden Tumor aus Liste 2 zu!

Liste 1

5.60 N. vestibulocochlearis (statoacusticus)

5.61 Ventrikelwand

Liste 2

(A) Meningeom
(B) Medulloblastom
(C) Ependymom
(D) Kraniopharyngeom
(E) Neurinom

F90

5.62 Welche Aussage trifft für ein Neurinom **nicht** zu?

(A) Der Tumor kann die Spinalwurzeln befallen
(B) Histologisch werden der faszikuläre und der retikuläre Typ unterschieden
(C) Der Tumor leitet sich von wuchernden Schwannschen Zellen ab
(D) Am Aufbau des Tumors sind Axone grundsätzlich beteiligt
(E) Der Tumor ist in der Regel durch eine Kapsel begrenzt

H97

5.63 Welche Aussage trifft **nicht** zu?

Pilozytische Astrozytome (Grad I der WHO-Klassifikation)

(A) sind typischerweise Tumoren mit relativ geringer Wachstumstendenz
(B) manifestieren sich am häufigsten im höheren Erwachsenenalter (40.– 60. Lebensjahr)
(C) sind durch bildgebende Verfahren wie Computertomographie oder Magnetresonanztomographie hinsichtlich ihrer Ausbreitung in einem Teil der Fälle nur unvollständig darstellbar
(D) sind bei supratentorieller Lokalisation häufig durch zerebrale Krampfanfälle erstmals auffällig
(E) werden üblicherweise zu den neuroepithelialen Tumoren gerechnet

5.2.2 Klinik

F86

5.64 Bei einem Patienten mit den klinischen Symptomen eines raumfordernden Prozesses links temporal finden sich im Computertomogramm links temporal eine runde hypodense Zone, die fast Liquordichte hat. Nach Kontrastmittel-Injektion kommt es zu einem scharf begrenzten hyperdensen Ring um den hypodensen Herd herum.

Worum handelt es sich am wahrscheinlichsten?

(A) Meningeom
(B) Akustikusneurinom
(C) otogenen Hirnabszeß
(D) frische intrazerebrale Blutung
(E) Hirninfarkt

5.58 (A) 5.59 (E) 5.60 (E) 5.61 (C) 5.62 (D) 5.63 (B) 5.64 (C)

H96

5.65 Bei einer 50-jährigen Patientin entwickelt sich links in 5 Jahren sehr langsam eine leichte Protrusio bulbi mit unvollständiger Ophthalmoplegia externa. Die Patientin klagt auch über Kopfschmerzen. Am Augenhintergrund des linken Auges besteht eine leichte Stauungspapille.

Welche Diagnose ist am wahrscheinlichsten?

(A) exophthalmische Myositis
(B) chronische oligosymptomatische Form der okulären Myositis
(C) Keilbeinmeningeom
(D) septische Sinus-cavernosus-Thrombose
(E) okuläre Muskeldystrophie

H86

5.66 Der abgebildete Herdbefund im EEG (siehe Abb. 10 des Bildanhangs) ist am wahrscheinlichsten zu finden bei:

(A) Tumor cerebri
(B) aseptischer Meningitis
(C) zentrenzephaler Epilepsie
(D) Tetanie
(E) Commotio cerebri

F88 H84

5.67 Welche der Aussagen über die Überlebensdauer von Patienten mit therapiertem Glioblastoma multiforme trifft zu?

(A) Die Überlebensdauer beträgt nach Diagnosestellung durchschnittlich wenige Wochen
(B) Die Überlebensdauer beträgt nach Diagnosestellung durchschnittlich mehrere Monate
(C) Die Überlebensdauer beträgt nach Diagnosestellung durchschnittlich 52 Jahre
(D) Die Lebenserwartung ist zumeist nicht eingeschränkt
(E) Häufig lassen sich – allerdings in Abhängigkeit von der Lokalisation – Dauerheilungen erzielen

H85

5.68 Bei einem 20-jährigen Patienten mit den klinischen Symptomen intrakranieller Drucksteigerung findet sich der folgende Befund auf dem Röntgenbild des Schädels (siehe Abb. 11 des Bildanhangs).

Welche Diagnose ist am wahrscheinlichsten?

(A) Kleinhirnastrozytom
(B) Meningeom
(C) Kraniopharyngeom
(D) Glioblastoma multiforme
(E) Hippel-Lindau-Tumor

H85

5.69 Bei einem erwachsenen Patienten mit epileptischen Anfällen finden Sie auf dem a.-p.-Röntgenbild des Schädels einen etwa erbsengroßen runden, sich 1 cm links von der Mediansagittalebene projizierenden Kalkschatten.

Es handelt sich am wahrscheinlichsten um eine(n)

(A) Tumorverkalkung in der linken Hemisphäre
(B) Aneurysmaverkalkung
(C) nach links verlagerte Epiphyse infolge eines raumfordernden Prozesses
(D) verkalkten Hypophysentumor
(E) Zufallsbefund ohne diagnostische Bedeutung

H88

5.70 Die Abb. 12 des Bildanhangs zeigt einen Hydrocephalus internus occlusus mit Erweiterung sämtlicher Hirnkammern und des Aquäduktes.

Welche der folgenden Erkrankungen kommt als Ursache einer solchen Veränderung der inneren Liquorräume **nicht** in Frage?

(A) Medulloblastom
(B) tuberkulöse Meningitis
(C) Hirnstammgliom
(D) Chorea major (M. Huntington)
(E) Kleinhirn-Meningeom

5.65 (C) 5.66 (A) 5.67 (B) 5.68 (C) 5.69 (C) 5.70 (D)

H87

5.71 Die Abbildung (siehe Abb. 13 des Bildanhangs) zeigt den CT-Befund eines raumfordernden intrakraniellen Prozesses vor und nach Kontrastmittelinjektion.

Es handelt sich am wahrscheinlichsten um:

(A) epidurales Hämatom
(B) Oligodendrogliom
(C) Meningeom
(D) Glioblastoma multiforme
(E) Astrozytom Grad I

F90

5.72 Bei den umschriebenen, teils blutigen herdförmigen Veränderungen im Kleinhirn (siehe Abb. 14 des Bildanhangs) handelt es sich um

(A) Infarkte
(B) Metastasen
(C) Prellungsherde
(D) porenzephale Defekte
(E) elektive Parenchymnekrosen

F90

5.73 Auf Abb. 15 des Bildanhangs sehen Sie die histologische Darstellung einer Hirngeschwulst.

Welche der folgenden Diagnosen trifft am ehesten zu?

(A) Metastase eines kleinzelligen Bronchialkarzinoms
(B) fibrilläres Astrozytom
(C) Angioblastom
(D) Ependymom
(E) Medulloblastom

H90

5.74 Die Abb. 16 des Bildanhangs zeigt einen Hydrocephalus internus occlusus mit Erweiterung sämtlicher Hirnkammern und des Aquäduktes.

Als Ursache dafür kommt in Frage:

(A) alkoholische Enzephalopathie
(B) Medulloblastom
(C) Chorea major (Huntington)
(D) präsenile Atrophie (M. Alzheimer)
(E) Kleinhirnatrophie

H90

5.75 Mit der klinischen Diagnose „rasch progredientes organisches Psychosyndrom“ wird ein 55-jähriger Mann zur kranialen Computertomographie überwiesen.

Welche Diagnose ist am wahrscheinlichsten aufgrund des CT-Bildes (siehe Abb. 17 des Bildanhangs) ohne Kontrastmittel-Injektion, da eine Kontrastmittelallergie vorliegt?

(A) Hirninfarkt rechts parietal
(B) Hirntumor rechts temporal
(C) subdurales Hämatom rechts
(D) intrazerebrale Blutung rechts temporal
(E) Enzephalitis

F84

5.76 Als frühes Symptom eines Mantelkantensyndroms infolge eines mantelkantennahen Tumors ist am wahrscheinlichsten zu erwarten:

(A) Hemiparese
(B) sensorische Aphasie
(C) motorische Aphasie
(D) Fußparese(n)
(E) Handparese(n)

H84

5.77 Wenn in einem Computertomogramm Hinweise auf einen intrakraniellen Tumor bestehen, spricht **am wenigsten** für ein Meningeom:

(A) kalotten- oder basisnahe Lokalisation
(B) hyperdense Absorptionswerte
(C) kräftige Kontrastmittelanreicherung
(D) sehr ausgedehntes Hirnödem
(E) scharfe Begrenzung des Tumors

5.71 (C) 5.72 (B) 5.73 (C) 5.74 (B) 5.75 (B) 5.76 (D) 5.77 (D)

H92

5.78 Ein 70-jähriger Mann geht seit etwa 2 Jahren zunehmend kleinschrittig, langsam und unsicher; kann schließlich kaum noch ohne Hilfe gehen, wird inkontinent und zeigt einen deutlichen Intelligenzabbau. Das Computertomogramm zeigt erweiterte Ventrikel, aber keine Verbreiterung der Rindenfurchen, vielmehr einen glatt der Kalotte anliegenden Kortex ohne Nachweis eine raumfordernden Prozesses. Die Kontrastmittel-Zisternographie zeigt einen Einstrom von Kontrastmittel bis in die Seitenventrikel.

Welche der genannten Diagnosen trifft am wahrscheinlichsten zu?

(A) Pseudotumor cerebri
(B) Hydrocephalus communicans
(C) Hypertensive Enzephalopathie
(D) Gradenigo-Syndrom
(E) Taborparalyse

H92

5.79 Bei dem vorliegenden Röntgenbild des Schädels (siehe Abb. 18 des Bildanhangs) mit kalkdichten Verschattungen in Projektion auf die Sella turcica bei einer 73-jährigen Patientin handelt es sich am wahrscheinlichsten um

(A) Kraniopharyngeom
(B) Zustand nach Toxoplasmose
(C) Verkalkung nach Hirnblutung
(D) zerebrale Phakomatose
(E) Sklerose des Siphons der A. carotis interna

H87

5.80 Die Abb. 19 des Bildanhangs zeigt das makroskopische Bild einer von zahlreichen Mikronekrosen durchsetzten Geschwulst des rechten Temporallappens (Abb. 20 = Färbung nach von Gieson).

Es handelt sich um ein(e)

(A) Meningeom
(B) Glioblastom
(C) Medulloblastom
(D) Karzinom-Metastase
(E) Kraniopharyngeom

F93

5.81 Das rasch wachsende Medulloblastom bei Kindern, in seiner häufigsten Lokalisation, verursacht als frühes typisches Symptom vor allem:

(A) Rumpfataxie
(B) Pseudobulbärparalyse
(C) Okulomotoriusparese
(D) spastische Hemiplegie
(E) Brown-Séquard-Syndrom

H93

5.82 Mit welchem der genannten Untersuchungsverfahren läßt sich bei der Frühdiagnostik des häufigsten Tumors im Kleinhirnbrückenwinkel die Verdachtsdiagnose im allgemeinen am zuverlässigsten bestätigen?

(A) Magnetresonanz-Tomographie
(B) Doppelbildanalyse
(C) Leitgeschwindigkeitsmessung des N. facialis
(D) Trigeminus-SEP (somatosensibel evozierte Potentiale)
(E) Elektroenzephalographie (EEG)

H89

5.83 Bei einem Patienten wurden die vorliegenden Aufnahmen des Schädels angefertigt.

Welche Diagnose ist bei Beurteilung der Abb. 21 und Abb. 22 des Bildanhangs am wahrscheinlichsten?

(A) Zustand nach Toxoplasmose
(B) Kraniopharyngeom
(C) Meningeom
(D) Thrombose des Sinus cavernosus
(E) Glioblastom

5.78 (B) 5.79 (E) 5.80 (B) 5.81 (A) 5.82 (A) 5.83 (B)

H91

5.84 Bei einer 50-jährigen Patientin mit Kopfschmerzen und linksseitig progredienter Hörminderung zeigt Ihnen die Computertomographie des Kopfes nach Kontrastmittelgabe einen rundlichen, sich anfärbenden hyperdensen Bezirk (Abb. 23 des Bildanhangs).

Als Verdachtsdiagnose nehmen Sie den in dieser Region häufigsten Tumor an:

(A) Gliom
(B) Neurinom
(C) Meningeom
(D) Angioblastom
(E) Epidermoid

H91

5.85 Ein 54-jähriger Mann, diätetisch eingestellter Diabetiker, Hypertonus (bis 190/100 mmHg), Übergewicht (Idealgewicht + 25 kg) und Raucher seit 40 Jahren (30 Zigaretten/Tag), klagt seit 3 Monaten über zerebrale Leistungsminderung und Merkstörung sowie seit 6 Wochen über eine langsam zunehmende sensomotorische Halbseitenschwäche links. Sie stellen dopplersonographisch beidseits flache Plaquebildungen an der Karotisbifurkation fest.

Es handelt sich am wahrscheinlichsten um:

(A) Senile Demenz vom Alzheimer-Typ
(B) zerebrale Raumforderung
(C) Arteriitis cranialis (Horton)
(D) Wallenberg-Syndrom
(E) Prolongiertes reversibles ischämisches neurologisches Defizit (PRIND)

F93

5.86 Mit welcher der nachfolgend genannten Untersuchungen kann die klinische Verdachtsdiagnose eines Akustikusneurinoms (in einem frühen Stadium) im allgemeinen am zuverlässigsten bestätigt werden?

(A) zerebrale Angiographie
(B) seitliche Röntgenübersichtsaufnahme des Schädels mit Darstellung des Porus acusticus externus
(C) Kernspin-Tomographie
(D) Elektroenzephalographie (EEG)
(E) Echoenzephalographie

H87

5.87 Eine über Monate oder Jahre langsam progredient sich entwickelnde Querschnittssymptomatik in Höhe des mittleren Brustmarkes bei einer Frau in der 6. Lebensdekade ist vor allem verdächtig auf ein(e)

(A) spinale Gefäßmißbildung
(B) spinales Meningeom
(C) Wirbelmetastase eines Karzinoms
(D) Wirbeltuberkulose
(E) Chondrosarkom

F98

5.88 Bei einem 23-jährigen Mann wurden nach Gadolinium-Gabe transversale und sagittale T1-gewichtete Schichten eines Magnetresonanztomogramms angefertigt.

Die Abb. 24 und Abb. 25 des Bildanhangs zeigen den intensiv kontrastmittelaufnehmenden Tumor, ein Germinom, der

(1) in der Pinealisregion wächst
(2) den Aquädukt komprimiert
(3) den Balken infiltriert
(4) den 3. Ventrikel deformiert
(5) zu einer Foramen-Monroi-Blockade führt

(A) nur 1, 2 und 3 sind richtig
(B) nur 1, 2 und 4 sind richtig
(C) nur 1, 4 und 5 sind richtig
(D) nur 2, 3 und 4 sind richtig
(E) nur 2, 3 und 5 sind richtig

F93

5.89 Bei einem 12-jährigen Jungen wird wegen zunehmender Sehstörungen und endokriner Funktionsausfälle eine kraniale Computertomographie durchgeführt, die eine intra- und supraselläre gelegene verkalkte zystische Raumforderung von 3 cm Durchmesser aufdeckt.

Welche Verdachtsdiagnose ist am wahrscheinlichsten?

(A) Tuberkulom
(B) Germinom
(C) Meningeom
(D) Hypophysenadenom
(E) Kraniopharyngeom

5.84 (B) 5.85 (B) 5.86 (C) 5.87 (B) 5.88 (B) 5.89 (E)

F88

5.90 Die Abb. 26 des Bildanhangs zeigt das Bild eines intrakraniellen Tumors.

Es handelt sich um ein

(A) Neurinom
(B) Glioblastom
(C) Meningeom
(D) Medulloblastom
(E) Oligodendrogliom

H87

5.91 Die Abb. 27 des Bildanhangs zeigt die typischen Zellformationen eines intrakraniellen Tumors.

Es handelt sich um ein

(A) Meningeom
(B) Neurinom
(C) Glioblastom
(D) Oligodendrogliom
(E) Astrozytom

F87

5.92 Die Abb. 28 des Bildanhangs zeigt die typische Honigwaben-Struktur eines Hirntumors mit einzelnen Mikroverkalkungen.

Es handelt sich um ein

(A) Glioblastom
(B) Oligodendrogliom
(C) Medulloblastom
(D) Meningeom
(E) Neurinom

H95

5.93 Ein 8 Jahre altes Schulkind klagt über lageabhängige Kopfschmerzen und morgendliches, schwallartiges Erbrechen. Es besteht eine Kopfschiefhaltung. Der Augenarzt stellt Stauungspapillen fest.

Welche Erkrankung liegt am wahrscheinlichsten vor?

(A) Hirnstamm-Enzephalitis
(B) Medulloblastom
(C) tuberkulöse Meningitis mit Garcin-Syndrom
(D) Subarachnoidalblutung
(E) Keilbeinflügelmeningeom

H96

5.94 Bei klinischem Verdacht auf eine Meningeosis carcinomatosa

(1) muß immer zunächst ein Magnetresonanztomogramm des Spinalkanals angefertigt werden, damit man bei einer Liquorentnahme nicht in eine Metastase hineinsticht
(2) ist die zytologische Untersuchung des Liquor cerebrospinalis von erheblicher Bedeutung
(3) gibt vor allem der Liquorlaktatwert den entscheidenden richtungsweisenden Befund

(A) nur 2 ist richtig
(B) nur 3 ist richtig
(C) nur 1 und 2 sind richtig
(D) nur 1 und 3 sind richtig
(E) nur 2 und 3 sind richtig

F93

5.95 Bei einem 45-jährigen Patienten mit Gangunsicherheit wurde ein axiales Computertomogramm des Schädels nach intravenöser Kontrastmittelgabe angefertigt (siehe Abb. 29 des Bildanhangs).

Es handelt sich am wahrscheinlichsten um:

(A) Akustikusneurinom
(B) Ponsblutung
(C) Aneurysma der A. basilaris
(D) Kleinhirninfarkt
(E) Kleinhirnmetastase

H94

5.96 Ein 42-jähriger Schweißer klagt über ein zunehmendes Ohrgeräusch und eine leichte Schwerhörigkeit links seit 4 Monaten. Die allgemeine neurologische Untersuchung ergibt außer einer Rechtslateralisation im Weber-Test keinen pathologischen Befund. Die akustisch evozierten Hirnstammpotentiale (FAEP) sind rechts normal; links sind Latenz und Amplitude des I. Gipfels normal, nachfolgende Wellen sind nicht abgrenzbar.

Welcher der folgenden Diagnosen trifft am ehestens zu?

(A) Morbus Menière
(B) toxische Innenohrschädigung
(C) Akustikusneurinom
(D) Verschluß der A. labyrinthi
(E) Otosklerose

5.90 (B) 5.91 (A) 5.92 (B) 5.93 (B) 5.94 (A) 5.95 (E) 5.96 (C)

H96

5.97 Allmähliche Entwicklung von Gleichgewichtsstörungen, Nystagmus und einseitiger Hörminderung bei einer Person im mittleren Alter spricht am wahrscheinlichsten für:

(A) Klivuskanten-Syndrom
(B) Kleinhirnbrückenwinkeltumor
(C) Kleinhirnhemisphären-Medulloblastom
(D) Tumor in der Vierhügelregion
(E) Menière-Syndrom

H98

5.98 Welche der Aussagen über das Akustikusneurinom trifft zu?

(A) Es manifestiert sich bevorzugt im 4. und 5. Lebensjahrzehnt.
(B) In mehr als der Hälfte der Fälle tritt es beiderseitig auf.
(C) Der Liquorbefund ist im Regelfall beim Akustikusneurinom unauffällig.
(D) In der Regel geht es mit einer Neurofibromatose von Recklinghausen einher.
(E) Es ist die dritthäufigste Erscheinungsform der intrakraniellen Tumoren im Kindesalter.

F95

5.99 Es wurde eine kraniale magnetresonanztomographische Untersuchung der Schädelbasis bei einem 35-jährigen Mann durchgeführt (siehe Abb. 30 des Bildanhangs: axiale T2-Gewichtung ohne Kontrastmittel).

Anlaß dieser diagnostischen Maßnahme war am ehesten folgendes Beschwerdebild gewesen:

(A) einseitiger Hörverlust, Schwindel, Tinnitus
(B) Schmerzattacken des Gesichts, Geschmacksstörungen, Zungenbrennen
(C) Hyperakusis, verminderte Speichelsekretion, Geschmacksstörungen
(D) Miosis, Schweißsekretionsstörung, Exophthalmus
(E) Augenmotilitätsstörungen, Tremor, Ballismus

5.3 Degenerative und dystrophische Prozesse

5.3.2 Klinik

H84

5.100 Bei folgenden Hirnkrankheiten ist der intellektuelle und mnestische Abbau im Sinne einer Demenz im allgemeinen progredient:

(1) unbehandelte progressive Paralyse
(2) Morbus Alzheimer
(3) senile Demenz
(4) Chorea Huntington

(A) nur 1 und 2 sind richtig
(B) nur 1 und 3 sind richtig
(C) nur 1, 2 und 3 sind richtig
(D) nur 2, 3 und 4 sind richtig
(E) 1 – 4 = alle sind richtig

H84

5.101 Zu den charakteristischen Symptomen bei der Wernicke-Enzephalopathie zählen:

(1) Ataxie
(2) Augenmuskelstörungen
(3) Wachanfälle
(4) affektiver Tonusverlust

(A) nur 1 und 2 sind richtig
(B) nur 2 und 4 sind richtig
(C) nur 3 und 4 sind richtig
(D) nur 1, 2 und 3 sind richtig
(E) 1 – 4 = alle sind richtig

H84

5.102 Senile Drusen („plaques") zusammen mit Alzheimer-Neurofibrillen-Veränderungen sind die histologischen Charakteristika der

(A) Jakob-Creutzfeldt-Erkrankung
(B) präsenilen Demenz
(C) Myatrophischen Lateralsklerose
(D) Friedreich-Krankheit
(E) Wernicke-Enzephalopathie

5.97 (B) 5.98 (A) 5.99 (A) 5.100 (E) 5.101 (A) 5.102 (B)

F93 H87

5.103 Welche der folgenden Aussagen sind charakteristisch für die Alzheimer-Krankheit?

(1) große, chromatinarme Astrozytenkerne
(2) zopfförmige Neurofibrillenveränderungen
(3) senile Plaques
(4) Lichtung des Nervenzellbestandes der Rinde
(5) Mikrogliaproliferation im Marklager
(6) kongophile Angiopathie

(A) nur 2 und 3 sind richtig
(B) nur 1, 3 und 6 sind richtig
(C) nur 1, 2, 4 und 5 sind richtig
(D) nur 2, 3, 4 und 6 sind richtig
(E) nur 2, 3, 5 und 6 sind richtig

H90 H86

5.104 Welche der folgenden Erkrankungen gehört **nicht** zu den Systematrophien des Zentralnervensystems?

(A) Picksche Krankheit
(B) Jakob-Creutzfeldtsche Krankheit
(C) Huntingtonsche Chorea
(D) Parkinsonsche Krankheit (Paralysis agitans)
(E) Friedreichsche Ataxie

H84

5.105 Welches ist die charakteristische Ursache der Pseudobulbärparalyse?

(A) bilaterale umschriebene Läsion der Hypoglossuskerne
(B) bilaterale Läsion der Tractus corticonucleares
(C) (monolaterale) Läsion eines Hypoglossuskernes
(D) Myopathie der Schluckmuskulatur
(E) umschriebene Läsion im Bereich des Gyrus angularis

H85

5.106 Welche der folgenden Erkrankungen gehört **nicht** zu den Systematrophien des ZNS?

(A) Chorea major
(B) myatrophische Lateralsklerose
(C) Paralysis agitans (Morbus Parkinson)
(D) Multiple Sklerose
(E) Morbus Pick

F85

Ordnen Sie jeder Stoffwechselstörungsgruppe der Liste 1 jeweils die charakteristische Erkrankung aus Liste 2 zu.

Liste 1

5.107 Störung des Aminosäurenstoffwechsels

5.108 Störung des Kohlenhydratstoffwechsels

5.109 Störung des Lipidstoffwechsels

Liste 2

(A) Klinefelter-Syndrom
(B) Phenylketonurie
(C) Gauchersche Krankheit
(D) Trisomie 21
(E) Galaktosämie

H00

5.110 Bei der Alzheimer-Krankheit findet sich in einem frühen und/oder mittleren Stadium **am wenigsten** wahrscheinlich:

(A) aphasische Störung
(B) zeitliche Desorientiertheit
(C) spastische Hemiparese
(D) apraktische Störung
(E) depressive Verstimmung

5.111 Welche zwei der nachfolgend genannten Hirnregionen sind von den neuropathologischen Veränderungen beim Morbus Pick (Pick-Atrophie) vorrangig betroffen?

(1) Frontalhirn
(2) Hirnstamm
(3) Kleinhirn
(4) Okzipitalhirn
(5) Temporalhirn

(A) nur 1 und 2 sind richtig
(B) nur 1 und 5 sind richtig
(C) nur 2 und 3 sind richtig
(D) nur 3 und 4 sind richtig
(E) nur 4 und 5 sind richtig

5.103 (D) 5.104 (B) 5.105 (B) 5.106 (D) 5.107 (B) 5.108 (E) 5.109 (C) 5.110 (C) 5.111 (B)

F84

5.112 Wenn bei einem Kleinkind nach erfolgtem Spracherwerb die Sprache in Form eines langsamen Sprachzerfalls wieder verlorengeht, so ist dies

(A) als entwicklungsbedingt anzusehen
(B) sicheres Zeichen elterlichen Fehlverhaltens
(C) stark verdächtig auf einen kindlichen Demenzprozeß
(D) Ausdruck der Geschwisterrivalität
(E) meist Folge eines Verschlusses der linken Arteria cerebri media

F84

5.113 Welche Aussage trifft **nicht** zu?

Die senile Demenz ist charakterisiert durch:

(A) Gedächtnisschwäche (als ein Hauptcharakteristikum)
(B) Urteilsschwäche
(C) Orientierungsstörungen
(D) Verlust der äußeren Fassade als Frühsymptom
(E) insgesamt progredienten Verlauf

F86

5.114 Welche der folgenden Angaben paßt am zutreffendsten zum Krankheitsbild des Morbus Pick (Picksche Krankheit)?

(A) Es findet sich ein Parkinsonismus als eines der Leitsymptome
(B) diffuser atrophisierender zerebraler Prozeß jenseits des 65. Lebensjahres
(C) nach dem 6. Lebensjahrzehnt beginnende diffuse Rinden- und Markatrophie
(D) kurz nach dem 50. Lebensjahr beginnender, vorzugsweise im Frontal- und Temporalhirn lokalisierter Ganglienzellschwund
(E) erblicher Ganglienzellschwund, der vorzugsweise im Bereich der basalen Ganglien lokalisiert ist

F86

5.115 Welcher der folgenden Befunde bildet das morphologische Substrat der GM_2-Gangliosidose („amaurotischen Idiotie")?

(A) idiopathischer Axonenzerfall
(B) Gangliosidspeicherung in den Ganglienzellen
(C) Speicherung von Gangliosiden in den Stäbchenzellen der Retina
(D) Speicherung von Gangliosiden in den Markscheiden
(E) Speicherung von Gangliosiden in den senilen Drusen

F91

5.116 Welche Aussage trifft **nicht** zu?

Die Alzheimersche Fibrillenveränderung

(A) kommt nur in Nervenzellen vor
(B) ist licht- und elektronenmikroskopisch nachweisbar
(C) ist Folge einer neuronalen Strukturstoffwechselstörung
(D) wird nur bei der präsenilen Demenz gefunden
(E) wird histologisch durch Versilberungsmethoden verdeutlicht

H90

5.117 Welcher der nachfolgenden klinischen Fragestellungen entspricht der Computertomographie-Befund (siehe Abb. 31 des Bildanhangs)?

(A) organische Wesensänderung (infolge frontalen Hirntumors)
(B) Apoplexie (durch intrazerebrale Blutung)
(C) Demenz (infolge Hirnatrophie)
(D) Apoplexie (durch Hirninfarkt)
(E) organisches Psychosyndrom (infolge Hydrocephalus occlusus)

5.112 (C) 5.113 (D) 5.114 (D) 5.115 (B) 5.116 (D) 5.117 (C)

F91

5.118 Bei welcher der nachfolgenden Krankheiten bedingt hauptsächlich die Großhirnrindenatrophie die klinischen Symptome?

(1) senile oder präsenile Demenz vom Alzheimerschen Typ
(2) Friedreichsche Ataxie
(3) Paralysis agitans (M. Parkinson)
(4) Picksche Atrophie
(5) Wernicke-Enzephalopathie

(A) nur 4 ist richtig
(B) nur 1 und 4 sind richtig
(C) nur 1 und 5 sind richtig
(D) nur 1, 3 und 5 sind richtig
(E) 1 – 5 = alle sind richtig

H90

5.119 Die Alzheimersche Krankheit

(1) ist ätiologisch vorwiegend eine demyelinisierende Erkrankung des Gehirns
(2) beginnt zumeist als hirnlokales Psychosyndrom mit persönlichkeitsfremden deliktischen Handlungen mit Triebenthemmung
(3) führt nicht selten zu Sprachstörungen

(A) nur 2 ist richtig
(B) nur 3 ist richtig
(C) nur 1 und 2 sind richtig
(D) nur 1 und 3 sind richtig
(E) nur 2 und 3 sind richtig

H88

5.120 Welche Aussage trifft **nicht** zu?

Hinsichtlich der Demenz gilt:

(A) Die gefäßabhängige Hirnatrophie (sog. Multiinfarktdemenz) ist mit ca. 80% der Fälle die häufigste Ursache.
(B) Die senile Demenz vom Alzheimer-Typ zählt zu den häufigsten Formen.
(C) Sie ist ein charakteristischer Befund bei fortgeschrittener Chorea Huntington.
(D) Sie ist ein charakteristischer Befund bei der Jakob-Creutzfeldtschen Krankheit.
(E) Sie findet sich z. T. bei Neurolues.

F88

5.121 Welche Aussage trifft **nicht** zu?

Zum pathomorphologischen Substrat der senilen Demenz gehören folgende Veränderungen:

(A) Alzheimersche Neurofibrillenveränderungen
(B) Lipofuszinspeicherung in den Ganglienzellen
(C) Ganglienzellenschwund
(D) Porenzephalie
(E) amyloidhaltige Gewebsablagerungen („Drusen", „Plaques")

F92

5.122 Welche der Aussagen hinsichtlich der Diagnostik degenerativer Hirnprozesse treffen zu?

(1) Mit der kranialen Computertomographie lassen sich hirnatrophische Befunde im Bereich der inneren und äußeren Liquorräume nachweisen.
(2) Die kraniale Computertomographie kann auch ambulant vorgenommen werden.
(3) Eine in der Computertomographie nachweisbare Hirnatrophie geht regelmäßig mit einer Demenz einher.

(A) nur 1 ist richtig
(B) nur 3 ist richtig
(C) nur 1 und 2 sind richtig
(D) nur 1 und 3 sind richtig
(E) nur 2 und 3 sind richtig

F92

5.123 Ein 15-jähriger Junge hat erstmalig einen hirnorganischen Anfall. Seit früher Kindheit hat er eine nicht progrediente, in den Beinen betonte, spastische Tetraparese und an einer Hand athetotische Hyperkinesen. Er besucht eine Sonderschule für Körperbehinderte und ist durchschnittlich intelligent.

Um welches Krankheitsbild handelt es sich?

(A) Spinale Heredoataxie (Friedreich)
(B) Progressive Muskeldystrophie
(C) Frühkindlicher Hirnschaden mit neurologischem Defekt-Syndrom
(D) Idiopathische Torsionsdystonie
(E) Spinale Muskelatrophie, juvenile Form (Kugelberg-Welander)

5.118 (B) 5.119 (B) 5.120 (A) 5.121 (D) 5.122 (C) 5.123 (C)

F94

5.124 Die Demenz vom Alzheimer-Typ

(A) geht in der Regel vom Beginn an mit Hirnnervenausfällen einher
(B) geht häufig mit pathologischen Veränderungen im Positronen-Emissions-Tomogramm einher
(C) läßt sich im allgemeinen im fortgeschrittenen Stadium psychopathologisch von anderen Demenzformen leicht unterscheiden
(D) ist durch eine charakteristische IgG-Konstellation des Liquor cerebrospinalis gekennzeichnet
(E) betrifft Frauen – im Vergleich zur Häufigkeit bei Männern – selten

H95

5.125 Welche der Aussagen über die Demenz vom Alzheimer-Typ trifft **nicht** zu?

(A) Man unterscheidet eine früh beginnende und eine spät beginnende Form.
(B) Relativ häufig werden sog. verwaschene Herdsymptome wie amnestische Aphasie, Apraxie oder Agnosie beobachtet.
(C) Paranoid-halluzinatorische Durchgangssyndrome können streckenweise das Bild prägen.
(D) Eine wirksame ursächliche Behandlungsmöglichkeit fehlt bisher.
(E) Als die genetische Ursache ist ein isolierter Defekt auf Chromosom 5 gesichert.

H84

5.126 Ein 53-jähriger Mann will das Sprechzimmer betreten, aber die Türschwelle scheint eine fast unüberwindbare Barriere zu bilden. Die Frau hilft ihm darüber. Er geht mit langsamen kleinen Schritten weiter. Die Arme liegen dem Körper gebeugt an und bewegen sich nicht.

Nach dem Setzen berichtet er leise mit fast unbewegtem Gesichtsausdruck. Auf die Untersuchungsliege gebeten, nimmt er mehrmals Anlauf, um aus dem Stuhl aufzustehen.

Welche Krankheit liegt am wahrscheinlichsten vor?

(A) depressives Syndrom
(B) M. Alzheimer
(C) Parkinson-Syndrom
(D) zerebelläre Systematrophie
(E) Pseudobulbärparalyse

F87

5.127 Welche Aussage trifft **nicht** zu?

Zum neuroleptisch bedingten Parkinsonismus rechnet man folgende Symptome:

(A) Tremor
(B) Hypomimie
(C) Trismus
(D) Hypersalivation
(E) Hypokinese

H96

5.128 Welcher der folgenden Befunde wird beim idiopathischen Parkinson-Syndrom am häufigsten gefunden?

(A) taktile Agnosie
(B) einseitiger Tremor
(C) dementieller Abbau
(D) obere internukleäre Ophthalmoplegie
(E) Babinski-Zeichen positiv

F87

5.129 Das Parkinson-Syndrom

(1) kann die Folge einer Encephalitis epidemica sive lethargica (von Economo) sein
(2) zeigt Nervenzelluntergänge in der Substantia nigra
(3) zeigt eine Dopamin-Verminderung im Neostriatum
(4) zeigt Nervenzellausfälle in den Vorderhörnern des Thorakalmarkes

(A) nur 2 ist richtig
(B) nur 2 und 3 sind richtig
(C) nur 1, 2 und 3 sind richtig
(D) nur 1, 3 und 4 sind richtig
(E) 1 – 4 = alle sind richtig

F99

5.130 Womit ist beim idiopathischen Parkinson-Syndrom **am wenigsten** wahrscheinlich zu rechnen?

(A) Schmerzbeschwerden in einem frühen Stadium der Krankheit
(B) Hyperhidrose
(C) niederfrequenter Tremor
(D) Pendelnystagmus
(E) depressive Verstimmung

5.124 (B) 5.125 (E) 5.126 (C) 5.127 (C) 5.128 (B) 5.129 (C) 5.130 (D)

H88

5.131 Zu den Symptomen beim neuroleptikabedingten Parkinson-Syndrom zählt/zählen:

(1) Torsionsspasmen
(2) Hypokinese
(3) Hypersalivation

(A) nur 3 ist richtig
(B) nur 1 und 2 sind richtig
(C) nur 1 und 3 sind richtig
(D) nur 2 und 3 sind richtig
(E) 1 – 3 = alle sind richtig

H85

5.132 Welche Aussage trifft **nicht** zu?

Zu den Merkmalen beim Torticollis spasmodicus (spasticus) zählen:

(A) dystone Bewegungsstörung
(B) Erkrankungsbeginn gehäuft im mittleren Lebensalter
(C) beide Geschlechter betroffen
(D) Schädigung des M. sternocleidomastoideus
(E) gehäuft psychopathologische Auffälligkeiten

H99

5.133 Das Phänomen der „geste antagonistique" oder „geste antagoniste" (d. h. der Patient kann mit einem bestimmten Hilfsgriff den Bewegungsablauf seiner pathologischen Bewegungsstörung mindern), als ein kennzeichnendes Merkmal bei der Erkrankung, wird in erster Linie bei folgendem der genannten Krankheitsbilder beschrieben:

(A) Torticollis spasmodicus
(B) Narkolepsie
(C) Parkinson-Syndrom
(D) Diskonnektions-Syndrom
(E) Wallenberg-Syndrom

H86

5.134 Welche der folgenden Strukturen ist beim Ballismus typischerweise am stärksten geschädigt?

(A) Substantia nigra
(B) Nucleus subthalamicus
(C) Thalamus
(D) Nucleus dentatus
(E) Formatio reticularis

H96

5.135 Die Chorea Huntington zeigt als Charakteristika:

(1) genetischer Defekt auf Chromosom 4
(2) im Durchschnitt Tod nach 3-jährigem Verlauf
(3) dominant heterosomales Erbleiden

(A) nur 1 ist richtig
(B) nur 1 und 2 sind richtig
(C) nur 1 und 3 sind richtig
(D) nur 2 und 3 sind richtig
(E) 1 – 3 = alle sind richtig

F91 H86

5.136 Als Ursachen von Parkinson-Syndromen sind bekannt:

(1) Einnahme von Phenothiazinen
(2) Kohlenmonoxid-Vergiftung
(3) Arteriosklerose
(4) Enzephalitis

(A) nur 1 und 2 sind richtig
(B) nur 1 und 4 sind richtig
(C) nur 1, 3 und 4 sind richtig
(D) nur 2, 3 und 4 sind richtig
(E) 1 – 4 = alle sind richtig

H84

5.137 Eine Erweiterung der Vorderhörner der Seitenventrikel durch Atrophie des Nucleus caudatus mit Nervenzelluntergängen und Fasergliose ist das charakteristische morphologische Substrat der (des)

(A) Paralysis agitans (Morbus Parkinson)
(B) Multiplen Sklerose
(C) Chorea major Huntington
(D) Chorea minor Sydenham
(E) Morbus Alzheimer

5.131 (D) 5.132 (D) 5.133 (A) 5.134 (B) 5.135 (A) 5.136 (E) 5.137 (C)

F90 F85

5.138 Eine 47-jährige Frau fällt ihrer Umgebung in letzter Zeit dadurch auf, daß sie wiederholt am Tage zum Lebensmittelgeschäft um die Ecke kommt, um immer wieder einzelne Dinge zu kaufen. Sie kommt auch mit dem Berechnen des Wechselgeldes nicht mehr gut zurecht. Was sie sagt, unterstreicht sie mit auffallender lebhafter Gestik, ist sehr unruhig, sehr zappelig, bewegt häufig Füße und Beine, wenn sie sitzt.

Welche der folgenden Erkrankungen liegt am wahrscheinlichsten vor?

(A) arteriosklerotische Demenz
(B) Niedrigdruck-Hydrozephalus
(C) Parkinson-Syndrom
(D) Kleinhirnrindenatrophie
(E) Chorea Huntington

F89

5.139 Welche der folgenden Erkrankungen des Zentralnervensystems entsteht infolge eines nachweisbaren angeborenen Enzymmangels?

(A) Picksche Atrophie
(B) M. Tay-Sachs (GM_2-Gangliosidose Typ I)
(C) Wernicke-Enzephalopathie
(D) M. Little (infantile Zerebralparese)
(E) Chorea minor

F98

5.140 Für welche der nachfolgend genannten Erkrankungen ist die in Abb. 32 der Bildbeilage gezeigte Befundkonstellation typisch?

(A) M. Parkinson
(B) M. Alzheimer
(C) Wernicke-Enzephalopathie
(D) Little-Syndrom
(E) M. Huntington

H91

5.141 Ein 17-jähriges Mädchen wird wegen einer paranoid-halluzinatorischen Psychose in einer psychiatrischen Klinik behandelt. Seit dem 7. Lebensjahr bestehe ein zunehmend störender Tremor (der sowohl in der Ruhehaltung vorhanden ist – Frequenz 7 Hz – als auch erheblich bei Intentionsbewegungen zunimmt).

Auf welche Erkrankung weist diese Symptomatik am wahrscheinlichsten hin?

(A) Encephalomyelitis disseminata
(B) Funikuläre Myelose
(C) Spinale Heredoataxie (Friedreich)
(D) Hepatolentikuläre Degeneration (Wilson)
(E) Heredopathia atactica polyneuritiformis (Refsum-Krankheit)

F92

5.142 Tics bei Kindern sind vor allem charakterisiert durch:

(A) meist durch Intentionsbewegungen provozierte, rezidivierende, flüchtige athetoide Symptome psychischer oder organischer Genese
(B) unwillkürliche plötzliche Bewegungen oder Zuckungen von Muskeln oder Muskelgruppen
(C) rezidivierende psychomotorische Anfälle
(D) flüchtige, konvulsive, regionale, meist bilateral-synchrone Myoklonien bei gleichzeitig herabgesetztem Muskeltonus
(E) rasch einschießende, durch Willkürbewegungen ausgelöste Myoklonien von Rumpfteilen oder Extremitätensegmenten in Verbindung mit einer allgemeinen choreiformen Bewegungsunruhe

5.138 (E) 5.139 (B) 5.140 (E) 5.141 (D) 5.142 (B)

H91

5.143 Eine bis dahin gesunde 70-jährige Patientin erwacht mit schleudernden Hyperkinesen ihres linken Armes und Beines. Ängstlich genau registriert sie die unwillkürlichen Bewegungen. Herbeigerufene Krankenwagenfahrer befürchten aggressives Verhalten der Patientin.

Worum handelt es sich am wahrscheinlichsten?

(A) Psychose bei Arteriosklerose mit psychogenen Affektkrämpfen
(B) Hemiballismus durch Hirninfarkt
(C) beginnende Chorea Huntington
(D) fokaler versiver hirnorganischer Anfall
(E) akutes Parkinson-Syndrom

F96

5.144 Welche Aussage trifft **nicht** zu?

Patienten mit einem Parkinson-Syndrom leiden häufig unter:

(A) allgemeiner Verlangsamung
(B) depressiver Verstimmung
(C) Schlafstörungen
(D) Makrographie
(E) Ruhetremor

F95

5.145 Welche der Aussagen über das idiopathische Parkinson-Syndrom trifft zu?

(A) Der Tremor ist in erster Linie ein Haltetremor von ca. 9 Hz.
(B) Häufig ist ein einseitiger Beginn der Symptomatik.
(C) In der kranialen Computertomographie finden sich zumeist charakteristische Stammganglienveränderungen.
(D) Amantadin darf nicht intravenös appliziert werden.
(E) Erstes manifestes Symptom (Initialsymptom) ist in der Regel eine Gangapraxie mit Fallneigung.

F99

5.146 Welche Aussage über den Rigor (z.B. beim Parkinson-Syndrom) trifft zu?

(A) Rigor ist eine Tremorkomponente.
(B) Rigor führt häufig zum sogenannten „Taschenmesserphänomen“.
(C) Charakteristisch für den Rigor sind Beugereflexsynergien.
(D) Rigor ist charakterisiert durch Erhöhung des Skelettmuskeltonus.
(E) Als Rigor bezeichnet man eine diskrete Spastik.

H93

5.147 Vom „Parkinson Plus“ (auch „Parkinson-Plus-Syndrom“) spricht man am ehesten, wenn folgender der genannten Befunde zu dem typischen nigrostriären Symptomenkomplex hinzutritt:

(A) Blickparese
(B) Maskengesicht
(C) Propulsionstendenz
(D) Startschwierigkeiten
(E) Mitschwingen der Arme vermindert

H93

5.148 Das Gangbild des kleinschrittigen Ganges gilt vor allem als typisch für:

(A) Peroneuslähmung
(B) Duchenne-Muskeldystrophie
(C) Parkinson-Syndrom
(D) Chorea minor
(E) Muskeldystrophie Typ Becker-Kiener

F93

5.149 Welche Aussage trifft **nicht** zu?

Bei Patienten mit Morbus Parkinson finden sich recht häufig:

(A) Parathymie
(B) depressive Verstimmung
(C) Bradyphrenie
(D) Schlafstörungen
(E) Mikrographie

5.143 (B) 5.144 (D) 5.145 (B) 5.146 (D) 5.147 (A) 5.148 (C) 5.149 (A)

F96

5.150 Welche der folgenden Aussagen zum (Gilles-de-la-)Tourette-Syndrom trifft **nicht** zu?

(A) Motorische Tics sind ein typischer Befund.
(B) Häufig kommt es zu einem chronischen Verlauf.
(C) Es fanden sich Hinweise auf eine genetische Komponente.
(D) Es geht z.T. mit Koprolalie einher.
(E) Erstmanifestation im Regelfall nach dem 30. Lebensjahr.

F94

5.151 Welche der Aussagen hinsichtlich Erkrankungen mit dysarthrischen oder aphasischen Störungen treffen zu?

(1) Die Broca-Aphasie findet man häufig bei zerebellären Läsionen.
(2) Dysarthrie ist bei der progessiven Paralyse ein wichtiges neurologisches Merkmal.
(3) Aphasische Störungen entstehen nicht selten bei der Alzheimerschen Erkrankung.

(A) nur 2 ist richtig
(B) nur 1 und 2 sind richtig
(C) nur 1 und 3 sind richtig
(D) nur 2 und 3 sind richtig
(E) 1 – 3 = alle sind richtig

F93

5.152 Bei welcher der folgenden Erkrankungen kommt es infolge eines metabolischen Myelindefektes primär zu einer ausgedehnten diffusen Entmarkung?

(A) Wernicke-Enzephalopathie
(B) Morbus Wilson
(C) Multiple Sklerose
(D) metachromatische Leukodystrophie
(E) amaurotische Idiotie

F98

5.153 Welche der Aussagen zum idiopathischen Parkinson-Syndrom trifft zu?

(A) Zu den führenden Symptomen gehören choreatiforme Hyperkinesen der Gesichtsmuskulatur.
(B) Nicht selten findet sich eine depressive Verstimmung.
(C) Die Behandlung sollte möglichst lange als Monotherapie mit L-Dopa durchgeführt werden.
(D) Der Parkinsontremor ist in erster Linie ein Intentionstremor.
(E) Die intravenöse Amantadin-Gabe ist das Mittel der Wahl bei schwerer Tremor-Ausprägung.

H94

5.154 Welche der Aussagen hinsichtlich sog. degenerativer Hirnprozesse trifft **nicht** zu?

(A) Zu den Systematrophien gehört die Paralysis agitans.
(B) Die metachromatische Leukodystrophie gehört zu den metabolisch-genetischen Schwachsinnszuständen bzw. Demenzen.
(C) Die Tay-Sachs-Krankheit (GM_2-Gangliosidose) beruht auf einem Defekt der Pyruvatcarboxylase.
(D) Die Phenylketonurie beruht auf einer Störung des Phenylalaninabbaus.
(E) Die Picksche Krankheit läßt sich zu den Systematrophien rechnen.

H93

5.155 Ein 25-jähriger Patient entwickelt in Jahren einen Tremor, so daß er schließlich arbeitsunfähig wird und berentet werden muß. Der Tremor hat eine Frequenz von ca. 6 pro Sekunde, er ist in Ruhe vorhanden und nimmt bei Zielbewegungen zu. Hinzu kommen geringe Zeichen eines hypokinetisch-rigiden Syndroms, psychopathologische Auffälligkeiten und Hinweise auf eine Leberzirrhose.

Wie lautet die wahrscheinlichste Diagnose?

(A) M. Parkinson
(B) Zentrale pontine Myelinolyse bei chronischem Alkoholabusus
(C) Degeneratio hepatolenticularis (Wilson)
(D) Idiopathische Torsionsdystonie
(E) Encephalomyelitis disseminata

5.150 (E) 5.151 (D) 5.152 (D) 5.153 (B) 5.154 (C) 5.155 (C)

H95

5.156 Dystonien des gesamten Mund-Schlund-Zungen-Bereiches treten sehr häufig auf bei Therapie mit:

(A) Propranolol
(B) Bromazepam
(C) Diphenylhydantoin
(D) Biperiden
(E) Keine der Aussagen (A)–(D) trifft zu.

F99

5.157 Welche der folgenden Störungen wird in der Neurologie üblicherweise **nicht** zu den fokalen Dystonien (oder zu den durch fokale Dystonien gekennzeichneten Syndromen) gerechnet?

(A) Blepharospasmus
(B) Torticollis spasmodicus
(C) Akathisie
(D) Meige-Syndrom
(E) Graphospasmus

F95

5.158 Ein Kind wird vorgestellt mit dem Symptomenbild Blinzeln, Grimassieren, Zuckungen der Extremitäten, Räuspern und Koprolalie.

Die Diagnose lautet am wahrscheinlichsten:

(A) Ganser-Syndrom
(B) Tourette-Syndrom
(C) Little-Krankheit (infantile spastische Diplegie)
(D) Down-Syndrom
(E) Asperger-Syndrom

H95

5.159 Der Befund der sogenannten „Löwenstimme“ ist in erster Linie kennzeichnend für folgende der genannten Erkrankungen bzw. Schädigungen:

(A) Parkinson-Syndrom
(B) Läsion des Fasciculus subthalamicus
(C) Amnestische Aphasie
(D) Zerebellare Heredoataxie (Nonne-Marie)
(E) Wernicke-Aphasie (klassische Form)

5.3.3 Therapie

F85

5.160 Welche Aussage trifft **nicht** zu?

Für die pharmakologische Therapie des Morbus Parkinson sind geeignet:

(A) Bromocriptin
(B) Amantadin
(C) L-Dopa
(D) Thioxanthen-Derivate
(E) Anticholinergika

H87

Ordnen Sie den Neurotransmittern aus Liste 1 jeweils die zutreffende Ausgangssubstanz aus Liste 2 zu!

Liste 1

5.161 Noradrenalin

5.162 Dopamin

Liste 2

(A) Tyrosin
(B) Tryptophan
(C) Lipotropin
(D) Glutaminsäure
(E) Cholin

F84

5.163 Zu den hochpotenten Neuroleptika (neuroleptische Potenz) zählt/zählen:

(1) Haloperidol (Haldol®-Janssen)
(2) Fluphenazin (Dapotum®, Lyogen®)
(3) Levomepromazin (Neurocil®)
(4) Thioridazin (Melleril®)

(A) nur 1 ist richtig
(B) nur 1 und 2 sind richtig
(C) nur 1 und 4 sind richtig
(D) nur 2 und 3 sind richtig
(E) nur 1, 3 und 4 sind richtig

5.156 (E) 5.157 (C) 5.158 (B) 5.159 (D) 5.160 (D) 5.161 (A) 5.162 (A) 5.163 (B)

F84

5.164 Welche der genannten Arzneimittel können einen Tremor auslösen?

(1) Lithiumsalze, z.B. Lithiumacetat (Quilonum®)
(2) Trizyklische Antidepressiva, z.B. Amitriptylin (Laroxyl®)
(3) β-Sympathomimetika, z.B. Fenoterol (Berotec®)
(4) Guanethidin (Ismelin®)

(A) nur 2 ist richtig
(B) nur 1 und 3 sind richtig
(C) nur 2 und 4 sind richtig
(D) nur 1, 2 und 3 sind richtig
(E) 1 – 4 = alle sind richtig

F86

5.165 Welche der folgenden Aussagen trifft (treffen) für die Therapie des Morbus Parkinson zu?

(1) Unter der Therapie mit L-Dopa ist die Wahrscheinlichkeit für das Auftreten eines sog. On-off-Phänomens größer als unter Bromocriptin.
(2) L-Dopa reduziert die Akinese stärker als den Tremor.
(3) Anticholinergika (z.B. Biperiden) reduzieren den Tremor besser als die Akinese.
(4) Amantadin reduziert den Rigor besser als den Tremor.

(A) nur 1 ist richtig
(B) nur 1 und 4 sind richtig
(C) nur 2 und 3 sind richtig
(D) nur 2, 3 und 4 sind richtig
(E) 1 – 4 = alle sind richtig

F85

5.166 Die Wirkungen des zur Therapie des Morbus Parkinson gegebenen Levodopa können abgeschwächt werden durch:

(1) Haloperidol
(2) Metoclopramid
(3) Pyridoxin
(4) Carbidopa

(A) nur 4 ist richtig
(B) nur 1 und 2 sind richtig
(C) nur 3 und 4 sind richtig
(D) nur 1, 2 und 3 sind richtig
(E) 1 – 4 = alle sind richtig

H84

5.167 Welche Aussage trifft **nicht** zu?

Levodopa

(A) kann eine orthostatische Hypotonie auslösen
(B) kann zu tachykarden Herzrhythmusstörungen führen
(C) kann Dyskinesien verursachen
(D) hat eine biologische Verfügbarkeit von mehr als 90%
(E) passiert die Blut-Hirn-Schranke

H85

5.168 Akut auftretende unerwünschte Wirkungen der Neuroleptikabehandlung in Form der initialen Dyskinesien lassen sich am günstigsten beeinflussen durch Injektion eines bestimmten

(A) Glucocorticoids
(B) Antiparkinsonmittels
(C) Tranquilizers
(D) Betablockers
(E) Butyrophenonpräparates

H85

5.169 Eine günstige Beeinflussung des bei Morbus Parkinson auftretenden Symptoms Akinese wird am ehesten erreicht mit

(A) Metixen
(B) Levodopa
(C) Propranolol
(D) Trihexyphenidyl
(E) Biperiden

H85

5.170 Welche Aussage trifft **nicht** zu?

Bei Intoxikationen durch Anticholinergica im Rahmen der Therapie des Parkinson-Syndroms werden nicht selten oder typischerweise beobachtet:

(A) choreatiforme Bewegungen
(B) Akkommodationsstörung
(C) Halluzinationen
(D) neurogene Blasenstörungen
(E) Mundtrockenheit

5.164 (D) 5.165 (E) 5.166 (D) 5.167 (D) 5.168 (B) 5.169 (B) 5.170 (A)

F99

5.171 Choreatische oder choreatiforme Hyperkinesen sind **am wenigsten** wahrscheinlich zu erwarten bei:

(A) Amyotrophischer Lateralsklerose
(B) Morbus Wilson
(C) Creutzfeld-Jakob-Krankheit
(D) Morbus Huntington
(E) Langzeittherapie mit L-Dopa

F89

5.172 Bromocriptin (z.B. Pravidel®) wirkt bei der Behandlung des Parkinson-Syndroms hauptsächlich in folgender Weise:

(A) Hemmung der peripheren Metabolisierung von L-Dopa
(B) vermehrte Dopamin-Ausschüttung und verzögerte Wiederaufnahme von Dopamin
(C) dopaminerge Wirkung auf den Rezeptor
(D) bessert die medikamentös induzierte Psychose ohne Verstärkung der Akinese
(E) anticholinergische Wirkung

H88

5.173 Trihexyphenidyl (z.B. Artane®) wirkt bei der Behandlung des Parkinson-Syndroms hauptsächlich in folgender Weise:

(A) anticholinergische Wirkung
(B) Hemmung der peripheren Metabolisierung von L-Dopa
(C) vermehrte Ausschüttung und verzögerte Wiederaufnahme von Dopamin
(D) dopaminerge Wirkung auf den Rezeptor
(E) bessert die durch L-Dopa medikamentös induzierte Psychose

F89

5.174 Welche Aussage trifft **nicht** zu?

Zur Therapie bei Patienten mit Parkinsonscher Krankheit dienen:

(A) Decarboxylasehemmer
(B) Trihexyphenidyl
(C) Butyrophenon
(D) Metixen
(E) Amantadin

F90

5.175 Welche der nachfolgend genannten Symptome des M. Parkinson werden durch Blocker von m-Cholinozeptoren bevorzugt beeinflußt?

(1) Rigor
(2) Hypokinesie
(3) Tremor
(4) Bradyphrenie

(A) nur 1 ist richtig
(B) nur 1 und 3 sind richtig
(C) nur 2 und 4 sind richtig
(D) nur 2, 3 und 4 sind richtig
(E) 1 – 4 = alle sind richtig

F90

5.176 Zur Therapie des M. Parkinson dienen:

(1) Amantadin (Symmetrel®, Pk-Merz®)
(2) selektiver MAO-B-Hemmer (Movergan®)
(3) Bromocriptin (Pravidel®)
(4) Methyldopa (Methyldopa 250 Stada®)

(A) nur 1 und 3 sind richtig
(B) nur 3 und 4 sind richtig
(C) nur 1, 2 und 3 sind richtig
(D) nur 1, 2 und 4 sind richtig
(E) 1 – 4 = alle sind richtig

F91

5.177 Die zentralen Wirkungen des zur Therapie des Morbus Parkinson gegebenen Levodopa können abgeschwächt werden durch:

(1) Haloperidol
(2) Metoclopramid
(3) Selegilin
(4) Carbidopa

(A) nur 2 ist richtig
(B) nur 1 und 2 sind richtig
(C) nur 3 und 4 sind richtig
(D) nur 1, 2 und 4 sind richtig
(E) nur 1, 3 und 4 sind richtig

5.171 (A) 5.172 (C) 5.173 (A) 5.174 (C) 5.175 (B) 5.176 (C) 5.177 (B)

H90

5.178 Welche Aussage trifft **nicht** zu?

Levodopa

(A) kann eine orthostatische Hypotonie auslösen
(B) kann zu tachykarden Herzrhythmusstörungen führen
(C) kann Dyskinesien verursachen
(D) ruft in Kombination mit Carbidopa weniger psychische Störungen hervor als bei alleiniger Gabe
(E) kann Übelkeit und Erbrechen verursachen

H89

5.179 Anticholinergika (z.B. Biperiden) lassen sich sinnvoll anwenden zur Therapie der/des

(1) Parkinsonschen Erkrankung
(2) medikamentös bedingten Parkinsonismus
(3) Spätdyskinesien

(A) nur 1 ist richtig
(B) nur 1 und 2 sind richtig
(C) nur 1 und 3 sind richtig
(D) nur 2 und 3 sind richtig
(E) 1 – 3 = alle sind richtig

H87

5.180 Welche der genannten unerwünschten Wirkungen einer L-Dopa-Therapie läßt (lassen) sich durch Dopa-Decarboxylase-Hemmstoffe deutlich vermindern?

(1) die hypotone Wirkung (orthostatische Dysregulation)
(2) die emetische Wirkung (Übelkeit und Erbrechen)
(3) die dyskinetische Wirkung (Muskelzucken und Myoklonien sowie Torsionsbewegungen)
(4) die arrhythmogene Wirkung (tachykarde Herzrhythmusstörungen)

(A) nur 4 ist richtig
(B) nur 1 und 3 sind richtig
(C) nur 2 und 4 sind richtig
(D) nur 1, 2 und 3 sind richtig
(E) 1 – 4 = alle sind richtig

F88

5.181 Welche Aussage trifft **nicht** zu?

Hinsichtlich der Theapie des Morbus Wilson mit D-Penicillamin gilt:

(A) Wichtig sind regelmäßige Blutbildkontrollen.
(B) D-Penicillamin erniedrigt die Kupferausscheidung im Urin.
(C) Es empfiehlt sich, zusätzlich bestimmte Spurenelemente zu geben, um Mangelsyndrome zu verhindern.
(D) Möglicher Nebeneffekt der Behandlung ist ein Hautausschlag.
(E) Unangenehme gastrointestinale Nebenerscheinungen können vorübergehend zur Dosisreduktion zwingen.

H85

5.182 Die Frühdyskinesien infolge Neuroleptikabehandlung äußern sich in folgender Form:

(1) Torsionsspasmen
(2) Sprechstörungen durch erhöhten Muskeltonus
(3) Zahnradphänomen
(4) Hypersalivation

(A) nur 1 ist richtig
(B) nur 3 ist richtig
(C) nur 1 und 2 sind richtig
(D) nur 1, 2 und 3 sind richtig
(E) 1 – 4 = alle sind richtig

H98

5.183 Welche Aussage über Levodopa trifft **nicht** zu?

(A) Levodopa überwindet die Blut-Hirn-Schranke besser als Dopamin.
(B) Levodopa wird bereits während der Resorption durch Decarboxylasen in der Darmwand abgebaut.
(C) Unter Levodopa werden cholinerge Einflüsse im Striatum vermindert.
(D) Levodopa bessert beim M. Parkinson den Tremor mehr als die Akinese.
(E) Levodopa ist nicht indiziert zur Behandlung eines durch Neuroleptika ausgelösten Parkinsonsyndroms.

5.178 (D) 5.179 (B) 5.180 (C) 5.181 (B) 5.182 (C) 5.183 (D)

F96

5.184 Für die Therapie der zervikalen Dystonie (Torticollis spasmodicus) gilt:

(A) Therapie der Wahl ist die operative Durchtrennung des M. sternocleidomastoideus.
(B) Eine langfristige Psychotherapie verspricht den besten Erfolg.
(C) Therapeutisch von Bedeutung sind lokale Injektionen von Botulinum-Toxin-A.
(D) Die Korrektur der – in den meisten Fällen vorliegenden – ursächlichen Kalzium-Stoffwechselstörung verspricht einen schnellen und sicheren Erfolg.
(E) Trizyklische Antidepressiva gelten nach heutigem Stand als Mittel der Wahl.

H96

5.185 Für die Behandlung des Torticollis spasmodicus kommt in erster Linie das folgende der genannten Verfahren in Betracht:

(A) Behandlung mit Clozapin
(B) Myotomie des M. sternocleidomastoideus
(C) lokale Injektion mit Botulinumtoxin
(D) stereotaktische Thalamotomie
(E) Gabe von Chlorpromazin

F99

5.186 Als Indikation für eine Therapie mit lokalen Injektionen von Botulinum-Toxin A kommen welche Krankheitsbilder in Betracht?

(1) rotatorischer Torticollis spasmodicus
(2) idiopathischer Blepharospasmus
(3) Spasmus hemifacialis

(A) nur 2 ist richtig
(B) nur 1 und 2 sind richtig
(C) nur 1 und 3 sind richtig
(D) nur 2 und 3 sind richtig
(E) 1 – 3 = alle sind richtig

F93

5.187 Der Dopamin-Agonist Bromocriptin ist geeignet

(1) zum Abstillen
(2) zur Behandlung von Erbrechen
(3) zur Behandlung des M. Parkinson
(4) zur Behandlung der Magenatonie

(A) nur 1 ist richtig
(B) nur 1 und 3 sind richtig
(C) nur 2 und 4 sind richtig
(D) nur 2, 3 und 4 sind richtig
(E) 1 – 4 = alle sind richtig

F96

5.188 Welche unerwünschte Wirkung von Levodopa bei der Therapie des M. Parkinson kann durch die zusätzliche Gabe von Domperidon aufgehoben oder abgeschwächt werden?

(A) Übelkeit und Erbrechen
(B) Tachykardie und Arrhythmien
(C) psychotische Effekte
(D) unwillkürliche Motorik
(E) das „on-off"-Phänomen

H98

5.189 Bei welchem der folgenden Krankheitsbilder ist im Rahmen der medikamentösen Therapie am häufigsten der Einsatz von Dopaminagonisten indiziert?

(A) nichtoperables Prolactin-produzierendes Hypophysenadenom
(B) Cushing-Syndrom
(C) Kleine-Levin-Syndrom
(D) (Miller)Fisher-Syndrom
(E) Morbus Wilson

5.184 (C) 5.185 (C) 5.186 (E) 5.187 (B) 5.188 (A) 5.189 (A)

5.4 Entzündliche Prozesse und Entmarkungskrankheiten

5.4.1 Allgemeines

H92

5.190 Welche der folgenden Aussagen entspricht am zutreffendsten dem heutigen zusammenfassenden Erkenntnisstand der wesentlichen epidemiologischen Studien über die Multiple Sklerose?

(A) Die Multiple Sklerose tritt bei Männern sehr viel häufiger auf als bei Frauen.
(B) Das Hauptmanifestationsalter der Multiplen Sklerose liegt nach dem 40. Lebensjahr.
(C) Die Multiple Sklerose zeigt in Zentralafrika eine höhere Prävalenz als in Skandinavien.
(D) Die Multiple Sklerose zeigt in Zentralafrika eine höhere Prävalenz als in Neuseeland.
(E) Die nördlichen Bundesländer der USA zeigen eine höhere Prävalenz als die südlichen.

F85

5.191 Die Multiple Sklerose (Encephalomyelitis disseminata) ist feingeweblich gekennzeichnet durch

(1) Entmarkungsherde
(2) Astroglia-Proliferation
(3) entzündliche Infiltrate
(4) neuronale Gangliosid-Speicherung
(5) Fettkörnchenzellen

(A) nur 2 und 4 sind richtig
(B) nur 1, 3 und 5 sind richtig
(C) nur 3, 4 und 5 sind richtig
(D) nur 1, 2, 3 und 5 sind richtig
(E) 1 – 5 = alle sind richtig

H99

5.192 Welcher Befund spricht gegen die Diagnose Meningo-Enzephalitis?

(A) psychische Veränderungen
(B) Auftreten eines epileptischen Anfalls
(C) neurologische Herdsymptome
(D) Kernig-Zeichen positiv
(E) Keiner der genannten Befunde (A)–(D) spricht gegen die Diagnose Meningo-Enzephalitis.

H00

Folgende Angaben beziehen sich auf die Aufgaben Nr. 5.193 und Nr. 5.194.
Ein 40-jähriger Mann, der seit Jahren etwa 8 Flaschen Bier pro Tag trinkt, wird wegen sich seit 1 – 2 Tagen entwickelnder Verwirrtheits- und Unruhezustände (verbunden mit flüchtigen optischen Halluzinationen) stationär aufgenommen. Vorausgegangen war ca. 4 Tage vor Aufnahme ein grippal erscheinender Infekt mit Körpertemperatur um 40 °C, die nach Bettruhe und Einnahme von Antipyretika auf 39 °C fiel. Seit Beginn der fieberhaften Erkrankung erfolgte kein Alkoholgenuss.
Während der Aufnahmeuntersuchung erleidet der psychomotorisch unruhige, schwitzende Patient (erstmalig) einen vorübergehenden primär generalisierten epileptischen Anfall. Die neurologische Untersuchung zeigt danach bei der allgemeinen nicht apparativen Aufnahmeuntersuchung ansonsten – bis auf abgeschwächte Achillessehnenreflexe und einen ausgeprägten Händetremor – keine weiteren (bisher nicht ersichtlichen) Besonderheitn.

5.193 Welche der genannten Diagnosen kommt neben dem Delirium tremens differenzialdiagnostisch am wahrscheinlichsten in Betracht?

(A) Metachromatische Leukodystrophie
(B) Laminäre Rindensklerose
(C) Enzephalitis
(D) Narkolepsie
(E) Costen-Syndrom

5.194 Welche der genannten Untersuchungsmaßnahmen ist hier im Moment **am wenigsten** vordringlich?

(A) Elektroenzephalographie
(B) Lumbalpunktion
(C) Magnetresonanztomographie (MRT)
(D) Bestimmung des Differenzialblutbildes
(E) Bestimmung der peripheren Nervenleitgeschwindigkeiten

F90

5.195 Welche Aussage trifft **nicht** zu?

Intrathekale IgG-Synthese findet sich häufig bei:

(A) Subakuter sklerosierender Panenzephalitis (SSPE)
(B) Multipler Sklerose
(C) Diabetischer Polyneuropathie
(D) AIDS mit Superinfektion des ZNS
(E) Neurolues

5.190 (E) 5.191 (D) 5.192 (E) 5.193 (C) 5.194 (E) 5.195 (C)

H84

5.196 Welche dieser Krankheiten gilt heute als eine Autoimmun-Erkrankung?

(A) Poliomyelitis
(B) Multiple Sklerose
(C) Gangliosidose
(D) Friedreich-Ataxie
(E) Wernicke-Enzephalopathie

H93

5.197 Welche der Aussagen über die Multiple Sklerose trifft zu?

(A) Die Multiple Sklerose tritt bei Menschen, die auf der Erde auf dem gleichen Breitengrad leben, stets in gleicher Häufigkeit auf, unabhängig von der ethnischen Herkunft.
(B) In Familienstudien ergaben sich Hinweise auf ein erhöhtes MS-Erkrankungsrisiko für Familienangehörige von MS-Kranken.
(C) Die Prävalenzrate ist in Mitteleuropa deutlich niedriger als in Äquatornähe.
(D) In Grönland ist die Prävalenzrate wesentlich höher als in Mitteleuropa.
(E) Die Angaben über die Prävalenzrate in der Bundesrepublik Deutschland bewegen sich im allgemeinen im Bereich von 5–10 Kranken pro 100 000 Einwohner.

H95

5.198 Die Erkrankung Multiple Sklerose wird üblicherweise synonym bezeichnet als:

(1) Myelitis transversa
(2) Progressive multifokale Leukenzephalopathie
(3) Subakute sklerosierende Panenzephalitis

(A) Keine der Aussagen 1–3 ist richtig.
(B) nur 1 ist richtig
(C) nur 2 ist richtig
(D) nur 3 ist irchtig
(E) nur 2 und 3 sind richtig

H95

5.199 Mit oligoklonalen IgG-Banden in der isoelektrischen Fokussierung von Liquor cerebrospinalis als Ausdruck einer autochthonen IgG-Produktion ist typischerweise **nicht** zu rechnen bei

(A) Multipler Sklerose
(B) Neuroborreliose
(C) Myasthenia gravis
(D) chronischer viraler ZNS-Entzündung
(E) Neurolues

H94

5.200 Erniedrigte Glucosespiegel im Liquor cerebrospinalis finden sich am häufigsten bei folgender der genannten Erkrankungen:

(A) tuberkulöse Meningitis
(B) Nervenwurzelneurinom
(C) Liquorpassage-Hindernis
(D) Subarachnoidalblutung
(E) Multiple Sklerose

H99

5.201 Das sogenannte Spinnengewebsgerinnsel im Liquor cerebrospinalis

(A) ist ein häufiger Befund bei der Encephalomyelitis disseminata
(B) besteht in erster Linie aus einer Ansammlung von Liquorzellen
(C) wird beobachtet bei der Meningitis tuberculosa
(D) beruht im allgemeinen auf einer akuten Virusmeningitis
(E) findet sich im Regelfall in den ersten Tagen einer akuten Subarachnoidalblutung

F88

5.202 Welcher Form der Neurolues ist folgende Symptomenkombination am zutreffendsten zuzuordnen:

Reflektorische Pupillenstarre, progrediente Demenz, Affektstörung, verwaschene Sprache und gelegentliche epileptische Anfälle.

(A) Frühluische Meningitis
(B) Lues cerebrospinalis, Sekundärstadium
(C) Progressive Paralyse
(D) Tabes dorsalis
(E) Lues latens

5.196 (B) 5.197 (B) 5.198 (A) 5.199 (C) 5.200 (A) 5.201 (C) 5.202 (C)

H99

5.203 Im Sekundärstadium der Lues findet sich am häufigsten:

(A) meningeale Reaktion
(B) Gumma der Haut
(C) Argyll-Robertson-Phänomen
(D) Optikusatrophie
(E) Malum perforans pedis

H99

5.204 Zu den Spirochäteninfektionen mit ZNS-Beteiligung ist **nicht** zu rechnen:

(A) Lues
(B) Lyme-Borreliose
(C) Läuse- (epidemisches) Rückfallfieber
(D) Q-Fieber
(E) Morbus Weil

H00

5.205 Bei Verdacht auf Hirnabszess ist welche der genannten Untersuchungen vorrangig?

(A) Magnetenzephalographie
(B) Kraniale Computertomographie
(C) Ventrikulographie
(D) Myelographie
(E) Ableitung akustisch evozierter Potenziale

F92 F89 F86

5.206 Typischer Vertreter einer die weiße Hirnsubstanz betreffenden Erkrankung ist insbesondere die

(A) Poliomyelitis anterior acuta
(B) perivenöse Enzephalitis
(C) tuberkulöse Meningoenzephalitis
(D) progressive Paralyse
(E) Jakob-Creutzfeldt-Erkrankung

H94

5.207 Ein Patient entwickelt im Verlaufe von 2 Wochen folgende Symptomatik: Nackensteifigkeit; Lähmungen im Innervationsgebiet der Nn. oculomotorius, abducens und facialis; Bewußtseinsstörung, Verwirrtheit.

Welche Diagnose ist aufgrund dieses Gesamtbildes am wahrscheinlichsten?

(A) tuberkulöse Meningitis
(B) Sinus-cavernosus-Thrombose
(C) Zecken-Borreliose
(D) Subarachnoidalblutung im umschriebenen Bereich des Foramen jugulare
(E) Parinaud-Syndrom

F00

5.208 Zu den Prionkrankheiten wird **nicht** gerechnet:

(A) beim Menschen: Creutzfeldt-Jakob-Krankheit
(B) beim Menschen: Kuru
(C) beim Menschen: Metachromatische Leukodystrophie
(D) beim Rind: Bovine spongiforme Enzephalopathie (BSE)
(E) beim Schaf: Scrapie

5.203 (A) 5.204 (D) 5.205 (B) 5.206 (B) 5.207 (A) 5.208 (C)

F99

5.209 Die Angehörigen eines 62-jährigen Patienten berichten über diesen:

Seit ca. 6 Monaten zunehmende schwere Wesensänderung mit Antriebsreduzierung, Apathie, sozialem Rückzug, Wortverarmung. Zunehmend Störungen der Orientierung und des Gedächtnisses. Jetzt völlige Desorientiertheit und hochgradige Merkfähigkeitsstörungen. Zudem bestünden seit 3 Wochen unwillkürlich einschießende Zuckungen an allen Extremitäten. Die übrige Vorgeschichte ist unauffällig.

Im Befund imponieren insbesondere eine Demenz und generalisierte Myoklonien. Das Elektroenzephalogramm zeigt Allgemeinveränderungen und rhythmisch auftretende, bis 200 Mikrovolt hochgespannte, generalisierte triphasische Wellenkomplexe; kein Herd, keine epilepsiespezifischen Potentiale.

Es handelt sich am wahrscheinlichsten um:

(A) Pseudodemenz im Rahmen einer endogenen Zyklothymie
(B) Wernicke-Enzephalopathie
(C) Subakute sklerosierende Panenzephalitis (SSPE)
(D) Vaskuläre Demenz (Subkortikale arteriosklerotische Enzephalopathie)
(E) Creutzfeldt-Jakob-Krankheit

H99

5.210 Was trifft **nicht** zu?

Zu den humanen Prion-Erkrankungen werden gerechnet:

(A) Gerstmann-Sträussler-Scheinker-Krankheit
(B) Familiäre fatale Insomnie (Familiäre tödliche Insomnie)
(C) Creutzfeldt-Jakob-Krankheit, familiäre Form
(D) Creutzfeldt-Jakob-Krankheit, sporadische Form
(E) Metachromatische Leukodystrophie

F98

5.211 Welcher der nachfolgend genannten Infektionswege ist für eine eitrige Meningoenzephalitis **am wenigsten** wahrscheinlich?

(A) hämatogen (bei eitriger Endokarditis)
(B) rhinogen (bei Nasennebenhöhlenentzündung)
(C) otogen (bei Mittelohrentzündung)
(D) lymphogen (bei nuchaler Lymphadenitis)
(E) posttraumatisch (nach offenem Schädeltrauma)

F96

5.212 Eine eitrige Leptomeningitis kann

(1) Folge eines offenen Schädel-Hirn-Traumas sein
(2) sich zu einer eitrigen Meningoenzephalitis fortentwickeln
(3) auf das Ventrikelsystem übergreifen
(4) zum Hydrocephalus internus führen

(A) nur 1 und 2 sind richtig
(B) nur 1 und 3 sind richtig
(C) nur 1 und 4 sind richtig
(D) nur 2, 3 und 4 sind richtig
(E) 1–4 = alle sind richtig

5.4.2 Klinik erregerbedingter Krankheiten

F96 H87

5.213 Bei einem 4 Wochen alten Säugling besteht der Verdacht auf Meningitis.

Hierzu paßt/passen folgende(r) Befund(e):

(1) Berührungsempfindlichkeit
(2) auffallende Schreckhaftigkeit
(3) vorgewölbte Fontanelle

(A) nur 1 ist richtig
(B) nur 1 und 2 sind richtig
(C) nur 1 und 3 sind richtig
(D) nur 2 und 3 sind richtig
(E) 1–3 = alle sind richtig

5.209 (E) 5.210 (E) 5.211 (D) 5.212 (E) 5.213 (E)

F88

5.214 Welche Aussage trifft **nicht** zu?

Die akute Pneumokokkenmeningitis ist durch folgende Liquorzeichen charakterisiert:

(A) eitrig trüber Liquor
(B) erhöhter Liquordruck
(C) im allgemeinen Vorherrschen lymphozytärer Zellen
(D) häufig Kokkennachweis im Liquor
(E) häufig erniedrigte Liquorglukosekonzentration

H86

5.215 Das Auftreten eines Hirnabzesses beobachtet man als Komplikation bei

(1) Otitis media
(2) Sinusitis
(3) traumatischer Liquor-Nasen-Fistel
(4) angeborenen zyanotischen Herzvitien

(A) nur 1 und 3 sind richtig
(B) nur 2 und 4 sind richtig
(C) nur 1, 2 und 3 sind richtig
(D) nur 1, 3 und 4 sind richtig
(E) 1–4 = alle sind richtig

H86

5.216 Als Ursache einer chronischen meningealen Reaktion (im Sinne einer chronischen Meningitis bzw. eines chronischen meningealen Reizprozesses) ist von den genannten Erkrankungen bzw. Erregern **am wenigsten** wahrscheinlich:

(A) Cryptococcus neoformans
(B) Sarkoidose
(C) Herpes simplex
(D) Meningeosis carcinomatosa
(E) Candida albicans

H86

5.217 Bakterielle Meningitiden

(1) treten häufig als Konvexitäts-(Hauben-)Meningitiden auf
(2) sind rein lymphozytäre Entzündungen
(3) können einen Hydrozephalus verursachen
(4) befallen sehr selten das Rückenmark

(A) nur 1 und 3 sind richtig
(B) nur 1 und 4 sind richtig
(C) nur 2 und 3 sind richtig
(D) nur 2 und 4 sind richtig
(E) nur 1, 3 und 4 sind richtig

F84

5.218 Welche Störungen können bei Kindern infolge entzündlicher Erkrankungen des Zentralnervensystems auftreten?

(1) schwere Retardierung der geistigen Entwicklung
(2) leichte Retardierung der geistigen Entwicklung
(3) Teilleistungsstörungen
(4) Verhaltensstörungen

(A) nur 3 und 4 sind richtig
(B) nur 1, 2 und 3 sind richtig
(C) nur 1, 2 und 4 sind richtig
(D) nur 2, 3 und 4 sind richtig
(E) 1–4 = alle sind richtig

F96 F84

5.219 Bei Patienten mit akuter Pneumokokkenmeningitis findet/finden sich häufig folgende(r) Liquorbefund(e):

(1) Zellzahl höher als 2000/3 Zellen
(2) Nachweis grampositiver Diplokokken
(3) Liquorzucker deutlich erniedrigt

(A) nur 1 ist richtig
(B) nur 1 und 2 sind richtig
(C) nur 1 und 3 sind richtig
(D) nur 2 und 3 sind richtig
(E) 1–3 = alle sind richtig

5.214 (C) 5.215 (E) 5.216 (C) 5.217 (E) 5.218 (E) 5.219 (E)

F97

5.220 Bei der bakteriellen Meningitis ist die Darstellung der Erreger in der Gramfärbung typischerweise grampositiv bei Infektion mit

(A) Meningokokken
(B) Haemophilus influenzae
(C) Pneumokokken
(D) Pseudomonas aeruginosa
(E) Escherichia coli

F99

5.221 Als Komplikationen der bakteriellen Meningitis sind bekannt:

(1) zerebrale Vaskulitis
(2) Hydrocephalus internus occlusus
(3) Hirnödem

(A) nur 3 ist richtig
(B) nur 1 und 2 sind richtig
(C) nur 1 und 3 sind richtig
(D) nur 2 und 3 sind richtig
(E) 1 – 3 = alle sind richtig

H97 H89

5.222 Die Meningeosis carcinomatosa

(A) entsteht typischerweise durch die zytostatische Therapie
(B) ist eine charakteristische Bestrahlungsfolge bei Tumor-Therapie
(C) führt häufig zu Lähmungen
(D) zeigt im allgemeinen keine pathologischen Liquorbefunde
(E) ist gekennzeichnet durch hohe Liquorzucker-Werte

H88

5.223 Welche Aussage trifft **nicht** zu?

Hinsichtlich der Meningeosis carcinomatosa gilt:

(A) Lungen-Tumoren zählen zu den häufigsten Ursachen.
(B) Der Liquoreiweißwert ist typischerweise erhöht.
(C) Der Liquorzuckerwert ist typischerweise erniedrigt.
(D) Pleozytose im Liquor und pathologisches Zellsediment im Liquor werden obligat beobachtet.
(E) Therapeutisch zählt Methotrexat zu den am häufigsten angewendeten Pharmaka.

H88

5.224 Ringförmige Kontrastmittelanreicherung bei intrakraniellen raumfordernden Prozessen im Computertomogramm zeigt sich vor allem beim

(1) Meningeom
(2) Hirnabszeß
(3) Oligodendrogliom
(4) Astrozytom Grad I
(5) Glioblastoma multiforme

(A) nur 1 und 2 sind richtig
(B) nur 2 und 5 sind richtig
(C) nur 1, 2 und 5 sind richtig
(D) nur 1, 3, 4 und 5 sind richtig
(E) nur 2, 3, 4 und 5 sind richtig

F84

5.225 Mögliche Ursachen eines Hirnabszesses sind:

(1) Bronchiektasen
(2) Pneumonie
(3) Endocarditis lenta
(4) Amöbiasis

(A) nur 1 und 3 sind richtig
(B) nur 2 und 4 sind richtig
(C) nur 1, 2 und 3 sind richtig
(D) nur 1, 3 und 4 sind richtig
(E) 1 – 4 = alle sind richtig

5.220 (C) 5.221 (E) 5.222 (C) 5.223 (D) 5.224 (B) 5.225 (E)

H92

5.226 Als Erreger einer Meningitis purulenta kommt **am wenigsten** wahrscheinlich in Betracht:

(A) Haemophilus influenzae
(B) Escherichia coli
(C) Borrelia burgdorferi
(D) Neisseria meningitidis
(E) Streptococcus pneumoniae

F92

5.227 Was ist bei einer Pneumokokken-Meningoenzephalitis **am wenigsten** wahrscheinlich zu erwarten?

(A) deutliche Erhöhung des Laktatspiegels im Liquor cerebrospinalis
(B) mehrwöchiges Vorstadium mit psychischen Auffälligkeiten
(C) Photophobie
(D) Überempfindlichkeit gegen Berührungsreize
(E) Nachweis extrazellulärer Diplokokken im Liquor cerebrospinalis

H89

5.228 Bei der tuberkulösen Meningoenzephalitis

(1) sind Hirnnerven häufig mitbetroffen
(2) kann es zum Hydrocephalus internus kommen
(3) ist vorwiegend die Hirnkonvexität befallen
(4) werden die Vorhornzellen (Motoneuronen) selektiv zerstört

(A) nur 1 und 2 sind richtig
(B) nur 1 und 4 sind richtig
(C) nur 2 und 3 sind richtig
(D) nur 2 und 4 sind richtig
(E) nur 3 und 4 sind richtig

H87

5.229 Bei der tuberkulösen Meningitis

(1) kann es zum Hydrocephalus internus kommen
(2) ist die Hirnsubstanz häufig mitbetroffen
(3) ist der Liquorzucker erniedrigt
(4) enthält der Liquor ein je nach Stadium unterschiedliches Mischbild neutrophiler Granulozyten, Lymphozyten und Monozyten

(A) nur 1 und 2 sind richtig
(B) nur 2 und 4 sind richtig
(C) nur 3 und 4 sind richtig
(D) nur 1, 3 und 4 sind richtig
(E) 1 – 4 = alle sind richtig

F90

5.230 Bei einem Patienten wurden folgende Liquorbefunde erhoben:

Aussehen	klar
Zellzahl/μl	50
Zellart	95% Lymphozyten
Gesamteiweiß	1,0 g/l (100 mg/100 ml)
Glukose	1,1 mmol/l (20 mg/100 ml)

Welche der genannten Diagnosen ist aufgrund des Liquorbefundes am wahrscheinlichsten?

(A) tuberkulöse Meningitis
(B) Virusmeningitis
(C) eitrige Meningitis
(D) Multiple Sklerose
(E) Polyradikulitis

F84

5.231 Welcher Befund gehört **nicht** zur tuberkulösen Meningitis?

(A) Liquorzellzahl 600 x 10^6/l (18 000/3), davon 93% Segmentkernige
(B) subakuter Beginn der Erkrankung
(C) Erniedrigung der Relation der Glukosekonzentrationen in Blut und Liquor
(D) Auftreten von Hirnnervenlähmungen
(E) Entwicklung eines Spinngewebsgerinnsels im Liquor

5.226 (C) 5.227 (B) 5.228 (A) 5.229 (E) 5.230 (A) 5.231 (A)

H92

5.232 Zu einer akuten Meningitis tuberculosa paßt folgender Liquorbefund **am wenigsten**:

(A) deutlich erhöhtes Liquorgesamteiweiß
(B) Pleozytose hauptsächlich aus Riesenzellen bestehend
(C) deutlich erniedrigte Liquorglukosekonzentration
(D) sogenanntes „Spinngewebsgerinnsel" makroskopisch nachweisbar
(E) Erhöhung des Laktatspiegels

F86

5.233 Bei der tuberkulösen Meningitis

(1) kann es zum Hydrocephalus internus kommen
(2) ist die Hirnsubstanz häufig mitbetroffen
(3) ist der Liquorzucker erniedrigt
(4) ist vorwiegend das Rückenmark befallen

(A) nur 1 und 2 sind richtig
(B) nur 2 und 4 sind richtig
(C) nur 3 und 4 sind richtig
(D) nur 1, 2 und 3 sind richtig
(E) 1 – 4 = alle sind richtig

H98

5.234 Welche Aussagen über die tuberkulöse Meningitis treffen zu?

(1) Z.T. wird zum Nachweis des Erregers die PCR (polymerase chain reaction) eingesetzt.
(2) Die Lumbalpunktion verbietet sich wegen einer potentiellen Keimverschleppung.
(3) Es findet sich häufig ein deutlich erniedrigter Liquor/Blut-Quotient für Glucose.

(A) Keine der Aussagen 1 – 3 ist richtig.
(B) nur 3 ist richtig
(C) nur 1 und 2 sind richtig
(D) nur 1 und 3 sind richtig
(E) nur 2 und 3 sind richtig

F98

5.235 Typischer Hinweis auf Meningokokken als Erreger einer bakteriellen Meningitis ist in erster Linie folgender der genannten Befunde:

(A) Stauungspapillen
(B) erhöhte Flüsse in der transkraniellen Dopplersonographie
(C) petechiale (oder größere) Hautblutungen
(D) Herpangina
(E) Begleit-Polyradikulitis

H97

5.236 Bei einem Patienten mit akut aufgetretener, heftiger radikulärer Schmerzsymptomatik führt eine Penicillin-Therapie zur vollständigen Besserung der Beschwerden.

Ein Krankheitsbild mitsamt Krankheitsablauf dieser Art findet sich am wahrscheinlichsten bei

(A) akuter Encephalomyelitis disseminata
(B) Zosterneuralgie
(C) Neuroborreliose
(D) Poliomyelitis
(E) Myelitis transversa

H85

5.237 Die Abb. 33 (siehe Bildanhang) zeigt das Liquorsediment eines 32-jährigen Patienten mit innerhalb weniger Tage aufgetretenen Kopfschmerzen, leichter Somnolenz, erhöhten Temperaturen und einer Abduzenslähmung.

Die wahrscheinliche Diagnose lautet:

(A) eitrige Meningitis
(B) Plasmozytom-Aussaat
(C) tuberkulöse Meningoenzephalitis
(D) akute lymphatische Leukämie
(E) Medulloblastom-Aussaat

5.232 (B) 5.233 (D) 5.234 (D) 5.235 (C) 5.236 (C) 5.237 (C)

H90

5.238 Den durch Zeckenstich übertragenen Erreger der mit Erythema chronicum migrans einhergehenden Meningopolyneuritis beim Garin-Bujadoux-Bannwarth-Syndrom (Lyme-Krankheit) zählt man zu den

(A) Borrelien
(B) Rhabdoviren
(C) Leptospiren
(D) Coxsackieviren
(E) Herpersviren

F86

5.239 Welches der folgenden Symptome ist bei Tabes dorsalis **am wenigsten** wahrscheinlich?

(A) Fehlen der Patellarsehnenreflexe
(B) Hinterstrangataxie
(C) Schlucklähmung
(D) verzögerte Schmerzleitung
(E) Blasenstörung

H84

5.240 Ein Patient klagt über heftige, quälende, bohrende, akut und kurzfristig in verschiedenen Muskeln einschießende Schmerzen.

Die Untersuchung ergibt: enge lichtstarre Pupillen, nicht auslösbare Patellarsehnenreflexe, muskuläre Hypotonie, aufgehobene Tiefensensibilität, Gangataxie.

Das beschriebene Krankheitsbild ist am wahrscheinlichsten anzutreffen bei

(A) Multipler Sklerose
(B) Infarkt im Versorgungsgebiet der A. basilaris
(C) Tabes dorsalis
(D) Verschluß der A. spinalis anterior
(E) Friedreich-Ataxie

H85

5.241 Für welche der aufgeführten Erkrankungen stellt das folgende Symptomenbild eine charakteristische Verlaufsform dar:

40-jähriger Mann mit Pupillenstörungen, Dysarthrie, gehoben expansiver Stimmung und Größenwahn

(A) Multiple Sklerose
(B) Progressive Paralyse
(C) Präsenile Demenz
(D) Morbus Wilson
(E) Chorea Huntington

F90

5.242 Welche Erkrankung ist **nicht** durch eine Syphilis bedingt?

(A) Feuersteinleber (fibrosierende Hepatitis)
(B) Ulcus durum der Anogenitalregion
(C) Tabes dorsalis
(D) progressive multifokale Leukoenzephalopathie
(E) Endarteriitis obliterans Heubner

H96 H86

5.243 Welche der folgenden Erkrankungen kommen infolge von Infektionen mit Treponema pallidum vor?

(1) Tabes dorsalis
(2) Meningitits
(3) Enzephalitis
(4) Arteriitis

(A) nur 1 und 2 sind richtig
(B) nur 1 und 3 sind richtig
(C) nur 2 und 4 sind richtig
(D) nur 1, 2 und 3 sind richtig
(E) 1 – 4 = alle sind richtig

5.238 (A) 5.239 (C) 5.240 (C) 5.241 (B) 5.242 (D) 5.243 (E)

H93

5.244 Welche der Aussagen über die Zecken-Borreliose trifft zu?

(A) Sowohl für Serum als auch für Liquor existieren brauchbare Verfahren zum Nachweis spezifischer Antikörper.
(B) Die **akute** Borreliose des Nervensystems ist identisch mit der Frühsommermeningoenzephalitis.
(C) Das Symptomenbild der Borreliose-Radikulitis ist praktisch identisch mit dem der progressiven spinalen Muskelatrophie.
(D) Zur Vermeidung der Borrelioseerkrankung wird heute mit Erfolg routinemäßig die Impfprophylaxe eingesetzt.
(E) Statistisch führt jeder zweite Zeckenkontakt bei Menschen zu manifester Erkrankung.

F97

5.245 Welche Aussagen zum Hirnabszeß treffen zu?

(1) Häufig sind fokale neurologische Zeichen.
(2) Mit der Liquordiagnostik gelingt die Diagnosestellung in über 80% der Fälle.
(3) Trotz adäquater Behandlung liegt die Letalität bei Fällen mit solitärem Hirnabszeß bei über 70%.

(A) nur 1 ist richtig
(B) nur 1 und 2 sind richtig
(C) nur 1 und 3 sind richtig
(D) nur 2 und 3 sind richtig
(E) 1 - 3 = alle sind richtig

F95

5.246 Eine ausgeprägte Erniedrigung des Liquorglukosewertes findet sich **am wenigsten** wahrscheinlich bei:

(A) Kryptokokken-Meningitis (Kryptokokkose)
(B) Meningeosis carcinomatosa
(C) tuberkulöser Meningitis
(D) Mumps-Meningitis
(E) Meningokokken-Meningitis

H99

5.247 Was tritt bei der Neuroborreliose (nach Zeckenbiß) **am wenigsten** wahrscheinlich auf?

(A) periphere Fazialisparese
(B) radikuläre Schmerzen
(C) Meningopolyneuritis
(D) homonyme Hemianopsie
(E) Gelenkbeschwerden

H96

5.248 Als Syndrom einer Virus-Meningitis beim Erwachsenen tritt **am wenigsten** wahrscheinlich auf:

(A) Nackensteifigkeit
(B) Kopfschmerz
(C) Jackson-Anfälle
(D) Fieber
(E) Zellzahlvermehrung im Liquor

F90

5.249 Der Erreger der Zosterenzephalitis zählt zu den

(A) Echoviren
(B) Rotaviren
(C) Papovaviren
(D) Adenoviren
(E) Keine der Aussagen (A)–(D) trifft zu.

F89

5.250 Welche Aussage trifft **nicht** zu?

Hinsichtlich des Herpes zoster gilt:

(A) Das Spinalganglion ist ein Prädilektionsort der neuropathologischen Veränderungen.
(B) Sensibilitätsstörungen im betroffenen Hautareal sind ein charakteristischer Befund.
(C) Bei Patienten im höheren Alter kommt es im Spontanverlauf der Erkrankung häufig zu hartnäckigen segmentalen Neuralgien.
(D) Die Hauteffloreszenzen finden sich besonders häufig in der perioralen Region.
(E) Den lokalen Symptomen gehen im Beginn der Erkrankung häufig Allgemeinerscheinungen (Abgeschlagenheit, Temperaturerhöhung u. a. m.) voraus.

5.244 (A) 5.245 (A) 5.246 (D) 5.247 (D) 5.248 (C) 5.249 (E) 5.250 (D)

F86

5.251 Bei welcher der genannten Erkrankungen können histologisch eosinophile intranukleäre Einschlußkörper in Nervenzellen (Typ Cowdry A) nachweisbar sein?

(A) Herpes-Enzephalitis
(B) Tollwut
(C) Encephalomyelitis disseminata
(D) Fleckfieber-Enzephalitis
(E) perivenöse (para-, postinfektiöse) Enzephalitis

H86

5.252 Nach Viruskrankheiten (Masern, Varizellen) oder bestimmten Schutzimpfungen kann folgende Komplikation auftreten:

(A) Hirnabszeß
(B) perivenöse Enzephalomyelitis
(C) Marklager-Phlegmone
(D) Hydrocephalus occlusus
(E) Degeneration der Rückenmarks-Vorderhörner

H86

5.253 Nekrosen der basalen Schläfenrinde sind charakteristisch für die

(A) Alzheimer-Krankheit
(B) Herpes-simplex-Enzephalitis
(C) Mangelversorgung der Grenzzonen der A. cerebri media
(D) Fleckfieberenzephalitis
(E) postvakzinale Enzephalopathie

H89

5.254 Der Erreger der Herpes-Enzephalitis zählt zu den

(A) Rhabdoviren
(B) Picornaviren
(C) Adenoviren
(D) Echoviren
(E) Keine der Aussagen (A)–(D) trifft zu.

F99

5.255 Was tritt bei der Neuroborreliose (infolge Infektion mit Borrelia burgdorferi) **am wenigsten** wahrscheinlich auf?

(A) epileptischer Anfall
(B) Kopfschmerzen
(C) Pleozytose im Liquor
(D) Fazialisparese
(E) radikuläre Schmerzen

F98

5.256 Welche Aussagen zum Liquorbefund bei viraler Meningoenzephalitis treffen zu?

(1) Die Zellzahl liegt in der akuten Phase in der Regel bei einigen tausend Zellen/μl.
(2) Der Liquorzucker-Wert ist typischerweise stark erniedrigt.
(3) Ein granulozytäres Zellbild schließt eine virale Meningoenzephalitis aus.

(A) Keine der Aussagen 1–3 ist richtig.
(B) nur 1 ist richtig
(C) nur 2 ist richtig
(D) nur 3 ist richtig
(E) nur 1 und 2 sind richtig

F98

5.257 Der Befund einer überwiegend granulozytären Pleozytose im Liquor ist **am wenigsten** charakteristisch für eine ZNS-Infektion durch folgenden der genannten Erreger:

(A) Streptococcus pneumoniae
(B) Neisseria meningitidis
(C) Haemophilus influenzae
(D) Escherichia coli
(E) Borrelia burgdorferi

5.251 (A) 5.252 (B) 5.253 (B) 5.254 (E) 5.255 (A) 5.256 (A) 5.257 (E)

H90

5.258 Ein 35-jähriger Patient erkrankt aus Wohlbefinden heraus mit einer Gesichtslähmung rechts und klagt über Schmerzen. Die neurologische Untersuchung ergibt eine periphere Fazialisparalyse, eine Hörminderung und eine periphere vestibuläre Störung rechts. Zwei Tage später werden Bläschen im äußeren Gehörgang der erkrankten Seite festgestellt. Im Liquor cerebrospinalis findet sich eine lymphozytäre Pleozytose von 51/3 Zellen, kraniales Computertomogramm o.B.

Um welches Krankheitsbild handelt es sich?

(A) idiopathische Fazialislähmung
(B) Durchblutungsstörung im Versorgungsgebiet der A. basilaris
(C) Zoster oticus
(D) Herpes-simplex-Meningoenzephalitis
(E) Garcin-Syndrom

H98

5.259 Ein 55-jähriger Patient berichtet, daß er 4 Wochen vor der jetzt erfolgten stationären Aufnahme mit sehr heftigen Schmerzen in der linken Schulter und im linken Arm, besonders nachts, erkrankte. Mit dem Nachlassen der Beschwerden trat eine Schwäche im Arm auf.

Es liegen jetzt am Arm atrophische Paresen und eine handschuhförmig begrenzte Hypästhesie an der linken Hand vor. Das Allgemeinbefinden ist mit einer Gewichtsabnahme von mehreren Kilogramm beeinträchtigt. Bei der Zellzählung im Liquor cerebrospinalis zeigt sich eine Pleozytose von 250/3 Zellen.

Ein Krankheitsbild dieser Art findet sich am wahrscheinlichsten bei folgender Erkrankung:

(A) Amyotrophische Lateralsklerose
(B) Fibromuskuläre Dysplasie
(C) Bandscheibenvorfall mit nachfolgendem radikulärem Syndrom links
(D) Meningopolyneuritis nach Zeckenbiß
(E) Polymyalgia rheumatica

F00

5.260 Was ist für die Frühsommer-Meningoenzephalitis (FSME) **am wenigsten** typisch?

(A) Fieber
(B) Übertragung des Erregers auf den Menschen durch Zecken
(C) lymphozytäre Pleozytose im Liquor cerebrospinalis
(D) Erythema migrans
(E) Kopfschmerz

H85

Bei den in Liste 1 genannten Krankheiten ist jeweils eine bestimmte Struktur von den neuropathologischen Veränderungen vorrangig betroffen.Ordnen Sie in diesem Sinne jeder der Krankheiten (Liste 1) den zutreffendsten Läsionstyp (Liste 2) zu.

Liste 1

5.261 Poliomyelitis epidemica

5.262 Herpes zoster

Liste 2

(A) Pyramidenbahn
(B) Vorderhornzelle
(C) Spinalganglion
(D) Vorderseitenstrang
(E) neuromuskuläre Synapse

F89

5.263 Die Zentraleuropäische Enzephalitis (= Frühsommer-Meningoenzephalitis = FSME) wird hervorgerufen durch

(A) ein Arbovirus
(B) das Varizellen-zoster-Virus
(C) ein Retrovirus
(D) eine Borrelie
(E) das Herpes-simplex-Virus

F86

5.264 Mögliche Folge einer Virus-Enzephalitis des Hirnstammes ist die/das:

(A) funikuläre Myelose
(B) Parkinson-Syndrom
(C) Multiple Sklerose
(D) myatrophische Lateralsklerose
(E) Syringomyelie

5.258 (C) 5.259 (D) 5.260 (D) 5.261 (B) 5.262 (C) 5.263 (A) 5.264 (B)

H89

5.265 Das die HIV-Meningoenzephalitis verursachende Virus (HIV) zählt zu den

(A) Adenoviren
(B) Echoviren
(C) Retroviren
(D) Picornaviren
(E) Papillomaviren

F89

5.266 Als psychoorganische Veränderungen bei AIDS-Erkrankten werden beobachtet:

(1) maniforme Syndrome
(2) paranoid-halluzinatorische Syndrome
(3) dementielle Syndrome
(4) Verwirrtheitszustände

(A) nur 1 und 3 sind richtig
(B) nur 2 und 4 sind richtig
(C) nur 1, 2 und 4 sind richtig
(D) nur 2, 3 und 4 sind richtig
(E) 1 – 4 = alle sind richtig

F89

5.267 Das AIDS verursachende Virus wurde bisher nachgewiesen:

(1) im Blut
(2) im ZNS
(3) in Lymphknoten
(4) im Speichel
(5) im Sperma

(A) nur 3 ist richtig
(B) nur 1 und 5 sind richtig
(C) nur 1, 3 und 5 sind richtig
(D) nur 1, 3, 4 und 5 sind richtig
(E) 1 – 5 = alle sind richtig

F91

5.268 Ein 23-jähriger drogenabhängiger Patient hat eine Pneumonie. Außerdem fallen Antriebslosigkeit, Orientierungsschwächen und Kritiklosigkeit auf. Der neurologische Befund ist regelrecht, im Liquor cerebrospinalis lymphozytäre Pleozytose von 330/3 Zellen und mäßige Eiweißvermehrung.

Woran muß insbesondere gedacht werden?

(A) unvollständiges Delirium tremens
(B) Meningoenzephalitis bei AIDS
(C) Encephalomyelitis disseminata
(D) beginnender Pyocephalus internus
(E) Wernicke-Enzephalopathie

H91

5.269 Welche der nachfolgenden Obduktionsbefunde am Gehirn eines Erwachsenen können mit seiner serologisch nachgewiesenen HIV-Infektion in pathogenetischem Zusammenhang stehen?

(1) Enzephalopathie mit diffuser Mikrogliareaktion und Riesenzellen
(2) primär zerebrales Non-Hodgkin-Lymphom
(3) diffuse Hirnatrophie
(4) progressive multifokale Leukoenzephalopathie
(5) Toxoplasmose-Enzephalitis

(A) nur 5 ist richtig
(B) nur 1 und 3 sind richtig
(C) nur 2 und 4 sind richtig
(D) nur 2, 3 und 5 sind richtig
(E) 1 – 5 = alle sind richtig

F92

5.270 Es handelt sich um einen 31-jährigen Patienten mit zerebraler AIDS-Manifestation.

Die Computertomogramme nach intravenöser Kontrastmittelapplikation zeigen am wahrscheinlichsten (siehe Abb. 34 des Bildanhangs):

(A) multifokale progressive Leukodystrophie
(B) Herpes-simplex-Enzephalitis
(C) subakute Enzephalopathie
(D) chronisch-aseptische Meningitis
(E) Toxoplasmose-Abszesse

5.265 (C) 5.266 (E) 5.267 (E) 5.268 (B) 5.269 (E) 5.270 (E)

F90

5.271 Sekundärinfektionen bei AIDS werden verursacht durch:

(1) Toxoplasma gondii
(2) Cryptosporidium spec.
(3) Zytomegalie-Virus
(4) Mycobacterium avium

(A) nur 1 und 2 sind richtig
(B) nur 1 und 3 sind richtig
(C) nur 2 und 4 sind richtig
(D) nur 2, 3 und 4 sind richtig
(E) 1 - 4 = alle sind richtig

F94

5.272 Bei einem erwachsenen Patienten ergibt die Untersuchung des Liquorpunktates folgendes:

Aussehen: leicht blutig, nach Zentrifugation Überstand klar
Zellzahl: 650/3 Zellen
Zytogramm: 85% Lymphozyten, 10% Monozyten, 5% (meist eosinophile) Granulozyten
Pandy: (+)
Gesamteiweiß: 650 mg/l
Laktat und Glucose im Normbereich

Dieser Befund ist vor allem kennzeichnend für:

(A) leichte Subarachnoidalblutung, $^1/_2$ - 1 Tag nach dem Ereignis
(B) Guillain-Barré-Syndrom
(C) Encephalomyelitis disseminata (akuter Schub)
(D) Virusmeningitis
(E) Pachymeningeosis haemorrhagica interna

H97

5.273 Welche der folgenden Aussagen zur HIV-Infektion trifft zu?

(A) Das Risiko, an primärem malignem ZNS-Lymphom zu erkranken, ist bei AIDS-Patienten mehrfach höher als bei der Allgemeinbevölkerung.
(B) Die Computertomographie ist zum Nachweis einer zerebralen Toxoplasmose nicht brauchbar.
(C) Die progressive multifokale Leukenzephalopathie (PML) wird im allgemeinen primär durch HIV hervorgerufen.
(D) Metronidazol ist das Mittel der Wahl zur Behandlung der zerebralen Toxoplasmose bei AIDS-Patienten.
(E) Eine Rezidivprophylaxe ist nach Behandlung einer zerebralen Toxoplasmose bei AIDS-Patienten im Regelfall nicht erforderlich.

F00

5.274 Womit ist im Zusammenhang mit einer HIV-Infektion **am wenigsten** wahrscheinlich zu rechnen?

(A) Polyneuropathie
(B) akute Meningitis
(C) dementielle Entwicklung
(D) depressives Syndrom
(E) Refsum-Syndrom

F94

5.275 Welche der Aussagen zum Zoster treffen zu?

(1) Häufig kommt es beim Zoster zu einer Pleozytose im Liquor cerebrospinalis.
(2) Befall benachbarter Segmente ist im Verlauf der Zostererkrankung durchaus möglich.
(3) Hochdosierte systemische Glukokortikoidtherapie beendet die akute Zostersymptomatik in der Regel innerhalb von Stunden.

(A) nur 2 ist richtig
(B) nur 1 und 2 sind richtig
(C) nur 1 und 3 sind richtig
(D) nur 2 und 3 sind richtig
(E) 1 - 3 = alle sind richtig

5.271 (E) 5.272 (D) 5.273 (A) 5.274 (E) 5.275 (B)

F97

5.276 Welches der folgenden neurotropen Viren gehört **nicht** zu den Enteroviren?

(A) Echo-Virus
(B) Zytomegalie-Virus
(C) Polio-Virus Typ 2
(D) Coxsackie-Virus A
(E) Polio-Virus Typ 1

F96

5.277 Als Symptom der Creutzfeld-Jakob-Krankheit ist **am wenigsten** wahrscheinlich zu erwarten:

(A) Myoklonien
(B) zentrale Parese
(C) triphasische Wellenkomplexe im EEG
(D) zunehmende Schwerhörigkeit
(E) progressive Demenz

H94

5.278 Welche der im folgenden stichwortartig beschriebenen klinischen Konstellationen spricht am wahrscheinlichsten für eine Herpes-simplex-Enzephalitis?

(A) „Grippe"-Symptome, Fieber bis 39,8 °C, Kopfschmerz; einhergehend mit ausgeprägtem Herpes labialis
(B) Abgeschlagenheit und Kopfschmerz seit 2 Tagen, dann Verwirrtheit, am 4. Tag generalisierter epileptischer Anfall, nachfolgend Koma, im Verlauf Fieber bis 39,5 °C
(C) Leistungsminderung seit 2 Wochen und Kopfschmerz, Fieber bis 38,2 °C, Anfang der 3. Woche Meningismus, zuletzt Entwicklung einer Abduzensparese rechts
(D) Beginn mit Fieber bis 40,5 °C, zugleich Meningismus; 12 Stunden nach Fieberbeginn Koma, diffuse Hautblutungen, Gerinnungsstörung
(E) über 4 Wochen progrediente psychomotorische Verlangsamung, dann sensorische Aphasie und Hemianopsie nach rechts

F94

5.279 Als Folgeerscheinung von AIDS ist **am wenigsten** wahrscheinlich zu erwarten:

(A) Polyneuritis
(B) subakute Enzephalitis
(C) Adrenoleukodystrophie
(D) Hirnatrophie
(E) progressive multifokale Leukenzephalopathie

F97

5.280 Nachfolgend sind Symptome der Herpes-simplex-Enzephalitis aufgeführt.

Welche ist – zeitlich gesehen – die häufigste Reihenfolge ihres Auftretens (zeitlicher Ablauf von links nach rechts in Richtung der Pfeile)?

a) manifestes Fieber
b) erster generalisierter epileptischer Anfall
c) manifestes Koma

(A) a→b→c
(B) b→c→a
(C) c→b→a
(D) a→c→b
(E) c→a→b

F96

5.281 Bei der autoptischen Untersuchung des Gehirns eines an AIDS gestorbenen Patienten werden folgende Befunde erhoben: locker verstreute Lymphozyten in der weichen Hirnhaut und im Mark, multiple Zellknötchen bevorzugt aus Makro- und Mikrogliazellen sowie Lymphozyten, ein- und mehrkernige PAS-positive Makrophagen und Entmarkungsherde.

Welche Diagnose trifft zu?

(A) malignes zerebrales Non-Hodgkin-Lymphom
(B) zerebrale Toxoplasmose
(C) zerebrale Kryptokokkose
(D) HIV-Enzephalopathie
(E) Encephalitis disseminata

5.276 (B) 5.277 (D) 5.278 (B) 5.279 (C) 5.280 (A) 5.281 (D)

H96

5.282 Als opportunistische Infektion bei AIDS ist **am wenigsten** wahrscheinlich zu erwarten:

(A) Toxoplasmose
(B) Kryptokokkose
(C) Tuberkulose
(D) Meningokokkenmeningitis
(E) Zytomegalie

F98

5.283 Mit oligoklonalen IgG-Banden in der isoelektrischen Fokussierung von Liquor cerebroyspinalis als Ausdruck einer autochthonen IgG-Produktion ist typischerweise **nicht** zu rechnen bei

(A) Neuroborreliose (Lyme-Borreliose)
(B) subakuter HIV-Enzephalitis
(C) Multipler Sklerose
(D) Myasthenia gravis
(E) subakuter sklerosierender Panenzephalitis (SSPE)

5.4.3 Therapie erregerbedingter Krankheiten

F88

5.284 Welche der Aussagen über das sog. Garin-Bujadoux-Bannwarth-Syndrom (Meningopolyneuritis infolge Infektion mit einer – durch Zeckenbiß übertragenen – Spirochäte) trifft/treffen zu?

(1) Therapeutisch sind Tetrazykline oder Penicillin indiziert.
(2) Dic Erkrankung geht häufig mit einem Erythema chronicum migrans einher.
(3) Die radikulitischen Schmerzen manifestieren sich häufig erst Wochen nach dem Zeckenbiß.

(A) nur 1 ist richtig
(B) nur 1 und 2 sind richtig
(C) nur 1 und 3 sind richtig
(D) nur 2 und 3 sind richtig
(E) 1 – 3 = alle sind richtig

F97

5.285 Mittel der 1. Wahl zur Therapie der purulenten Meningitis durch den Erreger Haemophilus influenzae ist:

(A) Gentamycin
(B) Penicillin G
(C) Ceftriaxon
(D) Erythromycin
(E) Vancomycin

H99

5.286 Eine Prophylaxe mit Rifampicin wird in erster Linie durchgeführt bei Personen mit engem Kontakt (z. B. Familienangehörigen) zu einer Person, die an folgender Meningitis-Form erkrankt ist:

(A) Proteus-Meningitis
(B) Meningokokken-Meningitis
(C) Klebsiellen-Meningitis
(D) Listerien-Meningitis
(E) Escherichia coli-Meningitis

F92

5.287 Bei Patienten mit Herpes-simplex-Enzephalitis sind folgende Maßnahmen von Bedeutung:

(1) Infusionstherapie mit Aciclovir
(2) Hirnödem-Therapie
(3) antikonvulsive Therapie

(A) nur 2 ist richtig
(B) nur 1 und 2 sind richtig
(C) nur 1 und 3 sind richtig
(D) nur 2 und 3 sind richtig
(E) 1 – 3 = alle sind richtig

H96

5.288 Welche Aussage hinsichtlich der Neuro-Borreliose infolge Zeckenbiß trifft **nicht** zu?

(A) Es entwickeln sich oft Zeichen einer lymphozytären Meningitis.
(B) Es entwickeln sich oft Zeichen einer Polyneuropathie.
(C) Im Stadium III können im Computertomogramm ähnliche Befunde wie bei einer Encephalomyelitis disseminata auftreten.
(D) Der Nachweis krankheitsbedingter spezifischer Antikörper gelingt bei den Erkrankten nur sehr selten.
(E) Zur Therapie sind Cephalosporine gut geeignet.

5.282 (D) 5.283 (D) 5.284 (E) 5.285 (C) 5.286 (B) 5.287 (E) 5.288 (D)

F95

5.289 Wie ist das therapeutische Vorgehen bei Verdacht auf eine Herpes-simplex-Enzephalitis?

(A) Abwarten mit der Therapie, bis der Verdacht durch die virologische Untersuchung (Kultur) erhärtet ist.
(B) Mit einer gezielten medikamentösen Behandlung muß (wegen der Möglichkeit schwerer Nebenwirkungen) abgewartet werden, bis der Nachweis von umschriebenen Hirnstammherden im Computertomogramm die Diagnose belegt.
(C) Abwarten, bis wiederholte Liquorpunktionen einen Titeranstieg der neutralisierenden Antikörper gegen Herpes-Virus gesichert haben.
(D) Gegen diese virale Enzephalitis gibt es keine gezielte medikamentöse Therapie, deshalb sind nur palliative medikamentöse Maßnahmen (z.B. Anfallsprophylaxe) möglich.
(E) Keine der Aussagen (A)–(D) trifft zu.

5.4.4 Klinik der Multiplen Sklerose und anderer Entmarkungserkrankungen

H86

5.290 Welche der folgenden Untersuchungsmethoden hat bei der Diagnostik der Multiplen Sklerose die größte Bedeutung?

(A) Bestimmung der distalen Stimulationslatenz (distalen Latenzzeit)
(B) Nadelelektromyographie
(C) Messung visuell evozierter Potentiale
(D) Serienstimulation eines motorischen Nerven (Stimulationselektromyographie)
(E) Ophthalmodynamographie

F86

5.291 Welche Aussage trifft **nicht** zu?

Patienten mit Multipler Sklerose leiden häufig an:

(A) Sehstörungen
(B) Blasenstörungen
(C) Steifigkeit der Beine
(D) Mißempfindungen an den Extremitäten
(E) Hörstörungen

F86

5.292 Welche der folgenden Erkrankungen kommt bei dem abgebildeten Patienten (siehe Abb. 35 des Bildanhangs) nach dem äußeren Aspekt am ehesten in Betracht (die Abbildung zeigt den Patienten beim Versuch, die Augen zu schließen)?

(A) Torticollis spasticus
(B) Trochlearisparese
(C) Neuritis cranialis
(D) Atropinvergiftung
(E) Myatrophische Lateralsklerose

F86

5.293 Bei welcher (welchen) der folgenden – klinisch manifesten – Erkrankungen ist eine Erhöhung von Gammaglobulinen im Liquor ein häufiges Zeichen?

(1) Lues cerebrospinalis
(2) Myasthenia gravis pseudoparalytica
(3) Multiple Sklerose

(A) nur 3 ist richtig
(B) nur 1 und 2 sind richtig
(C) nur 1 und 3 sind richtig
(D) nur 2 und 3 sind richtig
(E) 1–3 = alle sind richtig

H87

5.294 Welche Aussage trifft **nicht** zu?

Charakteristisch für die Multiple Sklerose sind:

(A) periventrikuläre Markzerfallsherde
(B) lymphozytär-plasmazelluläre Infiltrate
(C) Astrozytenfaser-Vermehrungen
(D) IgG-Vermehrung in den frischen Herden
(E) Porenzephalien im Zentrum der Herde

H88

5.295 Herde der Multiplen Sklerose finden sich bevorzugt

(A) in der grauen Hirnsubstanz
(B) an den Rändern des Ventrikelsystems
(C) an den spinalen Nervenwurzeln
(D) in den Kerngebieten des Thalamus
(E) entlang der Pyramidenbahn

5.289 (E) 5.290 (C) 5.291 (E) 5.292 (C) 5.293 (C) 5.294 (E) 5.295 (B)

H84

5.296 Welche der folgenden Augenbefunde hat die **geringste** Wahrscheinlichkeit, bei der Multiplen Sklerose aufzutreten?

(A) temporale Abblassung der Sehnervenpapille
(B) Sehen von Doppelbildern
(C) Zentralskotom
(D) homonyme Hemianopsie
(E) Nystagmus

H97

5.297 Mit welcher der genannten Untersuchungsmethoden finden sich bei Patienten mit Multipler Sklerose **am wenigsten** wahrscheinlich pathologische Befunde, welche auf die Diagnose Multiple Sklerose hinweisen?

(A) visuell evozierte Potentiale
(B) somatosensibel evozierte Potentiale
(C) Elektroneurographie
(D) kortikale Magnetstimulation
(E) Magnetresonanztomographie

H89

5.298 Der genaueste Nachweis (Sensitivität) von Zahl und Ausdehnung von Entmarkungsherden im Gehirn kann erfolgen durch

(A) die Kernspintomographie
(B) die Messung akustisch evozierter Potentiale
(C) die Computertomographie
(D) die gründliche körperliche (nichtapparative) Untersuchung
(E) die Messung visuell evozierter Potentiale

F90

5.299 Bei der Encephalomyelitis disseminata ist insbesondere folgende der genannten Störungen charakteristisch:

(A) zerebellare Dysarthrie
(B) kortikale Dysarthrie
(C) extrapyramidale Dysarthrie
(D) Stottern
(E) Aphasie

F88

5.300 Die Abb. 36 des Bildanhangs zeigt Veränderungen, die typisch sind für

(A) Morbus Alzheimer
(B) eine Multiple Sklerose
(C) ein beidseitiges Astrozytom
(D) eine Leukodystrophie
(E) Hirninfarkte

F86

5.301 Die Abb. 37 des Bildanhangs zeigt die typische Gewebsveränderung einer/eines:

(A) Wernickeschen Enzephalopathie
(B) funikulären Myelose
(C) Parkinson-Syndroms (Paralysis agitans)
(D) Multiplen Sklerose (Encephalomyelitis disseminata)
(E) Chorea major (M. Huntington)

H85

5.302 Die abgebildeten Gewebsveränderungen (siehe Abb. 38 des Bildanhangs) im Marklager beider Großhirnhemisphären sind typische Befunde bei einer

(A) hypertensiven Enzephalopathie (Erweichungen)
(B) Multiplen Sklerose
(C) Wernicke-Enzephalopathie
(D) Porenzephalie
(E) senilen Demenz

F81

5.303 Hauptbefund der Multiplen Sklerose ist die Entmarkung. Man spricht von „Sklerose“ wegen der (des)

(A) schweren Hirnatrophie
(B) reparatorischen Gliawucherung
(C) Ganglienzellschrumpfung
(D) Zerstörung der Axone
(E) Rückenmarksschwunds

5.296 (D) 5.297 (C) 5.298 (A) 5.299 (A) 5.300 (B) 5.301 (D) 5.302 (B) 5.303 (B)

H96 H90

5.304 Welche der folgenden klinischen Befundkonstellationen erlaubt am sichersten, bei der Multiplen Sklerose festzulegen, daß **disseminierte** Herdbildungen im ZNS vorliegen?

(A) skandierende Sprache und Intentionstremor
(B) Hemianopsie nach links und sensible Hemisymptomatik links
(C) einseitige Amaurose und Pyramidenbahnschädigung rechts
(D) Hinterstrangstörung am rechten und am linken Bein
(E) periphere Fazialisparese links und motorisches Hemisyndrom rechts

H90

5.305 Auf der Abb. 39 des Bildanhangs sehen Sie das makroskopische Präparat eines Gehirns mit ventrikelnahen Herden. Bei Betrachtung der pathologischen Veränderungen ist folgende Diagnose zu stellen:

(A) Astrozytom
(B) Hirnabszeß
(C) Multiple Sklerose
(D) Herpes-simplex-Enzephalitis
(E) multiformes Glioblastom

F91

5.306 Welcher Befund ist beim Krankheitsbild der Multiplen Sklerose **am wenigsten** wahrscheinlich zu erwarten?

(A) zerebelläre Ataxie
(B) spinale Ataxie
(C) dissoziierter Nystagmus
(D) Wernicke-Aphasie
(E) Abschwächung der Bauchhautreflexe

F00

5.307 Welcher klinische Befund ist – als Zeichen der Erkrankung – bei der Encephalomyelitis disseminata **am wenigsten** wahrscheinlich zu erwarten?

(A) Retrobulbärneuritis
(B) Blasenfunktionsstörung
(C) positives Babinski-Phänomen
(D) Polyneuropathie
(E) Zeichen zerebellarer Schädigung

F98

5.308 Welche Aussage hinsichtlich apparativer neurologischer Untersuchungsverfahren trifft **nicht** zu?

(A) Die akustisch evozierten Potentiale helfen bei der Hirnstammdiagnostik.
(B) Die transkranielle Magnetstimulation dient hauptsächlich der Aufdeckung klinisch verborgener Sensibilitätsstörungen.
(C) Die hervorragende Bedeutung der Elektroenzephalographie liegt in der Anfallsdiagnostik.
(D) Die Elektromyographie ist sinnvoll in der Diagnostik neurogener Muskelfunktionsstörungen.
(E) Die visuell evozierten Potentiale haben in der Zusatzdiagnostik bei Verdacht auf Encephalomyelitis disseminata einen wichtigen Platz.

F98

5.309 Spastisch-ataktische Störungen lassen differentialdiagnostisch **am wenigsten** wahrscheinlich denken an:

(A) Multiple Sklerose
(B) Funikuläre Myelose
(C) Morbus Friedreich
(D) Tolosa-Hunt-Syndrom
(E) Creutzfeldt-Jakob-Erkrankung

H91

5.310 Um die Diagnose einer Multiplen Sklerose stellen zu können, hat heutzutage folgender der genannten Punkte die größte Bedeutung:

Der Nachweis

(A) multipler Herde im peripheren Nervensystem
(B) einer granulozytären Pleozytose im Liquor
(C) einer Gesamteiweißerhöhung im Liquor auf mindestens 150 mg% (= 1,5 g/l)
(D) von multiplen Herden vor allem in der Großhirn- und Kleinhirnrinde mit Hilfe der Computertomographie
(E) einer oligoklonalen Immunglobulin-G-Produktion im Zentralnervensystem

5.304 (C) 5.305 (C) 5.306 (D) 5.307 (D) 5.308 (B) 5.309 (D) 5.310 (E)

F92

5.311 Welche der folgenden Befunde sind für die Multiple Sklerose typischer als für den systemischen Lupus erythematodes?

(1) Nachweis antinukleärer Faktoren
(2) klinische Polyneuropathie-Zeichen
(3) erhöhte Blutsenkungsgeschwindigkeit

(A) Keine der Aussagen 1 – 3 ist richtig.
(B) nur 1 ist richtig
(C) nur 3 ist richtig
(D) nur 1 und 2 sind richtig
(E) nur 2 und 3 sind richtig

F92

5.312 Welcher der folgenden Liquorbefunde ist bei der Encephalomyelitis disseminata **am wenigsten** wahrscheinlich zu erwarten?

(A) oligoklonales IgG im Liquor
(B) mononukleäre Pleozytose
(C) Gesamtprotein 1,0 – 1,5 g/l
(D) Nachweis von Plasmazellen im Liquorzytogramm
(E) pathologisch veränderter Liquor-Serum-Quotient für IgG

H91

5.313 Welche Aussage trifft **nicht** zu?

Charakteristisch für die Multiple Sklerose sind:

(A) periventrikuläre Markzerfallsherde
(B) lymphozytär-plasmazelluläre Infiltrate
(C) Astrozytenfaser-Vermehrung
(D) Axonzerfall in den Entmarkungsherden
(E) IgG-Vermehrungen in den frischen Herden

H92

5.314 Welche zwei der genannten Liquoruntersuchungen sind zum Nachweis (Multiple-Sklerose-bedingter) pathologischer Veränderungen, welche die Verdachtsdiagnose Multiple Sklerose möglichst weitgehend erhärten, am wichtigsten?

(1) Differentialzellbild zum Nachweis von Plasmazellen
(2) Bestimmung der Laktatkonzentration
(3) Nachweis einer zytoalbuminären Dissoziation
(4) isoelektrische Fokussierung zur Darstellung oligoklonaler IgG-Banden

(A) nur 1 und 3 sind richtig
(B) nur 1 und 4 sind richtig
(C) nur 2 und 3 sind richtig
(D) nur 2 und 4 sind richtig
(E) nur 3 und 4 sind richtig

F94

5.315 Bei Patienten mit Multipler Sklerose, bei denen die Krankheit bereits lange Zeit bekannt ist, finden sich – statistisch gesehen – am häufigsten Symptome infolge Herdbildung

(A) im Stamm kaudaler Hirnnerven
(B) in sensiblen Strangsystemen
(C) im Tractus opticus
(D) im Kernbereich des N. facialis
(E) im Mastdarmzentrum (Incontinentia alvi)

H95

5.316 Der Befund einer zerebellaren Ataxie findet sich am häufigsten bei folgender der genannten Erkrankungen:

(A) Syringomyelie
(B) Myatrophe Lateralsklerose
(C) Tabes dorsalis
(D) Multiple Sklerose
(E) M. Parkinson

5.311 (A) 5.312 (C) 5.313 (D) 5.314 (B) 5.315 (B) 5.316 (D)

F93

5.317 Welche Aussage trifft **nicht** zu?

Die Encephalomyelitis disseminata

(A) wird auch als Multiple Sklerose bezeichnet
(B) zeigt in frischen Herden lymphoplasmazelluläre Infiltrate in der grauen und weißen Substanz des Zentralnervensystems
(C) ist durch schubweisen Verlauf gekennzeichnet, wobei jeweils neue Entmarkungsherde auftreten
(D) verschont den Balken
(E) zeigt eine Fasergliose in abgeräumten Entmarkungsherden

F95

5.318 Welche der Aussagen zur Multiplen Sklerose trifft **nicht** zu?

(A) Sie ist eine der häufigsten neurologischen Erkrankungen in Mitteleuropa.
(B) Der größte Teil der Fälle manifestiert sich zwischen dem 20. und 40. Lebensjahr.
(C) Pathoanatomisch finden sich vorwiegend (herdförmige) Läsionen der grauen Substanz des ZNS.
(D) Die Krankheit kann sowohl einen schubweisen Verlauf mit wechselnder Symptomatik als auch einen chronisch-progredienten Verlauf haben.
(E) Die Magnetresonanztomographie ist unter den bildgebenden Verfahren das Mittel der Wahl, die klinische Verdachtsdiagnose zu stützen.

H98

5.319 Welcher Befund ist bei der Encephalomyelitis disseminata **am wenigsten** wahrscheinlich zu erwarten?

(A) internukleäre Ophthalmoplegie
(B) Blickrichtungsnystagmus
(C) periphermotorische Monoplegie eines Armes
(D) Dysarthrophonie
(E) Incontinentia urinae

F95

5.320 Bei einem 12-jährigen Jungen mit bilateralen spastischen Lähmungen, Erblindung bei bilateraler Optikusatrophie und Demenz zeigt die Magnetresonanztomographie hauptsächlich eine – weitgehend symmetrische – Marklagerdemyelinisierung.

Welche der folgenden Erkrankungen liegt am wahrscheinlichsten vor?

(A) Multiple Sklerose
(B) Subkortikale arteriosklerotische Enzephalopathie (Binswanger)
(C) Metachromatische Leukodystrophie
(D) Subakute sklerosierende Panenzephalitis (SSPE)
(E) Progressive multifokale Leukenzephalopathie

F99

5.321 Hinsichtlich der Retrobulbärneuritis ist **am wenigsten** wahrscheinlich zu erwarten:

(A) während der Neuritis: Schmerzen bei Bulbusbewegung
(B) während der Neuritis: Zentralskotom
(C) als Folge der abgelaufenen Neuritis: temporale Abblassung der Papille
(D) als Folge der abgelaufenen Neuritis: Anisokorie
(E) als Folge der abgelaufenen Neuritis: bei Ableitung der visuell evozierten Potentiale (VEP) Nachweis von Latenzzeitverlängerungen

H93

5.322 Welches der nachfolgend genannten Untersuchungsverfahren ist am geeignetsten, um durch Nachweis (Multiple-Sklerose-bedingter) pathologischer Veränderungen die Verdachtsdiagnose Multiple Sklerose (geäußert anhand des allgemeinen klinischen Befundes und der Liquoruntersuchung) möglichst weit zu sichern?

(A) Bestimmung der maximalen Nervenleitgeschwindigkeit (Elektroneurographie) eines peripheren Nerven
(B) Messung akustisch evozierter Potentiale (AEP)
(C) Echoenzephalographie
(D) Elektromyographie (EMG)
(E) Myelographie (mit nicht-dissoziierendem wasserlöslichem Kontrastmittel)

5.317 (D) 5.318 (C) 5.319 (C) 5.320 (C) 5.321 (D) 5.322 (B)

H94

5.323 Welcher der folgenden Befunde ist für die Multiple Sklerose **am wenigsten** charakteristisch?

(A) oligoklonale Gammaglobuline im Liquor
(B) Abschwächung der Bauchhautreflexe
(C) Rückenmarksvorderhorndegeneration
(D) Nachweis hypodenser Herde im CT des Schädels
(E) verlängerte Latenz visuell evozierter Potentiale

H96

5.324 Welche Befunde und Angaben stützen die Diagnose einer Multiplen Sklerose?

(1) retrobulbäre Optikusneuritis
(2) Latenzzeitverzögerung der visuell evozierten Potentiale
(3) autochthone intrathekale IgG-Produktion

(A) nur 1 ist richtig
(B) nur 1 und 2 sind richtig
(C) nur 1 und 3 sind richtig
(D) nur 2 und 3 sind richtig
(E) 1 – 3 = alle sind richtig

5.4.5 Therapie der Entmarkungskrankheiten

H91

5.325 Bei der Therapie der Multiplen Sklerose ist insbesondere folgende der genannten Behandlungen sinnvoll:

(A) langdauernde Kortikosteroidbehandlung bis zur Sanierung des Liquors
(B) hochdosierte Antibiotika-Therapie gegen den Erreger der Erkrankung
(C) symptomatische Behandlung einer Spastik durch Physiotherapie und antispastische Medikamente
(D) symptomatische Behandlung der sklerotischen Herde durch Wärme und Bindegewebsmassage
(E) operative Entfernung zerebraler Herde, um die Gefahr der Einklemmung infolge Hirndrucks herabzusetzen

F90

5.326 Welche Aussage trifft **nicht** zu?

Zur Therapie der Spastik dienen insbesondere folgende Substanzen:

(A) Flunarizin (z.B. Sibelium®)
(B) Diazepam (z.B. Diazepam-ratiopharm®)
(C) Dantrolen (z.B. Dantamacrin®)
(D) Baclofen (z.B. Lioresal®)
(E) Tizanidin (z.B. Sirdalud®)

F91

5.327 Eine Spastik ist vor allem kennzeichnend für das folgende der genannten Krankeitsbilder:

(A) Torticollis spasmodicus
(B) zerebellarer Prozeß
(C) Meningitis
(D) Encephalomyelitis disseminata
(E) Parkinson-Syndrom

H00

5.328 Zur Therapie der Multiplen Sklerose kommt **am wenigsten** in Frage:

(A) Copolymer-1
(B) Interferon-beta
(C) Azathioprin
(D) D-Penicillamin
(E) Methylprednisolon

5.5 Traumen

5.5.1 Allgemeines

F88

5.329 Das seitliche Schädelröntgenbild (s. Abb. 40 des Bildanhangs) zeigt

(A) einen Normalbefund
(B) eine Kalottenfraktur
(C) eine Felsenbeinfraktur
(D) eine erweiterte Sella turcica
(E) multiple Kalottenosteolysen bei Plasmozytom

5.323 (C) 5.324 (E) 5.325 (C) 5.326 (A) 5.327 (D) 5.328 (D) 5.329 (A)

F87

5.330 Asymmetrien der Weite des linken und rechten Seitenventrikels im Computertomogramm kommen vor als

(1) Normvariante
(2) Folge von Schädelhirntraumen
(3) Folge von Hirninfarkten
(4) Folge von Hirnblutungen

(A) nur 1 und 2 sind richtig
(B) nur 2 und 3 sind richtig
(C) nur 1, 2 und 3 sind richtig
(D) nur 2, 3 und 4 sind richtig
(E) 1 – 4 = alle sind richtig

F87

5.331 Eine akut lebensbedrohliche Situation nach Schädel-Hirn-Trauma wird am ehesten erkennbar durch

(A) Anosmie
(B) Austritt von Blut und Liquor aus der Nase
(C) sekundäre Bewußtlosigkeit nach sog. „freiem Intervall“
(D) Brillenhämatom
(E) Erbrechen

F91

5.332 Nach einem Schädel-Hirn-Trauma bei einem Patienten weist insbesondere der folgende der genannten Befunde auf die Diagnose Contusio cerebri hin:

(A) Bewußtlosigkeit für 1 – 2 Tage
(B) Erbrechen
(C) Schwindelgefühl
(D) periphere Fazialisparese
(E) Schädelfraktur

5.5.2 Klinik

F88

5.333 Nach einem Unfall eines Erwachsenen ist bei Verdacht auf eine intrakranielle Blutung zur Diagnose am besten geeignet:

(A) Nativaufnahmen des Schädels
(B) Computertomographie des Schädels
(C) Ultraschalluntersuchung des Schädels
(D) Hirnszintigraphie
(E) Angiographie der Hirngefäße

H89

5.334 Welche Aussage trifft **nicht** zu?

Hinsichtlich der anterograden Amnesie gilt:

(A) Sie findet sich u.a. bei Patienten nach einer Contusio cerebri.
(B) Sie betrifft einen Zeitraum nach dem Trauma.
(C) Sie ist im Regelfall vollständig reversibel.
(D) Sie findet sich z.T. bei Patienten nach einer Commotio cerebri.
(E) Sie kann über den Zeitraum von 1 Stunde wesentlich hinausreichen.

H92

5.335 Welches Phänomen macht nach einem Unfall mit Schädelbeteiligung die Diagnose einer Commotio cerebri äußerst **unwahrscheinlich**?

(A) Bewußtlosigkeit von einigen Minuten
(B) Nausea
(C) akute körperlich begründbare Psychose
(D) retrograde Amnesie
(E) Keine der Aussagen (A)–(D) trifft zu.

F97

5.336 Welcher Befund schließt per definitionem die Einordnung eines Schädel-Hirn-Traumas als Commotio cerebri aus?

(A) kurzzeitige Vigilanzstörung
(B) retrograde Amnesie
(C) EEG-Veränderungen
(D) Kalottenfraktur
(E) Keine der Aussagen (A)–(D) trifft zu.

5.330 (E) 5.331 (C) 5.332 (A) 5.333 (B) 5.334 (C) 5.335 (E) 5.336 (E)

F89

5.337 Der Begriff retrograde Amnesie besagt, daß

(1) alles aus der kurz zurückliegenden Vergangenheit in zunehmendem Maße vergessen wird
(2) man sich an eine bestimmte Zeitspanne vor einer Hirnschädigung nicht mehr erinnern kann
(3) man sich an die Zeit nach einer Bewußtlosigkeit nicht mehr erinnern kann

(A) nur 1 ist richtig
(B) nur 2 ist richtig
(C) nur 3 ist richtig
(D) nur l und 2 sind richtig
(E) nur 2 und 3 sind richtig

F84

5.338 Das Kardinalsymptom der Commotio cerebri ist

(A) der Brechreiz
(B) der Drehschwindel
(C) die Bewußtseinsstörung
(D) der Kopfschmerz
(E) die vegetative Labilität

F84

5.339 Bei der durch die Pfeile markierten Aufhellungslinie der Kalotte (siehe Abb. 41 des Bildanhangs) handelt es sich um ein(e)

(A) Kalottenfraktur
(B) nicht geschlossene Naht
(C) normale Gefäßfurche
(D) Nahtdehiszenz bei angeborener Hirndrucksteigerung
(E) pathologisch dilatiertes Gefäß bei arteriovenösem Angiom

5.340 Als unmittelbare Folge(n) einer Schädelbasisfraktur (kann) können auftreten:

(1) einseitige Abduzenslähmung
(2) einseitige Blindheit
(3) einseitige Taubheit
(4) Hämatotympanon

(A) nur 3 ist richtig
(B) nur 1 und 2 sind richtig
(C) nur 2 und 3 sind richtig
(D) nur 1, 2 und 4 sind richtig
(E) 1–4 = alle sind richtig

H90

5.341 Welche der Aussagen über Amnesien treffen zu?

(1) Bei der anterograden Amnesie ist die Dauer der Erinnerungslücke begrenzt auf die Dauer der Bewußtlosigkeit.
(2) Die retrograde Amnesie infolge Commotio cerebri umfaßt in der Regel eine Zeitspanne von einigen Stunden.
(3) Postparoxysmale Dämmerzustände bei Grand-mal-Epilepsie hinterlassen typischerweise eine Amnesie.

(A) nur 3 ist richtig
(B) nur 1 und 2 sind richtig
(C) nur 1 und 3 sind richtig
(D) nur 2 und 3 sind richtig
(E) 1–3 alle sind richtig

5.342 Welche Aussage trifft zu?

Die wichtigste Komplikation bei frontobasalen Schädel- und bei Felsenbeinfrakturen besteht in

(A) einer Liquorfistel mit eitriger Meningitis
(B) einem traumatischen Hirnarterienverschluß
(C) einer traumatischen Subarachnoidalblutung
(D) einer Hirnvenenthrombose
(E) die wichtigste Komplikation ist nicht aufgezählt

5.343 Welche der folgenden Komplikationen ist bei einer posttraumatischen Liquorfistel zu erwarten?

(A) rezidivierende Meningitis
(B) Hyposmie
(C) chronische Rhinitis
(D) Sinusitis ethmoidalis
(E) Keine der Antworten trifft zu.

5.344 Welche Aussage trifft **nicht** zu?

Als Ursache eines blutigen Liquor cerebrospinalis kommen in Betracht:

(A) Poliomyelitis anterior acuta
(B) zerebrale Venenthrombose
(C) Contusio cerebri
(D) intrazerebrale Blutung
(E) Schädelfraktur

5.337 (B) 5.338 (C) 5.339 (C) 5.340 (E) 5.341 (A) 5.342 (A) 5.343 (A) 5.344 (A)

H90

5.345 $1^1/_2$ Jahre nach einem Schädel-Hirn-Trauma mit Schädelfrakturen erkrankt ein Mann akut mit hohem Fieber, Nackensteifigkeit, Bewußtlosigkeit und eitrigem Liquor cerebrospinalis.

Woran ist in 1. Linie zu denken?

(A) traumatische Subarachnoidalblutung
(B) epidurales Hämatom
(C) subdurales Hämatom
(D) fortgeleitete Meningitis
(E) Karotis-Sinus-cavernosus-Fistel

H91

5.346 Ein 50-jähriger Patient erleidet bei einem Verkehrsunfall ein Schädelhirntrauma. Er ist fünf Stunden lang bewußtlos, anschließend noch zwei Tage lang stuporös. Daran schließt sich ein Durchgangs-Syndrom an, das nach mehreren Wochen abklingt.

Dieses Gesamtbild wird am zutreffendsten bezeichnet als:

(A) Commotio cerebri
(B) Contusio cerebri
(C) Compressio cerebri mit Coma vigile
(D) Traumatisches apallisches Syndrom
(E) Schädelprellung

H92

5.347 Bei einer 74-jährigen Patientin zeigt sich zunehmende Verwirrtheit und Fallneigung.

Anhand des abgebildeten Computertomogramms (siehe Abb. 42 des Bildanhangs) ist zu diagnostizieren:

(A) Hydrocephalus externus
(B) chronische subdurale Hämatome
(C) chronisches epidurales Hygrom
(D) kompletter Mediainfarkt
(E) Meningoenzephalitis

H91

5.348 Bei einer 78-jährigen Patientin treten 3 Wochen nach einem leichten Schädelhirntrauma Kopfschmerzen, Hemiparese und Sprachstörungen auf. Die Computertomographie des Kopfes nach Kontrastmittelgabe zeigt Ihnen die Abb. 43 des Bildanhangs.

Sie diagnostizieren ein posttraumatisches

(A) chronisches epidurales Hämatom
(B) akutes subdurales Hämatom
(C) chronisches subdurales Hämatom
(D) chronisches intrazerebrales Hämatom
(E) akutes epidurales Hämatom

5.349 Welche Aussage trifft zu?

Ein nativ blutiger und ein artifiziell blutiger Liquor unterscheiden sich verläßlich nur durch

(A) die Intensität der Rotfärbung
(B) das Sediment nach Zentrifugieren
(C) die mikroskopische Form der Erythrozyten
(D) den Eiweißgehalt
(E) den Überstand nach Zentrifugieren

H85

5.350 Als Folge traumatischer Hirnschädigungen vom Typ der Contusio cerebri ist **am wenigsten** wahrscheinlich:

(A) organische Persönlichkeitsveränderungen
(B) vegetative Dysregulationen
(C) affektive Psychosen
(D) motorische und/oder sensible Hemisphärensyndrome
(E) hirnorganische Anfälle

F86

5.351 Ein „freies Intervall" (kurze Bewußtlosigkeit – kurzer Wachzustand – progrediente Bewußtseinstrübung) bei einem Patienten mit Schädelhirntrauma ist am ehesten bedingt durch:

(A) Subarachnoidalblutung
(B) Epiduralhämatom
(C) Contusio cerebri
(D) Felsenbeinfraktur
(E) frontobasale Fraktur

5.345 (D) 5.346 (B) 5.347 (B) 5.348 (C) 5.349 (E) 5.350 (C) 5.351 (B)

F93

5.352 Welche der Aussagen über Commotio cerebri und Contusio cerebri treffen zu?

(1) Die sich auf die Stadien der Bewußtlosigkeit und Bewußtseinsstörungen nach Commotio (oder Contusio) cerebri erstreckende Amnesie heißt retrograde Amnesie.
(2) Allgemein fehlende Rückbildungstendenz der retrograden Amnesie und große Ausdehnung derselben über Stunden oder Tage sprechen eher gegen ein reines Kommotionssyndrom.
(3) Die Contusio cerebri geht nach vorherrschender Definition in der Regel ohne zerebrale Herdsymptome einher.

(A) nur 2 ist richtig
(B) nur 3 ist richtig
(C) nur 1 und 2 sind richtig
(D) nur 1 und 3 sind richtig
(E) nur 2 und 3 sind richtig

F99

5.353 Das chronische subdurale Hämatom

(A) ist in der Regel Folge einer Subarachnoidalblutung
(B) manifestiert sich am häufigsten im 1. Lebensjahr
(C) entsteht zumeist aus einem Hydrozephalus
(D) ist im kranialen Computertomogramm grundsätzlich nicht zu erkennen
(E) Keine der Aussagen (A)–(D) trifft zu.

H97

5.354 Ein 11-jähriges Mädchen erlitt ein Schädel-Hirn-Trauma und bekam zunehmende Kopfschmerzen, hatte aber keine neurologischen Ausfälle.

Die axiale Schicht des am folgenden Tage ohne Kontrastmittelgabe angefertigten kranialen Computertomogramms (siehe Abb. 44 des Bildanhangs) zeigt:

(1) temporale Subarachnoidalblutung
(2) Weichteilhämatom der Schläfe
(3) temporale epidurale Blutung
(4) temporale subdurale Blutung
(5) eingeblutete Zyste des Temporallappens

(A) nur 1 und 3 sind richtig
(B) nur 2 und 3 sind richtig
(C) nur 2 und 4 sind richtig
(D) nur 1, 2 und 5 sind richtig
(E) nur 2, 4 und 5 sind richtig

H99

5.355 Ein 25-jähriger Motorradfahrer erleidet ein leichtes Schädel-Hirn-Trauma. Nachdem er schon an der Unfallstelle herumgelaufen ist, klagt er nach etwa 1–2 Stunden zunächst über Kopfschmerzen. Nach einer weiteren Stunde fällt eine leichte Bewußtseinsstörung auf; bald danach bekommt er eine zentrale Hemiparese und wird nach weiteren 2–3 Stunden bewußtlos.

Welche Unfallfolge liegt hier am wahrscheinlichsten vor?

(A) Landau-Kleffner-Syndrom
(B) Status psychomotoricus (Dämmerattacke)
(C) epidurales Hämatom
(D) akute Meningitis
(E) Hirnembolie

H94 F94

5.356 Welche der Aussagen hinsichtlich der Rehabilitation von Hirnverletzten (nach traumatischen Hirnschädigungen) treffen zu?

(1) Eine der Verlaufsformen organischer Persönlichkeitsveränderungen ist die Kombination von explosiver Reizbarkeit und stumpfer Apathie.
(2) Die große Mehrzahl der Hirntraumatiker nimmt im intraindividuellen Vergleich (Vergleich zum Status vor dem Trauma) die psychischen Veränderungen nicht wahr.
(3) Wegen der gewöhnlich sehr ausgeprägten psychopathologischen Defekte ist die Empfehlung „Rehabilitation geht vor Rente" bei Hirnverletzten kaum von Bedeutung.

(A) nur 1 ist richtig
(B) nur 1 und 2 sind richtig
(C) nur 1 und 3 sind richtig
(D) nur 2 und 3 sind richtig
(E) 1–3 = alle sind richtig

H99

5.357 Was ist bei der Karotis-Sinus-cavernosus-Fistel **am wenigsten** wahrscheinlich zu erwarten?

(A) Visusstörung
(B) auskultierbares Gefäßgeräusch über einem Bulbus oculi
(C) Stirnkopfschmerzen
(D) Diplopie
(E) präganglionäres Horner-Syndrom

5.352 (A) 5.353 (E) 5.354 (B) 5.355 (C) 5.356 (A) 5.357 (E)

5.5.3 Therapie

5.358 Die Behandlung der Wahl für eine frontobasale Liquorfistel ist/sind:

(A) offene Liquordrainage
(B) der Liquoraustausch durch Luft (Pneumenzephalotherapie)
(C) die plastische Deckung der vorderen Schädelbasis
(D) eine Nasentamponande mit Gazestreifen
(E) wiederholte Lumbalpunktionen

F92

5.359 Welche therapeutische Empfehlung sollte nach einer Commotio cerebri **nicht** gegeben werden?

(A) strikte Bettruhe für mindestens drei Wochen
(B) für eine bestimmte Zeitdauer Vermeidung praller Sonnenbestrahlung
(C) möglichst wenig Analgetika
(D) Krankengymnastik
(E) Kreislauftraining

5.6 Gefäßkrankheiten

5.6.1 Allgemeines

F88

5.360 Welche Aussage trifft **nicht** zu?

Anämische Hirninfarkte

(A) betreffen häufig das Gebiet der A. cerebri media
(B) treten auch auf bei extrakraniellem Verschluß einer A. carotis interna
(C) können durch Blutdruckabfall bei Sklerose der Zerebralarterien ausgelöst werden
(D) führen oft zur Koagulationsnekrose
(E) sind im Vernarbungsstadium durch Zystenbildung und/oder Fasergliose gekennzeichnet

H88

5.361 Hirninfarkte infolge Hirnarterienembolie betreffen am häufigsten das Versorgungsgebiet der

(A) A. cerebri media
(B) A. cerebri anterior
(C) A. cerebri posterior
(D) A. cerebelli inferior posterior
(E) A. occipitalis

H92

5.362 Eine zerebrale Aneurysma-Blutung unterscheidet sich von einer hypertonen Massenblutung durch ihre Lokalisation.Eine zerebrale Aneurysma-Blutung ist vorzugsweise lokalisiert

(A) in der Brücke
(B) im Kleinhirn
(C) frontobasal
(D) in der Zentralregion
(E) in den Stammganglien

H89

5.363 Als Folgen einer Erkrankung der das Gehirn versorgenden Blutgefäße kommen vor:

(1) Hirnembolie
(2) transitorische zerebrale Ischämie
(3) Enzephalomalazie

(A) nur 2 ist richtig
(B) nur 1 und 2 sind richtig
(C) nur 1 und 3 sind richtig
(D) nur 2 und 3 sind richtig
(E) 1 – 3 = alle sind richtig

F87

5.364 Für die akuten Hirninfarkte im Bereich der A. cerebri media ist vor allem der folgende Lähmungstyp charakteristisch:

(A) brachiofazial betonte Hemiplegie kontralateral
(B) brachiofazial betonte Hemiplegie ipsilateral
(C) beinbetonte Hemiplegie kontralateral
(D) beinbetonte Hemiplegie ipsilateral
(E) Monoplegie ipsilateral

5.358 (C) 5.359 (A) 5.360 (D) 5.361 (A) 5.362 (C) 5.363 (E) 5.364 (A)

H93

5.365 Intrazerebrale Blutung und ischämischer Hirninfarkt im akuten Stadium als Ursache einer Apoplexie sind im Computertomogramm vor allem zu unterscheiden durch

(A) ihre Lokalisation
(B) ihre Größe
(C) ihre Form
(D) ihre Dichte
(E) Verlaufsuntersuchungen

F87

5.366 Bei der diagnostischen Abklärung von transitorischen zerebralen ischämischen Attacken ist auf folgende Regionen des Kreislaufsystems besonderes Augenmerk zu richten:

(1) intrakranielle Gefäße
(2) Karotisbifurkation
(3) Aortenbogen
(4) Herz

(A) nur 1, 2 und 3 sind richtig
(B) nur 1, 2 und 4 sind richtig
(C) nur 1, 3 und 4 sind richtig
(D) nur 2, 3 und 4 sind richtig
(E) 1–4 = alle sind richtig

F91 H87

5.367 Eine hämorrhagische Infarzierung beider Thalami entsteht am ehesten bei/nach

(A) Verschluß der A. cerebri media
(B) Verschluß der A. cerebri anterior
(C) Thrombose der V. cerebri magna
(D) hypertensiver Massenblutung
(E) alkoholischer Enzephalopathie

H99

5.368 Was tritt bei Hirnsinusthrombose **am wenigsten** wahrscheinlich auf?

(A) Kopfschmerzen
(B) epileptische Anfälle
(C) Paresen
(D) Vigilanzstörungen
(E) vertikale Blicklähmung

F97

5.369 Welche Aussagen über Blutungen treffen zu?

(1) Die Stammganglien sind ein Prädilektionsort für die hypertensive Massenblutung.
(2) Heftigste, plötzlich auftretende Kopfschmerzen sind ein charakteristisches Phänomen bei Subarachnoidalblutungen.
(3) Chronische subdurale Hämatome gehen oft mit unspezifischen Symptomen wie Kopfdruck, psychomotorischer Verlangsamung und mnestischen Funktionsstörungen einher.

(A) nur 2 ist richtig
(B) nur 1 und 2 sind richtig
(C) nur 1 und 3 sind richtig
(D) nur 2 und 3 sind richtig
(E) 1–3 = alle sind richtig

F92

5.370 Welche der Aussagen über Hirnarterienaneurysmen und Blutungen derselben trifft zu?

(A) Blutungen ausschließlich in den Liquorraum können nicht zu neurologischen Herdsymptomen (z. B. Hemiparesen) führen.
(B) Aneurysmen im Bereich A. communicans anterior/A. cerebri anterior sind häufiger als im Bereich A. basilaris/A. vertebralis.
(C) Die größte Gefahr einer Rezidivblutung nach einer ersten (überlebten) Blutung besteht in der 4. oder 5. Woche nach dieser 1. Blutung.
(D) Die Mehrzahl der betroffenen Patienten ist Träger von mindestens 3 oder mehr Aneurysmen der Hirnarterien.
(E) Bei ca. 90% der Betroffenen geht schon die erste Blutung aus einem Hirnarterienaneurysma letal aus.

F89

5.371 Häufigste Ursache des epiduralen Hämatoms ist ein(e)

(A) rasch progrediente akute Blutung aus dem Sinus sagittalis superior
(B) Gefäßfehlbildung im Bereich der Dura mater
(C) arterielle Hypertonie
(D) traumatischer Einriß im Bereich der A. meningea media
(E) schlecht kontrollierte Marcumar®-Therapie

5.365 (D) 5.366 (E) 5.367 (C) 5.368 (E) 5.369 (E) 5.370 (B) 5.371 (D)

H89

5.372 Welches ist die häufigste Lokalisation einer nichttraumatischen intrazerebralen Massenblutung?

(A) die Stammganglien/Innere Kapsel-Region
(B) das okzipitale Marklager
(C) der parietale Kortex
(D) das frontale Marklager
(E) das Mittelhirn

H90

5.373 Als Ursache eines Hirninfarktes kommt **am wenigsten** wahrscheinlich in Betracht:

(A) Tachyarrhythmia absoluta
(B) Costen-Syndrom
(C) Arteriospasmen nach Subarachnoidalblutung
(D) maximale intrakranielle Drucksteigerung nach Schädel-Hirn-Trauma
(E) Polyzythämie

H89

5.374 Als Folgen einer aneurysmatischen Subarachnoidalblutung ist **am wenigsten** wahrscheinlich zu erwarten:

(A) zerebrale Gefäßspasmen
(B) Mittelhirneinklemmung
(C) Hydrocephalus communicans
(D) foudroyante embolische Meningoenzephalitis
(E) Blutungen im Bereich der Netzhaut

F86

5.375 Welche Aussage trifft **nicht** zu?

Die sackförmigen Hirnarterienaneurysmen

(A) sind bevorzugt an den Zweigstellen der betroffenen Arterien lokalisiert
(B) sind nur selten Folge eines akuten Schädel-Hirn-Traumas
(C) können vollständig thrombosieren
(D) zeigen als charakteristisches, häufiges Frühsymptom epileptische Krampfanfälle
(E) führen typischerweise erst im Erwachsenenalter zu Beschwerden

F97

5.376 Zerebrale arterielle Aneurysmen sitzen – nach vorherrschender Lehrmeinung – am häufigsten an der

(A) A. meningea media
(B) A. cerebri posterior
(C) A. communicans anterior
(D) A. communicans posterior
(E) A. basilaris

H84

5.377 Welches der genannten Gefäße bzw. Gefäßsysteme spielt als Blutungsquelle traumatischer subduraler Hämatome die Hauptrolle?

(A) A. meningea media
(B) Brückenvenen
(C) Aa. lenticulostriatae
(D) A. cerebri posterior
(E) Circulus arteriosus cerebri (Willisii)

F99

5.378 Zum Phänomen des pulsierenden Exophthalmus kommt es am häufigsten bei:

(A) retrobulbärem Tumor
(B) endokriner Orbitopathie
(C) Karotis-Sinus-cavernosus-Fistel
(D) okulärer Myositis
(E) Karotisaneurysma

F94 F90

5.379 Die Pseudobulbärparalyse (supranukleäre Bulbärparalyse) des Erwachsenenalters ist am häufigsten ein(e)

(A) gefäßabhängige Hirnerkrankung
(B) degenerative Hirnerkrankung
(C) Syndrom nach Schädel-Hirn-Trauma
(D) Erkrankung bei Neoplasien des Zentralnervensystem
(E) metabolische zerebrale Störung

5.372 (A) 5.373 (B) 5.374 (D) 5.375 (D) 5.376 (C) 5.377 (B) 5.378 (C) 5.379 (A)

F00

5.380 Zu einer vaskulären Demenz kommt es vor allem bei folgender der genannten Erkrankungen:

(A) Morbus Binswanger
(B) Morbus Pick
(C) Morbus Friedreich (Friedreich-Ataxie)
(D) Chorea Huntington
(E) Morbus Hallervorden-Spatz

H85

5.381 Welche Aussage trifft **nicht** zu?

Mit der linksseitigen Brachialis-Gegenstrom-Angiographie können diagnostiziert werden:

(A) Abgangsstenosen der linken Arteria vertebralis
(B) Verschlüsse der A. basilaris
(C) Verschlüsse der rechten A. cerebri posterior
(D) Tumoren der hinteren Schädelgrube
(E) Tumoren der linken Großhirnhemisphäre

H92

5.382 Welche der Aussagen über das Subklavia-Anzapf-Syndrom (Subclavian-steal-Syndrom) infolge eines Gefäßverschlusses auf der linken Körperseite treffen zu?

(1) Die Erkrankung beruht in der Regel auf einem angeborenen Verschluß der A. subclavia.
(2) Typisch ist eine Meßdifferenz zwischen dem am linken und dem am rechten Arm gemessenen systolischen Blutdruckwert.
(3) Typisch ist der Nachweis einer Strömungsumkehr in der linken A. vertebralis (Doppler-Sonographie).

(A) nur 1 ist richtig
(B) nur 3 ist richtig
(C) nur 1 und 3 sind richtig
(D) nur 2 und 3 sind richtig
(E) 1 - 3 = alle sind richtig

H84

5.383 Beim extrakraniellen Verschluß der A. carotis interna gibt es Kollateralkreislaufmöglichkeiten über die

(1) A. ophthalmica
(2) A. communicans anterior
(3) Aa. communicantes posteriores

(A) nur 1 ist richtig
(B) nur 2 ist richtig
(C) nur 1 und 2 sind richtig
(D) nur 2 und 3 sind richtig
(E) 1 - 3 = alle sind richtig

H85

5.384 Welche Aussage trifft **nicht** zu?

Bei Patienten mit linksseitigem Totalinfarkt im Versorgungsgebiet der A. cerebri media beobachtet man folgende Symptome:

(A) globale Aphasie
(B) Lähmung aller drei Fazialisäste rechts
(C) homonyme Hemianopsie nach rechts
(D) Babinski-Phänomen rechts positiv
(E) Hemiplegie rechts

H84

5.385 Bei Patienten, bei denen ein dissoziierter Hirntod vorliegt, findet (finden) sich unter anderem folgender Befund (folgende Befunde):

(1) Ausfall von Hirnstammreflexen
(2) Schnappatmung
(3) isoelektrisches EEG

(A) nur 3 ist richtig
(B) nur 1 und 2 sind richtig
(C) nur 1 und 3 sind richtig
(D) nur 2 und 3 sind richtig
(E) 1 - 3 = alle sind richtig

5.380 (A) 5.381 (E) 5.382 (D) 5.383 (E) 5.384 (B) 5.385 (C)

H92

5.386 Welche Ursachen gibt es für eine TIA (Transitorische Ischämische Attacke)?

(1) kardiogene Embolie
(2) Embolie, ausgehend von ulzerierenden arterio-sklerotischen Plaques
(3) vertebro-basiläre Insuffizienz
(4) Durchblutungsstörung bei Arteria-carotis-interna-Stenose

(A) nur 4 ist richtig
(B) nur 1 und 2 sind richtig
(C) nur 3 und 4 sind richtig
(D) nur 1, 2 und 4 sind richtig
(E) 1 – 4 = alle sind richtig

F92

5.387 Die Definition des prolongierten, reversiblen ischämischen neurologischen Defizits (PRIND) nennt folgende Kriterien:

(1) Bestehensdauer der klinischen Symptome
(2) Ergebnis der CT-Untersuchung
(3) Nachweis einer Arterien-Stenosierung
(4) (angiographischer) Nachweis eines Embolus

(A) nur 1 ist richtig
(B) nur 3 ist richtig
(C) nur 1 und 3 sind richtig
(D) nur 1 und 4 sind richtig
(E) nur 1, 2 und 3 sind richtig

H91

5.388 Welche Aussage trifft **nicht** zu?

Mittels kranialer Computertomographie lassen sich nachweisen:

(A) Hydrozephalus
(B) Meningeome
(C) epidurale Blutungen
(D) Hirninfarkte in den meisten Fällen 2 Stunden nach ihrem Auftreten
(E) intrazerebrale Hämatome 30 Minuten nach ihrem Auftreten

H91

Ordnen Sie den in Liste 1 genannten Arterien die mit A–E gekennzeichneten Gefäße des seitlichen Angiogramms (siehe Abb. 45 des Bildanhangs; Liste 2) zu!

Liste 1

5.389 A. cerebri anterior

5.390 A. cerebri posterior

F90

5.391 Welche der folgenden Aussagen über die Purpura cerebri treffen zu?

(1) Unter Purpura cerebri versteht man multiple petechiale Blutungen im Hirngewebe.
(2) Die häufigste Ursache einer Purpura cerebri sind hämorrhagische Infarkte der Großhirnrinde.
(3) Hypertonie ist keine Voraussetzung für die Entstehung einer Purpura cerebri.
(4) Eine stenosierende Atherosklerose der basalen Gehirnarterien begünstigt das Auftreten einer Purpura cerebri.

(A) nur 1 und 3 sind richtig
(B) nur 1 und 4 sind richtig
(C) nur 2 und 3 sind richtig
(D) nur 1, 2 und 4 sind richtig
(E) nur 1, 3 und 4 sind richtig

F96 F90

5.392 Welcher der nachfolgend genannten Befunde gehört **nicht** zum Sinus-cavernosus-Syndrom?

(A) Okulomotoriusparese
(B) Trochlearisparese
(C) Fazialisparese
(D) Abduzensparese
(E) Hypästhesie im Trigeminusbereich

H97

5.393 Paraselläre Raumforderungen, die innerhalb des Sinus cavernosus bleiben, äußern sich aufgrund dieser Lokalisation am wahrscheinlichsten durch folgenden der genannten Befunde:

(A) vertikale Blickparese
(B) Augenmuskelstörungen
(C) Amaurosis fugax
(D) Riechstörungen
(E) Geschmacksstörungen

5.386 (E) 5.387 (A) 5.388 (D) 5.389 (B) 5.390 (D) 5.391 (A) 5.392 (C) 5.393 (B)

H90

Ordnen Sie den genannten Blutungen im Bereich des Kopfes (Liste 1) die Strukturen der Liste 2 zu, durch die sie in ihrer Ausbreitung begrenzt werden!

Liste 1

5.394 Kephalhämatom

5.395 epidurales Hämatom

Liste 2

(A) Pericranium
(B) Arachnoidea
(C) Falx cerebri
(D) Tentorium cerebelli
(E) Innenseite des Schädeldaches

F99

5.396 Eine einseitige Amaurosis fugax kommt am häufigsten vor bei folgender der genannten Störungen:

(A) Cluster-Kopfschmerz (Bing-Horton-Syndrom)
(B) Hirntumor
(C) thrombosierende Stenose einer A. carotis interna
(D) intrazerebrales Hämatom
(E) flüchtige Durchblutungsstörung einer A. cerebri posterior

F91

5.397 Als typischer Liquorbefund einer 2 Wochen alten Subarachnoidalblutung findet sich neben der anzutreffenden Erythrozytenbeimengung:

(A) hohe Eiweißkonzentrationen, Granulozytose zu ca. 90% der Zellen
(B) normale Zellzahl, normale Eiweißkonzentration, erhöhter Liquorzuckerwert
(C) erhöhter Eiweißgehalt, erhöhte Zellzahl mit Siderophagen im Differentialzellbild
(D) erniedrigter Liquorzuckerwert bei normalem Eiweißgehalt
(E) Plasmazellvorkommen und erhöhte γ-Globulinfraktion mit erkennbarer Subfraktionierung

F91

5.398 Die tomographische Hirnszintigraphie (SPECT)

(1) ist durch die Röntgen-Computertomographie ersetzt worden
(2) ist durch die Kernspintomographie ersetzt worden
(3) gestattet die Erfassung von Hirndurchblutungsstörungen
(4) gestattet in den meisten Fällen eine frühzeitige Artdiagnose von Hirntumoren

(A) nur 1 ist richtig
(B) nur 2 ist richtig
(C) nur 3 ist richtig
(D) nur 4 ist richtig
(E) nur 3 und 4 sind richtig

F96

5.399 Häufigste Ursache einer spontanen intrakraniellen Subarachnoidalblutung ist:

(A) Ruptur basaler Venen
(B) Ruptur der A. meningea media
(C) Ruptur eines arteriovenösen Angioms
(D) Ruptur eines Aneurysmas
(E) apoplektisches Gliom

H94

5.400 Für Verlauf und Prognose chronischer gefäßbedingter Hirnprozesse bei älteren Menschen gilt:

(1) Interkurrente Infekte können unter Umständen symptomatische Psychosen auslösen.
(2) Das Auftreten eines nächtlichen Delirs belegt, daß irreversible psychopathologische Veränderungen (dementieller Abbau) vorliegen.
(3) Bei psychoorganischen Syndromen, die länger als ca. 3 Monate andauern, ist keine Rückbildung möglich.

(A) nur 1 ist richtig
(B) nur 1 und 2 sind richtig
(C) nur 1 und 3 sind richtig
(D) nur 2 und 3 sind richtig
(E) 1–3 alle sind richtig

5.394 (A) 5.395 (E) 5.396 (C) 5.397 (C) 5.398 (C) 5.399 (D) 5.400 (A)

F94

5.401 Ein Haematocephalus internus bei einem Neugeborenen ist am wahrscheinlichsten

(A) durch eine essentielle Hypertonie verursacht
(B) Folge einer Subependymalblutung
(C) die Komplikation einer Sinusthrombose
(D) Folge einer arteriellen Wühlblutung nach Ruptur eines Hirnbasisarterienaneurysmas
(E) durch eine Neigung zu Diapedeseblutungen in der weißen Substanz erklärbar

F93

5.402 Welche Aussage trifft **nicht** zu?

Gebräuchliche Untersuchungsmethoden bei Patienten im Akutstadium einer intrakraniellen spontanen Subarachnoidalblutung sind:Prüfung

(A) des Hoffmann-Tinel-Zeichens
(B) des Babinski-Zeichens
(C) des Lasègue-Zeichens
(D) der N. oculomotorius-Funktion
(E) des Brudzinski-Zeichens

F98

5.403 Bei dem im Erwachsenenalter (z.B. als Folge einer Subarachnoidalblutung) entstandenen Hydrocephalus communicans (Hydrocephalus aresorptivus) findet man **am wenigsten** wahrscheinlich:

(A) vorübergehende Besserung der klinischen Symptomatik durch ausgiebige Lumbalpunktion
(B) ausgeprägte Gangstörung
(C) Porenzephalie
(D) mnestische Störung
(E) Harnblasenentleerungsstörung

F95

5.404 Bei welchem der folgenden Krankheitsbilder kommt es **am wenigsten** wahrscheinlich zu einer progredienten Tetraspastik?

(A) Multiple Sklerose
(B) Myatrophische Lateralsklerose
(C) zervikaler extramedullärer Rückenmarkstumor
(D) chronische zervikale Myelopathie
(E) Subclavian-steal-Syndrome

F94

5.405 Welche der folgenden Aussagen über die Physiologie der Hirndurchblutung beim normotonen Patienten trifft zu?

(A) Die Hirndurchblutung folgt im Normalfall passiv dem arteriellen Blutdruck.
(B) Die Arteriolen des Gehirns erweitern sich im allgemeinen, wenn der systemische Blutdruck steigt.
(C) CO_2 ist ein sehr wirksames physiologisches Agens zur Beeinflussung der Hirndurchblutung.
(D) Die weiße Hirnsubstanz ist im allgemeinen dichter kapillarisiert als die graue Substanz.
(E) Stimulation des Halssympathikus führt typischerweise zur isolierten extremen Erweiterung der Arteriolen der Pia mater.

H94

5.406 Welche der folgenden Störungen führt **am wenigsten** wahrscheinlich zu einem zerebralen embolischen Insult?

(A) Tachyarrhythmia absoluta
(B) tiefe Beinvenenthrombose
(C) Herzwandaneurysma
(D) ulzerierte Plaques an der A. carotis interna
(E) Herzinfarkt mit Wandthrombus

H96

5.407 Welche Aussage trifft **nicht** zu?

Intrakranielle Aneurysma-Blutungen dehnen sich aus:

(A) epidural
(B) subdural
(C) subarachnoidal
(D) intraparenchymatös
(E) intraventrikulär

5.401 (B) 5.402 (A) 5.403 (C) 5.404 (E) 5.405 (C) 5.406 (B) 5.407 (A)

F94

5.408 Risikofaktoren hinsichtlich des ischämischen zerebralen Insultes sind:

(1) Diabetes mellitus
(2) systemischer Lupus erythematodes
(3) Polyzythämie

(A) nur 3 ist richtig
(B) nur 1 und 2 sind richtig
(C) nur 1 und 3 sind richtig
(D) nur 2 und 3 sind richtig
(E) 1–3 alle sind richtig

H93

5.409 Hirnsinus- bzw. Hirnvenenthrombosen treten **am wenigsten** wahrscheinlich auf:

(A) im Wochenbett
(B) infolge Sinusitis
(C) im Zustand der Kachexie
(D) infolge Adie-Syndrom
(E) infolge Einnahme von Ovulationshemmern

F94

5.410 Charakteristische Befunde bei akutem komplettem Verschluß der A. cerebri media der sprachdominanten Hirnhemisphäre sind:

(1) kontralaterale dissoziierte Sensibilitätsstörung (Schmerz- und Temperaturempfindung)
(2) kontralaterale Hemiplegie
(3) Aphasie
(4) internukleäre vertikale Blickparese

(A) nur 1 und 3 sind richtig
(B) nur 2 und 3 sind richtig
(C) nur 2 und 4 sind richtig
(D) nur 1, 2 und 3 sind richtig
(E) nur 2, 3 und 4 sind richtig

F93

5.411 Durch welche der genannten Methoden läßt sich diagnostisch ein intrazerebrales Hämatom mit der größten Wahrscheinlichkeit ausschließen?

(A) Untersuchung des Liquor cerebrospinalis
(B) Echoenzephalographie
(C) Computertomographie
(D) Elektroenzephalographie
(E) Ventrikulographie

5.6.2 Klinik

F84

5.412 Bei einem 43-jährigen Patienten wurde eine transfemorale Carotis-communis-Angiographie rechts durchgeführt (siehe Abb. 46 und Abb. 47 des Bildanhangs).

Welche Diagnose ist richtig?

(A) subtotale Stenose der extrakraniellen A. carotis interna
(B) Verschluß der A. cerebri anterior
(C) Aneurysma der A. carotis interna
(D) kleines arteriovenöses Angiom
(E) Verschluß der A. cerebri media

5.413 Das computertomographische Bild (s. Abb. 48 des Bildanhangs) ohne Kontrastmittelinjektion wurde bei einem Patienten mit Apoplexie (Hemiparese rechts und Aphasie) angefertigt.

Es handelt sich um

(A) ein normales Computertomogramm
(B) eine Blutung in die innere Kapsel
(C) einen Infarkt der A. cerebri media
(D) einen Hirntumor
(E) ein subdurales Hämatom links

H92

5.414 Im Zusammenhang mit einem epiduralen Hämatom links parietotemporal wird **am wenigsten** wahrscheinlich beobachtet:

(A) pulsierender Exophthalmus
(B) Streckkrämpfe
(C) Hemiparese rechts
(D) Anisokorie: linke Pupille weiter als rechte
(E) Zerreißung eines Astes der A. meningea media

5.408 (E) 5.409 (D) 5.410 (B) 5.411 (C) 5.412 (E) 5.413 (C) 5.414 (A)

H00

5.415 Ein 73-jähriger Mann erkrankt – erstmals – akut mit plötzlich einsetzenden, unwillkürlichen, regellosen, mit großer Kraft geführten, weit ausholenden schleudernden Bewegungen des linken Armes, leichter auch des linken Beines. Er wird wegen dieses Störungsbildes stationär aufgenommen.
Bei der Aufnahmeuntersuchung in der Klinik ist der Patient bewusstseinsklar und voll orientiert. Bis auf die Hyperkinesen ist der erhobene neurologische Befund regelrecht.
Ab dem 5. Tag beginnt die sehr langsame Rückbildung der motorischen Unruhe.

Worum handelt es sich bei diesem Störungsbild am wahrscheinlichsten?

(A) Idiopathische Torsionsdystonie
(B) Hemiballismus
(C) Myokymien
(D) beginnende Chorea Huntington
(E) Lennox-Gastaut-Syndrom

5.416 Wegen plötzlich auftretender heftigster anhaltender Kopfschmerzen mußte eine 56jährige Patientin stationär aufgenommen werden. Es wurde eine selektive Karotisangiographie durchgeführt (siehe Abb. 49 und Abb. 50 des Bildanhangs).

Das Bild zeigt als wahrscheinlichste Ursache ein(en)

(A) Verschluß der A. cerebri media
(B) Aneurysma des Karotissiphons
(C) arteriovenöses Angiom
(D) Aneurysma des Ramus communicans anterior
(E) Falxmeningeom

F89

5.417 Welche der genannten Maßnahmen ist die erstrangige weiterführende diagnostische Maßnahme, wenn nach Anamnese und klinischem Befund der dringende Verdacht auf eine intrakranielle Subarachnoidalblutung besteht und zerebrale Herdsymptome vorliegen?

(A) Liquorgewinnung durch Lumbalpunktion
(B) kraniale Computertomographie
(C) Hirnszintigraphie
(D) zerebrale Angiographie
(E) Elektroenzephalographie

F85

5.418 Mit welchen der folgenden Untersuchungsmethoden kann eine Karotisstenose in Höhe der Bifurkation links nachgewiesen werden?

(1) digitale Subtraktionsangiographie
(2) retrograde Brachialisüberdruckangiographie
(3) transfemorale Karotisangiographie
(4) Doppler-Sonographie

(A) nur 1 und 2 sind richtig
(B) nur 1 und 4 sind richtig
(C) nur 2 und 3 sind richtig
(D) nur 1, 3 und 4 sind richtig
(E) 1 – 4 = alle sind richtig

H96

5.419 Welche Befunde sind im kranialen Computertomogramm (ohne Kontrastmittel-Anwendung) überwiegend als hyperdense Strukturen erkennbar?

(1) frische intrakraniale Blutung
(2) Fremdkörper (z. B. ein Projektil)
(3) ca. 36 Stunden alter ischämischer Hirninfarkt

(A) nur 2 ist richtig
(B) nur 1 und 2 sind richtig
(C) nur 1 und 3 sind richtig
(D) nur 2 und 3 sind richtig
(E) 1 – 3 = alle sind richtig

F92

5.420 Bei einem Patienten zeigt die Computertomogramm-Untersuchung ohne Kontrastmittelgabe rechtsseitig (siehe Abb. 51 des Bildanhangs):

(A) Herpes-simplex-Enzephalitis
(B) Infarkt im Versorgungsgebiet der A. cerebri media
(C) multifokale progressive Leukodystrophie
(D) fibrilläres Astrozytom
(E) temporales Kontusionsödem

5.415 (B) 5.416 (D) 5.417 (B) 5.418 (D) 5.419 (B) 5.420 (B)

H84

Folgende Angaben beziehen sich auf die Aufgaben Nr. 5.421 und 5.422.

Ein 54-jähriger Patient, der sich ansonsten gesund fühlt, hat im letzten Halbjahr 4 mal eine nur Minuten anhaltende Sehminderung auf dem linken Auge erlitten, ohne daß ihm ein Bezug zu einem äußeren Ereignis erkennbar war. Der jetzt erhobene ophthalmologische Befund ist ganz unauffällig.

5.421 Welche der genannten Erkrankungen ist am wahrscheinlichsten?

(A) ophthalmische Migräne
(B) zerebrale Herdanfälle
(C) Retrobulbärneuritis
(D) transitorische ischämische Attacke
(E) psychogene Sehstörung

5.422 Welche der folgenden Maßnahmen ist in diesem Falle am wichtigsten?

(A) EEG-Ableitung
(B) gefäßdiagnostische Abklärung
(C) Liquoruntersuchung
(D) Vorstellung beim Psychotherapeuten
(E) Verordnung von Dihydroergotamin (Dihydergot®)

H84

5.423 Ein 45-jähriger Patient mit seit mehreren Jahren bekanntem Bluthochdruck erkrankt akut mit einer Hemiplegie links. Die Computertomographie (siehe Abb. 52 und Abb. 53 des Bildanhangs) wurde 3 Stunden später durchgeführt (ohne Kontrastmittelbeigabe).

Welche Diagnose ist am wahrscheinlichsten?

(A) Infarkt in der inneren Kapsel rechts
(B) Hirntumor der linken Hemisphäre
(C) Blutung in der inneren Kapsel rechts
(D) arteriovenöses Angiom rechts
(E) Erweiterung des linken Hirnventrikels infolge Ischämie

F86

5.424 Einige Wochen nach einer Subarachnoidalblutung kommt es bei einem 50-jährigen Patienten progredient zu Desorientiertheit, Verwirrtheit und Antriebsverlust. Im weiteren Verlauf treten Gangunsicherheit und Inkontinenz dazu.

Welche Ursache liegt am wahrscheinlichsten vor?

(A) Hydrocephalus aresorptivus (sive communicans)
(B) Rezidivblutung
(C) chronische Enzephalitis
(D) chronisches subdurales Hämatom
(E) chronische Meningitis

F86

5.425 Thrombosen der Sinus durae matris bzw. von Hirnvenen sind als Komplikation **am wenigsten** wahrscheinlich

(A) bei eitrigen Meningitiden
(B) bei Kontrazeptiva-nehmenden Raucherinnen
(C) gegen Ende der Schwangerschaft
(D) bei perinatalen Schädigungen
(E) bei Virusenzephalitiden

H00

5.426 Eine 35-jährige (bis zu diesem Zeitpunkt gesunde) Frau erkrankt 2 Wochen nach der Geburt ihres dritten Kindes mit folgenden Symptomen:

Heftige okzipital betonte Kopfschmerzen, Übelkeit, Brechreiz, fokal beginnender sekundär-generalisierter Anfall und nachfolgend Somnolenz und zeitliche und örtliche Desorientierung.

Welche der folgenden Diagnosen kommt am wahrscheinlichsten in Betracht?

(A) Bing-Horton-Syndrom
(B) Schwangerschaftschorea
(C) Arteriitis temporalis
(D) Sinusvenenthrombose
(E) Epilepsia partialis continua (Kozhevnikov sive Kojewnikow)

5.421 (D) 5.422 (B) 5.423 (C) 5.424 (A) 5.425 (E) 5.426 (D)

F86

5.427 Der thrombotische Verschluß von Ästen der Arteria cerebri media hat eine Erweichung angrenzender Hirnareale hervorgerufen (siehe Abb. 54 des Bildanhangs).

Befallen sind:

(A) Putamen, Pallidum und Thalamus
(B) Putamen, Capsula interna und Nucl. caudatus
(C) Nucl. caudatus, Capsula interna und Pallidum
(D) Thalamus und Capsula interna
(E) Nucl. caudatus und Pallidum

F90

5.428 Mit der folgenden Vorgeschichte haben Sie den computertomographischen Befund (siehe Abb. 55 des Bildanhangs) zu beurteilen. Ein 72-jähriger Autofahrer war beim Linksabbiegen mit einem entgegenkommenden PKW zusammengestoßen und hat angegeben, dieses Fahrzeug nicht gesehen zu haben.

Es handelt sich am wahrscheinlichsten um:

(A) rechts okzipitalen Kontusionsherd infolge des Unfalls
(B) unfallunabhängigen, schon vorher aufgetretenen Infarkt im Versorgungsbereich der A. cerebri posterior rechts
(C) unfallbedingte rechtsseitige okzipitale intrazerebrale Blutung
(D) computertomographischen Normalbefund
(E) Hirntumor rechts okzipital

F89

5.429 Die Abb. 56 des Bildanhangs zeigt den makroskopischen Befund des Gehirns eines 70-jährigen Patienten mit einer seit einigen Jahren progredient verlaufenden Demenz.

Nach diesem Makro-Befund handelt es sich um eine

(A) präsenile Demenz (M. Alzheimer)
(B) Chorea major (M. Huntington)
(C) Multiinfarkt-Demenz (vaskuläre Demenz)
(D) Creutzfeldt-Jakob-Erkrankung
(E) Multiple Sklerose

H88

5.430 Die Abb. 57 des Bildanhangs zeigt mehrere, zum Teil bräunlich verfärbte Herde und Gewebsnekrosen in beiden Hemisphären mit periventrikulärer Betonung.

Es handelt sich höchst wahrscheinlich um

(A) Multiple-Sklerose-Herde
(B) multiple Infarkte
(C) multiple Metastasen
(D) ein periventrikuläres („Schmetterlings-") Glioblastom
(E) porenzephale Defekte

F91

5.431 Bei einem Patienten wurde ein Computertomogramm nach Kontrastmittelgabe angefertigt (siehe Abb. 58 des Bildanhangs).

Welche Diagnose ist am wahrscheinlichsten?

(A) teilthrombosiertes Carotisaneurysma
(B) ringförmig wachsendes Glioblastom
(C) peripher anreicherndes Keilbeinmeningeom
(D) zentral zerfallener Abszeß
(E) invasiv wachsende Metastase

H88

5.432 Ein 62-jähriger Patient gibt an, daß ihm nach längerer Tätigkeit mit dem rechten Arm und der rechten Hand schwindelig wird und daß er dabei manchmal auch Doppelbilder sieht.

Welche der nachfolgend genannten Untersuchungen sollte zuerst durchgeführt werden?

(A) Elektroenzephalographie
(B) Dopplersonographie der Halsarterien
(C) Blutdruckmessung an beiden Armen
(D) Elektrokardiographie
(E) kraniale Computertomographie

5.427 (B) 5.428 (B) 5.429 (C) 5.430 (B) 5.431 (A) 5.432 (C)

F87

Die folgenden Angaben beziehen sich auf die Aufgaben Nr. 5.433 und 5.434.

5.433 Bei den abgebildeten zystischen Veränderungen (siehe Abb. 59 des Bildanhangs) in Thalamus und Stammganglien beiderseits handelt es sich um

(A) Herde einer Multiplen Sklerose
(B) die Folge von Durchblutungsstörungen
(C) eine Wernicke-Enzephalopathie
(D) eine Contusio cerebri (Prellungsherde)
(E) Tumormetastasen

5.434 Der schwere Befall der linksseitigen Capsula interna hat am wahrscheinlichsten zur Folge gehabt ein (eine)

(A) Wallenberg-Syndrom
(B) homolaterale Hemiplegie
(C) kontralaterale Hemiplegie
(D) Amaurose
(E) Ataxie

F87

5.435 Ein Patient, der unter der klinischen Diagnose eines Schlaganfalls mit Hemiplegie links erkrankt ist, wird 3 Stunden nach Auftreten der neurologischen Ausfälle zu einer Computertomogramm-Untersuchung überwiesen. Diese ergibt vor und nach Kontrastmittelinjektion einen Normalbefund.

Woran ist am ehesten zu denken?

(A) frisches intrazerebrales Hämatom
(B) arterio-venöses Angiom
(C) Hirninfarkt
(D) zerebrale Venenthrombose
(E) Die vaskuläre Genese des oben genannten Befundes muß bezweifelt werden.

F87

5.436 Das seitliche Bild der arteriellen Phase (siehe Abb. 60 des Bildanhangs) aus einer rechtsseitigen retrograden Brachialisangiographie, die bei einem Patienten mit Hemiplegie infolge Apoplexie angefertigt wurde, zeigt:

(A) Aneurysma des Ramus communicans anterior
(B) Stenose der A. carotis interna im Siphon
(C) raumfordernder Prozeß infolge intrazerebralen Hämatoms
(D) normales Karotis-System
(E) Verschluß eines Astes der A. cerebri media

H87

5.437 Ein 62-jähriger Patient hat vor 5 Tagen plötzlich eine aphasische Sprachstörung erlitten, die sich im Verlauf von 4 Tagen völlig zurückbildete. Sie stellen jetzt normale Kreislaufverhältnisse und keine Abweichungen vom regulären neurologischen Befund fest. Sie vermuten eine Ischämie als Ursache.

Wie lautet Ihre nähere diagnostische Zuordnung?

(A) TIA (transitorische ischämische Attacke)
(B) PRIND (prolongiertes reversibles ischämisches neurologisches Defizit)
(C) ischämischer Infarkt im Versorgungsgebiet der A. angularis
(D) lakunärer Hirninfarkt
(E) Thrombose der A. cerebri media

H96

5.438 Bei einem 36-jährigen Mann treten nach einer körperlichen Belastung heftige rechtsseitige Kopfschmerzen auf. Zwei Stunden später bemerkt der Patient eine Ungeschicklichkeit der linken Hand. Bei der Untersuchung findet sich außerdem ein Horner-Syndrom rechts.

Welche Diagnose ist am wahrscheinlichsten?

(A) Cluster-Kopfschmerz
(B) Migraine accompagnée
(C) intrazerebrale Blutung im Bereich der Capsula interna
(D) Dissektion einer A. carotis interna
(E) epidurales Hämatom

5.433 (B) 5.434 (C) 5.435 (C) 5.436 (D) 5.437 (B) 5.438 (D)

H87

5.439 Welche der folgenden Befunde kommen bei der Panarteriitis nodosa vor?

(1) Mononeuritis multiplex
(2) Muskelinfarkte
(3) Hemiparese
(4) Krampfanfälle
(5) organisches Psychosyndrom

(A) nur 1 und 2 sind richtig
(B) nur 3, 4 und 5 sind richtig
(C) nur 1, 2, 4 und 5 sind richtig
(D) nur 2, 3, 4 und 5 sind richtig
(E) 1 – 5 = alle sind richtig

H87

5.440 Welches der folgenden Merkmale ist beim Subklavia-Anzapf-Syndrom (Subclavian-steal-Syndrom) am häufigsten zu finden?

(A) Schwindel
(B) Hemiparese
(C) dissoziierte Empfindungsstörung im Hals-/Schulterbereich
(D) Pseudobulbärparalyse
(E) Schwerhörigkeit

H87

5.441 Die Abb. 61 des Bildanhangs zeigt

(A) einen frischen Rindenprellungsherd
(B) ein Glioblastom
(C) einen Herd bei Multipler Sklerose
(D) eine alte Erweichung
(E) einen frischen Infarkt

F88

5.442 Welches ist das Leitsymptom eines Verschlusses der linken A. cerebri posterior?

(A) Hemiplegie rechts
(B) Wernicke-Aphasie
(C) homonyme Hemianopsie nach rechts
(D) Apraxie
(E) Hemiplegie links

F95

5.443 Ein 76-jähriger Patient schildert, daß er einen Tag nach einer Schädelprellung ein pulssynchrones Ohrgeräusch rechts bemerkt habe. Bei der neurologischen Untersuchung finden sich Doppelbilder in allen Blickrichtungen bei Motilitätsstörung des rechten Auges, rechts eine konjunktivale Injektion mit Chemosis und ein Exophthalmus rechts.

Welche Diagnose ist am wahrscheinlichsten?

(A) retroorbitales Hämatom
(B) Gradenigo-Syndrom (Syndrom der Felsenbeinspitze)
(C) Karotis-kavernosus-Fistel
(D) Tolosa-Hunt-Syndrom
(E) Thrombose des Sinus cavernosus

F93

5.444 Welche der Aussagen über zerebrale Gefäßverschlüsse treffen zu?

(1) Der Lähmungstyp Wernicke-Mann ist in der Regel bedingt durch Verschluß der A. basilaris oder ihrer Äste.
(2) Der Verschluß einer A. cerebri posterior führt nicht selten zu einer homonymen Hemianopsie oder Quadrantenanopsie.
(3) Die meisten zerebralen Gefäßverschlüsse mit klinischer Symptomatik entwickeln sich im Gebiet der A. cerebri anterior.

(A) nur 2 ist richtig
(B) nur 3 ist richtig
(C) nur 1 und 2 sind richtig
(D) nur 1 und 3 sind richtig
(E) nur 2 und 3 sind richtig

F96

5.445 Der Liquor cerebrospinalis eines 50-jährigen Patienten mit akut vor 2 Tagen aufgetretenem Kopfschmerz ist in drei aufeinanderfolgenden Portionen einer lumbalen Punktion massiv blutig. Nach Zentrifugation besteht Xanthochromie.

Welche Diagnose ist am wahrscheinlichsten?

(A) bakterielle Meningitis
(B) Subarachnoidalblutung
(C) Melanom-Metastase
(D) tuberkulöse Meningitis
(E) intrazerebrale Blutung

5.439 (E) 5.440 (A) 5.441 (D) 5.442 (C) 5.443 (C) 5.444 (A) 5.445 (B)

F95

5.446 Ein 25-jähriger Patient mit einer jahrelangen Anfallsanamnese (rezidivierende epileptische Anfälle) erleidet einen zerebralen Insult. Sofern die Anfälle in Zusammenhang stehen mit dem jetzigen akuten Geschehen, ist als Diagnose am wahrscheinlichsten:

(A) Glioblastoma multiforme
(B) arteriovenöses Angiom
(C) posttraumatisches chronisches subdurales Hämatom
(D) Medulloblastom
(E) mykotisches Aneurysma

F93

Folgende Angaben beziehen sich auf die Aufgaben Nr. 5.447 und Nr. 5.448.

Bei einem 48-jährigen Patienten mit einer Hemiparese links wurde eine kraniale Computertomographie (siehe Abb. 62 des Bildanhangs) ohne Kontrastmittelgabe angefertigt.

5.447 Welche Diagnose ist anhand des Befundes der rechtsseitigen Hemisphäre am wahrscheinlichsten?

(A) floride Herpes-simplex-Enzephalitis
(B) Infarktödem mit Zeichen der Einklemmung
(C) postmalazische kortikale und subkortikale Defektbildung
(D) Resorption einer Stammganglienblutung mit Ventrikeleinbruch
(E) hämorrhagischer Infarkt mit Zeichen der Luxusperfusion

5.448 Betroffen ist das vaskuläre Territorium der

(A) A. carotis interna gesamt
(B) A. cerebri media und posterior allein
(C) A. cerebri anterior und media allein
(D) A. cerebri media allein
(E) Aa. lenticulo-striatae allein

H97

5.449 Welche Aussage trifft **nicht** zu?

Die Indikation zur Durchführung zerebraler SPECT-Untersuchungen kann sich ergeben:

(A) bei Epilepsie
(B) bei Ischämie
(C) zur Unterscheidung verschiedener Demenzformen
(D) bei Verdacht auf Hirntod
(E) bei akuter Subarachnoidalblutung

H95

5.450 Als Komplikation der Subarachnoidalblutung auf Grund einer Ruptur eines Aneurysmas der Hirnbasisarterien ist **am wenigsten** wahrscheinlich zu erwarten:

(A) vegetative Störung mit Herzrhythmusstörungen und EKG-Veränderungen
(B) Liquorresorptionsstörung
(C) schwere granulomatöse Entzündung der basalen Meningen mit Hirnnervenausfällen
(D) Vasospasmus von Hirnbasisarterien
(E) Nachblutung mit akuter Steigerung des intrakraniellen Druckes

H98

5.451 Womit ist nach einer intrakraniellen Subarachnoidalblutung **am wenigsten** wahrscheinlich zu rechnen?

(A) Liquorresorptionsstörung mit Hydrocephalus aresorptivus
(B) Rezidivblutung
(C) autonome Regulationsstörungen
(D) adhäsionsbedingte Aquäduktstenose
(E) Vasospasmen

5.446 (B) 5.447 (B) 5.448 (A) 5.449 (E) 5.450 (C) 5.451 (D)

F98

5.452 Welche Aussage trifft **nicht** zu?

Die Subarachnoidalblutung

(A) äußert sich typischerweise durch akuten Kopfschmerz und Nackensteife
(B) wird mittels der Magnetresonanztomographie als Methode der ersten Wahl nachgewiesen
(C) kann eine Lumbalpunktion erforderlich machen
(D) wird häufig durch ein rupturiertes Hirnarterienaneurysma verursacht
(E) bedarf präoperativ einer weiteren Abklärung durch eine angiographische Untersuchung der Hirnarterien

H96

5.453 Bei einem 50-jährigen Patienten, der seit vielen Jahren wegen chronischer Kopfschmerzen einen Analgetikamißbrauch betreibt, kommt es schlagartig zu intensiven Hinterkopfschmerzen sowie einer leichten Nackensteifigkeit.

Welche Diagnose ist am wahrscheinlichsten?

(A) Bandscheibenvorfall im Bereich der oberen Halswirbelsäule
(B) eitrige Meningitis
(C) Subarachnoidalblutung
(D) akute Exazerbation der vasomotorischen Kopfschmerzen
(E) Okzipitalneuralgie

F93

5.454 Wenn es innerhalb der ersten 2 Wochen nach einer akuten intrakraniellen Subarachnoidalblutung zu neurologischen Herdsymptomen kommt, so beruht dies **am wenigsten** wahrscheinlich auf folgender Ursache:

(A) Einblutung in das Hirnparenchym
(B) Spasmus arterieller Gefäße
(C) Rezidivblutung
(D) progredientes subdurales Hygrom
(E) Hirnmassenverschiebung

F00

5.455 Ein 76-jähriger Mann hat seit einigen Wochen heftige anhaltende Schläfenkopfschmerzen links. Er hat früher nur sehr selten Kopfschmerzen gehabt. Er fühlt sich schlecht, ist blass und hat an Körpergewicht abgenommen. BSG in der 1. Stunde: 100 mm.

Welche der genannten Erkrankungen liegt am wahrscheinlichsten vor?

(A) Costen-Syndrom
(B) Aurikulotemporalis-Neuralgie
(C) Riesenzellarteriitis
(D) Hirnsinusthrombose
(E) Pseudotumor cerebri

F93

5.456 Welche Aussage trifft **nicht** zu?

Häufige Zeichen bei Patienten mit einer (traumatischen) arteriovenösen Fistel zwischen A. carotis interna und Sinus cavernosus (Carotis-Sinus-cavernosus-Fistel) sind:

(A) pulsierender Exophthalmus
(B) Diabetes insipidus
(C) Chemosis
(D) Stauungsblutungen am Fundus oculi
(E) vom Patienten wahrgenommenes pulssynchrones Gefäßgeräusch

H96

5.457 Ein 75-jähriger Mann mit einer seit 15 Jahren bekannten arteriellen Hypertonie und einem Nikotinabusus stellt sich Ihnen wegen über Nacht aufgetretener Doppelbilder bei Blick nach links und einer Schwäche der linken Körperhälfte vor.
Sie finden bei dem wachen Patienten eine inkomplette äußere Lähmung des N. oculomotorius rechts und eine viertgradige Hemiparese links mit gesteigerten Muskeleigenreflexen links sowie ein positives Babinski-Phänomen links. Der übrige neurologische Befund ist regelrecht.

Es handelt sich am wahrscheinlichsten um eine(n)

(A) Infarkt im Stromgebiet einer A. cerebri anterior
(B) Subarachnoidalblutung
(C) Hirnstamminfarkt
(D) große intrakranielle Raumforderung links mit Mittellinienverlagerung
(E) Infarkt im Stromgebiet einer A. cerebri posterior

5.452 (B) 5.453 (C) 5.454 (D) 5.455 (C) 5.456 (B) 5.457 (C)

F93

5.458 Ein Hydrozephalus communicans aresorptivus (mit den Leitsymptomen Demenz, Gangstörung und Urininkontinenz) tritt am häufigsten auf:

(A) bei Kleinhirntumoren
(B) als Komplikation des Bing-Horton-Syndroms
(C) infolge Subarachnoidalblutung
(D) bei M. Parkinson
(E) bei Chorea Huntington

5.6.3 Therapie

H88

5.459 Voraussetzung für die Operationsindikation bei einer zerebralen oder spinalen Gefäßfehlbildung ist die Anfertigung eines/einer

(A) Computertomogramms von Hirn bzw. Rückenmark
(B) Kontrastmittel-Computertomogramms von Hirn bzw. Rückenmark
(C) zerebralen bzw. spinalen Angiographie
(D) Szintigraphie des Gehirns bzw. Rückenmarks
(E) Doppler-Sonographie der Aa. carotides et vertebrales

H91

5.460 Die Therapie der Arteriitis temporalis mit Cortison ist im allgemeinen einzuleiten:

(A) erst nach Bekanntwerden des histologischen Befundes
(B) nach Ausschluß einer Spontanremission der Beschwerden durch mehrtägige Beobachtung
(C) umgehend bei begründetem klinischem Verdacht
(D) erst wenn die Erkrankung nicht anspricht
(E) sobald unter regelmäßiger engmaschiger Beobachtung Visusstörungen auftreten

H94

5.461 Welche der Aussagen über Gefäßoperationen an hirnzuführenden arteriellen Gefäßen treffen zu?

(1) Eine Einengung des Gefäßlumens (Gefäßquerschnitt) einer A. carotis interna um 50% stellt nach allgemeiner Übereinkunft eine absolute Indikation zur Endarteriektomie dar.
(2) Ein Verschluß einer A. vertebralis stellt fast immer eine Indikation zur Operation mit Freilegung des Gefäßes dar.
(3) Nach einem A.-carotis-interna-Verschluß bringt eine extra-/intrakranielle Bypassoperation im allgemeinen eine Rückbildung auch schwerster Residuen.

(A) Keine der Aussagen 1–3 ist richtig.
(B) nur 1 ist richtig
(C) nur 2 ist richtig
(D) nur 3 ist richtig
(E) nur 1 und 2 sind richtig

F94

5.462 Hinsichtlich der Therapie bei älteren Patienten mit chronischen zerebralen Gefäßerkrankungen gilt:

(1) Auch wegen der therapeutischen Konsequenzen sind Spätformen endogener Psychosen von den exogenen Psychosen bei zerebralen Gefäßerkrankungen zu differenzieren.
(2) Bei diesen zerebralen Gefäßerkrankungen sind stark potente Neuroleptika bei der Behandlung von Erregungszuständen allgemein kontraindiziert.
(3) Medikamente mit blutdrucksenkender Wirkung können unter Umständen eine Dekompensation mit Auftreten nächtlicher deliranter Syndrome hervorrufen.

(A) nur 3 ist richtig
(B) nur 1 und 2 sind richtig
(C) nur 1 und 3 sind richtig
(D) nur 2 und 3 sind richtig
(E) 1–3 = alle sind richtig

5.458 (C) 5.459 (C) 5.460 (C) 5.461 (A) 5.462 (C)

F99

5.463 Für eine sekundäre Befundverschlechterung mit Bewußtseinsverminderung am 4. Tag nach akuter Subarachnoidalblutung ist als Ursache **am wenigsten** wahrscheinlich:

(A) Hydrozephalus
(B) Vasospasmus
(C) Rezidivblutung
(D) Absence
(E) Hirnödem

H00

5.464 Welche Aussage zur Therapie bzw. Reinfarkt-Prophylaxe beim akuten Hirninfarkt trifft zu?

(A) Bei Patienten mit hemiplegischem akutem Hirninfarkt soll innerhalb eines Zeitfensters von 12 bis 24 Stunden nach Infarktmanifestation im Regelfall eine systemische Thrombolyse eingeleitet werden.
(B) Die rasche Normalisierung eines erhöhten arteriellen Blutdrucks ist generell das erstrangige Therapieziel bei Patienten mit akutem Hirninfarkt.
(C) Erhöhte Blutzuckerwerte beeinflussen beim akuten Hirninfarkt die Prognose nach übereinstimmender Erkenntnis nicht und sollen in der Akutphase generell auf ihrem Niveau belassen werden.
(D) Stroke Units sind spezialisiert auf die Behandlung von Schlaganfall-Patienten.
(E) Durch nachfolgende regelmäßige Einnahme von Acetylsalicylsäure nach einem akuten Hirninfarkt wird – statistisch gesehen – die Reinfarktrate um rund 80% reduziert.

H00

5.465 Im Rahmen der Subarachnoidalblutung ist nach dem Eintritt der akuten Blutung die Prophylaxe von symptomatischen, zerebralen Vasospasmen (als eine typische Komplikation der SAB) von Bedeutung.

Hier ist in erster Linie indiziert:

(A) Antikoagulation mit Phenprocoumon
(B) Cyclophosphamid
(C) Calciumantagonist (Nimodipin)
(D) wiederholte Lumbalpunktion
(E) Carbamazepin

H00

5.466 Therapeutische Gabe von Baclofen ist in erster Linie indiziert bei folgendem der genannten Störungsbilder:

(A) Alkoholdelir
(B) zerebellare Ataxie
(C) Status epilepticus
(D) Beugereflexsynergien nach zerebralem Insult
(E) Transitorische ischämische Attacke (TIA)

5.7 Anfallsleiden

5.7.1 Allgemeines

F00

5.467 Welches Phänomen ist für die Narkolepsie **am wenigsten** charakteristisch?

(A) Wachanfälle
(B) Schlafanfälle
(C) Kataplexie
(D) dissoziative Fugue
(E) hypnagoge Halluzinationen

H92

5.468 Welche der genannten Provokationsmethoden zur Aktivierung epileptischer Potentiale bei Patienten ist bei der klinischen EEG-Diagnostik heutzutage **am wenigsten** gebräuchlich?

(A) Hyperventilation, bei Patienten im Kindesalter
(B) Hyperventilation, bei Patienten im Erwachsenenalter
(C) Pentetrazol (Cardiazol®)-Gabe
(D) Einschlaf-EEG nach Schlafentzug
(E) Photostimulation

5.463 (D) 5.464 (D) 5.465 (C) 5.466 (D) 5.467 (D) 5.468 (C)

H92

5.469 Welche der Aussagen zum myoklonisch-astatischen Petit mal trifft zu?

(A) zumeist psychoreaktive Entstehung als Ursache nachweisbar
(B) Hauptmanifestationsalter: ca. 12.–15. Lebensjahr
(C) Fälle mit Auftreten von Status epilepticus sind nicht selten.
(D) In der Regel ist ein X-chromosomal-dominanter Erbgang nachweisbar.
(E) Das iktale EEG ist im allgemeinen gekennzeichnet durch regelmäßige 3/s spike-wave-Komplexe.

F92

5.470 Bei primär generalisierten Anfällen kommt es kennzeichnenderweise am häufigsten zu:

(A) bilateral-synchronen Paroxysmen im iktalen EEG
(B) umschriebenen blitzartigen symmetrischen Jaktationen im Bereich des Schultergürtels und der oberen Extremitäten
(C) abnorm verzerrter Wahrnehmung der Umwelt in Form von Mikropsie und Makropsie
(D) Kataplexie
(E) einer transitorischen globalen Amnesie

F96

5.471 Für Blitz-Nick-Salaam-Krämpfe (West-Syndrom) ist charakteristisch:

(A) Sie manifestieren sich zumeist bei Kindern in einem Alter von etwa 6 Jahren (Erstmanifestation).
(B) Typisch sind im EEG in erster Linie 3/s-Spikes.
(C) Als Ursache kommt eine prä- oder perinatale Hirnschädigung in Betracht.
(D) Die Gesamtprognose ist in der Regel gut.
(E) Grand-mal-Anfälle kommen bei Patienten mit dieser Erkrankung nicht vor.

H95

5.472 Weitgehend synonym für komplexe fokale Anfälle wird am häufigsten folgende der genannten Bezeichnungen verwendet:

(A) Abortiv-grand-Mal
(B) Psychomotorische Anfälle
(C) West-Syndrom
(D) Myoklonisch-impulsive Anfälle
(E) Myoklonische Absencen

H95

5.473 Bei Jugendlichen und Erwachsenen (insgesamt gesehen) finden sich am häufigsten Patienten mit folgendem Anfallstyp:

(A) Grand-mal-Anfälle
(B) BNS-Krämpfe
(C) Myoklonisch-astatische Anfälle
(D) chronisch progrediente Epilepsia partialis continua
(E) Pyknolepsie

F95

5.474 Als Synonym für die Impulsiv-Petit-mal-Epilepsie wird in erster Linie folgende Bezeichnung verwendet:

(A) Juvenile myoklonische Epilepsie
(B) BNS-Krämpfe
(C) Psychomotorische Anfälle
(D) Neugeborenenkrämpfe (Apnoeanfälle)
(E) Pyknoleptisches Petit mal

F93

5.475 Charakteristisch für BNS-Krämpfe ist:

(A) Orale Automatismen dominieren das Krankheitsbild.
(B) Im allgemeinen psychoreaktive Entstehung der Anfälle.
(C) Der Manifestationsgipfel liegt im 10.–15. Lebensjahr.
(D) Tendenz zu Häufung in Serien
(E) Der Manifestationsgipfel liegt im 5.–10. Lebensjahr.

5.469 (C) 5.470 (A) 5.471 (C) 5.472 (B) 5.473 (A) 5.474 (A) 5.475 (D)

F94

5.476 Durch das häufige und vorherrschende Auftreten typischer Absencen ist in 1. Linie folgende Epilepsieform gekennzeichnet:

(A) Myoklonisches Petit mal
(B) BNS-Krämpfe
(C) Pyknoleptisches Petit mal
(D) Impulsiv-Petit-Mal
(E) West-Syndrom

F94

5.477 Als Ursachen für erstmals auftretende zerebrale Krampfanfälle im höheren Lebensalter kommen folgende Erkrankungen in Frage:

(1) Hirntumor
(2) Sinusvenenthrombose
(3) Alkoholismus

(A) nur 1 ist richtig
(B) nur 1 und 2 sind richtig
(C) nur 1 und 3 sind richtig
(D) nur 2 und 3 sind richtig
(E) 1 – 3 = alle sind richtig

F99

5.478 Auf eine Schlaf-Wach-Regulationsstörung wird ätiologisch in erster Linie folgendes der genannten Krankheitsbilder zurückgeführt:

(A) Absencen
(B) komplex-partielle Anfälle
(C) Narkolepsie
(D) Paroxysmale (Periodische) familiäre Lähmung
(E) Migräne mit Aura

5.7.2 Klinik

F89

5.479 Welcher der folgenden EEG-Befunde gibt den stärksten Hinweis auf eine Epilepsie?

(A) 3/s Deltawellen beim schlafenden Patienten
(B) Paroxysmen aus Elementen mit jeweils mehreren Spitzen und einer langsamen Welle
(C) rasche Betaaktivität (18 – 22/s) beim wachen Patienten
(D) langsamen (4 – 5/s) Zwischenwellen im Schlafbeginn
(E) Blockierung des Alpha-Rhythmus bei gesteigerter Reaktionsbereitschaft (Sinnesreiz)

H89

5.480 Als Ursache von Jackson-Anfällen wird im Computertomogramm ein parietaler Tumor gefunden, bei dem es sich nach dem Nativ- und Kontrastmittel-Scan wahrscheinlich um eine Metastase handelt.

Als Primärtumor kommen folgende Malignome in Frage:

(1) Bronchialkarzinom
(2) Schilddrüsenkarzinom
(3) Nierenkarzinom
(4) Melanoblastom

(A) nur 1 ist richtig
(B) nur 1 und 4 sind richtig
(C) nur 2 und 3 sind richtig
(D) nur 1, 2 und 4 sind richtig
(E) 1 – 4 = alle sind richtig

F87

5.481 Das Auftreten von Grand-Mal-Anfällen beobachtet man bei(m)

(1) Alkoholismus
(2) Enzephalitis
(3) chronischer Urämie

(A) nur 1 ist richtig
(B) nur 1 und 2 sind richtig
(C) nur 1 und 3 sind richtig
(D) nur 2 und 3 sind richtig
(E) 1 – 3 = alle sind richtig

F92

5.482 Dem Begriff „Akathisie" läßt sich insbesondere das folgende Beschwerdebild zuordnen:

(A) motorische Unruhe in den Beinen, vor allem im Sitzen
(B) Bewegungsarmut
(C) Zungen-Schlund-Krämpfe
(D) affektiver Tonusverlust
(E) Beibehaltung von passiv erzeugten und zum Teil unbequemen Körperstellungen

5.476 (C) 5.477 (E) 5.478 (C) 5.479 (B) 5.480 (E) 5.481 (E) 5.482 (A)

F87

Ordnen Sie jeder der Anfallsformen in Liste 1 jeweils die zugehörige Gruppe von Anfällen (Liste 2) zu!

Liste 1

5.483 Psychomotorischer Anfall

5.484 Epilepsia partialis continua

Liste 2

(A) Fokale Anfälle
(B) BNS-Krämpfe
(C) Primär generalisierte Anfälle
(D) Drop attacks
(E) Synkopale Anfälle

H84

5.485 Zu den epileptischen Anfallsformen ohne Altersbindung zählen:

(1) myoklonisch-astatische Anfälle
(2) partielle Anfälle
(3) BNS-Krämpfe
(4) pyknoleptische Absencen
(5) psychomotorische Anfälle

(A) nur 1 und 4 sind richtig
(B) nur 2 und 3 sind richtig
(C) nur 2 und 5 sind richtig
(D) nur 1, 3 und 4 sind richtig
(E) nur 2, 3 und 5 sind richtig

H87

5.486 Eine Ammonshornsklerose ist am ehesten Folge einer/eines

(A) chronischen Alkoholismus
(B) Grand-mal-Epilepsie
(C) Encephalomyelitis disseminata (Multiple Sklerose)
(D) myatrophischen Lateralsklerose
(E) tuberösen Hirnsklerose

H87

5.487 Die epileptischen Blitz-Nick-Salaam-Anfälle manifestieren sich typischerweise

(A) im Säuglingsalter
(B) im Schulalter
(C) während der Pubertät
(D) im frühen Erwachsenenalter
(E) im fortgeschrittenen Erwachsenenalter

F87

5.488 Ein 10-jähriges bisher gesundes Mädchen hat nach Angaben der Mutter wiederholt gekrampft.

Welche der folgenden Punkte sind für die weitere diagnostische Klärung am dringlichsten?

(1) Elektroenzephalographie
(2) probatorische Behandlung mit einem Antiepileptikum
(3) Luftenzephalographie
(4) Erhebung der Anfallsanamnese

(A) nur 1 und 2 sind richtig
(B) nur 1 und 3 sind richtig
(C) nur 1 und 4 sind richtig
(D) nur 2 und 3 sind richtig
(E) nur 2 und 4 sind richtig

H87

5.489 Dämmerzustände kommen bei folgenden Krankheitsbildern vor:

(1) Epilepsie
(2) pathologischer Rausch
(3) Hysterie
(4) Schädel-Hirn-Trauma

(A) nur 1 und 2 sind richtig
(B) nur 1 und 4 sind richtig
(C) nur 2 und 4 sind richtig
(D) nur 1, 2 und 4 sind richtig
(E) 1 – 4 = alle sind richtig

5.483 (A) 5.484 (A) 5.485 (C) 5.486 (B) 5.487 (A) 5.488 (C) 5.489 (E)

F88

5.490 Welche Aussage trifft **nicht** zu?

Jackson-Anfälle

(A) sind gekennzeichnet durch Ausbreitung der Krämpfe/Mißempfindungen auf benachbarte Körperregionen
(B) zeigen des öfteren eine genuine Epilepsie an
(C) gehen im Anfall meist mit EEG-Veränderungen einher
(D) zeigen gelegentlich Tendenz zu statusartiger Anfallshäufung
(E) zeigen gelegentlich postparoxysmale Hemiparesen

F85

5.491 Welche der folgenden Aussagen beschreibt am zutreffendsten eine epileptische Anfallsserie?

(A) Es folgen mehrere generalisierte Krampfanfälle aufeinander, ohne daß der Patient zwischenzeitlich das Bewußtsein wiedererlangt.
(B) Es folgen mehrere hirnorganische Anfälle in kurzem zeitlichem Abstand aufeinander; der Patient erlangt jedoch jeweils zwischen den Anfällen das Bewußtsein wieder.
(C) Der Patient zeigt über 2–3 Tage dauernd kontinuierlich Anfallssymptome.
(D) Ein Patient hat über einen bestimmten Zeitraum (z.B. 3 Monate) regelmäßig täglich einen hirnorganischen Anfall.
(E) Im Laufe einer chronischen Epilepsie sistiert der früher vorhandene Anfallstyp und es folgen nun andersartige Anfälle.

F85

5.492 Eine Wöchnerin – Verlauf von Schwangerschaft, Geburt und Wochenbett bisher unauffällig, in der Anamnese keine epileptischen Anfälle – klagt in der 2. Woche post partum über heftige Kopfschmerzen und hat dann einen generalisierten Krampfanfall. Blutdruck und Körpertemperatur sind normal.

Welche der folgenden Erkrankungen liegt am wahrscheinlichsten vor?

(A) Eklampsie
(B) Migräne
(C) Pfropfgestose
(D) Hirnabszeß
(E) zerebrale venöse Thrombose

F85

5.493 Das abgebildete EEG-Muster (siehe Abb. 63 des Bildanhangs) ist

(A) verdächtig auf eine EEG-Reaktion bei Tumor cerebri
(B) bei Patienten mit Absence-Epilepsie im Intervall zu finden
(C) ein sicherer Hinweis darauf, daß der Patient Anfälle hat
(D) ohne jegliche Aussagekraft
(E) mit einer flüchtigen Reaktion bei Alkoholintoxikation vereinbar

H98

5.494 Beim Schlaf-Apnoe-Syndrom kommt zur Behandlung **am wenigsten** in Betracht:

(A) Reduktion von Übergewicht
(B) Alkoholkarenz
(C) nasale Beatmung (CPAP)
(D) Gabe von Neuroleptika
(E) Reglementierung des Schlaf-Wach-Rhythmus

F98

5.495 Zum Erscheinungsbild des Schlaf-Apnoe-Syndroms passen folgende Befunde:

(1) ausgeprägtes Schnarchen im Schlaf
(2) über 30 Apnoe-Phasen in der Nacht
(3) Adipositas
(4) Konzentrationsstörungen

(A) nur 1 und 2 sind richtig
(B) nur 1 und 3 sind richtig
(C) nur 2 und 3 sind richtig
(D) nur 2, 3 und 4 sind richtig
(E) 1–4 = alle sind richtig

5.490 (B) 5.491 (B) 5.492 (E) 5.493 (B) 5.494 (D) 5.495 (E)

F85

5.496 Bei einem Patienten kommt es wiederholt zu plötzlichem Tonusverlust der Körpermuskulatur anläßlich affektiver Situationen, so daß er jeweils schlagartig hinstürzt. Neben diesen Zuständen tritt dann noch ein Schlafzwang am Tage auf, so daß der Patient jeweils für ca. 20 Minuten ohne unmittelbar zuvor gestürzt zu sein – in Schlaf fällt, ohne dies verhindern zu können.

Es handelt sich am wahrscheinlichsten um

(A) hirnorganische epileptische Anfälle
(B) eine Narkolepsie
(C) synkopale Anfälle
(D) ein Pickwick-Syndrom
(E) psychogene Anfälle

H88

5.497 Welche der Aussagen über den in der Neurologie verwendeten Begriff „pathologisches Lachen" trifft **nicht** zu?

Das sogenannte „pathologische Lachen"

(A) ist eine Ausdrucksbewegung des Lachens ohne fröhlichen Affekt
(B) wird als Symptom bei zerebralen Abbauprozessen beobachtet
(C) wird vom Kranken als fremd empfunden
(D) entspricht dem sogenannten „Lachschlag" (affektiver Tonusverlust) bei der Narkolepsie
(E) tritt häufig zusammen mit pathologischem Weinen auf

F88

5.498 Welche Aussage trifft **nicht** zu?

Zu den charakteristischen Phänomenen der Narkolepsie zählen:

(A) Kataplexie
(B) epileptische Anfälle
(C) sog. Wachanfälle
(D) hypnagoge Halluzinationen
(E) Vigilanzstörungen

H96

5.499 Ein Patient berichtet, daß er in letzter Zeit an kurzdauernden Schwindelanfällen leidet, die von Übelkeit, Schweißausbruch und Angstgefühl begleitet sind und durch bestimmte Kopfbewegung ausgelöst werden – und zwar in zunehmender Häufigkeit.

Welche der genannten Störungen liegt am wahrscheinlichsten vor?

(A) Neuronitis vestibularis
(B) Menière-Krankheit
(C) Zoster oticus
(D) Paroxysmaler Lagerungsschwindel
(E) Narkolepsie-Syndrom

H85

5.500 Welche der folgenden Aussagen über pyknoleptische Absencen trifft/treffen zu?

(1) Nach einer Reorientierungsphase wird im allgemeinen die durch den Anfall unterbrochene Tätigkeit wieder aufgenommen.
(2) Es besteht in der Regel Erinnerung für die Zeit während des Anfalls.
(3) Das Manifestationsalter liegt hauptsächlich nach dem 25. Lebensjahr.

(A) Keine der Aussagen 1 – 3 trifft zu.
(B) nur 1 ist richtig
(C) nur 2 ist richtig
(D) nur 1 und 3 sind richtig
(E) nur 2 und 3 sind richtig

H86

5.501 Welche Komplikation tritt beim generalisierten epileptischen Krampfanfall am häufigsten auf?

(A) peripherer Atemstillstand
(B) Verletzung beim Sturz
(C) hypovolämischer Schock
(D) Muskelriß infolge des Krampfes
(E) Asystolie

5.496 (B) 5.497 (D) 5.498 (B) 5.499 (D) 5.500 (B) 5.501 (B)

H86

5.502 Sturzanfälle sind vor allem charakteristisch für:

(A) Myoklonisches Petit mal
(B) BNS-Krämpfe
(C) Myoklonisch-astatisches Petit mal
(D) Psychomotorische Epilepsie
(E) Pyknoleptisches Petit mal

H95

5.503 Ein 35-jähriger Patient hat zum ersten Mal einen von der Ehefrau typisch geschilderten großen hirnorganischen Anfall von etwa 5 minütiger Dauer erlitten.

Der klinisch-neurologische und der psychopathologische Befund sind unauffällig.

Welche der Aussagen trifft **nicht** zu?

(A) Wenn das EEG und die üblichen Blutlaborwerte unauffällig sind, erübrigt sich die Veranlassung weiterer Untersuchungen, da sogenannte Gelegenheitsanfälle recht häufig und bei einmaligem Auftreten harmlos sind.
(B) Differentialdiagnostisch sollte an einen Hirntumor gedacht werden und sollten entsprechende Untersuchungen veranlaßt werden.
(C) Es sollte der Liquor cerebrospinalis untersucht werden.
(D) Provokations-EEGs können bei normalem Standard-EEG unter Umständen doch noch einen pathologischen Befund zeigen und sind deshalb auch nach einem einmaligen Anfall zu veranlassen.
(E) Neben sorgfältiger Befragung nach früheren Schädel-Hirn-Traumen und internistischen Erkrankungen sollte in der Anamnese immer auch nach Hinweisen auf einen frühkindlichen Hirnschaden gefahndet werden, da entsprechende Läsionen unter Umständen erst im Erwachsenenalter z. B. durch epileptische Anfälle manifest werden.

F96

5.504 Welche Aussage über das Schlafwandeln (Somnambulismus) bei Kindern trifft **nicht** zu?

(A) Das Kind ist während der Episode nur schwer ansprechbar.
(B) Als recht typisch in der Episode gilt ein starrer Gesichtsausdruck.
(C) Bewegungen des herumwandelnden Kindes wirken unbeholfen.
(D) Nach der Episode besteht im Regelfall eine globale transitorische Amnesie.
(E) Es besteht eine Gefährdung des Kindes durch Verletzungen.

F97

5.505 Welche Aussage trifft **nicht** zu?

Die Wernicke-Enzephalopathie zeichnet sich aus durch:

(A) Kataplexie
(B) Gangataxie
(C) Horizontalnystagmus
(D) Thiaminmangel (Ätiologie)
(E) Abduzenslähmung

5.502 (C) 5.503 (A) 5.504 (D) 5.505 (A)

H93

5.506 Ein 18-jähriger Patient berichtet über seit $^1/_2$ Jahr bestehende anfallsartig ohne äußeren Anlaß auftretende Zustände von auf- und absteigender Wärme, die z. B. von Stirn und Schläfen über Hinterkopf und Oberkörper bis in die Magengrube gehen, wobei Herzrasen, verbunden mit starker Angst, auftrete. Dabei öfter ein Gefühl wie ein Stromstoß mitten durch den Oberkörper ganz schnell. Wärme steige wiederum hoch.

Diese Zustände wiederholten sich häufig, dauerten ca. 5 Minuten und würden von einem erdrückenden Gefühl, als wenn etwas von außen auf den Körper einwirke, eingeleitet; wobei die Umwelt sich eigenartig verändere.

Im EEG im Intervall temporal betonte Gruppen von Theta- und Delta-Wellen. Körperliche und neurologische Untersuchung zeigen ansonsten keinen besonderen pathologischen Befund.

Welche Diagnose trifft am wahrscheinlichsten zu?

(A) Wahnwahrnehmungen bei endogener schizophrener Psychose
(B) erlebnisreaktive Entwicklung
(C) chronische taktile Halluzinose
(D) komplex-partielle Anfälle
(E) neurotisches Depersonalisationssyndrom

F94

5.507 Bei Kindern mit frühkindlicher Hirnschädigung findet sich **am wenigsten** häufig:

(A) Spastik
(B) hyperkinetisches Syndrom
(C) Diabetes insipidus
(D) Sprachentwicklungsstörung
(E) Epilepsie

H98

5.508 Polyspike-wave-Komplexe im EEG sind in erster Linie charakteristisch für folgende der genannten Anfallsformen:

(A) Jackson-Anfall
(B) Impulsiv-Petit-mal
(C) komplex-partielle Anfälle
(D) Blitz-Nick-Salaam-Krämpfe (BNS)
(E) Adams-Stokes-Anfall

5.7.3 Therapie

F85

5.509 Welche(s) der folgenden Pharmaka (kann) können das Auftreten hirnorganischer Krampfanfälle begünstigen?

(1) trizyklische Antidepressiva
(2) Neuroleptika
(3) Penicillin G in hohen Dosen
(4) Chlordiazepoxid

(A) nur 4 ist richtig
(B) nur 1 und 2 sind richtig
(C) nur 3 und 4 sind richtig
(D) nur 1, 2 und 3 sind richtig
(E) 1–4 = alle sind richtig

H84

5.510 Bei einem 52-jährigen Patienten, der seit 3 Jahren an epileptischen Anfällen leidet (bei der gründlichen neurologischen Untersuchung bei Erkrankungsbeginn kein Nachweis einer organischen Erkrankung), unter Dauertherapie mit täglich 3 x 100 mg Phenytoin Blutspiegel im therapeutischen Bereich aufweist und damit gut eingestellt war, treten bei unveränderten Blutspiegelwerten nach einjähriger Anfallspause erneut Anfälle auf.

Was ist die wichtigste Maßnahme?

(A) Umstellung auf ein anderes Antikonvulsivum
(B) Dosiserhöhung auf 4–5 x 100 mg Phenytoin täglich
(C) Einnahmepause (sog. „drug holiday“)
(D) erneute eingehende Abklärung wegen Tumorverdachts
(E) Invalidisierung

F86

5.511 Nach längerer Gabe welches (welcher) der genannten Antiepileptika werden Osteopathien beobachtet?

(1) Clonazepam (Rivotril®)
(2) Primidon (Mylepsinum®)
(3) Valproinat (Ergenyl®)
(4) Phenytoin (Phenhydan®)

(A) nur 4 ist richtig
(B) nur 1 und 3 sind richtig
(C) nur 2 und 4 sind richtig
(D) nur 2, 3 und 4 sind richtig
(E) 1–4 = alle sind richtig

5.506 (D) 5.507 (C) 5.508 (B) 5.509 (D) 5.510 (D) 5.511 (C)

H90

5.512 Mit welcher unerwünschten Wirkung ist unter einer oralen antiepileptischen Therapie mit Phenytoin **am wenigsten** zu rechnen?

(A) Hörsturz
(B) Ataxie
(C) Hypertrichose
(D) Gingivahyperplasie
(E) Exanthem

H88

5.513 Die Schwelle für die Auslösung generalisierter Krampfanfälle wird herabgesetzt durch

(1) Neuroleptika vom Typ der Phenothiazine
(2) Alkohol-Entzug
(3) Absetzen von Benzodiazepinen
(4) Theophyllin

(A) nur 2 ist richtig
(B) nur 1 und 3 sind richtig
(C) nur 2 und 4 sind richtig
(D) nur 1, 3 und 4 sind richtig
(E) 1 – 4 = alle sind richtig

H88

5.514 Welches der genannten Antiepileptika ist **nicht** zur Dauertherapie der Grand-mal-Epilepsie geeignet?

(A) Clonazepam
(B) Carbamazepin
(C) Phenytoin
(D) Primidon
(E) Phenobarbital

F90 F85

5.515 Zur Monotherapie in der Langzeitbehandlung von Pyknolepsien bei Kindern ist von den folgenden Substanzen im allgemeinen am besten geeignet:

(A) Diphenylhydantoin (Zentropil®)
(B) Valproinsäure (Ergenyl®)
(C) Carbamazepin (Tegretal®)
(D) Diazepam (Valium®)
(E) Clonazepam (Rivotril®)

H90

5.516 Bei welchem der genannten Antiepileptika muß man während mehrmonatiger bis mehrjähriger Anwendung mit einer ausgeprägten Toleranzentwicklung und einem Verlust der antikonvulsiven Wirkung rechnen?

(A) Phenobarbital
(B) Primidon
(C) Phenytoin
(D) Valproinat
(E) Clonazepam

F87

Ordnen Sie den in Liste 1 genannten Antiepileptika jeweils eine typische unerwünschte Wirkung bzw. Eigenschaft (Liste 2) zu!

Liste 1

5.517 Valproinsäure

5.518 Clonazepam

Liste 2

(A) Hypoglykämie
(B) Leberschädigung
(C) Toleranzentwicklung
(D) Polyurie
(E) Osteomalazie

F92

5.519 Mit welchen der folgenden Effekte ist nach Gabe von Phenytoin zu rechnen?

(1) Abnahme der Wirksamkeit von oralen Kontrazeptiva
(2) Gingivahyperplasie
(3) Leukopenie
(4) Hypertrichose

(A) nur 1 ist richtig
(B) nur 1 und 3 sind richtig
(C) nur 2 und 4 sind richtig
(D) nur 1, 2 und 3 sind richtig
(E) 1 – 4 = alle sind richtig

5.512 (A) 5.513 (E) 5.514 (A) 5.515 (B) 5.516 (E) 5.517 (B) 5.518 (C) 5.519 (E)

F97

5.520 Zur längerzeitigen Monotherapie der Residualepilepsie mit einfach fokalen Anfällen kommt an erster Stelle folgender der genannten Arzneistoffe in Betracht:

(A) Mesuximid
(B) Diazepam
(C) Carbamazepin
(D) Phenobarbital
(E) Ethosuximid

H93

5.521 Welche der folgenden Antiepileptika kann man zur i.v.-Therapie eines Status epilepticus einsetzen?

(1) Valproinsäure
(2) Clonazepam
(3) Carbamazepin
(4) Phenytoin

(A) nur 4 ist richtig
(B) nur 1 und 3 sind richtig
(C) nur 2 und 4 sind richtig
(D) nur 1, 2 und 3 sind richtig
(E) 1 – 4 = alle sind richtig

H96

5.522 Die Anfallsprophylaxe mit Antiepileptika führt bei einigen der eingesetzten Pharmaka zu einer Enzyminduktion in der Leber, die zu klinisch relevanten Interaktionen führen kann.

Bei welchem der folgenden Pharmaka ist **nicht** mit einer solchen Enzyminduktion zu rechnen?

(A) Phenobarbital
(B) Valproinsäure
(C) Primidon
(D) Phenytoin
(E) Carbamazepin

F95

5.523 Sowohl gegen Absencen als auch gegen Grand-mal-Anfälle wirksam ist

(A) Carbamazepin
(B) Valproinsäure
(C) Ethosuximid
(D) Phenytoin
(E) Primidon

H96

5.524 Bei Erwachsenen und Jugendlichen kommt zur längerzeitigen Monotherapie der idiopathischen Epilepsie mit Absencen und seltenen Grands maux an erster Stelle folgender der genannten Arzneistoffe in Betracht:

(A) Valproat
(B) Diazepam
(C) Carbamazepin
(D) Phenobarbital
(E) Mesuximid

H98

5.525 Das Spektrum an unerwünschten Wirkungen bei Therapie mit dem Antiepileptikum Valproinsäure wird am zutreffendsten charakterisiert durch folgende der genannten Auflistungen:

(A) Gewichtszunahme, Haarausfall, gastrointestinale Störungen
(B) Diplopie, Ataxie, allergisches Exanthem
(C) Hypertrichose, Ataxie, Gingivahyperplasie, Hyperkinesen
(D) Nystagmus, Hypersalivation, erhöhte Bronchialsekretion
(E) Arthralgien, Dupuytren-Kontraktur, Vigilanzstörungen

H98

5.526 Zur längerzeitigen Monotherapie (Dauerbehandlung) der fokalen Epilepsie mit komplex-partiellen Anfällen kommt an erster Stelle folgender der genannten Arzneistoffe in Betracht:

(A) Clonazepam
(B) Carbamazepin
(C) Ethosuximid
(D) Trimethadion
(E) Doxepin

5.520 (C) 5.521 (C) 5.522 (B) 5.523 (B) 5.524 (A) 5.525 (A) 5.526 (B)

6 Fehlbildungen, Krankheiten und Schäden des Rückenmarks, der Kauda und der Rückenmarkshäute

6.1 Fehlbildungen und Fehlbildungskrankheiten

6.1.2 Klinik

H88

6.1 Bei Patienten mit einer Paraspastik der Beine, die sitzen und gehen können, findet sich typischerweise:

(A) breitbeinig-stapfender Hackengang mit Retropulsion
(B) unsicheres Gehen lediglich im Dunkeln
(C) besonders starke Abnutzung der Schuhsohlen in umschriebenem Bereich der Schuhsohlen
(D) Gangstörung im Sinne des Duchenne-Trendelenburg-Hinkens (sog. Watschelgang)
(E) „Einschlafen" der Füße beim Sitzen mit übereinandergeschlagenen Beinen

H90 H84

6.2 Welche Aussage trifft **nicht** zu?

Folgende Symptome kommen bei der Syringomyelie relativ häufig vor:

(A) dissoziierte Empfindungsstörung
(B) Muskelatrophien
(C) Pyramidenbahnzeichen
(D) reflektorische Pupillenstarre
(E) Muskelfaszikulationen

H94

6.3 Als Zeichen eines Kaudasyndromes tritt **am wenigsten** wahrscheinlich auf:

(A) Mastdarmstörung
(B) Priapismus
(C) ausgeprägte Wurzelschmerzen beim Pressen
(D) asymmetrische Ausprägung der Sensibilitätsstörung
(E) Schwäche der Wadenmuskulatur

F91

6.4 Mittels welcher der nachfolgend genannten Untersuchungen können Lokalisation und Ausdehnung der Höhlenbildung im ZNS bei Syringomyelie am genauesten nachgewiesen werden?

Durch

(A) den klinischen Befund
(B) Computertomographie (Nativ-Scan)
(C) Kernspintomographie
(D) Befundvergleich des lumbal und subokzipital entnommenen Liquor cerebrospinalis
(E) Myelographie

F98

6.5 Welche Aussage trifft **nicht** zu?

Zu den dysrhaphischen Läsionen werden gezählt:

(A) Arhinenzephalie
(B) Anenzephalie
(C) Enzephalozele
(D) Myelomeningozele
(E) Spina bifida occulta

F90

6.6 Welche der genannten Symptomenkombinationen ist typisch für die Syringomyelie?

(A) segmentale dissoziierte Sensibilitätsstörungen an den Armen, schlaffe Lähmung von Handmuskeln, Störung der Hauttrophik, spastische Paraparese
(B) allgemeine Analgesie am Stamm und den vier Extremitäten, Hinterstrangataxie, Schweißsekretion ungestört, keine Spontanschmerzen
(C) tetraspastisches Syndrom, Hinterstrangschädigung, Ataxie
(D) Blasenstörung, schlaffe Paraparese der Beine
(E) aufsteigende Sensibilitätsstörung bis in Höhe des unteren Zervikalmarkes, Areflexie für den M. triceps brachii

6.1 (C) 6.2 (D) 6.3 (B) 6.4 (C) 6.5 (A) 6.6 (A)

H00

6.7 Ein 58-jähriger Mann stellt sich Ihnen wegen Schmerzen im Rücken und im rechten Bein vor, die er insbesondere auch beim Golfspielen verspürt. Wegen der Beschwerden muss er sich zur Schmerzlinderung nach einer Gehstrecke von maximal 500 m hinsetzen oder auch hinlegen. Beim Radfahren auch langer Strecken hat der Patient keine Probleme.

Ihre allgemeine neurologische Krankenuntersuchung in der Sprechstunde zeigt jetzt keinen pathologischen Befund.

Das Gesamtbild spricht am wahrscheinlichsten für folgende Diagnose:

(A) Meralgia paraesthetica
(B) Kokzygodynie
(C) lumbale Spinalkanalstenose
(D) Thrombose der A. radicularis magna
(E) periphere arterielle Verschlusskrankheit Stadium I (nach Fontaine)

H91

6.8 Ein 50-jähriger Mann kommt wegen chronischer Schmerzen im Zervikobrachialbereich zur Untersuchung. Dabei fallen u.a. Folgen von Verbrennungen der rechten Fingerkuppen auf, über deren Entstehung der Patient keine konkreten Angaben machen kann.

Dieses Symptomenbild läßt in erster Linie denken an:

(A) arteriosklerotisch bedingte Durchblutungsstörungen der Hände
(B) Syringomyelie
(C) vaskuläre Polyneuropathie
(D) Zervikalsyndrom
(E) Tabes dorsalis

F97

6.9 Ein jetzt 58-jähriger Patient stellte erstmals vor über 25 Jahren eine Empfindungsstörung an seinem linken Arm fest. Mit Erstaunen beobachtete er eine Brandblase an der Hand, ohne Schmerz zu empfinden. Später stellten sich ein schwerfälliges Gangbild, atrophische Paresen an beiden Händen und zeitweise erhebliche Schmerzen im linken Arm ein.

An diesem Beschwerdebild leidet er heute noch.

Was liegt am ehesten vor?

(A) Syringomyelie
(B) Syndrom der A. spinalis anterior
(C) Encephalomyelitis disseminata
(D) Skalenus-Syndrom mit Halsrippe
(E) Progressive zervikale Myelopathie

H90

6.10 Welche Aussage trifft **nicht** zu?

Auf einer angeborenen Fehlbildung beruhen insbesondere folgende Erkrankungen:

(A) die funikuläre Spinalerkrankung
(B) die basiläre Impression
(C) die Syringomyelie
(D) die Diastematomyelie
(E) das Klippel-Feil-Syndrom

F92

6.11 Schmerzlose Arthropathien der Extremitäten mit z.T. schweren Gelenkdestruktionen gelten am ehesten als charakteristisch für:

(1) Tabes dorsalis
(2) Funikuläre Spinalerkrankung
(3) Syringomyelie
(4) Lambert-Eaton-Syndrom

(A) nur 1 und 2 sind richtig
(B) nur 1 und 3 sind richtig
(C) nur 1 und 4 sind richtig
(D) nur 2 und 3 sind richtig
(E) nur 2 und 4 sind richtig

6.7 (C) 6.8 (B) 6.9 (A) 6.10 (A) 6.11 (B)

H91

6.12 Ein 37-jähriger Patient wurde zur Operation eines Magengeschwürs stationär aufgenommen. Da er anamnestisch über gelegentliche Rückenschmerzen klagt, wird eine Aufnahme der Lendenwirbelsäule in 2 Ebenen angefertigt (siehe Abb. 64 und Abb. 65 des Bildanhangs).

Welcher Befund ist richtig?

(A) akute Spondylodiszitis L3/L4
(B) Spondylolisthesis L3/L4
(C) typischer Morbus Bechterew mit Ankylose L3/L4
(D) dysontogenetische Blockwirbelbildung zwischen L3/L4
(E) Reste eines schwergradig verlaufenen Morbus Scheuermann L3/L4

6.2 Raumfordernde Prozesse

6.2.1 Allgemeines

H88

6.13 Welche Aussage trifft **nicht** zu?

Als primär intraspinale Tumoren kommen vor:

(A) Ependymom
(B) Meningeom
(C) Plasmozytom
(D) Gliom
(E) Neurinom

H89

6.14 Der M. quadriceps femoris ist der charakteristische Kennmuskel bei Schädigung des Rückenmarksegmentes

(A) L1
(B) S1
(C) S2
(D) S3
(E) Keine der Aussagen (A)–(D) trifft zu.

F92

6.15 Der häufigste zu chronisch progredienter Querschnittssymptomatik führende spinale Tumor im Thorakalbereich bei Frauen im 6. Lebensjahrzehnt ist

(A) die Wirbelmetastase eines Mammakarzinoms
(B) das Rückenmarksgliom
(C) das Wurzelneurinom
(D) das Meningeom
(E) das Ependymom

6.2.2 Klinik

H84

6.16 Eine Myelographie ist indiziert bei

(1) klinischem Verdacht auf einen lumbalen Bandscheibenvorfall
(2) bei auffälliger Erweiterung eines Foramen intervertebrale
(3) bei Verdacht auf spinale Gefäßmißbildung
(4) bei beginnender Querschnittssymptomatik

(A) nur 1 ist richtig
(B) nur 4 ist richtig
(C) nur 2 und 4 sind richtig
(D) nur 1, 2 und 3 sind richtig
(E) 1–4 = alle sind richtig

H86

6.17 Das Ependymom der Cauda equina führt zu

(1) Lumboischialgien
(2) spastischer Paraparese
(3) Blasen-Mastdarmstörungen

(A) nur 3 ist richtig
(B) nur 1 und 2 sind richtig
(C) nur 1 und 3 sind richtig
(D) nur 2 und 3 sind richtig
(E) 1–3 = alle sind richtig

6.12 (D) 6.13 (C) 6.14 (E) 6.15 (D) 6.16 (E) 6.17 (C)

H89

6.18 Sensibilitätsstörungen mit der nebenstehend abgebildeten topographischen Anordnung (siehe Zeichnung) findet man am wahrscheinlichsten bei Patienten mit folgendem Krankheitsbild:

(A) Amyotrophische Lateralsklerose
(B) Thallium-Polyneuropathie
(C) Skalenussyndrom
(D) Syringomyelie
(E) Brown-Séquard-Syndrom

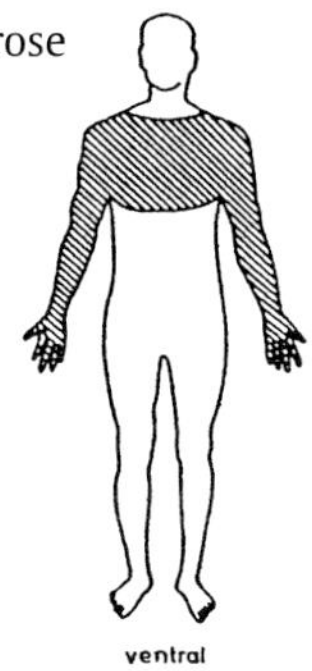

H92

6.19 Eine spastische Paraplegie entwickelt sich bei Rückenmarksquerschnittsläsion beim Erwachsenen typischerweise infolge einer kompletten Rückenmarksquerschnittsläsion in Höhe Wirbelkörper

(1) BWK 10
(2) LWK 3
(3) LWK 5

(A) Keine der Aussagen 1 – 3 ist richtig.
(B) nur 1 ist richtig
(C) nur 2 ist richtig
(D) nur 1 und 2 sind richtig
(E) 1 – 3 = alle sind richtig

H91

6.20 Welche Aussage trifft **nicht** zu?

Wenn sich bei einem 55-jährigen Mann eine Lähmung beider Beine mit Empfindungsstörung vom unteren Rippenbogen abwärts und Harnretention entwickelt, kommen differentialdiagnostisch in Frage:

(A) Myelitis transversa
(B) Rückenmarkskompression infolge eines Wirbeltumors
(C) Rückenmarkerweichung bei einem spinalen Angiom
(D) thrombotischer oder embolischer Verschluß der vorderen Spinalarterie
(E) medialer lumbaler Bandscheibenvorfall

H92

6.21 Welche Aussage trifft **nicht** zu?

Als Krankheitszeichen einer zervikalen Myelopathie bei C6/7 lassen sich insbesondere erklären:

(A) Paraspastik der Beine
(B) schwere Sensibilitätsstörungen an den Händen
(C) Lhermittesches Zeichen
(D) Zwerchfellparese
(E) imperativer Harndrang

H89

6.22 Eine perakut aufgetretene Symptomatik mit heftigem Rückenschmerz, Meningismus und thorakalem Querschnittssyndrom ist am wahrscheinlichsten Folge eines/einer

(A) extraduralen Neurinoms
(B) thorakalen Bandscheibenvorfalles
(C) spinalen Subarachnoidalblutung
(D) epiduralen Abszesses
(E) Verschlusses der A. centralis anteromedialis

F00

6.23 Was ist für den spinalen Schock **am wenigsten** charakteristisch?

(A) schlaffe Paresen
(B) Retentio urinae
(C) Sensibilitätsausfälle
(D) positives Babinski-Phänomen
(E) Retentio alvi

F93

6.24 Welcher Befund spricht offensichtlich gegen die Diagnose „chronischer spinaler extramedullärer raumfordernder Prozeß im Bereich der HWS“?

(A) Blasenentleerungsstörung
(B) segmental-radikuläre Schmerzen im Schulter-Arm-Handbereich
(C) positives Babinskisches Zeichen
(D) Störungen der Tiefensensibilität
(E) Keine der Aussagen (A)–(D) trifft zu.

6.18 (D) 6.19 (B) 6.20 (E) 6.21 (D) 6.22 (C) 6.23 (D) 6.24 (E)

H88

6.25 Bei welchen der folgenden Krankheiten kann ein beiderseitiges positives Babinski-Phänomen auftreten?

(1) Zervikale Myelopathie
(2) Syringomyelie
(3) Amyotrophische Lateralsklerose
(4) Multiple Sklerose

(A) nur 3 und 4 sind richtig
(B) nur 1, 2 und 3 sind richtig
(C) nur 1, 2 und 4 sind richtig
(D) nur 2, 3 und 4 sind richtig
(E) 1–4 = alle sind richtig

H89

6.26 Auf einen Bandscheibenvorfall zwischen HWK 6 und 7 mit medullärer Beteiligung läßt am wahrscheinlichsten folgende Angabe schließen:

(A) spastische Lähmung beider Beine, lebhafte Bauchhautreflexe und Sensibilitätsstörungen an beiden Füßen, Ausfall des Biceps-brachii-Reflexes, übrige Reflexe an den Armen ungestört
(B) einseitige komplette Armparese und kontralaterale Beinparese
(C) Keine Biceps-brachii-Reflex-Störung; es besteht u.a. ein Triceps-brachii-Reflex-Ausfall sowie eine Steigerung des PSR und ASR an den Beinen.
(D) Tetraparese der Beine und Arme einschließlich der Schultermuskeln
(E) Aufhebung der Schmerz- und Temperaturempfindung an Arm und Bein sowie Beinparese der einen Seite bei Störung der Berührungsempfindung auf der anderen Seite. Reflexe an den oberen Extremitäten ungestört.

H94

6.27 Als frühes Zeichen eines intramedullären Tumors ist am häufigsten zu erwarten:

(A) Hemiplegia alternans
(B) Mastdarmentleerungsstörung
(C) dissoziierte Empfindungsstörung
(D) positives Hoffmann-Tinel-Zeichen
(E) Kausalgie

H93

6.28 Bei einer Behinderung der Liquorzirkulation durch eine neoplastische intraspinale Raumforderung findet man im lumbal entnommenen Liquor cerebrospinalis

(1) zumeist eine deutliche Pleozytose
(2) in der Regel einen normalen Eiweißwert
(3) oft Zeichen einer erheblichen Schrankenstörung

(A) nur 2 ist richtig
(B) nur 3 ist richtig
(C) nur 1 und 2 sind richtig
(D) nur 1 und 3 sind richtig
(E) nur 2 und 3 sind richtig

6.3 Degenerative und dystrophische Prozesse

6.3.2 Klinik

H88

6.29 Die myatrophische Lateralsklerose

(A) ist eine Erkrankung des Kindesalters
(B) ist nachweislich Folge einer Autoimmunkrankheit
(C) geht immer mit Sensibilitätsstörung einher
(D) ist eine typische Hinterstrangerkrankung des Rückenmarkes
(E) kann durch Atemlähmung zum Tode führen

F88

6.30 Die amyotrophische Lateralsklerose ist gekennzeichnet durch:

(1) Manifestation bei Jugendlichen
(2) Parästhesien
(3) Muskelatrophien
(4) Blasenentleerungsstörungen
(5) einen praktisch unaufhaltsamen Verlauf bis zum Tode

(A) nur 2 und 3 sind richtig
(B) nur 3 und 5 sind richtig
(C) nur 1, 3 und 4 sind richtig
(D) nur 1, 2, 4 und 5 sind richtig
(E) nur 1, 3, 4 und 5 sind richtig

6.25 (E) 6.26 (C) 6.27 (C) 6.28 (B) 6.29 (E) 6.30 (B)

F87

6.31 Bei welcher der folgenden Erkrankungen finden sich am wahrscheinlichsten neben Eigenreflexabschwächungen auch Reflexsteigerungen?

(A) Herpes zoster
(B) Spinale Muskelatrophie
(C) Polyradikulitis
(D) Amyotrophe Lateralsklerose
(E) Poliomyelitis anterior

H94

6.32 Ein 51-jähriger Patient bemerkt seit 4 Monaten zunehmend folgende Symptome: schwerfällige, verlangsamte Sprechweise, mit Schwierigkeit für Dental-, Labial- und Zungenlaute; verlangsamte Eßweise, häufiges Verschlucken. Pfeifen geht nicht mehr. Die Zunge kann kaum über die Zahnreihe herausgestreckt werden. Speichelfluß aus dem Mund.

Welche der nachfolgenden Diagnosen trifft am ehesten zu?

(A) Tollwutenzephalitis
(B) späte progrediente Kleinhirnatrophie
(C) Bulbärparalyse im Rahmen einer amyotrophischen Lateralsklerose
(D) motorische Aphasie mit Läsion der basalen Präzentralregion
(E) Myotonische Dystrophie

F90

6.33 Bei der amyotrophischen Lateralsklerose findet man typischerweise:

(A) frühzeitig Veränderungen im Elektromyogramm im Sinne einer neurogenen Muskelschädigung
(B) frühzeitig Blasenstörung und Impotenz
(C) Manifestationsgipfel um das 30. Lebensjahr
(D) einen isolierten Untergang der Purkinjezellen der Kleinhirnrinde
(E) einen mit dem Verlauf bei der progressiven spastischen Spinalparalyse praktisch identischen symptomatologischen Krankheitsverlauf

F87

6.34 Bei welcher der genannten Erkrankungen finden sich Faszikulationen als Krankheitszeichen am häufigsten?

(A) Dystrophia myotonica
(B) Progressive spinale Muskelatrophie
(C) Duchenne-Muskeldystrophie
(D) Fazioskapulohumerale Muskeldystrophie
(E) Myasthenia gravis pseudoparalytica

H87

6.35 Die progressive spinale Muskelatrophie geht oft einher mit

(A) Wadenhypertrophie
(B) Augenmotilitätsstörungen
(C) Faszikulationen
(D) Katarakt
(E) Demenz

F85

6.36 Eine typische zerebrale Speicherkrankheit ist die

(A) Gangliosidose
(B) Astrogliose
(C) funikuläre Myelose
(D) Neurofibromatose
(E) myatrophische Lateralsklerose

6.31 (D) 6.32 (C) 6.33 (A) 6.34 (B) 6.35 (C) 6.36 (A)

H00

6.37 Dem 32-jährigen Patienten war schon als Jugendlichem aufgefallen, dass er sich im Vergleich zu Alterskameraden aus dem Knien und Hocken nur sehr mühsam aufrichten konnte.
Jetzt finden sich bei ihm insbesondere an den Oberschenkeln atrophische Paresen und Faszikulationen. Die Quadriceps-femoris-Reflexe sind beidseits nicht auslösbar.
Das Elektromyogramm zeigt pathologische Spontanaktivität in Form von Faszikulations- und Fibrillationspotentialen und positiven scharfen Wellen, bei Willkürinnervation finden sich verbreiterte, hochgespannte Potenziale in einem gelichteten Aktivitätsmuster.

Um welche der genannten Erkrankungen handelt es sich am wahrscheinlichsten?

(A) Spinale Muskelatrophie
(B) Mysthenia gravis
(C) Progressive Muskeldystrophie Typ Duchenne
(D) Stiff-man-Syndrom
(E) Lambert-Eaton-Syndrom

F88

6.38 Entmarkungen der Hinterstränge sind ein charakteristisches morphologisches Zeichen der/des

(A) myatrophischen (amyotrophischen) Lateralsklerose
(B) Poliomyelitis anterior
(C) Friedreichschen Ataxie
(D) v. Hippel-Lindau-Syndrom
(E) spinalen Muskelatrophie

H85

6.39 Hauptbefund der Friedreichschen Ataxie ist:

(A) Schwund der Rückenmarksmotoneuronen
(B) Höhlenbildung im Zervikalmark
(C) Degeneration der Hinterstränge im Rückenmark
(D) Hämangioblastom des Kleinhirns
(E) Degeneration der Substantia nigra

H96

6.40 Welcher Befund findet sich am Beginn der amyotrophen Lateralsklerose (ALS) **am wenigsten** wahrscheinlich?

(A) Sensibilitätsstörungen
(B) Unterschenkelatrophie
(C) Atrophie der kleinen Handmuskeln
(D) Dysphagie
(E) Dysarthrophonie

H84

6.41 Welche Aussage trifft **nicht** zu?

Zu den charakteristischen Gewebsschäden bei der myatrophischen Lateralsklerose gehören

(A) Nervenzelluntergänge in den Vorderhörnern
(B) Pyramidenseitenstrangdegeneration
(C) Nervenzellausfälle in der vorderen Zentralwindung
(D) Entmarkungen der Hinterstränge
(E) gruppenförmige Faseratrophien in der Skelettmuskulatur

H92

6.42 Welche Rückenmarksveränderungen lassen sich morphologisch sowohl bei der Tabes dorsalis als auch bei der Friedreichschen Ataxie beobachten?

(A) Degeneration der Hinterstränge
(B) Degeneration der Pyramidenseiten- und Vorderstränge
(C) Degeneration des Tractus spinocerebellaris
(D) Vorderwurzelatrophie
(E) Purkinje-Zell-Degeneration

H90

6.43 Langsam progrediente atrophische Paresen an beiden Händen ohne Sensibilitätsstörungen lassen an eine progressive spinale Muskelatrophie denken.

Welches Untersuchungsverfahren sichert am wahrscheinlichsten die Diagnose der generalisierten Vorderhornerkrankung?

(A) Liquoruntersuchung
(B) spinales Computertomogramm
(C) spinale Angiographie
(D) Elektromyographie
(E) Myelographie

6.37 (A) 6.38 (C) 6.39 (C) 6.40 (A) 6.41 (D) 6.42 (A) 6.43 (D)

H90

6.44 Eine Paraspastik kommt vor bei folgenden Erkrankungen:

(1) spinales Meningeom
(2) Syringomyelie
(3) zervikale Myelopathie
(4) Multiple Sklerose
(5) funikuläre Myelose

(A) nur 1, 2 und 3 sind richtig
(B) nur 1, 2 und 5 sind richtig
(C) nur 3, 4 und 5 sind richtig
(D) nur 1, 2, 3 und 4 sind richtig
(E) 1 – 5 = alle sind richtig

F92

6.45 Bei welcher der genannten neurologischen Krankheiten ist eine Untersuchung des Liquor cerebrospinalis – die anhand bei dieser Krankheit auftretender Liquorveränderungen zur Erhärtung der bereits bestehenden Verdachtsdiagnose beitragen soll – **am wenigsten** von Bedeutung?

(A) Tuberkulöse Meningitis
(B) Virale Enzephalitis
(C) Funikuläre Myelose
(D) Tabes dorsalis
(E) Zecken-Borreliose (Lyme-Borreliose)

H91

6.46 Eine über 60-jährige Patientin wird in sehr reduziertem Allgemein- und Ernährungszustand erstmals ins Krankenhaus eingewiesen. Sie ist blaß, auffallend euphorisch und kritikarm, hat eine in den Beinen betonte spastische Tetraparese, Parästhesien in den Händen, Störungen des Lage- und Vibrationsempfindens der Zehen sowie an den Füßen eine strumpfförmig begrenzte Hypästhesie und Hypalgesie; die Achillessehnenreflexe sind nur schwach auslösbar.
Sonstige Befunde: Myelogramm, spinales CT und Liquor ohne pathologischen Befund; hyperchrome Anämie, anazider Magensaft.

Worum handelt es sich am wahrscheinlichsten?

(A) Stoffwechselbedingte Polyneuroradikulitis
(B) Funikuläre Spinalerkrankung
(C) Encephalomyelitis disseminata
(D) Maligner raumfordernder spinaler Prozeß
(E) Spinale Heredoataxie (Friedreich)

H91

6.47 Bei einem jetzt 50-jährigen Patienten ist seit ca. 25 Jahren eine langsam progrediente spastische Paraparese der Beine bekannt. Bei seinem älteren Bruder besteht die gleiche Erkrankung, er ist bereits gehunfähig. Alle erhobenen Labor- und Röntgen-Befunde sind regelrecht.

Worum handelt es sich?

(A) Encephalomyelitis disseminata
(B) Stiff-man-Syndrom
(C) Funikuläre Spinalerkrankung
(D) Spastische Spinalparalyse
(E) parasagittales Meningeom

F91

6.48 Welche Aussage trifft **nicht** zu?

Die spinale Muskelatrophie vom Typ Werdnig-Hoffmann

(A) ist Folge einer Degeneration motorischer Vorderhornzellen
(B) zeigt in der Muskelbiopsie eine Gruppenatrophie mit abgerundeten Faserquerschnitten
(C) zeigt in der Muskelbiopsie neben Faseratrophie auch hypertrophische Fasern
(D) führt zur Pseudohypertrophie der Wadenmuskulatur
(E) kann schon beim Neugeborenen durch Muskelschwäche symptomatisch werden

F90

6.49 Ein junger Mann klagt seit 2 Jahren über eine Schwäche vor allem beim Treppensteigen. Bei seinem Vater hatte eine Erkrankung mit gleichartigen Symptomen begonnen, als er in etwa gleichem Alter war. Bei der Untersuchung findet sich u. a. Muskelfaszikulieren.

Welche Diagnose ist am wahrscheinlichsten?

(A) Gliedergürtelform der Muskeldystrophie
(B) Spinale Muskelatrophie Kugelberg-Welander
(C) Myasthenes Syndrom Lambert-Eaton
(D) Familiäre Hüftgelenksdysplasie
(E) Paramyotonia congenita

6.44 (E) 6.45 (C) 6.46 (B) 6.47 (D) 6.48 (D) 6.49 (B)

H93

6.50 Eine über mehrere Jahre langsam progrediente spastische Paraparese der Beine kommt vor bei:

(1) Meningeom im thorakalen Spinalbereich
(2) Encephalomyelitis disseminata
(3) parasagittalem Meningeom
(4) chronischer zervikaler Myelopathie

(A) nur 2 und 4 sind richtig
(B) nur 1, 2 und 3 sind richtig
(C) nur 1, 2 und 4 sind richtig
(D) nur 1, 3 und 4 sind richtig
(E) 1 – 4 = alle sind richtig

H94

6.51 Bei welcher der nachfolgenden Krankheiten sind Vorderhornatrophien bei der Rückenmarksuntersuchung **nicht** zu erwarten?

(A) alte, abgelaufene Poliomyelitis anterior
(B) spastische Spinalparalyse
(C) amyotrophische (myatrophische) Lateralsklerose
(D) infantile spinale Muskelatrophie (Werdnig-Hoffmann)
(E) adulte Form der spinalen Muskelatrophie (Duchenne-Aran)

H94

6.52 Schmerzhafte Wadenkrämpfe treten **am wenigsten** wahrscheinlich auf infolge

(A) myatrophischer Lateralsklerose
(B) diabetischer Polyneuropathie
(C) Tolosa-Hunt-Syndrom
(D) McArdle-Syndrom
(E) chronisch-venöser Insuffizienz am Bein

F93

6.53 Welche Aussage trifft **nicht** zu?

Für den Morbus Friedreich gilt:

(A) Häufig entwickeln sich Skelettdeformitäten.
(B) Die Hinterstränge bleiben im allgemeinen frei von Veränderungen.
(C) Es kommt häufig zu einer zerebellaren Dysarthrie.
(D) Typischerweise entwickeln sich ausgeprägte psychopathologische Veränderungen.
(E) Häufig finden sich Pyramidenbahnzeichen.

F93

6.54 Bei welcher der genannten Erkrankungen ist nicht-artifizielle Xanthochromie des lumbal entnommenen Liquor cerebrospinalis **am wenigsten** wahrscheinlich?

(A) Subarachnoidalblutung
(B) Hirnvenenthrombose
(C) chronisches subdurales Hämatom
(D) Myatrophische Lateralsklerose
(E) Hirnmassenblutung

6.3.3 Therapie

H90

6.55 Welche der Aussagen über die amyotrophische Lateralsklerose treffen zu?

(1) Die ALS ist eine Krankheit des Erwachsenenalters.
(2) In der Regel beginnt sie proximal an den Beinen, befällt dann die oberen Hirnnerven und zuletzt im Finalstadium die Arme.
(3) Vielversprechende therapeutische Ansätze bietet die Behandlung mit Cyclophosphamid.

(A) nur 1 ist richtig
(B) nur 1 und 2 sind richtig
(C) nur 1 und 3 sind richtig
(D) nur 2 und 3 sind richtig
(E) 1– 3 = alle sind richtig

6.4 Entzündliche Prozesse und Entmarkungskrankheiten

6.4.1 Allgemeines

F87

6.56 Eine starke Eiweißvermehrung im lumbalen Liquor ohne wesentliche Erhöhung der Zellzahl findet man häufig

(1) initial bei akuter Subarachnoidalblutung
(2) beim spinalen Tumor mit Querschnittssymptomatik
(3) bei idiopathisch-entzündlicher Polyneuritis mit Wurzelbeteiligung

(A) nur 2 ist richtig
(B) nur 1 und 2 sind richtig
(C) nur 1 und 3 sind richtig
(D) nur 2 und 3 sind richtig
(E) 1 – 3 = alle sind richtig

6.50 (E) 6.51 (B) 6.52 (C) 6.53 (B) 6.54 (D) 6.55 (A) 6.56 (D)

H94

6.57 Eine Schrankenstörung im Liquor cerebrospinalis ohne Zellzahlerhöhung (Lumbalpunktat) findet sich

(1) charakteristischerweise bei idiopathischer Polyneuritis (Guillain-Barré-Strohl)
(2) im allgemeinen zwischen Schüben einer Encephalomyelitis disseminata als das Hauptmerkmal
(3) häufig bei Liquorzirkulationsstörungen durch spinale Raumforderungen

(A) nur 1 ist richtig
(B) nur 1 und 2 sind richtig
(C) nur 1 und 3 sind richtig
(D) nur 2 und 3 sind richtig
(E) 1 – 3 = alle sind richtig

6.4.2 Klinik

H92

6.58 Welches der genannten Phänomene findet sich bei der Multiplen Sklerose am häufigsten und gilt hierfür als relativ typisch?

(A) gesteigerte Muskeleigenreflexe
(B) Muskelfaszikulationen
(C) multilokuläre noduläre Bindegewebsvermehrung in der Skelettmuskulatur
(D) Erhöhung der Kreatinkinase (CK) im Serum auf Werte um 500 – 1000 U/l
(E) epileptische Anfälle

H94

6.59 Ein 60 Jahre alter Patient klagt (nach einem Urlaub im Ausland) über Abgeschlagenheit und leicht erhöhte Temperaturen seit einigen Tagen sowie über heftige Schmerzen im Thoraxbereich rechts, in den Arm ausstrahlend.

Bei der Untersuchung finden sich: gruppierte Bläschen auf Hautrötungen in den Dermatomen Th 2 bis Th 4 rechts, deutliche Hyperästhesie in diesem Bereich. Lumbalpunktion: 135/3 Zellen, vorwiegend Lymphozyten.

Um welche Erkrankung handelt es sich am ehesten?

(A) Fleckfieber
(B) Herpes-simplex-Erkrankung
(C) Interkostalneuralgie bei Leptospirose
(D) Zoster
(E) Lyme-Borreliose

F92

6.60 Ein 80-jähriger Patient erkrankt mit den Zeichen einer schmerzlosen Lähmung beider Beine. Er wird schon nach wenigen Stunden in einer neurologischen Klinik mit folgendem Befund aufgenommen:
Reduzierter Allgemeinzustand, deutliche Beschleunigung der Blutkörperchensenkungsgeschwindigkeit, unvollständiges Querschnitts-Syndrom Th 10 mit Blasenentleerungsstörung, im Röntgenbild Destruktion der BWK 11 und 12 mit auffälligem Paravertebralschatten.

Das Krankheitsbild spricht in 1. Linie für:

(A) Spontanfrakturen durch fortgeschrittene Osteochondrose
(B) Ostitis multiplex cystoides
(C) Spondylitis tuberculosa
(D) Myelomalazie
(E) spinale Form der Encephalomyelitis disseminata

F95

6.61 Welche Aussage trifft **nicht** zu?

Charakteristische Phänomene bei der klassischen Tabes dorsalis sind:

(A) Spastik der Skelettmuskulatur
(B) Blasenatonie
(C) Optikusatrophie
(D) Potenzstörungen
(E) Kältehyperästhesie

H91

6.62 Eine 70-jährige Patientin hat eine reflektorische Pupillenstarre links und fehlende Muskeleigenreflexe an den Beinen. Sie ist wiederholt wegen ungeklärter Schmerzzustände bei Ärzten gewesen. Eine Untersuchung des Liquor cerebrospinalis erbrachte keinen pathologischen Befund.

Woran ist bei diesem Symptombild in erster Linie zu denken?

(A) toxische Polyneuropathie
(B) Adie-Syndrom
(C) okuläre Myopathie
(D) Tabes dorsalis
(E) Polymyositis

6.57 (C) 6.58 (A) 6.59 (D) 6.60 (C) 6.61 (A) 6.62 (D)

6.5 Traumen

H94

6.63 Welche der folgenden Prognosen hinsichtlich eines (überlebenden) Patienten mit irreversibler kompletter Rückenmarksquerschnittslähmung, Rückenmarkssegment C7, trifft zu?

(A) Er wird auf Dauer kontinuierlich kontrolliert beatmet werden müssen.
(B) Er wird im allgemeinen an Krücken gehen können.
(C) Es wird hinreichende Kraft im Schultergürtel bestehen.
(D) Die Funktion der Hände ist praktisch ungestört.
(E) Das obere Segment des M. rectus abdominis wird funktionsfähig sein.

6.6 Gefäßkrankheiten

F91

6.64 Welche Aussage trifft **nicht** zu?

Häufige Befunde beim Arteria-spinalis-anterior-Syndrom sind:

(A) Paraplegie
(B) Nachweis positiver Pyramidenbahnzeichen
(C) akute Manifestation der Lähmungen
(D) totaler Sensibilitätsausfall unterhalb der Verschlußlokalisation
(E) Störung der Blasenfunktion und Mastdarmfunktion

H92

6.65 Welche Aussage trifft **nicht** zu?

Beim Arteria-spinalis-anterior-Syndrom kommt es

(A) häufig zu den Zeichen eines spinalen Schocks
(B) in der Regel zu einer praktisch vollständigen Remission der Symptomatik
(C) typischerweise zu einer dissoziierten Empfindungsstörung mit Störung der Schmerz- und Temperaturempfindung
(D) nicht selten initial zu – z.T. sehr heftigen – radikulären Schmerzen
(E) typischerweise zu einer Blasenfunktionsstörung

H98

6.66 Eine bei körperlicher Belastung auftretende intermittierende Paraparese der Beine mit Sensibilitätsstörung ist am wahrscheinlichsten zu finden bei folgender der genannten Erkrankungen:

(A) Myatrophische Lateralsklerose
(B) Syringobulbie
(C) Paramyotonia congenita
(D) durale spinale AV-Fistel
(E) juveniler benigner Beckengürteltyp der Muskeldystrophie (Becker-Kiener)

F94

6.67 Ein 50-jähriger Erwachsener bekommt (erstmalig) gürtelförmige Schmerzen in einem hochgelegenen thorakalen Dermatom. Etwa 24 Stunden später entwickelt sich innerhalb von ca. 15 – 30 Minuten folgende Symptomatik: Schlaffe Paraplegie, Störung der Schmerz- und Temperaturempfindung ab Dermatom Th2 kaudalwärts bei erhaltenem Berührungs-, Lage- und Vibrationssinn. Zudem entwickeln sich Blasen- und Mastdarmstörungen.

Worum handelt es sich am wahrscheinlichsten?

(A) Myelitis transversalis acuta bei Spondylitis tuberculosa
(B) akut dekompensiertes spinales Meningeom
(C) Landry-Paralyse
(D) Spinalis-anterior-Syndrom
(E) Spinalis-posterior-Syndrom

F00

6.68 Welches Phänomen ist für das Spinalis-anterior-Syndrom **am wenigsten** charakteristisch?

(A) segmentale Schmerzen
(B) Paraparese der Beine
(C) Blasenlähmung
(D) dissoziierte Empfindungsstörungen
(E) spinale (sensible) Ataxie

6.63 (C) 6.64 (D) 6.65 (B) 6.66 (D) 6.67 (D) 6.68 (E)

F92

6.69 Welche Aussage trifft **nicht** zu?

Beim Arteria-spinalis-anterior-Syndrom

(A) finden sich zumeist an den Beinen Lähmungen
(B) findet sich häufig eine Retentio urinae
(C) besteht häufig die Gefahr der Entwicklung von Dekubitalgeschwüren
(D) finden sich zumeist hohe Eiweißwerte (über ca. 7 g/l) bei nur geringer Zellzahlvermehrung im Liquor cerebrospinalis
(E) findet sich häufig beidseitig eine Thermanästhesie

7 Krankheiten und Schäden des peripheren Nervensystems

7.1 Allgemeines

F84

7.1 Lumbale Bandscheibenvorfälle mit Wurzelkompression werden diagnostiziert durch eine

(1) seitliche Röntgenaufnahme der LWS
(2) spinale Computertomographie
(3) Liquorraum-Szintigraphie
(4) lumbale Myelo-(Radikulo-)graphie
(5) Röntgenschrägaufnahme der LWS

(A) nur 2 ist richtig
(B) nur 2 und 4 sind richtig
(C) nur 1, 3 und 4 sind richtig
(D) nur 1, 2, 4 und 5 sind richtig
(E) 1–5 = alle sind richtig

F89

7.2 Bei welcher der nachfolgend genannten klinischen Verdachtsdiagnosen ist von Schrägaufnahmen der Halswirbelsäule die weitestgehende Information zu erwarten?

(A) Halswirbelsäulen-Schleudertrauma
(B) intramedullärer zervikaler Tumor
(C) zervikales Wurzelkompressionssyndrom
(D) Klippel-Feilsche Fehlbildung
(E) zerviko-okzipitale Dysplasie

F89

7.3 Es besteht eine kombinierte Hirnnervenläsion der Hirnnerven III, IV, V und VI. Aufgrund der anatomischen Nachbarschaftsverhältnisse läßt sich dieses Symptombild am wahrscheinlichsten folgendem Läsionsort zuordnen:

(A) pontines Tegmentum
(B) Sinus cavernosus
(C) Kleinhirnbrückenwinkel
(D) Foramen jugulare
(E) Felsenbeinkante

F99

7.4 Ein 35-jähriger Mann sucht den Neurologen auf und berichtet über anfallsweise auftretende, unwillkurliche schmerzlose Zuckungen der mimischen Muskulatur einer Gesichtsseite, die jeweils mehrere Sekunden anhalten und bei psychischer Erregung an Intensität zunehmen. Dieses Krankheitsbild habe sich langsam fortschreitend entwickelt.

Das in mehreren mimischen Muskeln zeitgleich abgeleitete Elektromyogramm zeigt als Ausdruck der Störung spontane, synchrone Einzel- und Gruppenentladungen.

Es handelt sich am wahrscheinlichsten um:

(A) Torticollis spasmodicus
(B) Hemiballismus
(C) Spasmus facialis
(D) beginnende Chorea Huntington
(E) Hemiatrophia facialis progressiva

F00

7.5 Was ist für die periphere Fazialisparese **am wenigsten** charakteristisch?

(A) Hyperakusis
(B) auf das hintere Drittel der Zunge begrenzte Geschmacksstörung
(C) Kornealreflex-Störung
(D) verminderte Tränensekretion
(E) M.-levator-labii-superioris-Parese

6.69 (D) 7.1 (B) 7.2 (C) 7.3 (B) 7.4 (C) 7.5 (B)

H87

7.6 Bei Trigeminusläsion im Ganglion trigeminale (Ganglion-Gasseri-)Bereich (z.B. durch Tumor) ist ipsilateral **am wenigsten** wahrscheinlich zu erwarten:

(A) Störung des Kornealreflexes
(B) Paresen von Kaumuskeln
(C) Atrophie von Kaumuskeln
(D) kompletter Geschmacksausfall
(E) Gesichtsschmerzen

F97 F88

Ordnen Sie den Kombinationen von Hirnnervenläsionen (Liste 1) jeweils den am wahrscheinlichsten zu vermutenden Läsionsort (engste räumliche Nachbarschaft) aus Liste 2 zu!

Liste 1

(Nummern der betroffenen Hirnnerven:)

7.7 V + VII + VIII

7.8 IX + X + XI

Liste 2

(A) pontines Tegmentum
(B) Sinus cavernosus
(C) Kleinhirnbrückenwinkel
(D) Foramen jugulare
(E) Felsenbeinkante

F00

7.9 Beim Zoster oticus kommt es am häufigsten zu Folgendem:

(A) Behçet-Syndrom
(B) Pneumokokken-Meningoenzephalitis
(C) Fazialis-Lähmung
(D) Zerebellitis
(E) dissoziierter Nystagmus

H88

7.10 Welches der folgenden Symptome ist **am wenigsten** typisch für die Polyneuropathie?

(A) periphere Fazialislähmung
(B) Muskelatrophien
(C) Parästhesien
(D) positives Babinskisches Zeichen
(E) Augenmuskellähmungen

F00 H97

7.11 Wenn bei bestimmten Erkrankungen des peripheren Nervensystems (z.B. bestimmte Polyneuropathien) aus diagnostischen Gründen eine Nervenbiopsie erforderlich ist, so wird diese zumeist aus folgenden Nerven entnommen:

(A) N. suralis
(B) N. medianus
(C) N. thoracicus longus
(D) N. cutaneus antebrachii lateralis
(E) N. plantaris lateralis

H88

7.12 Welche Aussage trifft **nicht** zu?

Hinsichtlich der kompletten Radialisparese gilt:

(A) Die aktive Streckung im Ellenbogen ist gestört.
(B) Die aktive Streckung im Handgelenk ist gestört.
(C) Der Brachioradialis-Reflex ist abgeschwächt bis erloschen.
(D) Die aktive Beugung in den Fingergrundgelenken ist unmöglich.
(E) Der Triceps-brachii-Reflex ist abgeschwächt bis erloschen.

F87

7.13 Welche der genannten Frakturen führt am häufigsten zu einer Radialislähmung?

(A) Radiusschaftfraktur
(B) Humerusschaftfraktur
(C) Radiusköpfchenfraktur
(D) subkapitale Humerusfraktur
(E) suprakondyläre Humerusfraktur

7.6 (D) 7.7 (C) 7.8 (D) 7.9 (C) 7.10 (D) 7.11 (A) 7.12 (D) 7.13 (B)

H96

7.14 Ein 23-jähriger – bisher gesunder – Mann hatte an einem Abend reichlich Alkohol getrunken und wachte am nächsten Morgen mit einer Lähmung seiner Hand- und Fingerextensoren rechts auf. Zusätzlich fanden sich eine Hypästhesiezone am Handrücken über dem ersten Spatium interosseum und ein abgeschwächter Brachioradialis-Reflex.

Welche der Aussagen trifft hier zu?

(A) Strenge Ruhigstellung des Armes, am besten durch Gipsverband, ist erforderlich.
(B) Es sollte ein kraniales Computertomogramm erfolgen zum Ausschluß einer Hirndurchblutungsstörung.
(C) Diese Art Lähmung hat überwiegend eine gute Prognose.
(D) Es handelt sich wahrscheinlich um eine obere Armplexusschädigung.
(E) Vermutlich liegt eine N. radialis-Druckschädigung am Unterarm vor.

H99

7.15 Sensible Störungen infolge Läsion des N. femoralis liegen am wahrscheinlichsten im sensiblen Innervationsgebiet des

(A) N. cutaneus femoris lateralis
(B) N. obturatorius
(C) N. saphenus
(D) N. ilioinguinalis
(E) N. genitofemoralis

H87

7.16 Welche der Aussagen trifft **nicht** zu?

Lähmung infolge Schädigung des N. femoralis

(A) ist eine häufige Komplikation nach Herniotomie
(B) führt zu Schwierigkeiten beim Treppensteigen
(C) beobachtet man bei Beckenfrakturen
(D) tritt als Komplikation bei Hämophilen auf
(E) beobachtet man bei Psoasabszeß

H89

7.17 Was spricht bei einer Fuß- und Zehenheber-Lähmung dafür, daß diese eher auf einer Wurzelschädigung L5 als auf einer Läsion des N. peronaeus communis beruht?

(1) Sensibilitätsstörung am Fußrücken und an der Außenseite des Unterschenkels
(2) Sensibilitätsstörung ausschließlich zwischen der 1. und 2. Zehe
(3) Entstehung unter vom Rücken ausstrahlenden Schmerzen
(4) Tibialis-posterior-Reflex ungestört

(A) nur 3 ist richtig
(B) nur 4 ist richtig
(C) nur 2 und 3 sind richtig
(D) nur 3 und 4 sind richtig
(E) nur 1, 3 und 4 sind richtig

H97

7.18 Der Ninhydrintest (nach Moberg) dient in der Neurologie typischerweise zur Prüfung

(A) der Schweißsekretion
(B) der Pupillenreaktion bei Pupillotonie
(C) der Pupillenreaktion bei zentralem Horner-Syndrom
(D) auf Geschmacksstörung im Rahmen einer N. glossopharyngeus-Läsion
(E) auf Paramyotonie

F91

7.19 Die Kausalgie ist besonders häufig Folge einer traumatischen Schädigung des

(A) N. radialis
(B) N. peronaeus
(C) N. medianus
(D) N. ulnaris
(E) N. musculocutaneus

7.14 (C) 7.15 (C) 7.16 (A) 7.17 (A) 7.18 (A) 7.19 (C)

H90

7.20 Eine Schädigung des N. peronaeus profundus führt typischerweise zum sog. Steppergang.

Welche der nachfolgend genannten Läsionen führt am wahrscheinlichsten zu einem ähnlichen motorischen Lähmungstyp?

(A) Hirninfarkt im Versorgungsgebiet der A. cerebri posterior
(B) Kompression der Nervenwurzeln L4 und L5
(C) Hirninfarkt im Crus anterior der Capsula interna
(D) traumatische Läsion der Segmente S3–S5 des Conus medullaris
(E) lateraler Diskusprolaps bei HWK 6/7

F89

7.21 Für eine Nervenwurzelläsion S3–S5 ist insbesondere charakteristisch:

(A) Parese des M. extensor hallucis longus
(B) erschwerter Zehengang
(C) Abschwächung des Quadrizepsreflexes
(D) sog. Reithosenhypästhesie
(E) Hypästhesie an der gesamten Vorderseite des Oberschenkels

F89

7.22 Der Biceps-brachii-Reflex zeigt im Regelfall folgende Segmentzugehörigkeit:

(A) C1
(B) C2
(C) C3/4
(D) C5/6
(E) C7/Th1

F90

7.23 Der Triceps-brachii-Reflex läßt sich im Regelfall am zutreffendsten folgendem Segment zuordnen:

(A) C1
(B) C3
(C) C5
(D) C7
(E) Th1

H90

7.24 Lähmungen an der oberen Extremität infolge akuter, primär traumatischer, umschriebener Schädigung eines einzelnen Nerven beruhen am häufigsten auf einer Schädigung des

(A) N. axillaris
(B) N. musculocutaneus
(C) N. ulnaris
(D) N. radialis
(E) N. interosseus anterior

F89

7.25 Achillessehnen (Triceps-surae-)-Reflexstörung findet man nicht selten bei:

(1) Kompression der ersten Sakralwurzel
(2) Schädigung des N. peronaeus communis
(3) Adie-Syndrom
(4) Schädigung der Vorderseitenstränge im unteren Thorakalmark

(A) nur 1 ist richtig
(B) nur 1 und 3 sind richtig
(C) nur 2 und 4 sind richtig
(D) nur 1, 2 und 3 sind richtig
(E) 1–4 = alle sind richtig

F89

7.26 Eine Atrophie der Thenarmuskulatur ist vor allem typisch für eine Läsion des

(A) Ramus palmaris des N. ulnaris
(B) N. medianus
(C) Ramus profundus des N. radialis
(D) Ramus superficialis des N. radialis
(E) N. axillaris

H93

7.27 Für eine Schädigung der Wurzel C6 durch einen chronischen zervikalen Bandscheibenvorfall ist vor allem typisch:

(A) Atrophie des Hypothenars
(B) Störung des Biceps-brachii-Reflexes
(C) sensible Ausfälle des 3. und 4. Fingers
(D) Sensibilitätsstörungen im Kleinfingerbereich
(E) Ausfall der aktiven Streckung des Unterarmes gegen den Oberarm

7.20 (B) 7.21 (D) 7.22 (D) 7.23 (D) 7.24 (C) 7.25 (B) 7.26 (B) 7.27 (B)

F94

7.28 Welche Aussage trifft **nicht** zu?

Wenn es bei einem peripheren motorischen Nerven zu einer akuten traumatischen Läsion vom Schweregrad der Axonotmesis (komplette axonale Kontinuitätsunterbrechung bei erhaltener Nervenhülle) kommt, so zählen zu den charakteristischen Befunden in dem 4 Wochen nach diesem Trauma abgeleiteten Elektromyogramm (bei einem Muskel, der typischerweise diesem Nerven zuzurechnen ist):

(A) Fibrillationspotentiale
(B) pathologische Spontanaktivität
(C) fehlende Rekrutierbarkeit motorischer Einheiten
(D) Riesenpotentiale bei leichter Willkürinnervation
(E) positive scharfe Wellen

7.2 Klinik

H00

7.29 Ein 62-jähriger Mann klagt neuerdings über Missempfindungen und Kribbelparästhesien, die initial die Beine betroffen hätten und sich im weiteren Verlauf zusätzlich jetzt auch an den Händen zeigten. Auch das Gehen ist in letzter Zeit – insbesondere in der Dunkelheit – unsicher.

Bei der körperlichen Untersuchung findet sich u.a. ein Ausfall der Quadriceps-Reflexe und Triceps-surae-Reflexe beidseits. Es bestehen keine Zeichen einer Pyramidenbahnläsion.

Was liegt am wahrscheinlichsten vor?

(A) Myatrophische Lateralsklerose
(B) Polyneuropathie
(C) Friedreich-Krankheit
(D) Binswanger-Krankheit
(E) Syringobulbie

H00

7.30 Für die so genannte idiopathische Trigeminusneuralgie ist in erster Linie folgende der genannten Schmerzformen charakteristisch:

(A) permanenter anhaltender Dauerklopfschmerz mit Zunahme bei Kauen fester Speisen
(B) Dauerkopfschmerz wie „ein Band um den Kopf"
(C) blitzartig einsetzende, Sekunden anhaltende Schmerzattacken
(D) 1–2 Stunden anhaltende Hemikranie mit Übelkeit und Erbrechen
(E) mit Lakrimation und Rhinorrhö beginnende, Stunden anhaltende Hemikranie

H94 F89

7.31 Welche Aussage trifft **nicht** zu?

Krankheitssymptome bei der frischen einseitigen peripheren Fazialislähmung sind:

(A) Hyperakusis
(B) Lidspaltenverengung
(C) Geschmacksstörungen
(D) Störung der Speichelsekretion
(E) Lähmung mimischer Muskulatur an der Stirn

H89

7.32 Bei der peripheren Fazialisparese ist von den aufgetretenen Begleitsymptomen oder Komplikationen vor allem zu fürchten:

(A) Keratitis e lagophthalmo
(B) Störung der Geschmacksempfindung
(C) Hyperakusis
(D) Parese der Stirnmuskulatur
(E) Bellsches Phänomen

7.28 (D) 7.29 (B) 7.30 (C) 7.31 (B) 7.32 (A)

F84

7.33 Als direkte Schädigungszeichen bei der peripheren Fazialislähmung kommen vor:

(1) Störung des Stirnrunzelns
(2) verminderte Tränensekretion
(3) Hyperakusis
(4) Geschmacksstörungen
(5) Störungen der Korneasensibilität

(A) nur 1 und 5 sind richtig
(B) nur 1, 2 und 4 sind richtig
(C) nur 2, 3 und 4 sind richtig
(D) nur 1, 2, 3 und 4 sind richtig
(E) 1 – 5 = alle sind richtig

H97

7.34 Ein 45-jähriger Mann erkrankt ohne Vorerscheinungen mit heftigem Drehschwindel, Erbrechen und Schweißausbruch. Er hält seinen Kopf sehr ruhig, weil jede Bewegung die Symptomatik verschlimmert.

Der Patient ist bewußtseinsklar und zeigt bei der allgemeinen neurologischen Untersuchung einen Spontannystagmus beim Blick nach links und eine Fallneigung.

Worum handelt es sich am wahrscheinlichsten?

(A) Temporallappen-Anfall
(B) tetanischer Anfall
(C) akuter Vestibularisausfall
(D) typischer Hirnstamminfarkt
(E) benigner paroxysmaler Lagerungsschwindel

H84

7.35 Welches ist das häufigste und typische Residuum nach idiopathischer peripherer Fazialisparalyse mit Axondegeneration?

(A) persistierende komplette Lähmung
(B) Spasmus hemifacialis
(C) Blepharospasmus
(D) pathologische Mitbewegungen
(E) sogenannte „Krokodilstränen"

H91 F88

7.36 Als Residuum nach idiopathischer peripherer Fazialisparalyse mit Axondegeneration ist welches der genannten Symptome am häufigsten zu erwarten?

(A) pathologische Mitbewegung
(B) sogenanntes „Geschmacksschwitzen"
(C) Spasmus hemifacialis
(D) Blepharospasmus
(E) periorale Dyskinesie

H95

7.37 Im akuten Anfall beim Morbus Menière ist in erster Linie folgende Nystagmusform charakteristisch:

(A) benigner paroxysmaler Lagerungsschwindel
(B) dissoziierter Nystagmus
(C) latenter Fixationsnystagmus
(D) Down-beat-Nystagmus
(E) richtungsbestimmter Nystagmus

F97

7.38 Ein 67-jähriger Mann leidet seit einigen Tagen an kurzdauernden Drehschwindelzuständen mit leichtem Übelkeitsgefühl. Er hat festgestellt, daß die Beschwerden nachlassen, sobald er den Kopf absolut stillhält. Welche Diagnose ist am wahrscheinlichsten?

(A) transitorische zerebrale Ischämie
(B) Neuronopathia vestibularis
(C) Encephalomyelitis disseminata
(D) benigner paroxysmaler Lagerungsschwindel
(E) Hirnblutung

H84

7.39 Symptome der peripheren Fazialislähmung sind:

(1) Störung des Stirnrunzelns
(2) verminderte Tränensekretion
(3) Hypakusis
(4) Geschmacksstörungen

(A) nur 2 und 4 sind richtig
(B) nur 3 und 4 sind richtig
(C) nur 1, 2 und 3 sind richtig
(D) nur 1, 2 und 4 sind richtig
(E) 1 – 4 = alle sind richtig

7.33 (D) 7.34 (C) 7.35 (D) 7.36 (A) 7.37 (E) 7.38 (D) 7.39 (D)

H90

7.40 Welche der nachfolgend genannten Aussagen zum Hemispasmus facialis trifft **nicht** zu?

Der Hemispasmus facialis

(A) ist im allgemeinen medikamentös nur schwer zu beeinflussen
(B) betrifft im Krankheitsverlauf typischerweise alle Fazialisäste einer Gesichtsseite
(C) ist meistens psychogen
(D) kommt bei Kleinhirnbrückenwinkeltumoren vor
(E) äußert sich in plötzlichen Muskelkontraktionen

F90

7.41 Ein Patient klagt über unregelmäßig auftretende schmerzlose Zuckungen in einer Gesichtsseite, die Sekunden bis Minuten anhalten, zeitweilig auch die Lidspalte einengen und bei Erregung zunehmen.

Worum handelt es sich?

(A) periphere Fazialislähmung
(B) Blepharospasmus infolge zentraler Fazialisläsion
(C) Spasmus facialis einer Seite
(D) posttraumatische Myokymie im Fazialisgebiet
(E) Hemiballismus

F91

7.42 Eine Röntgenaufnahme der Schädelbasis zeigt eine Ausweitung des Foramen ovale. Differentialdiagnostisch kann vermutet werden ein Neurinom (Neurilemmom) des

(A) N. ophthalmicus
(B) N. maxillaris
(C) N. mandibularis
(D) N. abducens
(E) N. facialis

F91

7.43 Welche Aussage trifft **nicht** zu?

Beim Orbitaspitzen-Syndrom kommt es typischerweise zu:

(A) Optikusatrophie
(B) Abduzensparese
(C) Läsion des 3. Trigeminus-Astes
(D) Okulomotoriusparese
(E) Trochlearisparese

H89

7.44 Bei einem Patienten weicht die Zunge beim Herausstrecken schräg nach links ab.

Welche der folgenden Ursachen kommt am wahrscheinlichsten in Betracht?

Eine Läsion des

(A) linken N. glossopharyngeus
(B) rechten N. glossopharyngeus
(C) linken N. hypoglossus
(D) rechten N. hypoglossus
(E) 11. Hirnnerven links

F90

7.45 Welches der folgenden Phänomene ist **nicht** typisch bei der Glossopharyngeus-Neuralgie?

(A) Schmerzen im Zungengrund
(B) beidseitig-symmetrisches Auftreten der Schmerzen
(C) Schmerzauslösung durch Schlucken kalter Flüssigkeiten
(D) attackenartiger Charakter der Schmerzen
(E) Triggerzone im Tonsillar-Rachen-Bereich

7.40 (C) 7.41 (C) 7.42 (C) 7.43 (C) 7.44 (C) 7.45 (B)

F84

7.46 Wo ist der Ort der Durchtrennung, wenn bei einem Patienten eine Sensibilitätsstörung in dem untenstehend (siehe Zeichnung) dargestellten Umfang vorliegt?

(A) N. peronaeus
(B) N. tibialis
(C) N. ischiadicus
(D) Wurzel L_5
(E) Wurzeln S_1 und S_2

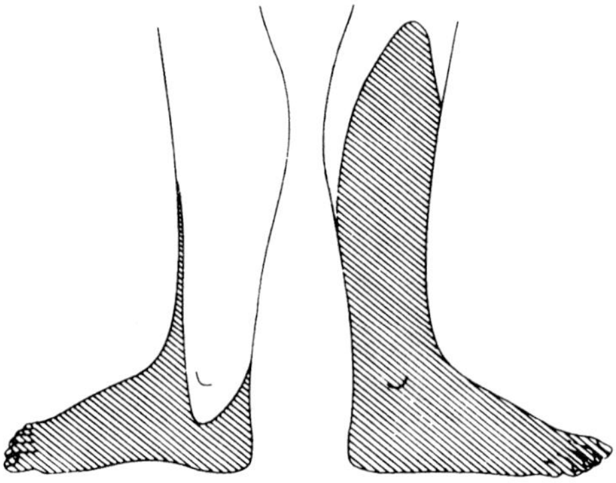

H93

7.47 Welche Aussage trifft **nicht** zu?

Eine Fazialisparese vom peripheren Typ

(A) tritt gehäuft im Rahmen eines Zoster oticus auf
(B) findet sich gehäuft bei Felsenbeinquerfrakturen
(C) ist bei der idiopathischen Form meist eine einseitige Fazialislähmung
(D) zeigt in vielen Fällen einen recht günstigen Spontanverlauf
(E) schließt einen Hirnstamminfarkt aus

H98

7.48 Ein Patient klagt über paroxysmale einseitige, unwillkürliche Zuckungen im Bereich der fazialisinnervierten mimischen Muskulatur, deren Ablauf in allen beteiligten Muskeln synchron ist.

Welche Diagnose trifft am wahrscheinlichsten zu?

(A) Fazialis-Tic
(B) Choreoathetose
(C) Spasmus facialis
(D) Kopftetanus
(E) oromandibuläre Dystonie

H96

7.49 Für eine Schädigung des N. alveolaris inferior (im Rahmen einer Wurzelspitzenresektion) spricht vor allem folgender der genannten Befunde:

(A) Herabsetzung des Kaudruckes infolge Kaumuskulatur-Lähmung
(B) Sensibilitätsstörung an Kinn und Unterlippe
(C) Kulissenphänomen
(D) Geschmacksstörung auf dem vorderen Zungendrittel
(E) Herabhängen des Mundwinkels

F93

7.50 Welche der Aussagen zum charakteristischen Erscheinungsbild der sog. idiopathischen Trigeminusneuralgie trifft **nicht** zu?

(A) Der motorische Ast ist ohne Lähmung
(B) Erstmanifestation bevorzugt in der Jugend
(C) Auslösung der Schmerzattacke durch Reiz in der sogenannten Triggerzone
(D) Dauer der einzelnen Schmerzattacke nur wenige Sekunden
(E) bevorzugter Befall des 2. und/oder 3. Astes

H95

7.51 Ein typischer Befund bei Patienten mit (sog.) idiopathischer Trigeminusneuralgie ist insbesondere:

(A) Sensibilitätsstörungen einer kompletten Gesichtshälfte
(B) Provokation des Schmerzes durch Histamingabe
(C) einseitige Ageusie
(D) Gewichtsverlust durch ungenügende Nahrungsaufnahme
(E) Licht- und Geräuschempfindlichkeit

F95

7.52 Welche Aussage trifft **nicht** zu?

Glomustumoren (Paragangliome) der Kopf-Hals-Region wachsen im Bereich

(A) des Bulbus venae jugularis superior
(B) des Glomus caroticum der Karotisbifurkation
(C) des zervikalen N. vagus
(D) des N. tympanicus
(E) der peripheren Äste des N. facialis

7.46 (C) 7.47 (E) 7.48 (C) 7.49 (B) 7.50 (B) 7.51 (D) 7.52 (E)

F95

7.53 Bei der Schädigung eines Hirnnerven ist es auf einer Zungenseite zu einer Geschmacksstörung gekommen, welche nahezu vollständig die vorderen zwei Drittel dieser Zungenhälfte betrifft.

Es handelt sich am wahrscheinlichsten um eine Schädigung des

(A) N. trigeminus im Felsenbeinbereich
(B) N. facialis
(C) N. glossopharyngeus
(D) N. hypoglossus
(E) N. vagus

H95

7.54 Eine plötzliche einseitige Visusminderung kann Ausdruck einer Retrobulbärneuritis sein.

Mit welchem der folgenden Untersuchungsverfahren ist in diesem frühen, akuten Krankheitsstadium am häufigsten ein aussagekräftiger pathologischer Befund zu erheben, welcher die Verdachtsdiagnose stützt?

(A) Beurteilung des Augenhintergrundes mit Ophthalmoskop
(B) computertomographischer Befund
(C) Ableitung visuell evozierter Potentiale
(D) Skiaskopie
(E) Ophthalmodynamographie

F93

7.55 Bei einer kompletten Fazialisparese ist die Lokalisation der Schädigung insbesondere dann im Felsenbeinabschnitt des peripheren Nervenstammes zu vermuten, wenn gleichzeitig

(A) eine Ptosis vorliegt
(B) eine Störung der Tränensekretion vorliegt
(C) der Stirnast noch innervierbar ist
(D) ein Bellsches Phänomen vorliegt
(E) der Kornealreflex erloschen ist

F95

7.56 Von „Tic douloureux" spricht man in erster Linie bei folgender Erkrankung:

(A) basiläre Migräne
(B) Cluster-Kopfschmerz
(C) Arteriitis temporalis
(D) Trigeminusneuralgie
(E) Spannungskopfschmerz

H88

7.57 Welche Aussage trifft **nicht** zu?

Eine Spritzenschädigung des N. ischiadicus durch Injektion ins Gesäß

(A) geht in einem Teil der Fälle mit einem sogenannten Sofortschmerz einher
(B) zeigt oft bald nach Injektion auftretende Paresen
(C) betrifft oft bevorzugt den Peronaeusanteil des Nerven
(D) hat häufig trophische Störungen und Sensibilitätsstörungen am Fuß zur Folge
(E) wird häufig auch nach einer sachgemäßen Injektion beobachtet

H92

7.58 Welche Aussage trifft **nicht** zu?

Als Befunde nach fehlerhafter intraglutealer Injektion werden insbesondere beobachtet:

(A) Lähmung der Fußheber
(B) Meralgia paraesthetica
(C) Nekrose des M. gluteus maximus
(D) Anhidrosis im Fußsohlenbereich
(E) Schädigung des N. gluteus superior

H92

7.59 Welche der Aussagen über den Bandscheibenvorfall trifft **nicht** zu?

(A) Er entsteht am häufigsten im Bereich der unteren Lendenwirbelsäule.
(B) Eine Blasenstörung belegt beim Vorfall, daß das Rückenmark durch den Prolaps komprimiert wurde.
(C) Wenn Schmerzen plötzlich aufhören und Lähmungen auftreten, ist eine akute Operationsindikation gegeben.
(D) Die Computertomographie ist zur genaueren Diagnostik gut geeignet.
(E) Häufig ist das Lasèguesche Zeichen positiv.

7.53 (B) 7.54 (C) 7.55 (B) 7.56 (D) 7.57 (E) 7.58 (B) 7.59 (B)

H00

7.60 Nach ungewohnter Arbeit beim Bau eines eigenen Hauses stellt ein 35-jähriger Mann am nächsten Tage fest, dass er das Endglied seines rechten Daumens und das Endglied seines rechten Zeigefingers nicht aktiv beugen kann.

Was ist am wahrscheinlichsten die Ursache?

(A) Kearns-Sayre-Syndrom
(B) Wurzelschaden C8 (bei Bandscheibenvorfall)
(C) Schädigung des N. interosseus antebrachii anterior n. mediani
(D) Déjerine-Klumpke-Lähmung infolge Ausriss des unteren Armplexus
(E) Luxation des N. ulnaris im Sulcus n. ulnaris

H99

7.61 Ein Motorradfahrer zog sich vor einem Jahr bei einem Unfall linksseitig eine Verletzung eines Nerven zu. Seither stehen die Zehen des linken Fußes in Krallenstellung. Die Plantarflexion ist paretisch, der Triceps-surae-Reflex fehlt.
Es handelt sich am wahrscheinlichsten um eine Läsion des

(A) N. peroneus profundus
(B) N. peroneus superficialis
(C) N. tibialis
(D) N. obturatorius
(E) N. femoralis

F00

7.62 Ein 39-jähriger LKW-Fahrer kommt wegen heftiger Rückenschmerzen zur stationären Aufnahme.

Sie erheben folgenden Befund: Lasègue-Zeichen rechts positiv bei 60 Grad, Sensibilitätsstörung an der Unterschenkelaußenseite und am Großzehenrücken rechts, Tibialis-posterior-Reflex rechts abgeschwächt, keine Paresen.

Es handelt sich am wahrscheinlichsten um eine Wurzelkompression

(A) L2
(B) L3
(C) L4
(D) L5
(E) S1

H97

7.63 Das Magnetresonanztomogramm der lumbalen Region eines Patienten mit anhaltenden Rükkenschmerzen ist auf Abb. 66 des Bildanhangs in T_1-Gewichtung ohne Kontrastmittel und als sagittale Schicht dargestellt.

Welche Diagnose ergibt sich?

(A) Spondylitis tuberculosa
(B) Bandscheibenprolaps
(C) Spondylodiszitis
(D) osteolytische Metastase
(E) Syringomyelie

H92

7.64 Ein Bandscheibenvorfall komprimiert eine lumbale Nervenwurzel. Der Patient klagt über Schmerzen und Taubheitsgefühl am rechten Fußaußenrand.
Bei der Untersuchung finden Sie zudem eine Schwäche der Gluteal- und Wadenmuskulatur rechts. Der rechte Triceps-surae-Reflex ist abgeschwächt.

Welche Nervenwurzel ist am wahrscheinlichsten betroffen?

(A) L2
(B) L3
(C) L4
(D) S1
(E) S3

F90

7.65 Mittels welcher der nachstehenden bildgebenden Verfahren ist ein lumbaler Bandscheibenvorfall nach Größe und Lokalisation nachzuweisen?

(1) LWS-Übersichtsaufnahme in 2 Ebenen
(2) spinale Computertomographie
(3) seitliche Schichtaufnahmen der LWS
(4) NMR-Tomographie der Wirbelsäule
(5) lumbale Radikulographie

(A) nur 2 ist richtig
(B) nur 3 und 5 sind richtig
(C) nur 2, 4 und 5 sind richtig
(D) nur 1, 3, 4 und 5 sind richtig
(E) 1 – 5 = alle sind richtig

7.60 (C) 7.61 (C) 7.62 (D) 7.63 (B) 7.64 (D) 7.65 (C)

H88 F85

7.66 Als Ursache einer Hyperaesthesie der gesamten Vorderseite des Oberschenkels kommt in Betracht:

Isolierte Schädigung der

(A) Nervenwurzel L4
(B) Nervenwurzel L5
(C) Nervenwurzel S1
(D) Nervenwurzel S3 –S5
(E) Keine der Aussagen (A) bis (D) trifft zu.

H00

7.67 Eine 32-jährige Frau geht wegen einer gut tastbaren umschriebenen Schwellung an der rechten Halsseite (Lokalisation bei seitlicher Betrachtung: einige Zentimeter kaudal von der Ohrmuschel und etwas dorsal von der Senkrechten durch das Ohrläppchen) zum Arzt. Dieser nimmt den vergrößerten Lymphknoten zur histologischen Untersuchung in einem kleinen operativen Eingriff heraus.

Am nächsten Tag fällt der Patientin im Spiegel ein – vor der Operation nicht vorhandenes – kaum merkbares Tieferstehen der rechten Schulter auf. Zudem stellt sie fest, dass sie jetzt Schwierigkeiten hat, mit ihrem gestreckten rechten Arm etwas über die Horizontale hinaus seitlich anzuheben.

Wahrscheinlichste Ursache ist eine operative Läsion des

(A) N. axillaris
(B) N. accessorius
(C) N. transversus colli
(D) N. auricularis magnus
(E) N. dorsalis scapulae

H98

7.68 Die seit 1 Jahr beobachteten, schmerzlosen Veränderungen am Unterarm eines 16jährigen Jungen wurden schließlich zutreffend als Supinatorlogen-Syndrom erkannt.

Welcher Befund liegt am wahrscheinlichsten vor?

(A) ausgeprägte Hypästhesie am Unterarm
(B) ausgeprägte Hypalgesie am Unterarm
(C) atrophische Paresen von Finger- und Handextensoren
(D) atrophische Paresen der meisten kurzen Handmuskeln
(E) Ausfall des Brachioradialisreflexes

F85

7.69 Wofür spricht die abgebildete Sensibilitätsstörung?

(A) thorakales Querschnittssyndrom
(B) parasagittaler Tumor mit Läsion der Postzentralregion
(C) Konus-Kauda-Schädigung
(D) Syringomyelie
(E) doppelseitige Grenzstrangschädigung

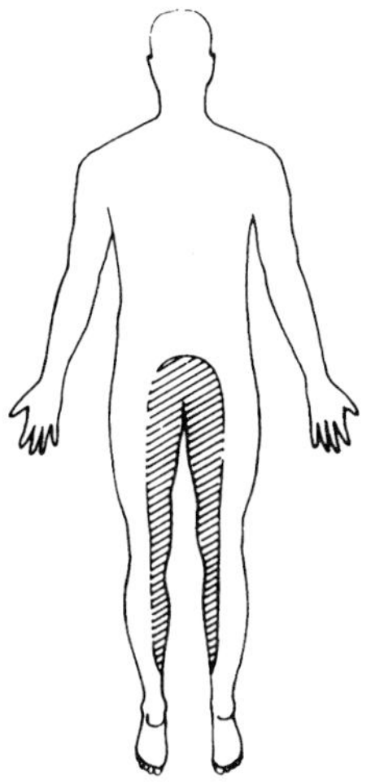

dorsal

H87 F85

7.70 Eine 46-jährige Frau leidet seit 9 Tagen an Schmerzen in den Schultern, die in den linken Arm ziehen, und zwar an der Lateralseite (Radialseite) bis in Daumen und Zeigefinger. Dort besteht seit 6 Tagen auch Kribbeln. Sie stellen fest, daß der Biceps-brachii-Reflex fehlt und die Reflexe am linken Bein gesteigert sind.

Welche der genannten Diagnosen ist am wahrscheinlichsten?

(A) Multiple Sklerose
(B) zervikaler Bandscheibenvorfall
(C) Vorliegen einer Halsrippe
(D) Skalenus-Syndrom
(E) Thalamus-Syndrom

F85

7.71 Für die Schädigung welcher Nervenstruktur spricht die abgebildete Sensibilitätsstörung?

(A) N. medianus
(B) N. radialis
(C) N. interosseus posterior
(D) N. cutaneus antebrachii posterior
(E) Hinterwurzel C6

(dorsal)

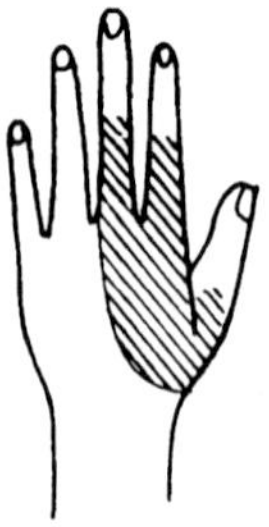

H99

7.72 Welche der folgenden Erkrankungen/Störungen führt **am wenigsten** wahrscheinlich zu einer computertomographisch nachweisbaren Kleinhirnatrophie?

(A) Guillain-Barré-Syndrom
(B) Nonne-Marie-Krankheit (Zerebellare Heredoataxie)
(C) Bronchialkarzinom
(D) Olivopontozerebellare Atrophie (OPCA)
(E) schwerer, chronischer Alkoholabusus

F00

7.73 Was ist beim Guillain-Barré-Syndrom **am wenigsten** wahrscheinlich zu erwarten?

(A) Störungen der Schweißsekretion
(B) zytoalbuminäre Dissoziation im Liquor
(C) pathologischer elektroneurographischer Befund
(D) als das Initialsymptom: Blasen- und Mastdarminkontinenz
(E) Hirnnervenausfälle

F85

7.74 Welches der folgenden Symptome erlaubt es, Guillain-Barré-Syndrom und Botulismus voneinander zu unterscheiden?

(A) Muskelschwäche
(B) Ausfall von Muskeleigenreflexen
(C) Hirnnervenlähmungen
(D) strumpfförmige Sensibilitätsstörungen
(E) Bulbärparalyse

F85

7.75 Welches radiologische Zeichen der Halswirbelsäule ist charakteristisch für ein zervikales Wurzelneurinom?

(A) Einengung eines Foramen intervertebrale
(B) Zystenbildung im Wirbelkörper
(C) Hyperlordosierung
(D) Verschmälerung eines Zwischenwirbelraumes
(E) Keine der Aussagen (A) bis (D) trifft zu.

F85

Ordnen Sie den in Liste 1 genannten Gangstörungen jeweils die typische Ursache aus Liste 2 zu.

Liste 1

7.76 Watschelgang

7.77 Steppergang

Liste 2

(A) Schädigung des N. femoralis
(B) Lähmung der Mm. glutei medii und Mm. glutei minimi
(C) Kleinhirnschädigung
(D) Schädigung des N. peronaeus
(E) kombinierte Pyramidenbahn-/Hinterstrangschädigung

7.71 (B) 7.72 (A) 7.73 (D) 7.74 (D) 7.75 (E) 7.76 (B) 7.77 (D)

H87 F85

Ordnen Sie jedem der Muskeln (Liste 1) jeweils den innervierenden Nerv aus Liste 2 zu.

Liste 1

7.78 M. deltoideus

7.79 M. abductor pollicis brevis

Liste 2

(A) N. musculocutaneus
(B) N. radialis
(C) N. medianus
(D) N. ulnaris
(E) N. axillaris

H85

7.80 Ein 25-jähriger Patient berichtet, daß er seit Kindheit wegen seines hohen Spanns Schwierigkeiten beim Schuhkauf hat. Seit 8 Jahren sind seine Waden deutlich dünner geworden. Der Untersuchungsbefund zeigt symmetrisch eine Atrophie der Unterschenkelmuskulatur, leichte Fußheberschwäche, Areflexie der Beine und eine 2-Punkte-Diskrimination von 12 mm an den Großzehen.

Welche Erkrankung liegt am wahrscheinlichsten vor?

(A) neurale Muskelatrophie
(B) Kugelberg-Welandersche spinale Muskelatrophie
(C) Friedreichsche Ataxie
(D) peroneale Form der amyotrophischen Lateralsklerose
(E) chronische doppelseitige N. peronaeus-Druckschädigung

H85

7.81 Welches der folgenden Fakten spricht differentialdiagnostisch eher **gegen** eine sog. idiopathische Trigeminusneuralgie?

(A) Fehlen des Kornealreflexes
(B) Krankheitsbeginn in der 2. Lebenshälfte
(C) Schmerzcharakter: blitzartig einsetzender Schmerz
(D) Kontraktion mimischer Muskeln während der Schmerzattacke
(E) Besserung der Schmerzen durch Carbamazepin

H85

7.82 Ein Kranker klagt bzw. berichtet über schmerzhafte Parästhesien des Zeigefingers (vorwiegend nachts auftretend), das Bedürfnis, die Hand zur Linderung zu schütteln, und eine Morgensteife der Finger.

Eine Untersuchung der Nervenleitgeschwindigkeit wird vermutlich folgende Diagnose bestätigen:

(A) C 8-Wurzelkompression
(B) Kompression des N. radialis am Handgelenk
(C) Kompression des N. medianus am Handgelenk
(D) Kompression des N. ulnaris am Handgelenk
(E) Kompression des N. ulnaris am Ellenbogen

H85

7.83 Welche Aussage trifft **nicht** zu?

Bei einer einseitigen Fußheberschwäche (Dorsalextensionsschwäche) kommen als Ursache in Betracht: Schädigung des/der

(A) Wurzel L5
(B) Wurzel S2
(C) N. fibularis
(D) N. ischiadicus
(E) Plexus lumbosacralis

H85

Ordnen Sie den Muskeln (Liste 1) der oberen Extremität jeweils den im Regelfall innervierenden Nerv aus Liste 2 zu.

Liste 1

7.84 M. brachioradialis

7.85 Mm. interossei I

7.86 M. biceps

Liste 2

(A) N. musculocutaneus
(B) N. radialis
(C) N. medianus
(D) N. ulnaris
(E) N. axillaris

7.78 (E) 7.79 (C) 7.80 (A) 7.81 (A) 7.82 (C) 7.83 (B) 7.84 (B) 7.85 (D) 7.86 (A)

H85

7.87 Polyneuropathien können auftreten bei

(1) chronischem Alkoholismus
(2) Diabetes mellitus
(3) Karzinomen („paraneoplastisch")
(4) Urämie
(5) Porphyrie

(A) nur 1 und 4 sind richtig
(B) nur 2 und 3 sind richtig
(C) nur 2 und 5 sind richtig
(D) nur 1, 2 und 4 sind richtig
(E) 1 – 5 = alle sind richtig

F90

7.88 Welche der nachfolgend genannten metabolischen Polyneuropathien kommt – absolut gesehen – in der Bundesrepublik Deutschland am häufigsten vor?

Polyneuropathie infolge

(A) Urämie
(B) Porphyrie
(C) Diabetes mellitus
(D) Malabsorption bei kongenitalem Intrinsic-Faktor-Mangel
(E) primärer Amyloidose

F84

7.89 Welcher Schädigung ist die untenstehend abgebildete Sensibilitätsstörung (s. Zeichnung) zuzuordnen?

Schädigung des/der

(A) N. cutaneus femoris lateralis
(B) N. femoralis
(C) N. ischiadicus
(D) Nervenwurzel L_4
(E) lumbalen Grenzstranges

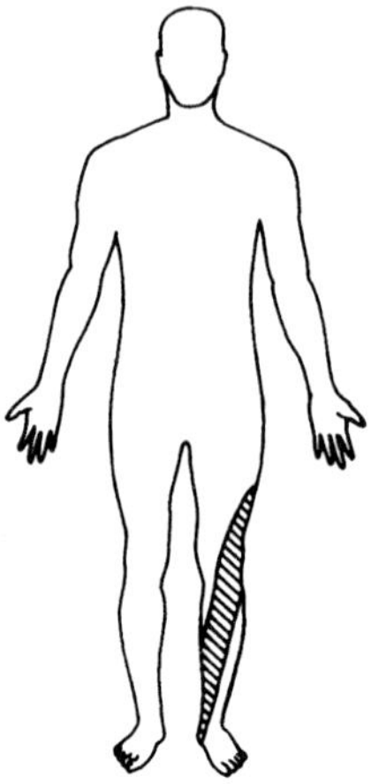

H84

7.90 Schmerzhafte symmetrische Parästhesien, vorwiegend an den unteren Extremitäten lokalisierte progrediente Lähmungen, Haarausfall sowie sogenannte Mees-Streifen an den Finger- und Fußnägeln sind charakteristische Zeichen bei einer

(A) Fleckenfieberpolyneuritis
(B) Bleivergiftung
(C) Thalliumvergiftung
(D) Alkoholpolyneuropathie
(E) CO-Vergiftung

H84

7.91 Bei Patienten mit aufsteigender Lähmung beim Guillain-Barré-Syndrom (Polyradikulitis) besteht die Gefahr der Entwicklung

(1) einer Lungenembolie
(2) von Herzrhythmusstörungen
(3) einer Lähmung der Atemmuskeln
(4) einer Aspirationspneumonie

(A) nur 1 und 3 sind richtig
(B) nur 2 und 4 sind richtig
(C) nur 1, 2 und 3 sind richtig
(D) nur 1, 3 und 4 sind richtig
(E) 1 – 4 = alle sind richtig

H85

7.92 Charakteristisch für die chronische untere Armplexuslähmung ist/sind:

(1) regelmäßig nachweisbare Sensibilitätsstörung, besonders ulnar an Hand und Unterarm
(2) Hornersches Syndrom
(3) Ausfall des Bizepssehnenreflexes
(4) schlaff herunterhängender Arm

(A) nur 2 ist richtig
(B) nur 1 und 2 sind richtig
(C) nur 2 und 4 sind richtig
(D) nur 1, 3 und 4 sind richtig
(E) 1 – 4 = alle sind richtig

H86

7.93 Die Abbildung (siehe Abb. 67 des Bildanhangs) erlaubt am eindeutigsten die folgende Diagnose:

(A) Fazialisparese links
(B) Akzessoriusparese rechts
(C) Hypoglossusparese links
(D) N. lingualis-Parese links
(E) Parese des rechten M. pterygoideus

F97 F86

7.94 Die Meralgia paraesthetica beruht typischerweise auf einer Läsion des

(A) N. radialis
(B) N. ulnaris
(C) N. medianus
(D) N. peronaeus
(E) Keine der Aussagen (A)–(D) trifft zu.

F92

7.95 Welche Aussage trifft **nicht** zu?

Wadenkrämpfe werden insbesondere beobachtet bei:

(A) Meralgia paraesthetica
(B) diabetischer Polyneuropathie
(C) Krampus-Syndrom
(D) Hyponatriämie
(E) chronisch-venöser Insuffizienz an den Beinen

F86

7.96 Der Befund der sogenannten „Storchenbeine" ist vor allem typisch bei

(A) Dystrophia myotonica
(B) Neuraler Muskelatrophie
(C) Spinaler Muskelatrophie
(D) Duchenne-Muskeldystrophie
(E) Fazioskapulohumeraler Muskeldystrophie

F00

7.97 Hohlfüße finden sich am häufigsten bei folgendem der genannten Krankheitsbilder:

(A) Encephalomyelitis disseminata
(B) Tolosa-Hunt-Syndrom
(C) Charcot-Marie-Tooth-Krankheit (Hereditäre motorisch-sensible Neuropathie Typ I)
(D) chronische Wurzelläsion S3 –S5
(E) idiopathisches Parkinson-Syndrom

H87

7.98 Bei Patienten mit aufsteigender Lähmung beim Guillain-Barré-Syndrom (Polyradikulitis) besteht die Gefahr der Entwicklung einer

(1) Blasenentleerungsstörung
(2) Lungenembolie
(3) Atemlähmung

(A) nur 1 ist richtig
(B) nur 1 und 2 sind richtig
(C) nur 1 und 3 sind richtig
(D) nur 2 und 3 sind richtig
(E) 1 – 3 = alle sind richtig

7.91 (E) 7.92 (B) 7.93 (C) 7.94 (E) 7.95 (A) 7.96 (B) 7.97 (C) 7.98 (C)

F91

7.99 Welche der folgenden Aussagen über die akute Polyneuritis Guillain-Barré treffen zu?

(1) Die Patienten sind durch Herzrhythmusstörungen infolge Vagus-Beteiligung gefährdet.
(2) Im Regelfall dominieren Sensibilitätsausfälle gegenüber Ausfällen der Willkürmotorik.
(3) Es handelt sich um eine metabolische Myopathie.

(A) nur 1 ist richtig
(B) nur 2 ist richtig
(C) nur l und 2 sind richtig
(D) nur 1 und 3 sind richtig
(E) 1 – 3 = alle sind richtig

H90

7.100 Welche der Aussagen über die Polyradikulitis Guillain-Barré trifft zu?

(A) Die Krankheit ist heutzutage häufiger als der Schlaganfall.
(B) Die Erkrankung führt heutzutage – trotz Therapie – bei etwa jedem 2. der betroffenen Patienten zum Tode.
(C) Die Erkrankung manifestiert sich meist schleichend über ca. 6 – 9 Monate.
(D) Störungen der Herzaktion und der Blutdruckregulation zählen heute zu den entscheidenden lebensbedrohenden Komplikationen.
(E) Störungen der Tiefensensibilität treten in der Regel nicht auf.

H92

7.101 Das Guillain-Barré-Strohl-Liquorsyndrom ist vor allem gekennzeichnet durch folgenden Befund des Liquors:

(A) Lymphozytose mit ausgeprägter Eiweißerhöhung
(B) zytoalbuminäre Dissoziation
(C) Monozytose, freies Hämoglobin
(D) Granulozytose mit deutlicher Glukoseerniedrigung
(E) normale Eiweißkonzentration, aber erhöhtes IgG

F00

7.102 Welcher Befund ist für das (Miller) Fisher-Syndrom **am wenigsten** charakteristisch?

(A) Erhöhung des Gesamteiweiß-Wertes im Liquor cerebrospinalis
(B) Ophthalmoplegie
(C) Spastik
(D) Ataxie
(E) Ausfall von Muskeleigenreflexen

F94

7.103 Für das Nervenwurzelneurinom ist im lumbalen Liquor in erster Linie folgender Befund charakteristisch:

(A) erniedrigte Glucosekonzentration
(B) isolierte Eiweißerhöhung
(C) Pleozytose
(D) freies Hämoglobin
(E) isolierte IgG-Erhöhung

F94

7.104 Ein Nervenwurzelschaden L5 führt **am wenigsten** wahrscheinlich zu folgendem Befund:

(A) Schmerzausstrahlung bis in die Großzehe des betroffenen Beines
(B) Sensibilitätsstörung u.a. am proximalen Unterschenkel des betroffenen Beines lateral
(C) positives Lasègue-Zeichen
(D) Ausfall des M. biceps femoris am betroffenen Bein
(E) Ausfall des Tibialis-posterior-Reflexes am betroffenen Bein

F95

7.105 Bei einem akuten medialen Bandscheibenprolaps, die Bandscheibe zwischen LWK 4 und LWK 5 betreffend, ist **am wenigsten** zu erwarten:

(A) Parese des M. adductor longus
(B) Sensibilitätsstörungen an den Unterschenkeln
(C) Blasenstörung
(D) Schmerzprovokation durch Husten
(E) Sensibilitätsstörung des Reithosenareales

7.99 (A) 7.100 (D) 7.101 (B) 7.102 (C) 7.103 (B) 7.104 (D) 7.105 (A)

F95

7.106 Ein 25-jähriger Mann klagt im Verlauf einiger Tage über zunehmende heftigste Schmerzen im Schulter-Oberarm-Bereich rechts. Dann klingen die Schmerzen innerhalb weniger Tage ab. Wenige Tage nach Beschwerdebeginn entwickeln sich rasch Paresen (und später Muskelatrophien) im Schultergürtel und Oberarmbereich rechts.

Welches der genannten Krankheitsbilder liegt am wahrscheinlichsten vor?

(A) Neuralgische Schulteramyotrophie
(B) Spondylogene zervikale Myelopathie
(C) Poliomyelitis
(D) Syringomyelie
(E) Multiple Sklerose

F91

7.107 Welche Aussage trifft **nicht** zu?

In Ätiologie und Symptomatik des Garin-Bujadoux-Bannwarth-Syndroms (durch Borrelia burgdorferi) (= Lyme-Krankheit) finden sich häufig:

(A) hirnorganische Anfälle
(B) vorangegangener Zeckenbiß
(C) Erythema chronicum migrans
(D) Pleozytose im Liquor cerebrospinalis
(E) radikuläre Schmerzen

F90 F84

7.108 Welcher Schädigung entspricht das Vorliegen einer Sensibilitätsstörung in dem untenstehend dargestellten Umfang (siehe Zeichnung)?

(A) untere Armplexusschädigung
(B) Läsion des N. medianus
(C) Läsion des N. musculocutaneus
(D) Läsion des N. radialis
(E) Läsion der 6. Zervikalwurzel

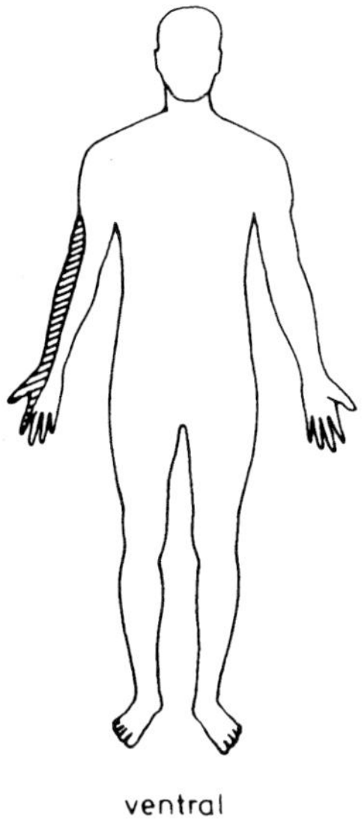

F87

7.109 Ein Patient wird mit den Symptomen einer einseitigen Armplexusschädigung zu Röntgenuntersuchungen überwiesen.

Welche(r) der nachfolgend genannten Befunde kommt (kommen) als Ursache(n) in Frage?

(1) Pancoast-Tumor
(2) Osteochondrose der HWS
(3) Halsrippe
(4) Pleurakuppenschwiele

(A) nur 1 ist richtig
(B) nur 1 und 3 sind richtig
(C) nur 1, 3 und 4 sind richtig
(D) nur 2, 3 und 4 sind richtig
(E) 1 – 4 = alle sind richtig

7.106 (A) 7.107 (A) 7.108 (E) 7.109 (B)

F91

7.110 Welche Aussage trifft **nicht** zu?

Häufige Phänomene beim Karpaltunnel-Syndrom sind:

(A) Kribbelparästhesien
(B) Schmerzen im Arm bis Oberarm oder Schulter
(C) Atrophie im Bereich der Daumenballenmuskulatur
(D) Abschwächung des Trizepsreflexes
(E) distale motorische Latenzzeit (bei Prüfung der Nervenleitgeschwindigkeit) des N. medianus länger als 5 ms

H88

7.111 Eine 45-jährige Patientin klagt über nächtliche Schmerzen an der rechten Hand, vorwiegend in den ersten 3 Fingern. Die Schmerzen strahlen aus in die Beugeseite des Unterarms und treten bisweilen auch am gegenseitigen Arm auf. Nach Bewegung und Reiben der schmerzenden Bereiche oder nach Kühlung der Hände in kaltem Wasser verschwinden die Beschwerden. Bei der Untersuchung findet man eine Atrophie des Daumenballens und eine Hypaesthesie an der Daumenkuppe.

Welches Krankheitsbild liegt am wahrscheinlichsten vor?

(A) Raynaud-Syndrom
(B) vertebragenes HWS-Syndrom
(C) Sudeck-Syndrom
(D) Karpaltunnel-Syndrom
(E) rheumatoide Arthritis

F97

7.112 Bei einer vollständigen Durchtrennung des N. medianus am Handgelenk (infolge Schnittverletzung) kommt es im Regelfall zum Ausfall des

(1) M. opponens pollicis
(2) M. abductor pollicis brevis
(3) M. abductor pollicis longus
(4) M. adductor pollicis

(A) nur 1 und 2 sind richtig
(B) nur 2 und 3 sind richtig
(C) nur 3 und 4 sind richtig
(D) nur 1, 2 und 4 sind richtig
(E) 1–4 = alle sind richtig

F87

7.113 Welche Aussage trifft **nicht** zu?

Zum Kompartment-Syndrom der Tibialis-anterior-Loge gehören:

(A) Großzehenheberschwäche
(B) Sensibilitätsverlust im 1. Interdigitalbereich
(C) Schwinden der Fußpulse
(D) brennende Schmerzen
(E) Verhärtung des M. tibialis anterior

F90

7.114 Das Tibialis-anterior-Syndrom ist insbesondere verursacht durch:

(A) traumatische Durchtrennung des N. peronaeus
(B) Schädigung des Plexus lumbosacralis
(C) Diskusprolaps bei LWK 4/5
(D) Drucksteigerung in Faszienloge
(E) Schädigung des N. tibialis

F97

7.115 Beim hinteren oder medialen Tarsaltunnelsyndrom ist typischerweise folgender der genannten Nerven geschädigt:

(A) N. peronaeus profundus
(B) N. peronaeus superficialis
(C) N. tibialis
(D) N. cutaneus femoris lateralis
(E) N. suralis

H91

7.116 Bei einem 50-jährigen Patienten haben sich nach dem Fußmarsch nach Hause (im Anschluß an ein längeres Zechgelage) sehr heftige Schmerzen neben dem linken Schienbein eingestellt. Bei der Untersuchung fünf Stunden später zeigt sich lateral der Tibiakante eine stark schmerzende Schwellung und Rötung. Der linke Fuß kann nicht angehoben werden, fällt allerdings beim Anheben des Beines auch nicht herab.

Worum handelt es sich?

(A) N.-peronaeus-Druckschaden
(B) Kausalgie
(C) Tibialis-anterior-Syndrom
(D) Muskelkrampf (Crampus)
(E) Myotonia acquisita

7.110 (D) 7.111 (D) 7.112 (A) 7.113 (C) 7.114 (D) 7.115 (C) 7.116 (C)

F90

7.117 Der häufigste periphere Nervenschaden am Bein ist die Schädigung des

(A) N. cutaneus femoris lateralis
(B) N. gluteus superior
(C) N. femoralis
(D) N. peronaeus
(E) N. tibialis

H97

7.118 Eine 51-jährige Patientin klagt über Schlafstörungen, weil sie mehrfach während der Nacht mit brennenden Schmerzen in der rechten Hand erwacht, die sie jeweils rasch durch Schütteln der Hand beseitigen kann.

In der Elektroneurographie beträgt die distale motorische Latenzzeit des rechten N. medianus 5,2 ms gegenüber 3,5 ms beim linken N. medianus. Ansonsten ist der neurologische Befund regelrecht.

Welche Störung liegt am wahrscheinlichsten vor?

(A) Wurzelreizsyndrom C6
(B) Karpaltunnel-Syndrom
(C) sogenannte Schlaflähmung
(D) partielle hirnorganische Anfälle
(E) beginnende sympathische Reflexdystrophie (Sudeck-Dystrophie)

F90

7.119 Ein Patient bemerkt morgens beim Aufstehen eine Fuß- und Großzehenheberparese. Bei der ärztlichen Untersuchung bestätigt sich die Parese dieser Muskeln. Eingeschränkt ist auch die Fußpronation.

Welche Diagnose trifft am wahrscheinlichsten zu?

(A) N.-ischiadicus-Lähmung
(B) Wurzelkompression L5
(C) Polyneuroradikulitis
(D) N.-peronaeus-Druckläsion
(E) N.-tibialis-Läsion

F87

7.120 Ein 33-jähriger Büroangestellter hat beim Fliesenlegen in seinem neuen Haus lange in Hockstellung gearbeitet. Er klagt nun über seinen Fuß.

Sie finden am rechten Bein eine Schwäche der Mm. tibialis anterior, peronaei, extensor hallucis longus, extensor digitorum longus und brevis sowie eine Sensibilitätsstörung entlang der Außenseite des Unterschenkels und auf dem Fußrücken über dem I. und II. Metatarsale. Der Patellarsehnenreflex und der Achillessehnenreflex sind nicht verändert.

Welches ist die wahrscheinlichste Diagnose?

(A) Schädigung der 4. lumbalen Wurzel durch Diskusprolaps
(B) N.-ischiadicus-Lähmung
(C) Druckschädigung des N. peronaeus
(D) Ischämie infolge Unterbrechung der arteriellen Zirkulation in Kniehöhe
(E) N.-femoralis-Lähmung

H97

7.121 Der M. adductor pollicis wird

(A) im Regelfall vom N. medianus innerviert
(B) u. a. anhand des Froment-Zeichens geprüft
(C) im Regelfall hauptsächlich aus der Wurzel C6 innerviert
(D) häufig paretisch nach Frakturen im Oberarmbereich
(E) im Regelfall vom gleichen Nerven wie der M. abductor pollicis longus innerviert

7.117 (D) 7.118 (B) 7.119 (D) 7.120 (C) 7.121 (B)

F91

7.122 Ein junger Wehrpflichtiger klagt über brennende Mißempfindungen in der rechten Fußsohle, die bei längerem Gehen zunehmen und das Auftreten schmerzhaft werden lassen. Bei der Untersuchung zeigt sich, daß die Zehen nicht so gut gespreizt werden können wie auf der gesunden Seite. Muskelatrophien fehlen. Einige Monate zuvor hatte der Patient eine Fußgelenkdistorsion rechts erlitten. Frakturen waren nicht nachgewiesen worden, doch war der Bereich hinter dem rechten inneren Knöchel (Malleolus medialis) häufig noch sehr druckempfindlich.

Was liegt am wahrscheinlichsten vor?

(A) beginnende Meralgia paraesthetica
(B) psychogenes Schmerz-Syndrom (Konversionssymptomatik)
(C) Tarsaltunnel-Syndrom
(D) Tendopathie des M. tibialis posterior
(E) Verletzung des N. suralis

F92

7.123 Ein Alkoholiker berichtet, er sei nachts im Rausch auf einer Bank sitzend eingeschlafen. Dabei hat sein rechter Arm offensichtlich über die Bankkante gehangen. Am nächsten Morgen habe er die rechte Hand nicht mehr vollständig bewegen können.

Um welche Schädigung handelt es sich am wahrscheinlichsten?

(A) Druckschädigung des N. ulnaris
(B) Druckschädigung des N. medianus
(C) Druckschädigung des N. radialis
(D) Ischämisches Muskellogen-Syndrom
(E) akute rekurrierende Rhabdomyolyse

F99

7.124 Ein Patient zeigt an einem Arm folgendes Krankheitsbild: Brachialgie, Parästhesien, Thenaratrophie, Muskelschwäche eines Teils der langen Fingerbeuger und des M. triceps brachii, Abschwächung des Triceps-brachii-Reflexes.

Welche Diagnose ist am wahrscheinlichsten?

(A) C7-Syndrom
(B) Karpaltunnelsyndrom
(C) Sulcus-ulnaris-Syndrom
(D) Supinatorlogen-Syndrom
(E) Gradenigo-Syndrom

F98

7.125 Bei der sogenannten Rucksacklähmung findet sich am häufigsten folgender der genannten Befunde:

(A) Parese des M. erector spinae
(B) Parese des M. sternocleidomastoideus
(C) Parese des M. serratus anterior
(D) Parese des M. trapezius
(E) Ruptur der Sehne des M. supraspinatus

H88

7.126 Welchem Symptom ist bei einem Bandscheibenvorfall in Höhe L5/S1 mit rechtsseitiger S1-Ischialgie im Hinblick auf das weitere therapeutische Vorgehen die größte Beachtung zu schenken?

(A) starke Schmerzen und Anästhesie an der rechten Fußaußenseite
(B) Abschwächung des Achillessehnenreflexes auf der rechten Seite
(C) ischiadische Fehlhaltung mit Überhang des Rumpfes nach rechts
(D) Hypästhesie in der Perianalgegend
(E) Anheben des gestreckten Beines führt schon bei 30° zu Schmerzen.

F89

7.127 Ein über 60-jähriger Patient erkrankt mit heftigen Schmerzen in einem Oberschenkel, die den Schlaf empfindlich stören. Nach Wochen kommt es zu muskulärer Atrophie am Oberschenkel, der Patellarsehnenreflex ist erloschen, keine Sensibilitätsstörungen.

Ein Krankheitsbild mit dieser Konstellation findet sich am wahrscheinlichsten bei folgender der genannten Erkrankungen:

(A) monoradikulärer Wurzelschaden L5 infolge Bandscheibenvorfall
(B) Hüftgelenksarthrose
(C) Meralgia paraesthetica
(D) Diabetische Polyneuropathie (Amyotrophie)
(E) N.-ilioinguinalis-Neuralgie

7.122 (C) 7.123 (C) 7.124 (A) 7.125 (C) 7.126 (D) 7.127 (D)

H91 H89

7.128 Bei welchem der folgenden Muskeln findet sich beim Karpaltunnelsyndrom am häufigsten eine Parese?

(A) M. adductor pollicis
(B) M. opponens pollicis
(C) M. palmaris brevis
(D) M. interosseus dorsalis I
(E) M. abductor digiti minimi

F91

7.129 Zu Beeinträchtigungen des N. ulnaris kommt es vor allem deshalb so häufig, weil er

(A) besonders exponiert im Sulcus ulnaris verläuft
(B) außergewöhnlich lang ist
(C) ein besonders dünnes Perineurium besitzt
(D) eine außergewöhnliche Neigung zu Entzündungen zeigt
(E) sich aus Fasern der untersten zervikalen Segmente zusammensetzt

H91

7.130 Faszikulationspotentiale findet man in der Elektromyographie vor allem bei folgender Störung/Erkrankung:

(A) Tibialis-anterior-Syndrom
(B) Myotonia congenita
(C) Myasthenia gravis pseudoparalytica
(D) Spinale Muskelatrophie
(E) N.-medianus-Schaden

H91

7.131 Die Abb. 68 des Bildanhangs zeigt das histologische Bild eines peripheren Nerven.

Es handelt sich um ein(e)

(A) Fibrom
(B) Spindelzellsarkom
(C) Neurom
(D) chronische Polyneuropathie
(E) Neurinom

H95

7.132 Welche Aussage trifft **nicht** zu?

N.-ulnaris-Druckschäden im Sulcus-ulnaris-Abschnitt

(A) werden in einem Teil der Fälle durch operative Nervenverlagerung behandelt
(B) können bei Bewußtlosen durch fehlerhafte Lagerung entstehen
(C) führen häufig zu Atrophie im Hypothenar-Bereich
(D) können noch Jahrzehnte nach einer Ellenbogenverletzung auftreten
(E) führen im allgemeinen zu rein motorischen Ausfällen (ohne Sensibilitätsstörungen)

F96

7.133 Das positive Froment-Zeichen ist charakteristisch für eine Schädigung des

(A) N. cutaneus femoris lateralis
(B) N. peronaeus
(C) N. radialis
(D) N. medianus
(E) N. ulnaris

F96

7.134 Der N. peronaeus profundus innerviert im Regelfall folgende Muskeln:

(1) M. tibialis anterior
(2) M. extensor hallucis brevis
(3) M. extensor digitorum longus
(4) M. extensor digitorum brevis

(A) nur 1 und 3 sind richtig
(B) nur 1, 2 und 4 sind richtig
(C) nur 1, 3 und 4 sind richtig
(D) nur 2, 3 und 4 sind richtig
(E) 1 – 4 = alle sind richtig

7.128 (B) 7.129 (A) 7.130 (D) 7.131 (E) 7.132 (E) 7.133 (E) 7.134 (E)

F94

7.135 Ein 22-jähriger Patient kommt zu Ihnen, weil er nach seinen Angaben nach einer durchzechten Nacht mit „einer Lähmung an der rechten Hand“ aufgewacht ist.
Sie finden bei der Untersuchung folgenden Befund am rechten Arm: Sensibilitätsstörung am radialen Handrücken und partiell am 1. und 2. Finger dorsal, Lähmung der Fingerstreckung in den Fingergrundgelenken und Lähmung der Streckfunktion der Hand, Lähmung des M. brachioradialis, Biceps-brachii-Reflex und Triceps-brachii-Reflex regelrecht auslösbar, keine Hyperreflexie.

Es handelt sich am wahrscheinlichsten um:

(A) Wurzelschaden C6 rechts bei Bandscheibenvorfall
(B) zentrale Parese am rechten Arm, etwa als Folge eines unbemerkten Sturzes
(C) Druckschaden des N. radialis im distalen Unterarmbereich
(D) N.-radialis-Schädigung im Oberarmbereich
(E) Druckschädigung des unteren Plexus brachialis (Déjerine-Klumpke)

F94

7.136 Die Scapula alata ist vor allem typisch bei einer Schädigung des

(A) N. axillaris
(B) N. thoracicus longus
(C) N. suprascapularis
(D) N. musculocutaneus
(E) M. infraspinatus

H93

7.137 Eine Schädigung des N. peronaeus superficialis führt am häufigsten zu:

(A) einer isolierten Hypästhesie zwischen der 1. und 2. Zehe (Sensibilität am Fußrücken ansonsten ungestört)
(B) einer Lähmung des M. tibialis anterior
(C) einem Ausfall des Tibialis-posterior-Reflex
(D) einer Störung der Pronation des Fußes
(E) einer schmerzhaften Schwellung an der Tibiavorderkante

H93

7.138 Das Phänomen der sog. Schwurhand bei Schädigung des N. medianus findet sich am wahrscheinlichsten, wenn die Läsion an folgendem Ort liegt:

(A) Hohlhandbereich
(B) Retinaculum flexorum
(C) Ramus palmaris des N. medianus
(D) N. interosseus anterior
(E) distales Oberarmdrittel

H94

7.139 Die häufigste iatrogene Nervenschädigung bei kleineren operativen Eingriffen im Bereich des seitlichen Halsdreiecks (z. B. zur Lymphknotenbiopsie) ist:

Schädigung

(A) des N. accessorius
(B) des N. hypoglossus
(C) des N. lingualis
(D) des N. axillaris
(E) der Chorda tympani

F99

7.140 Bei einem Patienten, der unter Antikoagulationsbehandlung steht, ist es akut zu einer hochgradigen einseitigen Parese der Hüftbeugung und der Beinstreckung im Kniegelenk gekommen.

Was ist die wahrscheinlichste Ursache?

(A) Ilioinguinalis-Syndrom
(B) Obturatoriushämatom
(C) intrazerebrale Blutung in Form des Parinaud-Syndroms
(D) retroperitoneales Hämatom
(E) intragluteales Hämatom

7.135 (D) 7.136 (B) 7.137 (D) 7.138 (E) 7.139 (A) 7.140 (D)

F93

7.141 Welche Aussage über Ursache, Symptomatik und Therapie des Karpaltunnelsyndroms trifft **nicht** zu?

(A) Eine Ursache ist die rheumatische Tendosynovitis.
(B) In Fehlstellung konsolidierte distale Radiusfrakturen zählen zu den seltenen Ursachen.
(C) Besonders nachts auftretende Hand- und Unterarmschmerzen mit Parästhesien in den Fingern sind typisch.
(D) Die kompensatorische Hypertrophie der Thenarmuskeln ist ein typisches Spätsymptom.
(E) Die operative Therapie besteht in einer Spaltung des Retinaculum flexorum.

F93

7.142 Bei der neurologischen Muskelfunktionsprüfung ist zu beachten, daß (im Regelfall) das Schulterblatt durch folgende Muskeln direkt (unmittelbar) bewegt wird:

(1) M. trapezius
(2) M. subclavius
(3) M. serratus anterior

(A) nur 1 ist richtig
(B) nur 1 und 2 sind richtig
(C) nur 1 und 3 sind richtig
(D) nur 2 und 3 sind richtig
(E) 1 – 3 = alle sind richtig

F95

7.143 Als Ursache der isolierten Parese eines M. trapezius findet sich – absolut gesehen – am häufigsten:

(A) Basiläre Impression
(B) Nervenschädigung bei Lymphknotenexstirpation im seitlichen Halsdreieck
(C) Clivuschordom
(D) Accessoriusneurinom
(E) Borreliose

H97

7.144 Zu den N.-radialis-Läsionen, bei denen sich häufig eine Parese des M. triceps findet, zählen:

(1) Druckläsion des Nervs in der Axilla durch Krücke („Krückenlähmung")
(2) Durchtrennung des Nervs durch eine Humerusschaftfraktur
(3) Schädigung des Nervs im Rahmen eines Supinatorlogensyndroms

(A) nur 1 ist richtig
(B) nur 2 ist richtig
(C) nur 1 und 2 sind richtig
(D) nur 1 und 3 sind richtig
(E) 1 – 3 = alle sind richtig

F95

7.145 Ein 40-jähriger Patient berichtet, daß er seit dem Morgen an der rechten Hand die Daumen- und Zeigefingerendglieder nicht mehr beugen kann. Auch könne er mit beiden Fingern keinen Kreis mehr formen. Am Tag vorher habe er für den Hausbau Steine auf den Armen geschleppt. Die allgemeine neurologische Untersuchung bestätigt die vom Patienten beschriebenen Ausfälle.

Was liegt am wahrscheinlichsten vor?

(A) isolierter Wurzelschaden C8 bei medialem Bandscheibenvorfall
(B) leichte N.-ulnaris-Parese infolge akuter Druckschädigung
(C) leichte distale zentrale Armparese nach kontralateraler Durchblutungsstörung des Gehirns
(D) Schädigung eines N.-medianus-Astes am Unterarm
(E) untere Armplexusteilschädigung

H95

7.146 Welcher der folgenden Befunde beruht offensichtlich **nicht** auf einer Lyme-Borreliose?

(A) positiver TPHA-Test
(B) Karditis
(C) asymmetrische Polyneuritis
(D) Liquorpleozytose von 50/μl
(E) pathologischer FSME-Titer

7.141 (D) 7.142 (C) 7.143 (B) 7.144 (A) 7.145 (D) 7.146 (E)

F95

7.147 Ein deutlich erhöhter Gesamteiweiß-Wert im Liquor cerebrospinalis (> 700 mg/l) ist **am wenigsten** charakteristisch für:

(A) idiopathische Polyneuritis (Guillain-Barré-Strohl)
(B) Alkoholpolyneuropathie
(C) Akustikusneurinom
(D) tuberkulöse Meningitis
(E) zervikales Neurinom

H95

7.148 Die idiopathische Polyradikulitis (Guillain-Barré-Strohl-Syndrom) zeigt am häufigsten folgende lebensbedrohliche Komplikation:

(A) akute Hirnblutung
(B) Störung der autonomen Innervation des Herzens mit der Gefahr kardialer Rhythmusstörungen
(C) schwere Hirnstammfunktionsstörung mit Bewußtseinsverlust und zentraler Atemstörung
(D) Hyponatriämie mit zerebralen Krampfanfällen
(E) Thermoregulationsstörung mit extremer Auskühlung

F95

7.149 Die Kausalgie beruht am häufigsten auf folgender der genannten Erkrankungen bzw. Schädigungen:

(A) Diabetische Polyneuropathie
(B) traumatische Schädigung des N. medianus
(C) Wallenberg-Syndrom
(D) Shy-Drager-Syndrom
(E) Fazioskapulohumerale Muskeldystrophie

F93

7.150 Welche Symptome können bei einer Polyneuropathie auf eine Beteiligung des autonomen Nervensystems hinweisen?

(1) orthostatische Hypotonie
(2) Diarrhöen
(3) Störungen der Schweißsekretion
(4) Blasenentleerungsstörungen

(A) nur 1 und 3 sind richtig
(B) nur 2 und 4 sind richtig
(C) nur 1, 3 und 4 sind richtig
(D) nur 2, 3 und 4 sind richtig
(E) 1 – 4 = alle sind richtig

F93

7.151 Für welches der genannten Krankheitsbilder ist eine Steigerung von Muskeleigenreflexen **am wenigsten** charakteristisch?

(A) Spastische Spinalparalyse
(B) Multiple Sklerose
(C) Polyradikulitis Guillain-Barré
(D) Zervikale Myelopathie
(E) Hypokalzämie

H98

7.152 Bei der diabetischen Polyneuropathie ist **am wenigsten** wahrscheinlich zu erwarten:

(A) Störung des Vibrationsempfindens
(B) Ausfall distaler Muskeleigenreflexe
(C) symmetrische atrophische Paresen
(D) zerebellare Ataxie
(E) schmerzhafte Beschwerden in den Beinen

H94

7.153 Ein 15-jähriger – durchschnittlich intelligenter – Jugendlicher wird von seiner Mutter zum Neurologen gebracht, weil er seit Kindheit Stuhl nicht halten kann und von seiner Mutter ständig mit Windeln versehen werden muß. Er berichtet, daß die Blasenkontrolle normal möglich ist. Der Stuhl sei normal geformt.

Dieses Störungsbild ist pathognomonisch für:

(A) Läsion der Formatio reticularis mesencephali
(B) Läsion des Conus medullaris
(C) Läsion der Cauda equina
(D) Läsion des N. pudendus
(E) Keine der Aussagen (A)–(D) trifft zu.

7.147 (B) 7.148 (B) 7.149 (B) 7.150 (E) 7.151 (C) 7.152 (D) 7.153 (E)

H98

7.154 Bei der Schädigung des N. tibialis in Höhe der Kniekehle findet sich am wahrscheinlichsten:

(A) Lähmung des M. tibialis anterior
(B) Lähmung des M. extensor hallucis longus
(C) Taubheitsgefühl auf dem Fußrücken
(D) Taubheitsgefühl an der Fußsohle
(E) Lähmung des M. peronaeus brevis

F98 H91

7.155 Bei einem Patienten mit Bandscheibenvorfall finden Sie u.a. eine Betonung des ASR links mit positivem Babinski-Phänomen.

Wo liegt aufgrund dieser Symptomatik der Vorfall am wahrscheinlichsten?

(A) zwischen HWK 6 und HWK 7
(B) lateral rechts, zwischen LWK 2 und LWK 3
(C) lateral rechts, zwischen LWK 3 und LWK 4
(D) lateral links, zwischen LWK 4 und LWK 5
(E) lateral links, zwischen LWK 5 und Sacrum

H94

7.156 Wenn man bei der Gesamtzahl der Polyneuropathien die Häufigkeit der Ursachen auflistet, so findet sich **am wenigsten** häufig folgende der genannten Ursachen:

(A) Neoplasie
(B) Diabetes mellitus
(C) Porphyrie
(D) immunologische Erkrankung
(E) Infektion

F94

7.157 Bei Polyneuropathien finden sich nicht selten:

(1) strumpf- und/oder handschuhförmig begrenzte Hypästhesiezonen
(2) distalsymmetrische periphere Paresen
(3) vegetative Störungen
(4) Fibrillationspotentiale und positive Wellen im Elektromyogramm

(A) nur 1 und 2 sind richtig
(B) nur 2 und 4 sind richtig
(C) nur 1, 2 und 3 sind richtig
(D) nur 1, 3 und 4 sind richtig
(E) 1 – 4 = alle sind richtig

H94

7.158 Eine Mononeuritis multiplex ist in erster Linie charakteristisch für folgende der genannten Erkrankungen:

(A) Panarteriitis nodosa
(B) rezidivierende Trigeminusneuralgie
(C) Multiple Sklerose
(D) Spasmus facialis
(E) Supinatorlogensyndrom

H94

7.159 Die Neurale Muskelatrophie Charcot-Marie-Tooth ist eine

(A) genetisch bedingte Erkrankung
(B) neurale Komplikation bei Diabetes mellitus
(C) Sonderform der spinalen Muskelatrophie Duchenne-Aran
(D) alkoholisch bedingte neuromuskuläre Erkrankung
(E) spezielle Form der Neuropathie bei der Multiplen Sklerose

H89

7.160 Ein 25-jähriger Patient erkrankt mit sehr heftigen Schmerzen in der rechten Schulter, so daß er schlaflos ist. Schon nach wenigen Tagen lassen die Schmerzen nach. Aber es imponieren nun auf der betroffenen Seite Lähmungen von Muskeln im Bereich der Schulter und des Oberarmes; insbesondere Paresen der Mm. supraspinatus, infraspinatus, serratus anterior, deltoideus und biceps. Sensibilitätsstörungen an der Außenseite des Oberarmes. Liquorbefund unauffällig.

Welche der folgenden Diagnosen kommt am wahrscheinlichsten in Betracht?

(A) Brachialgia paraesthetica nocturna
(B) Periarthropathia humeroscapularis
(C) Meningopolyneuritis Garin-Bujadoux-Bannwarth (Lyme-Krankheit)
(D) neuralgische Schulteramyotrophie
(E) intraspinaler raumfordernder Prozeß

7.154 (D) 7.155 (A) 7.156 (C) 7.157 (E) 7.158 (A) 7.159 (A) 7.160 (D)

H96

7.161 Eine Diplegia facialis kommt am häufigsten vor bei:

(A) (Foster) Kennedy-Syndrom
(B) M. Parkinson
(C) akuter Polyneuritis Typ Guillain-Barré
(D) Balkentumoren
(E) beginnender Muskeldystrophie Typ Duchenne

7.3 Therapie

H91

7.162 Zur medikamentösen Therapie bei der bisher als idiopathisch bezeichneten Form der Trigeminusneuralgie kommt als Mittel der 1. Wahl vor allem in Betracht:

(A) Pethidin
(B) Carbamazepin
(C) Amitriptylin
(D) Cortison
(E) Ergotamintartrat

H84

Folgende Angaben beziehen sich auf die Aufgaben Nr. 7.163 und Nr. 7.164

Ein Patient bekommt akut starke Lumboischialgien. Nach Stunden lassen die Schmerzen nach. Es entwickeln sich eine Hypästhesie an den Beinen, eine schlaffe Lähmung der Füße und eine Blasenentleerungsstörung.

7.163 Welche Befundkonstellation ist am wahrscheinlichsten zu erwarten?

(1) fehlende Fußpulse
(2) fehlender ASR
(3) Reithosenhypästhesie
(4) positives Lasègue-Zeichen
(5) positives Babinski-Phänomen

(A) nur 2 und 4 sind richtig
(B) nur 3 und 5 sind richtig
(C) nur 4 und 5 sind richtig
(D) nur 2, 3 und 4 sind richtig
(E) 1–5 = alle sind richtig

7.164 Welche Therapie ist im vorliegenden Fall erforderlich?

(A) strengste Bettruhe auf harter Unterlage (flach oder Stufenbett)
(B) lumbale Entlastungspunktion
(C) Procaininfiltration der paravertebralen Muskeln
(D) sofortige neurochirurgische Intervention
(E) Fangopackungen und Antirheumatika

H90

7.165 Bei einem Patienten hat sich nach einem Sportunfall (Tritt ventral gegen den Unterschenkel vor einigen Stunden) unter großen Schmerzen eine Paralyse der Fußheber- und Großzehenheberfunktion entwickelt. Beim Laufen klappt der Fuß nicht wie beim Steppergang auf den Boden, sondern er ist infolge einer Kontraktur des M. tibialis anterior fixiert. Der M. tibialis anterior ist derb palpabel.

Welche Maßnahme ist vor allem indiziert?

(A) Ruhigstellung des Beines auf Schiene
(B) Gabe von Antiphlogistika
(C) Spaltung der Fascia cruris
(D) Freilegung des N. peronaeus am Caput fibulae
(E) Antibiotika-Therapie

7.161 (C) 7.162 (B) 7.163 (D) 7.164 (D) 7.165 (C)

F91

7.166 Als Methoden der Wahl zur Behandlung des Karpaltunnel-Syndroms stehen zur Verfügung:

(1) Elektrotherapie der Muskulatur
(2) nervennahe Applikation von nerve growth factor
(3) operative Fixierung des Bewegungssegmentes (z.B. Handgelenksarthrodese)

(A) Keine der Aussagen 1–3 ist richtig
(B) nur 1 ist richtig
(C) nur 2 ist richtig
(D) nur 1 und 2 sind richtig
(E) nur 1 und 3 sind richtig

8 Muskelkrankheiten

8.2 Klinik

H90 F85

8.1 Welcher der genannten Befunde spricht bei der differentialdiagnostischen Entscheidung zwischen Myositis und Muskeldystrophie für eine Myositis und gegen eine Muskeldystrophie?

(A) Erhöhung der CK (Kreatinkinase) im Serum
(B) myopathisches Muster im Elektromyogramm
(C) erhöhte Blutsenkungsgeschwindigkeit
(D) Muskelatrophien
(E) normale Nervenleitgeschwindigkeit

F90

8.2 Welche der folgenden Aussagen über die Kreatinkinase (CK) im Serum trifft **nicht** zu?

(A) Sie ist einer der wichtigsten Laborparameter bei Verdacht auf angeborene Myopathie
(B) zeigt pathologische Werte nach einem Muskeltrauma
(C) liegt bei Konduktorinnen der Duchenneschen Muskeldystrophie praktisch immer im Normbereich
(D) zeigt bei der Polymyositis einen Abfall mit fortschreitendem Behandlungserfolg
(E) zeigt typischerweise pathologische Werte beim Krankheitsbild der malignen Hyperthermie

F87

8.3 Bei der differentialdiagnostischen Entscheidung zwischen Polymyositis und Myasthenie spricht am meisten für eine Polymyositis und gegen eine Myasthenie:

(A) CK (Kreatinkinase) im Serum stark erhöht
(B) Vorliegen von Muskelschwäche
(C) zeitweilige spontane Besserung der körperlichen Beschwerden
(D) Nachweis von Skelettmuskelantikörpern
(E) Besserung unter Therapie mit Glukokortikoiden

F97 F94

8.4 Welche Aussage trifft **nicht** zu?

Zu den charakteristischen Phänomenen bei der Hyperventilationstetanie zählen:

(A) Karpopedalspasmus
(B) Paramyotonie
(C) Alkalose
(D) „Geburtshelferstellung" der Hände
(E) Parästhesien

H85

8.5 Bei einer 30-jährigen Patientin fällt eine schlaffe Gesichtsmuskulatur auf. Die Stimme wirkt näselnd. Es besteht eine beidseitige, im Laufe des Tages zunehmende Ptosis. Sie klagt über wiederholt auftretende Doppelbilder. Bei der Untersuchung fällt eine Minderung der Kraft in den Armen auf. Keine Muskelatrophien, keine Sensibilitätsstörungen. Normale Eigenreflexe.

Welche Diagnose ist am wahrscheinlichsten?

(A) Multiple Sklerose
(B) Myasthenia gravis pseudoparalytica
(C) Neuritis cranialis
(D) Pseudobulbärparalyse
(E) Myatrophische Lateralsklerose

7.166 (A) 8.1 (C) 8.2 (C) 8.3 (A) 8.4 (B) 8.5 (B)

F87

8.6 Eine 26-jährige Hausfrau beobachtet seit einigen Monaten folgende Symptome: Doppelbilder beim Lesen, rasches Ermüden bei der Hausarbeit, gelegentliche Schluckbeschwerden. Klinisch findet sich eine doppelseitige Oberlidptose, eine beidseitige Lateralabduktionsschwäche der Augen und eine Schwäche der proximalen Skelettmuskulatur.

Welche der folgenden Erkrankungen liegt am wahrscheinlichsten vor?

(A) Polymyositis
(B) Botulismus
(C) Hyperthyreose
(D) Myasthenia gravis pseudoparalytica
(E) Myatrophische Lateralsklerose

H99

8.7 Welche der Aussage über die Myasthenia gravis trifft **nicht** zu?

(A) Die Krankheit manifestiert sich häufig im Altersbereich 20.– 40. Lebensjahr.
(B) Störungen von Seiten der Sprechmuskulatur sind äußerst selten.
(C) Rasche – vorübergehende – Besserung der Symptomatik kurze Zeit nach i.v.-Injektion von Edrophoniumchlorid ist ein charakteristischer Befund.
(D) Meist finden sich im Serum der Kranken Antikörper gegen den Acetylcholinrezeptor.
(E) Durch elektrophysiologische Zusatzuntersuchung ist die Abgrenzung gegen das Lambert-Eaton-Syndrom möglich.

H98

8.8 Welche Aussage trifft **nicht** zu?

Bei der (nicht-kongenitalen) Myasthenia gravis

(A) sind insgesamt Frauen häufiger als Männer betroffen
(B) sind oft Autoantikörper gegen den postsynaptischen Acetylcholinrezeptor der neuromuskulären Synapse nachweisbar
(C) sollte der Patient auf das Vorliegen eines Thymoms untersucht werden
(D) ist der wichtigste Befund im Stimulations-EMG ein typisches Inkrement der Muskelsummenaktionspotentiale
(E) sind zur Therapie Cholinesterasehemmer geeignet

F86

8.9 Welche der folgenden Untersuchungen sind bei der Diagnostik der Myasthenia gravis pseudoparalytica nützlich?

(1) Tensilon-Test
(2) Nachweis von Acetylcholinrezeptor-Antikörpern im Serum
(3) Computertomographie des Thorax
(4) Serienstimulation eines Nerven (Stimulationselektromyographie)

(A) nur 1 und 3 sind richtig
(B) nur 2 und 4 sind richtig
(C) nur 1, 2 und 3 sind richtig
(D) nur 1, 3 und 4 sind richtig
(E) 1 – 4 = alle sind richtig

H92

8.10 Hinweise auf die Diagnose Myasthenia gravis geben folgende Befunde:

(1) ausgeprägter Amplitudenabfall des Muskel-Summenaktionspotentials von der 1. zur 5. Antwort im Stimulations-EMG
(2) Nachweis von Antikörpern gegen Acetylcholin-Rezeptoren
(3) vorübergehende Besserung der Muskelschwäche bei Gabe eines Cholinesterasehemmers

(A) nur 3 ist richtig
(B) nur 1 und 2 sind richtig
(C) nur 1 und 3 sind richtig
(D) nur 2 und 3 sind richtig
(E) 1 – 3 = alle sind richtig

F97

8.11 Welche Aussage trifft **nicht** zu?

Hinsichtlich des myasthenen Syndroms Lambert-Eaton gilt:

(A) Charakteristisch ist eine Thymushyperplasie.
(B) In einem Großteil der Fälle findet sich eine Assoziation mit kleinzelligem Bronchialkarzinom.
(C) Es finden sich Autoantikörper gegen präsynaptische Membranstrukturen.
(D) Typisch ist der Nachweis einer Amplitudenzunahme bei der repetitiven Reizung im EMG (mit höherfrequenten Reizen).
(E) Bei etlichen Patienten treten autonome Störungen auf.

8.6 (D) 8.7 (B) 8.8 (D) 8.9 (E) 8.10 (E) 8.11 (A)

F89

8.12 Welche Aussage trifft **nicht** zu?

Das Lambert-Eaton-Syndrom

(A) beginnt meist mit Paresen der äußeren Augenmuskeln
(B) beruht auf einer Störung der neuromuskulären Impulsübertragung
(C) zeigt pathologische Veränderungen in der Nadelelektromyographie
(D) geht häufig mit einem kleinzelligen Bronchialkarzinom einher
(E) betrifft Männer häufiger als Frauen

H96 H86

8.13 Bei einer Patientin besteht eine Lidptose, die sich beim Aufwärtsblicken verstärkt. Alle äußeren Augenmuskeln sind paretisch. Die mimische Innervation ist schwach. Die Arme können nur wenige Sekunden über den Kopf gehoben werden. Sprechen und Schlucken sind nicht behindert. Reflexanomalien, Muskelatrophien, Muskelfaszikulieren und Sensibilitätsstörungen sind nicht vorhanden.

Welche Erkrankung liegt am wahrscheinlichsten vor?

(A) Guillain-Barré-Syndrom
(B) Muskeldystrophie
(C) Myasthenie
(D) Polymyositis
(E) Myatrophische Lateralsklerose

F89 F86

8.14 Ein 25-jähriger Patient berichtet folgende seit etwa 2 Wochen progrediente Beschwerden: Er muß sich beim Treppensteigen mit den Händen am Geländer hochziehen, hat Gehbeschwerden und „Muskelkater" in den Beinen. Sie finden eine Erhöhung der BSG, der Gamma-Globuline in der Serumelektrophorese und der Kreatinkinase (CK) i.S.

Welche der genannten Diagnose ist am wahrscheinlichsten?

(A) Poliomyelitis
(B) Polymyositis
(C) Bornholmsche Krankheit
(D) autosomal rezessive Form der Muskeldystrophie
(E) Myasthenia gravis pseudoparalytica

H87

8.15 Bei welchem (welchen) der folgenden klinischen Krankheitsbilder ergeben sich differentialdiagnostische Erwägungen in Hinblick auf eine (Poly-)Myositis?

(1) progressive Muskeldystrophie vom Gliedergürteltyp
(2) Myasthenie
(3) endokrine Orbitopathie

(A) nur 2 ist richtig
(B) nur 1 und 2 sind richtig
(C) nur 1 und 3 sind richtig
(D) nur 2 und 3 sind richtig
(E) 1 – 3 = alle sind richtig

F88

8.16 **Gegen** die Diagnose Polymyositis spricht:

(A) Vorhandensein einer Schluckstörung
(B) Palpationsschmerz der betroffenen Muskulatur
(C) Erhöhung der CK (Kreatinkinase) im Serum
(D) Besserung unter Glukokortikoiden
(E) Keine der Aussagen (A)–(D) trifft zu.

F89

8.17 Welche der Aussagen über die Polymyalgia rheumatica trifft **nicht** zu?

(A) Sie geht oft mit einem allgemeinen Krankheitsgefühl einher.
(B) Die Behandlung erfolgt insbesondere mit D-Penicillamin.
(C) Zu den typischen Beschwerden zählen Schmerzen im Schultergürtelbereich.
(D) Die Blutsenkung ist erhöht.
(E) Sie manifestiert sich überwiegend im höheren Lebensalter.

8.12 (A) 8.13 (C) 8.14 (B) 8.15 (E) 8.16 (E) 8.17 (B)

F99

8.18 Welche Aussage trifft **nicht** zu?

Hinsichtlich der Myasthenia gravis gilt:

(A) Sie beruht in erster Linie auf autoimmunologischen Prozessen an den motorischen Vorderhornzellen des Rückenmarks.
(B) In der myasthenen Krise kommt eine Immunadsorptions-Behandlung des Blutplasmas in Betracht.
(C) Die Therapie mit Azathioprin hat die Prognose hinsichtlich des Langzeitverhaltens der Erkrankung deutlich verbessert.
(D) Häufig findet sich bei den Patienten eine Thymushyperplasie.
(E) Häufig lassen sich im Serum Autoantikörper gegen Acetylcholinrezeptoren nachweisen.

H87

8.19 In dieser Muskelbiopsie (siehe Abb. 69 des Bildanhangs) aus dem M. gastrocnemius erkennt man mehrere atrophische zum Teil isoliert, zum Teil in Grüppchen liegende Muskelfasern.

Dieses Bild ist typisch für eine

(A) progressive Muskeldystrophie
(B) Virus-Myositis
(C) bakterielle Myositis
(D) neurogene Muskelatrophie
(E) Myositis ossificans

H96

8.20 Welche der genannten Erkrankungen kommt am ehesten in Betracht, wenn bei einem 40-jährigen Mann in einer Muskelbiopsie Gruppen atrophischer Muskelfasern mit eckigen Querschnitten gefunden werden?

(A) spinale Muskelatrophie Typ Werdnig-Hoffmann
(B) progressive Muskeldystrophie Typ Duchenne
(C) Myasthenia gravis
(D) Paralysis agitans
(E) amyotrophische Lateralsklerose

H84

8.21 Die progressive spinale Muskelatrophie geht oft einher mit

(A) Wadenhypertrophie
(B) Augenmotilitätsstörungen
(C) Faszikulationen
(D) Katarakt
(E) Demenz

H95

8.22 Am wenigsten charakteristisch für das klinische Bild der idiopathischen Rhabdomyolyse ist:

(A) rascher Beginn
(B) Myalgie
(C) makroskopisch sichtbare Verfärbung des Urins
(D) Muskelschwellung
(E) segmentale Sensibilitätsstörung

F93

8.23 Ein 45-jähriger Patient berichtet über Beschwerden, die seit 6 Wochen zunehmen und deutliche Tagesschwankungen aufweisen: Morgens fühlt er sich kräftig, gegen Abend schwach und kraftlos. Bei körperlicher Anstrengung lassen seine Kräfte deutlich früher nach als noch vor 6 Wochen. Intravenöse Applikation von 10 mg Edrophoniumchlorid führt rasch zu einer erheblichen Besserung der Muskelschwäche; dieser Effekt hält allerdings nur wenige Minuten an.

Welche der folgenden Diagnosen trifft am wahrscheinlichsten zu?

(A) Paramyotonie (Eulenburg)
(B) Hypokaliämische episodische Paralyse
(C) Polyradikulitis Guillain-Barré
(D) myatrophische Lateralsklerose
(E) Myasthenia gravis

8.18 (A) 8.19 (D) 8.20 (E) 8.21 (C) 8.22 (E) 8.23 (E)

H89

8.24 Gruppiert liegende Muskelfaseratrophien in der Muskelbiopsie beobachtet man bei:

(1) myatrophischer Lateralsklerose
(2) Spinaler Muskelatrophie
(3) Vaskulärer Myelopathie mit schlaffen Lähmungen

(A) nur 1 ist richtig
(B) nur 3 ist richtig
(C) nur l und 3 sind richtig
(D) nur 2 und 3 sind richtig
(E) 1 – 3 = alle sind richtig

F86

8.25 Welche der folgenden Untersuchungsmethoden hat bei der Diagnostik der progressiven Muskeldystrophie die größte Bedeutung?

(A) Bestimmung der distalen Stimulationslatenz (distalen Latenzzeit)
(B) Nadelelektromyographie
(C) Serienstimulation eines motorischen Nerven (Stimulationselektromyographie)
(D) Messung akustisch evozierter Hirnstammpotentiale
(E) Messung visuell evozierter Potentiale

H90 F85

8.26 Welche der genannten Erkrankungen liegt bei dem Kind (siehe Abb. 70 des Bildanhangs sowie untenstehend abgebildeten zugehörigen Stammbaum) am wahrscheinlichsten vor?

(A) Muskeldystrophie Typ Duchenne
(B) fazioskapulohumerale Muskeldystrophie
(C) neurale Muskelatrophie
(D) Syringomyelie
(E) infantile spinale Muskelatrophie (Werdnig-Hoffmann)

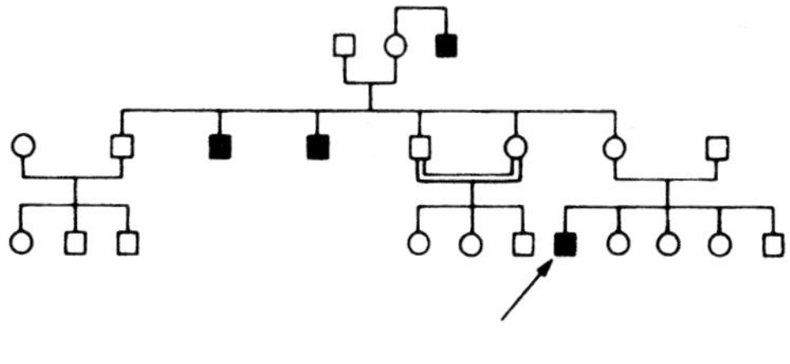

H89 H85

8.27 Ein Patient wird unter dem Verdacht auf eine progressive Muskeldystrophie stationär aufgenommen.

Welches der folgenden Symptome bzw. Fakten lenkt aber den Verdacht auf die richtige Diagnose Polymyositis?

(A) Paresen der rumpfnahen Muskulatur
(B) Schwäche der Schlund- und Nackenmuskeln
(C) jugendliches Alter
(D) Abschwächung der Reflexe
(E) erhöhte CK (Kreatinkinase) im Serum

F92 H87

8.28 Die progressive Muskeldystrophie vom Typ Duchenne

(A) zeigt schon im ersten Lebensjahr hohe CK (Kreatinkinase)-Werte im Serum
(B) ist dominant erblich
(C) befällt häufig das weibliche Geschlecht
(D) beginnt meist im Schultergürtelbereich
(E) zeigt in der Regel eine Beteiligung der Augenmuskeln

F97 F88

8.29 Das Krankheitszeichen „Tapirmund“ ist vor allem charakteristisch für die

(A) Syringomyelie
(B) Spinale Muskelatrophie
(C) rezessiv X-chromosomale Muskeldystrophie Typ Duchenne
(D) Fazioskapulohumerale Muskeldystrophie
(E) Neurale Muskelatrophie

H99

8.30 Bei der X-chromosomal rezessiven progressiven Muskeldystrophie Typ Duchenne findet sich vor allem folgendes der genannten Phänomene:

(A) Die Erstmanifestation erfolgt mit isolierten Paresen im Schultergürtel.
(B) heftige Schmerzen in den Extremitäten
(C) auffallend niedergespanntes Aktivitätsmuster im Elektromyogramm
(D) strumpfförmige Sensibilitätsstörungen
(E) handschuhförmige Sensibilitätsstörungen

8.24 (E) 8.25 (B) 8.26 (A) 8.27 (B) 8.28 (A) 8.29 (D) 8.30 (C)

H88 H84

8.31 Ein 30-jähriger Patient berichtet, daß er wiederholt in Schwierigkeiten geriet, weil er bei der Begrüßung die Hand seines Gegenüber nicht gleich wieder loslassen konnte. Er hat sich deshalb angewöhnt, kurz vor solchen Gelegenheiten die Faust mehrfach zu öffnen und zu schließen, wodurch das Händereichen jeweils wesentlich besser ging.

Welche Krankheit liegt am wahrscheinlichsten vor?

(A) „Schreib"-Krampf
(B) pathologisches Greifen
(C) Myotonie
(D) spastische Monoparese des rechten Armes
(E) psychogene Störung

H98

8.32 Ein Fahrradfahrer (junger Mann) ruht sich bei einer Bergtour aus, nachdem er gerade einen Gipfel „erstürmt" hat. Während er die Aussicht genießt, stellt sich eine Muskelschwäche ein, die so ausgeprägt ist, daß er nicht mehr fähig ist, aufzustehen. Die Symptomatik hindert ihn zunächst, seine Radtour fortzusetzen.

Erst nach Stunden kann er dann den Nachhauseweg antreten.

Welche der folgenden Störungen liegt am wahrscheinlichsten vor?

(A) akute passagere zerebrale Durchblutungsstörung (transitorische ischämische Attacke)
(B) Drucklähmung des N. ischiadicus beidseits
(C) Friedreich-Ataxie
(D) Paroxysmale Lähmung
(E) Magnesiummangel

F91

Folgende Angaben beziehen sich auf die Aufgaben Nr. 8.33 und Nr. 8.34.

Ein $4^1/_2$ -jähriger Junge wird wegen Schwierigkeiten beim Laufen vorgestellt. Die neurologische Untersuchung des altersentsprechend (Psyche, Gewicht, Körpergröße) entwickelten Kindes ergibt einen watschelnden Gang mit Absinken des Beckens zur unbelasteten Seite (Trendelenburgsches Zeichen), eine mittelgradige symmetrische Parese der Unterschenkelstrecker, eine leichte Fußheberparese und einen im Verhältnis zur Oberschenkelmuskulatur großen Wadenumfang. Aufrichten aus der Hocke ist nur mit Abstützen möglich. Keine sensiblen Störungen. Physiologisches Reflexverhalten. In der Familienanamnese findet sich die Angabe, daß ein Bruder der Großmutter mütterlicherseits im Alter von 17 Jahren an einer fortschreitenden Muskelschwäche verstorben sei.

8.33 Welche Erkrankung liegt am wahrscheinlichsten vor?

(A) Polymyositis
(B) neurale Muskelatrophie
(C) infantile progressive spinale Muskelatrophie (Werdnig-Hoffmann)
(D) progressive Muskeldystrophie Typ Duchenne
(E) fazioskapulohumerale Muskeldystrophie

8.34 Zur Erhärtung der richtigen Diagnose sind in 1. Linie folgende 3 der genannten Maßnahmen geeignet:

(1) Bestimmung der Kreatinkinase (CK) im Serum
(2) Muskelbiopsie
(3) EEG
(4) EKG
(5) EMG

(A) nur 1, 2 und 3 sind richtig
(B) nur 1, 2 und 5 sind richtig
(C) nur 1, 4 und 5 sind richtig
(D) nur 2, 3 und 4 sind richtig
(E) nur 3, 4 und 5 sind richtig

8.31 (C) 8.32 (D) 8.33 (D) 8.34 (B)

H97 F90

8.35 Welche Aussage trifft **nicht** zu?

Die fazioskapulohumerale Form der Muskeldystrophie

(A) zählt zu den bösartigsten Verlaufsformen der Muskeldystrophien
(B) betrifft sowohl Männer als auch Frauen
(C) ist in einem Teil der Fälle asymmetrisch ausgebildet
(D) zeigt das typische Bild der „Facies myopathica"
(E) zeigt das typische Bild der sog. „losen Schultern"

H90

8.36 Welche Aussage trifft **nicht** zu?

Die fazioskapulohumerale Form der progressiven Muskeldystrophie

(A) zeigt im Erbgang eine recht variable Expressivität
(B) verläuft zumeist langsam progredient
(C) manifestiert sich meistens im 2. oder 3. Lebensjahr
(D) geht charakteristischerweise mit einer Facies myopathica einher
(E) befällt im weiteren Verlauf auch die Rumpf- und Beckengürtelmuskulatur

H00 H98

8.37 Zu den Störungen der Chlorionenkanäle der Muskelfasermembran (so genannte „Kanalkrankheiten") zählt vor allem folgende der genannten Erkrankungen:

(A) Marchiafava-Bignami-Syndrom
(B) Maligne Hyperthermie
(C) Spasmus facialis
(D) Myotonia congenita
(E) Tibialis-anterior-Syndrom

H92

8.38 Welche Aussage trifft **nicht** zu?

Hinsichtlich der X-chromosomal rezessiven Muskeldystrophie Typ Duchenne gilt:

(A) Häufiger als der Typ Duchenne ist die fazioscapulohumerale Muskeldystrophie.
(B) Typisch ist eine Störung des Dystrophingehaltes in der Muskelzellmembran.
(C) Auf dem X-Chromosom konnte der Gendefekt genauer lokalisiert werden.
(D) Typisch ist eine Erstmanifestation in den ersten Lebensjahren.
(E) Häufig kommt es zu einer respiratorischen Insuffizienz durch Befall der Atemmuskulatur im fortgeschrittenen Stadium.

H85

8.39 Bei welcher der folgenden Erkrankungen findet sich am häufigsten eine Stirnglatze (bei männlichen Patienten) als ein typisches Symptom der Erkrankung?

(A) Dystrophia myotonica
(B) Spinale Muskelatrophie
(C) Duchenne-Muskeldystrophie
(D) Fazioscapulohumerale Muskeldystrophie
(E) Neurale Muskelatrophie

H00

8.40 Was ist bei der Myotonia congenita (Thomsen) **am wenigsten** wahrscheinlich zu erwarten?

(A) athletischer Habitus
(B) autosomal-dominanter Erbgang
(C) Cataracta myotonica
(D) myotone Muskelsteifigkeit beim Gehen
(E) myotone Entladungsserien im EMG

8.35 (A) 8.36 (C) 8.37 (D) 8.38 (A) 8.39 (A) 8.40 (C)

F00

8.41 Ein 20-jähriger Patient berichtet, dass er seit der Kindheit insbesondere nach starker Muskelanspannung die Muskeln nicht entspannen könne; nach mehrfacher Anspannung der betreffenden Muskeln bessere sich dieses Phänomen jedoch vorübergehend. Eine Kraftminderung bemerkte der Patient nicht, sie findet sich auch nicht im klinischen Befund. Die Eltern des Patienten haben keine Beschwerden.

Um welche der genannten Krankheiten handelt es sich am wahrscheinlichsten?

(A) Werdnig-Hoffmann-Krankheit
(B) Myotonia congenita (Typ Becker)
(C) Fazioskapulohumerale Muskeldystrophie
(D) Amyotrophische Lateralsklerose
(E) Myasthenia gravis

F98

8.42 Die Lebenserwartung ist – statistisch gesehen – am stärksten verkürzt bei folgender der genannten progressiven Muskeldystrophien:

(A) Dominant autosomale okuläre Muskeldystrophie
(B) Rezessiv X-chromosomale Muskeldystrophie Typ Duchenne
(C) Rezessiv X-chromosomale Muskeldystrophie Typ Becker
(D) Rezessiv autosomale Muskeldystrophie vom Gliedergürtel-Typ
(E) Fazio-scapulo-humerale Muskeldystrophie

H92

8.43 Zu den charakteristischen Merkmalen bei der myotonischen Dystrophie (Dystrophia myotonica) zählt insbesondere:

(A) Hypochlorämie
(B) Grüner Star
(C) psychopathologische Störung (z.B. Antriebsschwäche)
(D) myasthene Muskelschwäche
(E) Faszikulieren

H90

8.44 Ein 45-jähriger Patient hat seine Arbeitsstelle verloren, weil er im Arbeitstempo nachließ, kein Interesse mehr zeigte, rasch ermüdete. Bei der neurologischen Untersuchung fallen auf: Stirnglatze, schlaffe Gesichtszüge, atrophische Paresen an Händen und Unterschenkeln, positive myotone Reaktion.

Welches Krankheitsbild liegt am wahrscheinlichsten vor?

(A) hirnatrophischer Prozeß
(B) Polyneuropathie
(C) Amyotrophische Lateralsklerose
(D) myotone Dystrophie (Curschmann-Steinert)
(E) Myotonia congenita (Thomsen)

H96

8.45 Charakteristisch bei der Myotonen Dystrophie ([Curschmann-]Steinert) ist:

(A) Die Patienten versterben meist bereits im Kindesalter.
(B) Die kleinen Handmuskeln zählen zu den betroffenen Muskeln.
(C) rezessiver Erbgang
(D) Nur Angehörige des männlichen Geschlechts erkranken manifest.
(E) Nur Angehörige des weiblichen Geschlechts erkranken manifest.

H86

8.46 Bei welcher der folgenden Krankheiten ist eine Lähmung der Kau-, Schluck- und Zungenmuskulatur **am wenigsten** wahrscheinlich?

(A) Myatrophische Lateralsklerose
(B) Pseudobulbärparalyse
(C) Myasthenia gravis pseudoparalytica
(D) Neurale Muskelatrophie Charcot-Marie-Tooth
(E) Polyneuritis cranialis

8.41 (B) 8.42 (B) 8.43 (C) 8.44 (D) 8.45 (B) 8.46 (D)

H97

8.47 Ein sehr muskulös aussehender 30-jähriger Patient berichtet, daß er bereits seit der Kindheit Schwierigkeiten am Anfang schneller Bewegungen - also Startschwierigkeiten - habe.

Beim Beklopfen des Daumenballens mit einem Perkussionshammer kommt es zu einer unwillkürlichen, Sekunden anhaltenden Oppositionsstellung des Daumens sowie einer Muskeldelle.

Dieses Krankheitsbild paßt am ehesten zu folgender der genannten Erkrankungen:

(A) Neurale Muskelatrophie (Charcot-Marie-Tooth)
(B) Progressive Muskeldystrophie
(C) Polymyositis
(D) Myotonia congenita (Thomsen)
(E) Myotonia dystrophica ([Curschmann-]Steinert)

H86

8.48 Das Krankheitszeichen „Gnomenwaden“ findet man am häufigsten bei folgender Erkrankung:

(A) Dystrophia myotonica
(B) Spinale Muskelatrophie
(C) rezessiv X-chromosomale Muskeldystrophie Typ Duchenne
(D) Fazioscapulohumerale Muskeldystrophie
(E) Neurale Muskelatrophie

H98

8.49 Beim Symptom „Muskelsteife“ liefert das EMG mit dem positiven Nachweis charakteristischer hochfrequenter Entladungssalven einen richtungsweisenden diagnostischen Beitrag.

Dies trifft in erster Linie zu für:

(A) spastische Lähmung
(B) Torticollis spasmodicus
(C) Parkinson-Syndrom
(D) Erkrankungen mit Myotonie
(E) Myoklonien

F91

8.50 Bei einem 35-jährigen Patienten kommt es kurz nach Einleitung einer Narkose - Halothan, Muskelrelaxantien - zu einer Spannung der Kiefermuskulatur, zu erheblichem Körpertemperaturanstieg mit Tachypnoe und Tachykardie. Unbehandelt folgen bei dem Krankheitsbild dieser Art Blutdruckabfall, mitunter hirnorganische Anfälle und Exitus letalis.

Um welches Krankheitsbild handelt es sich?

(A) Myasthenia gravis pseudoparalytica
(B) Maligne Hyperthermie
(C) McArdlesche Erkrankung (Glykogenose)
(D) idiopathische paroxysmale Rhabdomyolyse (Myoglobinurie)
(E) Tetanus

H92

8.51 Ein 12-jähriges auffallend kleinwüchsiges Mädchen mit intellektueller Minderbegabung leidet unter einer chronischen progressiven Ophthalmoplegia externa. Dazu liegen eine Pigmentdegeneration der Retina, Erregungsleitungsstörungen des Herzens und in der Muskelbiopsie Mitochondrienanomalien und sogenannte „ragged red fibers“ vor.

Um welches Krankheitsbild handelt es sich?

(A) neurologisches Defekt-Syndrom bei frühkindlichem perinatalem Hirnschaden
(B) angeborene Hypothyreose
(C) Myasthenia gravis pseudoparalytica
(D) Mitochondriale Myopathie
(E) Myotone Dystrophie (Curschmann-Steinert)

F98

8.52 Welche Aussage trifft **nicht** zu?

Ein autosomal-dominanter Erbgang kennzeichnet folgende Erkrankungen:

(A) Myotonische Dystrophie
(B) Morbus Wilson
(C) Chorea Huntington
(D) Fazioscapulohumerale Muskeldystrophie
(E) Myopathia distalis tarda hereditaria (Welander)

8.47 (D) 8.48 (C) 8.49 (D) 8.50 (B) 8.51 (D) 8.52 (B)

H91

8.53 Ein 35-jähriger athletisch aussehender Patient gibt an, daß er bei zunächst voller Kraft rasch ermüde und mitunter Schmerzen in der beanspruchten Muskulatur bekomme. Manchmal entwickelten sich Verkrampfungen.
Die Kreatinkinase (CK) im Serum ist meist erhöht. Manchmal kommt es zur Myoglobinurie. Muskelarbeit unter ischämischen Bedingungen (Ischämietest) führt zu fortschreitender Amplitudenminderung im EMG, es stellt sich nach 1–2 Minuten eine Kontraktur der innervierten Muskulatur ein, die Milchsäure im Serum steigt jedoch nicht an.

Von welchem Krankheitsbild ist die Rede?

(A) Progressive Muskeldystrophie
(B) Myotone Dystrophie (Curschmann-Steinert)
(C) Polymyositis
(D) McArdlesche Erkrankung (Glykogenose)
(E) Metachromatische Leukodystrophie

F90

8.54 Welche Aussage trifft **nicht** zu?

Beim McArdle-Syndrom (Muskelphosphorylase-Mangel)

(A) ist der enzymatische Abbau des Muskelglykogens ungestört
(B) kommt es zu schmerzhaften Muskelkrämpfen während körperlicher Belastung
(C) finden sich elektromyographische Veränderungen
(D) kommt es z.T. zu Myoglobulinurien
(E) ist in einem Teil der Fälle Erblichkeit nachgewiesen

H91

8.55 Bei einem inzwischen 45-jährigen Patienten entwickelten sich seit dem Jugendalter zunächst eine Ptose, links ausgeprägter als rechts, dann Augenmuskelparesen, ohne daß jemals Doppelbilder wahrgenommen wurden. Jetzt findet sich eine Ophthalmoplegia externa, die Gesichtszüge sind schlaff und die Nackenmuskeln leicht atrophisch.

Welche der genannten Erkrankungen kommt am wahrscheinlichsten in Betracht?

(A) Myasthenes Syndrom Lambert-Eaton
(B) „Ophthalmoplegia plus“ mit chronischer progressiver Ophthalmoplegie
(C) Myatrophische Lateralsklerose
(D) Okuläre Myositis (primär chronisch)
(E) Myotone Dystrophie (Curschmann-Steinert)

H95

8.56 Welche der Aussagen über die progressive Muskeldystrophie Typ Duchenne trifft **nicht** zu?

(A) Sie wird X-chromosomal rezessiv vererbt.
(B) Sie zählt bei den erblichen Myopathien zu den häufigsten Erkrankungen.
(C) Die Krankheit manifestiert sich typischerweise in der frühen Kindheit.
(D) Die meisten Patienten versterben bereits vor dem 30. Lebensjahr.
(E) Sie betrifft zunächst und im Verlauf überwiegend die distale Extremitätenmuskulatur.

F96

8.57 Beim Symptom „Muskelsteife“ liefert das EMG mit dem positiven Nachweis charakteristischer hochfrequenter Entladungssalven einen richtungsweisenden diagnostischen Beitrag.

Dies trifft in erster Linie zu für:

(A) spastische Lähmung
(B) Torticollis spasmodicus
(C) Parkinson-Syndrom
(D) Erkrankungen mit Myotonie
(E) Myoklonien

8.53 (D) 8.54 (A) 8.55 (B) 8.56 (E) 8.57 (D)

F96

8.58 Eine beiderseitige Oberlidptose ist **am wenigsten** charakteristisch für:

(A) Myasthenia gravis
(B) Myotone Dystrophie
(C) Mitochondriale Myopathie mit Ophthalmoplegia plus
(D) Stiff-man-Syndrom
(E) Okuläre Myositis

F96

8.59 Eine Erhöhung der Kreatinkinase (CK) im Serum ist **am wenigsten** charakteristisch für:

(A) Rezessiv-autosomale Muskeldystrophie vom Gliedergürtel-Typ
(B) Maligne Hyperthermie
(C) Status epilepticus (Grands maux)
(D) Tibialis-anterior-Syndrom
(E) Adynamia episodica hereditaria (Gamstorp)

F97

8.60 Welche Kombination wird – nach vorherrschender neurologischer Lehrmeinung – durch den Begriff „Ophthalmoplegia plus" bezeichnet?

(A) das kombinierte Vorkommen einer Okulomotoriusparese und einer Abduzensparese
(B) das kombinierte Auftreten einer äußeren Okulomotoriusparese mit einer (zentral bedingten) Pupillenstörung (z.B. Miosis, Mydriasis)
(C) die Kombination einer okulären Muskelschwäche mit verschiedenen anderen Befunden (z.B. Spastik, Ataxie)
(D) das kombinierte Auftreten einer Ophthalmoplegia interna und einer Ophthalmoplegia externa
(E) die Kombination einer – zentral bedingten – Pupillenstörung mit sensiblen Reizerscheinungen des N. trigeminus

F96

8.61 Mit dem Auftreten einer ausgeprägten bulbären Symptomatik ist **am wenigsten** wahrscheinlich zu rechnen bei:

(A) Myotonia congenita
(B) Myasthenia gravis
(C) Amyotropher Lateralsklerose
(D) Botulismus
(E) Wallenberg-Syndrom

F98

8.62 Bei der Myotonia dystrophica ([Curschmann-] Steinert) findet sich welcher Befund **am wenigsten** wahrscheinlich:

(A) lebhaftes Muskelfaszikulieren
(B) distal-betonte atrophische Paresen an den Extremitäten
(C) Zeichen des intellektuellen Abbaus
(D) endokrine Störungen
(E) Katarakt

H94

8.63 Welche Aussage trifft **nicht** zu?

Charakteristische Merkmale bei der progressiven Muskeldystrophie Typ Becker-Kiener sind:

(A) Muskelfaszikulieren
(B) Muskelatrophien
(C) Beginn im Beckengürtel-Oberschenkel-Bereich
(D) langsamere Progredienz als bei der progressiven Muskeldystrophie Typ Duchenne
(E) X-chromosomal rezessiver Erbgang

F99

8.64 Ein positiver Simpson-Test (Lidptosis oder zunehmende Lidptosis bei längerdauerndem Aufwärtsblick) findet sich in erster Linie bei:

(A) Myotonia dystrophica
(B) Paramyotonia congenita
(C) Myasthenia gravis
(D) Periodischer hypokaliämischer Lähmung
(E) Progressiver Muskeldystrophie Typ Duchenne

F93

8.65 Welches der folgenden Merkmale findet man beim Beckengürteltyp Duchenne der progressiven Muskeldystrophie am wahrscheinlichsten?

(A) Muskelfaszikulieren
(B) Herzmuskelbeteiligung
(C) Sensibilitätsstörungen
(D) Liquorveränderungen
(E) Muskeltonuserhöhung

8.58 (D) 8.59 (E) 8.60 (C) 8.61 (A) 8.62 (A) 8.63 (A) 8.64 (C) 8.65 (B)

8.4 Therapie

F88 F84

8.66 Zur Behandlung der Myasthenia gravis pseudoparalytica dienen:

(1) Pyridostigmin
(2) Glukokortikoide
(3) Azathioprin (Imurek®)
(4) D-Penicillamin (Metalcaptase®, Trilovol®)

(A) nur 1 und 2 sind richtig
(B) nur 1 und 3 sind richtig
(C) nur 3 und 4 sind richtig
(D) nur 1, 2 und 3 sind richtig
(E) 1 – 4 = alle sind richtig

H99

8.67 Zur Therapie der Myasthenia gravis kommt **am wenigsten** wahrscheinlich in Betracht:

(A) Glucocorticoid
(B) Cholinesterasehemmer
(C) Thymektomie
(D) Plasmapherese
(E) Oxprenolol

H95

8.68 Die Gabe von Diazepam ist in erster Linie kontraindiziert bei folgender der genannten Erkrankungen:

(A) Prostatahyperplasie
(B) Myasthenia gravis
(C) Hypothyreose
(D) Niereninsuffizienz
(E) Cataracta brunescens

H84

8.69 Ein Patient ist wegen einer Myasthenia gravis pseudoparalytica therapeutisch auf 5 x 120 mg/24 h Mestinon® (Pyridostigmin) eingestellt. Sie werden gerufen, weil es ihm plötzlich schlechter geht. Sie stellen fest: schwere Dyspnoe, Zyanose, Fieber, perkutorische wie auskultatorische Zeichen einer Pneumonie.

Welches ist die dringlichste Maßnahme?

(A) Erhöhung der Mestinon®-Dosis
(B) Gabe von Antibiotika
(C) Gabe von Kortikosteroiden
(D) Beatmung
(E) Einweisung zur Plasmapherese

F00

8.70 Was ist für eine cholinerge Krise im Rahmen der Therapie bei Myasthenia gravis **am wenigsten** charakteristisch?

(A) Muskelfaszikulationen
(B) krampfartige abdominelle Schmerzen
(C) ängstliche Unruhe
(D) Mydriasis
(E) vermehrte Bronchialsekretion

H89

8.71 Welche der folgenden Erkrankungen sind durch Glukokortikoide günstig zu beeinflussen?

(1) Polymyalgia rheumatica
(2) Dermatomyositis
(3) Polymyositis

(A) nur 1 ist richtig
(B) nur 1 und 2 sind richtig
(C) nur 1 und 3 sind richtig
(D) nur 2 und 3 sind richtig
(E) 1 – 3 = alle sind richtig

8.66 (D) 8.67 (E) 8.68 (B) 8.69 (D) 8.70 (D) 8.71 (E)

H85

8.72 Zur krankengymnastischen Therapie bei der progressiven Muskeldystrophie Typ Duchenne dienen folgende der genannten Methoden:

(1) Vojta-Methode
(2) Klopf-Druck-Behandlung
(3) Bobath-Methode
(4) isometrisches Muskeltraining

(A) nur 1 und 3 sind richtig
(B) nur 1 und 4 sind richtig
(C) nur 2 und 3 sind richtig
(D) nur 2 und 4 sind richtig
(E) nur 3 und 4 sind richtig

H90

8.73 Eine wirksame Therapie hinsichtlich der Erschlaffungsstörung bei der Myotonia congenita ist insbesondere:

(A) Dauertherapie mit einem Physostigmin-Präparat
(B) Gabe oral wirksamer Lokalanästhetika-Derivate wie Tocainid und Mexiletin
(C) Vermeidung von Wärmeexposition
(D) Gabe bestimmter Spasmolytika wie Baclofen und Dantamacrin
(E) langfristige orale Gabe eines Cholinesterasehemmers

F85

8.74 Welche der folgenden Substanzen verstärkt/verstärken die Symptome einer Myasthenia gravis pseudoparalytica?

(1) Diazepam
(2) Aminoglykosidantibiotika
(3) Neostigmin

(A) nur 1 ist richtig
(B) nur 2 ist richtig
(C) nur 3 ist richtig
(D) nur 1 und 2 sind richtig
(E) 1 – 3 = alle sind richtig

9 Neurologische und psychopathologische Syndrome bei nicht-neurologischen bzw. nicht-psychiatrischen Grundkrankheiten

9.1 Herz-Kreislauf-Erkrankungen

H85

9.1 Als Ursache einer Hirnembolie beim Erwachsenen ist von den nachgenannten **am seltensten** zu finden:

Embolusbildung im Rahmen einer/eines

(A) Arteriosklerose im Strömungsgebiet der A. carotis
(B) Myokardinfarktes
(C) Beinvenenthrombose
(D) Mitralklappenstenose
(E) Tachyarrhythmia absoluta

H85

9.2 Als zerebrale Folgen eines chronischen arteriellen Bluthochdruckes beobachtet man:

(1) Pseudobulbärparalysen
(2) Grand-mal-Anfälle
(3) intrazerebrale Blutungen

(A) nur 3 ist richtig
(B) nur 1 und 2 sind richtig
(C) nur 1 und 3 sind richtig
(D) nur 2 und 3 sind richtig
(E) 1 – 3 = alle sind richtig

8.72 (D) 8.73 (B) 8.74 (D) 9.1 (C) 9.2 (E)

9.2 Erkrankungen der Gefäße

9.3 Beim Vorkommen lymphozytärer Infiltrate im Muskelgewebe ist differentialdiagnostisch zu denken an

(1) eine Panarteriitis nodosa
(2) eine Dermatomyositis
(3) eine Amyloidose
(4) eine Myasthenia gravis

(A) nur 1 ist richtig
(B) nur 1 und 2 sind richtig
(C) nur 2, 3 und 4 sind richtig
(D) nur 1, 2 und 4 sind richtig
(E) 1–4 = alle sind richtig

9.4 Bei einem 60-jährigen Patienten, der vor 10 Jahren ein Schädel-Hirn-Trauma erlitten hatte, bestehen seit wenigen Wochen intensive rechtsseitige Kopfschmerzen und vorübergehendes Verschwommensehen, die BSG ist stark beschleunigt.

Welche Diagnose ist am wahrscheinlichsten?

(A) Zerebrale Metastasierung eines noch unentdeckten Primärtumors
(B) Lues cerebrospinalis
(C) Arteriitis temporalis
(D) Hirnabszeß
(E) Protrahierter Karotishalsteilverschluß

F95

9.5 Das Auftreten von neurologischen Ausfallserscheinungen beobachtet man bei folgenden Erkrankungen:

(1) v. Winiwarter-Buerger-Erkrankung
(2) Fibromuskuläre Dysplasie
(3) Lupus erythematodes

(A) nur 3 ist richtig
(B) nur 1 und 2 sind richtig
(C) nur 1 und 3 sind richtig
(D) nur 2 und 3 sind richtig
(E) 1–3 = alle sind richtig

9.6 Eine Riesenzellarteriitis sollte sofort behandelt werden mit

(1) Kortikoiden
(2) Antibiotika
(3) Acetylsalicylsäure
(4) Vasodilatantien

(A) nur 1 ist richtig
(B) nur 2 ist richtig
(C) nur 1 und 2 sind richtig
(D) nur 1 und 3 sind richtig
(E) nur 2 und 4 sind richtig

H00

9.7 Das Auftreten multipler Mundschleimhaut-Aphthen ist in erster Linie charakteristisch für folgende der genannten Erkrankungen:

(A) Behçet-Syndrom
(B) Pneumokokken-Meningoenzephalitis
(C) idiopathische Fazialislähmung
(D) Kleine-Levin-Syndrom
(E) Menière-Krankheit

9.4 Erkrankungen der Leber, des Pankreas und des Magen-Darm-Traktes

F00

9.8 Der sogenannte Flapping-Tremor ist in erster Linie charakteristisch für

(A) den Morbus Parkinson
(B) die Chorea Huntington
(C) die Hepatische Enzephalopathie
(D) den klassischen essentiellen Tremor
(E) die Multiple Sklerose

H98

9.9 Die Funikuläre Myelose ist in erster Linie verursacht durch

(A) Vitamin-B_1-Mangel
(B) Vitamin-B_6-Mangel
(C) Vitamin-B_{12}-Mangel
(D) Vitamin-A-Mangel
(E) Vitamin-E-Mangel

9.3 (D) 9.4 (C) 9.5 (E) 9.6 (A) 9.7 (A) 9.8 (C) 9.9 (C)

F99

9.10 Die Funikuläre Spinalerkrankung ist in erster Linie ein

(A) entzündlich-demyelinisierender Rückenmarksprozeß
(B) dystrophisch-metabolischer Rückenmarksprozeß
(C) heredo-degenerativer Rückenmarksprozeß
(D) vaskulärer Rückenmarksprozeß
(E) metaluischer Rückenmarksprozeß

9.11 Welche Aussagen über die akute intermittierende Porphyrie treffen zu?

(1) Es liegt ein autosomal rezessiver Erbgang zugrunde.
(2) Es liegt eine Verminderung von Porphobilinogen vor.
(3) Es können Durchgangssyndrome auftreten.
(4) Häufig kommt es zu einer Polyneuropathie.
(5) Akute Schübe können durch Barbiturate, Hydantoine und Diazepam ausgelöst werden.

(A) nur 1 und 4 sind richtig
(B) nur 2 und 5 sind richtig
(C) nur 3 und 5 sind richtig
(D) nur 3, 4 und 5 sind richtig
(E) 1 – 5 = alle sind richtig

9.12 Ein Patient erkrankt mit der Trias: akute Abdominalschmerzen, akute Psychose und schlaffe symmetrische Extremitätenparesen.

Welche Erkrankung ist am wahrscheinlichsten?

(A) Virusinfektion
(B) Barbituratvergiftung
(C) akute hepatische Porphyrie
(D) Taboparalyse
(E) chronischer Alkoholismus

F97

9.13 Bei welchen der folgenden Krankheitsbildern ist **am wenigsten** wahrscheinlich mit dem Auftreten bulbärer Lähmungen zu rechnen?

(A) Polymyositis
(B) Syringobulbie
(C) Myasthenia gravis
(D) Amyotrophische Lateralsklerose
(E) Funikuläre Spinalerkrankung

F85

9.14 In einer Familie erkranken 2 von 4 Geschwistern im Alter von 26 – 30 Jahren mit folgender progredienter Symptomatik: grober Halte- und Intentionstremor, skandierende Sprache, Hypomimie, Rigor, organische Wesensänderung.

Welche Erkrankung liegt am wahrscheinlichsten vor?

(A) Morbus Wilson
(B) Kleinhirnastrozytom
(C) späte kortikale zerebelläre Atrophie
(D) Morbus Alzheimer
(E) Multiple Sklerose

F00

9.15 Was ist für den Morbus Wilson (Degeneratio hepatolenticularis) **am wenigsten** charakteristisch?

(A) Dysarthrie
(B) Dysphagie
(C) psychische Veränderungen
(D) dissoziierte Sensibilitätsstörung (Störung der Schmerz- und Temperaturempfindung)
(E) extrapyramidal-motorische Störung

H96

9.16 D-Penicillamin gilt bei welcher Erkrankung therapeutisch als Mittel der ersten Wahl?

(A) Multiple Sklerose
(B) Wernicke-Enzephalopathie
(C) Metachromatische Leukodystrophie
(D) Morbus Alzheimer
(E) Morbus Wilson

9.10 (B) 9.11 (D) 9.12 (C) 9.13 (E) 9.14 (A) 9.15 (D) 9.16 (E)

F97

9.17 Welche Aussagen zum Morbus Wilson treffen zu?

(1) Ein Großteil der Fälle manifestiert sich vor dem 20. Lebensjahr.
(2) Ein erniedrigter Coeruloplasminspiegel im Blut ist ein typischer Befund.
(3) Eine wirksame medikamentöse Therapie der Erkrankung ist bisher nicht möglich.

(A) nur 1 ist richtig
(B) nur 2 ist richtig
(C) nur 1 und 2 sind richtig
(D) nur 1 und 3 sind richtig
(E) nur 2 und 3 sind richtig

9.18 Bei der B_{12}-Avitaminose kann es kommen zu:

(1) symptomatischen Psychosen
(2) Gangunsicherheit
(3) Hinterstrangsyndrom
(4) spastischen Zeichen
(5) Blasenstörungen

(A) nur 1, 2 und 3 sind richtig
(B) nur 1, 3 und 4 sind richtig
(C) nur 3, 4 und 5 sind richtig
(D) nur 1, 2, 3 und 4 sind richtig
(E) 1 – 5 = alle sind richtig

H96

9.19 Welche Aussage zur Funikulären Myelose trifft **nicht** zu?

(A) Oft finden sich sogenannte Pyramidenbahnzeichen.
(B) Eine spinale Ataxie kommt häufig vor.
(C) Eine Abschwächung bzw. ein Fehlen von Muskeleigenreflexen an den unteren Extremitäten ist ein häufiges Zeichen.
(D) Der Funikulären Myelose liegt hauptsächlich ein Vitamin-B_6-Mangel zugrunde.
(E) In einem Teil der Fälle wird die neurologische Symptomatik von paranoid-halluzinatorischen Symptomen begleitet.

F87

9.20 Ein 52-jähriger Mann klagt über zunehmende Kribbelparaesthesien in beiden Füßen seit 4 Monaten. Seit 3 Wochen sei das Geh- und Standvermögen – vor allem auf weichem Teppichboden und in dunklen Räumen – zunehmend unsicher geworden. Vor 23 Jahren wurde eine Magenresektion nach Billroth II durchgeführt.Neurologisch findet sich eine Gang- und Standataxie mit Dekompensation beim Augenschluß, strumpfförmige Verminderung aller sensiblen Qualitäten an beiden Unterschenkeln, fehlende ASR.

In der Diagnostik ist jetzt in 1. Linie folgende diagnostische Maßnahme von entscheidender Bedeutung:

(A) Vitamin-B_{12}-Resorptionstest und -Serumspiegelbestimmung
(B) Myelographie
(C) somatosensorisch evozierte Potentiale
(D) Lumbalpunktion
(E) sensible Neurographie

F85

9.21 Ein 60-jähriger, auffallend blasser Patient klagt über Parästhesien in Händen und Füßen und eine Gangunsicherheit, die bei Dunkelheit zunimmt. Die neurologische Untersuchung ergibt eine Spastik und positive Pyramidenzeichen an den unteren Extremitäten, eine Gangataxie und Störungen der epikritischen Sensibilität.

Welche Diagnose ist am wahrscheinlichsten?

(A) spinaler Tumor im oberen thorakalen Abschnitt der Wirbelsäule
(B) Tabes dorsalis
(C) Polyneuropathie
(D) Funikuläre Spinalerkrankung
(E) Kleinhirntumor

9.17 (C) 9.18 (E) 9.19 (D) 9.20 (A) 9.21 (D)

9.5 Erkrankungen der Niere; Elektrolytstörungen

F91

9.22 Nach jahrzehntelang betriebenem Alkoholismus kommt es bei einem 50-jährigen Patienten zu einem Delir. Trotz Behandlung auf einer Intensivstation verschlechtert sich sein Befinden. Es treten innerhalb von 10 Tagen u.a. eine spastische Tetraparese, Dysphagie und dysarthrische Störungen auf. Der Patient wird bewußtlos, dann komatös. Nur selten wird diese schwere Erkrankung mit erheblichem neuropsychiatrischem Defekt überlebt.

Um welche Erkrankung handelt es sich?

(A) Korsakow-Syndrom
(B) Wernicke-Enzephalopathie
(C) Zentrale pontine Myelinolyse
(D) Alkoholpolyneuropathie
(E) sog. Spätatrophie der Kleinhirnrinde

H93

9.23 Die zentrale pontine Myelinolyse

(A) ist eine Sonderform der Multiplen Sklerose
(B) kommt im Rahmen einer alkoholischen Enzephalopathie vor
(C) gehört zu den degenerativen Systemerkrankungen
(D) ist eine typische Komplikation der Epilepsie
(E) tritt nur bei Diabetes mellitus auf

9.6 Endokrinopathien und Stoffwechselerkrankungen

9.24 Die akute Hypoglykämie kann zu folgenden Symptomen führen:

(1) Bewußtseinsstörungen mit vegetativen Symptomen
(2) Koma
(3) zerebralen Krampfanfällen
(4) zerebralen Herdsymptomen
(5) psychomotorischen Erregungszuständen

(A) nur 1 und 2 sind richtig
(B) nur 2 und 3 sind richtig
(C) nur 4 und 5 sind richtig
(D) nur 1, 3 und 5 sind richtig
(E) 1–5 = alle sind richtig

9.25 Ein 22-jähriger Diabetiker wird stationär eingewiesen, nachdem es unter hohen Temperaturen, heftigen Kopfschmerzen mit zunehmender Nackensteifigkeit, Erbrechen und einem einmaligen Krampfanfall zu einer fortschreitenden Bewußtseinstrübung kam. Im lumbal gewonnenen Liquor zeigte sich eine massive granulozytäre (leukozytäre) Pleozytose von 8000/3 Zellen.

Welche Diagnose ist aufgrund der gemachten Angaben am wahrscheinlichsten?

(A) Hypoglykämische Krise
(B) Eitrige Meningitis
(C) Subarachnoidalblutung
(D) Genuine Epilepsie
(E) Virale Meningoenzephalitis

H97

9.26 Welcher Befund ist für die Funikuläre Spinalerkrankung **am wenigsten** charakteristisch?

(A) Parästhesien an den Beinen
(B) symptomatische Psychose
(C) Pallhypästhesien
(D) Faszikulationen
(E) sensible Ataxie

F99

9.27 Was ist für den Morbus Wilson **am wenigsten** typisch?

(A) Kayser-Fleischer-Kornealring
(B) dissoziierte Empfindungsstörung
(C) erniedrigte Konzentration des gebundenen Kupfers im Serum
(D) vermehrte Kupferausscheidung im Urin
(E) erniedrigtes Serum-Coeruloplasmin

F98

9.28 Welche Aussage trifft für die hepatolentikuläre Degeneration (M. Wilson) zu?

(A) Die Krankheit beginnt in der Regel jenseits des 50. Lebensjahres.
(B) Ein wichtiges Symptom ist ein sogenannter Flapping-Tremor.
(C) Der Krankheit liegt hauptsächlich eine Störung des Eisenstoffwechsels zugrunde.
(D) In der Regel finden sich charakteristische Veränderungen im EEG.
(E) Der Liquor cerebrospinalis zeigt im allgemeinen eine Erhöhung des Gesamteiweiß-Wertes.

9.22 (C) 9.23 (B) 9.24 (E) 9.25 (B) 9.26 (D) 9.27 (B) 9.28 (B)

9.29 Welches Syndrom wird bei der diabetischen Polyneuropathie in der Regel angetroffen?

(A) spastische Paraparese mit Blasen-Darm-Störungen
(B) Sensibilitätsstörungen und symmetrische, schlaffe Paresen
(C) Streckerparese der Arme
(D) Doppelseitige Rekurrensparese
(E) Doppelseitige komplette Okulomotoriuslähmung

F93

9.30 Welche der folgenden Erkrankungen können Ursache einer Oligophrenie bzw. Demenz sein und werden außerdem üblicherweise zu den erblichen Stoffwechselerkrankungen gezählt?

(1) Klinefelter-Syndrom
(2) GM_2-Gangliosidose (Tay-Sachs)
(3) Morbus Wilson

(A) nur 2 ist richtig
(B) nur 1 und 2 sind richtig
(C) nur 1 und 3 sind richtig
(D) nur 2 und 3 sind richtig
(E) 1 – 3 = alle sind richtig

9.31 Welche Aussage trifft **nicht** zu?

Typische Zeichen der normokalzämischen Tetanie sind

(A) Risus sardonicus
(B) Trousseau-Zeichen
(C) Fibularisphänomen
(D) Auslösung der Anfälle durch Hyperventilation
(E) Chvostek-Zeichen

H84

9.32 Welche der nachfolgenden, auf Röntgenbildern des Schädels sichtbaren Verkalkungen sind in der Regel als pathologisch anzusehen?

(1) Verkalkungen der Falx cerebri
(2) Verkalkungen der Epiphyse
(3) symmetrische Stammganglienverkalkungen

(A) nur 1 ist richtig
(B) nur 2 ist richtig
(C) nur 3 ist richtig
(D) nur 1 und 3 sind richtig
(E) 1 – 3 = alle sind richtig

F86

9.33 Bei der Tetanie beobachtet man folgende(s) Symptom(e)

(1) Karpopedalspasmus
(2) Atembeklemmung (Gefühl der Luftnot)
(3) Parästhesien

(A) nur 1 ist richtig
(B) nur 1 und 2 sind richtig
(C) nur 1 und 3 sind richtig
(D) nur 2 und 3 sind richtig
(E) 1 – 3 = alle sind richtig

F91

9.34 Welche der genannten Methoden ist die labordiagnostische Maßnahme der Wahl zum Ausschluß einer metachromatischen Leukodystrophie?

(A) Messung der Arylsulfatase A in Blutleukozyten bzw. im Urin
(B) qualitative und quantitative Bestimmung der N-Acetyltransferase-Aktivität im Plasma
(C) Messung der Aktivität der Uroporphyrinogen-Synthase in Erythrozyten oder im Urin
(D) Bestimmung des „Angiotensin-Converting-Enzyme“ in Serum und/oder Urin
(E) Durchführung des Transketolase-Aktivierungstests an Erythrozyten

9.29 (B) 9.30 (D) 9.31 (A) 9.32 (C) 9.33 (E) 9.34 (A)

H90

9.35 Welche der folgenden Krankheiten des Zentralnervensystems zählen zu den angeborenen Stoffwechselstörungen (Enzymopathien)?

(1) Wernicke-Enzephalopathie
(2) Phenylketonurie
(3) amaurotische Idiotie
(4) infantile Zerebralparese
(5) funikuläre Myelose

(A) nur 1 und 2 sind richtig
(B) nur 1 und 5 sind richtig
(C) nur 2 und 3 sind richtig
(D) nur 3 und 4 sind richtig
(E) nur 2, 3 und 5 sind richtig

F92

9.36 In einer Familie leidet ein Mädchen an einer klassischen Phenylketonurie.

Hierbei stellt vor allem folgende Maßnahme eine Primärprävention gegenüber der Manifestation dieser Erkrankung in der nächsten Generation dar:

(A) phenylalaninfreie Diät für die gesamte Familie
(B) humangenetische Beratung der Familie
(C) im Falle einer späteren Schwangerschaft der erkrankten Person frühzeitige Bestimmung des Phenylalanin-Spiegels bei dem neugeborenen Kind
(D) Blut-Test auf erhöhte Aktivität der Phenylalaninhydroxylase bei den Geschwistern des erkrankten Kindes
(E) im Falle einer späteren Schwangerschaft der erkrankten Person phenylalaninarme Ernährung der Stillenden vom Beginn der Stillzeit an

H92

9.37 Bei welchen der folgenden Stoffwechseldefekten läßt sich bei den Betroffenen durch eine frühzeitige Diagnosestellung und entsprechende präventive Maßnahme die Entwicklung einer Oligophrenie bzw. Demenz (weitgehend) verhindern?

(1) Phenylketonurie
(2) Galaktosämie
(3) metachromatische Leukodystrophie
(4) GM_2-Gangliosidose (Tay-Sachs)

(A) nur 1 und 2 sind richtig
(B) nur 1 und 3 sind richtig
(C) nur 2 und 4 sind richtig
(D) nur 1, 2 und 3 sind richtig
(E) nur 1, 2 und 4 sind richtig

H92

9.38 Zu den Erkrankungen, bei denen sich bei der allgemeinen Krankenuntersuchung nicht selten eine ausgeprägte chronische Polyneuropathie (mit entsprechenden klinischen Zeichen) findet, zählen üblicherweise:

(1) Diabetes mellitus
(2) chronische Arsenvergiftung
(3) Multiple Sklerose

(A) nur 1 ist richtig
(B) nur 1 und 2 sind richtig
(C) nur 1 und 3 sind richtig
(D) nur 2 und 3 sind richtig
(E) 1 – 3 = alle sind richtig

F96

9.39 Welcher Befund spricht **gegen** die Diagnose Diabetische Polyneuropathie?

(A) Okulomotoriuslähmung
(B) kardiale Innervationsstörung
(C) trophische Ulzera
(D) sensible Ataxie
(E) Keiner der Befunde (A)–(D) spricht gegen die Diagnose Diabetische Polyneuropathie.

9.35 (C) 9.36 (B) 9.37 (A) 9.38 (B) 9.39 (E)

F93

9.40 Als Folgeerscheinungen bei Diabetes mellitus werden beobachtet:

(1) Neuropathie vom Multiplex-Typ
(2) proximale Beinmuskelparesen
(3) Potenzstörung

(A) nur 3 ist richtig
(B) nur 1 und 2 sind richtig
(C) nur 1 und 3 sind richtig
(D) nur 2 und 3 sind richtig
(E) 1 – 3 = alle sind richtig

F94

9.41 Als häufigste Ursache von Impotenz in Form chronischer Erektionsstörungen bei Männern im Alter über 50 Jahre findet sich:

(A) lumbaler traumatischer Wirbelsäulenschaden mit Querschnittslähmung
(B) Diabetes mellitus
(C) Multiple Sklerose
(D) Teratokarzinom des Hodens
(E) Arteria-spinalis-posterior-Syndrom

9.7 Hämatologische Erkrankungen

F96 H92

9.42 Bei Leukämien kann es zu einer intrakraniellen Beteiligung kommen, und zwar in Form von:

(1) Massenblutungen
(2) Purpura cerebri
(3) Befall der Meningen

(A) nur 1 ist richtig
(B) nur 2 ist richtig
(C) nur 1 und 3 sind richtig
(D) nur 2 und 3 sind richtig
(E) 1 – 3 = alle sind richtig

9.8 Immunologische Erkrankungen

F90

9.43 Welche der Aussagen zum systemischen Lupus erythematodes treffen zu?

(1) Das periphere Nervensystem ist das Hauptmanifestationsorgan.
(2) Der Lupus erythematodes manifestiert sich in der Regel mit einem myasthenen Syndrom.
(3) Das Auftreten zentralnervöser (ZNS) Symptome spricht gegen das Vorliegen eines systemischen Lupus erythematodes.

(A) Keine der Aussagen 1 – 3 ist richtig.
(B) nur 1 ist richtig
(C) nur 2 ist richtig
(D) nur 1 und 3 sind richtig
(E) nur 2 und 3 sind richtig

H96

9.44 Eine fetale Erythroblastose manifestiert sich im Zentralnervensystem charakteristischerweise als

(A) Kernikterus
(B) perinatale Hirnblutung
(C) Holoprosenzephalie
(D) Anenzephalie
(E) Hydranenzephalie

F91

9.45 Mit welcher Krankheitssymptomatik ist beim Lupus erythematodes disseminatus **am wenigsten** wahrscheinlich zu rechnen?

(A) Polyneuropathie
(B) zerebrale Anfälle
(C) organisches Psychosyndrom
(D) Myopathie
(E) Subarachnoidalblutung

9.40 (E) 9.41 (B) 9.42 (E) 9.43 (A) 9.44 (A) 9.45 (E)

9.9 Malignome

9.46 Hirnmetastasen lassen in erster Linie an folgende Primärtumoren denken:

(1) Prostatakarzinom
(2) Magenkarzinom
(3) Bronchialkarzinom
(4) Mammakarzinom
(5) Pankreaskopfkarzinom
(6) Nierenkarzinom

(A) nur 1, 2 und 3 sind richtig
(B) nur 1, 4 und 5 sind richtig
(C) nur 2, 3 und 4 sind richtig
(D) nur 2, 5 und 6 sind richtig
(E) nur 3, 4 und 6 sind richtig

9.47 Bei Gehirnmetastasen ist **am wenigsten** häufig der verursachende Primärtumor ein

(A) malignes Melanom
(B) Mammakarzinom
(C) Magenkarzinom
(D) Bronchialkarzinom
(E) hypernephroides Karzinom

9.48 Welche Aussage trifft **nicht** zu?

Osteolysen der Kalotte kommen vor bei

(A) Osteomyelitis
(B) Plasmozytom
(C) metastasierenden Karzinomen
(D) Toxoplasmose
(E) eosinophilem Granulom

F91

9.49 Welche Aussage trifft **nicht** zu?

Als paraneoplastische Syndrome bei malignen Tumoren (besonders Karzinomen) werden insbesondere erwähnt:

(A) Myositis
(B) subakute Kleinhirnrindenatrophie
(C) Dystrophia myotonica
(D) Eaton-Lambert-Syndrom
(E) progressive multifokale Leukoenzephalopathie

H99

9.50 Als Ursache einer paraneoplastischen Kleinhirnatrophie (Subakute Kleinhirnrindendegeneration) findet sich am häufigsten folgender der genannten Tumoren:

(A) Neuroblastom
(B) Nierenrindenadenom
(C) Ovarialkarzinom
(D) Prostatakarzinom
(E) Thymom

H90

9.51 Bei leukämischer Aussaat in die Meningen finden sich häufig folgende Liquorbefunde:

(1) Pleozytose
(2) Nachweis pathologischer Zellen im Liquor
(3) stark überhöhter Liquorzuckerwert mit zugleich deutlich erniedrigtem Liquoreiweißwert

(A) nur 1 ist richtig
(B) nur 1 und 2 sind richtig
(C) nur 1 und 3 sind richtig
(D) nur 2 und 3 sind richtig
(E) 1 – 3 = alle sind richtig

F90

9.52 Welcher der folgenden Befunde ist **nicht** durch eine Meningeosis carcinomatosa allein zu erklären?

(A) horizontale Blicklähmung
(B) mäßiggradige Pleozytose von 70/3 Zellen im Liquor
(C) Tumorzellennachweis im Liquor
(D) verminderte Glukosekonzentration im Liquor
(E) periphere Fazialisparese links

F96 H92

9.53 Eine subakut sich entwickelnde zerebelläre Ataxie im höheren Lebensalter

(A) ist typisch für die Friedreichsche Ataxie
(B) ist die häufigste Manifestationsform der Multiplen Sklerose
(C) ist eine der zerebralen Manifestationsformen paraneoplastischer Syndrome
(D) ist in der Regel der erste erhebbare neurologische Befund beim M. Alzheimer
(E) gilt beim M. Pick als wichtigstes neurologisches Erstsymptom

9.46 (E) 9.47 (C) 9.48 (D) 9.49 (C) 9.50 (C) 9.51 (B) 9.52 (A) 9.53 (C)

F99

9.54 Welches der folgenden Krankheitsbilder/Störungsbilder tritt **am wenigsten** wahrscheinlich als paraneoplastische Erkrankung in Erscheinung?

(A) sensomotorische Polyneuropathie
(B) Subakute Kleinhirnrindenatrophie
(C) Zentrale pontine Myelinolyse
(D) limbische Enzephalitis
(E) Hyperkalzämie

H89

9.55 Welche Aussage trifft **nicht** zu?

Als paraneoplastisches Syndrom gelten bzw. kommen vor:

(A) Progressive multifokale Leukenzephalopathie
(B) Späte zerebelläre Rindenatrophie
(C) Polyneuropathie
(D) Arnold-Chiari-Syndrom
(E) Polymyositis

9.10 Allgemeininfektionen, Intoxikationen, medikamentöse Schädigungen

F88

Folgende Angaben beziehen sich auf die Aufgaben Nr. 9.56 und Nr. 9.57.

Ein als Alkoholiker bekannter Mann kommt ataktisch, desorientiert zur Aufnahme. Er klagt über Sehstörungen. Es finden sich Augenmuskellähmungen.

9.56 Dieses Symptomenbild ist vor allem charakteristisch für:

(A) Alkoholparanoia
(B) Delirium tremens
(C) Alkoholhalluzinose
(D) Wernicke-Enzephalopathie
(E) pathologischen Rausch

9.57 Welche Sofortmaßnahme ist im vorliegenden Fall vordringlich?

(A) Disulfiram-Infusion
(B) Elektrokrampf-Therapie
(C) Thiamin-Gabe
(D) Folsäure-Medikation
(E) Applikation von Naloxon

F97

9.58 Häufige Befunde bei der schweren Form der Alkoholembryopathie sind:

(1) postnatale Wachstumsverzögerung
(2) Mikrozephalus
(3) statomotorische Retardierung
(4) mentale Retardierung

(A) nur 1 und 2 sind richtig
(B) nur 3 und 4 sind richtig
(C) nur 1, 3 und 4 sind richtig
(D) nur 2, 3 und 4 sind richtig
(E) 1 – 4 = alle sind richtig

9.54 (C) 9.55 (D) 9.56 (D) 9.57 (C) 9.58 (E)

F88

9.59 Die Abb. 71 des Bildanhangs zeigt eine Schrumpfung und dunkle Verfärbung der Corpora mamillaria.

Es handelt sich um eine(n)

(A) basalen Prellungsherd
(B) Wernicke-Enzephalopathie
(C) Chorea major (M. Huntington)
(D) Erweichung
(E) Zustand nach Aneurysma-Blutung

H88

9.60 Welche Aussage trifft **nicht** zu?

Hinsichtlich der Wernicke-Enzephalopathie gilt:

(A) Blickparesen sind ein charakteristischer Befund.
(B) Augenmuskellähmungen sind typisch.
(C) Es handelt sich typischerweise um eine chronisch-entzündliche Erkrankung.
(D) Häufig findet man einen Nystagmus.
(E) Nicht selten finden sich ataktische Symptome.

H88

9.61 Die Wernicke-Enzephalopathie

(1) ist Folge eines Coeruloplasmin-Mangels
(2) geht häufig mit einer Korsakow-Psychose einher
(3) führt zu bilateraler Ammonshornsklerose
(4) ist gekennzeichnet durch Atrophie der Corpora mamillaria

(A) nur 4 ist richtig
(B) nur 1 und 4 sind richtig
(C) nur 2 und 3 sind richtig
(D) nur 2 und 4 sind richtig
(E) 1–4 = alle sind richtig

F89

9.62 Welcher Befund spricht gegen die Diagnose Wernickesche Enzephalopathie?

(A) Blutungen im Bereich des Hirnstamms
(B) Bewußtseinsstörung
(C) Augenmuskellähmungen
(D) Nystagmus
(E) Keine der Aussagen (A)–(D) trifft zu.

F90

9.63 Chronischer Alkoholabusus führt **am wenigsten** wahrscheinlich zu:

(A) Polyneuropathie
(B) Kleinhirnvorderlappenatrophie
(C) Zervikaler Myelopathie
(D) Abduzensparese
(E) Großhirnrindenatrophie

F91

9.64 Die Abb. 72 des Bildanhangs zeigt krankhafte Veränderungen bestimmter Gehirnregionen als Folge eines chronischen Alkoholabusus.

Es handelt sich dabei um

(A) bilaterale Infarkte der Nuclei caudati
(B) Schrumpfung der Colliculi superiores
(C) Blutungen in den Colliculi inferiores
(D) Enzephalopathie mit bevorzugtem Befall der Corpora mamillaria
(E) Sklerose der Ammonshörner

F92

9.65 Als Folgeerkrankungen bei Alkoholismus werden beobachtet:

(1) Korsakow-Syndrom
(2) Zentrale pontine Myelinolyse
(3) sog. Spätatrophie der Kleinhirnrinde

(A) nur 1 ist richtig
(B) nur 1 und 2 sind richtig
(C) nur 1 und 3 sind richtig
(D) nur 2 und 3 sind richtig
(E) 1–3 = alle sind richtig

H90

9.66 Schmerzhafte symmetrische Parästhesien, vorwiegend an den unteren Extremitäten lokalisierte progrediente Lähmungen, Haarausfall sowie sogenannte Meessche Streifen an den Finger- und Fußnägeln sind charakteristische Zeichen bei einer

(A) Fleckfieberpolyneuritis
(B) Bleivergiftung
(C) Thalliumvergiftung
(D) Alkoholpolyneuropathie
(E) CO-Vergiftung

9.59 (B) 9.60 (C) 9.61 (D) 9.62 (E) 9.63 (C) 9.64 (D) 9.65 (E) 9.66 (C)

F98

9.67 Welche Aussage trifft **nicht** zu?

Folgende Läsionen können in pathogenetischem Zusammenhang mit chronischem Alkoholismus auftreten:

(A) Tabes dorsalis
(B) Wernicke-Enzephalopathie
(C) zentrale pontine Myelinolyse
(D) Atrophie im Bereich des Kleinhirns
(E) Polyneuropathie

H89

9.68 Diarrhoe, abdominale Schmerzen, palmare Hyperkeratose, fleckförmige Verfärbung der Haut, Meessche Streifen der Nägel und distal betonte Paresen und Sensibilitätsstörungen infolge Polyneuropathie lassen in dieser Kombination am wahrscheinlichsten schließen auf Intoxikation mit

(A) Belladonnaalkaloiden
(B) Blei
(C) Arsen
(D) Wismut
(E) Curare

H95

9.69 Welche Aussage trifft **nicht** zu?

Zu den Folgeerkrankungen bei Patienten mit schwerem chronischem Alkoholabusus zählen:

(A) Zentrale pontine Myelinolyse
(B) Platybasie
(C) sog. Spätatrophie der Kleinhirnrinde
(D) epileptische Anfälle
(E) Rhabdomyolyse

H94

9.70 Bei der Sektion eines 48jährigen Mannes, der an einer seit 6 Monaten bestehenden Tetraparese und Augenmuskellähmungen gelitten hatte, werden u.a. eine Leberzirrhose und eine zentrale pontine Myelinolyse festgestellt.

Welche Ätiologie haben diese beiden Obduktionsbefunde gemeinsam?

(A) Coeruloplasmin-Mangel
(B) Hämochromatose
(C) HIV-Infektion
(D) chronischer Alkoholismus
(E) Virushepatitis B

H93

9.71 Für die Wernicke-Enzephalopathie ist **am wenigsten** charakteristisch:

(A) Diplopie
(B) Vigilanzstörung
(C) Ataxie
(D) reflektorische Pupillenstarre
(E) Schädigung der Corpora mamillaria

F84

9.72 Zentralnervöse Symptome einer Vergiftung mit parasympatholytisch wirkenden Stoffen (z.B. Atropin) können erfolgreich behandelt werden mit

(A) Nikotin
(B) Neostigmin (Prostigmin®)
(C) Physostigmin (Eserin)
(D) Muskarin
(E) Carbachol (Doryl®)

F84

9.73 Welches der genannten Pharmaka ist zur Behandlung der durch Neuroleptika hervorgerufenen Frühdyskinesien am besten geeignet?

(A) Levodopa (Larodopa®)
(B) N-Methylscopolamin (Holopon®)
(C) Biperiden (Akineton®)
(D) α-Methyldopa (Presinol®)
(E) Phenobarbital

9.67 (A) 9.68 (C) 9.69 (B) 9.70 (D) 9.71 (D) 9.72 (C) 9.73 (C)

F84

9.74 Bei der Therapie mit MAO-Hemmern ist im Zusammenhang mit dem Genuß bestimmter Nahrungsmittel – vor allem folgende unerwünschte Wirkung besonders gefürchtet:

(A) Augenmuskelparesen
(B) Ileus
(C) hypertone Krise
(D) Agranulozytose
(E) Spätdyskinesie

H91

9.75 Welche Aussage trifft **nicht** zu?

Das maligne neuroleptische Syndrom ist vor allem charakterisiert durch:

(A) Hypothermie
(B) Muskeltonuserhöhung
(C) Stupor
(D) Kreislaufstörungen
(E) vegetative Störungen

H97

9.76 Welcher Befund ist beim malignen neuroleptischen Syndrom **am wenigsten** wahrscheinlich zu erwarten?

(A) Rigor
(B) Blickparese
(C) Hyperthermie
(D) Vigilanzstörung
(E) Tachykardie

F93

9.77 Hinsichtlich der Auswirkung einer Neuroleptikatherapie ist **am wenigsten** wahrscheinlich zu rechnen mit:

(A) reversiblen dystonen Bewegungsstörungen
(B) irreversiblen dystonen Bewegungsstörungen
(C) Akathisie
(D) irreversiblem Parkinson-Syndrom
(E) Anstieg der Prolaktin-Konzentration im Blutplasma

F84

9.78 Bei welchem(n) der nachfolgenden Arzneimittel ist die biologische Halbwertszeit der unveränderten Substanz oder von hypnotisch wirksamen Metaboliten länger als 24 Stunden?

(1) Triazolam (Halcion®)
(2) Phenobarbital (Luminal®)
(3) Flurazepam (Dalmadormo®)

(A) nur 2 ist richtig
(B) nur 3 ist richtig
(C) nur 1 und 3 sind richtig
(D) nur 2 und 3 sind richtig
(E) 1–3 = alle sind richtig

F84

9.79 Welche(s) der folgenden Pharmaka können (kann) eine Hyperprolaktinämie verursachen?

(1) Neuroleptika, z. B. Pimozid
(2) Biperiden (Akineton®)
(3) α-Methyldopa
(4) Bromocriptin (Pravidel®)

(A) nur 3 ist richtig
(B) nur 1 und 3 sind richtig
(C) nur 2 und 4 sind richtig
(D) nur 2, 3 und 4 sind richtig
(E) 1–4 = alle sind richtig

F84

9.80 Bei welchem (welchen) der folgenden Medikamente kann es bei gleichzeitigem Genuß von Alkohol zu einer Verstärkung der sedierenden Wirkung kommen?

(1) Meclozin (Bonamine®)
(2) Reserpin
(3) Fluphenazin (Dapotum®)
(4) Diazepam (Valium®)

(A) nur 4 ist richtig
(B) nur 1 und 3 sind richtig
(C) nur 1 und 4 sind richtig
(D) nur 2, 3 und 4 sind richtig
(E) 1–4 = alle sind richtig

9.74 (C) 9.75 (A) 9.76 (B) 9.77 (D) 9.78 (D) 9.79 (B) 9.80 (E)

F93

9.81 Die Wirksamkeit einer oralen Vitamin-B_6-Behandlung (Pyridoxin~Behandlung) – verabreicht zur Verhinderung des Auftretens von Krankheitssymptomatik – ist insbesondere nachgewiesen hinsichtlich Prophylaxe der

(A) Rezidive bei der chronisch progredienten spinalen Verlaufsform der Multiplen Sklerose
(B) Polyneuropathie bei Isonikotinsäurehydrazid(INH)-Therapie
(C) tabischen Krisen bei der Tabes dorsalis
(D) Perniziösen Katatonie
(E) Subakuten sklerosierenden Panenzephalitis (SSPE)

F92

9.82 Welche der Aussagen über die Entwicklung von Spätdyskinesien bei Langzeitbehandlung mit Neuroleptika treffen zu?

(1) Das Risiko der Entstehung von Spätdyskinesien wird durch möglichst niedrige Dosierung der Neuroleptika reduziert.
(2) Kombination der Neuroleptika mit Anticholinergika, z. B. Biperiden, ist indiziert zur Verminderung des Risikos der Entwicklung von Spätdyskinesien.
(3) Nach Absetzen der Neuroleptika sind die Spätdyskinesien in der Regel innerhalb von Wochen vollständig reversibel.

(A) nur 1 ist richtig
(B) nur 2 ist richtig
(C) nur 1 und 2 sind richtig
(D) nur 1 und 3 sind richtig
(E) nur 2 und 3 sind richtig

H98

9.83 Für das maligne neuroleptische Syndrom ist **am wenigsten** charakteristisch:

(A) hohes Fieber
(B) Stupor
(C) Rigor
(D) Choreoathetose
(E) autonome Regulationsstörung

F84

9.84 Welche Aussage trifft **nicht** zu?

Als charakteristische Symptome beim Botulismus gelten:

(A) Speichelsekretionsstörungen
(B) Akkommodationsstörungen
(C) Oberlidptose
(D) gesteigerte Muskeleigenreflexe
(E) bulbäre Symptome

F85

9.85 Die Wernicke-Enzephalopathie wird in 1. Linie behandelt mit hochdosierter Gabe von

(A) Thiamin
(B) Vitamin B_{12}
(C) Cortison
(D) Disulfiram
(E) Clomethiazol

9.81 (B) 9.82 (A) 9.83 (D) 9.84 (D) 9.85 (A)

F85

Folgende Angaben beziehen sich auf die Fragen 9.86 und 9.87.

Ein 28-jähriger Mann erhält wegen psychoreaktiver Störungen (aktuelle Konfliktreaktion) eine orale Medikation eines bestimmten Psychopharmakons. Schon am 2. Tag der Medikation tritt plötzlich ein für den Patienten und seine Umgebung als bedrohlich erlebtes Zustandsbild auf. Dem herbeigerufenen Arzt bietet sich ein Symptomenbild mit Dyskinesien und Dystonien, die Muskulatur von Mund, Zunge und Schlund, Hals und Rumpf betreffen. Nach einer intramuskulären Gabe einer bestimmten Substanz verschwinden die alarmierenden Störungen innerhalb weniger Minuten.

9.86 Aus welcher der genannten Gruppen der Psychopharmaka war hier mit großer Wahrscheinlichkeit dem Patienten ein Medikament zur peroralen Einnahme verordnet worden?

(A) Antidepressiva vom Imipramintyp
(B) Monoaminooxydasehemmer
(C) Neuroleptika
(D) Meprobamate
(E) Benzodiazepine

9.87 Welche der folgenden Substanzen wurde hier am wahrscheinlichsten vom richtig handelnden Arzt zur Kupierung des von ihm richtig diagnostizierten Zustandes i.m. appliziert?

(A) Biperiden
(B) Diphenylhydantom
(C) L-Dopa
(D) Amphetamin
(E) Barbiturat

H85

9.88 Welche Aussage trifft **nicht** zu?

Beim Botulismus treten nicht selten oder typischerweise folgende Symptome auf:

(A) Mundtrockenheit
(B) Sensibilitätsstörung
(C) Schluckstörung
(D) Obstipation
(E) Augenmuskelparesen

F88

9.89 Welche Aussage trifft **nicht** zu?

Nervenzellausfälle im Ammonshorn sind häufig nach/bei

(A) myatrophischer (amyotrophischer) Lateralsklerose
(B) schweren Hypoxien
(C) Kohlenmonoxidvergiftung
(D) hypoglykämischem Koma
(E) Status epilepticus

F87

9.90 Bei der Therapie mit Isoniazid ist als unerwünschte Wirkung am wahrscheinlichsten zu erwarten:

(A) periphere Neuropathie
(B) Myasthenia gravis pseudoparalytica
(C) dystone Hyperkinesen
(D) zerebellärer Symptomenkomplex
(E) Sinusvenenthrombose

H89

9.91 Bei Langzeittherapie mit D-Penicillamin ist am wahrscheinlichsten mit folgender der genannten unerwünschten Wirkungen zu rechnen:

(A) ausgeprägte Gingivahyperplasie
(B) myasthenes Syndrom
(C) isolierte orale dystone Hyperkinesen
(D) Blickkrämpfe
(E) Akathisie

F89

9.92 Welche Aussage trifft **nicht** zu?

Folgende Arzneistoffe können eine myasthene Übertragungsstörung auslösen oder verstärken und sind daher bei Patienten, die an Myasthenia gravis leiden, kontraindiziert oder nur unter besonderen Vorsichtsmaßnahmen anzuwenden:

(A) d-Tubocurarin
(B) Benzodiazepine
(C) Digoxin
(D) Aminoglykosid-Antibiotika
(E) D-Penicillamin

9.86 (C) 9.87 (A) 9.88 (B) 9.89 (A) 9.90 (A) 9.91 (B) 9.92 (C)

10 Ausgewählte therapeutische Verfahren bei neurologischen und psychiatrischen Krankheiten und Notfällen

10.3 Rehabilitation, physikalische Therapie

H90

10.1 Zu den Prinzipien der Krankengymnastik nach Bobath bei Hemiplegie zählt insbesondere:

(A) Bahnung bestimmter Haltungsreaktionen und Bewegungsmuster
(B) allgemeine Stärkung der segmentalen Reflexerregbarkeit
(C) isoliertes Training der „Verlängerer“ am Bein und der „Beuger“ am Arm
(D) sukzessive Hemmung der physiologischen Bewegungsmuster
(E) differenziertes Training im physiologisch-anatomisch korrekten Gebrauch einer Stockhilfe (Vierfußstütze)

H91

10.2 Welche der folgenden Maßnahmen kommen in der Rehabilitationsphase eines Schlaganfalls in Betracht?

(1) Unterwasser-Übungsbehandlung
(2) Reizstrombehandlung
(3) Ergotherapie

(A) nur 1 ist richtig
(B) nur 1 und 2 sind richtig
(C) nur 1 und 3 sind richtig
(D) nur 2 und 3 sind richtig
(E) 1 – 3 = alle sind richtig

H93

10.3 Die Prophylaxe von Phantomschmerzen betreibt man heute mit

(A) Benzodiazepinen
(B) Antiepileptika
(C) Antikonvulsiva
(D) Regionalanästhesien
(E) Opioiden

H93

10.4 Die Physiotherapie der Spastik bedient sich folgender Elemente:

(1) Bahnung (Fazilitation) bestimmter Bewegungsmuster
(2) Auflösung unerwünschter Synergien
(3) passive Bewegungsübungen

(A) nur 2 ist richtig
(B) nur 1 und 2 sind richtig
(C) nur 1 und 3 sind richtig
(D) nur 2 und 3 sind richtig
(E) 1 – 3 = alle sind richtig

H98

10.5 Welche Aussage zu Triggerpunkten trifft **nicht** zu?

(A) Bei ihrer Palpation treten Schmerzen auf.
(B) Sie sind beim chronischen myofaszialen Schmerzsyndrom nachweisbar.
(C) Die Infiltration mit einem Lokalanästhetikum am Triggerpunkt wird therapeutisch angewandt.
(D) Sie sind durch Anhäufung von Schweißdrüsen und μ-Rezeptoren charakterisiert.
(E) Bei ihrer mechanischen Stimulation reagiert der Muskel mit einer Muskelzuckung.

10.1 (A) 10.2 (E) 10.3 (D) 10.4 (E) 10.5 (D)

Kommentare

1 Neurologische Syndrome

1.1 Motorische, sensible und neurovegetative Syndrome des peripheren Nervensystems

1.1.1 Nerven

Frage 1.1: Lösung B

Die Symptomatik bei Läsion eines **peripheren Nerven** lässt sich von seiner funktionell-anatomischen Struktur ableiten. Die in der Regel gemischten peripheren Nerven enthalten sowohl afferente (zum Rückenmark hinziehende) als auch efferente (vom Rückenmark wegziehende) Nervenfasern. Die efferenten Nervenfasern (Axone der motorischen Vorderhornzellen) ziehen zu den quergestreiften Muskeln und üben auf diese eine trophische Funktion aus. Jede Vorderhornzelle innerviert über ihr Axon eine bestimmte Anzahl von Muskelfasern. Vorderhornzelle, ihr Axon und die innervierten Muskelfasern werden als **motorische Einheit** bezeichnet. Jede länger dauernde Läsion einer efferenten Nervenfaser führt zu einer Atrophie der zugehörigen Muskelfasern. Wenn eine größere Anzahl von Axonen geschädigt ist, führt dies zu einer sichtbaren **Atrophie** des Gesamtmuskels. Läsionen des peripheren Nerven lassen sich im besonderen Maße über den **Eigenreflex** (monosynaptischer Dehnungsreflex) prüfen, da seine Auslösbarkeit von der funktionellen Integrität sowohl der afferenten Nervenfasern (Muskelspindelafferenzen) als auch der efferenten Nervenfasern abhängt. Bei Nervenläsionen werden in der Regel beide Anteile geschädigt, so daß eine **Areflexie** resultiert (Abb. 1.1).

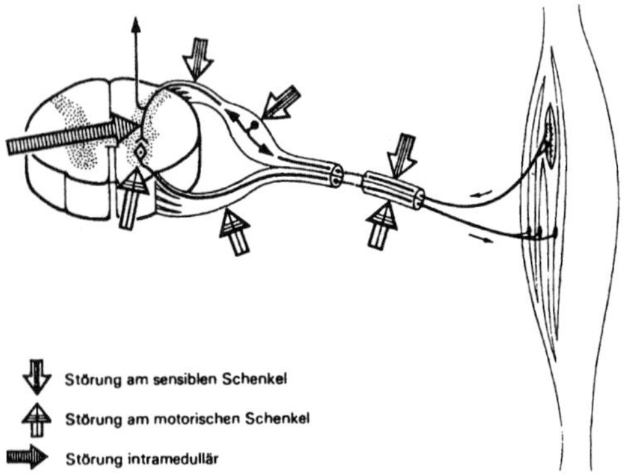

Abb. 1.1 Schematische Darstellung des monosynaptischen Eigenreflexbogens und der topologischen Verteilung der möglichen Unterbrechungen. (Aus: Mumenthaler und Schliack, 1977)

H86

Frage 1.2: Lösung C

Unter einer **Fallhand** versteht man das Phänomen, dass eine aktive Dorsalflexion im Handgelenk entweder gar nicht oder zumindest nicht gegen die Schwerkraft ausgeführt werden kann, sodass insbesondere im Armvorhalteversuch ein Abfallen der Hand imponiert. Ursache dieser Schwäche im Handgelenk ist eine Läsion des **N. radialis.** Am häufigsten kommt es zu der Entwicklung einer Fallhand nach Druckparesen des N. radialis am Oberarm oder im Rahmen von Schaftfrakturen des Oberarms. Wenn der N. radialis in dieser Höhe geschädigt ist, zeigt sich der M. triceps klinisch unauffällig, die distalen Muskeln, insbesondere der M. extensor carpi radialis, M. extensor carpi ulnaris und die Fingerstrecker zeigen eine Schwäche. Diese Muskeln sind für die Dorsalflexion im Handgelenk verantwortlich.

H89 F86

Frage 1.3: Lösung C

Die **kleinen Handmuskeln** liegen im Gegensatz zu den langen Fingerbeugern und -streckern im Bereich der Hand. Abgesehen von Innervationsanomalien werden bis auf den M. abductor pollicis brevis, M. flexor pollicis brevis (Caput superficiale), den M. opponens pollicis und die Mm. lumbricales I und II alle kleinen Handmuskeln vom **N. ulnaris** versorgt. Dazu zählen die Kleinfingerballenmuskeln M. abductor digiti minimi, M. flexor digiti minimi brevis, M. opponens digiti minimi und die Mm. interossei palmares et dorsales. Der **obere Armplexus** versorgt vorwiegend die Schultergürtel- und Oberarmmuskulatur, der **N. interosseus anterior** (E) ist ein abzweigender Ast vom N. medianus und versorgt einige lange Fingerbeuger und den M. pronator quadratus.
Die kleinen Handmuskeln werden nicht über das Rückenmarksegment **C4** (D), sondern vorwiegend über das Rückenmarksegment **C8 und Th1** des Plexus brachialis innerviert.

F86

Frage 1.4: Lösung D

Die beigefügte Skizze zeigt eine **Schweißsekretionsstörung** im Versorgungsgebiet des **N. femoralis.** Die Fahndung nach einer Störung der Schweißsekretion spielt bei der Objektivierung peripherer Nervenläsionen eine wichtige Rolle. Die Ausdehnung der Schweißsekretionsstörung stimmt dabei sehr genau mit den vorliegenden Sensibilitätsstörungen überein. Für die Testung der Schweißsekretion hat sich vor allem der **Test nach Minor** bewährt. Die zu untersuchenden Körperabschnitte werden bei diesem Test zunächst mit einer Lösung von Jodi puri, Olei rhicini und Spiritus bepinselt.

Nach Trocknen eines Anstriches mit dieser Lösung wird anschließend die betreffende Region mit Kartoffelstärkepuder gleichmäßig bestreut und eine schweißtreibende Prozedur eingeleitet (z. B. Trinken von heißem Lindenblütentee und gleichzeitige Applikation von 1 g Acetylsalicylsäure). Bei Einsetzen der Schweißsekretion treten dunkel gefärbte, punktförmige Schwitzareale auf, die bei weitergehendem Schwitzen konfluieren.

H89

Frage 1.5: Lösung D

Bei der Palpation des Kopfes werden die **Nervenaustrittspunkte** (NAP) der Trigeminusäste mit leichtem Daumendruck auf das Foramen supraorbitale für den N. ophthalmicus, auf das Foramen infraorbitale für den N. maxillaris und auf das Foramen mentale für den N. mandibularis geprüft. Von einer Schmerzhaftigkeit der NAP, also von einem positiven Ergebnis, spricht man nur, wenn die Austrittspunkte allein, nicht aber die weitere Umgebung druckschmerzhaft sind. Einen solch isolierten Druckschmerz kann man bei Meningitis und entzündlichen Prozessen der Nasennebenhöhlen **(Sinusitis)** finden. Druckschmerzhafte supraorbitale und infraorbitale Austrittspunkte des N. trigeminus eben Erbrechen, Kopfschmerz, Bradykardie und Blutdruckabfall zu den allgemeinen Hirndrucksymptomen. Obwohl ein isolierter Druckschmerz auch einmal bei der Trigeminusneuralgie gefunden werden kann, stellt dieses Zeichen keineswegs die wichtigste diagnostische Maßnahme bei der **idiopathischen Trigeminusneuralgie** dar. Der wichtigste diagnostische Schritt bei der Trigeminusneuralgie ist die exakte Erhebung der Anamnese, gelegentlich lassen sich mit Hilfe der Kernspintomographie ungewöhnliche Gefäßverhältnisse mit chronischer Druckwirkung auf den N. trigeminus beobachten.

F88

Frage 1.6: Lösung C

Die **Schwurhand** ist charakteristisch für eine **Läsion des N. medianus** am Oberarm. Unterhalb einer solchen Medianusläsion gehen Muskeläste in Unterarmhöhe ab, die die langen Fingerbeuger mit Ausnahme der ulnaren Köpfe des M. flexor digitorum profundus (4. und 5. Finger) versorgen. Wenn der Patient mit einer Medianusläsion aufgefordert wird, die Faust zu schließen, kann er den 4. und 5. Finger, nicht aber den 1. bis 3. Finger beugen. Diese Stellung der Hand wird als Schwurhand bezeichnet. Hinzu treten bei einer Läsion des N. medianus am Oberarm eine Sensibilitätsstörung im kutanen Versorgungsgebiet des N. medianus und eine Parese der medianusversorgten Handmuskeln (M. opponens pollicis, M. abductor pollicis brevis, M. flexor pollicis brevis (Caput superficiale), Mm. lumbricales I, II).

Bei einer **Läsion des N. ulnaris**, z. B. in seinem Sulkus am Ellenbogen, kommt es zu der charakteristischen **Krallenhand**. Diese tritt nicht erst bei Ausführung bestimmter Bewegungsmanöver auf, sondern imponiert bereits spontan. Bei der Ulnarisläsion werden durch Ausfall der Mm. interossei die Langfinger in den Grundgelenken hyperextendiert, in den Interphalangealgelenken leicht flektiert. Die Haltungsanomalie ist an den Fingern II und III am wenigsten ausgeprägt, da die medianusinnervierten Mm. lumbricales kompensatorisch wirken. Zusätzlich werden durch Überwiegen der Funktion der langen Fingerstrecker bei Ausfall der Mm. interossei der kleine Finger und der Ringfinger leicht abduziert gehalten. Der Daumen wird wegen des Ausfalles des M. flexor pollicis brevis (Caput profundum) im Grundgelenk hyperextendiert. Zu der abnormen Krallenstellung der Finger tritt die Muskelatrophie der ulnarisversorgten Muskeln hinzu. Besonders eindrücklich ist dies im Spatium interosseum I von dorsal her sichtbar, weiterhin imponiert die Atrophie der Kleinfingerballenmuskulatur. Hinzu treten bei einer Läsion des N. ulnaris im Ellenbogengelenksbereich Sensibilitätsstörungen im Bereich der ulnaren anderthalb Finger unter Einschluss der angrenzenden Handpartie sowohl dorsal als auch ventral.

Eine **Radialisläsion** wird häufig als Druckparese am Oberarm beobachtet. Vornehmlich durch die Lähmung der Handextensoren (M. extensor carpi radialis, M. extensor carpi ulnaris) kommt es zu der charakteristischen **Fallhand**, die insbesondere dann imponiert, wenn man den Patienten auffordert, beidseitig die Hand zu extendieren. Durch die Lähmung des M. extensor digitorum communis und der übrigen Fingerstrecker wird das Bild komplettiert. Eine Fallhand kann auch bei Läsion des N. radialis in der Supinatorloge beobachtet werden. Obwohl der Muskelast zum M. extensor carpi radialis bereits oberhalb den N. radialis verlassen hat, reicht die Parese des distal versorgten M. flexor carpi ulnaris aus, um das Bild einer Fallhand zu induzieren. Häufig ist bei Läsionen des N. radialis in der Supinatorloge bei Dorsalextension der Hand auch eine Radialdeviation zu beobachten, die auf die dominierende Wirkung des intakten M. extensor carpi radialis zurückzuführen ist.

Eine Läsion des **N. axillaris** führt vorwiegend zu einer Lähmung des M. deltoideus, eine Läsion des **N. musculocutaneus** führt zu einer Lähmung des M. biceps brachii.

H89

Frage 1.7: Lösung E

Das **periphere motorische Neuron** setzt sich aus den Vorderhornzellen im Rückenmark und den Axonen dieser Nervenwurzeln zusammen, die sich proximal zu Vorderwurzeln und Plexus formieren und distal in den peripheren Nerven bis zur Muskulatur

verlaufen. Bei der **progressiven spinalen Muskelatrophie** und der **Bulbärparalyse** sind primär die Vorderhornzellen bzw. die motorischen hirnversorgenden Neurone betroffen. Bei einem Diskusprolaps werden die peripheren motorischen Neurone auf Höhe der **Vorderwurzel** affiziert, bei der **Polyneuropathie** sind in der Regel mit distaler Betonung die langen peripheren Arm- und Beinnerven unter Einschluss der Axone der Motoneurone betroffen.
Bei der **Tabes dorsalis** handelt es sich nicht um eine Affektion des peripheren motorischen Neurons, sondern dominierend um eine Affektion des Hinterstrangsystems im Rahmen der Neurolues (siehe auch Lerntext V.11).

F00

Frage 1.8: Lösung C

Ein **pathologisches Flaschenzeichen** wird bei Läsion des **Nervus medianus** beobachtet. Aufgrund einer Lähmung des Musculus abductor pollicis brevis können Patienten mit Medianusläsion eine Flasche nicht fest umfassen, es verbleibt ein Abstand zwischen Spatium interosseum I und der Flaschenoberfläche.

F87

Frage 1.9: Lösung B

Bei einer Läsion des **N. ulnaris** kommt es durch Ausfall der Mm. interossei und Mm. lumbricales III, IV zu der Ausbildung einer **Krallenhand**. Dabei werden die Finger in den Grundgelenken bei intakten langen Fingerstreckern (N. radialis) hyperextendiert und in den Interphalangealgelenken leicht flektiert. Bei den Fingern II und III kompensieren die vom N. medianus versorgten Mm. lumbricales I, II (Strecker für die Interphalangealgelenke) diese Anomalie oft weitgehend.

H87

Frage 1.10: Lösung E

Die **Nadel-Elektromyographie** wird hauptsächlich zur Erkennung und Differenzierung von Myopathien und Läsionen des peripheren Nervensystems, aber auch zur Erfassung von Reinnervationszeichen eingesetzt. Bei der Durchführung der Nadel-Elektromyographie werden die Spontanaktivität und die Potentiale einzelner motorischer Einheiten analysiert. Bei axonalen Läsionen kommt es zu einer **Denervation** der von diesem Axon versorgten Muskelfasern mit der Entstehung einer pathologischen Spontanaktivität. Beobachtet werden **Denervationszeichen** in Form von positiven scharfen Wellen und Fibrillationspotenzialen.

F99

Frage 1.11: Lösung D

Bei einer **myogenen Parese** (Myopathie) kommt es zu einer Degeneration von Muskelfasern, entsprechend verringert sich die Anzahl der Muskelaktionspotenziale, die nahezu synchron bei Aktivierung einer motorischen Einheit auftreten. Entsprechend kommt es bei myogenen Paresen zu einer Amplitudenminderung der Aktionspotenziale motorischer Einheiten. Die Aussage kann schon allein deshalb als falsch eingestuft werden, da nicht definiert ist, welche Aktionspotenziale gemeint sind.

F00

Frage 1.12: Lösung A

Nach Durchtritt zwischen den beiden Köpfen des Musculus pronator teres zweigt vom Nervus medianus der rein motorische **Nervus interosseus antebrachii anterior** ab, der die Musculi flexor digitorum profundus (Beugung der Fingerendglieder II und III), flexor pollicis longus (Beugung des Daumenendgliedes) und pronator quadratus (Pronation bei rechtwinklig gebeugtem Unterarm) versorgt. Das **Interosseus-anterior-Syndrom** ist entsprechend gekennzeichnet durch Paresen und Atrophie der oben beschriebenen Muskulatur. Klinisch stehen meist die Paresen bei Beugung der Fingerendglieder mit unvollständigem Faustschluss im Vordergrund. Am häufigsten wird der Nervus interosseus antebrachii anterior iatrogen, z.B. durch Blutentnahme oder Injektionen, geschädigt.

H00

Frage 1.13: Lösung D

Beim **Karpaltunnelsyndrom** handelt es sich um eine chronisch-progrediente Kompression des **N. medianus** im Bereich des volaren Handgelenkes. Erstsymptome des Karpaltunnelsyndroms sind Schmerzen im Bereich der Hand mit nächtlicher Intensivierung (Brachialgia paraesthetica nocturna) sowie Kribbelparästhesien und Hypästhesien im kutanen Versorgungsgebiet des N. medianus (Volarseite der radialen 3 1/2 Finger). Weiterhin berichten die Patienten über eine Morgensteife der Finger. Bei fortgeschrittener Kompression des N. medianus kommt es im Rahmen des Karpaltunnelsyndroms schließlich auch zu einer axonalen Läsion der motorischen Nervenfasern mit resultierender **Atrophie des M. abductor pollicis brevis**.
Zu **(D):** Der **Hypothenar** wird durch die vom N. ulnaris versorgten kleinen Handmuskeln gebildet. Entsprechend kommt es beim Karpaltunnelsyndrom nicht zu einer Atrophie dieser Muskelgruppe.

H00

Frage 1.14: Lösung D

Zu **(D):** Der **N. tibialis** trennt sich oberhalb der Kniekehle vom N. peroneus. Der N. tibialis versorgt **motorisch** den M. trizeps surae und die Fußmuskeln mit Ausnahme des M. extensor digitorum brevis am Fußrücken (N. peroneus communis). **Sensibel** versorgt der N. tibialis die Haut an der Rückseite des Unterschenkels und im Bereich der Fußsohle.
Zu **(A)**, **(B)**, **(C)** und **(E):** Die übrigen hier genannten Symptome sind Folge einer Schädigung des **N. peroneus communis**.

H00

Frage 1.15: Lösung D

Zu **(D):** Der **N. peronaeus superficialis** innerviert die **Mm. peronaei**, die eine Pronation des Fußes erlauben.
Zu **(A)** und **(B):** Eine isolierte **Hypästhesie zwischen der 1. und 2. Zehe** und eine **Lähmung des M. tibialis anterior** sind bei Schädigung des **N. peronaeus profundus** zu erwarten.
Zu **(C):** Ein **Ausfall des Tibialis-posterior-Reflexes** ist bei Läsionen des **N. tibialis** oder der **Wurzel L5** zu erwarten.
Zu **(E):** Eine schmerzhafte Schwellung an der Tibiavorderkante tritt allenfalls bei einem Trauma der Tibia auf.

H00

Frage 1.16: Lösung D

Während das **vordere Tarsaltunnelsyndrom** zu einer Läsion des **N. peronaeus** führt, wird beim **hinteren oder medialen Tarsaltunnelsyndrom** der **N. tibialis** in seinem distalen Abschnitt chronisch komprimiert.

F00

Frage 1.17: Lösung E

Der Musculus tibialis posterior und damit auch der Tibialis-posterior-Reflex werden über den Nervus tibialis innerviert, sodass bei einer Schädigung des **Nervus peroneus communis** der Tibialis-posterior-Reflex intakt bleibt.

H87

Frage 1.18: Lösung E

Eine Störung der Tränensekretion lässt sich mit dem **Schirmer-Test** nachweisen. Nach vorheriger Anästhesierung der Konjunktiva mit einer 0,4%igen Novesinlösung werden in jeden Konjunktivalsack je ein 5 cm langer und 0,5 cm breiter Filterpapierstreifen durch Umfalten seines Endes über den unteren Lidrand gehängt. Normalerweise sind nach 5 Minuten mindestens 3 cm des Papierstreifens durch die Tränenflüssigkeit befeuchtet. Bei einer proximalen Läsion des **N. facialis** vor dem Abgang des N. petrosus major kommt es zu dieser Störung.
Bei dem **Stapediusreflex** handelt es sich um die Messung der Kraft des M. stapedius, der das Trommelfell anspannt. Dieser Muskel kann zu einer tonischen Aktivität reflektorisch angeregt werden, wenn dem gleichen oder dem gegenseitigen Ohr ein konstanter Sinuston angeboten wird. Bei Schädigung des N. facialis kommt es zu einem Ausfall des Stapediusreflexes und zu einer Hyperakusis.
Unter der **Gustometrie** versteht man eine Überprüfung des Geschmackssinnes. Beim Prüfen des Geschmackssinnes an den vorderen 2/3 der Zunge wird mit einem Wattestäbchen ein Geschmacksstoff aufgepinselt. Der Patient muss die Zunge so lange herausgestreckt halten, bis er den Geschmacksstoff erkennt oder bis feststeht, dass er keinen wahrnimmt. Er muss auf einer Tafel, auf welcher die vier Geschmacksqualitäten süß, sauer, bitter und salzig notiert sind, den wahrgenommenen Geschmack zeigen. Die Wahrnehmungszeiten sollten immer im Seitenvergleich gemessen werden, da große individuelle Unterschiede in der Differenziertheit der Geschmackswahrnehmung bestehen.
(Siehe auch Lerntext I.1)

F88

Frage 1.19: Lösung A

Eine periphere Läsion des **N. hypoglossus** unilateral führt zu einer Hemiatrophie und einer Parese der entsprechenden Zungenmuskulatur. Die Zunge weicht beim Herausstrecken auf die gelähmte Seite hin ab. Ein weiteres subtiles Symptom einer Hypoglossusparese ist die Erschwerung des Abdrückens eines auf die homolaterale Wange gedrückten Fingers. Diese Insuffizienz ist Folge der Parese des M. styloglossus, der auch vom N. hypoglossus innerviert wird.

H92

Frage 1.20: Lösung C

Bei einer **kompletten Läsion eines gemischten peripheren Nerven** kommt es zu einem Ausfall der motorischen, sensiblen und vegetativen Funktionen. Alle von dem durchtrennten Nerven versorgten Muskeln sind vollständig gelähmt, in dem versorgten Hautareal liegt eine Anästhesie vor. Weiterhin imponiert in dem innervierten Gebiet durch Ausfall der vegetativen Schweißfasern eine **Anhidrose**. Eine **Hyperpathie** ist lediglich bei inkompletten Nervenläsionen zu beobachten. Sie ist durch eine vermehrte Wahrnehmung bei äußerer Hautreizung charakterisiert. Bei der **Anosognosie** handelt es sich um einen Begriff aus der Neuropsychologie. Man versteht darunter die fehlende Realisierung einer Hirnfunktionsstörung.

H90

Frage 1.21: Lösung C

Das **Zwei-Punkte-Diskriminationsvermögen** wird getestet, indem man die zwei stumpfen Enden eines Zirkels gleichzeitig auf die Haut setzt. Der Patient muss angeben, ob er eine oder zwei Berührungen spürt. Ziel der Untersuchung ist es festzustellen, bei welchem Mindestabstand der Zirkelenden zwei räumlich getrennte Berührungen wahrgenommen werden. Das räumliche Unterscheidungsvermögen, gemessen anhand des Zwei-Punkte-Diskriminationsvermögens, ist je nach Hautstelle sehr unterschiedlich. Das beste Auflösungsvermögen ist mit 1 mm an der Zungenspitze, es folgen die Fingerspitzen mit 2 mm, die Lippen mit 4 mm, der Unterarm mit 40 mm und die Rückenhaut mit 60–70 mm. Das Zwei-Punkte-Diskriminationsvermögen kann bei peripheren Nervenläsionen, aber auch bei Schädigungen sensibler Leitungsfasern oder Integrationszentren im Bereich des zentralen Nervensystems beeinträchtigt sein. Ein intaktes räumliches Unterscheidungsvermögen ist von Wichtigkeit bei der Ausführung explorativer Handbewegungen.
Zu **(D):** Diese Aussage ist falsch, da bei der Bestimmung der Zwei-Punkte-Diskrimination die Enden eines Zirkels simultan und nicht nacheinander auf die Haut aufgesetzt werden.

H97

Frage 1.22: Lösung A

Das **Hoffmann-Tinel-Klopfzeichen** besteht in der Wahrnehmung eines elektrisierenden Gefühls im autonomen Versorgungsgebiet eines peripheren Nerven. Dieses Zeichen tritt auf, wenn die Läsionsstelle eines peripheren Nerven durch vorsichtiges Beklopfen der darüberliegenden Haut artifiziell mechanisch erregt werden kann.

F91

Frage 1.23: Lösung C

Die **Schädigungshöhe** bei einer **kompletten Durchtrennung eines gemischten peripheren Nerven** lässt sich am besten über eine systematische Analyse der Muskelkraft in den Muskeln, die von dem lädierten Nerven versorgt werden, bestimmen. Bei einer vollständigen Durchtrennung eines Nerven zeigen die Muskeln, deren Äste oberhalb der Durchtrennung abgehen, eine normale Kraft, während alle Muskeln unterhalb der Durchtrennungsstelle vollständig gelähmt sind.

F92

Frage 1.24: Lösung D

Von den hier genannten Muskeln wird lediglich der **M. abductor hallucis** nicht vom N. peronaeus communis versorgt. Dieser Muskel wird über den **N. tibialis** innerviert. Wird bei einer komplexen Muskellähmung im Bereich des Unterschenkels und des Fußes ein Mitbetroffensein des M. abductor hallucis beobachtet, so ist eine Läsion des N. ischiadicus oder eine kombinierte Läsion des N. tibialis und des N. peronaeus communis anzunehmen.

F92

Frage 1.25: Lösung C

Siehe Lerntext I.1

Periphere Fazialisparese — **I.1**

Die **isolierte Fazialisparese** stellt die häufigste Mononeuropathia cranialis dar. Ausgangspunkt dieser Häufigkeit ist der besondere Verlauf des N. facialis durch einen engen knöchernen Kanal, der den Nerv insbesondere im Rahmen von entzündlichen Prozessen besonders empfindlich macht. Leichte Ödementwicklungen im Bereich des Nerven führen sehr schnell zu Druckkompressionen. Der N. facialis ist vorwiegend ein motorischer Nerv, der die Gesichtsmuskulatur innerviert. In seinem peripheren Verlauf gibt er den N. petrosus major, der für die Tränensekretion zuständig ist, und den N. stapedius ab, der den M. stapedius innerviert, der die Trommelfellanspannung reguliert. Weiterhin gibt der Hauptstamm des N. facialis den N. intermedius mit seinen parasympathischen efferenten Fasern zu den Speicheldrüsen ab. Noch weiter peripher verlässt die Chorda tympani mit afferenten Geschmacksfasern für die vorderen zwei Drittel der Zunge den N. intermedius. Sensibel werden Teile des Gehörgangs, des äußeren Ohrs und des Trommelfells versorgt.
Bei einer kompletten Fazialisparese imponiert eine komplette Lähmung der ipsilateralen Gesichtsmuskeln, eine ipsilaterale Tränensekretionsstörung, eine Hyperakusis (Parese des M. stapedius), eine Speichelsekretionsstörung sowie eine Geschmacksempfindungsstörung im Bereich der vorderen zwei Drittel der Zunge. Eine umschriebene Hypästhesie im Bereich des äußeren Ohres und des äußeren Gehörgangs ipsilateral wird selten erfasst.
Liegt die Läsion nukleär, d.h. intramedullär im Bereich des zentralen Nervensystems, so fehlen Tränen- und Speichelsekretionsstörung und die Geschmacksstörung. Häufig wird bei einer intramedullären nukleären Läsion, z.B. durch eine Ischämie, auch eine Schädigung benachbarter

Strukturen, z.B. der Pyramidenbahnfasern, beobachtet. In dieser Situation zeigt sich neben einer ipsilateralen muskulären Fazialisparese eine kontralaterale spastische Lähmung von Arm und Bein. Der Blinzelreflex oder auch Kornealreflex wird vorwiegend durch den M. orbicularis oculi vermittelt, der vom N. facialis versorgt wird. Entsprechend kommt es bei Fazialisparesen zu einem Ausfall oder einer Reduktion des Blinzelreflexes. Auch der willkürliche Augenschluss wird vorwiegend über eine Innervation des M. orbicularis oculi erreicht. Der Augenschluss ist bei der peripheren Fazialisparese nur unvollständig möglich (im Gegensatz zur zentralen Fazialisparese). Eindrucksvoll zeigt sich dabei die Bulbuswendung nach oben. Die Kombination aus unvollständigem Lidschluss und intakter Bulbuswendung nach oben wird als **Bell-Phänomen** bezeichnet.

H90 F88

Frage 1.26: Lösung A

Das flügelartige Abstehen des Schulterblattes **(Scapula alata)** wird vor allem bei Läsion des **N. thoracicus longus** beobachtet. Dieser Nerv versorgt den **M. serratus anterior**. Die Scapula alata ist bei einer Lähmung des M. serratus anterior besonders deutlich, wenn der Arm nach vorne gehoben wird oder der Patient den vorgestreckten Arm gegen eine Wand stemmt. Auch bei Myopathien, insbesondere der fazioskapulohumeralen Dystrophie, kann aufgrund einer Lähmung des M. serratus anterior eine Scapula alata resultieren.

H96 F90

Frage 1.27: Lösung C

Bei einer **Scapula alata** hebt sich das Schulterblatt vom Rumpf ab, es nimmt quasi eine Flügelstellung ein. Der Begriff Scapula alata ist zunächst eine unspezifische Feststellung und muss klinisch präzisiert werden. Eine unterschiedlich abnorme Schulterblattstellung wird bei Lähmung des **M. serratus anterior (N. thoracicus longus)**, aber auch bei einer Lähmung des M. trapezius (N. accessorius) und des M. rhomboideus (N. dorsalis scapulae) beobachtet. Bei einer Läsion des N. thoracicus longus bestehen bei herabhängendem Arm keine Auffälligkeiten. Bei Abduktion steht der Angulus inferior der Skapula weiter medial. Bei Elevation des Armes nach vorne kommt es zu der Entwicklung einer ausgeprägten Scapula alata.

F90

Frage 1.28: Lösung B

Wenn sich in der Kaumuskulatur einseitig eine **Atrophie** beobachten lässt, handelt es sich um eine periphere Lähmung. Die Kaumuskulatur wird vom **N. trigeminus** versorgt.

H98

Frage 1.29: Lösung B

Der **Kornealreflex** ist ein polysynaptischer Fremdreflex, dessen afferenter Schenkel von sensiblen Nervenfasern aus der Kornea stammt, die in den N. trigeminus hineinziehen, und dessen efferenten Schenkel Fasern innerhalb des N. facialis darstellen, die den M. orbicularis oculi innervieren. Die trigeminofaziale Umschaltung erfolgt im Hirnstamm. Bei einem **Zoster ophthalmicus** kann sowohl eine Trigeminusaffektion als auch eine Fazialisaffektion vorliegen, beim **Wallenberg-Syndrom** und beim **Ponstumor** kann die trigeminofaziale Umschaltung im Hirnstamm beeinträchtigt sein. Eine **Optikusneuritis** führt **nicht** zu einer Beeinträchtigung des Kornealreflexes.

F98

Frage 1.30: Lösung A

Der **M. extensor carpi ulnaris** wird vom N. radialis versorgt. Die Bezeichnung „ulnaris" bezieht sich hier nicht auf den versorgenden Nerven, sondern auf die Lage des Muskels über der Ulna.

F95 F89

Frage 1.31: Lösung B

Die **kortikospinalen Fasern** zum Körper (Pyramidenbahn) kreuzen in der **Medulla oblongata**, die kortikonukleären Fasern zu den Hirnnervenkernen zweigen aus der Pyramidenbahn im Hirnstamm, etwa auf Höhe der jeweiligen Kerne, ab. Eine halbseitige Parese/Schädigung von Hirnnerven kombiniert mit einer gleichseitigen Hemisymptomatik des Körpers muss daher **kontralateral oberhalb des Hirnstamms** liegen.

Zu **(A):** Die Antwort ist falsch, da die kortikonukleären und kortikospinalen Fasern unterhalb des Mesenzephalons (Mittelhirn) kreuzen.

Zu **(C):** Eine solche Läsion führt in der Regel zu einer „peripheren Fazialisparese" (d.h. mit Beteiligung des Stirnastes) und zur Beteiligung auch noch anderer Hirnnerven (z.B. N. abducens).

Zu **(D)** und **(E):** Die genannten Lokalisationen liegen unterhalb des Fazialiskerngebietes und führen daher nicht zu einer Fazialisparese.

F97

Frage 1.32: Lösung C

Das **Kulissenphänomen** entsteht bei einseitiger Parese der pharyngealen Muskulatur und besteht in einem Abweichen der Rachenhinterwand zur gesunden Seite - besonders gut zu sehen bei Phonation der Vokale A und I. Die Muskulatur, die auf das Gaumensegel einwirkt, wird vom **N. vagus** (X. Hirnnerv) versorgt.

1.1.2 Plexus

F85

Frage 1.33: Lösung A

Die **obere Armplexusparese** ist durch eine Läsion der Nervenfasern charakterisiert, die aus den Wurzeln C5 und C6 stammen. Die obere Armplexuslähmung ist wesentlich häufiger als die untere Armplexuslähmung. Klinisch imponiert die Armplexuslähmung in Form einer Parese der Schulterabduktoren und Außenrotatoren, der Ellenbogengelenksbeuger und einer partiellen Parese des M. triceps und der Dorsalextensoren der Hand. Charakteristisch ist der Befund eines in der **Schulter schlaff herunterhängenden Armes** als Folge der Parese des M. deltoideus und der Schultergelenksaußenrotatoren.
Ein **Horner-Syndrom** wird bei Affektion der Vorderwurzeln C8, Th1 und Th2 beobachtet. Eine Sensibilitätsstörung im Bereich der ulnaren Unterarmkante und im ulnaren Versorgungsgebiet der Hand tritt bei der unteren Armplexuslähmung auf.

1.1.3 Nervenwurzeln

H86

Frage 1.34: Lösung C

Generell orientiert man sich bei der **Höhenlokalisation einer Nervenwurzelläsion** an der Muskelkraft sog. **Kennmuskeln** (Muskeln, die dominierend über eine ganz bestimmte Wurzel versorgt werden), an der Aktivität von **Kennreflexen** und der Ausdehnung einer Sensibilitätsstörung **(Dermatom)**.
Der wichtigste Kennmuskel für die **Wurzel L4** ist der **M. quadriceps femoris**, entsprechend ist auch eine Abschwächung des **Quadrizepsreflexes** wegweisend für eine Affektion entweder der Vorder- oder Hinterwurzel L4.

H86

Frage 1.35: Lösung B

Der wichtigste Kennmuskel für eine Läsion der **Wurzel S1** ist der **M. triceps surae**, dessen ungestörte Muskelkraft den Zehengang ermöglicht.

Der **M. extensor hallucis longus** ist der wichtigste Kennmuskel für die **Wurzel L5**, eine **Reithosenhypästhesie** wird bei einer beidseitigen **Kaudakompression** mit Affektion der Sakralwurzeln beobachtet. Eine Hypästhesie im Bereich der gesamten Vorderseite des Unter- und Oberschenkels entspricht nicht dem Bild einer dermatomförmigen Sensibilitätsstörung. Eine Hypästhesie im Bereich der Vorderseite des Oberschenkels wird am ehesten bei einer Läsion von Hautästen, die aus dem N. femoralis stammen (Rami cutanei anteriores), beobachtet.

F88 H87

Frage 1.36: Lösung B

Der **M. iliopsoas** wird vom N. femoralis, der aus den Vorderwurzeln L2 bis L4 stammt, versorgt. Die Nervenfasern für den M. iliopsoas stammen jedoch ausschließlich aus den Teilen des Nervs, die aus der **Vorderwurzel L1 bis L3** gebildet werden. Bei einer Läsion des N. femoralis in seinem proximalen intrapelvinen Anteil wird der M. iliopsoas nicht vollständig gelähmt sein. Er fällt nicht ganz aus, da insbesondere der M. psoas major auch durch direkte Plexusäste von L2 und L3 versorgt wird. Der Ausfall des M. iliopsoas äußert sich in einer Schwäche für das Beugen der Hüfte.

F88 H87

Frage 1.37: Lösung C

Der **M. tibialis anterior** wird vom N. peronaeus versorgt, der wiederum seine Zuflüsse aus den **Segmenten L4–L5** bekommt. Eine Lähmung des M. tibialis anterior tritt sowohl bei Wurzelkompressionssyndromen L4 als auch L5 auf.

F93

Frage 1.38: Lösung E

Im Gefolge eines vollständigen **Cauda-equina-Syndroms** kommt es zu einer schlaffen Paraparese der Beine, zu einer querschnittsförmigen Sensibilitätsstörung und zu einer Blasen-Mastdarm-Lähmung. Im Gefolge dieser schweren neurologischen Symptomatik kommt es bei den rollstuhlpflichtigen Patienten gehäuft zu **aufsteigenden Harnwegsinfekten**, zu einem **Dekubitus** und bei unzureichender krankengymnastischer Versorgung auch zu der Entwicklung von **Kontrakturen**.

F93

Frage 1.39: Lösung A

Bei einer **monoradikulären Schädigung der 5. Lumbalwurzel** kommt es zu Paresen der Muskeln, die hauptsächlich von dieser Wurzel versorgt werden. Dies ist für den **M. extensor digitorum**

brevis und den **M. extensor hallucis longus** der Fall. Bei einer Läsion der Wurzel L5 kann der **Tibialis-posterior-Reflex** und nicht der **Achillessehnenreflex (S1)** ausfallen. Die **Sensibilitätsstörung** bei Läsion der Hinterwurzel L5 liegt im Bereich des medialen Fußrückens und nicht an der Fußsohle lateral (S1).

F87

Frage 1.40: Lösung A

Der **M. biceps brachii** wird vom N. musculocutaneus versorgt, dessen Nervenfasern in den Wurzeln C5 bis C7, vorwiegend jedoch **C6**, verlaufen.

H98

Frage 1.41: Lösung E

Eine Schädigung der Hinterwurzel und der Vorderwurzel im Rahmen eines **Bandscheibenvorfalls** im lumbalen Bereich führt zu Sensibilitätsstörungen mit Hypästhesie und Hypalgesie im entsprechenden Dermatom, zu Lähmungen im Bereich der Kennmuskulatur und auch in Muskeln, die weiterhin zum Myotom gehören, und zu einem Ausfall oder zu einer Reduktion des zugehörigen Muskeleigenreflexes. Eine **Schweißsekretionsstörung** tritt bei einer spinalen lumbalen Nervenwurzelläsion in der Regel nicht in Erscheinung, da die Wurzeln von L3 bis L5 keine sudori-sekretorischen Fasern enthalten. Liegt eine Affektion der oberen Lumbalwurzeln vor, wäre allenfalls bei sehr ausgeprägter Affektion auch eine Schädigung dieser vegetativen Nervenfasern zu erwarten.

F99

Frage 1.42: Lösung E

Bei **Läsion einer spinalen Wurzel** im Lumbalbereich, häufig ausgelöst durch degenerative Wirbelsäulenveränderungen mit Bandscheibenvorfall, orientiert man sich insbesondere auch zur Höhenlokalisation an Sensibilitätsstörungen entsprechend einem Dermatom, an Paresen charakteristischer Muskeln, die von der Wurzel versorgt werden (Kennmuskeln), und an der Abschwächung bzw. dem Ausfall des Kennreflexes, der über die Hinter- und Vorderwurzeln vermittelt wird. Bei einer Läsion der Wurzel L3 und L4 kann es durch Dehnung insbesondere des N. femoralis, der durch diese Wurzel gespeist wird, im Rahmen des umgekehrten Lasègue-Phänomens zu einer Schmerzprovokation kommen.

Ein positives Babinski-Phänomen ist charakteristisch für eine zentralmotorische Störung. Es tritt nicht bei radikulären Syndromen auf.

F98

Frage 1.43: Lösung B

Zu **(A):** Es ist zwar korrekt, dass im Rahmen einer **Wurzelkompression** eine Abschwächung oder gar der Ausfall eines Muskeleigenreflexes auftritt, die Operationsindikation ist jedoch davon nicht abhängig. Eine absolute Operationsindikation besteht bei Auftreten funktionell bedeutsamer Paresen, einer Affektion sakraler Nervenwurzeln mit Blasen-Mastdarm-Störungen (Kauda-Kompression) oder bei heftigsten therapieresistenten Schmerzen.

Zu **(B):** Bei einer Druckerhöhung im Bereich der Liquorräume, die beim **Husten und Niesen** entstehen kann, kommt es zu mechanischen Effekten auch im Rahmen einer Wurzelkompression durch einen **Nucleus-pulposus-Prolaps**, sodass es durch artifizielle Reizung von Schmerzfasern in der Hinterwurzel zu einer verstärkten Schmerzausstrahlung kommen kann.

Zu **(C):** Eine Wurzelaffektion im Bereich der Hinterwurzel oder Vorderwurzel führt zu Reflexänderung oder zu einem **Reflexausfall**. Die Reflexsteigerung wird bei Affektion zentralmotorischer Bahnen beobachtet.

Zu **(D):** Eine **Schweißsekretionsstörung** im zugehörigen Dermatom tritt bei Wurzelaffektion nicht auf, da die sympathischen sudori-sekretorischen Fasern in das periphere Nervensystem erst außerhalb des Spinalraumes einfließen.

Zu **(E):** Eine **Miktionsstörung** durch eine Kompression des Konus (distales Rückenmarksende) kann zwar über die Wurzelkompression hinaus zur Entwicklung kommen, eine solche kombinierte Affektion ist jedoch nicht die Regel.

F98

Frage 1.44: Lösung C

Der M. tibialis posterior und entsprechend der zugehörige Muskeleigenreflex können bei einer **Läsion der Wurzel L5** beeinträchtigt sein. Es ist jedoch zu bedenken, dass auch bei gesunden Patienten der Tibialis-posterior-Reflex nicht selten beidseits nicht ausgelöst werden kann.

Zu **(A):** Eine Affektion des **Achillessehnenreflexes** ist typisch für eine Schädigung der Wurzel S1.

Zu **(B):** Beim **Rossolimo-Reflex** handelt es sich um einen Eigenreflex der langen Zehenbeuger, der durch Anschlag der Zehenglieder mit den Fingerkuppen des Untersuchers zu einer Plantarflexion der Zehen führt. Der Reflex kann bei Affektion der Wurzel S2 beeinträchtigt sein.

Zu **(D):** Ein Ausfall des **Analreflexes** ist Hinweis auf eine Schädigung der unteren Sakralwurzeln.

Zu **(E):** Der Patellarsehnenreflex fällt aus, wenn die Wurzel L3 oder L4 geschädigt ist.

F88

Frage 1.45: Lösung E

Bei einer **Kompression der Wurzel L5** kommt es zu einer Parese der versorgten Muskeln (typischer Kennmuskel ist der M. extensor hallucis longus, dessen Parese zu einer **Großzehenheberschwäche** führt), zu einem Ausfall oder zu einer Abschwächung des Tibialis-posterior-Reflexes und zu einer Hypästhesie im entsprechenden Dermatom (Vorderseite des Unterschenkels, Fußrücken und Dorsalseite der Großzehe).

F91

Frage 1.46: Lösung A

Das Diaphragma (Zwerchfell) wird vom N. phrenicus versorgt, dessen Motoneurone auf Höhe des Rückenmarksegmentes **C4** liegen.
Das **Horner-Syndrom** ist durch die Symptomtrias Miosis, Ptosis und Enophthalmus charakterisiert. Das Syndrom geht auf eine Schädigung sympathischer Nervenbahnen zurück, die für die Innervation des Auges verantwortlich sind. Die entsprechenden sympathischen Nervenfasern werden in Höhe der Rückenmarksegmente **C8** und **Th1** auf das zweite Neuron umgeschaltet. Dieses verlässt über die Vorderwurzel das Rückenmark und zieht nach oben zum Ganglion cervicale superius.
Eine Lähmung des **M. deltoideus** wird bei Affektion des Rückenmarksegmentes **C5** beobachtet, eine Lähmung des **M. biceps** bei einer Schädigung auf Höhe des Rückenmarksegmentes **C5/C6** und eine Lähmung des **M. sternocleidomastoideus** bei Schädigung des **N. accessorius**, der auf Höhe des Hirnstamms das Zentralnervensystem verlässt.

F91

Frage 1.47: Lösung C

Siehe Kommentar zu Frage 1.46.

F99

Frage 1.48: Lösung B

Von den hier aufgeführten Nervenläsionen ist lediglich eine **Wurzelläsion L5** in der Lage, die beschriebene Symptomatik zu induzieren.
Zu **(A):** Bei einer Druckläsion des N. peronaeus am Fibulaköpfchen fällt der Tibialis-posterior-Reflex nicht aus, da der zugehörige Muskel vom N. tibialis und nicht vom N. peronaeus versorgt wird.
Zu **(C):** Bei einer Wurzelläsion S1 wird keine Parese der Fuß- und Zehenheber beobachtet, ebenfalls fällt nicht der Tibialis-posterior-Reflex, sondern der Achillessehnenreflex aus.
Zu **(D):** Eine Kompression mit Schädigung des N. tibialis in der Kniekehle führt nicht zu einer Fuß- und Zehenheberparese (N. peronaeus).
Zu **(E):** Bei einer Spritzenläsion des N. ischiadicus wäre auch von einer Parese der vom N. tibialis versorgten Muskulatur auszugehen. Es kann jedoch einmal bei Teilläsion des N. ischiadicus die Parese der peronealen Muskeln im Vordergrund stehen und auch der Tibialis-posterior-Reflex abgeschwächt sein. Lösung (B) ist jedoch wesentlich wahrscheinlicher.

H97

Frage 1.49: Lösung C

Kennsymptome einer **Wurzelkompression L4** sind Paresen des M. quadriceps femoris und des M. tibialis anterior, eine Minderung oder ein Ausfall des Patellarsehnenreflexes und eine Hypästhesie im Dermatom L4, das den distalen lateralen Oberschenkel- und den medialen Unterschenkelbereich einbezieht. Der mediale proximale Oberschenkel wird von der Wurzel L3 versorgt.

F96 F86

Frage 1.50: Lösung C

Eine schräg über die Vorderfläche des Unterschenkels bis in die Großzehe ziehende **Parästhesie**, eine **Parese des M. extensor hallucis longus** (wichtiger Kennmuskel der Wurzel L5), eine **Fußheberschwäche** (der M. tibialis anterior wird von der Wurzel L4, aber auch von der Wurzel L5 versorgt) und ein **positives Lasègue-Zeichen** können bei einer Affektion der **Wurzel L5** beobachtet werden. Das einseitige Fehlen des **Achillessehnenreflexes** würde für eine Affektion der **Wurzel S1** sprechen.

1.1.4 Systemische Schädigungen

F88

Frage 1.51: Lösung B

Das Auftreten symmetrischer schlaffer Lähmungen, die von den distalen Beinmuskeln nach proximal aufsteigen und mit sensiblen Reiz- und Ausfallserscheinungen verbunden sind, wird am häufigsten bei der **Polyneuritis** (Polyradikulitis) beobachtet.
Zu **(A): Extramedulläre Tumoren** induzieren mit ihrem chronisch progredienten Wachstum und entsprechender Druckwirkung spastische Lähmungen.
Zu **(C):** Das Leitsymptom der **Syringomyelie** sind dissoziierte Sensibilitätsstörungen im Bereich der oberen Extremitäten durch Schädigung der kreuzenden Fasern des Tractus spinothalamicus. Paresen können auftreten, wenn auch die Pyramidenbahnen komprimiert werden (s.a. Lerntext VI.1).
Zu **(D):** Bei der **Myasthenia gravis pseudoparalytica** beginnen die Paresen in der Regel im Hirnnervenbereich mit Augenmuskelparesen, Ptosis, Sprech- und Schluckstörungen (s.a. Lerntext VIII.3).

Zu **(E):** Bei der **Beckengürtelform der progressiven Muskeldystrophie** beginnt der langsam progrediente Prozess im Bereich der proximalen Muskulatur.

F97

Frage 1.52: Lösung B

In der Tat kommt es bei **autonomen Polyneuropathien** mit Affektion vegetativer peripherer Nervenfasern zu Blasenstörungen. Eine Unterscheidung demyelinisierender und axonaler Formen der **Polyneuropathie** lässt sich über eine **Elektromyographie** und **Elektroneurographie** vollziehen. Bei der axonalen Form findet man pathologisch-elektromyographische Phänomene mit pathologischer Spontanaktivität und neurogener Umstrukturierung der Potentiale einzelner motorischer Einheiten. Die Nervenleitgeschwindigkeiten sind bei der axonalen Form entweder normal oder nur leicht verändert. Bei der demyelinisierenden Form sind die deutlich herabgesetzten sensiblen und motorischen Nervenleitgeschwindigkeiten wegweisende Kriterien.
Polyneuropathien gehen mit Abschwächung oder Ausfall von **Eigenreflexen** einher, da entweder afferente und/oder efferente Nervenfasern des Reflexbogens betroffen sind.

F87

Frage 1.53: Lösung D

In der beigefügten Skizze ist eine Sensibilitätsstörung dargestellt, die sich mit distaler Betonung sowohl im Bereich der oberen als auch der unteren Extremitäten manifestiert. Dieser Verteilungstyp der Sensibilitätsstörung ist typisch für eine **distal-symmetrische Polyneuropathie**, z.B. diabetische Polyneuropathie.
Zu **(A):** Bei einem **A.-spinalis-anterior-Syndrom** findet sich eine querschnittsförmige dissoziierte Sensibilitätsstörung, meist im mittleren Thorakalbereich beginnend.
Zu **(B):** Bei der **Syringomyelie** kommt es aufgrund einer Unterbrechung der spinothalamischen Fasern in ihrem Verlauf vom Hinterhorn durch die vordere Kommissur des Rückenmarks zu dissoziierten Sensibilitätsstörungen entweder multisegmental auf zervikaler und thorakaler Ebene oder – bei Schädigung des Tractus spinothalamicus selbst – zu querschnittsförmigen dissoziierten Sensibilitätsstörungen (siehe auch Lerntext VI.1).
Zu **(C):** Bei der **amyotrophen Lateralsklerose** treten keine Sensibilitätsstörungen auf (siehe auch Lerntext VI.2).
Zu **(E):** Bei einer **spinalen Querschnittsläsion im Thorakalmark** kommt es nicht zu Sensibilitätsstörungen im Bereich der oberen Extremitäten.

1.1.5 Autonomes Nervensystem

Frage 1.54: Lösung E

Bei der **Kausalgie** handelt es sich um ein Schmerzsyndrom, das insbesondere nach inkompletten traumatischen Schädigungen des **N. medianus** und **N. tibialis** auftritt. Es handelt sich dabei um Nerven, die besonders viele vegetative Nervenfasern enthalten. Der anfallsweise auftretende Schmerz lässt sich durch taktile Reize in den sensiblen Versorgungsgebieten des N. medianus und N. tibialis auslösen und wird als dumpf und brennend charakterisiert. **Trophische Störungen** der Haut zeigen an, dass eine Funktionsstörung vegetativer Nervenfasern vorliegt. Die Pathogenese der Kausalgie wird darin gesehen, dass es bei Ausbildung reparativer Vorgänge im peripheren Nerven zu abnormen axo-axonalen Kurzschlusserregungen von afferenten sensiblen Nervenfasern (z.B. von Druckrezeptoren) auf efferente vegetative Fasern kommt.

F97

Frage 1.55: Lösung D

Die hier beschriebene Symptomkombination deutet auf eine **Störung des vegetativen Systems** im Bereich des Auges, auf eine **Augenmuskellähmung** und auf eine **bulbäre Symptomatik** mit Lähmung im Bereich der kaudalen hirnnervenversorgten Muskulatur hin. Eine solche komplexe Symptomatik ist von den aufgeführten Erkrankungen nur beim **Botulismus** zu erwarten. Der Botulismus entwickelt sich im Gefolge einer Infektion mit Clostridium botulinum, einem anaeroben Bakterium, das ein Toxin mit spezifischer Störung der cholinergen synaptischen Übertragung sezerniert. Acetylcholin ist bekanntlich sowohl Transmitter im Bereich des peripheren vegetativen Nervensystems als auch im Bereich der neuromuskulären Endplatte. Botulinumtoxine induzieren eine Störung der Freisetzung von Acetylcholin durch Spaltung und Inaktivierung von präsynaptischen, vesikel-assoziierten Proteinen. Der Botulismus tritt insbesondere nach Verzehr von verdorbenen Lebensmitteln auf, die unter Luftabschluss konserviert werden (insbesondere Lebensmittel in Blechkonserven oder Einweckgläsern).
Zu **(A):** Bei einer **Myasthenia gravis** kommt es nicht zu einer Schädigung des peripheren vegetativen Nervensystems (Mydriasis) (siehe auch Lerntext VIII.3).
Zu **(B):** Eine **Thallium-Polyneuropathie** zeigt vorwiegend Symptome im Bereich der Extremitäten und nicht im Bereich der Hirnnerven.

Zu **(C):** Eine **Migräne mit Aura** geht nicht mit Schluckstörungen einher.
Zu **(E):** Die hier beschriebene Schluckstörung geht auf eine kaudale Hirnnervenstörung zurück, die bei einem **Mittelhirnsyndrom** nicht zu erwarten ist.

H00

Frage 1.56: Lösung E

Bei einer **sympathischen Reflexdystrophie** wird das Nebeneinander von **autonomen** (sympathischen), **motorischen** und **sensiblen Störungen** beobachtet (A), die sich generalisiert im distalen Bereich einer betroffenen Extremität entwickeln und sich nicht an das Versorgungsgebiet eines peripheren Nerven oder eines Dermatoms halten. Die sympathische Reflexdystrophie tritt **nach verschiedenen Extremitätenläsionen** (E) in Erscheinung, wobei partielle Nervenverletzungen, größere Weichteilverletzungen und Knochenfrakturen die häufigsten Auslöser sind. Im Gefolge der **autonomen Störungen** kommt es zu einer Schwellung im distalen Bereich der betroffenen Extremität. Die darüber liegende Haut erscheint häufig gerötet, marmoriert oder bläulich verfärbt (B). Die Hauttemperatur ist in akuteren Stadien eher erhöht, in subakuten und chronischen Stadien eher erniedrigt (C). Auch die Schweißsekretion kann sowohl vermehrt als auch vermindert sein. **Trophische Störungen** wie Haar- und Nagelwachstumsdefizite und Gelenksteifigkeit entwickeln sich in subakuten und chronischen Stadien. Im Extremfall können die trophischen Störungen auch in Form distaler Osteoporosen in Erscheinung treten. Im **motorischen Bereich** wird eine Parese distaler Muskeln beobachtet (D), häufig ist zusätzlich ein Halte- und Aktionstremor vorhanden. **Sensible Störungen** bestehen in Form von nächtlich betonten, diffus brennenden Schmerzen, die beim Hochlagern der Extremität nachlassen und beim Herabhängen verstärkt in Erscheinung treten. Die Ästhesie und Algesie ist in der Regel komplett in den betroffenen distalen Extremitätenabschnitten vermindert.

H92 F87 H84

Frage 1.57: Lösung C

Der N. medianus ist besonders reich an vegetativen Nervenfasern. Bei einer Medianusläsion werden deshalb **trophisch-vegetative Störungen** häufig beobachtet, z.B. Durchblutungsstörungen, Ödeme, Gelenkversteifungen, trophische Störungen der Haut und ihrer Anhangsgebilde bis hin zur Sudeck-Dystrophie.
Die schwerwiegendste Folge einer vegetativ-trophischen Störung ist die Kausalgie. Es handelt sich dabei um einen brennenden Schmerz, vorwiegend in den distalen Extremitätenabschnitten. Wichtig ist, dass die trophischen Störungen sich auf das Versorgungsgebiet des entsprechenden Nervs konzentrieren, während sich das Schmerzsyndrom bei einer Kausalgie auf die ganze Extremität ausweiten kann.

H96

Frage 1.58: Lösung E

Bei einer **sympathischen Reflexdystrophie** wird das Nebeneinander von autonomen (sympathischen), motorischen und sensiblen Störungen beobachtet, die sich generalisiert im distalen Bereich einer betroffenen Extremität entwickeln und sich nicht an das Versorgungsgebiet eines peripheren Nerven oder eines Dermatoms halten. Die sympathische Reflexdystrophie tritt nach verschiedenen Extremitätenläsionen in Erscheinung, wobei partielle Nervenverletzungen, größere Weichteilverletzungen und Knochenfrakturen am häufigsten Auslöser der sympathischen Reflexdystrophie sind. Im Gefolge der autonomen Störungen kommt es zu einer Schwellung im distalen Bereich der betroffenen Extremität, die darüberliegende Haut erscheint häufig gerötet, marmoriert oder bläulich verfärbt. Die Hauttemperatur liegt in akuteren Stadien eher höher, in subakuten und chronischen Stadien eher niedriger als an der nicht betroffenen Gegenextremität. Auch die Schweißsekretion kann sowohl vermehrt als auch vermindert sein. Trophische Störungen wie Haar- und Nagelwachstumsdefizite und Gelenksteifigkeit entwickeln sich in subakuten und chronischen Stadien der sympathischen Reflexdystrophie. Im Extremfall können die trophischen Störungen auch in Form distaler Osteoporosen in Erscheinung treten. Im motorischen Bereich wird eine Parese distaler Muskeln beobachtet, häufig ist zusätzlich ein Halte- und Aktionstremor vorhanden. Sensible Störungen bestehen in Form von nächtlich betonten, diffus brennenden Schmerzen, die beim Hochlagern der Extremität nachlassen und beim Herabhängen verstärkt in Erscheinung treten. Die Ästhesie und Algesie ist in der Regel inkomplett in den betroffenen distalen Extremitätenabschnitten vermindert.

F00

Frage 1.59: Lösung B

Die Fahndung nach einer Störung der Schweißsekretion spielt bei der Objektivierung peripherer Nervenläsionen eine wichtige Rolle. Die Ausdehnung der Schweißsekretionsstörung stimmt dabei sehr genau mit den vorliegenden Sensibilitätsstörungen überein. Für die Testung der **Schweißsekretion** hat sich vor allem der **Test nach Minor** bewährt. Die zu untersuchenden Körperabschnitte werden dabei zunächst mit einer Lösung von Jodi puri, Olei rhicini und Spiritus bepinselt. Nach Trocknen eines Anstriches mit dieser Lösung wird anschließend die betreffende Region mit Kartoffelstärkepuder gleichmäßig bestreut und eine schweißtreibende Prozedur eingeleitet (z.B. Trinken von heißem Lindenblütentee und gleichzeitige Applikation von 1 g Acetylsalicylsäure). Bei einsetzender Schweißsekretion treten dunkel gefärbte, punktförmige Schwitzareale auf, die bei weitergehendem Schwitzen konfluieren.

H00

Frage 1.60: Lösung B

Das **Horner-Syndrom** geht auf eine **Schädigung sympathischer Nervenbahnen** zurück, die für die Innervation des Auges verantwortlich sind. Die sympathischen Bahnen innervieren die glatte Muskulatur (M. dilatator pupillae, M. tarsalis superior und M. orbitalis). Weiterhin werden die Schweißdrüsen sowie die Gefäße der betreffenden Gesichtshälfte von dieser Sympathikusbahn versorgt. Die **klassische Symptomtrias** des Horner-Syndroms besteht aus **Ptosis, Miosis** und **Enophthalmus**.

1.2 Myopathie-Syndrome

H92

Frage 1.61: Lösung A

Schlaffe Muskellähmungen können akut nach Schädigung des motorischen Kortex bzw. der absteigenden motorischen Bahnen entstehen, am häufigsten treten sie jedoch bei Schädigung des peripheren Nervensystems und der Muskulatur selbst in Erscheinung.
Dyskaliämische schlaffe Muskellähmungen sind meist erblich und charakterisiert durch ein sehr rasches, anfallsartiges Auftreten symmetrischer hochgradiger Muskelschwächen. Schlaffe Muskellähmungen treten sowohl im Rahmen einer hypokaliämischen als auch im Rahmen einer hyperkaliämischen Lähmung auf. Neben den erblichen periodischen Dyskaliämien sind auch symptomatische Hypokaliämien bekannt, bei denen man einen Kaliumverlust durch den Darm, durch Ionenaustauschharze, bei Nierenstörungen oder durch medikamentöse Induktion vorfindet. Wird von Nebennierenrindentumoren vermehrt Aldosteron produziert, so entsteht ein Aldosteronismus (**Conn-Syndrom**) mit periodisch auftretenden schlaffen Muskellähmungen.

F91

Frage 1.62: Lösung B

Bei der **Myotonie** handelt es sich um eine Erschlaffungsstörung der Muskulatur. Nach willkürlicher Kontraktion eines Muskels zeigen die Muskelfasern eine verlängerte Kontraktion, obwohl die willkürlichen Impulse zur Erregung entlang der Motoneuronaxone bereits beendet sind. Charakteristisch ist auch die lokale Kontraktion eines Muskels durch äußere mechanische Reize (Hammerschlag; Perkussionsmyotonie). Bei **elektromyographischer Registrierung** zeigen sich unwillkürliche Entladungsserien einzelner Muskelfasern oder Gruppenentladungen synchron aktivierter Muskelfasern. Die an- und abschwellenden Frequenzen dieser Entladungen führen in Kombination mit den fluktuierenden Amplituden der Entladungen zu dem charakteristischen „Sturzkampfbombergeräusch".
Die Myotonie ist insbesondere charakteristisch für die Myotonia congenita und die dystrophische Myotonie.

F98

Frage 1.63: Lösung D

Eine Unfähigkeit, die Oberlider aktiv vollständig zu heben (**Ptosis**), wird beobachtet bei einer Funktionsstörung des M. levator palpebrae (N. oculomotorius) oder des M. tarsalis superior (Sympathikus). Bei der beginnenden **amyotrophischen Lateralsklerose** stehen Extremitätenparesen mit distaler Betonung und/oder bulbäre Symptome (Dysarthrie, Dysphagie) im Vordergrund. Erst in fortgeschrittenen Fällen kann selten einmal auch eine Affektion des M. levator palpebrae zur Entwicklung kommen.

1.3 Zerebrale Syndrome

1.3.2 Hemisphären-Syndrome

Frage 1.64: Lösung D

Durch morphologisch fassbare und sekundär funktionelle Läsionen absteigender motorischer Systeme auf kortikaler, subkortikaler, medullärer oder spinaler Ebene kommt es im chronischen Stadium zu einer pathologisch gesteigerten Erregbarkeit der motorischen Vorderhornzellen mit resultierender Hyperreflexie. Wenn nach einer ersten Reflexkontraktion eines Muskels bereits die anschließende Muskelerschlaffung – verbunden mit relativer Dehnung – Ausgangspunkt einer rhythmischen Reflextätigkeit ist, so entsteht das Bild eines **Klonus**, der je nach Ausmaß der Reflexsteigerung unterschiedlich lang anhalten kann.

Spastische Muskeltonuserhöhung — I.2

Im klinisch-neurologischen Sprachgebrauch ist es vielfach immer noch üblich, die Spastik als typisch pyramidales Ausfallsbild zu interpretieren. Es muss aber die Pyramidenbahn in einem summarischen, makroanatomischen Sinne verstanden werden, nämlich einschließlich der Anteile, die zu extrapyramidalen Kerngebieten ziehen. Jede Läsion der Pyramidenbahn führt auch zu einer funktionellen Beeinträchtigung des extrapyramidalen Systems. Im Tierexperiment kommt es nur dann zu **voll entwickelter Spastik**, wenn **außer den Pyramidenbahnfasern auch eine Störung extrapyramidaler Funktionen vorliegt**. Während bei den zerebralen Formen der Spastik eine Enthemmung der Stützmotorik vorherrscht, ist es bei den spinalen Formen eine Enthemmung spinaler Reflexe und Automatismen. Neben einer Imbalance von fördernden und hemmenden absteigenden motorischen Systemen auf die Vorderhornzellen wird zusätzlich angenommen, dass es nach Läsion absteigender Bahnen zu einem reparatorischen Aussprossen von Rezeptorafferenzen auf segmentaler Ebene kommt, die die freigewordenen synaptischen Kontakte übernehmen und so zu einer übersteigerten Erregbarkeit von Vorderhornzellen führen.

F89

Frage 1.65: Lösung A

Zu **(A):** Typisch für die spastische Tonussteigerung ist der federnde, stark geschwindigkeitsabhängige Widerstand **bei passiver Dehnung** eines Muskels, in der Regel verbunden mit der abnormen Steigerung der phasischen Eigenreflexe.
Zu **(B):** Vorherrschend ist die Haltemuskulatur betroffen, d.h. für den Menschen **an den Beinen mehr die Extensoren, an den Armen mehr die Flexoren**.
Zu **(C):** Die Pyramidenbahn gibt zwar Kollateralen zu den **sensiblen Hinterstrangkernen** (N. cuneatus, N. gracilis) ab und verändert damit die Aktivität der Neurone, eine pathophysiologische Bedeutung für den spastischen Muskeltonus kann daraus aber nicht abgeleitet werden.
Zu **(D):** Bei **starker Dehnung** kann der **spastische Muskeltonus** plötzlich **nachlassen** (Taschenmesserphänomen).
Zu **(E):** Die erhöhte Aktivität der Motoneurone bei der Spastik ist an einen rezeptorischen Zufluss vornehmlich über dehnungsempfindliche Muskelspindelafferenzen gebunden. Im **entspannten Muskel** reichen die Zuflüsse nicht aus, um die Motoneurone **kontinuierlich zur Entladung zu bringen** (siehe auch Lerntext I.2).

F84

Frage 1.66: Lösung B

In der zugehörigen Abbildung wird eine bräunliche Verfärbung des Gewebes im Bereich des Caudatuskopfes, der Capsula interna und des Putamens sichtbar. Es zeigt sich eine scharfe Grenze zwischen verändertem und nicht affiziertem Gewebe. Vergesellschaftet ist die Gewebsveränderung mit einer leichten Atrophie, entsprechend zeigt sich das angrenzende Ventrikelsystem vergrößert und verzogen. Der hier vorliegende makroskopische Befund ist in seiner Darstellung typisch für einen Zustand nach Ischämie, wie es bei Gefäßverschlüssen von Mediaendästen beobachtet werden kann. Es handelt sich um eine Nekrose nach abgeschlossenem Hirninfarkt, die in der neuropathologischen Literatur auch als **Erweichung** bezeichnet wird. Die Gewebsschädigung ist nicht nur auf die Nervenzellen konzentriert, es sind auch Fasersysteme und Gliazellen betroffen. Die hier dargestellte Ischämie führt klinisch insbesondere zu kontralateralen Hemiplegien, da insbesondere die **Capsula interna** betroffen ist, in der die Fasern des Tractus corticospinalis zur Innervation der kontralateralen Exträmitätenmuskulatur liegen.

F84

Frage 1.67: Lösung C

Siehe Kommentar zu Frage 1.66.

F84

Frage 1.68: Lösung B

Bei der **arteriosklerotischen Pseudobulbärparalyse** handelt es sich um eine motorische Funktionsstörung im Bereich der kaudalen Hirnnerven, die nicht wie bei der echten Bulbärparalyse durch eine Degeneration der Kerngebiete, sondern durch eine beiderseitige Schädigung der kortikalen Innervation (kortikobulbäre Fasern) ausgelöst wird. Zu einer solchen Schädigung kommt es im Gefolge von multiplen, kleinen Erweichungen im mittleren und unteren Hirnstamm bei fortgeschrittener Arteriosklerose. Klinisch treten **dysarthrische Sprechstörungen**, Heiserkeit, Gaumensegelparese, Schluckstörungen und Zungenlähmung auf. Eine **Steigerung des Masseterreflexes** ist als pathognomonisch zu bezeichnen. Charakteristisch ist auch das Auftreten von **pathologischem Lachen**, das als Enthemmungsphänomen von angeborenen Ausdrucksbewegungen angesehen werden kann. Offensichtlich übt der motorische Kortex über die kortikobulbären Fasern eine steuernde Funktion auf diese Bewegungsschablone aus. Das pathologische Lachen imponiert auch für den Patienten als inadäquate Ausdrucksbewegung. Ein **Faszikulieren**

der Zungenmuskulatur tritt bei der arteriosklerotischen Pseudobulbärparalyse nicht auf. Dieses Phänomen findet man vielmehr bei einer Affektion der motorischen Hirnnervenkerne (echte Bulbärparalyse), und es ist auch im Gegensatz zur Pseudobulbärparalyse mit einer Zungenatrophie verbunden.

H99

Frage 1.69: Lösung C

Eine Steigerung des **Masseterreflexes** resultiert bei Schädigungen kortikonukleärer Fasersysteme. Eine Schädigung des Tractus corticonuclearis führt zu einer Beeinträchtigung der kortikalen Kontrolle der hirnnervenversorgten Muskulatur. Eine Steigerung des Masseterreflexes wird unter den hier genannten Erkrankungen ausschließlich bei der Pseudobulbärparalyse beobachtet. Dabei handelt es sich um eine in der Regel beidseitige zentrale Parese der kaudalen hirnnervenversorgten Muskulatur. Die Pseudobulbärparalyse ist durch Sprech-, Kau- und Schluckstörungen charakterisiert. Auch die Zungenmuskulatur ist betroffen, die im Gegensatz zur Bulbärparalyse (Schädigung des 2. Motoneurons) nicht mit einer Atrophie der Zunge vergesellschaftet ist.

F84

Frage 1.70: Lösung C

Insbesondere bei Läsionen von Nervenfasern, die Verbindungen zum Frontallappen herstellen, kann es, ähnlich wie beim Frontalhirnsyndrom, zu **Affektstörungen** kommen. Da die Rinde des Temporallappens die zentrale Repräsentation von Geschmack und Geruch enthält, kann es bei Reizung durch Druck (Tumor) oder durch entzündliche Veränderungen zu **zeitweiligen Geruchssensationen** kommen, die sich nicht selten zu Temporallappenanfällen ausweiten. Der Gyrus parahippocampalis soll Gedächtnisfunktionen besitzen, sein Ausfall induziert **Merkfähigkeitsstörungen**. Bei Schädigungen der *Meyer*-Schlinge resultiert eine obere **Quadrantenanopsie**.

Narkoleptische Anfälle sind durch ein imperatives Einschlafen charakterisiert, das durch Dunkelheit oder monotone „einschläfernde" Tätigkeiten gebahnt werden kann. Dieses Syndrom tritt nicht bei Temporallappenläsionen auf, sondern ist offenbar Folge einer Schädigung schlafregulierender Strukturen (Raphesystem, Formatio reticularis).

F85

Frage 1.71: Lösung A

Das **Mantelkantensyndrom** resultiert aus einer Funktionsstörung der kortikalen Repräsentationsfelder für die unteren Extremitäten. Zu einer solchen Störung kann es durch Druckwirkung eines extrazerebralen Tumors, z. B. eines parasagittalen Meningeoms, kommen. Die Symptomatik besteht aus einer zentralen Paraparese, manchmal mit einer querschnittsartigen Sensibilitätsstörung vergesellschaftet, und aus Blasenstörungen. Der kortikale lokale Prozess kann zu einer Manifestation von fokal-motorischen Anfällen führen.

Neurogene Muskelatrophien gehören nicht zum Mantelkantensyndrom, sie sind typisch bei Vorderhornprozessen oder Schädigung peripherer Nerven.

H85

Frage 1.72: Lösung B

Gesichtsfelddefekte in Kombination mit einer Schädigung der **sog. langen Bahnen** treten insbesondere bei Gefäßprozessen im Bereich der **Großhirnhemisphären** auf. Eine Schädigung der Sehstrahlung wird am häufigsten bei Verschluß der A. thalamogeniculata beobachtet, die aus der A. cerebri posterior entspringt. Es kommt ein klinisches Bild zustande, das eine homonyme Hemianopsie (s. a. Lerntext I.8) mit halbseitigem Gefühlsverlust und einen meist geringen motorischen Defekt einschließt. Die Hemiparese lässt sich häufig auf eine Affektion der Capsula interna zurückführen, die bei diesem Gefäßsyndrom durch ein Begleitödem zumindest vorübergehend mit betroffen sein kann.

F00

Frage 1.73: Lösung B

Eine **homonyme Hemianopsie** ist ein Gesichtsfelddefekt mit Betroffensein eines nasalen Gesichtsfeldes auf einem Auge und eines temporalen Gesichtsfelddefektes auf dem anderen Auge. Die homonymen Hemianopsien sind Folge eines Infarktes im Versorgungsgebiet der **A. cerebri posterior**. Die homonyme Hemianopsie tritt gekreuzt auf, d. h., wenn das linke Versorgungsgebiet der A. cerebri posterior betroffen ist, zeigt sich ein halbseitiger Gesichtsdefekt jeweils für jedes Auge rechts.

F88 H84

Frage 1.74: Lösung B

Zu **(A):** Da in Kombination mit der **spastischen Muskeltonuserhöhung** häufig eine Parese vorhanden ist (mit resultierender Minderbelastung), kommt es bei der spastischen Muskeltonuserhöhung nicht zu einer Muskelhypertrophie.

Zu **(B):** Bei einer Läsion im Bereich der **Capsula interna** kommt es zu einem klinischen Bild, das als Lähmungstyp *Wernicke-Mann* bezeichnet wird. Dabei ist die spastische Muskeltonuserhöhung im Bereich der oberen Extremität hauptsächlich auf die Beuger konzentriert, während sie an der unteren Extremität in den Streckern dominiert. Im Bereich der oberen Extremitäten stellen die Beuger die Antigravitationsmuskulatur dar, im Bereich der unteren Extremitäten sind es die Strecker.

Zu **(C):** Das **Zahnradphänomen** ist nicht typisch für die spastische Muskeltonuserhöhung, vielmehr tritt es beim Rigor des Parkinsonismus auf.
Zu **(D):** Bei Läsion des **Gyrus angularis** kommt es nicht zu einer spastischen Muskeltonuserhöhung.
Zu **(E):** Durch die spastische Muskeltonuserhöhung wird der flüssige **Bewegungsablauf gestört**, die Bewegungen wirken verlangsamt und steif, meist tritt eine Mitkontraktion antagonistischer Muskeln in Erscheinung (siehe auch Lerntext I.2).

F87

Frage 1.75: Lösung A

Zu **(A):** Typisch für die **spastische Tonussteigerung** ist der federnde, stark geschwindigkeitsabhängige Widerstand bei passiver Dehnung eines Muskels, in der Regel verbunden mit der abnormen Steigerung der phasischen Eigenreflexe. Die spastische Tonussteigerung wird um so deutlicher, je rascher die **passive Dehnung** eines spastischen Muskels ausgeführt wird. Den bei der rasch ausgeführten, passiven Muskeldehnung schnell zunehmenden und dann plötzlich verschwindenden Widerstand bezeichnet man auch als „Taschenmesserphänomen".
Zu **(B):** Bei willkürlicher Kontraktion von Muskeln wird häufig gleichzeitig der antagonistische Muskel gedehnt. Bei einer spastischen Tonuserhöhung führt diese Dehnung zu einer ungewollten reflektorischen Kontraktion des Antagonisten und behindert damit den normalen Bewegungsablauf im agonistischen Muskel.
Zu **(C):** Die spastische Tonuserhöhung tritt nur in Erscheinung, wenn der Muskel passiv gedehnt wird. Bei völliger Entspannung eines spastischen Muskels lässt sich elektromyographisch keine erhöhte Aktivität nachweisen.
Zu **(D):** Vorherrschend ist die Haltemuskulatur betroffen, d.h. für den Menschen an den Beinen mehr die **Extensoren**, an den Armen mehr die **Flexoren**.
Zu **(E):** Bei der spastischen Muskeltonuserhöhung handelt es sich um eine Übererregbarkeit der Vorderhornzellen des Rückenmarks, Veränderungen der Erregbarkeit von Muskelfasermembranen können sich allenfalls sekundär entwickeln (siehe auch Lerntext I.2).

H89

Frage 1.76: Lösung A

Eine **paraspastische Gangstörung** der Beine wird am häufigsten bei Läsionen des Rückenmarks auf Höhe des Thorakalmarks mit Läsionen absteigender motorischer Fasersysteme beobachtet. Das paraspastische Syndrom ist durch eine Störung der Feinmotorik, durch eine Muskelschwäche, durch eine Steigerung der Muskeleigenreflexe und einen spastischen Muskeltonus charakterisiert.
Bei einer meist dominierenden Parese im Bereich der Fußheber und spastischer Tonussteigerung im Bereich der Wadenmuskulatur kommt es zu einer Spitzfußstellung mit besonderer Abnutzung der Schuhsohlen im vorderen Bereich. Aufgrund der Spastik der Beine und der Paresen kommt es zu einer vorzeitigen Ermüdung mit dem Gefühl, die Beine seien schwer wie Blei. Die Gehstrecke ist in Abhängigkeit vom Schweregrad der paraspastischen Gangstörung deutlich reduziert. Fraktionierte Bewegungen der Füße und Zehen sind bei der spastischen Bewegungsstörung nicht möglich.
Ein breitbasiger, zirkumduzierender, schleudernder Gang tritt bei keiner gängigen zentralmotorischen Störung auf.

H88 H86

Frage 1.77: Lösung D

Das **Taschenmesserphänomen** wird bei spastischen Syndromen vorwiegend im Bereich der oberen Extremitäten beobachtet. Es handelt sich dabei um das Phänomen, dass bei der **passiven Dehnung eines spastischen Muskels** zunächst geschwindigkeitsabhängig ein **Widerstand aufgebaut wird**, der dann plötzlich bei **weiterer Dehnung rasch wieder abnimmt**. Eine genaue pathophysiologische Deutung dieses Phänomens ist bisher nicht gelungen. Rein theoretisch käme die hemmende Aktivität der Golgi-Sehnenrezeptoren in Frage. An dieser Stelle ist anzumerken, dass die Ausführung „Spastik bei älterer Pyramidenbahnläsion" eine inkorrekte Formulierung darstellt. Aufgrund von Tierversuchen mit isolierter Läsion der Pyramiden (isolierte Schädigung der Pyramidenbahnfasern) ist deutlich geworden, dass die Spastizität nicht notwendigerweise an eine Läsion der Pyramidenbahn gebunden ist, sondern Folge einer Affektion extrapyramidaler Fasersysteme ist. Da die angebotenen Lösungen (A), (B), (C) und (E) jedoch nicht Ausgangspunkt einer Spastizität sein können, wird man wohl dennoch halbherzig die Lösung (D) akzeptieren müssen.

H89

Frage 1.78: Lösung E

Eine vollständige Beseitigung der **Spastik** lässt sich nur bei einigen Fällen durch intrathekale Applikation von Baclofen (Lioresal®) erreichen. Durch orale Gaben von **Antispastika** lässt sich die Spastik nur unvollständig in ihrer Intensität reduzieren. Eine Lockerung der Spastik ist weiterhin durch eine gezielte krankengymnastische Übungstherapie möglich. Massagen, Unterwassermassagen, eine Therapie mit Flunarizin (Sibelium®) und eine Therapie mit diadynamischen Strömen können die Spastik nicht günstig beinflussen.

F97

Frage 1.79: Lösung C

Bei der **Spastik** handelt es sich um eine pathologische Tonuserhöhung, die bei passiver Dehnung des spastischen Muskels festgestellt werden kann. Die Spastik wird um so stärker durch den Untersucher als Widerstand registriert, je höher die passive Dehnungsgeschwindigkeit ist. Entsprechend liegt im spastischen Muskel ein **federnder Dehnungswiderstand** vor.
Der **Rigor** ist ebenfalls eine pathologische Muskeltonuserhöhung, die jedoch in ihrer Intensität nicht von der passiven Dehnungsgeschwindigkeit abhängig ist. Der Dehnungswiderstand beim Rigor ist als viskös oder wächsern zu bezeichnen.
Beim **Tremor** handelt es sich um rhythmische oszillierende unwillkürliche Muskelaktivitäten, die entweder in Ruhe, bei tonischer Innervation oder bei Bewegung in Erscheinung treten.
Zu **(A):** Insbesondere beim **Parkinson-Syndrom** wird häufig ein Nebeneinander von Rigor und Tremor beobachtet. Keinesfalls unterdrückt der Ruhetremor die rigide Muskeltonuserhöhung.
Zu **(B):** Im Rahmen der meisten spastischen Erkrankungen wird ein Überwiegen der **Spastik** entweder in Flexoren oder Extensoren beobachtet. Eine völlige Gleichheit der Tonuserhöhung in Agonisten und Antagonisten wird praktisch niemals beobachtet.
Zu **(D):** Ein **Rigor** kann mit Zahnradphänomen insbesondere beim Parkinson einhergehen, ohne dass gleichzeitig ein Tremor vorhanden sein muss.
Zu **(E):** Bei der **Akathisie** handelt es sich um eine subjektiv empfundene innere Unruhe mit Mißempfindungen hauptsächlich im Bereich der Beine, die durch Willkürbewegungen partiell gelindert werden kann. Die Akathisie ist eine typische Nebenwirkung einer Neuroleptika-Behandlung.

H91

Frage 1.80: Lösung B

Pathologische **Reflexsteigerungen** treten insbesondere bei zentralmotorischen spastischen Syndromen in Erscheinung. Von den hier aufgeführten Beschreibungen können lediglich die **einseitige Reflexzonenverbreiterung** und der **einseitige Klonus** als eindeutige Zeichen der Reflexsteigerung gewertet werden. Unter einer Reflexzonenverbreiterung versteht man die Auslösbarkeit z. B. des Patellarsehnenreflexes nicht nur durch Beklopfen der Patellarsehne, sondern auch durch lediglich es Beklopfen der Tibiakante. Die Reflexzonenverbreiterung ist darauf zurückzuführen, dass die Reflexschwelle bei zentralmotorischen spastischen Syndromen erniedrigt ist, sodass mechanische Reize auch in einer bestimmten Entfernung noch ausreichen, um zu einer überschwelligen Erregung von Muskelspindeln zu führen.
Unter einem Klonus versteht man die durch einmalige Muskeldehnung auftretende rhythmische Kontraktion des gedehnten Muskels. Die Repetition von Muskelkontraktionen im Rahmen einer Klonusaktivität ist darauf zurückzuführen, dass bereits die Erschlaffung nach reflektorischer Muskelkontraktion ein ausreichender Dehnungsreiz für eine erneute reflektorische Muskelkontraktion ist.
Stark und brüsk anspringende Eigen- und Fremdreflexe sind insbesondere bei Seitengleichheit konstitutionell bei gesunden Personen zu finden. Seitendifferent unterschiedlich stark auslösbare Eigenreflexe liegen z. B. auch dann vor, wenn einseitig eine Reflexminderung (z. B. durch Schädigung des peripheren Nervensystems) vorliegt. Die Bahnung der Reflexe bei Durchführung des Jendrassik-Handgriffs ist ein physiologisches Phänomen. Bei Durchführung des Jendrassik-Handgriffs werden die verschränkten Hände auf Kommando gegeneinander gezogen, sodass eine ausgedehnte Innervation der Arm- und Handmuskulatur resultiert. Diese Innervation im Bereich der oberen Extremitäten führt zu einer Bahnung der Reflexe im Bereich der unteren Extremitäten (PSR, ASR).

H90 F87

Frage 1.81: Lösung E

Insbesondere im Schulalter können Kinder durch spezifische Teilleistungsschwächen oder -störungen auffallen. Meist handelt es sich dabei um eine Lese- und Rechtschreibschwäche, eine Verzögerung der Sprachentwicklung, selten werden umschriebene Rechenschwächen beobachtet. Solche Teilleistungsstörungen sind nach heutiger Erkenntnis keine nosologische Einheit, sie sind eher ein Symptom, dem verschiedene Ursachen zu Grunde liegen können. Bei normaler Gesamtintelligenz können sie auch Ausdruck einer genetisch bedingten, besonderen individuellen Begabungsstruktur sein. Gelegentlich finden sich bei Kindern mit Teilleistungsschwächen auch motorische und neurologische Auffälligkeiten wie Ungeschicktheit der Hände, mäßige Körperhaltungs- und Bewegungskontrolle, Hyperkinesen. Solche Störungsbilder werden oft als „minimale zerebrale Dysfunktion" und ätiologisch als eine **leichte frühkindliche Hirnschädigung** angesehen. Aus therapeutischen Gründen ist es wesentlich, Kinder mit spezifischen Lernstörungen abzugrenzen von Kindern mit einer deutlich erniedrigten Gesamtintelligenz (leichte geistige Behinderung) und von Kindern, die durch Impulsivität und hohe Ablenkbarkeit bei ansonsten normalem Begabungsprofil auffallen.

F97

Frage 1.82: Lösung D

Bauchhautreflexe sind **Fremdreflexe**, die durch schmerzhafte Reize der Bauchdecken bereits schon bei Säuglingen im mittleren Rumpfbereich in Form von sichtbaren Kontraktionen der Bauchdeckenmuskulatur auftreten. Die Auslösbarkeit der Bauchhautreflexe ist einerseits abhängig von der Integrität der afferenten und efferenten Nervenfasern, die für die Versorgung der Bauchhaut bzw. der Bauchdeckenmuskulatur verantwortlich sind, und andererseits von der Intaktheit absteigender motorischer Bahnsysteme im Hirn- und Rückenmarksbereich (insbesondere Tractus corticospinalis). Entsprechend kann es bei einer einseitigen Schädigung **absteigender motorischer Bahnsysteme** zu einem einseitigen Fehlen der Bauchhautreflexe kommen. Diese Situation ist z. B. typisch für die **Encephalomyelitis disseminata** mit spinalen demyelinisierenden Herden im Bereich der Pyramidenbahn.

H94

Frage 1.83: Lösung B

Zu **(A):** Im Gyrus postcentralis, der zum **Parietalhirn** gehört, enden die aus der gesamten Körperperipherie nach Umschaltung im Thalamus aufgestiegenen sensiblen Bahnen in somatotopischer Anordnung. Bei einer Schädigung in diesem Gebiet kann u. a. eine Störung des **Lagesinns** resultieren.
Zu **(B): Blasenentleerungsstörungen** werden bei Schädigung des Frontalhirns bzw. bei Schädigung der absteigenden Bahnen im Bereich des Rückenmarks beobachtet.
Zu **(C):** Bei Läsionen des Gyrus postcentralis kann es u. a. auch zu fokalen Epilepsien in Form eines **Jackson-Anfalles** kommen. Charakteristisch für die sensiblen Jackson-Anfälle ist die allmähliche Ausbreitung von Missempfindungen über verschiedene Körperabschnitte.
Zu **(D):** Eine **konstruktive Apraxie** ist ein Kardinalsymptom einer Parietalhirnschädigung. Als konstruktiv apraktisch wird ein Patient dann bezeichnet, wenn er bei Aufgaben versagt, die das Zusammenfügen von einzelnen Elementen zu einem räumlichen Gebilde verlangen. Eine konstruktive Apraxie tritt insbesondere nach Läsionen der hinteren Parietalregion auf, in der man die Integration von optischen und sensomotorischen Prozessen vermutet. Die zu Grunde liegenden Läsionen sind häufiger in der rechten als in der linken Hemisphäre lokalisiert.
Zu **(E): Agnosien** sind Störungen des Erkennens auf einem bestimmten Sinnesgebiet ohne Beeinträchtigung der elementaren Wahrnehmung, Demenz oder Aphasie. Agnostische Störungen werden häufig bei Parietalhirnsyndromen beobachtet.

1.3.3 Hirnstamm-Syndrome

H87 F86

Frage 1.84: Lösung C

Die beiliegende Skizze stellt einen komatösen Patienten dar, der eine **Streckhaltung im Bereich der unteren Extremitäten** und eine **Beugehaltung im Bereich der oberen Extremitäten** zeigt. Ein solches Bild wird bei mesenzephalen Kompressionen als Folge **einer Einklemmung im Tentoriumschlitz** bei massiv erhöhtem Hirndruck beobachtet. Je nach Schweregrad der Einklemmungssymptomatik wird man zunehmend Symptome beobachten, die auf eine Kompression verschiedener mesenzephaler Strukturen unter Einschluss der langen absteigenden motorischen Bahnen hindeuten. Nach Eintreten einer Bewusstlosigkeit treten Pupillenstörungen mit zunächst noch träger Lichtreaktion, eine Divergenzstellung der Bulbi, Pyramidenbahnzeichen und eine spastische Tetraparese auf. In einem Zwischenstadium kann sich dabei das Bild ergeben, dass die unteren Extremitäten eine Streckstellung und die oberen Extremitäten eine Beugestellung zeigen. Bei weitergehenden mesenzephalen Kompressionen tritt dann meist eine Streckhaltung im Bereich aller Extremitäten auf.
Zu **(A):** Bei einem **dissoziierten Hirntod** handelt es sich um den Ausfall der gesamten Hirntätigkeit mit noch intakter Herz-Kreislauf-Funktion. Klinisch zeichnet sich der dissoziierte Hirntod durch eine **irreversible Atemlähmung, maximal weite, nicht mehr auf Licht reagierende Pupillen** und eine **schlaffe Tetraplegie** aus. Eine Beugehaltung wie in der beigefügten Skizze ist in dieser Situation nicht vorstellbar.
Zu **(B):** Bei einem **Querschnittssyndrom** durch Rückenmarksschädigung auf Halsmarkniveau ist normalerweise nicht davon auszugehen, dass ein Koma vorliegt. Weiterhin würde sich – zumindest bei einer Läsion oberhalb des Segmentes C6 – eine schlaffe Lähmung im Sinne eines spinalen Schocks zeigen.
Zu **(D):** Bei einer **Barbiturat-Intoxikation** ist zunächst mit einem schlaffen Muskeltonus ohne Beugestellung der Arme zu rechnen.
Zu **(E):** Ähnlich wie beim dissoziierten Hirntod zeichnet sich das **Bulbärhirnsyndrom** durch einen schlaffen Muskeltonus und eine Areflexie aus.

Mittelhirnsyndrom **I.3**

Das Mittelhirnsyndrom gehört zu den apallischen Syndromen, die sich durch eine **Abkoppelung des Hirnstamms vom Großhirn** auszeichnen. Der Ort der funktionellen Abkoppelung kann auf verschiedenen Ebenen liegen. Bei Läsion in Höhe des Mittelhirns ergeben sich charakteristische Befunde, die von der Funktion der im Mittelhirn liegenden Subsysteme abzuleiten sind. Häufigste Ursachen sind schwere Hirntraumen, Enzephalitiden, Intoxikationen, zerebrale Hypoxien nach Herzstillstand oder Narkosezwischenfall, Thrombose der A. basilaris, Einklemmung des Hirnstammes bei zerebralen Raumforderungen. Bei voll ausgebildetem Mittelhirnsyndrom findet sich eine hochgradige Tonussteigerung mit Streckstellung der Extremitäten und des Rumpfes. Diese Streckstarre kann durch sensorische und somatosensorische Reize noch verstärkt werden und zu **Streckautomatismen** führen. Das **Babinski-Phänomen** ist beidseits meist spontan vorhanden. Bei Schädigung der Okulomotoriuskerne entwickeln sich **weite, lichtstarre Pupillen**. Blicklähmungen resultieren aus einer Läsion der parapontinen Formatio reticularis und der Fasern aus den kortikalen Blickfeldern. **Bewusstseinsstörungen** von einer Somnolenz bis hin zum Koma resultieren aus einer Schädigung der Formatio reticularis. Bei leichtem Mittelhirnsyndrom treten enthemmte Massenbewegungen auf, die als **psychomotorische Erregung** fehlinterpretiert werden können. **Vegetative Krisen** manifestieren sich in Form von Tachykardie, Hypertonie, Hyperthermie, Blasen- und Mastdarmstörungen und Atemstörungen.

H97

Frage 1.85: Lösung E

Vigilanzstörungen in Kombination mit Blickparesen sind insbesondere bei ausgedehnteren **Hirnstammprozessen** zu erwarten.
Die amyotrophische Lateralsklerose kann zwar auf Höhe des Hirnstamms insbesondere die Hirnnervenkerne kaudaler Hirnnerven affizieren und auch in Endstadien zu Augenmuskelparesen führen, eine Vigilanzstörung ist jedoch bei intakter Formatio reticularis nicht zu erwarten (siehe auch Lerntext VI.2).

F91

Frage 1.86: Lösung C

Unter einem **apallischen Syndrom** versteht man allgemein eine funktionelle Abkopplung des Hirnstamms von Großhirn oder Hirnmantel **(Pallium)**. Ausgangspunkt dieser Situation sind entweder ausgedehnte bilaterale Schädigungen im Marklager der Großhirnhemisphären oder Läsionen im Hirnstamm selbst. Klinisch zeigt sich eine gestörte Bewusstseinslage, bei der die Augen des Patienten zwar geöffnet sind, der Blick aber ins Leere geht. Visuelle Reize werden nicht fixiert, auf sensorische Reize treten keine Reaktionen ein. Die **häufigsten Ursachen** des apallischen Syndroms sind schweres Schädel-Hirn-Trauma, Enzephalitiden, Intoxikationen und globale hypoxische Hirnschädigungen z.B. nach Herzstillstand. Auch Einklemmungen des Hirnstamms oder ischämische Läsionen durch Thrombose der A. basilaris können Ausgangspunkt eines apallischen Syndroms sein.

H98

Frage 1.87: Lösung C

Von einem **dissoziierten Hirntod** spricht man dann, wenn im Gegensatz zum endgültigen vollständigen Ausfall aller Hirnfunktionen mittels Beatmung und intensivmedizinischer Maßnahmen noch intakte Herz-Kreislauf-Funktionen bestehen. Die Eckpfeiler der Hirntoddiagnose sind die Feststellung von Koma, Ausfall der Spontanatmung und Hirnstammareflexie. Bei einem Patienten mit dissoziiertem Hirntod ist das Rückenmark häufig intakt, sodass trotz gestörter supraspinaler Kontrolle der Rückenmarksneurone Muskeleigenreflexe, so auch der Triceps-surae-Reflex, erhalten sein können. Umgekehrt ist natürlich das Fehlen des Triceps-surae-Reflexes keinesfalls ein verwertbarer Baustein im Rahmen der Diagnose dissoziierter Hirntod.

F99

Frage 1.88: Lösung A

Beim Vollbild des **akuten Mittelhirnsyndroms** resultiert eine hochgradige Tonussteigerung mit Streckstellung der Extremitäten und des Rumpfes. Diese Streckstarre kann durch sensorische und somatosensorische Reize noch verstärkt werden und zu Streckautomatismen führen.
(Siehe auch Lerntext I.3).

H90

Frage 1.89: Lösung D

Unter einem **apallischen Syndrom** versteht man einen Residualzustand nach überlebtem schweren Mittelhirn- oder Bulbärhirnsyndrom. Bei dem Begriff „apallisches Syndrom" wird unterstellt, dass die Hirnrinde – der Hirnmantel (Pallium) – besonders betroffen ist. Man spricht gelegentlich auch von einer Dekortikation oder umfassender von einer Dezerebration. Es werden Unterbrechungen der Verbindungen zwischen dem Hirnmantel und dem Hirnstamm für die resultierenden klinischen Erscheinungen angeschuldigt. Im Vorfeld der Entwicklung eines **apallischen Syndroms** sind meist Mittelhirneinklemmungen mit Beuge- und Streckkrämpfen, Okulomotoriusstörungen sowie pyramidale und extrapyramidale Störungen bei tiefer Bewusstlosigkeit abgelaufen. Wird dieses Stadium überlebt, treten danach die allgemeinen Zeichen einer Hirnschädigung z.B. durch supratentorielle Massenblutungen, Hirnödem infolge von Traumen oder Tumoren auf. Die Bewusstseinslage ändert sich, es tritt eine eigentümliche Form der Bewusstseinsveränderung auf, bei der der Patient trotz scheinbarer Wachheit weder Reaktionen auf Sinneseindrücke noch Gefühlsreaktionen zeigt. Primitivreflexe wie Saug- und Greifreflexe treten in den Vordergrund. Pathophysiologisch wird beim apallischen Syndrom eine Schädigung der pontinen Formatio reticularis angenommen, in deren Gefolge es zu einer mangelnden Stimulierung des Hirnmantels (Pallium) kommt. Hinzu tritt häufig eine allgemeine Schädigung der Marklager beider Hemisphären. Eine maschinelle Beatmung der Patienten ist in der Regel nicht erforderlich.

F90

Frage 1.90: Lösung C

Siehe Kommentar zu Frage 1.89.

H99

Frage 1.91: Lösung B

In dieser Kasuistik wird eine Symptomatik beschrieben, die typisch für das **Locked-in-Syndrom** ist. Bei diesem Patienten sind Bewusstsein und höhere Hirnfunktionen intakt, der Kontakt mit der Außenwelt ist jedoch durch die Lähmung der Extremitätenmuskeln und der unteren Hirnnerven nahezu unmöglich. Die Patienten fühlen sich wie eingeschlossen in ihr eigenes Ich. Am häufigsten wird ein Locked-in-Syndrom im Rahmen von Gefäßprozessen im Bereich der A. basilaris mit ausgedehntem Infarkt im Bereich der Medulla oblongata und der unteren Pons beobachtet. In dieser Situation können die vertikalen Augenbewegungen bei Intaktheit der okulomotorischen Zentren, die oberhalb der Pons liegen, und der Lidschluss erhalten bleiben.
Zu **(A):** Beim **apallischen Syndrom** liegt eine funktionelle Abkopplung des Hirnstamms vom Großhirn oder Hirnmantel (Pallium) vor. Klinisch zeigt sich eine deutlich gestörte Bewusstseinslage, bei der die Augen des Patienten zwar geöffnet sind, der Blick aber ins Leere geht und eine Kontaktaufnahme mit der Umwelt völlig unmöglich ist.
Zu **(C):** Beim **Parinaud-Syndrom** liegt keine Tetraplegie vor. Es handelt sich um eine isolierte vertikale Blickparese, meist in Verbindung mit weiteren okulomotorischen Störungen (Konvergenz-Retraktions-Nystagmus, Pupillenstörung, Akkommodationsstörung, Lidretraktion). Am häufigsten wird das Parinaud-Syndrom bei Ischämien im dorsalen Mittelhirn gefunden.
Zu **(D):** Beim **dorsolateralen Oblongata-Syndrom** handelt es sich um eine Hirnstammischämie mit einer komplexen Symptomatik, die als Wallenberg-Syndrom bezeichnet wird.
Zu **(E):** Ein **Klüver-Bucy-Syndrom** wird insbesondere bei Frontalhirnläsionen im Rahmen einer Frontalhirnatrophie beobachtet. Die Patienten haben die Tendenz, alle möglichen Gegenstände im Sinne einer Hyperoralität in den Mund zu nehmen, sie wirken dabei antriebsam und gleichgültig, zeigen ein erhöhtes sexuelles Interesse und können hemmungslos über ihre Begierden sprechen, anzügliche Bemerkungen machen und auch deutliche Zeichen einer Hypersexualität zeigen. Ihre Aufmerksamkeit wird durch jeden neuen externen Stimulus angeregt, wobei sie die Bedeutung des Gesehenen oft nicht erkennen. Insbesondere eine Degeneration der Amygdala und des umliegenden Kortex ist mit diesem Syndrom vergesellschaftet.

H95 F88

Frage 1.92: Lösung C

In der Frage wird eine **gekreuzte Symptomatik**, also ein Hirnnervenausfall (hier: Augenmuskellähmung) auf der einen Seite sowie eine Schädigung der Pyramidenbahn (hier: Hemiplegie) auf der anderen Seite beschrieben.
Als Faustregel gilt, dass eine gekreuzte Symptomatik auf eine **Läsion des Hirnstamms** zurückzuführen ist. Dabei ist der **Hirnnervenausfall auf der Seite der Läsion**, da alle Hirnnerven bis auf den N. trochlearis ungekreuzt verlaufen. Die Pyramidenbahn (Tractus corticospinalis), deren Schädigung zu einer Hemiplegie führt, kreuzt unterhalb der meisten Hirnnervenkerne in der Medulla oblongata. Eine Läsion in der linken Pons kann also, so wie in der Frage beschrieben, zu einer linksseitigen Augenmuskellähmung (z.B. durch Schädigung der Kerngruppe des VI. Hirnnerven (N. abducens)) sowie zu einer Lähmung der rechten Körperhälfte führen, da durch die linke Pons noch Pyramidenbahnfasern von der linken Hemisphäre zur rechten Körperhälfte verlaufen. Damit ist Lösung (C) richtig.
Zu **(A)**, **(B)**, **(D)** und **(E): Schädigung der inneren Kapsel** oder des Großhirnhemisphärenkortex, also oberhalb des Hirnstamms, führen zu Hirnnervenausfällen und einer Hemisymptomatik auf der gleichen Seite, bei (A) also z.B. linksseitige Fazialisparese und linksseitige Hemiparese, bei (E) durchgehend rechtsseitig. (B) kommt hier schon wegen der fehlenden Angabe einer Seite nicht in Frage.
Bei einer Schädigung im Hirnstamm rechtsseitig (D) käme es zu einer Symptomatik, die genau spiegelbildlich zu der in der Frage beschriebenen wäre.

Frage 1.93: Lösung D

Die A. cerebelli inferior posterior versorgt unter anderem den dorsolateralen Anteil der Medulla oblongata. Bei einer Thrombose dieses Gefäßes oder der A. vertebralis kann es zu einem Infarkt in diesem Gebiet kommen. Durch Affektion der hier durchziehenden langen Bahnen und der Hirnnervenkerne kommt es zu einer charakteristischen Symptomatik, die auch als **Wallenberg-Syndrom** bezeichnet wird. Durch eine Schädigung zentraler Sympathikusbahnen kommt es zu einem **ipsilateralen Horner-Syndrom**. Eine Schädigung des Tractus spinothalamicus lateralis führt zu einer **kontralateralen dissoziierten Sensibilitätsstörung am Körper**, die der Trigeminuswurzel zu einer **ipsilateralen Analgesie und Thermanästhesie im Gesicht**, die des Tractus spinocerebellaris ventralis zu einer **ipsilateralen Ataxie, Asynergie und Muskelhypotonie**, die des Vagus- und Glossopharyngeuskerns zu **Singultus und Schluckstörungen bei ipsilateraler Gaumensegelparese**, die des Nucleus ambiguus vagi zu Erbrechen und Heiserkeit, die des Nucleus vestibularis descendes zu Nystagmus und Drehschwindel (Abb. 1.2).

F93

Frage 1.94: Lösung B

Für **halbseitige Hirnstammläsionen** gilt bezüglich der Symptomatik, dass ipsilateral zur Läsion ein Hirnnervenausfall und kontralateral aufgrund der kreuzenden Pyramidenbahn unterhalb der Läsionsstelle eine Hemiparese bzw. Hemiplegie zur Entwicklung kommt **(Hemiplegia alternans)**.

H96

Frage 1.95: Lösung C

Die hier beschriebene Situation entspricht einem **Hemiplegia-alternans-Syndrom**. Da die Hirnnervensymptomatik (Okulomotoriusparese) links lokalisiert ist, muss entsprechend eine Läsion im Bereich des linken Mittelhirnfußes angenommen werden. Bei dieser Läsion wird die **Pyramidenbahn** vor Kreuzung nach kontralateral geschädigt.

F85

Frage 1.96: Lösung C

Der **N. facialis** besteht aus zwei Anteilen. Der größere Anteil hat rein motorische Funktionen, der dünnere Anteil (N. intermedius) enthält viszeral und somatisch afferente sowie vizeral efferente Fasern. Das Kerngebiet des motorischen Anteils befindet sich im ventrolateralen Bereich des pontinen Tegmentums. Die Fasern des motorischen Kerns winden sich um den Abduzenskern herum (inneres

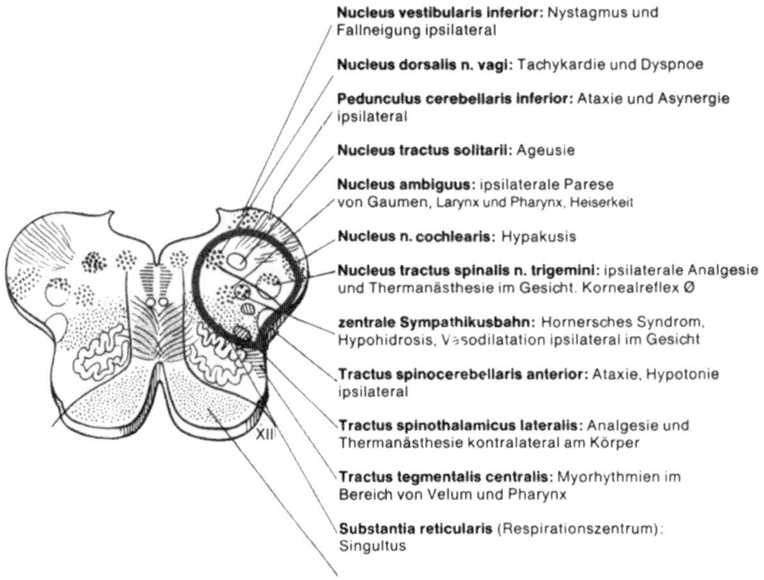

Abb. 1.2 Medulla oblongata. Querschnitt auf Höhe des N. hypoglossus. Die schwarz umrandete Zone zeigt das Erweichungsgebiet bei einem *Wallenberg*-Syndrom. (aus: Mumenthaler, Mattle, Neurologie, 10. Aufl. Georg Thieme Verlag, Stuttgart, 1997.)

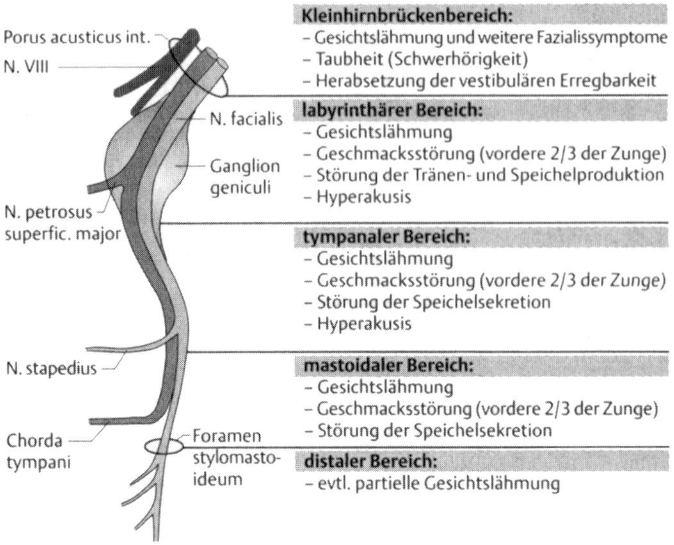

Abb. 1.**3** Äste und Verlauf des N. VII.
Symptomatik von Fazialisläsionen in Abhängigkeit von der Lokalisation der Läsion (nach Delank), (aus: Grehl, Reinhardt, Checkliste Neurologie, Georg Thieme Verlag, Stuttgart, 2000).

Fazialisknie). Bei Läsionen in diesem Bereich kann eine kombinierte Fazialis- und Abduzensparese auftreten. Weiterhin führt eine Affektion absteigender kortikospinaler Bahnen zu einer kontralateralen spastischen Lähmung von Arm und Bein.
Eine gleichzeitige Geschmacksstörung, der Ausfall des Blinzelreflexes und eine schlaffe Lähmung der Gesichtsmuskeln sprechen für eine periphere Fazialisparese ohne Hinweis auf eine Schädigung des Teiles des N. facialis, der innerhalb des ZNS liegt. Eine gleichzeitige Schweißsekretionsstörung im Gesicht tritt bei einer peripheren und auch bei einer zentralen Fazialisparese nicht auf, sie kann im Rahmen eines *Horner*-Syndroms beobachtet werden (siehe auch Lerntext I.1).

H87 F85

Frage 1.97: Lösung C

Die Symptomatik bei einem **Kleinhirnbrückenwinkelsyndrom** ist zunächst durch eine multiple Hirnnervensymptomatik charakterisiert und wird am häufigsten durch ein Akustikusneurinom ausgelöst. Bei einem langsam wachsenden Tumor tritt als erstes Symptom durch eine Schädigung des akustischen Anteils des VIII. Hirnnerven eine Hypakusis auf. Initial sind die hohen Frequenzen ausgefallen (Schwierigkeiten beim Telefonieren), später tritt eine pancochleäre **Innenohrschwerhörigkeit** in Erscheinung. Durch Affektion des vestibulären Anteils des VIII. Hirnnerven kommt es in der Folge zu einem peripheren Vestibularisausfall mit nach kontralateral gerichtetem Spontannystagmus und kalorischer Unerregbarkeit. Bei akuter Läsion des N. vestibularis können auch Gleichgewichtsstörungen auftreten. Druck auf den N. trigeminus führt zu Dysästhesien und Hypästhesien einer Gesichtshälfte mit **Ausfall des Kornealreflexes**. Bei fortschreitendem Wachstum des Neurinoms kann es sekundär zu einer **Erweiterung des inneren Gehörgangs** kommen. Wenn auch der N. facialis im Bereich des Kleinhirnbrückenwinkels betroffen ist, kommt es zu einer peripheren Lähmung der Gesichtsmuskulatur. In späten Stadien können auch Strukturen des Zerebellums, insbesondere der **Flocculus**, affiziert werden (s.a. Lerntext V.1). Eine Trochlearisparese gehört nicht zum Kleinhirnbrückenwinkelsyndrom. Lediglich wenn es durch das progrediente Tumorwachstum sekundär zu einer Hirndruckerhöhung kommt, kann auch der N. trochlearis an der Schädelbasis komprimiert werden.

H00

Frage 1.98: LösungA

Beim **Lambert-Eaton-Syndrom** handelt es sich in der Regel um ein **paraneoplastisches Syndrom** mit einer dominierenden myasthenen Muskelschwäche. Ursache ist eine neuromuskuläre Übertragungsstörung bedingt durch eine Störung der präsynaptischen Acetylcholin-Freisetzung. Diese hat ihren Ursprung in der Behinderung der Kalzium-Membrankanäle durch Antikörper. Anders als bei der Myasthenia gravis pseudoparalytica sind beim Lambert-Eaton-Syndrom nicht initial die äußeren Augenmuskeln, sondern die proximalen Extremitätenmuskeln betroffen. Als **Primärtumor** liegt beim Lambert-Eaton-Syndrom am häufigsten ein **kleinzelliges Bronchialkarzinom** vor.

H91

Frage 1.99: Lösung A

Wie für Hirnstammläsionen allgemein gilt auch für eine **Läsion auf Höhe des Pons** für in der Regel unilaterale Prozesse, dass ipsilateral zur Läsion ein Hirnnervenausfall und kontralateral aufgrund der Kreuzung der Pyramidenbahn unterhalb der Läsionsstelle eine Hemiparese zur Entwicklung kommt.

F89

Frage 1.100: Lösung E

Alle vier genannten Untersuchungsgänge sind in der Lage, Hinweise für eine peripher-vestibuläre Störung zu liefern. Der **Armhalteversuch** wird ausgeführt, indem beide Arme in Supinationsstellung bei geschlossenen Augen horizontal nach vorne ausgestreckt werden. Man beobachtet hierbei ein Abweichen nach der kranken Seite bei einer Labyrinthläsion. Im **Bárány-Zeigeversuch** beobachtet man ein Vorbeizeigen in Richtung des betroffenen Vestibularorgans (der hochgehobene Arm wird nach Zielen und Augenschluss langsam von oben her senkrecht auf ein Ziel hingesenkt). Mit der **Frenzel-Brille** lässt sich ein **Ausfallnystagmus** (rasche Komponente in Richtung der Gegenseite) erfassen.
Bei der **kalorischen Nystagmusprüfung** liegt der Patient so, dass der Rumpf (und der Kopf) um 30° aufgerichtet sind, oder er sitzt aufrecht mit um 60° rückwärts geneigtem Kopf. Bei Spülung des Gehörganges mit warmem Wasser (44 °C) kommt es zu der Provokation eines Horizontalnystagmus mit der raschen Phase zum gespülten Ohr. Bei Spülung mit kaltem Wasser (30 °C) ist die rasche Phase des kalorischen Nystagmus zur Gegenseite gerichtet. Bei Ausfall eines Labyrinths ist dieser kalorisch induzierte Nystagmus nicht auslösbar.

F89

Frage 1.101: Lösung E

Zu **(A):** Mit der **Computertomographie** des Schädels lassen sich aufgrund der schlechten Auflösung meist nur größere Tumoren oder Blutungen auf Hirnstammebene nachweisen.
Zu **(B):** Die **Angiographie** kommt bei der Diagnostik von Hirnstammprozessen dann zur Anwendung, wenn Hinweise für einen Gefäßprozess bestehen. Es lassen sich Prozesse im Bereich der A. vertebralis und A. basilaris, manchmal auch kleiner hirnstammversorgender Gefäße (z. B. Arteria cerebelli posterior inferior) nachweisen.
Zu **(C):** Die **Szintigraphie** ist in der Auflösung viel zu schlecht, um Hirnstammprozesse nachzuweisen.
Zu **(D):** Eine Veränderung der basalen **Zisternen** liefert nur indirekt Zeichen für einen Hirnstammprozess.
Zu **(E):** Die **Kernspintomographie** stellt die beste Methode zum Nachweis pathologischer Prozesse des Hirnstamms und der hinteren Schädelgrube dar. Die Auflösbarkeit ist ausreichend, um sowohl Infarkte als auch kleinere Tumoren in T1- und T2-gewichteten Bildern darzustellen.

F87

Frage 1.102: Lösung C

Ein ausgeprägtes **Drehgefühl** (Drehschwindel), häufig kombiniert mit Übelkeit, und ein **richtungsbestimmter Horizontalnystagmus** (Spontannystagmus zur Gegenseite) sind typische Symptome eines akuten peripheren Vestibularisausfalls, z. B. im Rahmen einer Neuronitis vestibularis. Bei einer weiteren peripheren Schädigung des vestibulären Systems, dem gutartigen paroxysmalen Lagerungsschwindel, liegt eine artifizielle Reizung des peripheren Otolithenapparates durch Fremdkörper in der Endolymphe vor. Diese Patienten zeigen bei rasch ausgeführter Kopfseithängelagerung einen **richtungsbestimmten Lagerungsnystagmus** mit der raschen Komponente zum unten liegenden Ohr. Bei **zentralen Schädigungen des vestibulären Systems** wird vorwiegend ein **richtungswechselnder Lagenystagmus** – häufig mit Schwankschwindel auftretend – beobachtet, wobei der Drehschwindel, der typisch für die peripher-vestibuläre Schädigung ist, häufig ganz in den Hintergrund tritt. Zentrale Schädigungen des vestibulären Systems werden vorwiegend bei Gefäßprozessen im Bereich des Hirnstamms und bei der Multiplen Sklerose mit demyelinisierenden Herden im Bereich des zentral-vestibulären Systems beobachtet (siehe auch Lerntext I.9).

F96

Frage 1.103: Lösung D

Dem **Locked-in-Syndrom** liegt eine Transversalschädigung des Hirnstamms in Höhe der Brücke zugrunde. Daraus resultiert, dass die Betroffenen zwar wach und bei Bewusstsein sind, auch manchmal noch willkürlich vertikale Augenbewegungen ausführen können, aber ansonsten tetraplegisch sind und auch keinen Zugang mehr zur Hals-, Kopf-, Sprech- und Gesichtsmuskulatur haben. Da das Großhirn und der obere Hirnstamm intakt sind, ergibt sich bei diesen Patienten ein meist kaum verändertes EEG. Locked-in-Syndrome sind mit einer schlechten Prognose für den Patienten verbunden, die Patienten überleben nach akuter transversaler Hirnstammschädigung meist nur Stunden oder wenige Tage.

H95

Frage 1.104: Lösung C

Im **Kleinhirnbrückenwinkel** verlaufen der N. facialis (VII), der N. vestibulocochlearis (VIII) und der N. glossopharyngeus (IX). In der Nähe verlaufen außerdem der N. trigeminus (V) und N. abducens (VI). Sie sind demzufolge bei Prozessen des Kleinhirnbrückenwinkels nicht selten in Mitleidenschaft gezogen.
Der N. oculomotorius (III) verlässt die Pons weiter rostral am Übergang zum Mittelhirn. Der N. hypoglossus (XII) dagegen entspringt als unterster Hirnnerv aus der Medulla oblongata (Aussage (1) und (5) sind falsch).
Das **Kleinhirnbrückenwinkelsyndrom** ist gekennzeichnet durch einseitige Ausfälle des N. vestibulocochlearis (Schwindel, Hörstörung), N. facialis (periphere Fazialisparese) und N. trigeminus (Sensibilitätsstörung im Gesicht) sowie eine zerebelläre Ataxie auf der gleichen Seite.Die häufigste **Ursache** für ein Kleinhirnbrückenwinkelsyndrom ist das **Akustikusneurinom**, das meist vom vestibulären Anteil des N. vestibulocochlearis ausgeht. Auch Meningeome des Kleinhirnwinkels und Trigeminusneurinome können zu einem Kleinhirnbrückenwinkelsyndrom führen (siehe auch Lerntext V.1).

H96

Frage 1.105: Lösung C

Die **Lumbalpunktion** ist bei Verdacht auf Hirndrucksteigerung eine kontraindizierte diagnostische Maßnahme, da es durch Druckentlastung zu einer Massenverschiebung des Hirnstamms mit Einklemmung im Foramen magnum kommen kann (s.a. Lerntext I.10).

F93

Frage 1.106: Lösung D

Das Vollbild eines **akuten Mittelhirnsyndroms** im Rahmen einer Einklemmung bei traumatischer Hirndruckerhöhung ist durch Bewusstlosigkeit ohne Reaktion auf äußere Reize, durch eine Streckstellung der Beine und der Arme, eine Muskeltonuserhöhung, eine Steigerung der Muskeleigenreflexe mit beidseits positivem Babinski-Zeichen und durch okulomotorische und pupillomotorische Symptome charakterisiert. Die Pupillen sind mittelweit bis weit, die Lichtreaktion ist entweder vermindert oder völlig aufgehoben. Durch Schädigung der absteigenden vegetativen Nervenfasern entstehen Atemstörungen, Tachykardie, Blutdruckerhöhung und gesteigerte Schweißsekretionen (s.a. Lerntext I.3).
Bei dem **Stiff-man-Syndrom** handelt es sich um eine seltene autoimmunologische Erkrankung mit überaktiven glutaminergen Transmitteraktivitäten, die zu einer reizinduzierten, aber auch spontanen rigorartigen Erhöhung des Muskeltonus führen. Die Erkrankung ist häufig mit einem Typ-I-Diabetes mellitus vergesellschaftet.

H87

Frage 1.107: Lösung E

Zur **Regulierung des Gleichgewichtes** dienen die Informationen des Gleichgewichtsorgans, die optischen Wahrnehmungen und die Informationen von Rezeptoren aus der Peripherie, insbesondere den Muskelspindeln. Die Regulation des Gleichgewichtes funktioniert, wenn mindestens zwei dieser Systeme intakt sind. Die in dieser Frage aufgeführten Tests können zur Funktionsdiagnostik des Gleichgewichtsorgans beitragen, da bei allen Tests mit geschlossenen Augen, d.h. fehlender optischer Kontrolle, gearbeitet wird. Liegt eine Störung des Vestibularorganes vor, so sind die Rezeptorinformationen aus der Peripherie nicht ausreichend, das Gleichgewicht zu halten.
Beim **Romberg-Versuch** muss der Patient mit geschlossenen Augen, die Füße nahe beisammen und parallel mit ausgestreckt nach vorne erhobenen und supinierten Armen stehen. Eine Unsicherheit kann sowohl auf eine Schädigung des Gleichgewichtsorgans als auch auf eine Schädigung der Rezeptorafferenzen bzw. der nachfolgenden Leitungsbahnen hindeuten.
Beim **Unterberger-Tretversuch** muss der Patient mit geschlossenen Augen am Ort treten. Nach 50 Schritten ist normalerweise höchstens eine Drehung von 45° meist nach links zu erwarten. Bei Störung eines Labyrinths dreht der Patient allmählich auf die Seite des Ausfalls hin. Eine ähnliche Unsicherheit tritt beim **Blindgang** bei Ausfall des Gleichgewichtsorgans auf.
Generell ist jedoch darauf hinzuweisen, dass einseitige Störungen des Gleichgewichtsorgans meist nur akut zu Funktionsstörungen führen, meist tritt nach 2 bis 3 Wochen eine zentrale Kompensation auf, sodass auch mit einem Gleichgewichtsorgan eine volle Funktionstüchtigkeit der Gleichgewichtsregulation gelingt.

1.3.4 Extrapyramidale Syndrome

Parkinson-Syndrom **I.4**

Das Parkinson-Syndrom ist ein hyperton-hypokinetisches Syndrom und durch die Kardinalsymptome **Akinese**, **Rigor** und **Tremor** charakterisiert. Als Akinese bezeichnet man eine Verarmung aller mimischen und gestischen Ausdrucks- und Mitbewegungen. Charakteristisch ist weiterhin die Schwierigkeit, eine komplexe Bewegung, z.B. das Gehen, zu starten. Die Körperhaltung ist starr, alle Bewegungen erfolgen verlangsamt. Beim Rigor handelt es sich um einen erhöhten Muskeltonus, der jedoch nicht federnden wie bei der Spastik, sondern wächsernen Charakter hat. Bei Prüfung durch passive Bewegung der Extremitäten spürt man neben dem Rigor, dass der Tonus der gedehnten Muskeln ruckweise verändert wird (Zahnradphänomen). Der Tremor des Parkinson-Syndroms erscheint vorwiegend in Ruhe. Er zeigt eine Frequenz von 4–8/sec und ist bei detaillierter Analyse durch streng alternierende Aktivität antagonistischer Muskeln charakterisiert.

Als hauptsächliche Ursache für das Parkinson-Syndrom wird der Ausfall **dopaminerger nigrostriataler Neurone** angesehen. Eine solche neuronale Schädigung kann durch verschiedene pathophysiologische Mechanismen induziert werden. Als echte Parkinson-Krankheit (Paralysis agitans) wird die Form bezeichnet, die hereditär mit autosomal-dominantem, seltener rezessivem Erbgang in Erscheinung tritt. Das **postenzephalitische Parkinson-Syndrom** kann schon während der akuten Enzephalitis oder aber mit einer Latenz bis zu mehreren Jahrzehnten auftreten. Am besten bekannt sind die Fälle, die im Gefolge einer epidemischen Encephalitis lethargica **(Economo-Enzephalitis)** in den zwanziger Jahren zum Ausbruch gekommen sind. Medikamentös bedingte Parkinson-Syndrome sind nach Therapie mit Phenothiazinen, **trizyklischen Neuroleptika** und **reserpinhaltigen Präparaten** beobachtet worden. Man spricht vom **arteriosklerotischen Parkinson-Syndrom**, wenn dieses im Rahmen eines generalisierten zerebralen Gefäßprozesses auftritt. Neben Rigor, Tremor und Akinese werden bei diesen Patienten andere Herdsymptome (z.B. Hemiparese) beobachtet. Seltenere Ursachen eines Parkinson-Syndroms sind CO-Intoxikation, Manganintoxikation und Tumoren mit Affektion des nigrostriatalen Systems.

H88

Frage 1.108: Lösung C

Der Tremor des **Morbus Parkinson** ist ein **Ruhetremor**, der in der Regel eine Frequenz von 4–5/sec zeigt. Bei willkürlicher Innervation der Muskeln kommt es entweder zu einem völligen Sistieren des Tremors oder zu einer deutlichen Reduktion der Tremoramplitude. Gleiches gilt für die Ausführung zielgerichteter Bewegungen (Intention). Der Ruhetremor des Morbus Parkinson nimmt bei emotionaler Belastung zu, im Schlaf ist er nicht nachweisbar. Einige Parkinson-Patienten haben zusätzlich zu dem dominierenden Ruhetremor einen Haltetremor, der eine Frequenz von etwa 6/sec zeigt. Wenn jedoch bei dieser Frage nach dem charakteristischen Parkinson-Tremor gefragt wird, ist zweifelsfrei der oben beschriebene Ruhetremor gemeint (siehe auch Lerntext I.4).

Stammgangliensyndrome **I.5**

Unter Stammganglien (Basalganglien) im engeren Sinne versteht man im allgemeinen die grauen Kernmassen innerhalb der weißen Substanz des Telenzephalons. Dazu gerechnet werden der Nucleus caudatus, das Putamen, das Claustrum und das Corpus amygdaloideum. Wegen der engen funktionellen Verknüpfungen werden auch mesenzephale Kerne, nämlich die Substantia nigra und der Nucleus ruber, ferner der Nucleus subthalamicus des Dienzephalons hinzugezählt. Die Funktionen dieser extrapyramidalen Kerngebiete sind im Detail noch weitgehend unbekannt. Selbst wenn bei Schädigungen einzelner Kerngebiete klinisch bestimmte Symptome auftreten, kann man nicht daraus schließen, dass dieses Kerngebiet ein Zentrum darstellt, das für die ausgefallene Funktion allein zuständig ist. Vielmehr muss man annehmen, dass bei Läsion eines Kerngebietes eine Funktionskette unterbrochen ist. Symptome einer Schädigung der Basalganglien sind vor allem Störungen des Muskeltonus und das Auftreten von unwillkürlichen Bewegungen (Hyperkinesen). Klinisch lassen sich die Stammgangliensyndrome in hyperkinetisch-hypotone und hypokinetisch-hypertone Syndrome einteilen.

H87

Frage 1.109: Lösung A

Bei einem **Rigor** handelt es sich um eine Form der Muskeltonuserhöhung, die im Gegensatz zur Spastik in der Intensität nicht von der Geschwindigkeit einer passiven Dehnung abhängt und auch nicht mit gesteigerten monosynaptischen Eigenreflexen kombiniert ist. Während die Spastizität einen federnden Charakter zeigt, ist die Tonuserhöhung beim Rigor eher wächsern. Im Gegensatz zur Spastizität ist der Rigor auch im entspannten Muskel elektromyographisch abzuleiten. Während sich die Spastizität vorwiegend in den physiologischen Streckern manifestiert, zeigt sich der Rigor sowohl in den Beuge- als auch in den Streckmuskeln. Der Rigor wird am häufigsten beim Morbus Parkinson beobachtet und kann dabei mit einem Ruhetremor vergesellschaftet sein, eine pathophysiologische Verknüpfung dieser beiden Symptome besteht jedoch nicht (siehe auch Lerntext I.4).

F84

Frage 1.110: Lösung B

Im Rahmen der **alkoholischen Enzephalopathie** kann es in schweren Fällen zum *Korsakow*-Syndrom kommen. Dieses Syndrom zeichnet sich durch irreversible Gedächtnisausfälle aus mit der Unfähigkeit, sich an zeitliche Zusammenhänge und Beziehungen zu erinnern. Als Ausdruck dieser Störung treten Konfabulationen auf. Besonders gestört ist das Kurzzeitgedächtnis. Man nimmt an, dass für diese Symptomatik atrophische Prozesse in den **Corpora mamillaria** verantwortlich sind.

F84

Frage 1.111: Lösung D

Die Chorea major *(Huntington)* ist mit einem degenerativen Prozess im Nucleus caudatus verbunden.

H85

Frage 1.112: Lösung B

Tremor, Rigor und Akinese stellen die Kardinalsymptome der **Parkinson-Krankheit** dar. Der **Tremor** bei der Parkinson-Krankheit tritt vorwiegend **in Ruhe** auf und zeigt eine Frequenz von etwa 4–5 Hz. Seltener imponiert zusätzlich ein Haltetremor, z. B. im Armvorhalteversuch, der eine leicht erhöhte Frequenz (etwa 6 Hz) zeigt (siehe auch Lerntext I.4). Der **Intentionstremor** ist typisch für zerebelläre Syndrome und ist durch eine Amplitudenzunahme im Laufe einer zielgerichteten Bewegung charakterisiert. Das **Schwächezittern** ist kein typisches Syndrom der Parkinson-Krankheit, es kann bei verstärkter Belastung der Muskulatur auch bei Gesunden auftreten. Der Ruhetremor der Parkinson-Erkrankung ist nicht fest mit der gleichzeitigen Manifestation eines Rigors verbunden, insbesondere in Anfangsstadien der Parkinson-Krankheit kann der Ruhetremor isoliert vorhanden sein.

H00

Frage 1.113: Lösung C

Von den hier aufgeführten Symptomen ist ein **Downbeat-Nystagmus** nicht beim idiopathischen Parkinson-Syndrom zu beobachten. Der Downbeat-Nystagmus ist **charakteristisch für zerebelläre Schädigungen** mit Affektion des medianen Unterwurmes. Beim Downbeat-Nystagmus schlägt die rasche Komponente des Nystagmus nach vertikal unten.

F84

Frage 1.114: Lösung A

Wenn Neuroleptika über längere Zeit verabreicht wurden und dann abgesetzt werden, kann es zu extrapyramidalen Störungen kommen. Als Dauererscheinung kann sich eine **Akathisie** entwickeln, die durch eine ständige Unruhe von Gesicht und Extremitäten gekennzeichnet ist. Auffällig ist dabei auch die **Unfähigkeit, ruhig zu sitzen**.
Ein **zähflüssiger, schlurfender Gang**, eine **Hypersalivation** und der **Rigor** sind Symptome des Parkinson-Syndroms.

H00

Frage 1.115: Lösung D

Charakteristisches **Leitsymptom** des **Steele-Richardson-Olszewski-Syndroms** ist die **supranukleäre vertikal betonte Blickparese**. Es handelt sich um eine schleichend progrediente Erkrankung mit mittlerem Krankheitsbeginn zwischen dem 4. und 5. Lebensjahrzehnt. Entweder wird eine isolierte vertikale supranukleäre Blickparese nach oben oder unten oder in Kombination eine Verlangsamung vertikaler Sakkaden beobachtet. Weitere Symptome dieser **Parkinson-plus-Erkrankung** sind Stürze in frühen Krankheitsstadien, ein akinetisch-rigides Parkinson-Syndrom und das Auftreten kognitiver Störungen.

F85

Frage 1.116: Lösung D

Beim **Wallenberg-Syndrom** handelt es sich nicht um eine Erkrankung im Stammganglienbereich, sondern um das klinische Syndrom bei einer Hirnstammischämie. In der Regel liegt ein Verschluss oder ein stenotischer Prozess in der A. basilaris oder in der A. cerebelli inferior posterior vor. Dieses Gefäß versorgt den dorsolateralen Anteil der Medulla oblongata. Durch Affektion der hier durchziehenden langen Bahnen der Hirnnervenkerne kommt es zu einer charakteristischen Symptomatik, die in ihrer Gesamtheit als „Wallenberg-Syndrom" bezeichnet wird (siehe Kommentar zur Frage 1.92) (siehe auch Lerntext I.5).

H99

Frage 1.117: Lösung E

Beim **Morbus Parkinson**, der auch als idiopathisches Parkinson-Syndrom bezeichnet wird, kommt es neben der dominierenden Degeneration der dopaminergen Zellen in der Pars compacta auch zu einer weniger ausgeprägten Degeneration verschiedener Kerngebiete mit Steuerungsfunktion vegetativer Funktionen. Entsprechend treten Obstipation, hypotone Kreislaufregulationsstörung, Seborrhö und eine Störung der Schweißdrüsenfunktion auf. Ein Heißhunger gehört nicht zur Symptomatik des Morbus Parkinson.

F88

Frage 1.118: Lösung B

Unter **frühkindlichen Hirnschädigungen** sind in der Regel nicht-progredient zerebrale Schäden zu verstehen, die sich prä- und/oder perinatal entwickelt haben und sich im Verlauf der Entwicklung des Kindes aufgrund veränderter Reifezustände des Gehirns in ihrer Expression verändern können. Häufig ist eine neurologische Symptomatik mit Zeichen der Spastik, die oft von einer extrapyramidal-motorischen Symptomatik begleitet ist. Es werden am häufigsten doppelseitige **athetotische Hyperkinesen** beobachtet, die nach einer frühkindlichen Hirnschädigung im Rahmen einer Bilirubinenzephalopathie dominierend sein können.

F00

Frage 1.119: Lösung C

Da die hier beschriebene neurologische Symptomatik bereits bei der Geburt bestanden hat und zusätzlich zu der hier näher bezeichneten Störung im Bereich der rechten oberen Extremität eine spastische Gangstörung besteht, ist mit großer Wahrscheinlichkeit von einem **frühkindlichen Hirnschaden** auszugehen. Die hier beschriebene Bewegungsstörung im Bereich der rechten Hand ist charakteristisch für eine **Athetose**.
Zu **(A):** Bei einem Stiff-man-Syndrom handelt es sich um eine autoimmunologische Erkrankung des Erwachsenenalters mit kontinuierlicher Aktivität der Muskulatur, insbesondere im Rumpfbereich.
Zu **(B):** Das Meige-Syndrom zeigt dystone Innervationsstörungen im Gesichtsbereich und tritt ebenfalls im Erwachsenenalter auf.
Zu **(D):** Beim Steele-Richardson-Olszewski-Syndrom handelt es sich um eine degenerative Erkrankung des Erwachsenenalters, insbesondere mit Parkinson-Syndrom und supranukleärer Blickparese.
Zu **(E):** Das Gilles-de-la-Tourette-Syndrom ist eine extrapyramidal-motorische Erkrankung mit multiplen Tics, die sich in der Regel im Kindes- und Jugendalter entwickelt.

F92

Frage 1.120: Lösung C

Choreatische Hyperkinesen der Gesichtsmukulatur können in generalisierte choreatische Erkrankungen eingebettet sein. Dies gilt für die **Chorea minor** und den **M. Huntington**. Bei den Gesichtshyperkinesen handelt es sich um unwillkürliche, meist komplexen, natürlichen Bewegungen vergleichbare Hyperkinesen der fazialen, lingualen und mastikatorischen Muskulatur. Diese unwillkürlichen Bewegungen können nur für wenige Sekunden willkürlich unterdrückt werden. Am häufigsten treten fokale Gesichtshyperkinesen im Gefolge einer Neuroleptikabehandlung (Spätdyskinesie), aber auch ohne erkennbare Ursache im Rahmen einer essenziellen Gesichtshyperkinesie auf.
Beim **M. Parkinson** ist in unbehandelten Fällen das Auftreten von Gesichtshyperkinesien selten. Häufiger sind sie bei Patienten mit M. Parkinson im Rahmen einer L-Dopa-Therapie. Da diese L-Dopa-induzierten Hyperkinesen insbesondere nach langjähriger Therapie und langjährigem Verlauf nicht selten sind, ist meiner Meinung nach durchaus auch die Antwort (E) nicht völlig falsch.

F90

Frage 1.121: Lösung C

Frühkindliche Hirnschäden sind bezüglich ihrer Ursachen eine heterogene Gruppe von Erkrankungen des Nervensystems, die sich pränatal, perinatal oder postnatal entwickeln können. Kommt es zu hypoxischen, infektiösen oder toxischen Schädigungen innerhalb der ersten fünf Fetalmonate, treten Missbildungen des Gehirns auf. Entwickeln sich die Läsionen später, dann werden je nach zugrunde liegendem Prozess fokale Systeme bei sonst unauffälliger Hirnreifung und Hirnentwicklung gestört (Fehlbildungen). Besonders häufig treten im Gefolge von frühkindlichen Hirnschäden spastische Paraparesen oder Hemiparesen sowie extrapyramidal motorische Störungen (Athetose, choreatisches Syndrom, Myoklonien) auf. Eine **Katalepsie** ist nicht Folge eines frühkindlichen Hirnschadens, sondern beschreibt einen Zustand, der insbesondere bei schizophrenen Patienten beobachtet werden kann. Von einer Katalepsie spricht man, wenn man Körperteile des Kranken in beliebige, auch unbequeme Stellungen bringen kann und sie dann darin länger verharren, als es dem Gesunden möglich ist.

H90

Frage 1.122: Lösung C

Das **Wernicke-Mann-Syndrom** gehört nicht zu den extrapyramidalen Syndromen. Im Vordergrund steht hier nicht eine Läsion der Basalganglien und ihrer Verbindungen, sondern eine Schädigung des pyramidalen Systems mit halbseitigen Paresen und halbseitiger Spastik. Charakteristisch ist bei dieser spastischen Hemiparese das Gangbild mit Zirkumduktion des Beines und Beugestellung des Armes.

H90

Frage 1.123: Lösung B

Die Beantwortung dieser Frage ist sehr problematisch, da nicht klar ist, was der Leser unter einem reinen **Parkinson-Syndrom** verstehen soll. Am ehesten ist wohl gemeint, dass die klassischen Symptome des idiopathischen Morbus Parkinson vorliegen. In diesem Falle gehört der **Blickrichtungsnystagmus** nicht dazu. Die Hypersalivation gehört sicherlich zum Bild des idiopathischen Morbus Parkinson, offen ist jedoch, ob dieses Symptom zum reinen Parkinson-Syndrom gehört. Letztendlich wird man aber wohl die Lösung (B) hier akzeptieren müssen (siehe auch Lerntext I.4).

H90 F87

Frage 1.124: Lösung C

Bei der **Athetose** handelt es sich um ein extrapyramidales Syndrom, das durch unwillkürliche, distal betonte, wurmförmige, träge Bewegungen der Extremitäten charakterisiert ist. Die distalen Extremitätengelenke werden dabei oft übermäßig flektiert oder hyperextendiert.
Athetotische Bewegungen treten bei Schädigungen des Striatums, des Globus pallidus, aber auch bei Läsionen des Thalamus und des Nucleus ruber auf. Am häufigsten werden athetotische Bewegungsstörungen nach Geburtstraumata, nach Enzephalitiden und nach ischämischen Insulten im Bereich des extrapyramidal-motorischen Systems beobachtet.

F87

Frage 1.125: Lösung D

Das **choreatische Syndrom** wird zu den extrapyramidal-motorischen Syndromen gezählt. Am häufigsten wird es bei Läsionen im Bereich des **Corpus striatum**, z.B. durch eine Enzephalitis oder einen Hirninfarkt beobachtet. Das choreatische Syndrom ist durch regellose, asymmetrische, plötzlich einschießende, kurze, distal betonte, unwillkürliche Bewegungen gekennzeichnet.
Zu **(A):** Bei einer Schädigung des **Gyrus praecentralis** kommt es zu kontralateralen Paresen.
Zu **(B):** Eine Läsion des **Vermis cerebelli** führt zu ataktischen Bewegungsstörungen.
Zu **(C):** Eine Läsion der **inneren Kapsel** führt zu kontralateralen Hemiparesen bzw. Hemiplegie.
Zu **(E):** Eine Läsion der **Substantia nigra** führt zu einem Parkinson-Syndrom mit Tremor, Rigor und Akinese.

H88

Frage 1.126: Lösung C

Bei der chronisch-progressiven **Chorea Huntington** handelt es sich um eine autosomal dominant vererbte degenerative Erkrankung, die sich vorwiegend im Bereich des **Striatums**, insbesondere im Bereich des Nucleus caudatus, abspielt. Durch diese Degeneration kommt es zu einer Erweiterung der Vorderhörner der Seitenventrikel und durch das fehlende Vorspringen des Nucleus caudatus zu einer eigentümlichen Abflachung des Ventrikelsystems. Weniger ausgeprägte atrophische Prozesse sind auch im Bereich des Putamens, des Pallidums, des Nucleus ruber und der Substantia nigra zu beobachten. Oft ist weiterhin der Balken verdünnt. Atrophische Prozesse spielen sich weiterhin im Bereich der Hirnrinde, vor allem im Bereich des Frontal- und Temporallappens, ab.
Die ersten Symptome dieser Erkrankung treten meistens zwischen dem 25. und 45. Lebensjahr mit kurzen blitzartigen arrhythmisch einschießenden Zuckungen größerer Muskelgruppen oder auch einzelner Muskeln auf. Parallel dazu zeigen sich zunehmend Sprachstörungen und psychische Veränderungen, die sich zu einer Demenz entwickeln.

1.3.7 Zerebelläre Syndrome

Kleinhirnläsionen — I.6

Obwohl sich im Kleinhirn eine komplette motorische und somatosensible Repräsentation des Körpers befindet, treten bei Kleinhirnläsionen weder Lähmungen noch Sensibilitätsstörungen in Erscheinung; charakteristisch sind hingegen Störungen der **Koordination von Zielbewegungen** (Glied**ataxie**), der **Okulomotorik mit Auftreten pathologischer Nystagmen** sowie von **Muskeltonus (Hypotonie) und Körperhaltung** (Rumpf- und Standataxie). Als gemeinsamer Nenner dieser Störungen wird eine insuffiziente Kontrolle von Zeitmustern neuronaler Erregungen angesehen.
Phylogenetisch unterscheidet man drei verschiedene Kleinhirnanteile, die ebenfalls einer funktionell-anatomischen Gliederung entsprechen. Das **Archizerebellum** besteht aus Nodulus und Flocculus und weist funktionell enge Verbindungen zum Vestibularapparat auf. Bei Kopfbewegungen, die zu einer Erregung vestibulärer Rezeptoren führen, erhält das Archizerebellum eine Vorausmeldung über die Stellung und Auslenkung des Kopfes im Raum, sodass über die Efferenzen dieses Kleinhirnteiles (Tractus vestibulospinalis, reticulospinalis) eine Adaptation der Erregungsmuster in der Haltungsmuskulatur

erfolgt und das Körpergleichgewicht erhalten bleibt. Eine weitere Funktion übt der Flocculus aus. Er ist verantwortlich für die Suppression des vestibulookulären Reflexes, die bei Fixation eines Gegenstandes trotz Rotation des Körpers erforderlich ist. Liegt eine Läsion des Archizerebellums vor, so resultieren Gleichgewichtsstörungen beim Stehen (Astasie) und Gehen (Abasie). Der Gang wird schwankend und breitbeinig mit Rumpfataxie.
Das **Paläozerebellum** (Spinozerebellum) erhält seine afferenten Zuströme über die Tractus spinocerebellaris anterior et posterior, die überwiegend komplexe, im Rückenmark bereits vorverarbeitete Informationen über die Stellung und Bewegung der Extremitäten liefern. Anatomisch besteht es aus den vordersten und hintersten Abschnitten des Vermis sowie der paravermalen Zone. Die Efferenzen des Vermis laufen ebenfalls über die Tractus vestibulospinalis und reticulospinalis und beeinflussen die axiale Stützmuskulatur mit dem Ziel der Gleichgewichtshaltung. Die Pars intermedia (paravermale Zone) hat ähnliche Afferenzen wie der Vermis, die Efferenzen ziehen jedoch über die Nuclei globosus et emboliformis zum Nucleus ruber. Außerdem bestehen zusätzliche Rückkopplungsschleifen mit dem motorischen Kortex. Die Pars intermedia ist dazu prädestiniert, sensorische Informationen und Intentionen der Stütz- und Zielmotorik aufeinander abzustimmen. Kollaterale Informationen über das intendierte Bewegungsprogramm erlauben eine Adaptation der Stützmotorik bei Schwerpunktverlagerung des Körpers, ausgelöst durch Extremitätenbewegungen.
Das **Neozerebellum** besteht aus den Kleinhirnhemispären. Die Bewegungsentwürfe des Assoziationskortex des Großhirns werden in den Kleinhirnhemisphären und den nachgeschalteten Nuclei dentati in zeitlich abgestimmte Programme umgesetzt und über den ventrolateralen Thalamus dem Motokortex zur Ausführung übermittelt. Bei Läsionen des Neozerebellums sind folgende Symptome zu beobachten: Ataxie der Gliedmaßen, Hypo- und Hypermetrie (Unfähigkeit, eine Zielbewegung adäquat zu stoppen). Asynergie (unexaktes Zusammenspiel der Muskeln), Dysdiadochokinese (Störung der Aktivierung antagonistischer Muskeln in rasch alternierender Folge), Intentionstremor, Rebound-Phänomen (drückt der Patient mit voller Kraft gegen die Hand des Untersuchers, so kann bei plötzlicher Entlastung nicht gebremst werden: der Arm des Kranken schlägt überschießend weit aus), Hypotonie und skandierende Sprache.

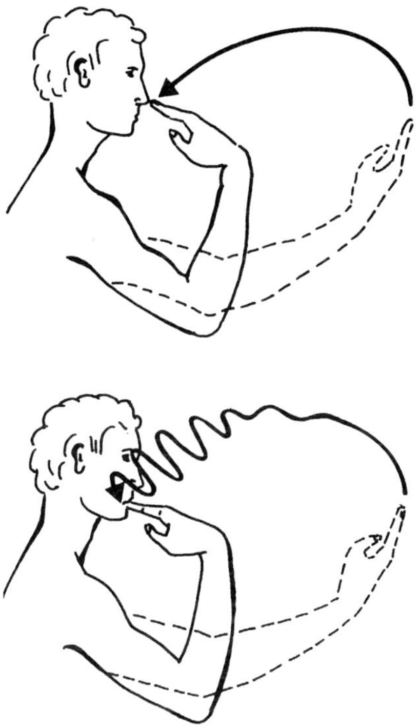

Abb. 1.**4** Positionskurve der Fingerspitzen bei Manifestation eines Intentionstremors im Finger-Nase-Versuch (Aus: Fritze, Lehrbuch der Anamneseerhebung und allgemeinen Krankenuntersuchung, edition medizin, VCH, 1983.)

H88

Frage 1.127: Lösung E

Bei einer **Beinataxie** handelt es sich um eine Koordinationsstörung im Bereich der Beine bei inadäquater zeitlicher Innervation und Rekrutierung einer inadäquaten Zahl von motorischen Einheiten und/oder ihrer Entladungsfrequenzen. Im Gefolge dieser Störung kommt es zu einem unkoordinierten Ablauf von Bewegungen eines Beines oder beider Beine mit resultierender Gangstörung. Eine Beinataxie kann einerseits bei einer Schädigung des Zerebellums vorkommen, andererseits jedoch Folge einer gestörten Information über rezeptorische Einflüsse sein. So treten Beinataxien bei Läsionen des peripheren Nervensystems (z.B. Polyneuropathie), bei Störung des Hinterstrangsystems oder der spinozerebellären Fasersysteme auf. Aus diesen Aussagen folgt, dass eine Beinataxie zunächst ein polyätiologisches Symptom darstellt, das erst nach Erhalt weiterer Untersuchungsbefunde eine nähere Interpretation zulässt.

H84

Frage 1.128: Lösung C

Von den hier aufgezählten Symptomen gehört die **Apraxie** nicht zum zerebellären Syndrom. Eine Apraxie ist eine Störung bei der sequenziellen Abfolge von Einzelbewegungen, die sich in ihrer Gesamtheit zu Handlungseinheiten zusammenfügen. Zu Apraxien kommt es bei Läsionen in verschiedenen Bezirken des Großhirns, insbesondere im motorischen Assoziationskortex (siehe auch Lerntext I.6).

H87

Frage 1.129: Lösung A

Die Symptomatik bei **Kleinhirnbrückenwinkeltumoren** ist zunächst durch eine multiple Hirnnervensymptomatik charakterisiert und wird am häufigsten durch ein **Akustikusneurinom** ausgelöst. Bei dem langsam wachsenden Tumor tritt als erstes Symptom durch Schädigung des akustischen Anteils des VIII. Hirnnerven eine **Hypakusis** auf. Initial fallen die hohen Frequenzen aus, später tritt eine pankochleäre Innenohrschwerhörigkeit in Erscheinung. Durch Affektion des vestibulären Anteils des VIII. Hirnnerven kommt es zu einem peripheren Vestibularisausfall mit nach kontralateral gerichtetem Spontannystagmus und subjektiv empfundenen **Gleichgewichtsstörungen**.
Druck auf den N. trigeminus führt zu Dysästhesien und Hypästhesien einer Gesichtshälfte mit Ausfall des Kornealreflexes. Wenn der **N. facialis** mit betroffen ist, kommt es zu einer peripheren Lähmung der Gesichtsmuskulatur. Durch eine Störung der Blut-Liquor-Schranke kommt es bei Kleinhirnbrückenwinkeltumoren weiterhin zu einer **Eiweißerhöhung im Liquor**. Eine **Hypoglossusparese** tritt bei einem Kleinhirnbrückenwinkeltumor **nicht** auf, da der Nerv weiter kaudal den Hirnstamm verlässt (siehe auch Lerntext V.1).

F92

Frage 1.130: Lösung A

Von den hier aufgeführten Symptomen ist lediglich die **homolaterale Hemiataxie** eine Störung, die bei Läsion einer **Kleinhirnhemisphäre** typischerweise zur Entwicklung kommt. Extrapyramidale Hyperkinesen (B) treten bei Schädigung der Basalganglien auf, eine Hypertonie der Muskulatur zeigt sich z.B. bei spastischen Syndromen, bei einer zerebellären Affektion wäre eine Hypotonie zu erwarten (C). Ein Coma vigile (Koma bei geöffneten Augen mit unwillkürlichen Augenbewegungen) (D) wird beim apallischen Syndrom beobachtet, bei der ideatorischen Apraxie (E) handelt es sich um eine neuropsychologische Störung (im Sinne eines gestörten Handlungsablaufes bei Benutzung von Objekten) bei Affektion der Großhirnhemisphäre.

F91

Frage 1.131: Lösung B

Bei der **Ataxie** handelt es sich um eine Störung der Koordination der Muskulatur, die zu fehlerhaften zielgerichteten Bewegungen der Extremitäten oder zu einer Störung der konstanten tonischen Innervation der Haltemuskulatur führt. Ataktische Bewegungsstörungen entstehen entweder, wenn eine Schädigung des **Kleinhirns** selbst vorliegt oder wenn die benötigten afferenten Informationen über die Rezeptoren, das periphere Nervensystem, das Hinterstrangsystem und die Tractus spinocerebellares geschädigt sind. Wenn eine Schädigung des Hinterstrangsystems Ausgangspunkt einer Ataxie ist, ist mit einer Störung des **Lagesinns** zu rechnen, da die Informationen der rezeptorischen Messwerte über das Hinterstrangsystem geleitet werden. Wenn, wie im vorliegenden Fall, der Lagesinn erhalten ist, so ist bei einer Ataxie vorwiegend an eine Schädigung des Kleinhirns zu denken (s.a. Lerntext I.6).

1.4 Rückenmarks-, vertebragene und Kauda-Syndrome

1.4.1 Vollständiges/unvollständiges Querschnitts- und Kauda-Syndrom

Frage 1.132: Lösung B

Das akute komplette Querschnittssyndrom tritt am häufigsten als Folge eines Traumas auf, seltener ist es entzündlicher Genese (Querschnittsmyelitis). Bei diesen akuten Schädigungen kommt es zum **spinalen Schock**. Unterhalb der Läsion findet sich eine Plegie, ein vollständiger Sensibilitätsverlust, eine Blasen- und Mastdarmstörung, Impotenz und vegetative Störungen. Langsam progrediente Querschnittssyndrome gehen meist auf **extramedulläre oder intramedulläre Tumoren** zurück. Zu nennen sind Neurinome, Meningeome, **Metastasen** und andere **destruierende Wirbelprozesse**. **Akute Bandscheibenprolapse** können akute Querschnittssyndrome induzieren, sind jedoch in Höhe des Thorakalmarkes äußerst selten. Wegen der weitaus stärkeren Belastung sind in Höhe der Halswirbelsäule **zervikale mediane Bandscheibenvorfälle** mit Querschnittssyndrom häufiger anzutreffen. Eine **Poliomyelitis** befällt ausschließlich die motorischen Vorderhornzellen und nicht den gesamten Rückenmarksquerschnitt.

Frage 1.133: Lösung D

Siehe Kommentar zu Frage 1.132.

H96

Frage 1.134: Lösung A

Bei einer **Rückenmarksläsion** auf Höhe des **Segments C3** wäre eine Mitbeteiligung der oberen Extremitäten zu erwarten, die von den darunterliegenden Segmenten C4–Th1 versorgt werden.
Bei einer Läsion des **Rückenmarkssegments L3** ist zwar eine Paraparese der Ober-, Unterschenkel- und Fußmuskulatur zu erwarten, die Lähmung ist jedoch nicht spastisch, sondern schlaff. Bei einer Läsion auf Höhe des **Segments Th3** kommt es klassischerweise zu einer spastischen Paraplegie ohne Beteiligung der Arme, die ja über die intakt bleibenden Segmente oberhalb versorgt werden.

H98

Frage 1.135: Lösung B

Bei einer **Querschnittsläsion** in Höhe Th2 sind die oberen Extremitäten nicht betroffen, sodass eine spastische Paraplegie, aber nicht Tetraplegie resultiert. Eine Reithosengefühlsstörung ist typisch für eine Schädigung der Cauda equina mit Affektion der Lumbal- und Sakralwurzeln. Eine solche Situation liegt bei einer Rückenmarksschädigung in Höhe Th2 nicht vor. Eine Querschnittsläsion affiziert auch die vegetativen Nervenfasern zur Innervation der Blase und des Mastdarms. So kommt es neben einer Blasenstörung auch zu einer **Mastdarmlähmung**.

H88

Frage 1.136: Lösung B

Die klinisch sehr selten auftretende einseitige Unterbrechung des Rückenmarks führt zu einem **Brown-Séquard-Syndrom**. Dabei findet sich ipsilateral (hier links) eine motorische Lähmung kaudal der Läsion, da die Pyramidenbahn auf Rückenmarksebene nicht kreuzt. Ein Verlust der Temperatur- und Schmerzempfindung tritt ebenfalls beim Brown-Séquard-Syndrom auf, diese Störungen liegen jedoch kontralateral zur Läsion, da der Tractus spinothalamicus auf segmentaler Ebene kreuzt.

Frage 1.137: Lösung A

Bei einer vollständigen, plötzlichen Querschnittsläsion tritt vorübergehend für 2–6 Wochen ein spinaler Schock mit einer charakteristischen Symptomatik unterhalb der Läsion auf. Je nach Höhe kommt es zu einer **schlaffen Para- oder Tetraplegie**. Die **Muskeleigenreflexe** sind in der Regel aufgehoben, auch Pyramidenzeichen können initial noch fehlen. Die Sensibilität ist unterhalb der Läsion für alle Qualitäten vollständig aufgehoben. Obwohl die Afferenzen, Efferenzen und die sakralen Zentren bei Unterbrechung der suprasegmentalen Einflüsse erhalten sind, ist im spinalen Schock der Reflex zur automatischen Entleerung der Blase noch nicht funktionstüchtig. Es entwickelt sich vielmehr eine **atone Überlaufblase** mit ausgeprägter **Harnretention**. Ähnlich sind die pathophysiologischen Mechanismen bezüglich der Mastdarmlähmung. Auch die vegetativen Reflexe zur Tonisierung der Gefäße fallen aus, es resultiert eine **periphere Vasodilatation**. Die genauen pathophysiologischen Mechanismen, die zum spinalen Schock führen, sind noch nicht im Detail bekannt. Es wird diskutiert, dass nach Ausfall sämtlicher absteigender Bahnen zunächst keine ausreichende Bahnung für die vegetativen und somatischen Reflexe besteht. Erst nach einigen Wochen kommt es durch Selbstorganisation des isolierten Rückenmarkes mit Aussprossen segmentaler Afferenzen zu einer ausreichenden Erregbarkeit der Reflexzentren.

F98

Frage 1.138: Lösung B

Bauchhautreflexe sind Fremdreflexe, die über mittlere und untere Thorakalsegmente geschaltet werden. Bei adipösen Patienten wird auch bei völliger Gesundheit des Patienten häufig eine Nichtauslösbarkeit beobachtet.

H85

Frage 1.139: Lösung C

Bei einer **paraspastischen Gangstörung** werden beide Füße hörbar schleifend nach vorne bewegt. Der Bodenkontakt erfolgt überwiegend über den Vorfuß. Bei dieser Art des Gehens kommt es sehr rasch zu einer starken **Abnutzung der Schuhsohlen** im vorderen Bereich.

H85

Frage 1.140: Lösung D

Die nachfolgende Abbildung (Abb. 1.5) zeigt für die rechte Körperhälfte eine Störung der Schmerz- und Temperaturempfindung im Sinne einer dissoziierten Sensibilitätsstörung. Auf der Gegenseite findet sich eine isolierte Störung der Tiefensensibilität. Eine solche Symptomatik wird im Rahmen eines **Brown-Séquard-Syndroms** beobachtet, das auf eine halbseitige Rückenmarksschädigung hinweist.
Zu **(A)** und **(B)**: Bei **hemisphärischen Läsionen** zeigt sich die Störung der Tiefensensibilität und die Störung der Schmerz- und Temperaturempfindung auf der gleichen Seite.

Zu **(C):** Eine **progressive spinale Muskelatrophie** geht nicht mit Sensibilitätsstörungen einher.
Zu **(E):** Bei der **Syringomyelie** finden sich bevorzugt im Bereich der oberen Extremitäten dissoziierte Sensibilitätsstörungen, die auf eine Läsion der kreuzenden Fasern des Tractus spinothalamicus zurückzuführen sind (siehe auch Lerntext VI.1).

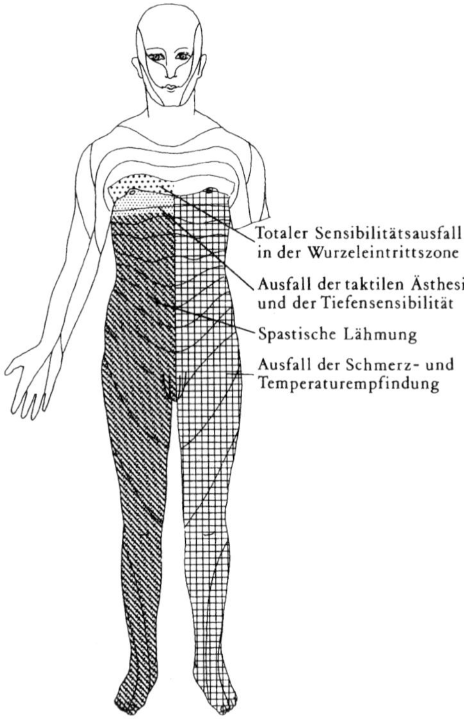

Abb. 1.**5**

H84

Frage 1.141: Lösung B

Siehe Kommentar zu Frage 1.140.

H97

Frage 1.142: Lösung B

Die **Detrusor-Sphinkter-Dyssynergie** entsteht nach Schädigungen absteigender spinaler Bahnen unterhalb des pontinen und oberhalb des sakralen Miktionszentrums. Diese Blasenstörung ist durch Inkontinenz mit unwillkürlichem Abgang kleiner Urinmengen, Staccato-Miktion (Miktion mit Unterbrechung und Abschwächung des Harnstrahls) infolge unkoordinierter Aktivität des Detrusors und des Sphinkters bei häufig geringer Füllung der Blase charakterisiert. Typisch ist der Wechsel von Inkontinenz und Harnverhalten. Bei häufig inkompletter Schädigung der absteigenden Bahnen dominieren Harndrang mit Pollakisurie und Dranginkontinenz, bei kompletter Schädigung fehlt der Harndrang. Die Diagnose dieser Funktionsstörung wird über den Nachweis ungehemmter Detrusorkontraktion bei gleichzeitiger Anspannung der Beckenbodenmuskulatur geführt. Von den hier aufgezählten Läsionsorten liegt das **thorakale Rückenmark** zwischen der pontinen Ebene und den sakralen Miktionszentren.

H86

Frage 1.143: Lösung E

Bei einer **traumatischen Schädigung des Thorakalmarkes** sind die Funktionen unterhalb der Läsion gestört. Da die oberen Extremitäten über die zervikalen Segmente versorgt werden, kommt im vorliegenden Fall als Lösung nur (E) in Frage.

F87

Frage 1.144: Lösung C

Eine **dissoziierte Sensibilitätsstörung** tritt bei Läsion des Tractus spinothalamicus auf, z. B. bei **halbseitiger Unterbrechung des Rückenmarks** kontralateral oder bei spinaler **intramedullärer Läsion der Region um den Zentralkanal**, da hier die kreuzenden Fasern des Tractus spinothalamicus liegen. Letztere Läsion ist typisch für die Syringomyelie.
Umschriebene Läsionen im sensiblen kortikalen Areal (Gyrus postcentralis) führen wegen der bereits verwobenen Information der verschiedenen Rezeptortypen in den kortikalen Neuronen kaum zu dissoziierten Sensibilitätsstörungen. Im **Pulvinar thalami** werden zwar die Fasern des Tractus spinothalamicus umgeschaltet, eine auf dieses Gebiet fokussierte Ischämie kommt jedoch in der Praxis nicht vor. Läsionen der Rückenmarksnervenwurzeln enthalten Rezeptorafferenzen verschiedener Qualitäten, sodass bei Läsionen entweder soziierte Sensibilitätsstörungen auftreten oder wegen der höheren Vulnerabilität der dicken Nervenfasern bei inkompletter Läsion lediglich eine Störung der Tiefen- und Oberflächensensibilität auftritt.

H93

Frage 1.145: Lösung B

Zu **(A):** gehört mit dem Tractus spinocerebellaris anterior zum Seitenstrang; leitet propriozeptive Erregungen aus der Columna thoracica derselben Seite und kreuzt in der Medulla oblongata zur Gegenseite zur Kleinhirnrinde.
Zu **(B):** Neben Erregungen durch Schmerzrezeptoren leitet das Vorderseitenstrangsystem Temperatur- und grobe Druck- und Berührungsreize zentralwärts.

Zu **(C):** absteigend, vermittelt Willkürmotorik.
Zu **(D):** In der Formatio reticularis der Medulla oblongata und den bulbären Abschnitten der Pons liegen Strukturen, die zusammengefasst als medulläres bzw. rhombenzephales Kreislaufzentrum bezeichnet werden. Dieses Zentrum ist verantwortlich u.a. für den sogenannten Ruhetonus der Gefäße über sympathische und parasympathische Bahnen.
Zu **(E):** Vegetatives Zentrum im Rückenmark C8–Th2: bei Verletzungen in diesem Bereich tritt das sogenannte Horner-Zeichen auf.

F88

Frage 1.146: Lösung B

Die beigefügte Skizze zeigt eine querschnittsförmige Sensibilitätsstörung mit einer oberen Grenze etwa bei Th5. Eine solche Verteilung der Sensibilitätsstörung wird in typischer Weise bei einer **spinalen Querschnittsläsion im oberen Brustmark** gefunden.
Zu **(A):** Bei einer **toxischen Polyneuropathie** werden entweder fleckförmige Sensibilitätsstörungen bei einer Mononeuropathia multiplex oder strumpfförmige bzw. handschuhförmige Sensibilitätsstörungen beobachtet.
Zu **(C):** Bei einer **neuralen Muskelatrophie** sind wie bei Polyneuropathien die Sensibilitätsstörungen distal im Bereich der oberen und unteren Extremitäten zu erfassen.
Zu **(D):** Bei der **Syringomyelie** kommt es in typischer Weise zu segmental angeordneten dissoziierten Sensibilitätsstörungen, vorwiegend im zervikalen Bereich (siehe auch Lerntext VI.1).
Zu **(E):** Bei einer **Dystrophia musculorum progressiva**, einer Muskelerkrankung, kommt es nicht zu Sensibilitätsstörungen.

F88

Frage 1.147: Lösung E

Eine **progrediente Paraspastik** ist Folge einer beidseitigen Schädigung absteigender motorischer Bahnsysteme. Sie wird am häufigsten bei Rückenmarkserkrankungen (spinales Hämangiom, chronische zervikale Myelopathie, chronische vaskuläre Myelopathie) beobachtet. Auch im Rahmen von degenerativen Erkrankungen mit Beteiligung der Pyramidenbahnen kommt es zu einer Paraspastik (myatrophische Lateralsklerose, spastische Spinalparalyse).

1.4.2 Zentrale Rückenmarksschädigung

H90

Frage 1.148: Lösung B

Zu **(A):** Der **Tractus spinothalamicus** verläuft im Vorderseitenstrang des Rückenmarks und ist für die Weiterleitung der Informationen über Schmerz und Temperatur verantwortlich. Dieses System kann im Rahmen verschiedener Rückenmarkserkrankungen affiziert sein. Bei der halbseitigen Läsion des Rückenmarks, die von einem **Brown-Séquard-Syndrom** gefolgt ist, liegt u.a. auch eine Läsion des Tractus spinothalamicus vor. Da die Fasern des Tractus spinothalamicus auf Rückenmarksebene kreuzen, tritt die Temperatur- und Wärmeempfindungsstörung kontralateral zur Läsion auf.
Zu **(C):** Im Rahmen der **funikulären Spinalerkrankung**, die auf einer Vitamin-B_{12}-Resorptionsstörung beruht und bei der vorwiegend das Hinterstrangsystem affiziert wird, kann in einigen Fällen auch eine Mitbeteiligung des Tractus spinothalamicus vorkommen.

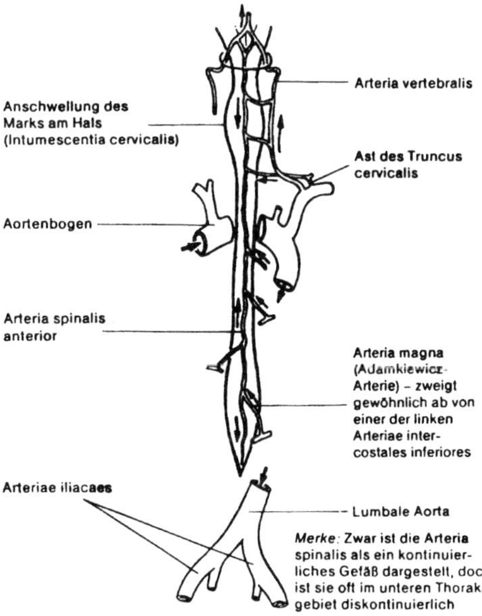

Abb. 1.**6** Schematische Darstellung der rückenmarkversorgenden Gefäße. (Modifiziert nach Patten, 1982)

Zu **(D):** Die **Syringomyelie** mit Höhlenbildung im Bereich des Halsmarkes führt charakteristischerweise initial zu einer Läsion des Tractus spinothalamicus (siehe auch Lerntext VI.1).
Zu **(E):** Der Tractus spinothalamicus wird von der **A. spinalis anterior** versorgt. Bei einem Verschluss

dieses Gefäßes tritt eine ischämische Schädigung auf.
Zu **(B):** Bei der **myatrophischen Lateralsklerose** kommt es nicht zu einer Schädigung des Tractus spinothalamicus. Es sind ausschließlich das 1. und 2. motorische Neuron betroffen, d.h. Pyramidenbahn und Vorderhornzellen (siehe auch Lerntext VI.2).

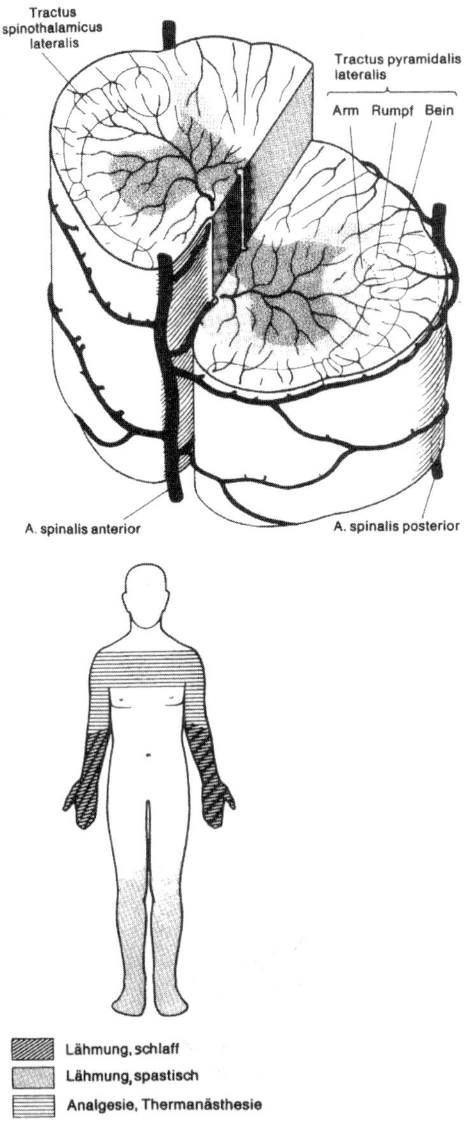

Abb. 1.7 Neurologische Symptomatik bei Syndromen der A. spinalis anterior. (Aus: Duus, Neurologisch-topische Diagnostik, Georg Thieme Verlag, Stuttgart, 1983)

F00

Frage 1.149: Lösung C

Im Rahmen einer **Syringomyelie** kann es im Gefolge der spinalen Missbildung mit Bildung von flüssigkeitsgefüllten Hohlräumen vom Zentralkanal ausgehend zu **dissoziierten Empfindungsstörungen** kommen. Bei dieser Form der Empfindungsstörung handelt es sich um eine Affektion der Schmerz- und Temperaturwahrnehmung, während die Druck- und Berührungswahrnehmung intakt bleibt.

1.4.3 Hinterstrangschädigung

F84

Frage 1.150: Lösung B

Die Informationen der Muskel- und Gelenkrezeptoren, die in den Hintersträngen weitergeleitet werden, sind zusammen mit den vestibulären und visuellen Sinneseindrücken an der Regulation der Haltemuskulatur beteiligt, die das Körpergleichgewicht aufrechterhält. Störungen der Tiefensensibilität wirken sich für die Standregulation besonders dann aus, wenn ein weiteres System, z.B. das visuelle, durch Augenschluss außer Kraft gesetzt wird. So zeigen Patienten mit Hinterstrangaffektionen im *Romberg*-Versuch beim Augenschluss eine Standunsicherheit. Eine Stand- und Gangunsicherheit tritt entsprechend auch im Dunkeln auf.
Zu **(A):** Tritt bei Läsion des Tractus spinothalamicus lateralis auf.
Zu **(C):** Diese Beobachtung kann bei Patienten mit Fußheberschwäche beidseits gemacht werden. Es kann sich dabei um periphere Läsionen (Peronaeusläsion) oder zentrale Paresen mit peronealer Betonung handeln.
Zu **(D):** Eine solche Störung kann bei der Myasthenia gravis beobachtet werden.
Zu **(E):** Dieses Phänomen deutet auf eine vermehrte Druckempfindlichkeit des Nervus peronaeus und/ oder tibialis z.B. im Rahmen einer Polyneuropathie hin.

F85

Frage 1.151: Lösung A

Im Hinterstrang werden die Informationen der Muskel- und Gelenkrezeptoren (Tiefensensibilität) sowie von den Rezeptoren der Haut zum Zerebrum geleitet. Die afferenten Fasern passieren das Spinalganglion (Kern der Afferenz) und ziehen ohne Umschaltung ipsilateral nach kranial. In Höhe der Medulla oblongata werden die Hinterstrangfasern in den Nuclei cuneatus und gracilis umgeschaltet. Erst anschließend kreuzen die Fasern auf die kon-

tralaterale Seite als Lemniscus medialis und erreichen via Thalamus den Gyrus postcentralis.
Eine Läsion des Hinterstrangs führt zu einer **Ataxie** (Ausfall der Tiefensensibilität), zu einer Störung des **Vibrationsempfindens**, der **Lagewahrnehmung** und der **Berührungsempfindung**. Eine Störung der **Temperaturempfindung** tritt hingegen bei Läsion des Tractus spinothalamicus lateralis auf.

H93

Frage 1.152: Lösung A

Bei diesem Patienten ergeben sich Störungen der Tiefensensibilität mit Beeinträchtigung des Lagesinns. Auch die Tatsache, dass das Romberg-Phänomen positiv ist, deutet auf eine entsprechende Sensibilitätsstörung hin. Das Romberg-Phänomen ist positiv, wenn es beim Augenschluss zu einer deutlichen Standataxie kommt. Ein solches Phänomen wird beim beidseitigen Vestibularisausfall und bei einer Schädigung der Hinterstränge des Rückenmarks beobachtet. Zusammenfassend handelt es sich bei dem Patienten am wahrscheinlichsten um eine **Affektion der Hinterstränge** des Rückenmarks.

1.4.6 Vaskuläre Syndrome

Frage 1.153: Lösung D

Die **A. spinalis anterior** ist ein rückenmarkversorgendes Gefäß, das über die A. sulcocommissuralis den ventralen Rückenmarksabschnitt versorgt. Sie entspringt im oberen HWS-Bereich aus den Aa. vertebrales und zieht ventral des Rückenmarks in der Fissura mediana hinab bis zum Conus medullaris. Sie wird zusätzlich gespeist durch ein Gefäß aus dem Truncus thyreocervicalis, welches in Höhe der Wurzeln C3 oder C4 in den Spinalkanal eintritt. Weiter kaudal tritt die A. magna in Höhe Th10 bis Th12 ein. Das terminale Rückenmark und die Cauda equina erhalten ihre Blutversorgung durch ein variables Gefäß, das im Bereich einer der oberen lumbalen Wurzeln eintritt. Eine Thrombose der A. spinalis anterior im zervikalen Bereich führt zu einer **Paraparese** der Beine, da absteigende motorische Bahnen im Seitenstrang affiziert werden. Eine **spinale Ataxie** tritt nicht auf, da die Hinterstränge nicht von der A. spinalis anterior, sondern von der dorsalen Spinalarterie versorgt werden. Entsprechend liegen beim A.-spinalis-anterior-Syndrom keine **Ausfallserscheinungen der Tiefensensibilität** vor.
Hingegen kommt es durch eine ischämische Schädigung des Tractus spinothalamicus zu einer gestörten Weiterleitung der Empfindungen für Schmerz und Temperatur bei erhaltener epikritischer Sensibilität; diese Form der Sensibilitätsstörung wird als **dissoziierte Empfindungsstörung** bezeichnet. Durch eine Mitschädigung der absteigenden Sympathikusbahn kommt es zu einer **Blasen-Mastdarm-Lähmung** (siehe auch Abb. 1.7).

Frage 1.154: Lösung E

Eine langsam progrediente spastische Paraparese der unteren Extremitäten – mit Kribbelparästhesien an den Füßen und Störung des Vibrations- und Lageempfindens – deutet funktionell-anatomisch auf eine Schädigung der Hinterstränge und der absteigenden motorischen Bahnen unter Einschluss der Pyramidenbahn hin. Diese langsam progredienten neurologischen Zeichen können bei **intramedullären Tumoren, extramedullären Tumoren**, bei der **Encephalomyelitis disseminata** und bei der **funikulären Spinalerkrankung** vorkommen. Das **Spinalis-anterior-Syndrom** führt in der Regel zu akuten neurologischen Zeichen, wobei Symptome des Hinterstranges **nicht** auftreten, da diese aufsteigende Rückenmarksbahn nicht über die A. spinalis anterior versorgt wird.

1.5 Neuroophthalmologische Syndrome

1.5.1 Pupillenstörungen

F89

Frage 1.155: Lösung B

Das **Horner-Syndrom** ist durch Miosis, Ptosis und Enophthalmus des Auges sowie Anhidrosis der gleichseitigen Gesichtshälfte charakterisiert. Ein wichtiger lokalisationsdiagnostischer Zustandsbefund beim Horner-Syndrom ist eine regional unterbrochene Schweißsekretion. Die sympathischen Fasern für die Innervation der Schweißdrüsen von Gesicht und Oberkörper, die bei Th3 bis Th7 das Rückenmark verlassen, durchziehen ebenfalls das Ganglion stellatum und den Halsgrenzstrang und gelangen mit den sensiblen peripheren Nerven und den Ästen des N. trigeminus zur Haut. Tritt also im vorliegenden Falle ein Horner-Syndrom in Kombination mit einer Anhidrosis im Bereich der linken Gesichtsseite sowie der linken Hals-Schulter-Region auf, so ist am ehesten mit einer Läsion auf Höhe des **Ganglion stellatum** zu rechnen.

Horner-Syndrom — **I.7**

Das **Horner-Syndrom** geht auf eine Schädigung sympathischer Nervenbahnen zurück, die für die Innervation des Auges verantwortlich sind. Die sympathische Leitungsbahn beginnt im Hypothalamus, zieht durch den Hirnstamm und den Seitenstrang des Halsmarkes und wird dann in Höhe der Rückenmarkssegmente C8 und Th2 auf das zweite Neuron umgeschaltet. Dieses verlässt über die Vorderwurzeln das Rückenmark und zieht nach oben zum Ganglion cervicale superius. Dort erfolgt erneut eine Umschaltung auf das dritte Neuron. Dieses dritte Neuron tritt in die Schädelhöhle auf der Oberfläche der A. carotis ein und erreicht das Auge und Augenlid. Fasern, die der N. oculomotorius mit sich führt, innervieren den M. levator palpebrae superioris. Über den N. nasociliaris werden die Blutgefäße des Auges versorgt. Andere Fasern, die aus dem N. nasociliaris abzweigen, umziehen als Nn. ciliares longi das Auge und innervieren die Pupille. Bei voll ausgeprägtem Horner-Syndrom werden folgende klinischen Beobachtungen gemacht: Es liegt eine Miosis vor bei erhaltener Reaktion der Pupille auf Licht und Konvergenz. Aufgrund einer Lähmung des M. tarsalis superior tritt eine Ptosis des Augenlides in Erscheinung. Die Konjunktiven zeigen sich hyperämisch. Die Schweißsekretion im Bereich der Stirn ist beeinträchtigt, weiterhin imponiert ein Enophthalmus. Durch **lokale Applikation** von Adrenalin und durch Kokain lässt sich eine distale Schädigung jenseits des Ganglion cervicale superius nachweisen.

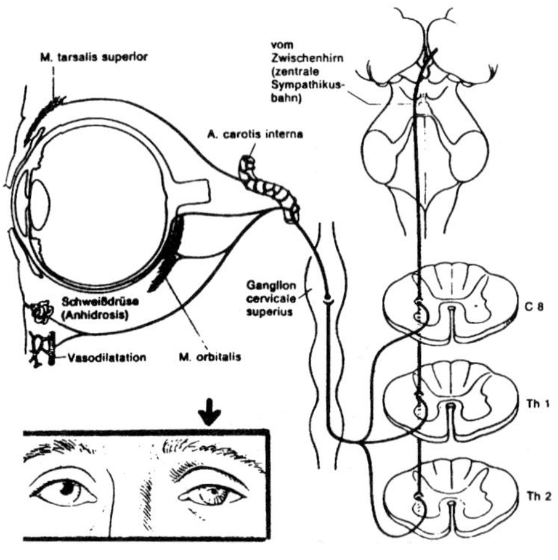

Abb. 1.**8** Darstellung der anatomischen Substrate zur Entstehung des *Horner*-Symptomenkomplexes. Links unten ist im Bereich des linken Auges ein Horner-Symptomenkomplex mit Ptosis und Miosis dargestellt. Der Enophthalmus lässt sich bildlich nicht darstellen. (Aus: Duus, Neurologisch-topische Diagnostik, Georg Thieme Verlag, Stuttgart, 1983)

H89 F85

Frage 1.156: Lösung C

Siehe Lerntext I.7.

H91

Frage 1.157: Lösung B

Zum Verständnis dieser Frage ist die Kenntnis der anatomischen Strukturen, die die Vermittlung des **Lichtreflexes** ermöglichen, wichtig. Der **Reflexbogen** für den Lichtreflex beginnt in der Retina, von wo aus die Erregungen im N. opticus in speziellen pupillomotorischen Fasern geleitet werden. Wie die übrigen Fasern des N. opticus kreuzen sie zur Hälfte im Chiasma, verlaufen dann weiter im Tractus opticus, verlassen diesen kurz vor Erreichen des Corpus geniculatum laterale und ziehen nach synaptischer Umschaltung sowohl gekreuzt als auch ungekreuzt zu den parasympathischen Kernen (Westphal-Edinger-Kerne), die zum Funktionssystem des N. oculomotorius gehören. Von den Westphal-Edinger-Kernen werden die Erregungen zurück zum Auge geführt. Sie passieren auf diesem Rückweg mit synaptischer Umschaltung das Ganglion ciliare und innervieren schließlich den M. sphincter pupillae der Iris. Die bilaterale Organisation dieses Reflexbogens erklärt, daß bei Beleuchtung eines Auges beiderseits eine Pupillenverengung zu sehen ist.
Bei einer einseitigen Schädigung des N. oculomotorius ist die Efferenz des Lichtreflexbogens gestört. In dieser Situation fällt die Pupillenreaktion sowohl bei Beleuchtung des affizierten mydriatischen Auges als auch bei Beleuchtung des kontralateralen intakten Auges aus.

F94

Frage 1.158: Lösung B

Das **Adie-Syndrom** entwickelt sich in der Adoleszenz oder im mittleren Lebensalter. Es ist durch die Symptome Pupillotonie, Akkommodotonie und Areflexie der unteren Extremitäten charakterisiert. Zu Beginn der Erkrankung zeigen sich die Störungen zunächst einseitig. Die Patienten leiden unter einer Blendungsempfindlichkeit, da sich die Pupille bei Lichteinfall nicht mehr reflektorisch verengen kann. Eine Stauungspapille gehört nicht zum Symptomenbild des Adie-Syndroms.

F00

Frage 1.159: Lösung E

Verwirrenderweise ist in dieser Frage das Leitsymptom des **Adie-Syndroms**, die Pupillotonie, nicht erwähnt. Bei direktem Lichteinfall reagiert die Adie-Pupille kaum oder sehr verzögert (tonisch) mit Miosis und zeigt auch bei Wechselbeleuchtung geringe Bewegungsamplituden. Auch bei der Konvergenzreaktion wird die betroffene Pupille verzögert enger. In Kombination mit dieser Pupillotonie tritt beim Adie-Syndrom eine Areflexie in Erscheinung, deshalb fehlt der Trizeps-surae-Reflex (ASR) beidseits.

F92 F84

Frage 1.160: Lösung D

Bei der **Lues** wird das Syndrom der reflektorischen Pupillenstarre beobachtet. Charakteristisch ist die **aufgehobene Lichtreaktion der Pupille** bei erhaltenem Konvergenz- und Akkommodationsvermögen. Die Pupille zeigt sich dabei generell meist sehr eng und ist häufig zusätzlich verzogen. Die genaue Ursache der reflektorischen Pupillenstarre bei Lues ist nicht bekannt; u.a. wird diskutiert, dass die Veränderungen in der Iris selbst vorliegen. Auf der Basis dieser Hypothese wäre auch gut zu erklären, dass die konsensuelle Lichtreaktion aufgehoben ist.

F98

Frage 1.161: Lösung B

Der **Wechselbelichtungstest** der Augen dient der Identifikation einer afferenten Pupillenreflexstörung. Wenn z.B. der N. opticus auf einer Seite verletzt ist, kommt es zwar zu einem Ausfall des Lichtreflexes bei Belichtung des betroffenen Auges, bei Belichtung des intakten gegenseitigen Auges ist jedoch in dieser Situation eine konsensuelle Pupillenreaktion erhalten, die von der Intaktheit efferenter Strukturen abhängig ist (Reflexzentren im Hirnstamm, N. oculomotorius).

H87

Frage 1.162: Lösung B

Das **Horner-Syndrom** geht auf eine Schädigung sympathischer Nervenbahnen zurück, die für die Innervation des Auges verantwortlich sind. Die sympathischen Bahnen innervieren die glatte Muskulatur (M. dilatator pupillae, M. tarsalis superior und M. orbitalis). Weiterhin werden die Schweißdrüsen sowie die Gefäße der betreffenden Gesichtshälfte von dieser Sympathikusbahn versorgt. Die klassische Symptomentrias des Horner-Syndroms besteht aus **Ptosis, Miosis** und **Enophthalmus** (siehe auch Lerntext I.7).

H87

Frage 1.163: Lösung D

Bei der **amaurotischen Pupillenstarre** liegt eine Läsion der Nervenfasern im Sehnerven vor. Bei Belichtung des amaurotischen (blinden) Auges kann man weder eine direkte (gleichseitige) noch eine konsensuelle (gegenseitige) Lichtreaktion auslösen. Dagegen ist die konsensuelle Verengung der Pupille auf dem amaurotischen Auge durch Belichtung des gesunden Auges auslösbar, weil der zentrale Reflexbogen intakt ist. Auch die Konvergenzreaktion ist bei der amaurotischen Pupillenstarre erhalten. Die Pupillen zeigen sich in der Regel gleich weit.

H95

Frage 1.164: Lösung A

Die Pupillen werden durch den sympathisch innervierten M. dilatator pupillae erweitert und durch den parasympathisch innervierten M. sphincter pupillae verengt. Man prüft klinisch die Lichtreaktion und die Konvergenzreaktion.

Die afferenten Neurone der **Lichtreaktion** laufen im N. opticus und zweigen vor den Corpora geniculata lateralia zum Mittelhirn ab. Daraus ergibt sich, dass bei Läsionen der Corpora geniculata lateralia, der Sehstrahlung oder der Sehrinde die Lichtreaktion erhalten ist.

Im Mittelhirn werden die Fasern umgeschaltet und ziehen zum parasympathischen **Nucleus Edinger-Westphal** in der Okulomotoriuskerngruppe. Vom Edinger-Westphal-Kern ziehen die Neurone mit dem N. oculomotorius (3. Hirnnerv) zum Ganglion ciliare im Fettgewebe hinter dem Augapfel, wo sie erneut umgeschaltet werden und den M. sphincter pupillae innervieren.

Die **Konvergenzreaktion** ist kein Reflex, sondern ein zentraler Synergismus, der vom Konvergenzzentrum, dem Perlia-Kern in der Okulomotoriuskerngruppe, gesteuert wird. Eine Störung der Konvergenz zeigt daher eine zentrale (pontine) oder eine efferente (Okulomotorius-)Störung an.

Zu **(B):** Erweiterte Pupillen (Mydriasis) erhält man z.B. bei beidseitigen Druckläsionen des N. oculomotorius. **Maximal weite Pupillen** sind Zeichen einer schweren Hirn(stamm)schädigung z.B. nach Herzstillstand.

Zu **(C):** Eine **absolute Pupillenstarre** bedeutet, dass die Pupille bei normaler Weite weder direkt noch indirekt auf Licht oder Konvergenz reagiert. Mögliche Ursachen liegen in einer partiellen Okulomotoriuslähmung oder einer Mittelhirnläsion, die den afferenten Schenkel des Reflexbogens unterbricht.

Zu **(D):** Von einer **reflektorischen Pupillenstarre** spricht man, wenn beidseits bei anisokoren entrundeten Pupillen die direkte und indirekte Lichtreaktion erloschen, die Konvergenzreaktion dagegen intakt ist. Diese Störung ist charakteristisch für die Neurolues. Pathognomonisch für diese Erkrankung ist die Kombination einer reflektorischen Pupillenstarre mit einer Miosis, die sog. Robertson-Pupille.

Zu **(E):** Eine **beidseitige maximale Miosis** findet sich iatrogen bei pilocarpinbehandelten Glaukompatienten sowie bei Opiatmissbrauch. Ist der Patient komatös, weist eine beidseitige maximale

Miosis auf eine Funktionsstörung im Bereich der Pons mit Zerstörung der zentralen Sympathikusbahn hin. Bestehen Begleiterscheinungen einer Acetylcholinintoxikation (Speichelfluss, Bronchialsekretion, Schweißausbruch, Diarrhö) kann es sich z. B. um eine Vergiftung mit E 605 oder auch eine cholinerge Krise bei Myasthenia gravis handeln.

H89

Frage 1.165: Lösung A

Unter einer **Aniridie** versteht man das angeborene oder traumatisch erworbene Fehlen der Iris. Dieses Symptom gehört nicht zum bereits oben beschriebenen **Adie-Syndrom**.

H86

Frage 1.166: Lösung B

Die beigefügte Skizze zeigt eine Pupillen- und Lidspaltendifferenz mit **Miosis** und **Ptosis** links. Gemeinsam mit einem Enophthalmus, der sich zeichnerisch nicht darstellen lässt, bilden diese Symptome das **Horner-Syndrom**. Das Horner-Syndrom geht auf eine Unterbrechung im Bereich der zentralen Sympathikusbahn, im Centrum ciliospinale, im Ganglion cervicale superius oder im Bereich der postganglionären Fasern in ihrem Verlauf zum Auge zurück. Die sympathischen Bahnen innervieren die glatte Muskulatur (M. dilatator pupillae, M. tarsalis superior und M. orbitalis). Weiterhin werden die Schweißdrüsen sowie die Gefäße der betreffenden Gesichtshälfte von dieser Sympathikusbahn versorgt (siehe auch Lerntext I.7).

Zu **(A):** Bei der **Myasthenia gravis** und anderen myasthenen Syndromen kommt es nicht zu einer Pupillenstörung, weiterhin zeigt sich eine Ptosis (Lähmung des quergestreiften M. levator palpebrae) meist beidseitig.

Zu **(C):** Eine **Okulomotoriuslähmung** zeigt eine Ptosis durch Lähmung des M. levator palpebrae bei Überwiegen des vom N. facialis innervierten M. orbicularis oculi, eine fixierte Augenstellung mit Blickrichtung nach unten außen infolge eines Überwiegens des M. rectus lateralis (N. abducens) und des M. obliquus superior (N. trochlearis) und eine Dilatation der Pupille (Mydriasis) bei fehlendem Lichtreflex und aufgehobener Akkommodation.

Zu **(D):** Eine **reflektorische Pupillenstarre** ist durch eine aufgehobene Lichtreaktion der Pupille bei erhaltenem Konvergenz- und Akkommodationsvermögen charakterisiert. Dieses Symptom wird bei der Neurolues beobachtet.

Zu **(E):** Gegen eine **komplette Okulomotoriusparese** rechts sprechen die fehlende Ptosis und die reguläre Bulbusstellung.

1.5.2 Augenbewegungsstörungen

F88

Frage 1.167: Lösung C

Bei Schädigungen der Hirnnerven, die die äußeren Augenmuskeln versorgen, treten Doppelbilder bzw. eine abnorme Stellung der Bulbi immer dann auf, wenn Bewegungen ausgeführt werden, bei denen der oder die gelähmten Muskeln besonders aktiv werden müssen. Bei einer **Trochlearisparese** ist dies der Fall, wenn auf der betroffenen Seite der Bulbus nach unten und medial bewegt werden muss (M. obliquus superior). Bei einer Trochlearisparese rechts ist also die Diplopie beim Blick nach unten links am größten.

F85

Frage 1.168: Lösung A

Eine **komplette Ophthalmoplegie** wird am häufigsten bei arterio-venösen Fisteln im Bereich des **Sinus cavernosus** beobachtet. Die so gut wie immer traumatisch entstandenen arterio-venösen Fisteln führen zu einem pulsierenden Exophthalmus mit Schmerzen, praller Füllung konjunktivaler und retinaler Gefäße sowie – aufgrund der Nähe zu allen drei für die Okulomotorik wichtigen Hirnnerven, N. abducens, N. oculomotorius, N. trochlearis, – zu einer Störung der Okulomotorik. Bei kompletter Druckschädigung aller Nerven resultiert eine komplette Ophthalmoplegie.

Zu **(B):** Das **hintere Längsbündel** stellt eine Efferenz des Hypothalamus dar, die die Verbindung zum parasympathischen Kern im Hirnstamm auch im Bereich des Nucleus oculomotorius herstellt. Eine Verbindung zu motorischen Anteilen des N. oculomotorius und auch zu den anderen Augenmuskelkernen besteht jedoch nicht.

Zu **(C)** und **(D):** Rein theoretisch können **ausgedehnte Hirnstammprozesse** mit Affektion aller drei Augenmuskelkerne zu einer Ophthalmoplegia totalis führen. In der Praxis wird man eine solche Situation kaum antreffen, da ein derart ausgedehnter Hirnstammprozess schon vorher wichtige Atem- und Kreislaufzentren mit letalem Ausgang affizieren würde.

Zu **(E):** Bei Schädigung des **Kleinhirns** kann es zwar zu okulomotorischen Störungen im Sinne eines Nystagmus kommen, eine Ophthalmoplegie tritt jedoch nicht auf.

F87 H84

Frage 1.169: Lösung B

Bei einer **vertikalen Blickparese** ist vor allem die Hebung der Augen, seltener auch die Senkung betroffen. Eine vertikale Blickparese wird bevorzugt

bei einer bilateralen **Läsion der Mittelhirnhaube** beobachtet.
Betroffen sind vor allen Dingen die sakkadischen Blickeinstellbewegungen und die Blickfolgebewegungen. Die vestibulär ausgelösten vertikalen Blickbewegungen sind hingegen bei Prüfung des vertikalen Puppenkopfphänomens häufig erhalten.

F84

Frage 1.170: Lösung B

Bei einer Ophthalmoplegia externa sind die äußeren Augenmuskeln, die vom N. oculomotorius versorgt werden, gelähmt. Der N. oculomotorius versorgt alle äußeren Augenmuskeln bis auf den M. rectus lateralis, der vom N. abducens versorgt wird, und den **M. obliquus superior**, der vom N. trochlearis versorgt wird. Bei einer Ophthalmoplegia externa beobachtet man eine fixierte Augenstellung mit Blickrichtung nach unten außen infolge des Überwiegens der nicht paretischen Muskeln.

F97

Frage 1.171: Lösung B

Siehe Kommentar zu Frage 1.172.

F96

Frage 1.172: Lösung C

Bei der **internukleären Ophthalmoplegie** handelt es sich um eine supranukleäre Augenbewegungsstörung. Bei Untersuchung der Blickeinstellbewegungen imponiert eine Rectus-internus-Parese mit deutlicher Verlangsamung der Adduktionssakkade, aber meist ohne Außenschielstellung bei Geradeausblick. Im Gegensatz zur peripheren Internusparese kann das Auge durch Konvergenz weiter adduziert werden als bei Seitwärtsblick. Charakteristisch ist weiterhin ein dissoziierter Nystagmus am kontralateralen abduzierten Auge. Diese Störung beruht auf einer ein- oder beidseitigen Unterbrechung des Fasciculus longitudinalis. Dieses Faserbündel verbindet die funktionellen Kontakte zwischen dem Abduzenskern auf Höhe der Pons und dem kranial gelegenen Internussegment des Okulomotoriuskerns (s. Abb. 1.9). Einseitige und beidseitige internukleäre Ophthalmoplegien werden bei jungen Patienten meist im Rahmen einer Multiplen Sklerose beobachtet, meist einseitige internukleäre Ophthalmoplegien sind bei älteren Patienten ischämischer Genese.

H96

Frage 1.173: Lösung C

Beim **kongenitalen Nystagmus** imponiert ein kontinuierliches, vorwiegend horizontales Pendeln der Bulbi, das bereits im Säuglingsalter (kongenital) zu beobachten ist. Dieser Nystagmus ist insbesondere bei Fixation zu beobachten, demgemäß spricht man auch vom kongenitalen **Fixationsnystagmus**.

H94

Frage 1.174: Lösung B

Als **Ophthalmoplegia interna** (innere Okulomotoriuslähmung) bezeichnet man einen Ausfall der autonomen Fasern, die das Auge innervieren. In ihrer isolierten Form ist die Bulbusbeweglichkeit voll erhalten. Die **Pupille** ist weit und lichtstarr, reagiert aber auf Miotika. Die **Akkommodation** kann ebenfalls gestört sein, der Patient sieht in der Nähe unscharf (2). Fast immer ist die Ursache eine Schädigung im peripheren Verlauf des N. oculomotorius. Durch einen erhöhten Hirndruck kann der Nerv an der Klivuskante der Schädelbasis geklemmt werden (1). Die autonomen Fasern reagieren auf diese Druckschädigung aufgrund ihrer geringen Myelinisierung am empfindlichsten. Nimmt der Druck weiter zu, so kommt es in der Folge auch zu einer Affektion der übrigen Okulomotoriusfasern und damit zu einer kombinierten äußeren und inneren Ophthalmoplegie.

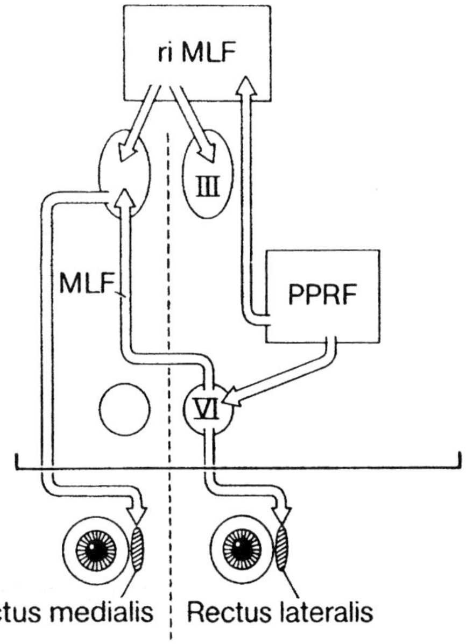

Abb. 1.**9** (Verändert nach W. Fröscher, Neurologie mit Repetitorien, 1990). Schematische Darstellung der Hirnstammstrukturen für horizontale und vertikale Blickeinstellbewegungen. PPRF (paramediane pontine Retikulär-Formation): Sie gewährleistet ipsilaterale horizontale Sakkaden. Parallel zur Erregung des Abduzenskerns (VI) wird über den Medialen Longitudinalen Faszikulus (MLF) das kontralaterale Kerngebiet des Okulomotorius (III) erreicht. Hier erfolgt die modulierte Erregung der Motoneurone des Rectus internus. riMLF (rostraler interstitieller Kern des MLF): hier befindet sich das mesenzephale Zentrum für die vertikale Sakkadengenerierung.

Miotika (z.B. Carbachol) sind cholinerge Substanzen, die am postsynaptischen Azetylcholinrezeptor an der motorischen Endplatte angreifen und bei intakter Endplatte zu einer Pupillenverengung führen. Sie haben in der Differenzialdiagnose von Pupillenmotilitätsstörungen einen gewissen Stellenwert. Bei einer Ophthalmoplegia interna reagieren die Pupillen auf Miotika, da der Musculus sphincter pupillae ja nicht selber beschädigt ist. Aussage (3) ist somit falsch.

1.5.3 Gesichtsfelddefekte

H88

Frage 1.175: Lösung E

Bei geringer klinischer Relevanz kann es rein theoretisch bei beidseitiger ausgedehnter Läsion der Sehstrahlung zwischen Corpora geniculata lateralia und Sehrinde zu einer **Blindheit** kommen. Da der Reflexbogen für die **Lichtreaktion** bei einer solch hypothetischen Läsion intakt bleibt, werden Pupillenstörungen vermisst.

Gesichtsfelddefekte — **I.8**

Der N. opticus repräsentiert die Axone der dritten Zellschicht der Retina. Hervorzuheben ist das makulopapilläre Bündel, das von temporal her in den N. opticus hineinzieht. Dieses Bündel entspricht den Fasern der dritten Neurone der Macula densa. Dieses Bündel ist häufig isoliert im Rahmen einer Retrobulbärneuritis affiziert und führt zu einem Zentralskotom. Im N. opticus sind die Nervenfasern entsprechend ihrer retinalen Herkunft positioniert. So führt z.B. eine Druckwirkung auf den N. opticus von lateral her zu einer Läsion von Nervenfasern aus der temporalen Retinahälfte, die für die Wahrnehmung im nasalen Gesichtsfeld verantwortlich sind.
Im Chiasma opticum vereinigen sich die Nn. optici unmittelbar vor der Hypophyse. Im Chiasma findet eine partielle Kreuzung der Optikusfasern statt. Die Fasern aus den temporalen Anteilen der Retina bleiben ungekreuzt, während die nasalen Fasern auf die Gegenseite kreuzen. Wird z.B. durch einen Hypophysentumor die mediane Portion des Chiasmas verletzt, so kommt es zu einer isolierten Schädigung der kreuzenden nasalen Retinaportionen, die Folge ist eine heteronyme bitemporale Hemianopsie. Nach Passage des Chiasmas ordnen sich die gekreuzten und ungekreuzten Fasern zum Tractus opticus. Eine Läsion auf dieser Ebene führt zu homonymen Hemianopsien. Auch bei Läsionen nach Umschaltungen im Corpus geniculatum laterale entstehen kontralaterale homonyme Hemianopsien, die je nach Ausdehnung der Läsionen halbkreisförmig, sektorförmig oder quadrantenförmig in Erscheinung treten können. Auffällig häufig beobachtet man bei einer Läsion der Sehstrahlung oder des visuellen Kortex eine Aussparung des zentralen Sehens. Eine nicht unumstrittene Erklärung für dieses Phänomen ist die Annahme eines gesonderten Faserbündels für das zentrale Sehen, das durch die hinteren Anteile des Balkens zur Sehrinde der Gegenseite kreuzt.
Gesichtsfelddefekte werden am häufigsten im Rahmen von zerebralen Gefäßprozessen beobachtet. Die Sehstrahlung wird sowohl direkt über die A. carotis interna als auch aus penetrierenden Ästen der A. cerebri media und im okzipitalen Abschnitt über die A. cerebri posterior versorgt. Affektionen der Sehstrahlung kommen weiterhin bei Hirntumoren (z.B. Glioblastom) vor.

H91

Frage 1.176: Lösung E

Ein Aneurysma der A. carotis interna kann je nach Höhe entweder den N. opticus direkt oder das Chiasma durch Druck in seiner Funktion beeinträchtigen. Entsprechend resultieren monokuläre oder binokuläre Gesichtsfeldstörungen. Im Rahmen von Konversionsneurosen werden häufig röhrenförmige Gesichtsfeldeinschränkungen von den Patienten beschrieben. Ein Krankheitsprozess eines Temporallappens kann die Sehstrahlung affizieren und zu quadrantenförmigen Hemianopsien führen.

H84

Frage 1.177: Lösung E

Bitemporale Hemianopsien kommen am häufigsten bei Chiasmaschädigungen durch Hypophysentumoren zustande. Dabei werden die im Chiasma kreuzenden Fasern der nasalen Retinahälften isoliert geschädigt. Alle hier genannten Ursachen führen nicht zu einer bitemporalen Hemianopsie (siehe auch Lerntext I.8).

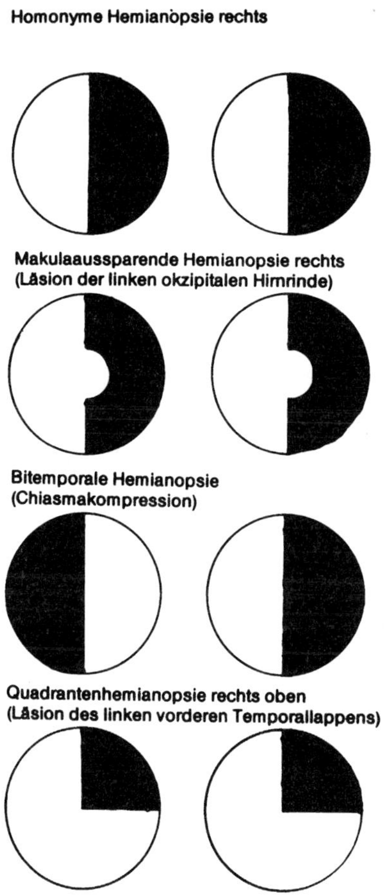

Abb. 1.**10** Schematische Darstellung der häufigsten Gesichtsfeldausfälle

F87

Frage 1.178: Lösung E

Bitemporale Hemianopsien kommen am häufigsten bei Chiasmaschädigungen durch Hypophysentumoren zustande. Dabei werden die im **Chiasma** kreuzenden Fasern der nasalen Retinahälften isoliert geschädigt (siehe auch Lerntext I.8).

1.5.4 Sehstörungen

H86

Frage 1.179: Lösung C

Bei einer streng **einseitigen Blindheit** liegt eine Läsion des optischen Leitungssystems rostral der Vereinigung von Nervenfasern aus beiden Nn. optici vor. Diese Situation ist nur dann gegeben, wenn der N. opticus selbst betroffen ist.

Zu **(A):** Hinter dem Chiasma werden die Fasern, die von der ipsilateralen temporalen Hälfte der Retina, und andererseits jene Nervenfasern, die von der kontralateralen nasalen Retinahälfte kommen, zum **Tractus opticus** vereint. Bei einer Schädigung des Tractus opticus kommt es zu einer homonymen Hemianopsie.
Zu **(B):** Bei Affektion im Bereich des **Temporallappens** wird vorwiegend eine obere Quadrantenanopsie zur Gegenseite beobachtet. Liegt die Läsion im parieto-okzipito-temporalen Bereich, kann die gesamte Sehstrahlung beeinträchtigt sein, sodass es zu einer homonymen Hemianopsie kommt.
Zu **(D):** Bei einer Schädigung des **Chiasma opticum**, z.B. infolge eines Hypophysentumors, werden die kreuzenden Fasern in der Mitte des Chiasmas unterbrochen, was zu einer heteronymen bitemporalen Hemianopsie führt. In seltenen Fällen kann es auch zu einer heteronymen binasalen Hemianopsie kommen, wenn das Chiasma opticum z.B. von einem Tumor umwachsen wird, der die lateralen Anteile mit den ungekreuzten Fasern schädigt.
Zu **(E):** Bei einseitiger Affektion des **Okzipitallappens** findet man am häufigsten homonyme hemianopische Zentralskotome.

1.6 Neurootologische Syndrome

1.6.1 Systematischer Schwindel

Menière-Syndrom — I.9

Beim **Menière-Syndrom** handelt es sich um einen Hydrops des häutigen Labyrinths infolge quantitativ oder qualitativ fehlerhafter Produktion bzw. Zusammensetzung und vor allem gestörter Resorption der Endolymphe, wahrscheinlich auf dem Boden vasomotorischer Regulationsstörungen. Das Menière-Syndrom kommt besonders bei vegetativ labilen Patienten, gelegentlich nach psychischen Belastungen, Nikotin- oder Alkoholabusus vor. Der Schwindelanfall selbst könnte durch eine Ruptur des Endolymphschlauches ausgelöst werden. Die Erkrankung ist durch die attackenartigen Drehschwindelanfälle, einseitige Ohrgeräusche und einseitige Schwerhörigkeit charakterisiert. Schon während des akuten **Drehschwindelanfalles** und auch unmittelbar nach dem Anfall zeigt sich ein Spontannystagmus und eine meist einseitige Untererregbarkeit des Vestibularapparates, die sich dann aber wieder normalisiert. Nach den ersten Anfällen bleiben zunächst keine Symptome zurück, während im weiteren Verlauf dieser Erkrankung bleibende Residualsymptome in

Form einer **Schwerhörigkeit**, verbunden mit Ohrensausen und einer Untererregbarkeit des Vestibularapparates auftreten. Aufgrund des heftigen Drehschwindels treten zusätzlich vegetative Symptome – auch mit **Erbrechen** – auf. Bei schweren Anfällen sind die Patienten nicht mehr in der Lage zu gehen und zu stehen. Bei geringerem Drehschwindelgefühl imponiert eine **Fallneigung nach einer Seite**. Typisch zerebelläre Zeichen wie **Ataxie und Intentionstremor** gehören jedoch nicht zum Bild des Menière-Syndroms.
Auch bei einem peripheren benignen paroxysmalen Lagerungsschwindel wird subjektiv ein Drehschwindel wahrgenommen, der mit einem Nystagmus einhergeht. Charakteristisch für diesen Drehschwindelanfall ist die Auslösbarkeit bei einer bestimmten, konstanten Stellung des Kopfes. Zugrunde liegt bei dieser Erkrankung eine einseitige Störung des peripheren Otolithenapparates.

Frage 1.180: Lösung D

Siehe Lerntext I.9.

F84

Frage 1.181: Lösung B

Siehe Lerntext I.9.

F89

Frage 1.182: Lösung A

Bei dem **benignen paroxysmalen Lagerungsschwindel** handelt es sich um einen Schwindel, der durch Kopfreklination oder Kopfseitenlagerung zum betroffenen Gleichgewichtsorgan ausgelöst wird und mit einem zum unten liegenden Ohr gerichteten Nystagmus vergesellschaftet ist. Die Dauer des Schwindels und des Nystagmus beträgt 10 bis maximal 60 Sekunden. Der **Drehschwindel** kann so heftig sein, dass es zu Übelkeit, Erbrechen und Gangunsicherheit kommt. Pathophysiologisch handelt es sich um eine Auflagerung von traumatisch oder spontan abgelösten organischen Partikeln des Utrikulusotolithen der Cupula. Während Cupula und Endolymphe normalerweise ein gleiches spezifisches Gewicht haben, wird die Cupula durch die Auflagerung der Fremdkörper spezifisch schwerer und damit auf Drehbeschleunigung in der Bogenachsenebene überempfindlich. Die Erschöpfbarkeit des Schwindels bei wiederholtem Lagemanöver spricht dafür, dass die Auflagerung der Fremdkörper instabil ist und ihre Position an der Cupula wechseln kann. Eine beidseitige **paroxysmale Innenohrschwerhörigkeit** gehört nicht zum Bild dieses Lagerungsschwindels.

H88

Frage 1.183: Lösung A

Siehe Kommentar zu Frage 1.182.

F91

Frage 1.184: Lösung C

Siehe Kommentar zu Frage 1.182.

H98

Frage 1.185: Lösung D

Die hier beschriebene Symptomenkonstellation ist bei einem **M. Menière** zu erwarten. Es handelt sich bei dieser Erkrankung um eine Hydropsentwicklung im Bereich des häutigen Labyrinths infolge quantitativ oder qualitativ fehlerhafter Produktion bzw. Zusammensetzung und/oder gestörter Resorption der Endolymphe. Charakteristisch sind Attacken, die bei Ruptur des Endolymphschlauches zur Entwicklung kommen und durch Drehschwindel, einseitige Ohrgeräusche, Übelkeitsgefühl und Erbrechen und Hörminderung gekennzeichnet sind. Auch unabhängig von den Attacken kommt es bei dieser Erkrankung zu einer progredienten, meist einseitigen Schwerhörigkeit.
Siehe hierzu auch den Lerntext I.9.
Zu **(A): Transitorisch ischämische Attacken** im vertebrobasilären Stromgebiet können zwar ähnliche Symptomatiken induzieren, es ist jedoch unwahrscheinlich, dass solche Durchblutungsstörungen rezidivierend mit identischer Symptomatologie auftreten. Außerdem wäre eine progrediente Hörminderung einseitig nicht anzunehmen.
Zu **(B):** Beim **Zoster oticus** handelt es sich nicht um eine rezidivierende Erkrankung, die mit stereotyper neurologischer Symptomatik einhergeht.
Zu **(C):** Bei einer **Neuronitis vestibularis** oder bei einem akuten Vestibularisausfall ischämischer Ursache kommt es nicht zu einer progredienten Hörminderung.
Zu **(E):** Beim **benignen paroxysmalen Lagerungsschwindel** handelt es sich um für Sekunden anhaltende lagerungsabhängige Drehschwindelzustände, die nicht von einer progredienten Hörminderung links begleitet werden.

F99

Frage 1.186: Lösung D

Die **Neuronitis vestibularis** oder besser die periphere Vestibularisstörung ist insbesondere durch einen akut oder subakut einsetzenden peripher bedingten Schwindel mit der Symptomatik des einseitigen Labyrinthausfalles charakterisiert. Die Patienten beklagen einen schweren Drehschwindel, der von Fallneigung und Übelkeit mit Brechreiz begleitet ist. Bei der Untersuchung mit der Frenzel-

brille findet man einen lebhaften rotierenden Spontannystagmus, die neurologische Untersuchung ergibt eine Rumpfataxie mit Fallneigung zur Seite. Das betroffene Labyrinth ist kalorisch unter- oder unerregbar. Der Verlauf ist in der Regel gutartig, die Symptome lassen in wenigen Tagen spontan nach. Die Genese der akuten peripheren Vestibularisstörung ist heterogen. Ein Teil der Erkrankungen mag auf einer Virusinfektion des Ganglion spirale cochleae beruhen, andere Fälle werden auf Durchblutungsstörungen im Bereich des Ramus vestibularis der A. labyrinthii zurückgeführt.
Die wesentlichen Elemente dieser Erkrankung sind in der zugehörigen Kasuistik beschrieben. Wichtig ist der Hinweis, dass es sich um einen tagelang anhaltenden heftigen Drehschwindel in Kombination mit Erbrechen handelt.
Zu **(A):** Der **benigne paroxysmale Lagerungsschwindel** ist charakterisiert durch Schwindelattakken in Abhängigkeit von einem Lagerungswechsel.
Zu **(B):** Eine **transitorische ischämische Attacke (TIA)** im Versorgungsgebiet der A. cerebri media führt nicht zu einem tagelang anhaltenden Drehschwindel. Per definitionem hält ohnehin eine TIA nur maximal 24 Stunden an.
Zu **(C):** Ein **tonischer Hirnstammanfall** ist durch tonische Muskelinnervationen ohne Drehschwindelattacken charakterisiert.
Zu **(E):** Beim **Lennox-Gastaut-Syndrom** handelt es sich um ein definiertes epileptisches Syndrom.

H99

Frage 1.187: Lösung B

Beim **benignen paroxysmalen Lagerungsschwindel** handelt es sich um einen Drehschwindel, der durch Kopfreklination oder Kopfseitlagerung zum betroffenen Gleichgewichtsorgan ausgelöst wird und mit einem zum unten liegenden Ohr gerichteten Nystagmus vergesellschaftet ist. Die Dauer des Schwindels und des Nystagmus beträgt 10 bis max. 60 sec. Die wichtigste und einfachste Methode, die Diagnose zu sichern, ist die Identifikation eines solchen Lagerungsnystagmus. Besonders wichtig ist die Durchführung der entsprechenden Lagerungsmanöver und die Untersuchung mit der Frenzelbrille. Die von dem Otologen Frenzel konzipierte Brille enthält starke Sammellinsen, die dem Patienten eine Fixierung von Gegenständen zur Unterdrückung des Nystagmus auf Grund der starken Verzerrung des Seheindruckes nicht zulassen, weiterhin werden die Augen des Patienten für den Untersucher durch die Sammellinsen vergrößert, um feinere Nystagmusschläge deutlich zu erkennen. Die Beurteilung eines Nystagmus wird weiterhin dadurch erleichtert, dass die nach außen abgedichtete Brille von innen seitwärts durch kleine Glühlampen beleuchtet wird.

1.7 Meningeale und Hirndruck-Syndrome

F00

Frage 1.188: Lösung C

Das **Brudzinski-Nackenzeichen** ist insbesondere bei Entwicklung einer bakteriellen Meningitis positiv. Bei der Meningitis entwickelt sich eine erhöhte Dehnungsempfindlichkeit der entzündeten Hirnhäute. Im Gefolge entwickelt sich eine Nackensteifigkeit (Meningismus) im Sinne einer protektiven Kontraktion der Nackenmuskulatur mit positivem Zeichen nach Brudzinski, Kernig und Lasègue. Das Brudzinski-Zeichen ist positiv, wenn bei Vorwärtsbeugung des Kopfes aktiv oder passiv eine automatische Beugung der Beine in Hüft- und Kniegelenk auftritt.

1.7.2 Einklemmungs-Syndrome

Intrakranielle Raumforderungen — **I.10**

Beim Erwachsenen kann bei intrakraniellen Raumforderungen aufgrund der festen Schädelkalotte keine Volumenvermehrung nach außen stattfinden. Der Wachstumsdruck wirkt sich deshalb innerhalb des Gehirns aus und führt zu einer **Erhöhung des intrakraniellen Drucks**. Im Gefolge kommt es zu einer Verminderung der arteriovenösen Blutdruckdifferenz, die zu einer Störung der Sauerstoffversorgung des Gehirns führt. Folge ist ein zunächst lokales, später dann auch generalisiertes **Hirnödem**, welches durch lokale Behinderung des Blutabflusses in Venen und Sinus, durch lokale Drosselung der Blutzufuhr über arterielle Gefäße und durch toxische Zerfallsprodukte aus neoplastischen Geweben zustande kommt. Die Liquorzisternen, die normalerweise das Nervengewebe vor Druck gegen Dura- oder Knochenkanten schützen, werden zunehmend mit Hirngewebe ausgefüllt. Schließlich kann es zu einer Massenverschiebung in axialer Richtung kommen, durch die mediale Temporallappenanteile nach kaudal in die Cisterna ambiens gepresst und zwischen Mittelhirn und Schlitz des Tentorium cerebelli eingeklemmt werden. Auch die Medulla oblongata kann zwischen den herabgedrückten Kleinhirntonsillen im Foramen occipitale magnum komprimiert werden. Klinisch treten bei intrakranieller Drucksteigerung initial psychische Auffälligkeiten in Erscheinung. Die Patienten wirken verlangsamt, die Affektivität ist nivelliert. Ein Erbrechen, das häufig morgens in Erscheinung tritt, verstärkt sich zunehmend, sodass schließlich bei jedem Aufrichten oder auch schon bei kleinen Kopfbewegungen ohne vorangehende Übelkeit Erbrechen ausgelöst wird. Dieses Erbrechen geht auf eine Druckwirkung auf die Vestibulariskerne in der Medulla oblongata zurück. Folge der intrakraniellen Drucksteigerung sind auch weiterhin Kopfschmerzen, die mit einem vermehrten Druckschmerz im Bereich der Austrittspunkte des N. trigeminus einhergehen. Bei ausgeprägtem Hirndruck kommt es dann im Endstadium zu einer lebensbedrohlichen Einklemmung des Hirnstamms mit Affektion der Formatio reticularis und Bewusstseinsstörungen.

H97 H86

Frage 1.189: Lösung B

Bei der **Lumbalpunktion** wird der Liquorraum meistens zwischen den Dornfortsätzen L3 und L4 punktiert. Sie dient der Gewinnung des Liquor cerebrospinalis zur biochemischen und zytologischen Diagnostik sowie zur Bestimmung des Liquordrucks über Anschließen der Punktionskanüle an ein Steigrohr. Der Liquordruck wird in „cm Wassersäule" gemessen. Er beträgt beim liegenden gesunden, psychisch intakten Erwachsenen etwa **5–20 cm Wassersäule**. Die Bedeutung des **Queckenstedt-Versuchs**, der im Rahmen der Lumbalpunktion durchgeführt werden kann, hat in letzter Zeit abgenommen. Bei diesem Untersuchungsschritt erfolgt eine Kompression der Jugularvenen mit Beobachtung des dadurch erzeugten intrakraniellen Druckanstiegs. Wenn es bei diesem Manöver zu keinem oder zu einem stark verzögerten Ansteigen des Liquordrucks kommt, dann deutet dieses auf eine Liquorpassagebehinderung hin. Infrage kommen dabei raumfordernde Prozesse im Rückenmarksbereich. Ein Queckenstedt-Versuch kann fälschlicherweise dann einen unauffälligen Befund trotz Vorliegen eines raumfordernden Rückenmarksprozesses ergeben, wenn der Patient bei Kompression der Jugularvenen als „Abwehrreaktion" eine aktive Bauchpresse durchführt. Dies ist besonders bei ängstlichen Patienten zu beobachten. Die Bauchpresse führt zu einer Rückstauung des Blutes in die lumbalen Venen, auch dadurch wird ein Druckanstieg im Steigrohr produziert.

H86

Frage 1.190: Lösung E

Zu einem **gesteigerten intrakraniellen Druck** kommt es insbesondere bei Tumoren, Abszessen, Hämatomen und verschiedenen Formen von Hirnödemen. Im Gefolge tritt eine Verlagerung von zerebralen Strukturen, eine sekundäre Beeinträchtigung des arteriellen Zu- und des venösen Abflusses, eine Liquorzirkulationsstörung und bei ausgeprägteren Formen eine Kompression des Temporallappens und ein Einpressen der Kleinhirntonsillen in das Foramen occipitale magnum auf. Auch die Medulla oblongata kann zwischen den herabgedrückten Kleinhirntonsillen im Foramen occipitale magnum komprimiert werden. Durch die Kompression der Medulla oblongata kann es zu einer Reizung und zu einem Ausfall verschiedenster Strukturen kommen. Auf eine Reizung der Vestibulariskerne führt man das **Erbrechen** zurück, das sich bei geringem Lagewechsel des Kopfes oder des gesamten Körpers einstellt. Darauf ist wohl auch zurückzuführen, dass bei Patienten mit einem Hirndruck meist **Zwangshaltungen des Kopfes** beobachtet werden. Auch ein **Singultus** ist häufig im Rahmen eines sich entwickelnden Hirndrucks zu beobachten. Er kann auf eine Affektion der zentralen Haubenbahn zurückgeführt werden. Der **vergrößerte blinde Fleck** deutet auf ein weiteres Syndrom des Hirndrucks, die **Stauungspapille**, hin (siehe auch Lerntext I.10).

F88

Frage 1.191: Lösung E

Eine **intrakranielle Drucksteigerung** ist am häufigsten Folge eines raumfordernden intrakraniellen tumorösen Prozesses. Weitere Ursachen sind subdurale und epidurale Hämatome sowie Hirnabszesse. Daneben können aber auch Enzephalitiden, Meningitiden, ein Trauma, Thrombosen venöser Gefäße, Intoxikationen und Liquorabflussstörungen zu Hirndruckzeichen führen.
Besonders bedeutsam für die Hirndrucksteigerung ist meistens nicht das primäre Geschehen selbst, sondern das reaktiv entstehende Hirnödem. Wie in anderen Organen ist das Ödem des Gehirns definiert durch eine relative Zunahme von Wasser und Elektrolyten im Verhältnis zur Trockensubstanz. Man unterscheidet vasogene, zytotoxische und hydrozephalische Hirnödeme. Bei der **Urämie** kommt es zu einem zytotoxischen Hirnödem. Das Hirnödem bei der **chronischen nichtrenalen arteriellen Hypertonie** zeigt eine vasogene Form. Die pathophysiologischen Mechanismen bei der Entstehung des Hirnödems nach extremer Sonnenstrahleneinwirkung (**Insolation**) sind noch nicht in allen Einzelheiten geklärt.

F88

Frage 1.192: Lösung D

Eine **diagnostische Lumbalpunktion** gilt bei Verdacht auf **erhöhten Hirndruck** als Kontraindikation, da es nach Druckentlastung zu einer Einklemmungssymptomatik kommen kann. Vor jeder Punktion sollte eine Kontrolle des Augenhintergrundes zum Ausschluss einer Stauungspapille durchgeführt werden.

F89

Frage 1.193: Lösung D

Die Produktion des Liquor cerebrospinalis erfolgt durch den Plexus choroideus der Seitenventrikel, des III. und des IV. Ventrikels. Der Liquor gelangt aus den Seitenventrikel durch die Foramina Monroi in den III. Ventrikel und von hier durch den Aquaeductus cerebri in den IV. Ventrikel. Von hier aus setzt sich der Liquorstrom durch das medial gelegene Foramen Magendii und die beiden seitlichen Foramina Luschkae in die basalen Zisternen fort. Die Resorption des Liquor cerebrospinalis erfolgt durch die Pacchioni-Granulationen in die großen Sinus.

Ein Hydrozephalus entsteht dann, wenn der Liquorfluss behindert ist. Von einem **Hydrocephalus internus** spricht man insbesondere dann, wenn der Liquorfluss durch den Aquaeductus cerebri beeinträchtigt ist. Im Gefolge kommt es zu einer Erweiterung der Seitenventrikel und des III. Ventrikels, die im Computertomogramm leicht sichtbar sind.

Bei der **konnatalen Toxoplasmose** kann es im Rahmen der Enzephalitis zu einer Verklebung des Aquaeductus cerebri mit resultierendem Hydrozephalus kommen. Der weitaus größte Teil der erkrankten Kinder kommt bereits im Stadium der postenzephalitischen Schädigung zur Welt. Beobachtet werden psychomotorische Retardierung, progredienter Hydrozephalus, epileptische Anfälle, röntgenologisch fassbare intrazerebrale Verkalkungen und eine Chorioretinitis.

Bei einem **Medulloblastom** handelt es sich um eine maligne Geschwulst des Kindes- und Jugendalters. Der Tumor geht vom unteren Kleinhirnwurm aus, kann jedoch auch von den Kleinhirnhemisphären und der Brücke ausgehen. Durch das infiltrierende Wachstum kommt es zu einer Aushüllung des IV. Ventrikels und zu einer Kompression des Aquaeductus cerebri mit nachfolgendem Hydrocephalus internus.

Auch im Rahmen der tuberkulösen Meningoenzephalitis kann es zu Verklebungen im Bereich des Aquaeductus cerebri mit Entstehung eines Hydrocephalus internus kommen.

Bei der Multiplen Sklerose und beim Morbus Parkinson handelt es sich um demyelinisierende bzw. degenerative Prozesse, die nicht zu einer Kompression oder Stenose des Aquaeductus cerebri führen.

F98

Frage 1.194: Lösung A

Das **Puppenaugenphänomen** beruht auf einem vestibulo-okulären Reflex, der die Fixation auf ein Objekt trotz aktiver oder passiver Kopfbewegungen ermöglicht. Wenn man bei einem wachen Neugeborenen den Kopf langsam passiv dreht, bewegen sich die Bulbi konjugiert, um den Geradeausblick zu stabilisieren.

1.8 Schmerz-Syndrome

1.8.1 Neuralgie

H91

Frage 1.195: Lösung C

Bei der **Bing-Horton-Neuralgie** konzentriert sich die Schmerzsymptomatik hauptsächlich auf den orbitalen oder frontotemporalen Bereich. Die **Dauer der Schmerzattacken** ist kürzer als bei der Migräne und beträgt in der Regel 15 bis 120 Minuten. Bei Patienten mit Bing-Horton-Neuralgie kann es zu bis zu 8 Attacken täglich kommen. Charakteristisch ist das Auftreten der Kopfschmerzattacken während bestimmter Jahreszeiten mit Anfallshäufung (Cluster), vor allen Dingen nachts aus dem Schlaf heraus. Begleitsymptome sind vermehrter Tränenfluss, konjunktivale Injektionen, Nasensekretfluss und ein inkomplettes reversibles oder irreversibles Horner-Syndrom mit dominierender Ptose.

H88

Frage 1.196: Lösung B

Die **idiopathische Trigeminusneuralgie** stellt die häufigste Gesichtsneuralgie dar. Die anfallsweise auftretenden Schmerzen sind meist auf den Ober- und Unterkieferbereich (II. und III. Trigeminusast) lokalisiert. Die Schmerzen bei der Trigeminusneuralgie sind zunächst immer einseitig und in der gleichen Zone lokalisiert. Sie schießen blitzartig ein und dauern meist nur einige Sekunden an. Das Schmerzintervall kann nur wenige Minuten betragen, sodass es bis zu hundert Anfällen täglich kommen kann. Häufig werden die Schmerzepisoden durch motorische Akte wie Kauen oder Sprechen oder durch Affektion ganz bestimmter Triggerpunkte im Gesichts- oder Mundbereich ausgelöst. Die Erstmanifestation der Trigeminusneuralgie liegt hauptsächlich im mittleren und höheren Lebensalter, obwohl auch bei jüngeren Patienten Trigeminusneuralgien auftreten. Häufig handelt es sich dann jedoch um eine Multiple Sklerose mit demyelinisierenden Prozessen im Trigeminuskern. Manifeste Sensibilitätsstörungen im Versorgungsgebiet des Nervus trigeminus sind häufig nicht festzustellen, auch ist der Kornealreflex bei Trigeminusneuralgien nicht abgeschwächt. Männer und Frauen sind etwa gleich häufig betroffen. Bei ca. 3% der Fälle werden – meist zeitlich gestaffelt – doppelseitige Neuralgien beobachtet. Das Medikament erster Wahl bei der konservativen Therapie der Trigeminusneuralgie ist Carbamazepin.

Alternativ kann bei Ausbleiben eines therapeutischen Effektes mit Carbamazepin das Antikonvulsivum Phenytoin eingesetzt werden. Geringe Wirkung haben auch therapeutische Lokalanästhetika,

die in der Regel in Form von Salben auf die schmerzhafte Gesichtshaut aufgetragen werden.
Bei der Trigeminusneuralgie sind multiple Ätiologien diskutiert worden. Unter anderem geht man davon aus, dass insbesondere konstitutionell und/ oder arteriosklerotisch elongierte und ektatische Hirnbasisarterien über Druck auf den N. trigeminus in seinem intrazisternalen Verlauf Ausgangspunkt einer Trigeminusneuralgie sein können. Wenn man den Nerven in seinem intrazisternalen Bereich freilegt, werden häufig entsprechende Gefäßveränderungen beobachtet, die mikrochirurgisch angegangen werden können. Diese dekomprimierende Operation wird nach dem Erstbeschreiber Jannetta bezeichnet. Eine periphere, mechanische Ursache erklärt die Einseitigkeit der idiopathischen Trigeminusneuralgie und die Operationserfolge nach dem Jannetta-Prinzip, die bei 80% liegen sollen.
Die anterolaterale Chordotomie ist nicht zur Behandlung der Trigeminusneuralgie geeignet. Es handelt sich um eine partielle Durchtrennung von Rückenmarks-Fasersystemen.

F92

Frage 1.197: Lösung A

Siehe Kommentar zu Frage 1.196.

H92

Frage 1.198: Lösung A

Siehe Kommentar zu Frage 1.196.

1.8.2 Kopf- und Gesichtsschmerz

Migräne **I.11**

Bei der **Migräne** handelt es sich um eine besondere Form eines in der Regel halbseitigen, periodisch auftretenden Kopfschmerzes, der von vegetativen Störungen und auch von vorübergehenden neurologischen Reiz- und Ausfallssymptomen begleitet sein kann. **Frauen sind etwa doppelt so häufig betroffen wie Männer**, im Kindesalter jedoch ist die Migräne dagegen bei Jungen nicht seltener als bei Mädchen. Ein familiäres Vorkommen wird häufig, jedoch nicht obligat beobachtet. Die Migräneanfälle können schon in der Kindheit erstmalig einsetzen, das Maximum des Erkrankungsalters liegt zwischen der Pubertät und dem dritten Lebensjahrzehnt.
Als auslösende exogene Faktoren sind **Wetterwechsel, reichlicher Nikotin- und Alkoholgenuss** und **Aufenthalt in schlecht gelüfteten Räumen** bekannt. Hinzu treten jedoch auch psychogene Faktoren, die häufig darin bestehen, daß aggressive Bedürfnisse nicht in ausreichender Form durch den Patienten abreagiert werden konnten. Ovulationshemmer mit hohem Östrogengehalt begünstigen generell auch das Auftreten von Migräneanfällen.
Klinisch stehen die halbseitigen Kopfschmerzen ganz im Vordergrund der Beschwerdesymptomatik. Sie werden vor allen Dingen in das Gebiet hinter den Augen und in die Stirn lokalisiert. Bei manchen Patienten ist der Kopfschmerz bei wiederholten Attacken immer auf derselben Seite, bei anderen wechselt die Lokalisation. Die Schmerzen setzen meist nicht ganz akut ein, sondern entwickeln sich meist langsam progredient innerhalb von einer Stunde. Oft wachen die Patienten jedoch bereits auch morgens mit Kopfschmerzen auf oder verspüren bereits ein charakteristisches, gereiztes Unwohlsein, das für den Patienten eindeutig auf einen bevorstehenden Migräneanfall hindeutet. Bei Zunahme der Kopfschmerzen treten dann Übelkeit bis hin zum Erbrechen hinzu. Der Anfall dauert mehrere Stunden, nicht selten einen ganzen Tag. Die Beschwerden klingen ähnlich langsam ab, wie sie entstanden sind. Manchmal kommt es zu einer abschließenden Polyurie. Nach dem Anfall fühlen sich die meisten Patienten für Stunden müde, abgeschlagen und verstimmt.
Charakteristisch für die Migräne sind auch die im Initialstadium auftretenden **Flimmerskotome** von unterschiedlicher Form und Intensität. Diese Flimmerskotome sind auf einem Auge oder auf beiden Augen wahrnehmbar, gelegentlich auch in homonymen Gesichtshälften deutlich. Während des gesamten Schmerzanfalls wird helles Licht als unangenehm und oft so schmerzhaft empfunden, dass die Patienten das Zimmer verdunkeln müssen. Auch Geräusche werden in dieser Situation als unangenehm empfunden. **Bewusstseinsstörungen** gehören **nicht** zum Bild der Migräne. Das Gleiche gilt für illusionäre optische Verkennungen und einen vorübergehenden einseitigen Hörsturz.
Wenn es während des Migräneanfalls zu zerebralen Herdsymptomen kommt, so spricht man von der **Migraine accompagnée**. Die Kopfschmerzen sind dabei nicht immer kontralateral zu den Herdsymptomen lokalisiert. Als neurologische Herdsymptome treten bei diesen Patienten Parästhesien auf, die sich wie bei sensiblen *Jackson*-Anfällen ausbreiten können. Weiterhin sind flüchtige Lähmungen, Dysarthrie, Paraphasien und Sprachverständnisstörungen sowie andere neuropsychologische Symptome bekannt.
Im initialen Stadium kann der Anfall durch gefäßaktive Präparate coupiert werden, die **Ergotamin** enthalten.

H97

Frage 1.199: Lösung D

Auf Grund der Intensität der Gesichtsschmerzen bei der **Trigeminusneuralgie** kommt es bei der Majorität der Patienten zu einer Verkrampfung der fazialen Muskulatur. Siehe auch Kommentar zu Frage 1.196.

F84

Frage 1.200: Lösung D

Siehe Lerntext I.11.

F84

Frage 1.201: Lösung A

Im Rahmen einer **Riesenzellarteriitis** kann es neben den Kopfschmerzen zu einem Optikusbefall, retinalen Arterienverschlüssen und Augenmuskelparesen kommen. Vor allen Dingen aufgrund der schweren Augenkomplikationen ist bei Sicherung der Diagnose sofort mit einer **Kortikoidtherapie** zu beginnen. Da es sich bei der Riesenzellarteriitis um eine Autoimmunvaskulitis handelt, sind Behandlungen mit **Antibiotika, Azetylsalizylsäure** oder **Vasodilatanzien** ohne Effekt (siehe auch Lerntext I.12).

H89

Frage 1.202: Lösung A

Obwohl insbesondere subkutane Injektionen von 0,5 mg Ergotamintartrat allein oder in Kombination mit Azetylsalizylsäure äußerst hilfreich bei der Bekämpfung eines Migräneanfalls sind, kann ein unkritischer Gebrauch von Ergotamintartrat andererseits relativ therapieresistente Kopfschmerzen induzieren.

F93

Frage 1.203: Lösung A

Die hier beschriebene Symptomatik mit halbseitigem Kopfschmerz, Lichtempfindlichkeit und vegetativen Symptomen ist typisch für die **Migräne**. Beim Cluster-Kopfschmerz konzentriert sich die Schmerzsymptomatik auf den retro- und periorbitalen Bereich mit vermehrter Tränensekretion und Auftreten eines Horner-Syndroms. Eine von Anfall zu Anfall variierende Seitenlokalisation wird beim Cluster-Kopfschmerz in der Regel nicht gefunden. Bei der Arteriitis temporalis handelt es sich nicht um einen attackenartigen Kopfschmerz, sondern um einen heftigen Dauerkopfschmerz, meist kombiniert mit einer Visusbeeinträchtigung.
Bei der Trigeminusneuralgie und der Glossopharyngeus-Neuralgie handelt es sich nur um für Sekunden andauernde, heftige Schmerzattacken in den entsprechenden Versorgungsgebieten der Nerven. Lichtempfindlichkeit, Gesichtsblässe und Erbrechen sind nicht typisch für diese Neuralgien (siehe auch Lerntext I.11).

H94

Frage 1.204: Lösung C

Bei einem **Cluster-Kopfschmerz** handelt es sich um streng einseitige, seitenkonstante Kopfschmerzattacken von bohrend-brennendem Charakter mit Punctum maximum orbital, retroorbital oder frontotemporal. Die Attackenfrequenz beträgt im Mittel 1 bis 3 pro 24 Stunden bei einer durchschnittlichen Dauer von 30 bis 120 Minuten. Homolaterale Begleitsymptome der Attacke sind typischerweise ein partielles Horner-Syndrom mit Miosis und Ptosis sowie Hyperhidrosis, eine übersteigerte Lakrimation, konjunktivale Injektion, Rhinorrhö oder Nasenkongestion und ein periorbitales Ödem. Die Kopfschmerzen treten meist gehäuft zu besonderen Jahreszeiten auf (Cluster).

H92

Frage 1.205: Lösung B

Siehe Lerntext I.12.

Arteriitis temporalis — **I.12**

Bei der Arteriitis temporalis, die auch Arteriitis cranialis genannt wird, kommt es zu Dauerschmerzen, die sich pulssynchron verstärken können, im Bereich der Stirnregion, der Schläfe und der Ohrregion. In dem betroffenen Gebiet ist die Haut bei Berührung überempfindlich. In etwa 10% der Fälle entwickelt sich eine Ptose und/oder Lähmung verschiedener Augenmuskeln. Dieser Symptomatik liegt eine Arteriitis der Vasa musculorum im Bereich der Augenhöhle zugrunde. Im Zentrum der arteriitischen Veränderungen steht die A. temporalis, die im Rahmen der Gefäßentzündung sich allmählich verdickt und verhärtet tastbar wird. Das Allgemeinbefinden ist stark beeinträchtigt. Es kommt zu Fieberschüben, Anämie, Leukozytose und beschleunigter Blutsenkungsgeschwindigkeit. Die Erkrankung kann schubförmig verlaufen. Die Diagnose wird durch Exzision aus der Temporalarterie gesichert. Histologisch findet man eine Panarteriitis mit granulomatöser Entzündung der Media. In den Infiltraten sind Riesenzellen nachweisbar. Auch die intrazerebralen Arterien, selbst die Arterien des vertebrobasilären Stromgebietes, können in den Krankheitsprozeß eingeschlossen sein. Der Schwerpunkt der Läsion liegt jedoch immer innerhalb der Orbita.
Therapie der Wahl sind Glukokortikoide, z.B. Prednison 1 mg/kg Körpergewicht täglich, für mindestens 2 Wochen, häufig wird eine mehrmonatige Therapie mit geringerer Dosierung wegen Persistenz der Beschwerden erforderlich. Die Arteriitis temporalis ist häufig mit einer Polymyalgia rheumatica vergesellschaftet.

H92

Frage 1.206: Lösung D

Zu **(A):** Die hier beschriebene Dauer der Attacke ist für eine **Trigeminusneuralgie** zu lang, außerdem kommt es bei der Trigeminusneuralgie nicht zu einer Augen- und Gesichtsrötung sowie zu Tränenfluss und vermehrter Nasensekretion (s.a. Kommentar zu Frage 1.196).
Zu **(B):** Bei der **Arteriitis cranialis** handelt es sich um einen Dauerkopfschmerz (siehe auch Lerntext I.12).
Zu **(C):** Bei einer **Kausalgie** handelt es sich um ein Schmerzsyndrom bei partieller Nervenläsion insbesondere im Bereich der Extremitäten.
Zu **(D):** Die beschriebene Symptomatik stimmt in allen Einzelheiten mit dem Bing-Horton-Syndrom überein.
Zu **(E):** Bei dieser Kopfschmerzform kommt es nicht zu lokalen sichtbaren Veränderungen im Gesichtsbereich. Der **Spannungskopfschmerz** geht vielmehr von der HWS aus und breitet sich über die Okzipitalregion manchmal bis nach frontal aus.

F90

Frage 1.207: Lösung E

Bei der **Migräne** handelt es sich um eine besondere Form eines in der Regel **halbseitigen, periodisch auftretenden Kopfschmerzes**, der von vegetativen Störungen und von vorübergehenden neurologischen Reiz- und Ausfallssymptomen begleitet sein kann. Frauen sind etwa doppelt so häufig betroffen wie Männer. Im Kindesalter jedoch ist die Migräne bei Jungen nicht seltener als bei Mädchen. Ein familiäres Vorkommen wird häufig, jedoch nicht obligat, beobachtet.
Als auslösende exogene Faktoren sind Wetterwechsel, reichlicher Nikotin- und Alkoholgenuss und Aufenthalt in schlecht gelüfteten Räumen bekannt. Hinzu treten auch psychogene Faktoren, die häufig darin bestehen sollen, dass aggressive Bedürfnisse nicht in ausreichender Form durch den Patienten abreagiert werden können. Es trifft jedoch keineswegs zu, dass Patientinnen mit Migräne typischerweise leichtlebig und promiskuitiv sind. Natürlich bestehen auch keine Verbindungen mit der Emanzipationsbewegung. Zur Akutbehandlung/Unterbrechung eines Anfalls sind Ergotamin-Präparate Mittel erster Wahl (siehe auch Lerntext I.11).

H95

Frage 1.208: Lösung C

Im initialen Stadium des Migräneanfalls kann der Anfall oft allein durch **Azetylsalizylsäure** oral oder intravenös unterbrochen werden.
Im fortgeschrittenen Anfall sind **Ergotaminpräparate** sehr wirksam. Sie können entweder per inhalationem (Ergotamin-Aerosolspray) oder auch i.v. verabreicht werden. Es werden sowohl Ergotamin als auch Ergotamintartrat verwendet. Die Wirkung beruht auf einer Amplitudenverminderung der Pulsation der intrakraniellen Arterien durch die α-stimulierende Wirkung. Dieser Mechanismus kann jedoch bei Patienten mit bestehender Koronarinsuffizienz zu Komplikationen mit pektanginösen Beschwerden führen (Aussage (3) ist richtig). Ergotaminpräparate sollten nur gelegentlich eingesetzt werden, da sie bei dauerhaftem Gebrauch Dauerkopfschmerzen induzieren können (**Ergotaminkopfschmerz**) und auch zu akralen Durchblutungsstörungen (Ergotismus) führen (Aussage (1) ist richtig). Neu auf dem Markt zur Behandlung des akuten Migräneanfalls ist der Serotoninantagonist Sumatriptan (IMIGRAN), der oral oder subkutan mittels Autoinjektionskanüle verabreicht werden kann. Bekannte Koronarinsuffizienz bzw. -stenosen sind auch für die Anwendung dieses Präparates eine Kontraindikation. Für die **Anfallsprophylaxe** werden Ergotaminpräparate nicht verwendet (Aussage (2) ist somit falsch). Hier kommen **Kalziumantagonisten** (Flunarizin = SIBELIUM) oder **β-Blocker** (Propranolol = DOCITON) zur Anwendung (siehe auch Lerntext I.11).

F91

Frage 1.209: Lösung A

Bei der **Migräne** handelt es sich um ein **Kopfschmerzsyndrom**, bei dem es nach gewissen Prodromi zu anfallsartig einsetzenden halbseitigen Kopfschmerzen mit vegetativen Begleitsymptomen kommt. Die einfache Migräne ist eine Kopfschmerzform, bei der die Schmerzattacke mindestens drei Stunden dauert und vegetative sowie visuelle Begleitsymptome in Form von Schwindel, Nausea, Erbrechen und Lichtscheu vorkommen. Ein **Zucken der Gesichts- und Augenmuskeln** gehört nicht zum Bild der Migräne (siehe auch Lerntext I.11).

H87

Frage 1.210: Lösung A

Bei einem **Cluster-Kopfschmerz** handelt es sich um streng einseitige, seitenkonstante Kopfschmerzattacken von bohrend-brennendem Charakter mit Punctum maximum orbital, retroorbital oder frontotemporal. Die Attackenfrequenz beträgt 1–3 pro 24 Stunden bei einer durchschnittlichen Dauer von 30 bis 120 Minuten.
Homolaterale Begleitsymptome der Attacke sind typischerweise ein partielles **Horner-Syndrom** mit Miosis und Ptosis sowie Hyperhidrosis, eine Lakrimation, konjunktivale Injektion, Rhinorrhö oder Nasenkongestion und ein periorbitales Ödem. Fakultativ können zusätzlich Migränesymptome wie Übelkeit, Erbrechen oder Lärm- und Lichtempfindlichkeit vorkommen.

F99

Frage 1.211: Lösung C

Da die jetzt bei der Patientin dominierenden Kopfschmerzen im Gegensatz zum zuvor berichteten Migränekopfschmerz gleichbleibend, bilateral und dumpf diffus ausgebreitet sind, ist am ehesten von einem **medikamenteninduzierten Dauerkopfschmerz** auszugehen. Die exakte Pathophysiologie des medikamenteninduzierten Dauerkopfschmerzes ist nicht völlig geklärt.

F94

Frage 1.212: Lösung C

Leitsymptome der hier wahrscheinlich vorliegenden **Riesenzellarteriitis** sind die **BSG-Erhöhung**, der einseitige heftige Schläfenkopfschmerz und das Manifestationsalter bei diesem 60-jährigen Mann. Bei der Riesenzellarteriitis, die auch Arteriitis temporalis oder Arteriitis cranialis genannt wird, kommt es zu Dauerkopfschmerzen, die sich pulssynchron verstärken können. Insbesondere in der Schläfenregion ist die Haut bei Berührung überempfindlich, in etwa 10% der Fälle entwickelt sich eine Ptose und/oder eine Lähmung verschiedener Augenmuskeln. Diese Symptomatik ist Folge einer Arteriitis im Bereich der Vasa musculorum der Augenhöhle. Im Zentrum der arteriitischen Veränderung steht die A. temporalis, die im Rahmen der Gefäßentzündung sich allmählich verdickt und verhärtet tastbar wird. Therapie der Wahl sind schon bei dem klinischen Verdacht Glukokortikoide.
Bei den übrigen hier genannten Kopfschmerzsyndromen kommt es nicht zu einer BSG-Erhöhung (siehe auch Lerntext I.12).

H93

Frage 1.213: Lösung D

Bei einem **Bing-Horton-Kopfschmerz (Cluster-Kopfschmerz)** handelt es sich um streng einseitige, seitenkonstante Kopfschmerzattacken von bohrend-brennendem Charakter mit punctum maximum orbital, retroorbital oder frontotemporal. Charakteristisch sind vegetative Störungen mit vermehrtem Tränenfluss, reichlicher Absonderung von Nasensekret und Gesichtsrötung. Am häufigsten entwickeln sich die Kopfschmerzanfälle nachts aus dem Schlaf heraus.

F99

Frage 1.214: Lösung C

Die Attackenfrequenz beim Cluster-Kopfschmerz beträgt im Mittel 1 bis 3 pro 24 Stunden bei einer durchschnittlichen Dauer von 30 bis 120 Minuten. Homolaterale Begleitsymptome der Attacke sind typischerweise ein partielles Horner-Syndrom mit Miosis und Ptosis sowie Hyperhidrosis, eine übersteigerte Lakrimation, konjunktivale Injektion, Rhinorrhö oder Nasenkongestion und ein periorbitales Ödem. Die Kopfschmerzen treten meist gehäuft (Cluster) zu besonderen Jahreszeiten auf.

F96

Frage 1.215: Lösung A

Wegweisend für die richtige Beantwortung dieser Frage mit kurzer kasuistischer Darstellung ist das attackenartige Auftreten von Sehstörungen. Illustriert wird im vorliegenden Fall ein gezackter Gesichtsfelddefekt. Mit den zunächst noch leichteren oder mehr allgemeinen Kopfschmerzen können sich bei der **Migräne** unangenehme Reiz- und Ausfallssymptome einstellen. Zu diesen gehört vor allem das Flimmerskotom, das durch helle oder farbige, manchmal blitzartig einschießende Lichterscheinungen sowie durch einen Gesichtsfelddefekt gekennzeichnet ist, der oft zackig begrenzt wird. Oft werden diese Gesichtsfelddefekte nicht wahrgenommen, weil sie sich nicht durch eine dunkle Stelle zu erkennen geben. Manchmal liegen die gezackten Gesichtsfelddefekte im kontralateral zur betroffenen Kopfhälfte liegenden Gesichtsfeld, am häufigsten sind sie einseitig oder beidseitig in nichthomonymen Gesichtsfeldern zu beobachten.
Zu **(B):** Bei der Retinopathia pigmentosa kommt es nicht zu attackenartigen Gesichtsfeldstörungen, sondern zu chronisch progredienten Gesichtsfelddefekten.
Zu **(C):** Bei einem Tumor des N. opticus sind langsam progrediente Gesichtsfelddefekte auf einem Auge zu erwarten.
Zu **(D):** Bei einem rezidivierenden Verschluss der A. cerebri posterior ist mit homonymen Gesichtsfelddefekten halbseitig oder in Quadrantenform mit glatter und nicht gezackter Begrenzung zu rechnen.
Zu **(E):** Bei optischen Halluzinationen bei Delir kommt es definitionsgemäß nicht zu Gesichtsfelddefekten, sondern zu der Wahrnehmung von komplexen, auch bewegten Gegenständen oder Tieren.

1.9 Liquorsyndrome

1.9.1 Entnahme, Beurteilung

F92

Frage 1.216: Lösung B

Nach der Liquorentnahme durch den Arzt oder auch bei Liquorverlust im Rahmen von Traumen entwickelt sich mit einer Latenz von 1 bis 2 Tagen ein Beschwerdekomplex, der durch Kopfschmerzen, Ohrensausen, Übelkeit und Schwindelgefühle charakterisiert wird, die beim Aufstehen zunehmen und sich beim Hinlegen bessern. Ausgangspunkt ist ein **Liquorunterdrucksyndrom**. Nach **Lumbalpunktion** entsteht dieses offensichtlich auch dadurch, dass nach erfolgter Lumbalpunktion durch den Stichkanal noch für Stunden Liquor ausfließt. Auch im Rahmen von **Myelographien** kann es zu einem Liquorunterdrucksyndrom kommen, da dabei auch eine Lumbalpunktion vorgenommen wird.

F89

Frage 1.217: Lösung E

Eine **Kontraindikation für eine Lumbalpunktion** ist dann gegeben, wenn ein deutlich erhöhter Hirndruck, insbesondere bedingt durch eine Raumforderung in der hinteren Schädelgrube, vorliegt. In dieser Situation kann es durch eine Lumbalpunktion durch Druckabfall in kaudalen Liquorräumen zu Einklemmungssyndromen kommen.

H98

Frage 1.218: Lösung C

Die Lageabhängigkeit der hier beschriebenen Kopfschmerzen ist typisch für ein **Liquorunterdrucksyndrom**, das häufig als **postpunktionelles Syndrom** nach Liquorentnahme zur Entwicklung kommt. Dabei wird der Liquorunterdruck in der Regel nicht durch die diagnostische Liquorentnahme (ca. 5 ml), sondern durch fortgesetzten Liquorverlust durch die Punktionsstelle in der Dura induziert. Bei Benutzung von speziellen Punktionskanülen kann die Häufigkeit von postpunktionellen Syndromen reduziert werden.

1.9.2 Zellvermehrung

H96

Frage 1.219: Lösung B

Bereits zwei Stunden nach einer **Subarachnoidalblutung** ist im Rahmen der Liquordiagnostik der Überstand nach Zentrifugation durch Erythrozytenzerfall xanthochrom, bei artifizieller Blutbeimengung dagegen klar. Es lassen sich **zytologisch hämosiderinspeichernde Erythrophagen** nachweisen, die im akut artifiziell blutigen Liquor fehlen. Die Eiweißverhältnisse des Liquors werden erst durch Blutbeimengungen mit mehr als 2000 Erythrozyten/µl verändert. Bei massivem Bluteinbruch kann das Liquoreiweiß auf das Zehnfache der Norm ansteigen.
Der **Liquorglukosewert** ist bei Subarachnoidalblutungen nicht spezifisch verändert, eine verminderte Katecholamin-Ausscheidung im Urin tritt nicht auf, eine unspezifische **Reizmeningitis mit leichter Pleozytose** kann einige Tage nach der Subarachnoidalblutung feststellbar sein (siehe auch Lerntext V.15).

H90

Frage 1.220: Lösung B

Wenn bei einem Patienten, der an starken Kopfschmerzen leidet, ein **blutiger Liquor** bei der Lumbalpunktion gefunden wird, ist natürlich zunächst an das Vorliegen einer Subarachnoidalblutung (Ruptur eines Aneurysmas) zu denken. Wenn aber, wie die Kopfschmerzanamnese zeigt, die Blutung bereits vor 2 Tagen abgelaufen sein soll, wäre durch Erythrozytenzerfall freies Hämoglobin zu erwarten. Auch wäre eine Erhöhung des Gesamteiweißwertes zu fordern. Zusammenfassend spricht die vorliegende Situation für eine **artifizielle Blutbeimengung** im Liquor (siehe auch Lerntext V.15).

F95

Frage 1.221: Lösung D

Freies Hämoglobin im Liquor cerebrospinalis weist auf eine abgelaufene **Blutung in den Liquorraum** (Subarachnoidalraum) hin, wie sie typischerweise bei Blutungen aus Aneurysmata der Arterien an der Hirnbasis vorkommt. Man kann sogar in etwa abschätzen, dass die Blutung **mehr als 48 Stunden zurückliegt**, da der Initialbefund nach Subarachnoidalblutung freies Blut (Erythrozyten) im Liquor ist. Erst nach Zerfall der Erythrozyten ist dann freies Hämoglobin nachweisbar (siehe auch Lerntext V.15).
Bei den unter (A)–(C) genannten Erkrankungen würde man im Liquor Eiweißerhöhungen, bei der tuberkulösen Meningitis zusätzlich auch eine Pleozytose erwarten. Bei der Multiplen Sklerose (E) können (nicht obligat!) Erhöhungen von Gesamteiweiß und/oder Zellzahl vorkommen, typisch ist jedoch der Nachweis bestimmter Immunglobulinfraktionen (oligoklonale Banden) als Zeichen für das Vorliegen einer Autoimmunreaktion.

1.9.3 Eiweißvermehrung

F91

Frage 1.222: Lösung B

Als eine sehr wichtige neue Differenzierungsmöglichkeit zur Erfassung spezifischer immunologischer Vorgänge im Bereich des ZNS hat sich die Charakterisierung der intrathekal gebildeten Immunglobuline erwiesen. Eine Bestimmung der **intrathekal gebildeten Immunglobuline** lässt sich durch Vergleich mit der Situation im Serum über Quotientenbildung ermitteln. Auch absolut sind die Gammaglobuline bei autoimmunologischen Vorgängen im Bereich des ZNS in der Regel erhöht. Weiterhin lassen sich IgG-Subfraktionen in der isoelektrischen Fokussierung mit Hilfe der Agargel-Elektrophorese oder der Immunelektrophorese (**oligoklonale Banden**) nachweisen.

H88

Frage 1.223: Lösung C

Dann, wenn durch Gefäßverletzung im Rahmen der **Lumbalpunktion** Blut artifiziell in den Liquorraum gelangt, hat die Blutbeimengung beim Abtropfen des Liquors einen schlierenartigen Charakter. Zur Identifizierung einer **artifiziellen Blutbeimengung** dient auch die 3-Gläser-Probe. Bei artifizieller Blutbeimengung ist diese in der ersten Portion stärker ausgeprägt als in der zweiten und dritten Portion.

F89

Frage 1.224: Lösung E

Zu einem **Stopliquor** kommt es am häufigsten im Rahmen von raumfordernden Prozessen auf Höhe der Cauda equina oder des Rückenmarks mit resultierender Störung der Liquorzirkulation. In dieser Situation kann der Queckenstedt-Versuch hilfreich sein. Bei diesem Test wird geprüft, ob nach Kompression der Jugularvenen, die zu einem intrakraniellen Druckanstieg führt, auch ein Druckanstieg über eine lumbale Punktionskanüle gemessen werden kann. Liegt ein Stopliquor vor, so bleibt der Druckanstieg aus. Bei der vorliegenden Frage wird ein Anstieg des Liquordrucks im Queckenstedt dargestellt, ein Ergebnis, das bei einem Stopliquor gerade nicht erwartet wird.

H90

Frage 1.225: Lösung A

Eine starke Eiweißvermehrung in Kombination mit normaler Zellzahl tritt charakteristischerweise bei der **Polyradikulitis Guillain-Barré** auf.
Von einer **sympathischen Meningitis** spricht man dann, wenn bei entzündlichen Prozessen in unmittelbarer Nachbarschaft der Liquorräume eine abakterielle Hirnhautreizung auftritt. Der Liquorbefund ergibt eine leichte Pleozytose bei normalem Eiweißwert.
Bei der **Multiplen Sklerose** findet sich meist eine leichte Pleozytose und eine leichte, aber nicht starke Eiweißvermehrung. Weiterhin ist die intrathekale Produktion von Immunglobulinen charakteristisch für die Multiple Sklerose.

H96

Frage 1.226: Lösung A

Grundpfeiler des Liquorbefundes bei akuten **bakteriellen Meningitiden** sind Trübung, Erhöhung des Gesamteiweißes und Pleozytose vom dominierenden granulozytären Typ (siehe auch Lerntext V.9).

H98

Frage 1.227: Lösung E

Eine Erhöhung des **Gesamteiweißwertes** im **Liquor cerebrospinalis** resultiert aus einer Beeinträchtigung der Blut-Hirn-Schranke. Eine solche Situation ist typischerweise bei Meningitiden gegeben, auch bei einer Meningeosis carcinomatosa kommt es zu einer Störung der Blut-Hirn-Schranke mit vermehrtem Übertritt von Eiweiß vom Blut in den Liquor cerebrospinalis.

F91

Frage 1.228: Lösung E

Eine **isolierte Immunreaktion** innerhalb des Zentralnervensystems wird über den Nachweis einer intrathekalen Produktion von Immunglobulinen erbracht. **Die IgG-Vermehrung im Liquor** wird über Berechnung des Eiweißquotienten nach Delpech erfasst. Dabei setzt man den Liquor-Serum-Quotienten für IgG zum Liquor-Serum-Quotienten für Albumin in Beziehung und berücksichtigt damit die Funktion der Blut-Liquor-Schranke, die bedeutsam dafür ist, wieviel Immunglobulin aus dem Serumkompartiment in den Liquorraum übergeht.
Die Zellzahlbestimmung dient hauptsächlich der Erfassung von entzündlichen Prozessen, die Eiweißkonzentration dient der Funktion der Blut-Liquor-Schranke.

H98

Frage 1.229: Lösung B

Beim **Guillain-Barré-Liquorsyndrom** ist die **zytoalbuminäre Dissoziation** der charakteristische Befund. Es handelt sich dabei um eine normale Zellzahl bei deutlich erhöhtem Gesamteiweiß.

F00

Frage 1.230: Lösung A

Als eine sehr wichtige neue Differenzierungsmöglichkeit zur Erfassung spezifischer immunologischer Vorgänge im Bereich des ZNS hat sich die Charakterisierung der intrathekal gebildeten Immunglobuline erwiesen. Eine Bestimmung der intrathekal gebildeten Immunglobuline lässt sich durch Vergleich mit der Situation im Serum über Quotientenbildung ermitteln. Auch absolut sind die Gammaglobuline bei autoimmunologischen Vorgängen im Bereich des ZNS in der Regel erhöht. Weiterhin lassen sich IgG-Subfraktionen in der **isoelektrischen Fokussierung** mit Hilfe der Agargel-Elektrophorese oder der Immunelektrophorese (**oligoklonale Banden**) nachweisen.

2 Neuropsychologische Syndrome

Frage 2.1: Lösung C

Unter **neuropsychologischen Störungen** versteht man eine Affektion höherer Hirnfunktionen, die teilweise auch die Psyche eines Menschen ausgestalten. Die neuropsychologischen Syndrome werden empirisch einer Störung umschriebener Hirnregionen zugeschrieben. Zu den neuropsychologischen Störungen gehören vor allen Dingen die **Aphasien** als Störung des kommunikativen Umgangs mit der Sprache, dann die **Apraxien** als Störung des sequenziellen Ablaufs funktionell zusammengehöriger Bewegungsabläufe. Auch die Störung des **Erkennens von Physiognomien** ist als eine neuropsychologische Störung zu bezeichnen. Der **Agrammatismus** ist ein besonderes Charakteristikum der motorischen Aphasie.
Dysarthrien andererseits stellen **keine** neuropsychologische Störung dar, da hier lediglich der periphere Anteil der Sprachproduktion, die sogenannte Sprachexekutive, gestört ist. Dysarthrien treten z. B. bei zerebellären Störungen mit unzureichender zeitlicher Koordination der Sprechmuskeln auf oder können auch Folge einer Schädigung der Hirnnervenkerne, die die Sprechmuskeln innervieren, sein.

F97

Frage 2.2: Lösung A

Man spricht dann von einer **Sprechstörung**, wenn untergeordnete neuronale oder nervale Strukturen des Sprechapparates betroffen sind. Sprechstörungen treten z. B. bei Basalganglienstörungen, bei zerebellären Störungen, bei bulbären Affektionen und bei Störungen des peripheren Nerven bzw. der Sprechmuskulatur auf. Von **Sprachstörungen** spricht man dann, wenn übergeordnete kortikale Strukturen bzw. transkortikale Fasersysteme betroffen sind. Typische Vertreter für eine Sprachstörung sind die Wernicke- und die Broca-Aphasie.

F00

Frage 2.3: Lösung E

Bei der **Wernicke-Aphasie** kommt es in der Tat zu phonematischen und semantischen Paraphasien (Fisch statt Tisch, Stuhl statt Tisch), zu einer Störung des Sprachverständnisses, zu einem Paragrammatismus und zu Neologismen (unbeabsichtigte Wortneuschöpfungen). Eine pseudobulbäre Dysarthrophonie tritt bei der Wernicke-Aphasie nicht auf. Sie ist Ausdruck einer beidseitigen Schädigung der kortikonukleären Faserverbindungen zu den kaudalen Hirnnervenkernen, die für die Sprachproduktion eine Rolle spielen.

F88

Frage 2.4: Lösung C

Geschmacksfasern werden vorwiegend vom N. glossopharyngeus und N. facialis geleitet. Aufgrund dieser Doppelversorgung ist in der Klinik ein vollständiger Geschmacksausfall **(Ageusie)** selten.

F98

Frage 2.5: Lösung C

Die fehlende Wahrnehmung oder Realisation einer vorliegenden schweren Funktionsstörung wird im neuropsychologischen Schrifttum als **Anosognosie** bezeichnet (nosos (grch.) = Krankheit; gnosis (grch.) = erkennen).

2.1 Hemisphärendominanz

Frage 2.6: Lösung C

Bei äußerer Betrachtung bestehen zwischen den beiden Großhirnhemisphären beim Menschen keine messbaren Unterschiede, lediglich das linke Planum temporale zeigt sich entsprechend der linksseitigen Lokalisation der Sprache bei Rechtshändern prägnanter ausgebildet. Die große Bedeutung der Sprache für den Menschen hat dazu geführt, dass man die **linke Hemisphäre pauschal als die dominante** bezeichnet. Während das Gehör, das Riechvermögen, das Gedächtnis und das Sehvermögen mit gewissen Arbeitsteilungen auf beiden Hemisphären repräsentiert sind, so zeigt sich bezüglich der **sprachlichen und sprachabhängigen Leistung** eine ausgeprägte Dominanz einer Hirnhälfte.

H00

Frage 2.7: Lösung A

Aphasien sind Störungen im kommunikativen Gebrauch der Sprache. Sie entstehen durch die **Affektion** der in der Regel linkshemisphärisch lokalisierten **kortikalen Sprachzentren**. Man unterscheidet die **Broca-Aphasie** (motorische Aphasie: Störungen der Sprachproduktion mit Agramatismus, Sprachanstrengung, aber wenig gestörtem Sprachverständnis), die **Wernicke-Aphasie** (sensorische Aphasie: Störung des Sprachverständnisses, vermehrter Sprachantrieb, semantische Paraphasien, **Paragrammatismus**) und die **amnestische Aphasie** (Wortfindungsstörungen mit Umgehungsstrategien). Sind alle Bereich gestört, spricht man von einer **globalen Aphasie**.

2.2 Dysarthrien

F87

Frage 2.8: Lösung B

Beim Stammeln und Poltern handelt es sich um Sprach- bzw. Sprechstörungen, die häufig bei Kindern im Rahmen des Spracherwerbs nahezu physiologisch auftreten, jedoch bei Entwicklungsretardierung unverhältnismäßig lange persistieren können. Fast jedes Kind macht eine Periode des **Stammelns** durch, d. h. es ist unfähig, bestimmte Konsonanten zu bilden und artikuliert daher „d" statt „g" oder „t" statt „k". Andererseits können auch bestimmte Konsonanten bei der Sprachproduktion fehlen.
Beim **Poltern** handelt es sich um einen überstürzten Redefluß, zum Teil mit verwaschener Artikulation. Eine krampfhafte, rhythmische Wiederholung von Silben verhindert eine flüssige Wort- oder Satzbildung.

F87

Frage 2.9: Lösung C

Siehe Kommentar zu Frage 2.8.

H87

Frage 2.10: Lösung A

Unter **Stottern** versteht man eine Störung des Sprachrhythmus. Bei vielen Kleinkindern ist der Sprachantrieb größer als die Sprechfähigkeit. Stockungen im Ablauf des Sprechens werden durch Konsonantenwiederholungen überbrückt. Das Stottern tritt bei Knaben häufiger auf als bei Mädchen. Häufig lässt sich eine Ursache für das Entstehen des Stotterns nicht eruieren, nur selten können psychosomatische Mechanismen aufgedeckt werden.

H91

Frage 2.11: Lösung E

Im Gegensatz zu den Aphasien handelt es sich bei **Dysarthrien** um Sprechstörungen, die auf einer Läsion des peripheren Sprechapparates oder einer Schädigung der übergeordneten nichtspezifischen Kontrollsysteme für die Motorik beruhen. Muskelkrankheiten mit Paresen der Sprechmuskulatur können zu Dysarthrien führen. Im Rahmen von Koordinationsstörungen bei zerebellären Schädigungen kann es ebenfalls zu einer Dysarthrie kommen, eine Hirnstammschädigung mit Affektion der Hirnnervenkerne kann zu einer Dysarthrie führen, und auch eine Basalganglienstörung im Rahmen des Morbus Parkinson wird von einer Dysarthrie begleitet.

H90

Frage 2.12: Lösung A

Zu **(B):** Bei Patienten mit **Wernicke-Aphasie** imponiert neben einer flüssigen Spontansprache eine erhebliche Beeinträchtigung des Sprachverständnisses. Eine Wernicke-Aphasie wird bei retrorolandischen Läsionen im Versorgungsgebiet der A. temporalis posterior beobachtet.
Zu **(C):** Bei der **Broca-Aphasie** handelt es sich um eine verlangsamte Sprache. Es imponieren phonematische Paraphasien, eine leichte Störung des Sprachverständnisses, eine Schreibstörung, eine Lesestörung und ein Agrammatismus. Es sind also alle expressiven sprachlichen Leistungen betroffen. Die Broca-Aphasie tritt bei prärolandischen Läsionen, d. h. bei Herden im frontalen Anteil der Sprachregion auf. Das Gebiet wird von der A. praecentralis versorgt.
Zu **(D):** Patienten mit einer **amnestischen Aphasie** drücken sich unpräzise aus. Genaue Bezeichnungen für Objekte und Tatbestände werden durch Umschreibungen und allgemeine, schablonenhafte Redensarten ersetzt. Die amnestische Aphasie kommt durch eine temporoparietale Läsion zustande. Sie wird insbesondere bei Hirntumoren und Schläfenlappenabszessen sowie bei zerebralen Abbauprozessen beobachtet.
Zu **(E):** Bei der **Echolalie** handelt es sich um ein automatenhaftes oder reflektorisches Wiederholen von Wörtern oder Sätzen, die der Kranke unmittelbar zuvor gehört hat. Es handelt sich hier um ein komplexes neuropsychologisches Symptom, das insbesondere bei progredienten senilen Demenzen beobachtet wird. Eine kortikale, parietale Läsion wird bei der Echolalie angenommen.
Zu **(A):** Während die Sprachstörungen (B) bis (E) Folge kortikaler oder subkortikaler Läsionen sind, kann eine **Dysarthrie**, bei der es sich um eine Sprechstörung handelt, im Gefolge von **Hirnstammprozessen** auftreten. Besonders häufig tritt die bulbäre Dysarthrie auf, die Folge einer Läsion der Motoneurone ist, die die Sprechmuskulatur innervieren.

F91

Frage 2.13: Lösung B

Bei einer **Dysarthrie** handelt es sich nicht wie bei den Aphasien um eine Störung des Sprachverständnisses oder der konzeptuellen Sprachproduktion, sondern um eine Läsion im Bereich der sprachausführenden Organe. Dazu gehören neben den Basalganglien und dem Kleinhirn die absteigenden Fasern des Tractus corticobulbaris und die Motoneurone der Sprechmuskulatur. Dysarthrien werden bei der **progressiven Paralyse**, einer Form der Neurolues, und auch bei der **Friedreich-Heredoataxie** beobachtet. Bei der **funikulären Myelose** steht die Schädigung des Hinterstrangsystems im Vordergrund, eine Dysarthrie gehört **nicht** zum Bild dieser Vitamin-B_{12}-Avitaminose.

H94

Frage 2.14: Lösung E

Frühkindliche Hirnschädigungen können prä-, peri- oder postnatal entstehen, z.B. durch Zirkulationsstörungen unter der Geburt, Infektionskrankheiten, chronische Ernährungsstörungen oder Gefäßmissbildungen. Als Residualzustände nach einer abgelaufenen Schädigung findet man im späteren Leben:

- fokale oder generalisierte **Epilepsien** (sog. Residualepilepsien)
- spastische Paresen
- extrapyramidale **Bewegungsstörungen** (z.B. Dystonien oder Choreoathetosen)
- **Intelligenzdefekte** (bis hin zur schwersten geistigen Behinderung)
- **Verhaltensauffälligkeiten** wie psychomotorische Unruhe, vermehrte Aggressivität, Konzentrations- und Aufmerksamkeitsstörungen.

Somit sind alle 3 Aussagen (1)–(3) richtig.

2.3 Aphasien

F89

Frage 2.15: Lösung D

Während bei der **amnestischen Aphasie** die Sprache flüssig und grammatikalisch korrekt ausgeführt wird, kommt es doch häufiger intermittierend zu einer zögernden Sprechweise, die, wenn eine genaue Bezeichnung für ein Objekt gefordert wird, aufgrund von Störungen in der **Wortfindung** zutage tritt. Die **Artikulation**, das **Sprachverständnis**, das **Nachsprechen** und die **Spontansprache** sind allenfalls leicht beeinträchtigt.

F85

Frage 2.16: Lösung C

Bei der **Broca-Aphasie**, auch **motorische Aphasie** genannt, fällt – im Gegensatz zum Patienten mit sensorischer Aphasie – **die reduzierte Sprachproduktion** auf, sodass im Extremfall der Patient spontan gar nicht spricht. Nur nach Aufforderung bringen Patienten mit motorischer Aphasie zögernd, nach Worten ringend, mit falscher Betonung und undeutlicher Artikulation kurze Sätze hervor. Die Struktur der Sätze ist auf kommunikativ wichtige Substantive, Verben und Adjektive reduziert, sodass Ähnlichkeiten mit dem Wortlauf eines Telegramms **(Telegrammstil)** augenfällig werden. Da Artikel, Konjunktionen, Präpositionen und auch die Deklinations- und Konjugationsformen fehlen, resultiert eine **agrammatische Sprache**. Wie auch bei der Wernicke-Aphasie tritt bei Patienten mit Broca-Aphasie eine Störung des **Sprachverständnisses** zutage. Das Schreiben ist ähnlich wie die Sprache durch den Agrammatismus gekennzeichnet. Die erhaltene Produktion von Substantiven wird durch **phonematische Paraphasien** verändert, bei denen einzelne Laute oder Silben ausgelassen, umgestellt oder entstellt werden. Bei Patienten mit einer Broca-Aphasie ist der **Gyrus frontalis inferior** der dominanten Großhirnrinde affiziert.

H93

Frage 2.17: Lösung C

Wenn es bei einem Kleinkind zu einem **progredienten Sprachzerfall** kommt, nachdem zuvor eine altersentsprechende Sprachentwicklung vorhanden war, so liegt mit größter Wahrscheinlichkeit ein **kindlicher Demenzprozess** (z.B. bei vererbten Stoffwechselstörungen) vor.

H93

Frage 2.18: Lösung C

Die **amnestische Aphasie** imponiert klinisch als Wortfindungsstörung. Charakteristisch ist die Schwierigkeit der Patienten, sich im Rahmen der Spontansprache an bestimmte Wörter oder Namen zu erinnern. Weiterhin werden Gegenstände erkannt, ohne dass sie sofort benannt werden können. Bei leichteren Formen einer amnestischen Aphasie gelingt nach längerer Konzentrationsphase die Wortfindung.

F95

Frage 2.19: Lösung E

Aphasien sind Störungen im kommunikativen Gebrauch der Sprache. Sie entstehen durch die Affektion der (in der Regel linkshemisphärisch lokalisierten) **kortikalen Sprachzentren**. Man unterscheidet die **Broca**-Aphasie (Störungen der Sprachproduktion mit Agrammatismus, Sprachanstrengung, aber wenig gestörtem Sprachverständnis), die **Wernicke**-Aphasie (Störung des Sprachverständnisses, vermehrter Sprachantrieb, semantische Paraphasien) und die **amnestische** Aphasie (Wortfindungsstörung mit Umgehungsstrategien). Sind alle Bereiche gestört, spricht man von einer **globalen** Aphasie.
Alle anderen unter (A) bis (D) genannten Erkrankungen betreffen nicht die Hirnrinde, führen also auch nicht zu Aphasien, wohl aber zu den davon streng zu trennenden Störungen des Sprechapparates selbst, den **Dysarthropathien**. So sind die Bul-

bärparalyse (A) und die okulopharyngeale Muskeldystrophie durch eine kloßige, undeutliche Sprache in Verbindung mit Schluckstörungen gekennzeichnet. Zerebelläre Schädigungen (B) können zu einer skandierenden Sprechweise (Ataxie des Sprechapparates) und Erkrankungen des extrapyramidalen Systems zu hypokinetischen oder hyperkinetischen Sprachstörungen führen.

H96

Frage 2.20: Lösung D

Ein Leitsymptom für die **Wernicke-Aphasie** ist das gestörte Sprachverständnis. Weitere Charakteristika der Wernicke-Aphasie sind dem Kommentar der Frage 2.19 zu entnehmen.

F96

Frage 2.21: Lösung A

Das Sprechen im **Telegrammstil** ist im Rahmen der motorischen Aphasie mit einem **Agrammatismus** verbunden. Substantive und Verben werden nicht adäquat dekliniert bzw. konjugiert, es wird in der Regel der Nominativ bzw. der Infinitiv benutzt.
Eine Artikulationsstörung (Dysarthrie) gehört nicht zur Symptomatik einer Aphasie. Es handelt sich dabei um Sprechstörungen bei Affektion des peripheren Sprechapparats bzw. der nichtspezifischen Kontrollsysteme der Motorik. Das klonische Wiederholen von Silben und Wörtern kommt beim Stottern vor und ist nicht bei Aphasien zu beobachten. Bei einer Prosopagnosie handelt es sich um eine neuropsychologische Störung, die durch ein Nichterkennen bzw. Nichtregistrieren einer zentralen nervösen Störung charakterisiert ist. Ein tonisches Wiederholen von Silben und Wörtern beschreibt keine in der Neurologie bekannte Symptomatik.

2.4 Apraxien

Frage 2.22: Lösung B

Die charakteristische Störung auf neuropsychologischer Ebene besteht bei diesem Kranken darin, **dass er den eigenen krankhaften Zustand nicht erkennen kann**. Diese Störung wird als **Anosognosie** bezeichnet. Die Anosognosie kann sich auf Sehstörungen, Taubheit, Hemiparesen und auch auf generalisierte Erkrankungen erstrecken. Das Verhalten des Patienten zeigt ebenfalls die fehlende Erkennung des krankhaften Zustandes an. Versucht man, die Patienten mit der Realität zu konfrontieren, so geben sie ausweichende oder den Prozess verdrängende Antworten.

Frage 2.23: Lösung E

Unter einer **Apraxie** versteht man eine Störung der sequenziellen, scheinbar automatischen Zusammenfügung von Einzelbewegungen zu sinnvollen, komplexen Gesamtbewegungen. Die motorische Potenz ist dabei für einfache umschriebene Bewegungen erhalten; Lähmungen, Sensibilitätsstörungen, Koordinationsstörungen und extrapyramidale Störungen liegen dabei nicht vor. Eine besondere Form der apraktischen Störung sind die **Parapraxien**. Dabei kommt es zu einem Auftreten von fehlerhaften Elementen einer komplexen Bewegungsfolge. Bei schweren Störungen führt der Patient eine andere, in sich richtige Bewegung – z.B. Rauchen einer Zigarette – aus, aber nicht die geforderte Bewegungsfolge, z.B. Bewegungen des Trinkens aus einem Glas.

Frage 2.24: Lösung E

Siehe Kommentar zu Frage 2.23.

H87

Frage 2.25: Lösung C

Eine **Apraxie** liegt dann vor, wenn ein Patient bei der Auswahl motorischer Elemente, die eine Bewegung konstituieren, *eine Störung aufweist* und *die Bewegung* in der korrekten sequentiellen Anordnung dieser Elemente behindert ist. Eine solche Störung liegt bei dem hier beschriebenen hirngeschädigten Patienten vor. Es wird eine besondere Form der Apraxie beschrieben, nämlich das Auftreten eines parapraktischen Bewegungsablaufes. Im Sinne einer Substitution wird die verlangte Bewegung durch eine formal korrekte andere motorische Reaktion ersetzt.

2.5 Transitorische globale Amnesie

F88

Frage 2.26: Lösung E

Bei der **transitorischen globalen Amnesie** handelt es sich um plötzlich auftretende, meist nur wenige Stunden andauernde und danach rasch vollständig wieder abklingende amnestische Zustände mit ausgeprägteren anterograden und leichteren, von Fall zu Fall unterschiedlich weit zurückreichenden retrograden Gedächtnisausfällen. Der Patient ist in dem Zustand der transitorischen globalen Amnesie wach, auffällig ratlos und neigt zu Perseverationen. Während kreative Leistungen von dem Patienten nicht ausgeführt werden können, ist er in der Lage, Routinetätigkeiten – wie z.B. Hausarbeit – zu vollführen.

In der Regel halten die transitorischen globalen Amnesien für mehrere Stunden, selten aber auch über mehrere Tage an. Als auslösende Faktoren kommen insbesondere mechanische Gefäßeinengungen, lokale Gefäßspasmen, Mikroembolien und Temporallappenepilepsien in Frage. Aufgrund dieses Spektrums der Ursachen ergibt sich, dass das Krankheitsbild überwiegend bei Personen jenseits des 50. Lebensjahres in Erscheinung tritt.

H97 F87

Frage 2.27: Lösung A

Bei **transitorischen globalen Amnesien** handelt es sich um plötzlich auftretende, meist nur wenige Stunden andauernde und danach rasch und vollständig wieder abklingende amnestische Zustände mit ausgeprägten anterograden und leichteren, von Fall zu Fall unterschiedlichen weit zurückreichenden, retrograden Gedächtnisausfällen.
In der Regel halten diese Zustände für mehrere Stunden an, selten kann sich eine transitorisch globale Amnesie aber auch einmal über Tage erstrecken. Als auslösende Faktoren kommen insbesondere mechanische Gefäßeinengungen, lokale Gefäßspasmen, Mikroembolien und Temporallappenepilepsien in Frage. Insbesondere bei transitorischen globalen Amnesien im Zusammenhang mit der Migräne sind Rezidive häufig.
Die Patienten sind während des Ablaufes einer transitorischen globalen Amnesie nicht stärker bewusstseinsgetrübt und können erlernte motorische Fertigkeiten bis hin zum Autofahren nahezu unbeeinträchtigt ausüben. Nach Abklingen der Episode bleibt eine Gedächtnislücke für die Zeitspanne der transitorischen globalen Amnesie bestehen. Dies lässt darauf schließen, dass während der Episode keine Speicherung im Langzeitgedächtnis erfolgt.
Im Zusammenhang mit einem **Schädel-Hirn-Trauma** mit Commotio cerebri kommt es nicht zu einer transitorischen globalen Amnesie, sondern in typischer Weise zu einer retrograden Amnesie, d.h. zu einem Erinnerungsverlust für einen gewissen Zeitraum vor dem Unfallereignis. Bei schweren Schädel-Hirn-Traumata mit ausgedehnten bilateralen Hirnläsionen kommt es zu globalen Amnesien, die jedoch in der Regel irreversibel sind und nicht einen transitorischen Charakter zeigen.

F90

Frage 2.28: Lösung B

Diese Aufgabe enthält 3 falsche Aussagen zur **globalen transitorischen Amnesie** (A, C, D). Bei der transitorischen globalen Amnesie handelt es sich um plötzlich auftretende, meist nur wenige Stunden andauernde und danach rasch vollständig wieder abklingende amnestische Zustände mit ausgeprägteren anterograden und leichteren, von Fall zu Fall unterschiedlich weit zurückreichenden retrograden Gedächtnisausfällen. Der Patient ist in dem Zustand der transitorischen globalen Amnesie wach, auffällig ratlos und neigt zu Perseverationen. Als auslösende Faktoren kommen insbesondere mechanische Gefäßeinengungen, lokale Gefäßspasmen, Mikroembolien und Temporallappenepilepsien in Frage. Auch die Aussage (E) ist falsch, da es bei der **Contusio cerebri** durchaus zu retrograden Amnesien, d.h. zu einem Erinnerungsverlust für einen gewissen Zeitraum vor dem Unfallereignis, kommen kann. Bei schweren **Schädel-Hirn-Traumata** mit ausgedehnten bilateralen Hirnläsionen kommt es zu globalen Amnesien, die jedoch in der Regel irreversibel sind und nicht einen transitorischen Charakter zeigen.
Richtig ist die Lösung (B) mit adäquater Definition der **anterograden Amnesie**, die sich auf einen Zeitraum nach erlittenem Schädel-Hirn-Trauma bezieht.

5 Krankheiten und Schäden des Gehirns und seiner Hüllen

5.1 Fehlbildungen, Fehlbildungskrankheiten, frühkindliche Hirnschäden

5.1.1 Allgemeines

Frage 5.1: Lösung B

Unter **Phakomatosen** versteht man Erkrankungen, die auf eine dysplastisch-blastomatöse Entwicklungsstörung zurückgehen, die vorwiegend das Ektoderm betrifft. Auch hämangiomatöse, also mesenchymale Fehlbildungen können sekundär aus ektodermalen Entwicklungsstörungen entstehen. Charakteristisch ist also die **kombinierte Missbildung der Haut und des Nervensystems**. Bei der **Neurofibromatosis generalisata** werden im Bereich der Nerven multiple Neurinome bzw. Neurofibrome beobachtet. Im Bereich der Haut imponieren Naevi pigmentosi und Café-au-lait-Flecken.
Die **tuberöse Hirnsklerose** ist durch tumorartige, verkalkende Gliawucherungen an der Hirnoberfläche und im Bereich der Ventrikelwände sowie durch eine schmetterlingsförmige Gesichtsdermatose, das sogenannte Adenoma sebaceum, charakterisiert.

Bei der **Sturge-Weber-Krabbe-Krankheit** liegen Gefäßmissbildungen an der Kopf- und Gesichtshaut, andererseits aber auch an der Dura mater und im zerebralen Kortex vor.
Die **v.-Hippel-Lindau-Krankheit** zeigt multiple, angiomatöse Fehlbildungen im Kleinhirnbereich und in der Retina.
Ependymome sind Tumoren, die von Zellen der Ventrikelwände ausgehen. Diese Tumoren gehören nicht zu den Phakomatosen.

H91

Frage 5.2: Lösung C

Beim **Morbus Recklinghausen** kommt es zu einer Bildung von diffusen Neurinomen im Bereich der peripheren Nerven und von Neurofibromen in der Haut. Besonders häufig werden **einseitige oder beidseitige Akustikusneurinome** beobachtet. Weiterhin werden bei der Neurofibromatose auch **neurogene Sarkome** – wie Meningeome, Astrozytome der Großhirnhemisphären und auch Spongioblastome vorwiegend des Hirnstamms – beobachtet.
Neuroblastome gehören nicht zum Bild der Neurofibromatose, es handelt sich dabei um Tumoren, die meist vom Nebennierenmark, seltener vom Grenzstrang ausgehen (Neuroblastoma sympathicum).

H97 H92

Frage 5.3: Lösung B

Das **Foster-Kennedy-Syndrom** ist keine angeborene Fehlbildung, die im Computertomogramm oder Röntgennativbild als Fehlbildung sichtbar wird. Vielmehr handelt es sich um ein Hirnnervensyndrom. Bei medialen Keilbeinmeningeomen kann es durch unmittelbare Druckwirkung auf einen N. opticus zu einer einseitigen Optikusatrophie kommen. Im Sinne eines allgemeinen Hirndrucksyndroms entwickeln sich zusätzlich Stauungspapillen, die dann nur noch auf dem gegenseitigen Auge erkennbar werden. Diese Konstellation wird als Foster-Kennedy-Syndrom bezeichnet.
Zu **(A):** Beim **Klippel-Syndrom** handelt es sich um eine vielgestaltige Missbildung, bei der eine Verschmelzung mehrerer Halswirbelkörper und Dornfortsätze zu einem Blockwirbel meist in Höhe HWK 2/3 im Vordergrund steht. Zusätzlich liegt eine Spina bifida im zervikalen Bereich vor.
Zu **(C):** Beim **Dandy-Walker-Syndrom** liegen Entwicklungsstörungen rhombenzephaler Strukturen, des Vermis cerebelli, der Tela choroidea des IV. Ventrikels und der Meningen vor. Die neuroradiologische Diagnostik zeigt schon meist im ersten Lebensjahr einen nichtkommunizierenden Hydrozephalus mit erweitertem Foramen Monroi, eine fehlende Fusion der Kleinhirnhemisphären bei Wurmdysgenesie, einen Hochstand des Tentoriums, eine erweiterte hintere Schädelgrube und eine zystische Ausweitung des IV. Ventrikels. Im Gefolge einer gleichzeitigen Agenesie der Foramina Magendii et Luschkae entwickelt sich ein Okklusivhydrozephalus.
Zu **(D):** Beim **Arnold-Chiari-Syndrom** handelt es sich um embryonal entstandene komplexe Missbildungen im kraniovertebralen Übergangsgebiet. In Anlehnung an die Ausprägung und die Konstellationen der einzelnen Missbildungssymptome werden drei Formen von Arnold-Chiari-Malformationen unterschieden: Beim Typ I liegt ein Tiefstand der Kleinhirntonsillen bis hinunter in den zervikalen Spinalkanal vor. Häufig zeigt sich auch eine Kaudalverlagerung der Medulla oblongata und eine fakultativ assoziierte Syringomyelie. Zur Diagnostik eignet sich besonders die Magnetresonanztomographie und die zervikale Myelocomputertomographie. Die klinische Symptomatik entwickelt sich häufig erst im Erwachsenenalter. Nacken-Hinterkopf-Schmerzen, kaudale Hirnnervenausfälle, Hirnstammsymptome und zerebelläre Symptome sowie ein parapyramidales Syndrom stehen im Vordergrund der klinischen Symptomatik.
Der Typ II zeigt eine Herniation der kaudalen Kleinhirnabschnitte und der Medulla oblongata in den zervikalen Spinalkanal hinein und zusätzlich Missbildungsstörungen im Bereich des Großhirns. Zusätzlich besteht eine lumbosakrale Meningomyelozele.
Beim Typ III tritt zusätzlich zu den Missbildungen des Typ II eine Enzephalomyelomeningozystozele in Erscheinung. Dieses schwere multiple Missbildungssyndrom ist mit dem Leben nicht vereinbar.
Zu **(E):** Im Gefolge von knöchernen Missbildungen im Bereich des kraniozervikalen Übergangs kann es zu einer **basilären Impression** kommen, die auf einer trichterförmigen Stenosierung des Foramen magnum, einer Atlashypoplasie oder Atlasassimilation und einem hochstehenden Dens mit zusätzlicher Einengung des Foramen magnum beruht.

F92

Frage 5.4: Lösung C

Knotenförmige Gliawucherungen in einzelnen Hirnwindungen sind typisch für die **tuberöse Sklerose**. Im Bereich des Gehirns zeigen sich über der gesamten Hirnkonvexität und in den Ventrikelwänden fibrilläre Astrozytome und Spongioblastome, die aufgrund ihrer Verkalkung mit bildgebenden Verfahren erfasst werden können. Gliöse Tumoren sind auch an der Retina ophthalmoskopisch sichtbar.

H96 H92

Frage 5.5: Lösung B

Bei der **tuberösen Hirnsklerose** sind die tumorartigen Gliawucherungen an der Hirnoberfläche verkalkt und lassen sich im **Computertomogramm** als kleine hyperdense Areale nachweisen. Beim Sturge-Weber-Syndrom liegen neben einem Naevus flammeus im Gesichtsbereich intrazerebrale Angiome vor, die verkalken können und im nativen Computertomogramm sichtbar werden.
Intrazerebrale entzündliche Toxoplasmoseherde auch in ihrer kongenitalen Form zeigen Verkalkungen und lassen sich im Computertomogramm nachweisen.

H87

Frage 5.6: Lösung A

Beim **Klippel-Feil-Syndrom** handelt es sich um eine Missbildung des kraniozervikalen Übergangs mit **Blockwirbelbildung** des 2. und 3. oder mehrerer Halswirbel, eventuell mit Bogenspalte. Bei der Untersuchung findet man einen abnormen Kurzhals und eine Bewegungseinschränkung des Kopfes.

F94

Frage 5.7: Lösung A

Die unter (B) bis (E) genannten Erkrankungen sind in der Lage, entweder hämatogen oder per continuitatem zu einem Hirnabszess zu führen.
Bei der **Platybasie** handelt es sich um eine knöcherne Fehlbildung im Bereich der hinteren Schädelgrube.

H93

Frage 5.8: Lösung B

Die **dysraphische Störung** ist eine Defektkonstitution, die selbst kein progredientes Leiden darstellt, aber mit chronischen dystrophischen und degenerativen Krankheiten des zentralen Nervensystems assoziiert sein kann. Klinisch findet man häufig folgende Symptome: Trichter- oder Rinnenbrust, auffallend dünne, lange Hände und Finger mit harter Haut, Kyphoskoliose, Mammadifferenzen, Überlänge der Arme, Fußdeformitäten, Spina bifida, Anenzephalie, Exenzephalie und Enzephalozelen.
Zu **(B):** Bei der **Agyrie** handelt es sich um eine Entwicklungsstörung des Gehirns mit Fehlbildung der Hirnrinde und defekter Furchung.

F85

Frage 5.9: Lösung C

Die tuberöse Hirnsklerose ist durch tumorartige, verkalkende Gliawucherungen an der Hirnoberfläche und im Bereich der Ventrikelwände sowie durch eine schmetterlingsförmige Gesichtsdermatose, das sogenannte **Adenoma sebaceum**, charakterisiert. Als Folge der zerebralen Gliawucherungen kommt es im Verlauf der Erkrankung einerseits zur Entwicklung eines **Schwachsinns** und andererseits zu einem Auftreten von **zerebralen Anfällen**.
Ein **Naevus flammeus** der Gesichtshaut wird bei einer anderen Phakomatose, der Sturge-Weber-Krabbe-Krankheit, beobachtet. Ein **Tumor des VIII. Hirnnerven** ist typisch für die Neurofibromatosis generalisata, die auch zu den Phakomatosen gehört.

H00

Frage 5.10: Lösung D

Die **Von-Hippel-Lindau-Krankheit** ist durch **Hämangioblastome** in der Retina, dem Kleinhirn und in weiteren Organen charakterisiert. Die Hämangioblastome wachsen progredient. Es handelt sich um eine **autosomal-dominante Vererbung** mit variabler Expressivität, das verantwortliche Gen liegt auf dem Chromosom 3. Beim **Typ I** besteht bei einem Teil der Familien eine Assoziation zum Auftreten von Phäochromozytomen. Beim **Typ II** werden keine Phäochromozytome beobachtet. Bei den Patienten treten im Frühstadium der Erkrankung bei retinalen Angiomatosen Mikroaneurysmenbildungen auf. Ohne Behandlung entwickelt sich ein Glaukom mit vollständiger sekundärer Zerstörung des Auges. Die **neurologische Symptomatik** wird von den zystischen, seltener soliden und oft multiplen **zerebellären Hämangioblastomen** geprägt. Entsprechende Symptome sind Kopfschmerzen, Übelkeit, Gangstörungen und Schwindel. Neurologisch finden sich Stauungspapillen, Dysarthrie, Dysmetrie, Extremitätenataxie, pathologische Nystagmen und auch Paresen. **Erste klinische Zeichen** sind häufig Kopfschmerzen im Gefolge einer intrazerebralen Blutung. Eine Rückenmarkssymptomatik kann aus einer spinalen Angiombildung resultieren. Hämangioblastome in anderen Organen (Nebenhoden, Leber, Pankreas, Lunge, Nebenniere) sind durch Computer- und Magnetresonanztomographie und auch sonographisch sicher diagnostizierbar. Bei der Hälfte der Patienten tritt zusätzlich ein Nierenzellkarzinom auf.

5.1.2 Klinik

F84

Frage 5.11: Lösung D

Zu **(A):** Ein intrakranielles **Aneurysma** der A. carotis interna kann in der seitlichen Röntgenaufnahme des Schädels raumfordernd zu einer Sellaerweiterung und bei Thrombosierung des Aneurysmas zu einer parasellären Verkalkung führen.

Zu **(B):** Auch eine **Arteriosklerose der A. carotis interna** in ihrem parasellären Verlauf kann zu der Darstellung von Verkalkungen parasellär führen.
Zu **(C):** Bei dem **Kraniopharyngeom** handelt es sich um einen Tumor, der von Resten des embryonalen Ductus craniopharyngicus ausgeht. Dieser Tumor liegt entweder intrasellär oder suprasellär. Die intrasellär gelegenen Kraniopharyngeome üben zunächst eine Druckwirkung auf die Hypophyse aus und führen zu einer knöchernen Veränderung der hinteren Sattellehne. Bei progredientem Wachstum durchbrechen sie das Diaphragma sellae und wachsen gegen das Chiasma und den III. Ventrikel empor. Die Kraniopharyngeome zeigen in typischer Weise eine Kalkeinlagerung, die im Röntgenbild des Schädels als paraselläre Verkalkung sichtbar wird.
Zu **(D): Arachnoidalzysten** sind Mißbildungen der weichen Hirnhäute mit Aussackung und Flüssigkeitsansammlung. Die Arachnoidalzysten sind häufig Folge einer geburtstraumatischen Subarachnoidalblutung oder einer Meningitis im Säuglingsalter. Kalk ist in diesen Zysten nicht vorhanden, sodass sie sich nicht in der Schädelübersichtsaufnahme darstellen.
Zu **(E):** Als knöcherne Anomalie kann eine **Überbrückung der Sella turcica** vorliegen, die auch mit parasellären Verkalkungen auf Nativröntgenaufnahmen des Schädels verbunden ist.

F84

Frage 5.12: Lösung B

Bei der **neurokutanen Angiomatose Sturge-Weber** handelt es sich um eine Phakomatose. Ein Charakteristikum der Phakomatosen sind Missbildungen im Bereich des Nervensystems und der Haut sowie des Gefäßsystems. Als Kardinalsymptom dieser Erkrankung ist der **Naevus flammeus** der Gesichtshaut zu bezeichnen, der sich gelegentlich auch bis zum Hals und selbst auf den Rumpf und die Extremitäten ausdehnt. Er kann auch die Schleimhaut der Mundhöhle mit einbeziehen. Weiterhin liegt im Bereich des Zerebrums ein Angiom vor, das aus geschlängelten Kapillaren und venösen Gefäßen besteht. Am häufigsten liegt dieses Angiom auf der gleichen Seite wie der Naevus flammeus, es kann jedoch selten auch auf der Gegenseite lokalisiert sein. Die Hirnrinde ist unter diesem Hirnangiom atrophisch verändert und **verkalkt**. Als Folge dieser Hirnaffektion kann es zu zerebralen, in der Regel **fokalen epileptischen Anfällen** kommen. Im Bereich des Augenhintergrundes wird häufig ein Angiom der Aderhaut zusätzlich beobachtet.
Café-au-lait-Flecken der Haut und **Tumoren des VIII. Hirnnerven** gehören nicht zur neurokutanen Angiomatose Sturge-Weber, sondern sind typische Zeichen bei der Neurofibromatosis generalisata.

H93

Frage 5.13: Lösung B

Wenn bei einem tetraspastischen Syndrom mit Hinterkopfschmerzen der Verdacht auf das Vorliegen einer Fehlbildung des **zerviko-okzipitalen Übergangs** steht, erhält man am schnellsten über die Anfertigung von **Röntgenübersichtsaufnahmen**, eventuell mit **konventioneller Tomographie** des zerviko-okzipitalen Übergangs, diagnostische Informationen. Dies gilt insbesondere für die basiläre Impression, die Atlasassimilation, das Klippel-Feil-Syndrom und die Arnold-Chiari-Missbildungen.

F86

Frage 5.14: Lösung C

Die Abbildungen zeigen computertomographische Schnittbilder mit **tumorartigen Verkalkungen** an der Hirnoberfläche und im Bereich der Ventrikelwände. Ein solches Bild ist typisch für eine **tuberöse Hirnsklerose**, bei der es sich um eine autosomal dominant vererbte Erkrankung handelt. Ein Frühsymptom dieser Phakomatose sind epileptische Anfälle.

H87

Frage 5.15: Lösung D

Unter einer **basilären Impression** versteht man eine trichterförmige Eindellung der Ränder des Foramen occipitale magnum in die hintere Schädelgrube. Zusätzlich kann durch einen hochstehenden Dens epistrophei das Lumen des Hinterhauptlochs eingeengt sein. Eine basiläre Impression wird bei Osteomalazien, Morbus Paget und im Rahmen eines Hyperparathyreoidismus beobachtet.

H89

Frage 5.16: Lösung B

Die **Marklagerveränderungen** der zugeordneten Abbildung zeigen multiple **Porenzephalien**. Man versteht darunter umschriebene Höhlenbildungen als Ergebnis einer ausgeprägten Einschmelzungsneigung des unreifen Gehirns. Die auch als zerebrale Pseudozysten bezeichneten Strukturen können mit dem Ventrikel oder dem Subarachnoidalraum kommunizieren. Obwohl der Begriff meistens für die Folgen schwerer Kreislaufstörungen oder Pseudozysten verwendet wird, gibt es auch ähnliche Bilder bei den sog. Dysraphien.

5.2 Raumfordernde Prozesse

5.2.1 Allgemeines

H87

Frage 5.17: Lösung C

Beim **Foster-Kennedy-Syndrom** handelt es sich um eine kompressionsbedingte Optikusatrophie auf der einen Seite und um eine hirndruckbedingte Stauungspapille auf der Gegenseite bei einem Tumor der mittleren Schädelgrube. Ein Foster-Kennedy-Syndrom wird insbesondere bei **Keilbeinmeningeomen** gefunden.

F89

Frage 5.18: Lösung B

Die zugehörige Abbildung zeigt ein frontobasales **Meningeom** mit bereits deutlicher Druckatrophie des benachbarten temporalen Hirngewebes. Meningeome gehen von Dura mater, der Leptomeninx oder dem Plexus choroideus aus. Die Mehrzahl wächst verdrängend, wobei das Hirngewebe eingedellt und schließlich druckatrophisch wird.

F86

Frage 5.19: Lösung D

Bei den **Medulloblastomen** handelt es sich um maligne Tumoren des Kindes- und Jugendalters. Ihr Hauptsitz ist der untere Kleinhirnwurm, gelegentlich wird jedoch auch ein Vorkommen in den Kleinhirnhemisphären und im Bereich der Brücke beobachtet. Sie wachsen infiltrierend und setzen **Abtropfmetastasen** auf dem Liquorwege. Im Gefolge dieses Prozesses kann es zu Rückenmarks- und Kaudasyndromen kommen.

F95

Frage 5.20: Lösung A

Zu **(A):** Unter einem **Costen-Syndrom** versteht man ein Schmerzsyndrom im Bereich des Temporomandibulargelenks. Ausgangspunkt ist am häufigsten eine Kiefergelenksarthrose. Andere Ursachen sind schlecht sitzende Prothesen, das Fehlen von Molaren, nächtliches habituelles Zähneknirschen oder Subluxation des Kiefergelenks etwa nach Intubation. Der Schmerz wird oft ausschließlich in das Kiefergelenk und die umgebende Muskulatur lokalisiert, kann aber auch weiter ausstrahlen. Eine **intrakranielle Drucksteigerung** kommt beim Costen-Syndrom nicht vor.
Zu **(B):** Bei der **Hirnsinusthrombose** handelt es sich um einen Verschluss eines oder mehrerer venöser Abflussgefäße, in dessen Gefolge in dem abhängigen Hirngebiet ein Ödem meist in Kombination mit Stauungsblutungen zur Entwicklung kommt. Die Symptomatik besteht in Kopfschmerzen, epileptischen Anfällen und zentralen Paresen. Es entwickelt sich eine intrakranielle Drucksteigerung mit der Ausbildung einer Stauungspapille.
Zu **(C):** Auch beim **Cor pulmonale** mit oberer Einflussstauung kommt es zu einer Beeinträchtigung des Blutabflusses aus dem Gehirn mit resultierender intrakranieller Drucksteigerung.
Zu **(D):** Bei verschiedenen endokrinen Störungen, bei Adipositas, Anämien, Lupus erythematodes und chronisch respiratorischer Insuffizienz kann es zu einer ödematösen Volumenzunahme des Gehirns mit entsprechenden Zeichen einer intrakraniellen Drucksteigerung kommen (**Pseudotumor cerebri**). Im Computertomogramm des Schädels zeigen sich schmale innere Liquorräume bei Fehlen von direkten oder indirekten Tumorzeichen.
Zu **(E):** Bei der **Pachymeningeosis haemorrhagica interna** handelt es sich um die Ausbildung eines chronischen subduralen Hämatoms, das insbesondere bei Alkoholikern nach leichten Kopftraumata beobachtet wird. Die chronisch subduralen Hämatome führen zu einer intrakraniellen Drucksteigerung.

H86

Frage 5.21: Lösung E

Bei einer **bitemporalen Hemianopsie** liegt ursächlich eine **Läsion des Chiasmas** vor. Es werden dabei selektiv die kreuzenden nasalen Fasern affiziert, die für das Sehen in den temporalen Gesichtsfeldern verantwortlich sind. Diese selektiven Läsionen des Chiasma opticum kommen am häufigsten bei Hypophysentumoren (z. B. **Kraniopharyngeom**) vor. Seltener können ein **Aneurysma** der A. carotis interna sowie ein **Meningeom** zu einer selektiven Läsion der kreuzenden Fasern mit Ausbildung einer bitemporalen Hemianopsie führen.

H85

Frage 5.22: Lösung D

Destruierende Knochenprozesse der Kalotte oder der Schädelbasis sind sehr verdächtig auf das Vorliegen von **Metastasen**. Knochendestruktionen werden insbesondere beobachtet bei osteoklastischen Knochenmetastasen oder bei Metastasen, die sowohl osteoplastische als auch osteoklastische Vorgänge beinhalten. Vorwiegend osteoklastische Aktivität wird bei **hypernephroidem Nierenkarzinom** beobachtet, parallele osteoplastische und osteoklastische Tätigkeit wird insbesondere bei **Bronchuskarzinomen** und **Mammakarzinomen** beobachtet. Metastasen im Bereich der Schädelbasis führen sekundär zu Hirnnervenausfällen, die manchmal früher nachweisbar sind als die knochendestruierenden Prozesse selbst.

F92 H87 H84

Frage 5.23: Lösung D

Ein akutes **epidurales Hämatom** ist nicht in der Lage, zu einer Ausweitung oder **Destruktion der Sella turcica** zu führen, da sich diese Knochenveränderung entweder bei unmittelbarer Nachbarschaft eines Tumors entwickelt oder bei chronischer Hirndrucksteigerung. Ein epidurales Hämatom führt immer zu einem akuten Hirndruck mit akuten neurologischen Symptomen, die dann Veranlassung für eine operative Ausräumung sind.

H84

Frage 5.24: Lösung D

Glioblastome zeichnen sich durch ihr rasches Wachstum, ihren Gefäßreichtum sowie durch Blutungen und Nekrosen innerhalb des Tumorgewebes aus. Glioblastome treten im Jugendalter und im frühen Erwachsenenalter nur äußerst selten auf, bevorzugt werden sie im höheren Erwachsenenalter beobachtet. Ihre Vorzugslokalisation ist das Großhirn.

H84

Frage 5.25: Lösung E

Das **Angioblastom** wird auch *Lindau*-Tumor genannt. Der Sitz der Angioblastome ist häufig eine **Kleinhirnhemisphäre**. Der solide Tumor besteht aus Netzen von Kapillaren und kavernösen Gefäßen. Der Tumor selbst ist von einer Zyste umgeben, die mit gelblicher, stark eiweißreicher Flüssigkeit gefüllt ist. Liegt gleichzeitig eine Angiomatosis retinae vor, spricht man von der *v.-Hippel-Lindau*-Krankheit.

H84

Frage 5.26: Lösung B

Neurinome finden sich am häufigsten im Bereich des VIII. Hirnnerven. Man bezeichnet sie dann als Akustikusneurinome. Histologische Untersuchungen zeigen, dass der Tumor meistens primär nicht von dem akustischen Anteil des Nerven, sondern vom vestibulären Anteil ausgeht. Die Neurinome des VIII. Hirnnerven wachsen in den **Kleinhirnbrückenwinkel** hinein, sie verdrängen die Brücke nach seitwärts, weiterhin werden die benachbarten Hirnnerven geschädigt (siehe auch Lerntext V.1).

F85

Frage 5.27: Lösung C

Bei dem **Kraniopharyngeom** handelt es sich um einen **intra- oder perisellären Tumor**, der etwa 3% aller intrakraniellen Tumoren ausmacht. Es sind bevorzugt Kinder und Jugendliche betroffen. Man nimmt an, dass es sich bei dem Kraniopharyngeom um einen **dysontogenetischen Tumor** handelt, der sich aus Resten des Epithels der *Rathke*-Tasche bildet. Makroskopisch erscheinen diese Tumoren **zystisch**, gelegentlich papillär. Es finden sich Cholesterinkristalle, die wohl Folge von Mikroblutungen sind. Die Röntgennativdiagnostik lässt eine Verkalkung dieses Tumors erkennen. Bei progredientem Wachstum des Tumors kommt es zu einer Ausweitung der Sella, zu einer Druckatrophie der Hypophyse und zu Druckwirkungen auf das Zwischenhirn. Bei Jugendlichen wird selten eine karzinomatöse Entartung des Tumors beobachtet.

F85

Frage 5.28: Lösung D

Oligodendrogliome sind verhältnismäßig weit differenzierte Tumoren, die bevorzugt im Bereich der Hemisphären auftreten. Sie werden häufig zwischen dem 35. und dem 45. Lebensjahr manifest. Mikroskopisch sind sie durch uniforme, kleine, runde Zellen mit blassem Protoplasma und uniform-runden Kernen sowie durch erhebliche Gefäßverkalkung charakterisiert. Die Kalkkonkremente sind in der Nativ-Röntgenaufnahme des Schädels sichtbar.
Kraniopharyngeome sind im Kindes- und Jugendalter und im frühen Erwachsenenalter anzutreffen. Klinisch treten Optikus-Ausfälle und endokrine Störungen in Erscheinung. Häufig dringt der Tumor in das Zwischenhirn und in den 3. Ventrikel vor mit resultierendem Hydrozephalus, psychischen Störungen und Diabetes insipidus. Häufig verkalken die Kraniopharyngeome, sodass sie röntgenologisch nachweisbar werden.

F85

Frage 5.29: Lösung E

Die Meningeome sind aus histologisch-zytologischer Sicht gutartige Tumoren, die nicht infiltrativ in das Gehirn einwachsen, jedoch durch Druck – je nach ihrem Sitz – verschiedene Hirnteile funktionell beeinträchtigen können. Meningeome sind gut abgegrenzte Tumoren, ihre Ursprungszellen sind die Deckendothelzellen der *Pacchioni*-Granulationen. Im Computertomogramm des Schädels zeichnen sich die Meningeome durch ihre primär erhöhte Dichte, die scharfe Begrenzung und durch die intensive Kontrastmittelverstärkung aus (siehe auch Abb. 5.1 und Lerntext V.2).

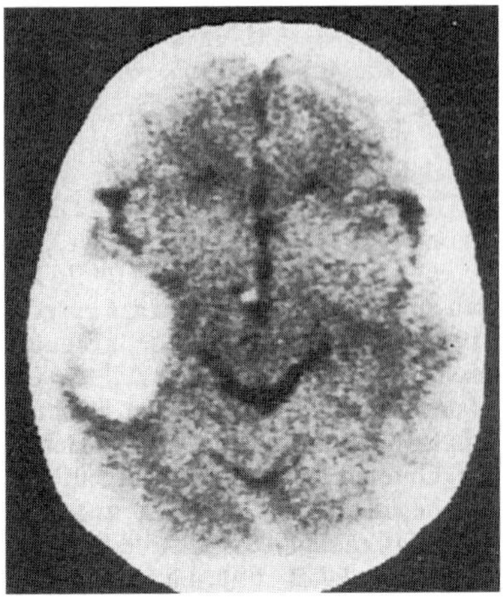

Abb. 5.1 Computertomographische Darstellung eines Meningeoms

F88

Frage 5.30: Lösung B

Oligodendrogliome sind verhältnismäßig weit differenzierte Tumoren, die bevorzugt im Bereich der Hemisphären auftreten. Sie werden häufig zwischen dem 35. und 45. Lebensjahr manifest. Mikroskopisch sind sie durch uniforme, kleine, runde Zellen mit blassem Protoplasma und uniform-runden Kernen sowie durch erhebliche Gefäßverkalkung charakterisiert. Die **Kalkkonkremente** sind in der Nativröntgenaufnahme des Schädels sichtbar. Als Erstsymptom bei Oligodendrogliomen werden – wie bei vielen anderen Tumoren auch – **hirnorganische Anfälle** beobachtet. Durch zunehmenden raumfordernden Effekt stehen neurologisch weiterhin Herdsymptome im Vordergrund.

F89

Frage 5.31: Lösung B

Das mikroskopische Bild von **Medulloblastomen** wird in typischer Weise von kleinen, dicht liegenden Zellen mit länglichen oder rundlichen hyperchromen Kernen bestimmt. Manchmal sind die Zellen in Reihen kammartig angeordnet oder bilden Pseudorosetten.

F89

Frage 5.32: Lösung C

Bei den **Astrozytomen** lassen sich mikroskopisch drei zelluläre Grundtypen finden: es werden fibrilläre, protoplasmatische und pilozytäre Astrozytome unterschieden. Die zugehörige Abbildung zeigt das mikroskopische Bild eines kleinzelligen Astrozytoms mit beginnender mikrozystischer Degeneration.

H88

Frage 5.33: Lösung D

Mikroskopisch sind **Neurinome** aus langgestreckten, in Zügen oder Strudeln angeordneten Zellen zusammengesetzt. Die schmalen, länglichen Kerne sind zumeist an den Enden zugespitzt und wellenartig geschlängelt. Besonders charakteristisch für die Neurinome ist die Anordnung der Kerne in parallelen Reihen, dieses Phänomen ist in der beigeordneten Abbildung deutlich zu erkennen. Diese Ausrichtung der Kerne wird auch als **Palisadenstellung** bezeichnet.

H88

Frage 5.34: Lösung A

Bei den **Glioblastomen** unterscheidet man mikroskopisch multiforme und kleinzellige Typen. Die multiformen sind durch starke Unterschiede in Größe und Form der Zellen und Riesenzellen mit multiplen bizarren Kernen charakterisiert. Ein solcher Typ ist in der vorliegenden Abbildung dargestellt. Die Kern-Plasma-Relation ist zugunsten des Kerns verschoben. Es sind zahlreiche Mitosen vorhanden.

H88

Frage 5.35: Lösung E

Je nach Gefäßversorgung, Vorhandensein von Verkalkungen oder zystischen Anteilen und der histologischen Zusammensetzung solider Strukturen eines Tumors können sowohl hyperdense, isodense, hypodense oder auch gemischt hypo- und hyperdense Darstellungen eines Hirntumors im **Nativ-Computertomogramm** erfolgen.

F87

Frage 5.36: Lösung E

Zu einer Vergrößerung des Lumens der **Sella turcica** kommt es dann, wenn sich Prozesse in unmittelbarer Nachbarschaft, z.B. bei einem Hypophysentumor oder einem Aneurysma der A. carotis interna, abspielen oder wenn es zu einer chronischen intrakraniellen Drucksteigerung kommt.

F88

Frage 5.37: Lösung B

Meningeome sind gut abgegrenzte Tumoren, die vom arachnoidalen Deckendothel der Pacchioni-Granulationen ausgehen. Aufgrund des Ursprungs dieser mesodermalen Tumoren lässt sich die Kalottennähe gut verstehen. Meningeome wachsen gegen das Gehirn und gegen die Dura, können dabei auch den benachbarten Knochen arrodieren und in ihn eindringen.

Die Meningeome sind aus histologisch-zytologischer Sicht gutartige Tumoren. Sie zeigen wirbelig angeordnete, teils mesothelähnliche, teils spindelig-bindegewebige Elemente. Im Zentrum der Zellwirbel zeigen sich oft verkalkte Psammom-Körper. Die Formationen der Zellen erinnern an Zwiebelschalen. Girlandenförmige Nekrosen werden beim Meningeom nicht beobachtet. Am häufigsten wird das Meningeom in Nachbarschaft der Falx, der Keilbeinhöhle und im Spinalkanal beobachtet. Die Meningeome werden in der Regel jenseits des 50. Lebensjahres manifestiert (siehe auch Lerntext V.2).

F88

Frage 5.38: Lösung D

Insbesondere bei Erwachsenen ist auf **Schädelnativaufnahmen** die verkalkte **Epiphyse** zu erkennen, die sich in der Medianlinie befindet. Bei raumfordernden Prozessen in einer Großhirnhemisphäre kann es zu Massenverschiebungen mit dann paramedianer Lokalisation der verkalkten Epiphyse kommen.

F89

Frage 5.39: Lösung D

Eine **Verlagerung des Epiphysenkalkschattens** nach links ist bei raumfordernden Prozessen im Bereich der rechten Hemisphäre oder bei Volumenabnahme der linken Hemisphäre zu erwarten. Bei einer eitrigen Meningitis kann es zwar zu der Ausbildung eines Hydrozephalus kommen, dieser ist jedoch symmetrisch ausgebildet und nicht mit einer Verlagerung des Epiphysenkalkschattens auf dem a.-p. Röntgenbild verbunden.

F95

Frage 5.40: Lösung D

Meningeome sind solide, gut abgegrenzte Tumoren, die vom arachnoidalen Deckendothel der Pacchioni-Granulationen ausgehen. Meningeome wachsen gegen das Gehirn verdrängend, sie können die Dura und den benachbarten Knochen infiltrieren. Das Wachstum ist äußerst langsam, sodass sich auch bei großer Ausdehnung des Tumors erst sehr spät eine intrakranielle Drucksteigerung einstellt. Ein Viertel aller Meningeome wächst parasagittal. Falxmeningeome sitzen tief im rostralen Abschnitt der Fissura interhemisphaerica, Konvexitätsmeningeome liegen bevorzugt vor der Zentralfurche. Keilbeinmeningeome wachsen meist in die vordere, selten in die mittlere Schädelgrube ein. Meningeome der Olfaktoriusrinne sitzen der Lamina cribriformis des Siebbeins auf. Diese Meningeome affizieren den Tractus olfactorius und den N. opticus und drängen das Frontalhirn von basal nach oben. Meningeome des Tuberculum sellae sitzen, von der Wand des Sinus cavernosus ausgehend, am vorderen Rand der Sella turcica. Sie drängen mit zunehmendem Wachstum gegen das Chiasma und den basalen Frontallappen.

Der **Hypothalamus** ist nicht unmittelbar von arachnoidalem Deckendothel umgeben, sodass in dieser Region keine Meningeome gefunden werden (siehe auch Lerntext V.2).

F89

Frage 5.41: Lösung D

Der häufigste **Kleinhirnbrückenwinkeltumor** ist das Neurinom des VIII. Hirnnerven (siehe Abb. 5.2). Obwohl das Neurinom vom N. vestibularis ausgeht, beginnt die Erkrankung mit Hörstörungen. Häufig klagen die Patienten zuerst über eine einseitige Hörverschlechterung besonders für hohe Frequenzen und über Ohrgeräusche. Von den hier aufgezählten Untersuchungsverfahren hat die Messung der akustisch evozierten Hirnstammpotentiale die größte Bedeutung. Bei dieser Untersuchung werden einem Ohr meist mehrere tausend akustische Reize zugeführt und die konsekutive Hirnaktivität bei Ableitung Mastoid gegen Vertex abgeleitet und aufsummiert bzw. gemittelt. Innerhalb der ersten 6 ms nach dem akustischen Reiz lassen sich 5 Komponenten abgrenzen, von denen die erste das Nervenaktionspotential des N. acusticus darstellt, während die weiteren Wellen durch Hirnstamm und Mittelhirngeneratoren produziert werden. Bei einem Akustikusneurinom wird häufig noch eine intakte erste Komponente beobachtet, während die weiteren Wellen entweder verspätet oder gar nicht mehr darstellbar sind (siehe auch Lerntext V.1).

Kleinhirnbrückenwinkeltumoren — V.1

Die Symptomatik bei Kleinhirnbrückenwinkeltumoren (Abb. 5.2) ist zunächst durch eine multiple Hirnnervensymptomatik charakterisiert und wird am häufigsten durch ein **Akustikusneurinom** ausgelöst. Bei einem langsam wachsenden Tumor tritt als erstes Symptom durch eine Schädigung des akustischen Anteils des VIII. Hirnnerven eine **Hypakusis** auf. Initial sind die hohen Frequenzen ausgefallen (Schwierigkeiten beim Telefonieren), später tritt eine pankochleäre Innenohrschwerhörigkeit in Erscheinung. Durch Affektion des vestibulären Anteils des VIII. Hirnnerven kommt es im Gefolge zu einem peripheren Vestibularisausfall mit nach kontralateral gerichtetem **Spontannystagmus** und kalorischer Unerregbarkeit. Bei akuter Läsion des N. vestibularis können auch **Gleichgewichtsstörungen** auftreten. Druck auf den N. trigeminus führt zu **Dysästhesien und Hypästhesien einer Gesichtshälfte** mit Ausfall des Kornealreflexes. Wenn auch der **N. facialis** be-

troffen ist, kommt es zu einer **peripheren Lähmung** der Gesichtsmuskulatur. Eine **Hemiparese** gehört nicht zu den Frühsymptomen eines Kleinhirnbrückenwinkeltumors, kann aber im Endstadium eines unbehandelten Tumors im Rahmen eines Mittelhirnsyndroms als Ausdruck einer Einklemmung des Hirnstammes bei allgemeinem Hirndruck auftreten.
Wenn der Tumor nicht im Kleinhirnbrückenwinkel liegt, sondern vom Kleinhirn ausgeht, zeigen sich parallel Symptome eines erhöhten Hirndrucks (**Erbrechen, Stauungspapille**) und Symptome, die auf die Kleinhirnaffektion selbst zurückgehen (**Muskelhypotonie, Dysmetrie**). Häufige Tumoren des Kleinhirns sind **Medulloblastome**, das **piloide Astrozytom** und das Hämangioblastom (**Lindau-Tumor**).

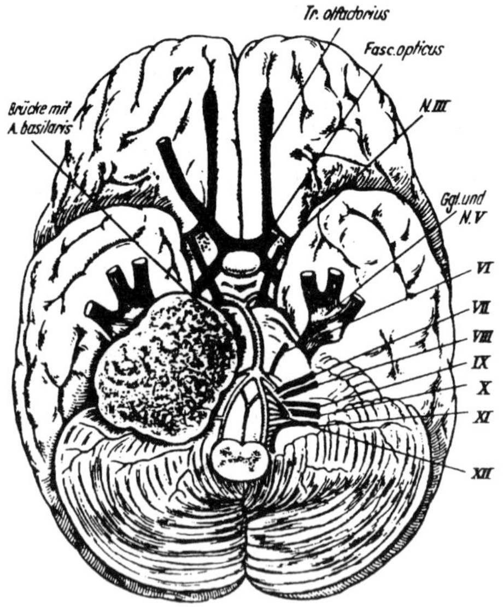

Abb. 5.2 Blick auf das Gehirn von unten mit großem Kleinhirnbrückenwinkeltumor. (Modifiziert nach Netter, 1965)

H87

Frage 5.42: Lösung B

Medulloblastome sind äußerst rasch wachsende, undifferenzierte Geschwülste, die bevorzugt im Kindes- und Jugendalter, hauptsächlich im Bereich des Kleinhirns, auftreten. Mikroskopisch zeigen sie reichlich Mitosen mit pseudorosettenförmiger Anordnung der Zellen. Die Zellkerne sind ovalär und chromatinreich.
Eine Radikaloperation ist – auch wegen der Lage des Tumors – selten möglich. Teilresektionen können vorübergehend die Symptomatik durch Entlastung des Hirndrucks reduzieren. Das Medulloblastom und seine Rezidive wachsen infiltrierend und setzen Abtropfmetastasen auf dem Liquorwege. Im Gefolge treten Rückenmarks- oder Kaudasymptome auf.

F00

Frage 5.43: Lösung B

Glioblastome, so auch das **Glioblastoma multiforme** des Kleinhirns, manifestieren sich im späteren Erwachsenenalter mit einem Maximum im 5. und 6. Lebensjahrzehnt. Sie treten im Kindes- und Jugendalter nicht auf.
Zu **(A): Medulloblastome** sind äußerst rasch wachsende, undifferenzierte Geschwülste, die bevorzugt im Kindes- und Jugendalter, hauptsächlich im Bereich des Kleinhirns auftreten. Mikroskopisch zeigen sie reichlich Mitosen mit pseudorosettenförmiger Anordnung der Zellen, die Zellkerne sind ovalär und chromatinreich.
Zu **(C): Ependymome** haben ihren Ursprung in Ependymzellen, die das Ventrikelsystem des Gehirns auskleiden. Sie kommen am häufigsten im Kindesalter vor, bei Auftreten im Erwachsenenalter sind sie meist im Bereich des Spinalkanals lokalisiert. Die Ependymome wachsen langsam entweder in die Ventrikel ein oder verdrängen von der Ventrikelwand aus das benachbarte Hirngewebe. Sie sitzen bevorzugt im 4. Ventrikel. An Häufigkeit folgen die Seitenventrikel vor dem 3. Ventrikel.
Zu **(D):** Das **Kraniopharyngeom** entsteht aus Resten des embryonalen Ductus craniopharyngicus. Dieser Tumor liegt entweder intra- oder suprasellär, selten wird eine sanduhrförmige Struktur mit Tumoranteilen sowohl innerhalb, teils auch oberhalb der Sella gefunden. Die Kraniopharyngeome besitzen eine feste Kapsel und sind in ihrem Inneren mehrfach durch Zysten mit cholesterinhaltiger Flüssigkeit gekammert. Sehr charakteristisch für die Kraniopharyngeome ist die Kalkeinlagerung innerhalb der soliden Anteile des Tumors.
Zu **(E):** Das **pilozytische Astrozytom** (Grad I WHO) tritt typischerweise im Jugendalter auf. Bei pilozytischen Astrozytomen ist durch radikale Operation die chirurgische Heilung möglich, die 5-Jahresheilung liegt nach kompletter Tumorresektion bei 100%. Die pilozytischen Astrozytome machen 1,2% aller Hirntumoren aus.

F88

Frage 5.44: Lösung B

Medulloblastome sind maligne neuroepitheliale Tumoren, die sich durch ein rasches Wachstum der undifferenzierten Nervenzellen und durch die **Hauptmanifestation im Kindes- und Jugendalter**

auszeichnen. Die Tumoren liegen nahezu ausschließlich im Bereich des Kleinhirns. Eine Radikaloperation ist – auch wegen der Lage des Tumors – selten möglich. Teilresektionen können zwar vorübergehend die Symptomatik durch Entlastung des Hirndrucks reduzieren, durch **Abtropfmetastasen** im Liquorraum kommt es jedoch häufig zu einem Rezidiv. Die Behandlung der Wahl ist bei Strahlensensibilität die Röntgenbestrahlung.

F88

Frage 5.45: Lösung D

Bei dem **Kraniopharyngeom** handelt es sich um einen intra- oder perisellären Tumor, der etwa 3% aller intrakraniellen Tumoren ausmacht. Es sind bevorzugt Kinder und Jugendliche betroffen. Man nimmt an, dass es sich bei dem Kraniopharyngeom um einen dysontogenetischen Tumor handelt, der sich aus den Resten des Epithels der Rathke-Tasche bildet.
Makroskopisch erscheinen diese Tumoren zystisch, gelegentlich papillär. Es finden sich Cholesterinkristalle, die wohl Folge von Mikroblutungen sind. Die Röntgennativdiagnostik lässt eine Verkalkung dieses Tumors erkennen. Bei progredientem Wachstum des Tumors kommt es zu einer Ausweitung der Sella, zu einer Druckatrophie der Hypophyse und zu Druckwirkungen auf das Zwischenhirn. Bei Jugendlichen wird selten eine karzinomatöse Entartung des Tumors beobachtet.

F93

Frage 5.46: Lösung B

In unmittelbarer Nachbarschaft des **Sinus cavernosus** liegen die Augenmuskelnerven, die bei einer Fistel im Bereich des Sinus cavernosus druckgeschädigt werden können. Am häufigsten ist der N. oculomotorius betroffen, entsprechend entwickeln sich **Augenmuskelparesen** und das Sehen von Doppelbildern.

H86

Frage 5.47: Lösung D

Die **Angioblastome** (*Lindau*-Tumoren) haben häufig ihren Sitz in den Kleinhirnhemisphären. Diese Tumoren können mit einer **Angiomatosis retinae** gleichzeitig vorkommen, man spricht dann von der *v. Hippel-Lindau*-Krankheit. Bei dieser Erkrankung werden fakultativ auch **zystische Tumoren** im Bereich der Nieren und im Pankreas sowie Rhabdomyome des Herzens gefunden. Häufig bleibt das Angioblastom des Kleinhirns klinisch stumm, **Einklemmungserscheinungen** können jedoch auftreten. Charakteristischerweise liegen klinisch in dieser Situation heftige Hinterkopfschmerzen und eine doppelseitige Stauungspapille vor. Die Tumoren sind aufgrund ihrer histologischen Struktur in der Regel benigne. Die Behandlung der Wahl ist die **Operation**. Wichtig ist dabei, dass nicht nur die Zyste entleert wird, sondern der gesamte Tumor entfernt wird. Andernfalls ist mit Rezidiven zu rechnen. Bei großen Tumoren ist eine Totalexstirpation häufig nicht mehr möglich, palliativ wird man in dieser Situation einen resultierenden Okklusivhydrozephalus mit Hilfe einer Shunt-Operation versorgen.

F89

Frage 5.48: Lösung A

Im nativen **Computertomogramm** stellt sich ein **Hirnabszess** als unscharf begrenzte Zone mit ausgeprägter Hypodensität dar. Zusätzlich bestehen Zeichen einer Massenverlagerung. Beim abgekapselten Hirnabszess kommt es nach Kontrastmittelgabe zu einer **ringförmigen Anhebung der Dichte** am Rande der Nekrosezone. Obwohl dieses computertomographische Bild relativ typisch für einen Abszess ist, ist dennoch die Spezifität relativ gering. Ringstrukturen nach Kontrastmittelgabe lassen sich auch bei dem **Glioblastoma multiforme** und bei **Metastasen** nachweisen. Auch bei Hirninfarkten können gelegentlich Hypodensitäten mit hyperdensem Ring beobachtet werden.
Meningeome zeigen sich computertomographisch mit einer erhöhten Dichte, wobei bei einer Kontrastmittelgabe die Hyperdensität noch zunimmt.
Oligodendrogliome lassen im Computertomogramm kleinere Verkalkungen mit entsprechenden Hyperdensitäten erkennen. Der Tumor selbst zeigt wenig Abweichung von der normalen Hirngewebsdichte und nimmt erst bei höherem Malignitätsgrad Kontrastmittel auf.
Kraniopharyngeome zeigen im CT eine inhomogene Struktur. Es werden sowohl hyper- als auch hypodense Bezirke sichtbar. Grundlage dieser bunten Struktur ist das Nebeneinander von Verkalkungen und Zystenbildungen.

H87

Frage 5.49: Lösung C

Beim **Basaliom** handelt es sich um einen semimalignen Tumor der Haut. Er tritt vorzugsweise im Bereich des Gesichtes auf. Histologisch ist das Basaliom durch fischzugartige Stränge aus kleinen, protoplasmaarmen Zellen, in der Strangperipherie mit **palisadenförmiger Anordnung** der Zellen, sowie durch oberflächliche Ulkusbildungen charakterisiert.
Auch das **Neurinom**, das im Bereich peripherer Nerven gefunden wird und von den Schwann-Scheiden ausgeht, zeichnet sich mikroskopisch durch eine

palisadenförmige Anordnung von Kernen der spindelförmigen Zellen aus.

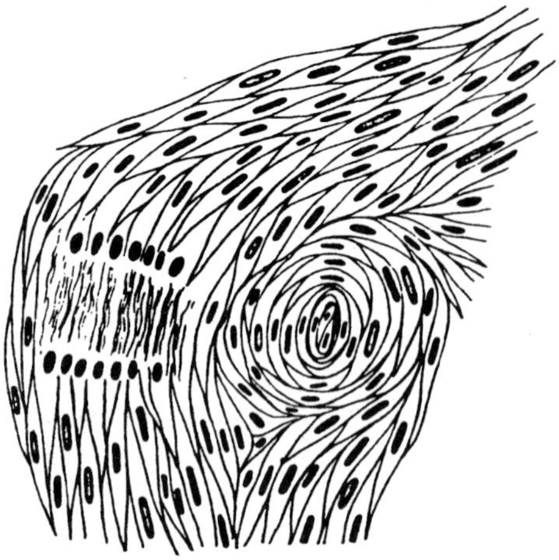

Abb. 5.**3** Histologisches Bild bei einem Neurinom

H92

Frage 5.50: Lösung C

Das **Glioblastom** ist der häufigste und bösartigste Tumor des Zerebrums. Er manifestiert sich im späteren Erwachsenenalter mit einem Maximum im 5. und 6. Lebensjahrzehnt. Das Glioblastom entwickelt sich am häufigsten rindennah, seltener im Bereich der Marklager und im Bereich der Basalganglien. Es liegt fast ausschließlich supratentoriell, das Kleinhirn ist niemals betroffen. In etwa 5% liegen multiple Tumoren vor.
Glioblastome sind zellreiche pleomorphe Tumoren. Charakteristisch sind kleine, bandförmige oder runde Nekroseherdchen, an deren Rand elliptische tumoröse Gliazellen senkrecht zur Oberfläche stehen (Pseudorosetten). Die Tumorzellen selbst sind protoplasmaarm und von elliptischer oder runder Form. Das Glioblastom ist äußerst gefäßreich, wobei die Gefäße entweder dem Aufbau kleiner Venen entsprechen oder dickwandige mehrkanälige Stränge bilden, die einem Nierenglomerulum ähnlich sehen. Die Gefäßneubildungen dieses Tumors können rupturieren und Ausgangspunkt von ausgedehnten Tumorblutungen sein.

H92

Frage 5.51: Lösung D

Bei **suprasellären Tumoren** kommt es aufgrund der medianen Lage am häufigsten zu einer Chiasmaläsion mit Störung der kreuzenden nasalen Nervenfasern der Retina. Entsprechend tritt klinisch eine **bitemporale Hemianopsie** in Erscheinung (siehe auch Lerntext I.8).

H92

Frage 5.52: Lösung E

Bei Gesunden zeigt sich das **Corpus pineale** erbsgroß und verkalkt in der Medianlinie des a.-p.-Röntgenbildes des Schädels. Bei raumfordernden Prozessen in einer Großhirnhemisphäre kommt es zu einer Verlagerung des **Kalkschattens im Röntgenbild**, der diagnostisch häufig eindeutig verwertbar ist.

F92

Frage 5.53: Lösung B

Bei der **Leukodystrophie** handelt es sich um einen demyelinisierenden Prozess in den hemisphärischen Marklagern. In diesen Fällen kommt es nicht zu einer raumfordernden Wirkung, sondern eher zu einer Atrophie des Gehirns. Eine Enzephalitis und ein Hirninfarkt können durch ein Begleitödem raumfordernden Charakter haben, das gleiche gilt für den Hirnabszess und die Hirnkontusion.

F92

Frage 5.54: Lösung D

Plexuspapillome kommen im Kindes- und Erwachsenenalter vor, wobei die Häufigkeit im Kindesalter höher liegt. Die Plexuspapillome manifestieren sich bevorzugt im Bereich des IV. Ventrikels, seltener im Bereich der Seitenventrikel und des III. Ventrikels. Makroskopisch zeigen sich die Tumoren rötlich mit papillärer Struktur. Mikroskopisch besteht das Plexuspapillom aus kubischen bis zylindrischen Zellen, die meist einschichtig organisiert sind. Abtropfmetastasen sind häufig.

H90

Frage 5.55: Lösung E

Intrakranielle Verkalkungen im Schädelröntgenbild kommen insbesondere bei den Oligodendrogliomen vor. Sie sind auch im Computertomogramm sichtbar. Verkalkungen werden weiterhin bei Kraniopharyngeomen beobachtet.
Bei Aneurysmen kommt es zu Wandverkalkungen, die im Schädelröntgenbild sichtbar werden. Auch arteriovenöse Angiome zeigen neben Mikroblutungen mit Eisenablagerungen und Gliosen Rundzellinfiltrate und Verkalkungen. Verkalkungen der Membran eines Hirnabszesses sind selten. Verkalkungen werden weiterhin bei der kongenitalen und frühkindlichen Toxoplasmose beobachtet. Makroskopisch zeigen die Toxoplasmoseherde sich als multifokale kortikosubkortikale Nekrosen sowie ausgedehntere periventrikuläre nekrotische Areale. Das nekrotische Gewebe ist gelblich, weich, eingesunken, selten sogar zystisch und oft mit fleckförmigen Kalkablagerungen versehen.

F90

Frage 5.56: Lösung A

Die jährliche Inzidenz intrakranieller Tumoren unter Einschluss von **Metastasen** beträgt etwa 10 pro 100 000 Einwohner. Der häufigste Tumor ist die zerebrale Metastase (25%), gefolgt von den Glioblastomen (20%) und den Meningeomen (20%). Entsprechend der Kombination mit einem Primärtumor werden die Hirnmetastasen am häufigsten zwischen dem 4. und 7. Lebensjahrzehnt beobachtet. Männer sind etwas häufiger betroffen als Frauen. Die häufigsten **Primärtumoren** mit Metastasierung in das Gehirn sind Bronchialkarzinom, Mammakarzinom, Karzinome des Magen-Darm-Traktes, maligne Melanome und Hypernephrome. Metastasen dieser Tumoren machen etwa 90% aller zerebralen Metastasen aus.

H97

Frage 5.57: Lösung B

Ohne dass intrakraniell eine solide Raumforderung vorliegt, kann es im Rahmen des Krankheitsbildes **Pseudotumor cerebri** zu einer Hirndruckerhöhung kommen. Ausgangspunkt sind verschiedene endokrine Störungen, Anämien, Lupus erythematodes und chronisch-respiratorische Insuffizienz. Auch bei Adipositas permagna kann es zum Krankheitsbild Pseudotumor cerebri kommen. Die Hirndruckerhöhung beruht auf einer Volumenzunahme des Gehirns auf dem Boden eines diffusen Ödems. Die Diagnostik gelingt bei entsprechender klinischer Symptomatik (Sehstörungen, Stauungspapille, Hirndruckzeichen) durch bildgebende Verfahren.

F90

Frage 5.58: Lösung A

Die Neurinome werden vorwiegend im 4. und 5. Lebensjahrzehnt manifest. **Akustikusneurinome** bevorzugen das weibliche, spinale Neurinome das männliche Geschlecht. Die Akustikusneurinome als Tumoren des peripheren Nervensystems gehen überwiegend vom N. vestibularis aus, obwohl diese aufgrund der klinischen Erstsymptome häufig fälschlich als Akustikusneurinome bezeichnet werden. In etwa 3% der Fälle treten sie beidseitig auf, besonders im Rahmen der **Neurofibromatose (Morbus Recklinghausen)**. Unter den Hirnnerven wird neben dem N. vestibularis der N. trigeminus befallen.

Makroskopisch sind Neurinome scharf begrenzte, meist kugelförmige, selten elliptische Gebilde, die von einer Kapsel umgeben sind. Sie führen zu Kompressionen benachbarter Strukturen des peripheren und des zentralen Nervensystems. Mikroskopisch bestehen die Neurinome aus in verschiedenen Richtungen geflochtenen Faserbündeln, in denen sich elliptische und spindelförmige Kerne palisadenartig doppelreihig formieren. Im Rahmen der Diagnostik ist der Liquorbefund von Bedeutung, der häufig eine ausgeprägte Vermehrung des Gesamteiweißes zeigt.

F90

Frage 5.59: Lösung E

Bei einem Erwachsenen kann die starre Schädelkapsel der Volumenvermehrung durch eine intrakranielle Raumforderung nicht nachgeben. Der Wachstumsdruck wirkt sich innerhalb des zentralen Nervensystems aus und führt u. a. auch zu einer Veränderung in der Weite des Ventrikelsystems. Eine asymmetrische Weite der Seitenventrikel kann entstehen, wenn ipsilateral durch einen raumfordernden Prozess im Bereich der Hemisphäre der Seitenventrikel komprimiert wird, oder wenn es durch atrophisierende Prozesse, wie frühkindliche Hirnschädigungen oder Narben nach Hirninfarkt, zu einer Ausweitung des Ventrikelsystems kommt. Geringfügige **Asymmetrien im Bereich der Seitenventrikel** können nach Ausschluss atrophischer oder raumfordernder Prozesse auch im Rahmen einer Normvariante auftreten.

F95

Frage 5.60: Lösung E

Neurinome werden am häufigsten im mittleren Lebensalter beobachtet. Am häufigsten werden sie im Bereich des VIII. Hirnnerven gefunden. Im Gegensatz zu dem gebräuchlichen Namen **Akustikusneurinom** gehen diese Neurinome vom vestibulären Anteil in seinem distalen Abschnitt aus. In 2,5% sind die Akustikusneurinome doppelseitig. Selten sind Akustikusneurinome Teilsymptom einer Neurofibromatose.

F95

Frage 5.61: Lösung C

Ependymome haben ihren Ursprung in Ependymzellen, die das Ventrikelsystem des Gehirns auskleiden. Sie kommen am häufigsten im Kindesalter vor, bei Auftreten im Erwachsenenalter sind sie meist im Bereich des Spinalkanals lokalisiert. Die Ependymome wachsen langsam entweder in die Ventrikel ein oder verdrängen von der Ventrikelwand aus das benachbarte Hirngewebe. Sie sitzen bevorzugt im IV. Ventrikel. An Häufigkeit folgen die Seitenventrikel vor dem III. Ventrikel.

F90

Frage 5.62: Lösung D

Neurinome kommen vorwiegend im mittleren Lebensalter zwischen dem 4. und 5. Lebensjahrzehnt vor. **Akustikusneurinome** bevorzugen das weibliche, spinale Tumoren das männliche Geschlecht. Die Neurinome als Tumoren des peripheren Nervensystems gehen überwiegend vom N. vestibularis aus, obwohl diese aufgrund der klinischen Erstsymptome häufig fälschlich als Akustikusneurinome bezeichnet werden. Im Spinalkanal sind die Neurinome die häufigsten Tumoren überhaupt (etwa 30%). Sie sitzen meist an den Hinterwurzeln mit lumbaler Betonung. Makroskopisch sind Neurinome scharf begrenzte, meist kugelförmige, selten elliptische Gebilde, die von einer Kapsel umgeben sind. Sie führen zu Kompressionen benachbarter Strukturen des peripheren und des zentralen Nervensystems. Im Anschnitt imponieren sie faserig strukturiert mit gelblichen Verfettungen und gelegentlich kleinen Zysten. Der Tumor leitet sich von wuchernden **Schwann-Zellen** ab. Selten wird eine maligne Entartung der Tumoren beobachtet, die als maligne Schwannome bezeichnet werden und insbesondere bei der **Neurofibromatose** auftreten. Histologisch werden der faszikuläre und der retikuläre Typ unterschieden.

H97

Frage 5.63: Lösung B

Die **pilozytischen Astrozytome** (Grad I WHO) treten typischerweise im Jugendalter und nicht im höheren Erwachsenenalter auf. Bei pilozytischen Astrozytomen ist durch radikale Operation die chirurgische Heilung möglich, die 5-Jahres-Heilung liegt nach kompletter Tumorresektion bei 100%. Die pilozytischen Astrozytome machen 1,2% aller Hirntumoren aus.

5.2.2 Klinik

F86

Frage 5.64: Lösung C

Im Vorspann zu dieser Frage wird der typische computertomographische Befund eines **Hirnabszesses** beschrieben. Otogene Hirnabszesse zeigen aufgrund der Ausbreitung per continuitatem eine temporale Lokalisation. Der hier beschriebene scharf begrenzte hyperdense Ring entspricht der Abszesskapsel. Weiterhin sind in diesem Stadium des Hirnabszesses Zeichen einer Raumforderung ausgeprägt.
Zu **(A):** Nur selten kann ein **zystisch nekrotisierendes Meningeom** das Bild eines Hirnabszesses imitieren.
Zu **(B):** Das **Akustikusneurinom** stellt sich nicht temporal, sondern im Bereich des Kleinhirnbrückenwinkels dar.
Zu **(D):** Eine frische **intrazerebrale Blutung** zeichnet sich durch eine solide hyperdense Struktur aus.
Zu **(E):** In der Entwicklungsphase eines Abszesses, die dann noch einer Enzephalitis entspricht, können sichere Hinweise fehlen oder nur Zeichen der Massenverschiebung mit Dichteminderung und einer Formänderung des Seitenventrikels auf der betroffenen Seite bestehen. In diesem Stadium kann die Unterscheidung von einem **Hirninfarkt** schwer sein. Bei dem jedoch hier bereits nachweisbaren **hyperdensen Ring** um einen **hypodensen Herd** herum ist eine Abgrenzung leicht.

H96

Frage 5.65: Lösung C

Wegweisende Angaben in der vorliegenden kasuistischen Darstellung sind der langsam progrediente Verlauf und die Symptome, die auf einen **retroorbitalen Prozess** hinweisen. Bei dieser Konstellation ist insbesondere an ein **Keilbeinmeningeom** zu denken, das durch Kompression zu einer Affektion der Augenmuskelnerven und auch des N. opticus mit **Stauungspapille** führen kann.
Zu **(A):** Bei der **exophthalmischen Myositis** kommt es nicht zu einer Stauungspapille.
Zu **(B):** Bei der chronischen, oligosymptomatischen Form der **okulären Myositis** (nicht-etablierte Terminologie) ist ebenfalls die Entwicklung einer Stauungspapille nicht vorstellbar.
Zu **(D):** Bei einer **septischen Sinus-cavernosus-Thrombose** ist nicht von einem langsam progredienten Verlauf über 5 Jahre auszugehen, vielmehr ist eine akute Symptomentwicklung innerhalb von Stunden bis Tagen anzunehmen.
Zu **(E):** Die **okuläre Muskeldystrophie** tritt nicht einseitig auf und geht auch nicht mit einer Stauungspapille einher.

H86

Frage 5.66: Lösung A

Das EEG der zugehörigen Abbildung zeigt in einer bipolaren transversalen Anordnung der Elektroden links temporal eine vermehrte Einlagerung von **Zwischenwellen** und **Deltawellen**. Über den rechtstemporalen Ableitungen wird ein unauffälliger Alpha-Grundrhythmus mit einer Frequenz von 9 Hz sichtbar. Die vermehrte Einlagerung von Zwischenwellen (4–7 Hz) und Deltawellen (4 Hz) entspricht einem **Herdbefund**, der mit einem linkstemporal gelegenen Tumor cerebri am besten vereinbar ist.
Zu **(B):** Unter einer aseptischen lymphozytären oder auch serösen **Meningitis** fasst man ätiologisch uneinheitliche Meningitisformen zusammen. Klinisch

können neben den typisch meningitischen Zeichen (Kopfschmerzen, Meningitis und Fieber) auch herdneurologische Befunde auftreten (z. B. Paresen, Hirnnervenausfälle). Bei Übergang auf das Gehirn werden entsprechend pathologisch-enzephalographische Befunde erhoben. Am häufigsten findet man Allgemeinveränderungen, d. h. eine generalisierte Abnahme der Frequenzen der Grundaktivität (z. B. Zwischenwellenrhythmus; mittelschwere Allgemeinveränderungen).
Zu **(C):** Bei der **zentrenzephalen Epilepsie** findet man im anfallsfreien Intervall entweder ein unauffälliges EEG oder unspezifische und spezifische Zeichen einer erhöhten zerebralen Erregbarkeit. Besonders charakteristisch sind die Spike-wave-Komplexe, die, ohne dass klinisch ein Anfall abläuft, im EEG entweder fokal oder generalisiert beobachtet werden können.
Zu **(D):** Die **Tetanie** bzw. das tetanische Syndrom kann Ausdruck einer Hypokalzämie oder einer metabolischen bzw. respiratorischen Alkalose sein. Obwohl die Symptome bei der Tetanie – ähnlich wie bei der Epilepsie – anfallsartig auftreten können und auch in beiden Fällen tonische Muskelkontraktionen in Erscheinung treten, lässt sich über das EEG häufig eine Differenzierung vollziehen. Obwohl bei der Tetanie (Hyperventilationstetanie) Synchronisierungen mit hypersynchronen Potenzialen auftreten, werden krampfspezifische Graphoelemente in der Regel nicht beobachtet. Herdbefunde im EEG werden bei der Tetanie nicht beobachtet.
Zu **(E):** Bei der **Commotio cerebri** handelt es sich definitionsgemäß – im Gegensatz zur Contusio cerebri – nicht um eine faßbare fokale Schädigung des Gehirns. Entsprechend werden bei der Commotio cerebri keine Herdbefunde beobachtet.

F88 H84

Frage 5.67: Lösung B

Das **Glioblastoma multiforme** ist ein rasch und infiltrierend wachsendes Gliom, das meist subkortikal liegt, aber auch die Rinde erreichen kann. Aufgrund des raschen Wachstums dieses Hirntumors kommt es zu einer ausgeprägten Gefäßbildung mit der Gefahr von Tumorblutungen. Außerdem bilden sich arteriovenöse Anastomosen, die ein Charakteristikum des Glioblastoma multiforme sind. Frühzeitig entwickelt das Glioblastom ein perifokales Ödem. Der Krankheitsverlauf dauert bei diesem bösartigen Tumor oft **nur Monate**, selten länger als ein Jahr.

H85

Frage 5.68: Lösung C

Das **Kraniopharyngeom** entsteht aus Resten des embryonalen Ductus craniopharyngicus. Dieser Tumor liegt entweder intra- oder supraselllär, selten wird eine sanduhrförmige Struktur mit Tumoranteilen sowohl innerhalb, teils oberhalb der Sella gefunden. Die Kraniopharyngeome besitzen eine feste Kapsel und sind innerhalb mehrfach durch Zysten mit cholesterinhaltiger Flüssigkeit gekammert. Sehr charakteristisch für die Kraniopharyngeome ist die Kalkeinlagerung innerhalb der soliden Anteile des Tumors. In der vorliegenden Abbildung wird ein supraselllärer verkalkter Tumor sichtbar, sodass im vorliegenden Fall ein Kraniopharyngeom anzunehmen ist.

H85

Frage 5.69: Lösung C

Beim gesunden erwachsenen Patienten zeigt sich die erbsengroße runde **Epiphyse** verkalkt in der Medianlinie des a.-p.-Röntgenbildes des Schädels. Eine Seitenverlagerung der verkalkten Epiphyse – wie in dem hier beschriebenen Fall – deutet am ehesten auf einen **raumfordernden rechtsseitigen Hirnprozess** hin.

H88

Frage 5.70: Lösung D

Eine hier sichtbare Vergrößerung aller inneren Liquorräume und des **Aquaeductus cerebri** kann durch kaudale Abflussbehinderung des Liquor cerebrospinalis zustande kommen. Es handelt sich dabei entweder um kompressive Läsionen oder um entzündliche Verklebungen. Ein solcher Prozess kann sich bei einem Medulloblastom, bei der tuberkulösen Meningitis, bei einem Hirnstammgliom und bei einem Kleinhirnmeningeom abspielen.
Zu **(B):** Bei der **Chorea major** (M. Huntington) handelt es sich um eine degenerative Erkrankung im Bereich der Basalganglien, die nicht mit einer Liquorabflussstörung verbunden ist.

H87

Frage 5.71: Lösung C

Die zugehörige computertomographische Darstellung zeigt einen großen, glatt begrenzten, hyperdensen kontrastmittelaufnehmenden tumorösen Prozess mit ausgeprägter Raumforderung und entsprechender Verdrängung des Ventrikelsystems. Dieses Bild ist typisch für ein **Meningeom** (siehe auch Lerntext V.2).

Meningeome — **V.2**

Meningeome sind gut abgegrenzte Tumoren, die vom arachnoidalen Deckendothel der Pacchioni-Granulationen ausgehen. Aufgrund des Ursprungs dieser mesodermalen Tumoren läßt sich die Kalottennähe gut verstehen (Abb. 5.4). Meningeome wachsen gegen das Gehirn und

gegen die Dura, sie können dabei auch den benachbarten Knochen arrodieren. Meningeome im Bereich der Großhirnhemisphäre führen zu Kopfschmerzen und im Spätstadium durch Druck auf den motorischen Kortex und auf die Capsula interna zu **Hemiparesen**.
Im Computertomogramm des Schädels zeichnen sich die Meningeome durch ihre primär **erhöhte Dichte**, die **scharfe Begrenzung** und durch die intensive **Kontrastmittelverstärkung** aus (Abb. 5.1).

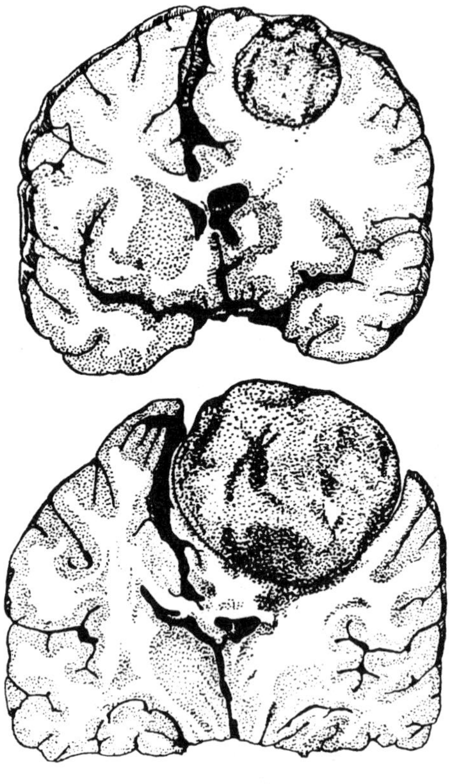

Abb. 5.**4** Großes Meningeom der Konvexität mit erheblicher Massenverschiebung. (Aus: Poeck, 1978)

F90

Frage 5.72: Lösung B

In der zugehörigen Abbildung wird ein raumfordernder, aus der Tiefe des Kleinhirns hervorgehender Prozess sichtbar, der sich klar gegen das Kleinhirngewebe abgrenzt und neben soliden Anteilen Einblutungen erkennen lässt. Es handelt sich hier mit großer Wahrscheinlichkeit um eine **Metastase**.

F90

Frage 5.73: Lösung C

Es handelt sich hier um das typische Bild eines **Angioblastoms**, das in charakteristischer Weise im Bereich des Kleinhirns bei der *v. Hippel-Lindau*-Krankheit auftritt. Der solide Tumor besteht aus Netzen von Kapillaren und kavernösen Gefäßen.

H90

Frage 5.74: Lösung B

Die hier dargestellte Form des Hydrozephalus wird insbesondere bei Tumoren der hinteren Schädelgrube beobachtet. Ein typischer Vertreter dieser Tumoren ist das **Medulloblastom**.

H90

Frage 5.75: Lösung B

Der zugehörige computertomographische Befund zeigt ein ausgedehntes hypodenses Areal rechtstemporal, das sich in seiner Ausdehnung nicht an die Versorgungsgebiete der großen Hirngefäße hält. Der Prozess ist raumfordernd und führt zu einer deutlichen Kompression des rechtsseitigen Ventrikelsystems. Hyperdense Bezirke, wie sie bei einer Blutung zu erwarten wären, sind nicht erkennbar. Die klinische Symptomatik und der computertomographische Befund sind mit der Annahme eines **Hirntumors rechtstemporal** vereinbar.
Eine **Enzephalitis** ist im vorliegenden Fall nicht völlig ausgeschlossen, jedoch weniger wahrscheinlich als die Annahme eines Hirntumors.

F84

Frage 5.76: Lösung D

Bei einem **mantelkantennahen Tumor** kommt es am wahrscheinlichsten zu einer Paraparese der Beine oder Füße, da im Bereich der Mantelkante das Rindenfeld für die untere Extremität liegt.

H84

Frage 5.77: Lösung D

Meningeome sind langsam wachsende, gut abgegrenzte Tumoren, die von den Deckendothelien der *Pacchioni*-Granulationen ausgehen. Meningeome wachsen gegen das Hirn verdrängend und können die Dura und den benachbarten Knochen infiltrieren. Im **Computertomogramm** zeigen sie eine kalotten- oder basisnahe Lokalisation (Konvexitätsmeningeome, Meningeome des Tuberculum sellae, Meningeome der Olfaktoriusrinne, Brückenwinkelmeningeome). Sie zeigen sich als hyperdense Zonen mit kräftiger Kontrastmittelanreicherung. Relativ charakteristisch ist bei Meningeomen im Gegensatz zu den Gliomen und den Metastasen das meist nur gering ausgeprägte Hirnödem (siehe auch Lerntext V.2).

H92

Frage 5.78: Lösung B

Die hier beschriebene Anamnese, klinischen Befunde und Befunde bei Durchführung von Zusatzuntersuchungen sprechen für das Vorliegen eines **Hydrocephalus communicans**. Ausgangspunkt dieser Störung ist eine im Vergleich zur Liquorsekretion verminderte Resorption des Liquors in den Arachnoidalzotten. Ausgangspunkt einer Schädigung der Resorptionsflächen können insbesondere Subarachnoidalblutungen und Zustände nach Meningoenzephalitis sein. Durch die verminderte Resorption des Liquors kommt es zu einer zunehmenden Vergrößerung der inneren Liquorräume mit Druck auf das Hirnparenchym. Auch Blutgefäße können komprimiert werden. Die klinische Symptomatik wird durch die Trias **Demenz, Inkontinenz** und **Gangstörung** charakterisiert. Die Gangstörung bei Patienten mit Hydrocephalus communicans wird auch als „Magnetgang" bezeichnet, da der Patient beim Gehen die Füße kaum vom Boden abhebt. Neben der Erweiterung der Ventrikel im Computertomogramm ist die gestörte Liquorzirkulation nach spinaler Gabe von Kontrastmittel beweisend für die Diagnose. Im Gegensatz zu gesunden Probanden kommt es bei Patienten mit Hydrocephalus communicans zu einem Nachweis von Kontrastmittel in den Seitenventrikeln. Bei Gesunden ist ein Einströmen des Kontrastmittels nicht möglich, da der normale Liquorfluss von den Ventrikeln nach außen gerichtet ist.

H92

Frage 5.79: Lösung E

Die hier in einem seitlichen Röntgenbild dargestellte kalkdichte Verschattung entspricht in ihrer Lokalisation dem **Siphon der A. carotis interna**. Verkalkungen dieser Art sind bei generalisierten arteriosklerotischen Gefäßprozessen häufig. In der seitlichen Projektion projiziert sich die kalkdichte Verschattung auf die Sella turcica.

H87

Frage 5.80: Lösung B

Die zugehörige Abbildung zeigt das histologische Bild eines **Glioblastoms**. Charakteristischerweise sieht man kleine, bandförmige oder runde Nekroseherdchen, an deren Rand elliptische tumoröse Gliazellen senkrecht zur Oberfläche stehen. Die Tumorzellen selbst sind protoplasmaarme, elliptische oder runde Zellen, die untereinander durch Zellfortsätze verbunden zu sein scheinen und gelegentlich Gliafasern bilden.

F93

Frage 5.81: Lösung A

Medulloblastome sind die häufigsten malignen Kleinhirntumoren des Kindesalters. Klinisch werden sie frühzeitig durch Druck auf die Medulla oblongata und durch einen Verschlusshydrozephalus manifest. Initialsymptome sind Erbrechen, **Rumpfataxie** und Muskelhypotonie.

H93

Frage 5.82: Lösung A

Der häufigste **Tumor im Kleinhirnbrückenwinkel** ist das **Akustikusneurinom**. Auch kleine Akustikusneurinome sind zuverlässig mit der **Magnetresonanztomographie** zu diagnostizieren. Charakteristisch für die Akustikusneurinome ist die zunehmende Hyperintensität des Tumors nach Gabe von Kontrastmitteln.

H89

Frage 5.83: Lösung B

Im Rahmen der Röntgennativdiagnostik lässt sich eine Teilverkalkung des Tumors erkennen, weiterhin kommt es zu einer Ausweitung der Sella.
Bei den **Kraniopharyngeomen** handelt es sich um einen intra- oder perisellären Tumor, der etwa 3% aller intrakraniellen Tumoren ausmacht. Es handelt sich um einen dysontogenetischen Tumor, der sich aus Resten des Epithels der Rathke-Tasche bildet. Makroskopisch erscheinen die Tumoren zystisch, gelegentlich kapillär. Häufig finden sich Cholesterinkristalle, die wohl Folge von Mikroblutungen sind.

H91

Frage 5.84: Lösung B

Die zugehörige Abbildung zeigt einen nach Kontrastmittelgabe hyperdensen rundlichen Herd im Kleinhirnbrückenwinkel. Im Zusammenhang mit der klinischen Symptomatik insbesondere der linksseitigen progredienten Hörminderung ist vor allen Dingen von einem **Akustikusneurinom** auszugehen (siehe auch Lerntext V.1).

H91

Frage 5.85: Lösung B

Die hier beschriebene Symptomatik will den Prüfling zunächst in die Irre führen und durch Darstellung von Risikofaktoren für zerebrale Gefäßprozesse einen Gefäßprozess nahelegen. Gegen diese Annahme spricht jedoch die Tatsache, dass es sich bei dem Patienten um eine langsam zunehmende sensomotorische Halbseitenschwäche links und nicht um eine apoplektiforme Halbseitensymptomatik handelt. Im Zusammenhang mit der seit 3

Monaten sich entwickelnden zerebralen Leistungsminderung und Merkstörung ist im vorliegenden Fall am ehesten von einer **zerebralen Raumforderung** auszugehen. Gegen einen ausgeprägten zerebralen Gefäßprozess spricht auch die Tatsache, dass dopplersonographisch lediglich flache Plaquebildungen und nicht manifeste Stenosen größeren Ausmaßes an der Karotisbifurkation festgestellt worden sind.

F93

Frage 5.86: Lösung C

Ein **Akustikusneurinom** lässt sich am zuverlässigsten mit Hilfe der **Kernspintomographie** über den Nachweis einer Hyperdensität im Kleinhirnbrückenwinkel oder im Anfangsbereich des Porus acusticus internus nachweisen. Die **zerebrale Angiographie** ist nur selten in der Lage, eine Tumorvaskularisation nachzuweisen, die **seitliche Röntgenübersichtsaufnahme** des Schädels kann eine Erweiterung des Porus acusticus internus – und nicht des externus – zeigen, dies ist jedoch erst bei größeren Tumoren mit Einwachsen in den Porus acusticus nachweisbar. Die **Elektroenzephalographie** führt nur bei Kompression der Medulla oblongata zu unspezifischen Seitenhinweisen, Herdbefunden oder Allgemeinveränderungen. Eine Ventrikelverlagerung, die mit der **Echoenzephalographie** nachgewiesen werden kann, kommt beim Akustikusneurinom nicht vor.

H87

Frage 5.87: Lösung B

Bis auf das Chondrosarkom, das im Bereich der Wirbelsäule kaum zu finden ist, können die übrigen Erkrankungen sekundär zu einer Kompression z.B. im mittleren Brustmark führen. Wenn sich diese Symptomatik über Monate und Jahre langsam progredient entwickelt, so sind Wirbelmetastasen eines Karzinoms und eine Wirbeltuberkulose eher unwahrscheinlich. Spinale Gefäßmißbildungen treten eher in früheren Lebensdekaden auf.
Am wahrscheinlichsten handelt es sich im vorliegenden Falle um ein langsam wachsendes **spinales Meningeom** mit progredienter **Kompression des Rückenmarks**.

F98

Frage 5.88: Lösung B

In der Tat scheint der stark kontrastmittelaufnehmende Tumor, wie häufig bei **Germinomen**, primär im Gebiet der **Pinealisregion** zu wachsen. Bei unmittelbarer Nachbarschaft ist mit einer Kompression des Aquädukts zu rechnen, ohne dass es bereits zu der Entwicklung eines Okklusivhydrozephalus gekommen wäre. In der transversalen Schicht ist die Verdrängung bzw. Kompression des 3. Ventrikels erkennbar. Der Tumor erreicht nicht das Foramen Monroi (Verbindung zwischen den Seitenventrikeln und dem 3. Ventrikel). Die Hyperdensität im Bereich des Seitenventrikels mit Anschluss an das Foramen Monroi stellt den kontrastmittelaufnehmenden Plexus choroideus dar. Eine Hyperintensität im Balkenbereich (Dach des Seitenventrikels im sagittalen Bild) ist nicht zu beobachten.

F93

Frage 5.89: Lösung E

Bei der hier beschriebenen intra- und suprasellären Raumforderung, die Verkalkungen und zystische Anteile zeigt und durch zunehmende Sehstörungen und endokrine Funktionsausfälle manifest geworden ist, handelt es sich mit größter Wahrscheinlichkeit um ein **Kraniopharyngeom**. Es handelt sich dabei um eine ektopische Differenzierung von Plattenepithel zwischen Vorder- und Hinterlappen der Hypophyse, ausgehend von der Rathke-Tasche. Die Kraniopharyngeome stellen die größte Gruppe der dysontogenetischen Tumoren dar und sind die häufigsten Geschwülste des Kindes- und Jugendalters in dieser Region, kommen aber auch im Erwachsenenalter vor.

F88

Frage 5.90: Lösung B

In der zugehörigen Abbildung wird ein polymorphes Zell- und Kernbild mit Riesenzellen sichtbar. Außerdem zeigt sich eine Gefäßneubildung und Zellen mit pseudopalisadenartiger Anordnung. Dieses Bild ist typisch für ein **Glioblastom**.

H87

Frage 5.91: Lösung A

Die zugehörige Abbildung zeigt zum Teil wirbelig angeordnete, teils spindelig-bindegewebige Elemente. Im Zentrum der Wirbel werden verkalkte Psammomkörper sichtbar. Dieses histologische Bild ist typisch für ein **Meningeom**.

F87

Frage 5.92: Lösung B

Die zugehörige Abbildung der Bildbeilage zeigt das typische Bild eines **Oligodendroglioms**. Oligodendrogliome bilden etwa 5% aller intrakraniellen Tumoren. Sie kommen in allen Lebensaltern vor, besonders häufig aber im Alter von 40 bis 50 Jahren. Ihr Vorzugssitz ist das Großhirn, besonders der Frontallappen.
Mikroskopisch sind die Tumoren recht monoton, sie bestehen aus kugeligen, wasserklaren Zellen mit dunklem zentralständigen Kern, die dicht aneinan-

dergereiht sind. Häufig werden Gefäßverkalkungen beobachtet, die sich auch im Röntgenbild des Schädels nachweisen lassen.

H95

Frage 5.93: Lösung B

Morgendliches schwallartiges Erbrechen und Stauungspapillen deuten bei diesem Patienten auf einen erhöhten Hirndruck hin. Weiteres Zeichen sind dumpf-drückende Kopfschmerzen, die im Liegen aufgrund des geringeren venösen Abflusses zunehmen, morgens nach dem Aufwachen am stärksten sind und in aufrechter Position nachlassen (s.a. Lerntext I.10). Aus der Liste der genannten Erkrankungen kommt am ehesten das **Medulloblastom** in Frage (B). Es handelt sich um einen rasch wachsenden undifferenzierten Tumor des Kindes- und Jugendalters, Erkrankungsgipfel 7.–12. Lebensjahr. Die Lokalisation ist in der Regel der Kleinhirnwurm, es fehlt in der klinischen Beschreibung also ein weiteres Kardinalsymptom – die Gang- und Standataxie. Die Wachstumsrichtung ist vorwiegend nach unten und vorne, was zu Kompression der Pons, des IV. Ventrikels und der Medulla oblongata führt. Daraus erklärt sich das schwallartige Erbrechen (Area postrema in der Rautengrube!) und auch die nach vorn geneigte Kopfzwangshaltung, da Kopfreklination zu weiterer Einklemmung der Medulla führen würde.

Zu **(A):** Entzündungszeichen werden zwar in der Fallbeschreibung nicht erwähnt, eine (meist viral bedingte) Hirnstammenzephalitis kann allerdings durchaus ohne Fieber ablaufen. Kopfschmerzen (allerdings nicht lageabhängig) und Nackenschmerzen bzw. Meningismus wären zu erwarten, Übelkeit und Erbrechen durchaus denkbar. Eine Stauungspapille wäre sehr ungewöhnlich, die Raumforderung einer solchen Entzündung ist zu gering.

Zu **(C):** Als **Garcin-Syndrom** (syn. Halbbasissyndrom) bezeichnet man eine einseitige Lähmung der kaudalen Hirnnerven (Nn. trigeminus (V), facialis (VII), statoacusticus (VIII), glossopharyngeus (IX), vagus (X), accessorius (XI) und hypoglossus (XII)). Ursache sind in der Regel destruierende Knochenprozesse der Schädelbasis wie z.B. Epipharynxtumoren. Die tuberkulöse (basale) Meningitis führt meist zu symmetrischen Hirnnervenausfällen.

Zu **(D):** Eine **Subarachnoidalblutung** (SAB) entsteht durch Ruptur eines Aneurysmas einer der an der Hirnbasis gelegenen Arterien mit Blutung in den Subarachnoidalraum. Prädilektionsalter ist das 3.–4. Lebensjahrzehnt. Klinisch stehen heftigste Kopfschmerzen (**„Vernichtungskopfschmerz"**) in Verbindung mit mehr oder weniger stark ausgeprägter Bewusstseinstrübung, einem Meningismus und neurologischen Herdsymptomen (z.B. Augenmuskellähmungen) im Vordergrund. Übelkeit und Erbrechen können begleitend vorkommen, eine Stauungspapille wäre untypisch.

Zu **(E):** Ein **Keilbeinflügelmeningeom** kann sich klinisch durchaus mit Kopfschmerzen und Stauungspapillen äußern. Ein Meningeom im Kindesalter ist jedoch eine absolute Rarität!! Zudem deutet das morgendliche, schwallartige Erbrechen auf eine akute Hirndrucksymptomatik, wohingegen das Meningeom ein sehr langsam wachsender Tumor ist.

H96

Frage 5.94: Lösung A

Es besteht zwar im Prinzip die Möglichkeit, daß bei einem Patienten mit einer **Meningeosis carcinomatosa** zusätzlich auch Metastasen im Spinalkanal vorliegen und im Rahmen der **Lumbalpunktion** eine Metastase durchstochen wird, insgesamt gesehen geht jedoch von einer solch seltenen Situation keine besondere Gefahr aus, sodass eine initiale Anfertigung einer Magnetresonanztomographie nicht zwingend erforderlich ist. Im Zentrum der Diagnostik bei Verdacht auf eine Meningeosis carcinomatosa steht die **liquorzytologische Untersuchung**. Das Liquorlaktat ist nicht charakteristisch bei einer Meningeosis carcinomatosa verändert.

F93

Frage 5.95: Lösung E

Das Computertomogramm des 45-jährigen Patienten zeigt einen intrakraniellen raumfordernden Prozess, der in seiner Peripherie eine unregelmäßig konturierte Ringstruktur erkennen lässt. Am wahrscheinlichsten handelt es sich hier um eine **Kleinhirnmetastase**.

Zu **(A):** Das Akustikusneurinom liegt im Kleinhirnbrückenwinkel und nicht wie hier intrazerebellär.

Zu **(B):** Im Bereich der Pons ist kein pathologischer Befund erkennbar.

Zu **(C):** Die A. basilaris erscheint hier unauffällig, der computertomographische Befund hat keinen Bezug zur A. basilaris.

Zu **(D):** Ein Kleinhirninfarkt würde mit einer umschriebenen Hypodensität einhergehen.

H94

Frage 5.96: Lösung C

Progredienter einseitiger Tinnitus und Hypakusis sind Leitsymptome für das Vorliegen eines **Akustikusneurinoms** mit Affektion des N. vestibulocochlearis. Auch der Befund bei Ableitung der frühen akustisch evozierten Hirnstammpotentiale ist mit einer solchen Diagnose vereinbar. Die erste Komponente der akustisch evozierten Hirnstammpotentiale, die Ausdruck eines Nervenaktionspotentials entlang des peripheren Anteils des N. acusticus ist, kann intakt sein, während durch eine Unterbrechung der Weiterleitung im intrazisternalen Bereich die Komponenten 2 bis 5 ausfallen.

H96

Frage 5.97: Lösung B

Eine sich langsam entwickelnde Störung im Bereich des VIII. Hirnnerven (Gleichgewichtsstörungen, Nystagmus, Hörminderung) ist am ehesten bei einem **Tumor im Kleinhirnbrückenwinkel** zu erwarten. Am häufigsten handelt es sich dabei um ein Akustikusneurinom. Die Gleichgewichtsstörungen und der Nystagmus sind häufig nur intermittierend vorhanden (siehe auch Lerntext V.1).

H98

Frage 5.98: Lösung A

Der häufigste **Kleinhirnbrückenwinkeltumor** ist das Neurinom des VIII. Hirnnerven. Obwohl das Neurinom vom N. vestibularis ausgeht, beginnt die Erkrankung mit Hörstörungen. Häufig klagen die Patienten zuerst über eine einseitige Hörverschlechterung besonders für hohe Frequenzen und über Ohrgeräusche. Die Symptome des **Akustikusneurinoms** entwickeln sich langsam progredient mit einem Altersgipfel um das 50. Lebensjahr.
Zu **(B):** Das beidseitige Auftreten eines Akustikusneurinoms ist selten und findet sich bei Vorliegen der **Neurofibromatose Typ 2**. Bei dieser Erkrankung liegt das defekte Gen auf dem langen Arm von Chromosom 22q. Das Genprodukt, das hier eine Rolle spielt, wird Merlin genannt. Man geht davon aus, dass dieses Eiweiß eine Bedeutung für die Tumorsuppression hat.
Zu **(C):** Beim Akustikusneurinom wird fast immer eine Erhöhung des Gesamteiweißes beobachtet.
Zu **(D):** Das einseitige Akustikusneurinom ist nur selten mit einer Neurofibromatose von Recklinghausen assoziiert.
Zu **(E):** Die Akustikusneurinome sind im Kindesalter eine Rarität.

F95

Frage 5.99: Lösung A

Die zugehörige Abbildung zeigt eine große Raumforderung im Kleinhirnbrückenwinkel mit Invasion des Tumorwachstums in den Porus acusticus internus. Das Verhalten des Tumors in dieser T2-Gewichtung, die Lage und Homogenität des Tumors spricht für das Vorliegen eines **Akustikusneurinoms**. Leitsymptome bei Vorliegen eines Akustikusneurinoms sind einseitiger Hörverlust, Schwindel und Tinnitus. Drehschwindelattacken können beim Akustikussyndrom trotz Zerstörung des N. vestibularis fehlen, wenn die Schädigung des Nerven langsam chronisch progredient erfolgt.

5.3 Degenerative und dystrophische Prozesse

5.3.2 Klinik

Demenz — V.3

Unter einer **Demenz** versteht man einen **erworbenen Intelligenzmangel**, insbesondere im mittleren und höheren Lebensalter. Eine langsam progrediente Demenz wird bei einer Reihe von neurologischen Erkrankungen, meist in Kombination mit spezifischen herdneurologischen Befunden, beobachtet. Am häufigsten wird die Demenz bei **chronisch progredienten Zerebralsklerosen** im Alter beobachtet, dann jedoch auch bei den präsenilen und senilen Demenzen **(Morbus Alzheimer, Morbus Pick)**. Auch bei der **unbehandelten progressiven Paralyse** kommt es frühzeitig zu einer Demenz neben den spezifischen neurologischen Störungen bei der Neurolues. Charakteristisch für die progressive Paralyse ist der Persönlichkeitsverfall mit flacher Euphorie und triebhafter Enthemmung. Bevorzugt gehen auch Erkrankungen des **extrapyramidalen Systems** (Chorea Huntington) und **spinale Heredoataxien** mit einer progredienten Demenz einher. Eine **Contusio cerebri** führt in der Regel nicht zu einer Demenz, sondern ist am häufigsten mit herdneurologischen Befunden verbunden, deren Ausgestaltung von der jeweiligen Lokalisation der Contusio cerebri abhängt.
Man spricht von einer **senilen Demenz**, wenn zwischen dem 70. und 80. Lebensjahr die typischen psychopathologischen Befunde einer Demenz auftreten. Pathologisch-anatomisch zeigt sich in den Gehirnen dieser Patienten ein Schwund des Nervenparenchyms, der sich nicht bestimmten Versorgungsgebieten von Gefäßen zuordnen lässt. Charakteristisch sind die Fibrillenveränderungen, die in strang-, haken- oder knäuelförmigen Verdichtungen innerhalb von Nervenzellen bestehen. In den Ganglienzellen wird weiterhin häufig eine **Lipofuszinspeicherung** beobachtet. In der Hirnrinde und in den Stammganglien findet man in den Nervenzellen weiterhin reichlich **senile Plaques** oder **Drusen**.

H84

Frage 5.100: Lösung E

Alle hier genannten Erkrankungen zeigen bei den Patienten einen **dementiven Abbau**. Da alle Erkrankungen einen progredienten Charakter haben, zeigt sich auch die **Demenz** mit intellektuellem und mnestischem Abbau progredient (siehe auch Lerntext V.3).

H84

Frage 5.101: Lösung A

Bei der **Wernicke-Enzephalopathie** handelt es sich um eine diffuse Hirnschädigung mit besonderem Befall des periaquäduktalen Höhlengraus, der Corpora mamillaria sowie der Vestibularis- und dorsalen Vaguskerne. Charakteristische Symptome sind Augenmuskel- und Blickparesen, Ataxie, Nystagmus und psychische Störungen.
Die hier genannten Wachanfälle und der affektive Tonusverlust gehören nicht zum Bild der Wernicke-Enzephalopathie, sie treten bei der Narkolepsie in Erscheinung.

H84

Frage 5.102: Lösung B

Bei der präsenilen Demenz findet man eine leichte diffuse Atrophie der Hirnrinde und auch der subkortikalen weißen Substanz. Mikroskopisch zeigt sich eine Atrophie des Nervenparenchyms. In der Hirnrinde und in den subkortikalen Basalganglien findet man in den Nervenzellen sog. **senile Plaques** oder Drusen in Kombination mit **Alzheimer-Neurofibrillen-Veränderungen** (siehe auch Lerntext V.3).

F93 H87

Frage 5.103: Lösung D

Bei der **Alzheimer-Krankheit** handelt es sich um eine über Jahre oder Jahrzehnte progrediente Demenz mit vorwiegend mnestischen Störungen. Häufig gesellen sich Pyramidenbahnzeichen und epileptische Anfälle dazu. Computertomographisch lässt sich häufig die Erweiterung des Subarachnoidalraumes und der Ventrikel nachweisen.
Makroskopisch ist das Gehirn klein und untergewichtig. Besonders stark atrophisch ist meistens der Stirnlappen und der Temporallappen. Auf der Schnittfläche äußert sich die Atrophie in Form von weiten, perivaskulären Räumen. Mikroskopisch werden **zopfförmige Neurofibrillenveränderungen, senile Plaques**, eine Lichtung des Nervenzellbestandes der Hirnrinde und eine **kongophile Angiopathie** bzw. drusige Entartung der Hirngefäße beobachtet (siehe auch Lerntext V.3).

H90 H86

Frage 5.104: Lösung B

Bei den **Systematrophien**, zu denen die **Pick-Krankheit**, die **Huntington-Chorea**, die **Parkinson-Krankheit** und die **Friedreich-Ataxie** gerechnet werden, kommt es zu einer relativ stereotypen Degeneration ganz bestimmter Nervenzellenverbände, ohne dass eine Ursache für diese Prozesse bisher beschreibbar wäre. In dieser Situation spricht man auch hilfsweise von degenerativen Prozessen.

Auch die **Jakob-Creutzfeldt-Krankheit** wurde früher zu den degenerativen Erkrankungen gezählt. Inzwischen ist jedoch nachgewiesen worden, dass es sich bei der Jakob-Creutzfeldt-Erkrankung um eine von Mensch zu Mensch übertragbare Erkrankung handelt. Primär liegt offensichtlich eine Slow-Virus-Erkrankung vor (Inkubationszeit 2–3 Jahrzehnte). Das übertragbare Agens entspricht jedoch nicht einem Viruskörper, sondern besteht aus einem **Eiweißpartikel** und nicht aus Nukleinsäuren. Die Eiweißpartikel werden als **Prione** (proteinacious infectious particle) bezeichnet.
Die Prognose dieser Erkrankung ist als ungünstig zu bezeichnen, die durchschnittliche Lebenserwartung beträgt nach Erscheinen erster Krankheitssymptome nur zwei Jahre. In England und Deutschland werden etwa 50 Fälle pro Jahr beobachtet. Die Erkrankung beginnt entweder akut mit dem Auftreten einer rasch progredienten Demenz, multipler Störungen höherer Hirnfunktionen und Myoklonien oder zeigt einen langsam progredienten Verlauf über Monate mit Auftreten einer Demenz und vielgestaltigen pyramidalen und extrapyramidalen Symptomen. Auch Vorderhornaffektionen des Rückenmarkes werden beobachtet. In fortgeschrittenen Erkrankungsstadien kommt es zu einer Bewusstseinstrübung bis hin zum Koma und progredienten Myoklonien. Pathologisch-anatomisch stellt sich das Bild als **subakute spongiforme Enzephalopathie** mit **Ausweitung von Nervenzellfortsätzen, Verlust von Nervenzellen** und **Astrozytose** dar. Im Liquor cerebrospinalis werden allenfalls leichte Hirnschrankenstörungen beobachtet, am häufigsten ist der Befund jedoch regelrecht, in fortgeschrittenen Stadien werden typische EEG-Veränderungen in Form einer periodischen Aktivität mit hochgespannten triphasischen Sharp- und Slow-Wave-Komplexen beobachtet. Siehe auch Kommentar zu Frage 5.248.

Systematrophien des ZNS — V.4

Unter einer **Systematrophie des ZNS** versteht man einen degenerativen Prozess, der entweder auf ein oder mehrere morphologisch klar abgegrenzte Teile des ZNS beschränkt ist. Die Ursachen der degenerativen Prozesse sind im einzelnen noch nicht geklärt. Aus der Beschränkung auf bestimmte Systeme des ZNS lässt sich jedoch schließen, dass entweder primär oder sekundär Stoffwechselvorgänge eines Systems beeinflusst werden, die zumindest quantitativ für die Integrität des Systems eine besondere Rolle spielen. Bei der **Chorea major** handelt es sich um einen degenerativen Prozess im Bereich des Striatums und des äußeren Pallidumteils, weiterhin des frontalen und temporalen Kortex. Die klinische Symptomatik ist durch Hyperkinesen und psychopathologische Prozesse charakterisiert.

Bei der **myatrophischen Lateralsklerose** handelt es sich um einen degenerativen Prozess im Bereich der Vorderhornzellen und des Tractus corticospinalis, bei der **Paralysis agitans** um einen degenerativen Prozess im Bereich der Substantia nigra (Pars compacta) und beim **Morbus Pick** um einen degenerativen Prozess im Bereich des Frontalhirns.

H84

Frage 5.105: Lösung B

Bei einer **Pseudobulbärparalyse** handelt es sich um eine Lähmung der motorischen Hirnnervenfunktionen (kaudale Hirnnerven), die nicht Folge einer Schädigung der Hirnnervenkerne selbst oder der motorischen Efferenzen ist, sondern auf eine beidseitige Schädigung der pyramidalen Innervation zurückgeht. Pseudobulbärparalysen treten nur dann auf, wenn eine **bilaterale Läsion** der Tractus corticonucleares vorliegt, da ein Großteil der Hirnnervenkerne doppelseitig innerviert wird.

H85

Frage 5.106: Lösung D

Siehe auch Lerntext V.4.
Die **Multiple Sklerose** wird nicht zu den Systematrophien des ZNS gerechnet, da sich der Prozess prinzipiell an allen Teilen des ZNS abspielen kann und es sich zudem nicht um einen primär degenerativen, sondern um einen neuroimmunologischen Prozess handelt.

F85

Frage 5.107: Lösung B

Bei der **Phenylketonurie** ist durch den Defekt der Phenylalanin-Hydroxylase die Umwandlung von Phenylalanin in Tyrosin gestört. Infolgedessen erhöht sich die Konzentration von Phenylalanin im menschlichen Organismus. Die Störung des Aminosäurenstoffwechsels tritt in der Regel bereits im 4. bis 6. Lebensmonat auf und imponiert in einer fortschreitenden geistigen Entwicklungsstörung. In etwa der Hälfte der Fälle treten zusätzlich epileptische Anfälle auf. Andere häufige, aber nicht konstante Symptome sind hellblonde Haar- und blaue Augenfarbe, ekzematöse Hautveränderungen sowie ein Mäusekot- oder pferdestallähnlicher Uringeruch nach Phenylessigsäure. Die zerebrale Schädigung ist bis zur Pubertät progredient, manifestiert sich dann in der Folgezeit stationär und führt in über der Hälfte der Fälle zu schwerer Idiotie. Gutartige Verlaufsformen mit nur leichter Debilität oder völligem Fehlen der Hirnschädigung sind selten. Die Therapie besteht in einer phenylalaninarmen Diät. Wichtig ist eine frühzeitige diagnostische Erfassung der Krankheit, die mit dem *Guthrie*-Test (mikrobiologischer Test des Phenylalanins im Blut) bereits am 1. Lebenstag möglich ist.

F85

Frage 5.108: Lösung E

Bei der **Galaktosämie** handelt es sich um eine Störung des **Kohlenhydratstoffwechsels** aufgrund einer defekten Umwandlung von Galaktose in Glukose. Es liegt ein Mangel des Enzyms Galaktokinase vor. Die Erkrankung tritt bereits im Säuglingsalter auf, es imponieren psychische und motorische Entwicklungsrückstände, eine Hepatomegalie und eine Katarakt. Bei dieser Erkrankung erfolgt die Behandlung über eine galaktose- und laktosefreie Ernährung.

F85

Frage 5.109: Lösung C

Die **Gaucher-Erkrankung** stellt eine Zerebrosid-Speicherkrankheit dar, von der es verschiedene Formen gibt. Betroffen ist die Zerebrosid-Hydrolase, eine spezifische Beta-Glukosidase; infolgedessen wird das nicht abgebaute Zerebrosid (Glukosyl-Ceramid) gespeichert. Bei der akuten neuronopathischen Form kommt es schon in den ersten Lebensmonaten zu einem progressiven Verlust von Neuronen mit resultierenden Bewegungsstörungen und Idiotie. Die Leber und die Milz sind vergrößert, die Kinder sind anämisch und sterben meist innerhalb der ersten Lebensjahre.
Bei der chronischen Form findet man keine neurologischen Symptome, die Krankheit tritt erst später in der Kindheit oder im Erwachsenenalter auf. Auch hier sind Milz und Leber vergrößert, hämatologisch imponiert eine Thrombopenie und eine Blutungsneigung. Kennzeichnend sind Gaucher-Zellen; es sind phagozytierende Zellen, die stark vergrößert sind und **Glykolipid** speichern. Sie treten zunächst im Knochenmark, später auch in anderen Geweben auf.

H00

Frage 5.110: Lösung C

Die **Alzheimer-Krankheit** wird durch Symptome einer **kortikalen Demenz** manifest. Es handelt sich um eine Krankheit des Alters, die sporadisch auftritt und nur selten vor dem 60. Lebensjahr in Erscheinung tritt. Erkrankungen in jüngerem Lebensalter kommen insbesondere bei den seltenen familiären, autosomal-dominant vererbten Formen der Alzheimer-Krankheit vor.
Bei der neurologischen Untersuchung imponiert zunächst häufig die intakte Fassade, erst nach Durch-

führung eines längeren Interviews finden sich die **charakteristischen kognitiven Störungen**: Die Patienten vergessen Namen von Personen, zeigen ein unkonzentriertes Verhalten, verlegen Gegenstände und haben Mühe, sich präzise auszudrücken. Die Angehörigen berichten häufig über eine räumliche Orientierungsstörung mit Verlaufen. Es bestehen schwere **Gedächtnisstörungen**, insbesondere im Bereich des Altgedächtnisses. Zu den frühen Manifestationen der Krankheit gehören weiterhin Sprachstörungen (meist zunächst in Form von Wortfindungsstörungen), später zeigen sich typische **motorische und auch sensomotorische Dysphasien** (A). Neben der **räumlichen** entwickelt sich auch zunehmend eine **zeitliche Desorientiertheit** (B). Der Umgang mit Gegenständen im Alltag wird zunehmend schwieriger (**Apraxie** (D)). Insbesondere bei Realisierung der kognitiven Beeinträchtigung entwickeln die Patienten **depressive Verstimmungen** (E).
Spastische Hemiparesen (C) werden bei Patienten mit Alzheimer-Krankheit allenfalls in fortgeschrittensten Stadien beobachtet, in frühen und/oder mittleren Stadien treten sie nicht auf.

Frage 5.111: Lösung B

Im Gegensatz zu der Alzheimer-Krankheit und der senilen Demenz findet man bei der **Pick-Atrophie** nicht eine diffuse Atrophie der Hirnrinde, sondern einen lokalen, atrophisierenden Prozess im Bereich des **Frontalhirns** und des **Temporalhirns**. Die Pick-Atrophie ist klinisch durch eine **Veränderung der Persönlichkeit**, durch einen Sprachabbau nach Art einer amnestischen Aphasie und pathologische Handgreifreflexe charakterisiert. Die formale Intelligenz und Orientierung sind bei der Pick-Atrophie meist noch lange gut erhalten. In einem Teil der Fälle lässt sich eine **Heredität mit dominantem Erbgang** nachweisen. Eine kausale **Therapie mit Medikamenten** ist nicht möglich, durch sedierende Psychopharmaka kann die Intensität der psychopathologischen Befunde gemindert werden, der progrediente Krankheitsprozess kann jedoch nicht zum Stillstand gebracht werden. Anatomisch-pathologisch zeichnet sich die Pick-Krankheit durch einen **Ganglienzellschwund**, vorzugsweise im Frontal- und Temporallappen aus.

F84

Frage 5.112: Lösung C

Wenn bei einem **Kleinkind** nach erfolgtem Spracherwerb die Sprache anschließend in Form eines langsamen **Sprachzerfalls** wieder verloren geht, so ist diese Störung verdächtig auf eine **erworbene kindliche Demenz**. Die häufigsten Ursachen dieser kindlichen Demenzen sind die diffusen Hirnsklerosen, die tuberöse Sklerose und die verschiedenen Stoffwechselerkrankungen.

F84

Frage 5.113: Lösung D

Charakteristisch für die **senile Demenz** ist die zunächst **ungestörte äußere Fassade der Patienten**, nur nach intensiver Kontaktaufnahme mit dem Patienten und Prüfung spezifischer Hirnleistungen wird der intellektuelle Abbau deutlich (siehe auch Lerntext V.3).

F86

Frage 5.114: Lösung D

Beim **Morbus Pick** handelt es sich um eine **systemdegenerative Erkrankung**, die bei Frauen doppelt so häufig ist wie bei Männern. Das Manifestationsalter liegt früher als bei der Alzheimer-Erkrankung. In der Regel sind erste Symptome bereits im fünften Lebensjahrzehnt zu erkennen. Im Vordergrund stehen Persönlichkeitsveränderungen mit sozial auffälligem Verhalten sowie neurologische Herdsymptome in Form von Aphasien und Parietallappensymptomen. Pathologisch-anatomisch wird eine **Atrophie im Bereich des Frontal- und Temporalhirns** beobachtet. Histologisch handelt es sich um einen Verlust von Ganglienzellen mit Auftreten von Alzheimer-Fibrillen, senilen Plaques und einer Gliose.

F86

Frage 5.115: Lösung B

Die **GM_2-Gangliosidose** („amaurotische Idiotie") gehört zu den **Fettstoffwechselstörungen** mit abnormer Speicherung von Gangliosiden im Bereich des ZNS. Pathologisch-anatomisch ist eine **ballonartige Auftreibung der Ganglienzellen** auffällig. Eine Gangliosidspeicherung auch im Bereich der Retina führt zu einer weißlichen Verfärbung des Augenhintergrundes, wobei die Fovea centralis normalgefärbt als kirschroter Fleck hervortritt. Je nach Erstmanifestation der neurologischen Symptome unterscheidet man eine infantile, eine spätinfantile und eine juvenile Form. Die neurologische Symptomatik zeigt Sprachstörungen, zunehmende Apathie, extrapyramidale Symptome, Pyramidenbahnzeichen, zerebrale Krampfanfälle, zerebelläre Zeichen und Sehstörungen bis hin zur Erblindung. Ausgangspunkt der abnormen Gangliosidspeicherung in Ganglienzellen ist ein Defekt des Enzyms Hexosaminidase A.

F91

Frage 5.116: Lösung D

In Silberimprägnationen und ähnlichen Färbungen erkennt man vor allen Dingen in Fällen von seniler Demenz und **Alzheimer-Krankheit** lockenförmige, tennisschlägerähnliche Ansammlungen von **Neofibrillen** im Perikaryon von Nervenzellen der Hirnrinde und des Hippocampus. Ultrastrukturell handelt es sich um Ansammlungen von Filamenten besonderer Art, die weder den Neurotubuli noch den Neurofilamenten gleichen. Die Alzheimer-Fibrillenveränderungen werden sowohl bei der präsenilen Demenz als auch bei der senilen Demenz gefunden. Auch bei einigen anderen degenerativen Erkrankungen werden Alzheimer-Fibrillenveränderungen gefunden (z. B. diffuse Lewy-Körperchen-Erkrankung).

H90

Frage 5.117: Lösung C

Der zugehörige Computertomographiebefund zeigt eine ausgeprägte **symmetrische Hirnatrophie** mit Betonung im Bereich des Frontallappens. Die Ventrikel zeigen sich verplumpt und erweitert. Ein solches computertomographisches Bild kann bei Patienten mit **Demenz**, z. B. im Rahmen einer Alzheimer-Erkrankung, beobachtet werden.

F91

Frage 5.118: Lösung B

Lediglich bei der **senilen oder präsenilen Demenz vom Alzheimer-Typ** und bei der **Pick-Atrophie** stehen atrophische Veränderungen der Großhirnrinde im Vordergrund der morphologisch fassbaren Veränderungen. Bei der senilen oder präsenilen Demenz vom Alzheimer-Typ finden sich die Hirnatrophien vor allen Dingen parietal, bei der Pick-Atrophie vorwiegend frontal und temporal. Bei der **Friedreich-Ataxie** spielt sich der degenerative Prozess vorwiegend im Bereich der Rückenmarksbahnen ab, bei der **Paralysis agitans** (M. Parkinson) konzentriert sich der degenerative Prozess auf die mesenzephale Substantia nigra und bei der **Wernicke-Enzephalopathie** auf die Corpora mamillaria, die periventrikulären Anteile des Thalamus, auf den Hypothalamus, das zentrale Höhlengrau und die pontinen Blickzentren (siehe auch Lerntext V.4).

H90

Frage 5.119: Lösung B

Pathologisch-anatomisch handelt es sich bei der **Alzheimer-Krankheit** um eine schwere symmetrische diffuse Hirnatrophie mit Abflachung der Gyri und Aufweitung der Sulci. Das Ventrikelsystem ist vergrößert. Histologisch imponiert ein diffuser Verlust von Neuronen im Bereich des zerebralen und zerebellaren Kortex, im Bereich der Basalganglien, des Hirnstamms und des Rückenmarks. Besonders auffällig ist die Degeneration im Bereich des Nucleus basalis Meynert. Senile Plaques und Neurofibrillenveränderungen sind die typischen histologischen Merkmale der Alzheimer-Erkrankung.
Klinisch manifestiert sich die Alzheimer-Erkrankung über eine schwere Demenz, die sich über Jahre entwickelt. Die Erkrankung setzt normalerweise in der 5. oder 6. Dekade ein und erscheint sporadisch. In 10% der Familien wird jedoch eine autosomal dominante Vererbung beobachtet. Zu Beginn der Erkrankung nimmt der Patient die Störung des Kurzzeitgedächtnisses wahr und zeigt einen erheblichen Leidensdruck. Urteilsfähigkeit, Introspektionsfähigkeit und alle Qualitäten des Gedächtnisses werden im Laufe der Erkrankung gestört, sodass sich eine ausgeprägte Demenz bis hin zur völligen Unterbrechung zwischen Umwelt und Eigenleben (Mutismus) entwickelt. In fortgeschrittenen Stadien der Erkrankung werden aphasische Syndrome und extrapyramidale Symptome beobachtet.
Bezüglich der Beantwortung dieser Frage besteht kein Zweifel daran, dass bei der Alzheimer-Erkrankung **Sprachstörungen** auftreten können. Die Aussage (2) ist nur insofern falsch, als Psychosyndrome mit persönlichkeitsfremden deliktischen Handlungen und Triebenthemmungen zumeist nicht im Anfang der Erkrankung stehen, sondern erst im weiteren Verlauf auftreten. Die Alzheimer-Erkrankung geht nicht mit demyelinisierenden Veränderungen einher, sondern ist durch Zellkörperdegeneration mit sekundärer Faserdegeneration charakterisiert. Auch transsynaptische Degenerationen von kortikalen Zellen nach Degeneration afferenter Faserverbindungen vom Nucleus basalis werden diskutiert.

H88

Frage 5.120: Lösung A

Bei der **Multiinfarktdemenz** kommt es durch eine arteriosklerotische Enzephalopathie mit meist beidseitiger Manifestation zu einem intellektuellen Abbau. Diese vaskulär bedingte Demenz kann Folge einer Mikro- oder Makroangiopathie sein. Bei der **Mikroangiopathie** kommt es zu einer Lipohyalinose und fibrinoiden Nekrose der Arteriolen und zu einer spongiösen Demyelinisierung des Marklagers. Im Computertomogramm sind multiple kleine Hypodensitäten im subkortikalen Marklager und in den Stammganglien sichtbar. Unter einer **Makroangiopathie** versteht man Stenosen und Verschlüsse im Bereich der hirnversorgenden großen Gefäße (Arteria carotis interna, Arteria vertebralis, Arteria basilaris) mit der Ausbildung multipler, größerer, meist beidseitiger Hirninfarkte. Die Multiinfarktdemenz und die senile Demenz vom Alzheimer-Typ stellen die häufigsten Erkrankungen mit Ausbildung einer Demenz dar. Für die Multiinfarktdemenz ist die Häufigkeit jedoch weit unter 80%. Genaue Zahlen für die Häufigkeit der Multiinfarktdemenz liegen nicht vor.

F88

Frage 5.121: Lösung D

Bei der **senilen Demenz** und der **Alzheimer-Krankheit** handelt es sich pathologisch-anatomisch um das gleiche Krankheitsbild. Willkürlich nimmt man im allgemeinen das Alter von 70 Jahren als Grenze an: Erkrankt der Patient nach diesem Alter, so spricht man von seniler Demenz, wenn früher, von Alzheimer-Krankheit.
Makroskopisch ist das Gehirn klein und untergewichtig. Besonders stark atrophiert sind meistens der Stirnlappen und der Temporallappen. Auf der Schnittfläche äußert sich die Atrophie nur selten in Form von weiten perivaskulären Räumen, einem sogenannten Status cribrosus. Mikroskopisch werden senile Drusen (amyloidhaltige Gewebsablagerungen), Alzheimer-Neurofibrillenveränderungen, Lipofuszinspeicherung in den Ganglienzellen und ein Ganglienzellschwund beobachtet.
Eine **Porenzephalie** gehört nicht zum Bild der senilen Demenz. Unter einer Porenzephalie versteht man Defekte, welche eine Verbindung zwischen dem Ventrikelsystem und der Hirnoberfläche schaffen. Sie sind häufig Folge einer hypoxischen perinatalen Hirnschädigung.

F92

Frage 5.122: Lösung C

Ausgeprägte **hirnatrophische Prozesse** lassen sich in der Tat mit Hilfe der kranialen **Computertomographie** nachweisen. Es muss jedoch betont werden, dass auch bei Gesunden die interindividuelle Variation des Hirnvolumens erheblich sein kann. Lediglich ausgeprägte Veränderungen sprechen mit an Sicherheit grenzender Wahrscheinlichkeit für eine Hirnatrophie. Hervorzuheben ist weiterhin, dass auch bei computertomographisch eindeutigem Nachweis einer Hirnatrophie klinisch nicht in jedem Fall eine Demenz vorliegen muss. Selbstverständlich kann die kraniale Computertomographie auch ambulant durchgeführt werden.

F92

Frage 5.123: Lösung C

Frühkindliche Hirnschäden mit neurologischem Defekt-Syndrom sind bezüglich ihrer Ursachen eine heterogene Gruppe von Erkrankungen des Nervensystems, die sich pränatal, perinatal oder postnatal entwickeln können. Frühkindliche Hirnschäden sind zum Zeitpunkt der Geburt häufig schwierig zu diagnostizieren und manifestieren sich häufig nur als unspezifische pathologische Muster. Frühsymptome können den Verdacht auf eine frühkindliche Hirnschädigung erwecken. Gelegentlich sind diese Frühsymptome jedoch passagerer Natur, sodass die Kinder im weiteren Verlauf eine unauffällige Entwicklung nehmen.

Für die Diagnose frühkindlicher Hirnschaden spricht im vorliegenden Fall die Tatsache, dass es sich bei dem 15-jährigen Jungen um eine nichtprogrediente spastische Tetraparese kombiniert mit athetotischen Hyperkinesen handelt. Ein erstmaliges Auftreten von hirnorganischen Anfällen im 15. Lebensjahr ist nicht untypisch für eine frühkindliche Hirnschädigung.
Die übrigen hier aufgeführten Erkrankungen zeigen progrediente periphere und/oder zentralmotorische Störungen.

F94

Frage 5.124: Lösung B

Zu **(A):** Die **Demenz vom Alzheimer-Typ** geht nicht vom Beginn an mit Hirnnervenausfällen einher, mikroskopisch zeigt sich ein nicht gefäßabhängiger, einfacher degenerativer Prozess im Bereich des zerebralen Hirnparenchyms, der zu einer diffusen Atrophie der Hirnrinde führt.
Zu **(B):** Im Gegensatz zu häufig noch lange unauffälligen CT- und MRT-Befunden zeigt sich im **Positronen-Emissions-Tomogramm** schon häufig in Frühstadien ein verminderter Glukosemetabolismus.
Zu **(C):** Im fortgeschrittenen Stadium ist es klinisch schwierig, die Alzheimer Demenz z.B. von der Demenz vom vaskulären Typ zu unterscheiden.
Zu **(D):** Die Demenz vom Alzheimer-Typ geht nicht mit charakteristischen Liquorbefunden einher.
Zu **(E):** Eine eindeutige Geschlechtsdominanz liegt bei der Demenz vom Alzheimer-Typ nicht vor.

H95

Frage 5.125: Lösung E

Bei der **Alzheimer-Krankheit** handelt es sich um eine degenerative Hirnkrankheit, die vorwiegend durch eine **Demenz** gekennzeichnet ist. Es gibt zwei Altersgipfel beim Manifestationsalter, einen im 5. bis 6. Lebensjahrzehnt (präsenile Demenz vom Alzheimer-Typ) sowie zwischen dem 70. und 80. Lebensjahr (senile Demenz vom Alzheimer-Typ).
Symptome im Frühstadium sind:
- Störung der Merkfähigkeit und Orientierung
- neuropsychologische Herdsymptome (Aphasie, Apraxie, Akalkulie, Agnosie etc.) (Aussage (B) ist richtig)
- lange Zeit gut erhaltene Persönlichkeit (gute „Fassade").

Pathologisch-anatomisch findet sich eine Atrophie der Hirnrinde, die vorwiegend frontal und parietal, am wenigsten okzipital ausgeprägt ist, sowie eine Degeneration des Nucleus basalis Meynert, von dem cholinerge Neurone breit gefächert zur Hirnrinde ziehen. Es gibt daher **Therapieansätze** mit Cholinesterasehemmern bzw. Azetylcholinvorstufen, die bisher allerdings wenig überzeugende Ergebnisse zeigten (Aussage (D) ist richtig).

Mikroskopisch sind senile Plaques oder Drusen und die Alzheimer-Fibrillenveränderungen kennzeichnend, die vorwiegend in den Sulkustälern zu finden sind. Es handelt sich dabei um **Amyloidablagerungen**, die auch die Hirngefäße betreffen und dort zu der assoziierten kongophilen Angiopathie führen. Die Erkrankung kommt familiär vor, und es sind inzwischen in verschiedenen Familien unterschiedliche Genloci auf den Chromosomen 5, 14 und 19 mit der Erkrankung in Verbindung gebracht worden (Aussage (E) ist somit falsch).
Der **Verlauf** ist relativ rasch progredient, innerhalb von 4–7 Jahren kommt es zu einer schweren Demenz. Die Sprache der Kranken verarmt zunehmend, es kommt zu stereotypen Sprach- und Handlungsabläufen bis hin zur völligen Kommunikationsunfähigkeit im Endstadium. In mittleren Stadien können, wie bei vielen globalen Hirnfunktionsstörungen, auch **paranoid-halluzinatorische Durchgangssyndrome** (C), wie z.B. Verfolgungswahn und Verarmungswahn, auftreten.

H84

Frage 5.126: Lösung C

Bei diesem 53-jährigen Mann zeigt sich eine typische Akinese, die ihn trotz größter Anstrengung daran hindert, die Türschwelle zu überschreiten. Weiterhin wird eine Kleinschrittigkeit und eine Beugehaltung bei fehlender Mitbewegung im Bereich der oberen Extremitäten beobachtet. Der fast unbewegte Gesichtsausdruck deutet auf eine Hypomimie hin. Auch als der Patient sich auf die Untersuchungsliege legen soll, imponiert wieder eine Bewegungshemmung im Sinne einer Akinese. Es handelt sich hier um die typische Beschreibung eines **Parkinson-Syndroms**.

F87

Frage 5.127: Lösung C

Ein neuroleptisch bedingter **Parkinsonismus** wird nach Therapie mit Phenothiazinen, trizyklischen Neuroleptika und reserpinhaltigen Präparaten beobachtet. Es werden die typischen Symptome des Parkinson-Syndroms wie Tremor, Hypomimie, Hypersalivation und Hypokinese beobachtet.
Bei einem **Trismus** handelt es sich um einen tonischen Krampf der Kaumuskeln, z.B. bei Tetanus, Tetanie, Epilepsie, Hysterie oder bei Entzündungen im Bereich des Kiefergelenks.

H96

Frage 5.128: Lösung B

Beim **idiopathischen Parkinson-Syndrom** können ein einseitiger Tremor und ein dementieller Abbau vorkommen. Der einseitige **Tremor**, bei dem es sich in der Regel um einen Ruhetremor handelt, ist jedoch weitaus häufiger als ein **demenzieller Abbau**, der erst in Endstadien der Erkrankung durchaus nicht stereotyp in Erscheinung treten kann (siehe auch Lerntext I.4).

F87

Frage 5.129: Lösung C

Als hauptsächliche Ursache für das **Parkinson-Syndrom** wird der Ausfall dopaminerger nigrostriataler Neurone der Substantia nigra angesehen. Resultierend kommt es durch den Untergang der Zellen zu einer **Dopaminverminderung im Neostriatum**. Die neuronale Schädigung kann durch verschiedene pathophysiologische Mechanismen induziert werden.
Als echter Morbus Parkinson (Paralysis agitans) wird die Form bezeichnet, bei der es chronisch progredient ohne erkennbare Ursache zu einem degenerativen Prozess in der **Substantia nigra** (Pars compacta) kommt.
Das **postenzephalitische Parkinson-Syndrom** kann schon während der akuten Enzephalitis oder aber mit einer Latenz von bis zu mehreren Jahrzehnten auftreten. Am besten bekannt sind die Fälle, die im Gefolge einer Encephalitis epidemica sive lethargica in den zwanziger Jahren zum Ausbruch gekommen sind (siehe auch Lerntext I.4).

F99

Frage 5.130: Lösung D

Hier werden einige Symptome des **Parkinson-Syndroms** angesprochen, die häufig nicht im Zentrum der Beschwerdesymptomatik stehen. Ein **Pendelnystagmus** gehört keinesfalls zum Bild des idiopathischen Parkinson-Syndroms, er ist typisch z.B. für einen kongenitalen Nystagmus.
Zu **(A):** Die uncharakteristischen Schmerzen im Frühstadium der Erkrankung führen die Patienten häufig zum Orthopäden, oft sind die Schmerzen auf die Gelenke und die Wirbelsäule konzentriert. Als Ausgangspunkt für die Schmerzen fungiert offensichtlich eine pathologische Tonuserhöhung der Muskulatur i.S. eines Rigors.
Zu **(B):** Die Hyperhidrose wird in ausgeprägter Form meist erst in fortgeschrittenen Stadien der Erkrankung beobachtet, sie ist insbesondere auf das Gesicht konzentriert. Ausgangspunkt sind vegetative Funktionsstörungen.
Zu **(C):** Der Begriff niederfrequent ist relativ, die Frequenz des Parkinson-Ruhetremors liegt in der Regel um 5 Hz.
Zu **(E):** Depressive Verstimmungen sind beim idiopathischen Parkinson-Syndrom häufig. Sie können als Erstsymptomatik auftreten oder auch das ausgebildete Krankheitsbild begleiten.

H88

Frage 5.131: Lösung D

Neuroleptika, insbesondere Phenothiazine, können ein **Parkinson-Syndrom** mit Rigor, Tremor und Hypokinese auslösen. Zusätzlich wird häufig eine Hypersalivation beobachtet. Dystonien und Torsionsspasmen im Bereich der Rumpfmuskulatur können zwar auch im Gefolge einer Neuroleptika-Behandlung auftreten, diese Symptome werden jedoch nicht dem Parkinson-Syndrom im engeren Sinne zugeordnet, sondern stellen ein eigenständiges Symptom dar.

Torticollis spasmodicus — V.5

Der **Torticollis spasmodicus** wird heute zu den extrapyramidalen Erkrankungen gerechnet. Gegen eine ehemals angenommene psychogene Entstehungsweise spricht die Tatsache, dass in Einzelfällen Läsionen in verschiedenen Teilen des extrapyramidalen Systems, insbesondere im Bereich des Striatums, gefunden wurden und andererseits der Torticollis spasmodicus in andere degenerative Erkrankungen eingebettet sein kann, die zweifelsfrei organischer Ursache sind. Das Manifestationsalter des Torticollis spasmodicus ist sehr unterschiedlich, jedoch beginnt die Erkrankung gehäuft im **mittleren Lebensalter**. Es besteht **keine Geschlechtsbevorzugung**. Klinisch imponiert bei den Patienten eine **dystone Bewegungsstörung im Bereich der Hals- und Nackenmuskulatur**, die je nach Aktivitätsmuster in einzelnen Muskeln zu einer tonischen und/oder myoklonischen Wendung, Drehung oder Neigung des Kopfes zu einer Seite führt. Obwohl eine Psychogenese für den Torticollis spasmodicus nicht mehr angenommen werden kann, treten dennoch häufig **psychopathologische Auffälligkeiten** bei den Patienten in Erscheinung, wobei reaktive von endogenen Mechanismen kaum unterscheidbar sind.

Klassischerweise findet man beim Torticollis spasmodicus eine einseitige Tonuserhöhung im Bereich des M. sternocleidomastoideus. Eine Schädigung des Muskels selbst liegt nicht vor, vielmehr sind die Zuflüsse zu den Vorderhornzellen dieses Muskels gestört und münden in eine abnorm hohe tonische Aktivität.

H85

Frage 5.132: Lösung D

Siehe Lerntext V.5.

H99

Frage 5.133: Lösung A

Die **„geste antagonistique“** ist ein charakteristischer Hilfsgriff, der bei Patienten mit **Torticollis spasmodicus** zur Korrektur der Kopfschiefhaltung eingesetzt wird. Die Patienten berühren meist nur leicht mit den Fingern der rechten Hand ihr Kinn und können so die posturale Kontrolle des Kopfes verbessern. Es handelt sich bei der antagonistischen Geste nicht um eine mit Kraft des Armes erzeugte Korrektur der Kopfschiefhaltung, sondern um das Setzen von sensiblen Reizen im Bereich der Gesichtshaut, die offensichtlich den posturalen Zentren der Basalganglien kompensatorische Informationen liefern.

H86

Frage 5.134: Lösung B

Beim **Ballismus** handelt es sich um ein hyperkinetisches extrapyramidales Syndrom, das im Allgemeinen halbseitig auftritt und durch grob ausfahrende und schleudernde Bewegungen der Schulter- oder Beckengürtelmuskulatur charakterisiert ist. Pathologisch-anatomisch zeigt sich im Rahmen von Autopsien in diesen Fällen eine Läsion des kontralateralen **Nucleus subthalamicus** bzw. eine Schädigung der Efferenzen dieses extrapyramidalen Kerngebietes, die zum Globus pallidus ziehen. Das ballistische Syndrom entwickelt sich am häufigsten im Rahmen von Insulten mit apoplektiformem Beginn. Selten kann die Läsion des Nucleus subthalamicus auch auf einen raumfordernden Tumor zurückzuführen sein. Das ballistische Syndrom im Rahmen einer heredodegenerativen Erkrankung stellt eine Rarität dar.

H96

Frage 5.135: Lösung A

Bei der **Chorea Huntington** handelt es sich um eine **autosomal-dominant vererbte Erkrankung** mit vollständiger Penetranz. Die für diese Erkrankung verantwortliche genetische Störung liegt auf dem kurzen Arm von **Chromosom 4**. Der Defekt besteht in einer pathologisch hoben Anzahl von Wiederholungen einer bestimmten Basensequenz (CAG-Triplets), wodurch das Gen instabil wird und das codierte Protein (Huntington) in seiner Funktion gestört ist. Es ist bisher nicht völlig verstanden, welche Rolle das defekte Protein Huntington insbesondere im Bereich der Basalganglien spielt und warum eine Insuffizienz dieses Proteins zu einer fokalen Degeneration von Nervenzellen insbesondere im Nucleus caudatus führt.

F91 H86

Frage 5.136: Lösung E

Das **Parkinson-Syndrom** mit den Kardinalsymptomen **Tremor, Rigor und Akinese** kommt am häufigsten im Rahmen des idiopathischen Morbus Parkinson vor, der mit einer Degeneration der Nervenzellen in der Zona compacta, der **Substantia nigra** und vor allen der **Zellen des Locus coeruleus** einhergeht. Parallel kommt es zu einer Verarmung dieser Strukturen an Melanin, einem Pigment, das der Substantia nigra die dunkle Färbung verleiht. Charakteristisch für den idiopathischen Morbus Parkinson sind insbesondere Einschlusskörper, sog. „Lewy bodies“.
Abgesehen von der idiopathischen Degeneration der Nervenzellen, insbesondere in der Zona compacta, können jedoch auch eindeutig beschreibbare Mechanismen zu einer Läsion der Substantia nigra bzw. zu einer Affektion der dopaminergen Transmittersysteme dieses Zellverbandes führen. **Phenothiazine**, die zur Gruppe der Neuroleptika gehören, führen zu einer Blockade der postsynaptischen Dopaminrezeptoren und induzieren dadurch ein Parkinson-Syndrom, das vor allen Dingen durch die Symptome Rigor und Akinese charakterisiert ist. Zu einer relativ selektiven Degeneration des nigro-striatalen Systems kann es weiterhin im Rahmen von **CO-Vergiftungen** und **Arteriosklerose** mit ischämischer Schädigung und im Rahmen von **Enzephalitiden** kommen. Der postenzephalitische Parkinsonismus ist heutzutage selten. Eine hohe Häufigkeit wurde um 1920 im Gefolge der pandemischen Encephalitis lethargica beobachtet. Im Gegensatz zum idiopathischen Morbus Parkinson werden pathologisch-anatomisch bei den Ursachen 1 bis 4 dieser Frage keine „Lewy bodies“ beobachtet.

H84

Frage 5.137: Lösung C

Zu **(A):** Es liegt beim **Morbus Parkinson** eine Degeneration der Substantia nigra vor.
Zu **(B):** Bei der **Multiplen Sklerose** werden demyelinisierende Herde in verschiedensten Teilen des zentralen Nervensystems beobachtet.
Zu **(C):** Für die **Chorea major Huntington** ist die **Atrophie des Nucleus caudatus** mit **Nervenzelluntergängen** und **Fasergliose** charakteristisch. Im Gefolge kommt es zu einer **Erweiterung der Vorderhörner der Seitenventrikel**.
Zu (D): Bei der Chorea minor, die mit einer ähnlichen Symptomatik wie die Chorea major in Erscheinung treten kann, kommt es nicht zu Atrophien der extrapyramidalen Ganglien.
Zu **(E):** Beim **Morbus Alzheimer** imponiert eine diffuse Hirnatrophie.

F90 F85

Frage 5.138: Lösung E

Zusammenfassend wird im vorliegenden Falle eine progrediente Erkrankung bei einer 47-jährigen Frau beschrieben, die sich offensichtlich hauptsächlich in Form einer **beginnenden Demenz** und einer **Hyperkinese** manifestiert. Eine solche Konstellation wird in typischer Weise bei der **Chorea Huntington** beobachtet. Es handelt sich dabei um eine autosomal dominante Erbkrankheit mit absoluter Penetranz. Am häufigsten treten erste Symptome dieser Erkrankung im mittleren Lebensalter auf, seltener werden Manifestationen auch schon in der Kindheit beobachtet. Pathologisch-anatomisch zeigt sich bei der Chorea Huntington eine diffuse Hirnatrophie mit fokussiertem degenerativen Prozess im Bereich des Corpus striatum, im Pallidum und im Nucleus subthalamicus. Die Chorea zeigt sich klinisch in Form abrupter Muskelzuckungen, die ohne Gesetzmäßigkeiten mit unterschiedlicher Frequenz und in ständig wechselnden Muskelgruppen in Erscheinung treten. Die Bewegungsstörung kann nahezu alle quergestreiften Muskeln befallen, die Sprache verliert aufgrund der Hyperkinesen im Bereich der Sprechmuskulatur ihre gewohnte Artikulation, die Kaumuskulatur und die Zunge sind in ständiger Bewegung, auch die Phonation ist gestört. Bei ausgeprägten Hyperkinesen im Bereich der kaudalen Hirnnerven zeigt die Sprechstörung klinisch Ähnlichkeiten mit einer Pseudobulbärparalyse, wie man sie von beidseitigen kortiko-nukleären Schäden kennt. Da die Störung im Rahmen einer Chorea Huntington jedoch nicht auf einer kortiko-nukleären, sondern auf einer funktionellen Störung des extrapyramidalen Systems beruht, nennt man diese Sprechstörung auch extrapyramidale Pseudobulbärparalyse.

F89

Frage 5.139: Lösung B

Die infantile Form der amaurotischen Idiotie **(GM_2-Gangliosidose Typ I)** manifestiert sich während der ersten Lebensjahre und ist klinisch durch eine ausgeprägte Schreckreaktion auf akustische Reize, eine Hypotonie der Muskulatur und durch Störungen der Muskelkoordination charakterisiert. Auffällig ist eine Makrozephalie und nicht selten ein Puppengesicht mit feiner weißer Haut und langen Augenwimpern. Charakteristisch ist weiterhin ein kirschroter Fleck im Bereich des Augenhintergrundes. Später entwickelt sich eine Optikusatrophie, wobei die einsetzende Erblindung kortikaler, nicht retinaler Herkunft ist. Häufig sind weiterhin epileptische Anfälle.
Der Erkrankung liegt ein Hexosaminidase-A-Mangel zugrunde.

F98

Frage 5.140: Lösung E

Die zugehörige Abbildung zeigt eine **generalisierte Atrophie der Hemisphären** kortikal und subkortikal mit einer Vergrößerung der Seitenventrikel. Auffällig ist die Schrumpfung im Rahmen eines **degenerativen Prozesses im Bereich der Basalganglien** (Nucleus caudatus, Putamen). Dieses Bild ist charakteristisch für den M. Huntington.

Zu **(A):** Beim **M. Parkinson** wird eine Schrumpfung und Degeneration der Pars compacta der Substantia nigra beobachtet. Diese ist in dem Schnitt nicht dargestellt. Eine Atrophie des Striatums (Nucleus caudatus und Putamen) gehört nicht zum Bild des M. Parkinson.

Zu **(B):** Die ausgeprägte Atrophie im Bereich der Basalganglien ist nicht typisch für den **M. Alzheimer**.

Zu **(C):** Für die **Wernicke-Enzephalopathie** ist die Atrophie der Corpora mamillaria in Kombination mit einer externen und internen Atrophie sowie einer Erweiterung des 3. Ventrikels typisch. Eine ausgeprägte Atrophie im Bereich der Basalganglien gehört nicht zum Bild der Wernicke-Enzephalopathie.

Zu **(D):** Das **Little-Syndrom** (infantile Zerebralparese) besteht in einer armbetonten Tetraparese oder einer beinbetonten zentralen Diplegie der Beine. Ausgangspunkt ist eine perinatal erworbene Hirnschädigung mit besonderer Affektion pyramidaler und extrapyramidaler Bahnsysteme. Eine hochgradige Atrophie der Basalganglien wird bei dieser Erkrankung nicht beobachtet.

Morbus Wilson — **V.6**

Beim **Morbus Wilson** handelt es sich um eine erbliche Störung des **Kupferstoffwechsels** mit pathologischer Ablagerung von Kupfer in der Leber, in den Basalganglien und in der Kornea. Als Frühsymptom tritt häufig eine organische Wesensänderung mit Affektlabilität, Reizbarkeit und Aggressivität in Erscheinung. Im späteren Verlauf imponiert häufig eine euphorisch gefärbte Demenz. An extrapyramidalen Bewegungsstörungen wird häufig ein **akinetisch-rigides Syndrom** beobachtet. Es können aber auch choreatische, athetoide und dystonische Hyperkinesen auftreten. Durch Ablagerung auch im Bereich zerebellärer Areale kommt es zu zerebellären Bewegungsstörungen mit Nystagmus, Dysarthrie und einem charakteristischen grobschlägigen Tremor (Flapping tremor). In etwa 60 bis 70% der Fälle wird ein **Kayser-Fleischer-Hornhautring** beobachtet. Es handelt sich dabei um einen etwa 2 mm breiten, bräunlich-grünen Streifen an der Peripherie der Hornhaut, der bei durchfallendem Licht gold-gelb aufleuchtet. Internistisch imponiert eine grobknotige Leberzirrhose mit Stauungsmilz. Der Kupferspiegel ist im Serum abnorm erniedrigt, das gleiche gilt für das Coeruloplasmin.

H91

Frage 5.141: Lösung D

Siehe Lerntext V.6.

F92

Frage 5.142: Lösung B

Bei den **Tics** handelt es sich um das Auftreten komplexer unwillkürlicher Bewegungen in bestimmten Muskelgruppen oder generalisiert, die Folge einer hirnorganischen Erkrankung wahrscheinlich im limbischen Projektionsareal der Basalganglien sind. Tics manifestieren sich in der Regel im Kindesalter, können im Erwachsenenalter persistieren oder spontan remittieren. Wenn multiple Tics mit dem unwillkürlichen Ausstoßen von unanständigen Wörtern (Koprolalie) vergesellschaftet sind, spricht man vom Gilles-de-la-Tourette-Syndrom.

H91

Frage 5.143: Lösung B

Die hier beschriebenen Hyperkinesen treten fokal im Bereich des linken Armes und des linken Beines auf und sind offensichtlich akut, wenn auch über Nacht zur Entwicklung gekommen. Das Alter der Patientin spricht eher für einen zerebralen Gefäßprozess als für eine vererbte Erkrankung. Schleudernde Hyperkinesen werden als **Ballismus** bezeichnet. Psychopathologische Befunde liegen bei der Patientin nicht vor, sodass eine Psychose bei Arteriosklerose mit psychogenen Affektkrämpfen nicht anzunehmen ist. Bei fokalen versiven hirnorganischen Anfällen kommt es nicht zu schleudernden Hyperkinesen im Bereich ausschließlich der Extremitäten, vielmehr kommt es zu eher langsamen, meist nicht repetitiven Drehbewegungen des Rumpfes und des Kopfes. Symptome eines Parkinson-Syndroms in Form von Rigor, Akinese und Tremor werden hier nicht beschrieben.

F96

Frage 5.144: Lösung D

Beim Parkinson-Syndrom wird nicht eine **Makrographie**, sondern eine **Mikrographie** beobachtet. Die im Verlaufe des Schreibens noch zunehmende Verkleinerung der Schrift ist ein typisches Erstsymptom und beruht auf der akinetischen Bewegungsstörung (siehe auch Lerntext I.4).

F95

Frage 5.145: Lösung B

Diagnosekriterien des **idiopathischen Morbus Parkinson** sind:

- Vorliegen von zwei der drei Kardinalsymptome Tremor, Rigor und Akinese
- das therapeutische Ansprechen auf L-DOPA bzw. Apomorphin (Dopamin-Agonist)
- der **einseitige** (bzw. asymmetrische) **Beginn**, meist mit Tremor (B).

Der Parkinson-Tremor ist charakteristischerweise ein **Ruhetremor** mit einer Frequenz von 4 bis 7 Hertz (A ist falsch).

Im Computertomogramm finden sich beim idiopathischen M. Parkinson keine typischen Veränderungen (C).

Amantadin (PK-Merz) kann durchaus, insbesondere zur Behandlung schwerer akinetischer Krisen (aber auch zur Therapie von Herpes-zoster-Neuralgien), intravenös appliziert werden (D).

Eine Gangapraxie kann Bestandteil eines M. Parkinson sein, jedoch in der Regel als Spätsymptom (E) (siehe auch Lerntexte I.4 und V.7).

F99

Frage 5.146: Lösung D

Bei einem **Rigor** handelt es sich um eine Form der Muskeltonuserhöhung, die im Gegensatz zur Spastik in der Intensität nicht von der Geschwindigkeit einer passiven Dehnung abhängt und entsprechend auch nicht mit gesteigerten monosynaptischen Eigenreflexen kombiniert ist. Während die **Spastizität** einen federnden Charakter zeigt, ist die Tonuserhöhung beim Rigor eher wächsern. Im Gegensatz zur Spastizität ist der Rigor auch im entspannten Muskel elektromyographisch abzuleiten. Während die Spastizität sich vorwiegend in den physiologischen Streckern manifestiert, zeigt sich der Rigor sowohl in den Beuge- als auch in den Streckmuskeln. Der Rigor wird am häufigsten beim **M. Parkinson** beobachtet und ist bei voller Ausprägung eines Parkinson-Syndroms mit den Symptomen Ruhetremor und Akinese vergesellschaftet. Bei passiver Dehnung eines rigiden Muskels spürt man häufig ein Anwachsen und Abfallen des Muskeltonus, dieses Phänomen wird als Zahnradphänomen bezeichnet.

Zu **(A):** Rigor und Tremor sind klar voneinander unterscheidbare Symptome des Parkinson-Syndroms.

Zu **(B):** Das Taschenmesserphänomen ist typisch für eine spastische Tonuserhöhung.

Zu **(C):** Die Rigidität geht nicht mit pathologischen Reflexen einher.

Zu **(E):** Rigor und Spastik sind zwei klar unterscheidbare pathologische Muskeltonuserhöhungen.

H93

Frage 5.147: Lösung A

Neben dem idiopathischen **Morbus Parkinson** gehen eine Reihe von multisystemdegenerativen Erkrankungen ebenfalls mit Parkinson-Syndromen einher. Entsprechend dem ausgedehnteren degenerativen Prozess sind jedoch neben den Symptomen des Parkinson-Syndroms weitere Symptome zu beobachten, die z. B. auf degenerative Prozesse im Bereich des Kortex, des Striatums, von Hirnstammstrukturen und zerebellären Strukturen hindeuten. Da klinisch eine exakte Diagnose bei diesen seltenen Syndromen häufig schwierig ist, spricht man in dieser Situation von **Parkinson-Plus-Syndromen**.

H93

Frage 5.148: Lösung C

Der **kleinschrittige Gang** ist ein typisches Symptom des **Parkinson-Syndroms**. Der kleinschrittige Gang imponiert insbesondere beim Gehstart, kombiniert treten vermehrte Wendeschritte bei Drehung um die eigene Achse auf (siehe auch Lerntext I.4).

F93

Frage 5.149: Lösung A

Depressive Verstimmungen, eine Verlangsamung der Denkabläufe (Bradyphrenie) und Schlafstörungen sind beim **Morbus Parkinson** häufig. Gleiches gilt für die Verkleinerung der Schrift (Mikrographie), die im Rahmen der akinetischen Bewegungsstörung des Morbus Parkinson in Erscheinung tritt. Die **Parathymie** gehört nicht zum Bild des Morbus Parkinson. Es handelt sich dabei um eine inadäquate Affektivität, die bei schizophrenen Psychosen zu beobachten ist.

F96

Frage 5.150: Lösung E

Insbesondere aufgrund von Familien- und Zwillingsuntersuchungen kann angenommen werden, dass das **Tourette-Syndrom** auf einer autosomaldominant vererbten Erkrankung beruht. Die Penetranz scheint gering zu sein. Als Leitsymptom liegen blitzartig einschießende, koordinierte motorische Abläufe, unabhängig von intendierten Bewegungen (Tics) vor. Die Erkrankung beginnt meist zwischen dem 5. und 15. Lebensjahr als Blick- oder Blinzeltics und breitet sich interindividuell sehr verschieden über Jahre auf Gesichts-, Hals- und Extremitätenmuskulatur aus. Charakteristisch für das Vollbild sind weiterhin die Vokalisationstics und die Koprolalie (unwillkürliche Entäußerung von Schimpfwörtern). Eine Erstmanifestation nach dem 30. Lebensjahr stellt eine Seltenheit dar.

F94

Frage 5.151: Lösung D

Die **progressive Paralyse** ist eine Spätmanifestation der Neurolues. Die dabei auftretenden psychomentalen Veränderungen entsprechen einem dementiellen Syndrom. Neben Gedächtnisstörungen, Affektlabilität und Desorientiertheit klagen die Patienten über Kopfschmerzen, Schwindel und Schlafstörungen. Ein expansiv-maniformer Krankheitsverlauf wird eher selten beobachtet. Im Rahmen der Demenz sind das Kurz- und Langzeitgedächtnis gleichermaßen betroffen. Die progressive Paralyse wird von Sprech- und Sprachstörungen mit Silbenschmieren und Silbenstolpern im Sinne einer **Dysarthrie** begleitet. Neben einer Aphasie ist oft auch das Lesen, Rechnen und Schreiben betroffen. Der Erregerbefall führt bei der progressiven Paralyse zu einer Degeneration von Nervenzellen und zu einer Entmarkung. Es sind vorzugsweise fronto-temporale Hirnabschnitte befallen. Eine häufige Begleitmeningitis führt zu einer Verdickung und Trübung der Hirnhäute, die mit dem Kortex verwachsen. Die Entmarkung ist meist fleckförmig wie bei der Multiplen Sklerose. Die Gefäße sind entzündlich verändert, im Gefolge können auch Hirninfarkte zusätzlich zur Entwicklung kommen.
Aphasische Störungen sind bei der **Demenz vom Alzheimer-Typ** häufig. In Initialphasen der Alzheimer-Erkrankung imponiert meist eine mnestische Aphasie.

F93

Frage 5.152: Lösung D

Bei der **metachromatischen Leukodystrophie** handelt es sich um den fehlenden Umbau von Sulfatid zu Zerebrosid mit Speicherung überwiegend in der Oligodendroglia und den Schwann-Zellen. Entsprechend entwickeln sich Demyelinisierungen des zentralen, aber auch des peripheren Nervensystems. Makroskopisch zeigt sich bei der metachromatischen Leukodystrophie insbesondere in der subkortikalen weißen Substanz eine diffuse Entmarkung. In der Regel entwickelt sich in der frühen Kindheit eine zerebelläre Ataxie und dann zunehmende schlaffe, später auch spastische Para- und Tetraparesen. Weiterhin kommt es zu einer Erblindung, zu epileptischen Anfällen und zu einer progredienten Demenz.

F98

Frage 5.153: Lösung B

Kardinalsymptome eines **idiopathischen Parkinson-Syndroms** sind Rigor, Tremor und Akinese. Weitere häufige Symptome sind vegetative Störungen, Denkverlangsamung (Bradyphrenie), Demenz und depressive Verstimmung.
Zu **(A): Choreatiforme Hyperkinesen** der Gesichtsmuskulatur gehören nicht zum klassischen Bild eines idiopathischen Parkinson-Syndroms. Sie können jedoch als Nebenwirkungen der L-Dopa-Therapie in fortgeschrittenen Krankheitsstadien in Erscheinung treten.
Zu **(C):** Es gilt heutzutage als therapeutische Regel, dass L-Dopa möglichst früh mit **Dopaminagonisten** kombiniert werden sollte. Eine mehrjährige Monotherapie nur mit L-Dopa führt zu einem gehäuften Auftreten von Fluktuationen in der Beweglichkeit unter Einschluss von choreatischen Hyperkinesen.
Zu **(D):** Der **Tremor** des idiopathischen Parkinson-Syndroms ist in der Regel ein Ruhetremor und nicht ein Tremor, der bei zielgerichteten Bewegungen in Erscheinung tritt (Intentionstremor).
Zu **(E):** Intravenöse **Amantadin-Gaben** sind eher zur Behandlung schwerer akinetischer Zustände geeignet. Mittel erster Wahl bei schwerer Tremorausprägung sind Anticholinergika oder stereotaktisch geführte Koagulationen in verschiedenen Zielgebieten des extrapyramidal-motorischen Systems oder eine elektrische Mikrostimulation dieser Gebiete.

H94

Frage 5.154: Lösung C

Bei der **Tay-Sachs-Krankheit** handelt es sich um eine autosomal-rezessiv erbliche, durch einen lysosomalen Enzymdefekt verursachte neuronale Lipidspeicherkrankheit. Durch den Defekt des Isoenzyms A der lysosomalen Hexosaminidase kommt es zu einem Abbaustopp des GM_2-Gangliosids und von Asialo-GM_2 mit nachfolgender Speicherung von Gangliosiden im Nervengewebe (siehe auch Kommentar zu Frage 5.139).

H93

Frage 5.155: Lösung C

Das Manifestationsalter und die beschriebene Prozessdynamik, der vorliegende Ruhetremor und Intentionstremor, die hypokinetisch-rigide Symptomatik und die psychopathologischen Auffälligkeiten sprechen bei diesem Patienten für das Vorliegen einer **Degeneratio hepatolenticularis** (Morbus Wilson), einer Kupferstoffwechselstörung mit autosomal-rezessivem Erbgang. Charakteristisch ist auch die gleichzeitig vorliegende Leberfunktionsstörung, hier in Form einer **Leberzirrhose**. Bei dieser Erkrankung kommt es zu einer pathologischen Ablagerung des Kupfers insbesondere in den Basalganglien, der Kornea und in der Leber. Mit geringerer Häufigkeit werden auch Ablagerungen in zerebellären Strukturen beobachtet.

Zu **(A):** Beim **Morbus Parkinson** tritt zwar ein Ruhetremor, nicht aber ein Intentionstremor auf. Weiterhin fehlt die Leberzirrhose.
Zu **(B):** Bei der **zentralen pontinen Myelinolyse** bei chronischem Alkoholabusus dominieren Hirnstammsymptome mit Tetraspastik.
Zu **(D):** Bei der **idiopathischen Torsionsdystonie** werden psychopathologische Auffälligkeiten und Hinweise auf eine Leberzirrhose vermisst.
Zu **(E):** Bei der **Encephalomyelitis disseminata** kommt es nicht zu einer Leberzirrhose.

H95

Frage 5.156: Lösung E

Extrapyramidal-motorische Syndrome wie Dystonien (bzw. Dyskinesien) des Mund-Schlund-Zungen-Bereichs oder auch ein Parkinson-Syndrom können im Zusammenhang mit der Einnahme von **Neuroleptika** (z.B. Haloperidol, Fluspirilen) auftreten, und zwar sowohl unter der Behandlung als auch bei oder nach Absetzen der Medikation. Diese unerwünschte Wirkung hängt mit den dopaminantagonistischen Eigenschaften der Neuroleptika zusammen, welche unterschiedlich stark ausgeprägt sind: Am stärksten beim Haloperidoltyp (Haloperidol, Trifluperidol, Pipamperon) und beim Pimozidtyp (Pimozid (ORAP), Fluspirilen (IMAP)), schwächer dagegen bei der Gruppe der Phenothiazine (Chlorpromazin (PROPAPHENIN), Promethazin (ATOSIL), Levomepromazin (NEUROCIL)).
Wichtig ist ferner, dass auch nach der Gabe von Metoclopramid (PASPERTIN) und seltener auch Domperidon (MOTILIUM), die gegen Brechreiz und zur gastrointestinalen Motilitätsförderung eingesetzt werden und ebenfalls dopaminantagonistische Wirkung haben, extrapyramidale Nebenwirkungen auftreten können.
Es werden **Früh- und Spätdyskinesien** (tardive Dyskinesie) unterschieden, die sich im wesentlichen dadurch unterscheiden, dass die Frühdyskinesien schnell, die tardiven Dyskinesien dagegen nur langsam oder nicht reversibel sind. Eine tardive Dyskinesie kann sich sehr wohl aber auch „früh“, d.h. nach nur wenigen Einnahmen von Neuroleptika manifestieren.
Die **Behandlung** der Frühdyskinesien erfolgt durch Anticholinergika, z.B. Biperiden (AKINETON), Lösung (D) ist daher falsch.
Die Therapie der Spätdyskinesien ist ausgesprochen schwierig, Anticholinergika bringen oft nur wenig Erfolg. Eine neue Therapiemöglichkeit ist das Clozapin (LEPONEX), paradoxerweise ebenfalls ein Neuroleptikum, das allerdings in den Serotoninhaushalt eingreift und keine extrapyramidalen Nebenwirkungen hat.
Zu **(A): Propranolol**, ein **β-Blocker**, wird bei Koronarinsuffizienz und arterieller Hypertonie eingesetzt und hat keine extrapyramidal-motorischen Nebenwirkungen. In der Neurologie wird der leicht zentral dämpfende Effekt des Propranolol (DOCITON) zur Behandlung des essentiellen Tremors eingesetzt.
Zu **(B): Bromazepam** (LEXOTANIL), ein **Benzodiazepin** mit langer Plasmahalbwertszeit, wird zur Lösung von Angst- und Spannungszuständen (Anxiolyse, Tranquilizer) eingesetzt. Sie verstärken die Wirkung von GABA (Gamma-Aminobuttersäure), einem hemmend wirkenden Neurotransmitter.
Es sind auch gelegentlich extrapyramidal-motorische Bewegungsstörungen im Zusammenhang mit der Einnahme von Benzodiazepinen beschrieben worden, als **sehr häufige** Nebenwirkung dieser Stoffgruppe kann man dies jedoch nicht bezeichnen.
Zu **(C): Diphenhydantoin** (PHENHYDAN) ist ein **Antiepileptikum**, dessen genauer Wirkmechanismus noch unbekannt ist. An Nebenwirkungen treten Gingivahyperplasie, Hypertrichose, bei Überdosierungen eine zerebelläre Ataxie, Doppelbilder und Verwirrtheitszustände auf. Auch extrapyramidalmotorische Erscheinungen sind gelegentlich beschrieben worden, aber sicher nicht typisch für dieses Medikament.

F99

Frage 5.157: Lösung C

Bei den **Dystonien** handelt es sich um extrapyramidal-motorische Bewegungsstörungen, die durch eine tonische unwillkürliche Muskelkontraktion mit resultierender Gelenkfehlstellung im Bereich der Extremitäten charakterisiert ist. Dystone Innervationsstörungen können generalisiert, an einer Körperhälfte (Hemidystonie), segmental (zwei benachbarte Körperabschnitte sind betroffen, z.B. Kopf und eine obere Extremität) und fokal (nur ein Körperabschnitt ist betroffen) auftreten.
Bei **Blepharospasmus** liegt eine dystone Aktivität im Bereich des M. orbicularis oculi beidseits mit unwillkürlichem Augenschluss bis hin zur Blindheit vor. Eine weitere fokale Dystonie ist der **Torticollis spasmodicus,** bei dem es zu einer dystonen Aktivität verschiedener Hals-Nacken-Muskeln mit unwillkürlicher Kopfrotation kommt. Beim Meige-Syndrom beobachtet man zusätzlich zum Blepharospasmus eine Bewegungsstörung im Bereich der orofazialen Muskulatur. Der Graphospasmus ist durch eine dystone Aktivität im Bereich von Unterarm- und Handmuskeln charakterisiert, die insbesondere bei Ausführung des Schreibaktes in Erscheinung treten. Die **Akathisie** ist keine fokale Dystonie, sondern eine Bewegungsstörung, die insbesondere als Nebenwirkung bei Einnahme von Neuroleptika in Erscheinung tritt. Sie ist durch die Unfähigkeit des Patienten, ruhig zu stehen oder sitzen zu können, charakterisiert.

F95

Frage 5.158: Lösung B

Die beschriebene Kombination ist pathognomonisch für das Vorliegen eines (Gilles-de-la-)**Tourette-Syndroms**. Es handelt sich um eine relativ häufige, autosomal-dominant vererbte Erkrankung. Sie manifestiert sich zwischen dem 2. und 15. Lebensjahr und ist charakterisiert durch:

- multiple Tics (blitzartig einschießende, motorische Abläufe, unabhängig von intendierten Bewegungen), die meist im Gesicht als Blinzel- oder Zwinkertics beginnen und sich im Verlauf auf Hals, Schulter und Extremitäten ausbreiten
- Vokalisationstics (unwillkürliches Ausstoßen von Lauten, Räuspern, Grunzen etc.)
- Koprolalie (zwanghaftes Ausrufen unfeiner Ausdrücke) und Echolalie
- Aufmerksamkeitsstörungen.

Es handelt sich nach heutiger Ansicht um eine Funktionsstörung im Bereich der Basalganglien. Die Häufigkeit und Schwere der Tics lässt mit zunehmendem Lebensalter nach, therapeutisch kommen v. a. Neuroleptika zum Einsatz.

Die **Little-Krankheit** (C) ist durch eine spastische Paraparese gekennzeichnet, das **Down-Syndrom** (Trisomie 21) (D) durch Brachyzephalus, Epikanthus, Makroglossie, Kleinwüchsigkeit und verzögerte motorische und geistige Entwicklung.

Beim Ganser-Syndrom (A) handelt es sich um eine Pseudodemenz, das Asperger-Syndrom (E) beschreibt eine Form des frühkindlichen Autismus.

H95

Frage 5.159: Lösung D

Gefragt ist nach der Zuordnung einer charakteristischen Veränderung der Sprechweise mit einer tieferen rauheren und lauteren Stimme (**„Löwenstimme“**), die oft einhergeht mit einer langsameren, stoßweisen bzw. explosiven Sprache, die auch als „skandierend“ bezeichnet wird und die zerebelläre Dysarthrie charakterisiert.

Diese Sprechstörungen sind charakteristisch für eine vererbte Kleinhirndegeneration, die **zerebelläre Heredoataxie (Nonne-Marie)**.

Zu **(A):** Beim Parkinson-Syndrom kommt es zu einer zunehmend leiseren, nuschelnden, wenig modulierten Stimme. Der Mangel an Stimmelodie wird auch als Aprosodie bezeichnet.

Zu **(B):** Der Fasciculus subthalamicus verbindet den Globus pallidus mit dem Nucleus subthalamicus. Schädigungen des Ncl. subthalamicus bzw. des Fasciculus führen typischerweise zu einem kontralateralen Hemiballismus.

Zu **(C)** und **(E):** Die Aphasien sind Störungen im kommunikativen Gebrauch der Sprache. Beeinträchtigt können Sprachverständnis (Wernicke-Aphasie), Sprachproduktion (Broca-Aphasie), Wortfindung (amnestische Aphasie) oder eine Mischung aus allen Formen (globale Aphasie) sein.

5.3.3 Therapie

Therapie beim Morbus Parkinson — V.7

Im Zentrum der **Therapie** beim **Morbus Parkinson** steht die Applikation von L-Dopa. Es kommt beim Morbus Parkinson im Gefolge der Degeneration der nigrostriatalen Fasern zu einer Herabsetzung des Dopamingehalts im Striatum und in der Substantia nigra. **Levodopa** ist eine Vorstufe des Transmitters Dopamin, **das die Blut-Hirn-Schranke – im Gegensatz zu Dopamin selbst – penetrieren kann**, dann von den dopaminergen Neuronen aufgenommen und in ihnen zu Dopamin umgewandelt wird. Damit L-Dopa nach systemischer Applikation nicht bereits peripher zu Dopamin, Adrenalin und Noradrenalin umgewandelt wird, kombiniert man L-Dopa mit einem **ausschließlich peripher wirkenden Decarboxylasehemmer** (Carbidopa, Benserazid).

Bei der Therapie des Morbus Parkinson sind weiterhin auch Dopaminagonisten mit Erfolg eingesetzt worden. In der Praxis hat sich bisher hauptsächlich die Substanz Bromocriptin durchgesetzt.

Nach langjähriger Therapie des Morbus Parkinson mit L-Dopa kommt es zu den gefürchteten **„On-off-Phänomenen“**, bei denen es sich um therapieresistente Schwankungen in der neurologischen Symptomatik mit häufig langandauernder, unbeeinflussbarer Akinese handelt. Wohl aufgrund einer Denervierungshyperaktivität der Striatumzellen kommt es insbesondere nach langjähriger Therapie mit L-Dopa zu einem Auftreten dieser Symptomatik. In bisher nur in geringer Anzahl vorliegenden Studien über die Langzeitprobleme bei der Therapie mit Bromocriptin als Monotherapie wurde zum Ausdruck gebracht, dass die Wahrscheinlichkeit für das Auftreten von „On-off-Phänomenen“ bei Bromocriptin-Therapie geringer ist als bei L-Dopa-Therapie.

Bei der Wahl der Medikamente, die einen positiven Einfluss auf die Symptome des Morbus Parkinson haben, muss auch das individuelle Spektrum der Symptomatik berücksichtigt werden. L-Dopa-Präparate reduzieren die Akinese stärker als den Tremor, während **Anticholinergika** den Tremor besser als die **Akinese** reduzieren. **Amantadin**, dessen Wirkungsmechanismus bisher noch nicht sicher geklärt werden konnte, hat insbesondere in Kombination mit L-Dopa einen positiven Effekt auf den Rigor, während der Tremor nur geringfügig positiv beeinflusst wird.

F85

Frage 5.160: Lösung D

Dem **Morbus Parkinson** liegt eine Degeneration von Zellen der Substantia nigra (Pars compacta) zugrunde. Der Transmitter des nigrostriatalen Systems ist das Dopamin. Die Therapie beim Morbus Parkinson ist darauf ausgerichtet, entweder das Angebot von Dopamin im Striatum zu erhöhen oder den Gegenspieler des dopaminergen Systems, das cholinerge System, in seiner Aktivität zu bremsen. Eine Aktivierung des dopaminergen Systems kann im Sinne einer Substitutionstherapie mit L-Dopa erfolgen oder über Substanzen, die selbst dopaminerge Wirkungen über Erregung postsynaptischer Rezeptoren im Striatum ausüben.
Thioxanthen-Derivate sind trizyklische Antidepressiva, die den aktiven Rücktransport von Katecholaminen und des Serotonins an der präsynaptischen Axonplasmamembran hemmen. Sie sind zur Behandlung des Morbus Parkinson nicht geeignet (siehe auch Lerntext V.7).

H87

Frage 5.161: Lösung A

Im Zytoplasma der Nervenfaser und des Nebennierenmarks erfolgt die Hydroxylierung von **Tyrosin** zu Dihydroxyphenylalanin (Dopa) und Decarboxylierung zu **Dopamin**. Dieses wird in die Speichergranula aufgenommen und zu **Noradrenalin** hydroxyliert.

H87

Frage 5.162: Lösung A

Siehe Kommentar zu Frage 5.161.

F84

Frage 5.163: Lösung B

Neuroleptika sind Substanzen, die dämpfend auf die Psychomotorik, die Emotionalität und die Affektivität wirken. Neuroleptika gehören chemisch ganz unterschiedlichen Gruppen an. Als hochpotente Neuroleptika sind das **Haloperidol** und das **Fluphenazin** einzuschätzen, während das **Levomepromazin** und das **Thioridazin** als weniger starke Neuroleptika gelten. Entsprechend sind das Haloperidol und das Fluphenazin mit einer starken parkinsonoiden Wirkung verbunden.

F84

Frage 5.164: Lösung D

Lithiumsalze, trizyklische Antidepressiva und **β-Sympathomimetika** können einen **Tremor** induzieren.

Bei **Guanethidin** handelt es sich um ein Medikament, das zur Blutdrucksenkung eingesetzt wird. Es blockiert selektiv die Funktion der noradrenergen Nerven. Weiterhin leert es, allerdings langsamer als Reserpin, die Noradrenalinspeicher der sympathischen Nervenendigungen, indem es die Aufnahme blockiert. An Nebenwirkungen werden bei Gabe von Guanethidin eine orthostatische Hypotonie und – durch Überwiegen des Parasympathikus – Durchfall und Bradykardie beobachtet. Ein Tremor stellt keine Nebenwirkung von Guanethidin dar.

F86

Frage 5.165: Lösung E

Siehe Lerntext V.7.

F85

Frage 5.166: Lösung D

Haloperidol ist ein Neuroleptikum und gehört zur Gruppe der Butyrophenone. Man vermutet, dass durch Neuroleptika die Aktivität der Adenylatcyclase vermindert und damit die Erregungsübertragung durch Dopamin über den postsynaptischen Dopaminrezeptor gehemmt wird. Zusätzlich wird die präsynaptische Dopaminfreisetzung vermindert. Daraus ergibt sich klar, dass die Wirkung des zur Therapie des Morbus Parkinson gegebenen Levodopa abgeschwächt wird. Haloperidol besitzt in der Gruppe der Neuroleptika eine besonders stark parkinsonoide Wirkung.
Metoclopramid ist ein Procainamidderivat, das als Antiemetikum eingesetzt wird. Dieses Medikament erhöht durch zentralen Angriff die Magenperistaltik, wodurch eine schnelle Darmpassage erfolgt. Als Nebenwirkung treten neben Müdigkeit und Schwindel vor allen Dingen bei Kindern extrapyramidale Bewegungsstörungen auf. Metoclopramid besitzt eine **antidopaminerge Wirkung**.
Pyridoxin ist ein Bestandteil des Vitamin B_6. Es spielt eine wichtige Rolle als Co-Enzym für sehr verschiedenartige metabolische Transformationen der Aminosäuren wie Dekarboxylierungen, Transaminierungen und Razemisierungen. Von großer Bedeutung ist auch die Transaminierung von Aminosäuren zu Alpha-Ketosäuren und die Dekarboxylierung zu biogenen Aminen. Aufgrund der Aktivierung der Dekarboxylasen beschleunigt Pyridoxin die extrazerebrale Bildung von Dopamin aus L-Dopa, sodass weniger L-Dopa über die Blut-Hirn-Schranke in das ZNS transportiert werden kann.
Carbidopa ist ein peripher wirkender Dekarboxylasehemmer, sodass – wie bei der Levodopa-Therapie gewünscht – möglichst viel L-Dopa nach intrazerebral gelangen kann. Die Gabe von Carbidopa unterstützt also die Therapie mit Levodopa und es wird

heute routinemäßig gemeinsam mit Levodopa im Rahmen der **Parkinson-Therapie** verabreicht.

H84

Frage 5.167: Lösung D

Als man erkannt hatte, dass der **Morbus Parkinson** eine Folge des Dopaminmangels in den extrapyramidalen Kernen ist, wurde der Versuch unternommen, das fehlende Dopamin durch exogenes Dopamin zu ersetzen. Dopamin selbst passiert aber nicht die Blut-Hirn-Schranke. Die Anwendung seiner Vorstufe **L-Dopa (Levodopa)** erhöht den abgesunkenen Dopamingehalt im Gehirn, da L-Dopa die Blut-Hirn-Schranke passiert und im Gehirn zu Dopamin dekarboxyliert wird. Die **biologische Verfügbarkeit** von Levodopa ist jedoch sehr gering, häufig muss die Tagesdosis bis zum Wirkungseintritt unter Umständen auf bis zu 5 g gesteigert werden. L-Dopa ist nicht mehr wirksam, wenn die Degeneration der dopaminergen Neurone schon so weit fortgeschritten ist, dass eine Dekarboxylierung von L-Dopa zu Dopamin nicht mehr möglich ist. An Nebenwirkungen sind bei der Gabe von Levodopa eine orthostatische Hypotonie, tachykarde Herzrhythmusstörungen und Dyskinesien bekannt. Diese Nebenwirkungen sind teilweise auf die extrazerebrale Dekarboxylierung von L-Dopa zurückzuführen, da die Dopa-Dekarboxylase überall im Körper vorhanden ist.

H85

Frage 5.168: Lösung B

Insbesondere bei zu schneller Dosissteigerung im Rahmen einer **Neuroleptika-Behandlung** können zu Beginn der Therapie **hyperkinetische Frühdyskinesien** auftreten. Diese medikamentös induzierte extrapyramidale Störung ist um so stärker ausgeprägt, je geringer die anticholinerge Wirkung ist, und geht parallel mit den zentralen antidopaminergen Wirkungen von Neuroleptika. Frühdyskinesien treten häufiger bei Piperazin-Derivaten und Butyrophenonen auf als bei anderen Mitteln.
Frühdyskinesien können durch **Anti-Parkinsonmittel** vom Typ der **Anticholinergika** oder durch Reduzierung der Neuroleptika-Dosis behoben werden.

H85

Frage 5.169: Lösung B

Siehe Lerntext V.7.

H85

Frage 5.170: Lösung A

Die **Anticholinergika**, die im Rahmen der **Therapie des Parkinson-Syndroms** eingesetzt werden, zeigen bei Intoxikationen atropinartige Nebenwirkungen. Im Vordergrund stehen die Wirkungen auf das parasympathische System. **Akkommodationsstörungen** werden durch eine Lähmung des M. ciliaris hervorgerufen, gleichzeitig besteht häufig eine Mydriasis durch gleichzeitige oder etwas später auftretende Störung des M. sphincter pupillae. Weiterhin wird die Sekretion der Schleimhäute gehemmt, wodurch es zu einer ausgeprägten Mundtrockenheit kommt. Nebeneffekte entstehen auch durch eine Wirkung auf zentrale cholinerge Rezeptoren. Toxische Dosen von Anticholinergika bewirken eine **zentrale Erregung** in Form von Unruhe, Erregbarkeit, Delirien, Koma und Halluzinationen. Die motorische Kontrolle der Harnblase erfolgt vorwiegend über den Parasympathikus. Bei Störung der parasympathischen Funktionen im Bereich der Harnblase fällt die Kontraktion des Detrusor-Muskels und die Entspannung des M. sphincter internus aus. Resultierend ist die **Blasenentleerung gestört**. Weiterhin kommt es zu der Entwicklung einer Blasenatonie.

F99

Frage 5.171: Lösung A

Unter einer **Chorea** versteht man eine extrapyramidale Bewegungsstörung, die durch kurze regellos auftretende Muskelkontraktionen mit Bewegungseffekt charakterisiert ist. Ausgangspunkt ist insbesondere eine Funktionsstörung im Bereich des Striatums, die durch verschiedene Mechanismen ausgelöst werden kann. Beim **M. Wilson** kommt es durch eine pathologische Kupferspeicherung im Striatum zu einer Funktionsstörung, bei der **Creutzfeldt-Jakob-Krankheit** führen entzündliche Veränderungen zu Schädigungen von Neuronen im Striatum, beim **M. Huntington** steht eine Degeneration von Nervenzellen im Striatum im Vordergrund. Bei Patienten mit idiopathischem **M. Parkinson**, die über viele Jahre mit L-Dopa behandelt worden sind, kann es bei hoher Dosierung von L-Dopa zu der Auslösung von choreatischen Hyperkinesen kommen.
Bei der **amyotrophischen Lateralsklerose** handelt es sich um eine degenerative Erkrankung mit Affektion des 1. und 2. motorischen Neurons. Im Vordergrund stehen zentrale und periphere Paresen. Choreatische Hyperkinesen werden nicht beobachtet.

F89

Frage 5.172: Lösung C

Bromocriptin gehört zu den Substanzen, die als **Dopaminagonisten** bezeichnet werden. Im Gegensatz zu den L-Dopa-Präparaten wirken diese Substanzen direkt auf den postsynaptischen Rezeptor (vorwiegend D2-Rezeptor), ohne dass zuvor eine Metabolisierung in präsynaptischen Strukturen erforderlich ist. Bromocriptin wirkt somit ähnlich wie der physiologische Transmitter Dopamin. Der Vorteil einer Therapie mit einem Dopaminagonisten liegt darin, dass auch bei hochgradiger Degeneration der nigrostriatalen Fasern noch eine Verbesserung der Parkinson-Symptomatik erreicht werden kann und dass andererseits ein frühzeitiger Einsatz von Dopaminagonisten in Kombination mit L-Dopa-Präparaten die Langzeitprobleme bei der Parkinson-Therapie in Form von Fluktuationen in der Beweglichkeit reduzieren kann.

H88

Frage 5.173: Lösung A

Trihexyphenidyl ist ein klassischer Vertreter der Anticholinergika und wird in Kombination mit L-Dopa und Dopaminagonisten bei der Therapie des **Parkinson-Syndroms** eingesetzt. Auch bei der Behandlung von Dystonien kommt Trihexyphenidyl zur Anwendung.

F89

Frage 5.174: Lösung C

Peripher wirkende **Decarboxylasehemmer**, die nicht die Blut-Hirn-Schranke passieren, **Anticholinergika** (Trihexyphenidyl und Metixen) sowie **Amantadin** kommen bei der Behandlung der Parkinson-Erkrankung zur Anwendung. **Butyrophenon** gehört zur Gruppe der Neuroleptika und kann deshalb die Symptome der Parkinson-Erkrankung als Nebenwirkung auslösen oder bei vorbestehender Symptomatik die motorischen Störungen intensivieren.

F90

Frage 5.175: Lösung B

Siehe Lerntext V.7.

F90

Frage 5.176: Lösung C

Amantadin als Stimulans der Dopaminausschüttung und Antagonist der glutamatergen Aktivität, Bromocriptin als Dopaminagonist und die MAO-Hemmer, die den Abbau von Dopamin hemmen, kommen bei der **Therapie des Morbus Parkinson** zur Anwendung. **α-Methyldopa** ist ein Antihypertonikum. Es bewirkt eine Hemmung der Dopa-Dekarboxylase, wodurch die Bildung von Noradrenalin verhindert wird. Anstelle von Dopa wird α-Methyldopa dekarboxyliert, auf diese Weise entsteht α-Methylnoradrenalin. Diese Substanz hat beim Menschen aber eine wesentlich geringere Aktivität als Noradrenalin (falsche Transmittersubstanz). Der blutdrucksenkende Effekt kommt sowohl über eine Verminderung des peripheren Widerstandes der Gefäße als auch zusätzlich über eine Verminderung des Herzminutenvolumens zustande.

F91

Frage 5.177: Lösung B

Die Wirkungen von **Levodopa**, das zur Therapie des **Morbus Parkinson** eingesetzt wird, können durch Substanzen gemindert werden, die zu einer Beeinträchtigung der dopaminergen Transmission führen. Dies gilt insbesondere für die meisten **Neuroleptika** (Haloperidol) und auch für **Metoclopramid**, das ebenfalls antidopaminerge Effekte besitzt. Beim **Selegilin** handelt es sich um eine Hemmsubstanz der Monoaminoxydase B, ein Enzym, das im zentralen Nervensystem Dopamin abbaut. Eine Hemmung des abbauenden Enzyms verstärkt eher die Wirkung von L-Dopa bzw. Levodopa. Auch **Carbidopa** ist eine Hemmsubstanz eines metabolisierenden Enzyms, und zwar der Dopadekarboxylase. Carbidopa passiert nicht die Blut-Hirn-Schranke und kann seinen L-Dopa-verstärkenden Effekt deshalb nur in der Peripherie entfalten.

H90

Frage 5.178: Lösung D

Bei **Therapie mit Levodopa (L-Dopa)** treten Magen-Darm-Beschwerden, Neigung zur Orthostase, Schlafstörungen, motorische Unruhe, Halluzinationen, Dyskinesien und Herzrhythmusstörungen auf. Diese Nebenwirkungen sind teilweise auf die extrazerebrale Dekarboxylierung von L-Dopa (Adrenalin, Noradrenalin) zurückzuführen (orthostatische Hypotonie, tachykarde Herzrhythmusstörungen, Übelkeit und Erbrechen). Die Hyperkinesen und die psychischen Störungen gehen auf eine vermehrte Aktivierung der zentralen postsynaptischen dopaminergen Rezeptoren zurück. Eine Verminderung der L-Dopa-Dosen und damit eine Verringerung der gastrointestinalen Nebenwirkungen und der Herz-Kreislauf-Wirkungen kann dadurch erreicht werden, dass eine vorzeitige periphere Dekarboxylierung durch einen Dekarboxylasehemmer (Carbidopa) vermindert wird. Da Carbidopa die Blut-Hirn-Schranke nicht überschreitet, wird die Metabolisierung von L-Dopa zu Dopamin im Gehirn nicht beeinflusst. Da Carbidopa jedoch durch die periphere Hemmung der Verstoffwechselung die intrazerebrale Levodopa- bzw. Dopamin-Konzentration erhöht, können **psychische Störungen** eher intensiviert als reduziert werden.

H89

Frage 5.179: Lösung B

Anticholinergika werden sowohl bei der **Parkinson-Erkrankung** als auch bei **medikamentös bedingtem Parkinsonismus** eingesetzt. Besonders gute Wirkungen werden dabei auf den Ruhetremor erreicht. Bei den Spätdyskinesien (z.B. orofaziale Hyperkinesen) sind die Anticholinergika in der

Regel ohne Wirkung. Nur bei den tardiven Dystonien, einer seltenen Manifestation einer Spätdyskinesie, sind manchmal positive Wirkungen zu beobachten. Insofern ist die vorgegebene Lösung (B) etwas problematisch, Lösung (E) (alle sind richtig) ist nicht völlig von der Hand zu weisen.

H87

Frage 5.180: Lösung C

Bei der **L-Dopa-Therapie** des Morbus Parkinson treten als **Nebenwirkungen** Magen-Darm-Beschwerden, Neigung zur orthostatischen Dysregulation, Übelkeit und Erbrechen, dyskinetische Wirkungen und tachykarde Herzrhythmusstörungen auf. Die emetische Wirkung des L-Dopa und die tachykarden Herzrhythmusstörungen gehen auf einen peripher, außerhalb des Gehirns ablaufenden Mechanismus zurück, während orthostatische Dysregulation und Dyskinesien Folge einer Aktivität von L-Dopa im Gehirn sind. Die häufig mit L-Dopa kombinierten **Dopa-Dekarboxylase-Hemmstoffe** passieren nicht die Blut-Hirn-Schranke und können deshalb nur über eine Blockierung der Metabolisierung zu Adrenalin und Noradrenalin periphere Effekte mildern.

F88

Frage 5.181: Lösung B

Beim **Morbus Wilson** handelt es sich um eine autosomal rezessiv vererbte Störung des Kupferstoffwechsels mit pathologischer Ablagerung von Kupfer in bestimmten Regionen des Gehirns, in der Kornea und in der Leber. Durch das im Plasma erniedrigte Coeruloplasmin ist der Anteil des freien Kupfers im Serum erhöht und es wird einerseits vermehrt mit dem Urin ausgeschieden, andererseits in den genannten Geweben abgelagert.
Beim **D-Penicillamin** handelt es sich um einen die Kupferausscheidung beschleunigenden Chelatbildner, der eine Halbwertszeit von 7 Stunden hat und rasch über den Urin ausgeschieden wird. Die Gabe von 1 g D-Penicillamin täglich führt zu einer Ausscheidung von 2 mg Kupfer.

H85

Frage 5.182: Lösung C

Extrapyramidalmotorische Störungen gehören zu den wichtigsten unerwünschten Nebenwirkungen. Sie treten bei ca. 2/3 aller Patienten auf. Eine weitere Unterteilung erfolgt in Früh- und Spätdyskinesien. Frühdyskinesien sind vor allem durch die antidopaminergen Eigenschaften der Neuroleptika bedingt. Zu den Frühdyskinesien zählen u.a. Torsionsspasmen und Sprechstörungen durch erhöhten Muskeltonus. Ein **Rigor** (Ursache des Zahnradphänomens) tritt unter Neuroleptikatherapie nicht auf. Durch die anticholinerge Wirkung vieler Neuroleptika kann es zu Mundtrockenheit (durch **Hypo**salivation) kommen. Hypersalivation und Rigor sind typische Parkinson-Symptome.

H98

Frage 5.183: Lösung D

Obwohl **Levodopa** beim idiopathischen **M. Parkinson** alle drei Kardinalsymptome Tremor, Rigor und Akinese bessert, ist die Wirkung auf Akinese und Rigor eindrucksvoller als diejenige auf das Symptom Tremor.

F96

Frage 5.184: Lösung C

Bei der **zervikalen Dystonie** handelt es sich um eine zentralmotorische Störung, die autosomal-dominant vererbt wird oder im Gefolge beschreibbarer Schädigungen von Basalganglien bzw. des Thalamus in Erscheinung tritt (Stoffwechselerkrankungen, Enzephalitiden, Hypoxien). Therapie erster Wahl ist die lokale Injektionstherapie mit **Botulinumtoxin A** in die dystonen fehlinnervierten überaktiven Muskeln. Je nach Manifestationsform der zervikalen Dystonie (Torticollis, Laterocollis, Retrocollis, Antecollis) werden Injektionen in verschiedene Hals- und Nackenmuskeln durchgeführt. Botulinumtoxin führt zu einer chemischen Denervierung der injizierten Muskeln durch Hemmung der Freisetzung von Acetylcholin an der neuromuskulären Synapse. Der paretische Effekt der Botulinumtoxin-Injektionen setzt nach zwei bis drei Tagen ein und hält etwa für zwei bis drei Monate an. Entsprechend werden Reinjektionen über Jahre oder lebenslang erforderlich.
Zu **(A):** Lediglich beim **muskulären Schiefhals** mit bindegewebiger Umstrukturierung des M. sternocleidomastoideus ist die operative Durchtrennung dieses Muskels indiziert. Die zervikalen Dystonien können zwar auch mit einem Schiefhals einhergehen, sind jedoch im Gegensatz zum muskulären Schiefhals durch eine zentralnervöse Störung bedingt.
Zu **(B):** Nach überzeugender Darstellung der organischen Natur der zervikalen Dystonien sind die über Jahrzehnte hinweg durchgeführten **Psychotherapien** bei der zervikalen Dystonie verlassen worden.
Zu **(D): Kalziumstoffwechselstörungen** sind nicht die Ursache der zervikalen Dystonie.
Zu **(E):** Medikamentöse Therapieerfolge in geringem Umfang sind in einigen Fällen nur durch Anticholinergika zu erreichen, **trizyklische Antidepressiva** sind für die Therapie der zervikalen Dystonie jedoch nicht geeignet.

H96

Frage 5.185: Lösung C

Siehe Kommentar zu Frage 5.184.

F99

Frage 5.186: Lösung E

Botulinumtoxin ist ein Neurotoxin, das von dem Anaerobier Clostridium botulinum gebildet wird. Acht Serotypen des Toxins werden unterschieden, als Therapeutikum ist insbesondere Botulinumtoxin A in Anwendung. Botulinumtoxine induzieren bei Infektion mit dem Anaerobier den Botulismus (Botulus ist der lat. Name für Wurst), der durch Funktionsstörung cholinerger Synapsen mit Affektion des peripheren vegetativen Nervensystems und der neuromuskulären Synapse mit Muskellähmungen charakterisiert ist. Botulinumtoxin führt nach Aufnahme in präsynaptische cholinerge Nervenendigungen zu einer Störung der Freisetzung des Transmitters Acetylcholin.
Bei intramuskulärer Injektion von Botulinumtoxin kommt es dosisabhängig zu einer Parese des behandelten Muskels. Diese Parese setzt 2 – 3 Tage nach der Injektion ein, erreicht ein Maximum nach etwa 2 – 3 Wochen und bildet sich nach etwa 3 – 4 Monaten zurück. Die Rückbildung des Botulinumtoxin-Effektes beruht auf einem Neuaussprossen von cholinergen Nervenendigungen mit Neuformung von cholinergen Synapsen.
Die oben beschriebene Wirkung des Botulinumtoxins nutzt man, um unwillkürliche übersteigerte Muskelkontraktionen in ihrer Stärke zu drosseln. Hauptindikationen für die intramuskuläre Injektionsbehandlung mit Botulinumtoxin A sind die fokalen Dystonien wie der rotatorische Torticollis spasmodicus und der idiopathische Blepharospasmus. Auch beim Spasmus hemifacialis, der Folge der Reizung des N. facialis durch aberrierend verlaufende Gefäße ist, wird Botulinumtoxin A in die faziale Muskulatur zur Reduktion der Muskelspasmen eingesetzt. Auf Grund des kompensatorischen Aussprossens neuer Nervenendigungen muss die therapeutische Botulinumtoxin-Injektion in einem Abstand von 3 – 4 Monaten kontinuierlich wiederholt werden.

F93

Frage 5.187: Lösung B

Als **Dopaminagonist** ist **Bromocriptin** bereits in geringer Dosierung als Medikament zum **Abstillen** geeignet. Weiterhin ist Bromocriptin als Agonist zur Behandlung des **Morbus Parkinson** geeignet. Agonisten wie Bromocriptin können die Symptomatik des Morbus Parkinson mit Akinese, Rigor und Tremor auch dann noch bessern, wenn bereits eine vollständige Degeneration der nigrostriatalen Fasersysteme vorliegt. Bromocriptin ist kein Mittel zur Behandlung von **Erbrechen** oder zur Behandlung der **Magenatonie**, vielmehr kann Bromocriptin diese Symptome auslösen.

F96

Frage 5.188: Lösung A

Durch ihre direkte Interaktion mit peripheren Dopaminrezeptoren führen L-Dopa und auch die Dopaminagonisten relativ häufig zu Nebenwirkungen wie orthostatische Hypotension, Übelkeit und Erbrechen. Diese Nebenwirkungen lassen sich durch die Gabe des peripher wirksamen Dopaminantagonisten **Domperidon** mildern oder vermeiden. Kardiale Arrhythmien können durch Einsatz dieses Medikamentes kaum beeinflusst werden, da sie offensichtlich auf zentralen Regulationsstörungen beruhen. Psychotische Effekte und L-Dopa-induzierte Dyskinesien (unwillkürliche Motorik) sind zentrale Nebenwirkungen und können durch Domperidon als nur peripher wirkendes Medikament nicht beeinflusst werden. Gleiches gilt für das „On-off-Phänomen, bei dem es sich um ausgeprägte Fluktuationen in der Beweglichkeit mit raschem Wechsel von Phasen mit guter Beweglichkeit (on) zu Phasen mit schlechter Beweglichkeit (off) handelt. Domperidon wirkt auf die Dopaminrezeptoren des Brechzentrums in der Area postrema, weil diese Struktur im Bereich des IV. Ventrikels außerhalb der Blut-Hirn-Schranke liegt.

H98

Frage 5.189: Lösung A

Therapie erster Wahl ist bei endokrin aktiven **Hypophysenadenomen**, so z. B. auch beim **Prolaktinom**, die Operation. Dabei wird immer eine selektive Exstirpation des Adenoms zur Erhaltung der hypophysären Funktionen angestrebt. Intraselläre Tumoren werden über einen transsphenoidalen Zugang mikrochirurgisch angegangen. Wenn ein Prolaktinom auf Grund seiner Größe und Lage inoperabel ist, insbesondere bei kleinen Prolaktinomen, wird eine Therapie mit **Dopaminagonisten** wie Bromocriptin und Lisurid durchgeführt. Zwei Drittel der Prolaktinome sprechen auf diese Dopaminagonisten-Therapie gut an. Dopaminagonisten haben eine inhibitorische Aktivität auf die Prolaktinsekretion und auch auf die Proliferation der Tumorzellen. Leitsymptome eines Prolaktinoms sind Amenorrhoe und Galaktorrhoe.

5.4 Entzündliche Prozesse und Entmarkungskrankheiten

5.4.1 Allgemeines

Entmarkungskrankheiten — V.8

Die **Multiple Sklerose** (Encephalomyelitis disseminata) ist die häufigste und **typischste Entmarkungskrankheit**. Die Erkrankung befällt die weiße Substanz des gesamten ZNS. In herdförmiger Verteilung kommt es zu einer Auflösung der Markscheiden, die zu einer Funktionsstörung der Axone durch veränderte Nervenleitgeschwindigkeiten führt. Im Falle der Multiplen Sklerose diskutiert man heute vor allem die Hypothese einer Autoimmunerkrankung. Wegweisend ist dabei die Vermehrung von Immunglobulin G und das Auftreten von Plasmazellen im Liquor sowie die Ähnlichkeit mit der experimentellen allergischen Enzephalomyelitis.

Ganz allgemein kann gesagt werden, dass es sich bei Entmarkungskrankheiten um einen **Untergang von Myelinscheiden** handelt, der entweder auf einen angeborenen Defekt im enzymatischen System oder auf eine sekundäre, im Laufe des Lebens erworbene Störung, deren Ursache im einzelnen nicht sicher erkannt werden kann, zurückgeführt werden muss. Neben der Multiplen Sklerose als Hauptvertreter dieser Krankheitsgruppe gelten die diffuse Sklerose des Kindesalters (nach Schilder), die Neuromyelitis optica, die subakute myelooptische Neuropathie und die angeborenen Entmarkungskrankheiten (Leukodystrophien, Lipodystrophien der Markscheiden) als demyelinisierende Erkrankungen.

H92

Frage 5.190: Lösung E

Zu **(A):** Entsprechende Untersuchungen zur **Geschlechtsverteilung** haben zusammenfassend das Ergebnis erbracht, dass Frauen etwa im Verhältnis 3:2 häufiger erkranken als Männer.

Zu **(B):** Die **Multiple Sklerose** kann selten schon einmal während der Pubertät auftreten, das Hauptprädilektionsalter für die MS liegt jedoch zwischen dem 20. und 40. Lebensjahr. Erstmanifestationen nach dem 45. Lebensjahr sind eine Rarität.

Zu **(C):** Die **Prävalenz der Multiplen Sklerose** nimmt auf der nördlichen Halbkugel mit wachsender Entfernung vom Äquator zu. In Europa ist die MS jenseits des 46. Breitengrades häufiger als darunter. Australien hat eine Häufigkeit von etwa 10, Afrika nur von etwa 2 auf 100000 Einwohner. In Skandinavien ist die Prävalenz der MS wesentlich höher als diejenige in Zentralafrika.

Zu **(D):** Auch in Neuseeland zeigt die Multiple Sklerose eine wesentlich höhere Prävalenz als in Zentralafrika.

Zu **(E):** In den nördlichen Bundesstaaten der USA oberhalb des 38. Breitengrades ist die Prävalenz höher als in den Südstaaten. Ob die oben skizzierten geographisch orientierten Prävalenzen mit klimatischen Bedingungen oder mit der Ernährungs- und Lebensweise zusammenhängen, ist nicht bekannt.

F85

Frage 5.191: Lösung D

Im Falle frischer Herde bei der generalisiert auftretenden demyelinisierenden Erkrankung zeigen sich spärlich perivaskuläre, lymphozytäre **(entzündliche) Infiltrate**, die von einem scharf begrenzten **Entmarkungsherd** und einem Axonzylinderzerfall gefolgt sind, wobei es auch zu der Bildung von **Fettkörnchenzellen** kommt. Beim später auftretenden Bild der Vernarbung imponiert eine **Astroglia-Proliferation** ohne Vermehrung des kollagenen Bindegewebes.

Eine neuronale **Gangliosid-Speicherung** tritt bei der **Multiplen Sklerose** nicht auf, sie ist typisch für die Gangliosidose (siehe auch Lerntext V.8).

H99

Frage 5.192: Lösung E

Im Gefolge der entzündlichen Veränderungen in den Meningen treten bei Dehnung der Hirn- und Rückenmarkshäute Schmerzen auf. Das **Kernig-Zeichen** ist dann positiv, wenn das zunächst in der Hüfte und im Knie gebeugte Bein anschließend im Kniegelenk gestreckt wird und der Patient Schmerzen entlang der Wirbelsäule und des Nackenbereiches angibt. Entzündliche Veränderungen im Bereich des Hirngewebes (Enzephalitis) können je nach Lokalisation zu komplexen Ausfallssymptomen führen wie psychische Veränderungen und neurologische Herdsymptome. Auch ein symptomatischer epileptischer Anfall kann als Folge der Gewebeaffektion bei der **Meningoenzephalitis** auftreten.

H00

Frage 5.193: Lösung C

Bei Darstellung der Kasuistik ist man zunächst verführt, an eine unmittelbar alkoholabhängige Erkrankung, z.B. eine Wernicke-Enzephalopathie, zu denken. Offensichtlich ist jedoch der unsolide Lebenswandel des 40-jährigen Patienten lediglich

Ausgangspunkt für eine entzündliche Erkrankung: diese geht mit Fieber und mit einer Affektion im Sinne einer **Enzephalitis** einher (optischen Halluzinationen aufgrund der Verwirrtheits- und Unruhezustände). Auch die Entwicklung eines primär generalisierten epileptischen Anfalls ist mit der Diagnose Enzephalitis vereinbar. Die abgeschwächten Achillessehnenreflexe könnten im Sinne einer leichten alkoholischen Polyneuropathie interpretiert werden.

H00

Frage 5.194: Lösung E

Nachdem differenzialdiagnostisch insbesondere an eine Enzephalitis gedacht werden muss, (vielleicht bereits mit Ausbildung eines Abszesses), ist insbesondere die **Lumbalpunktion** (B) zur Verifizierung von Bedeutung. Das **EEG** (A) kann zur Beurteilung des Schweregrades der Enzephalitis einen Beitrag leisten, die **Magnetresonanztomographie** (C) ist in der Lage, enzephalitische Herde oder einen Abszess zu demonstrieren, die Bestimmung des **Differenzialblutbildes** (D) mit Nachweis z.B. einer Leukozytose ist bei jeder entzündlichen Erkrankung von Bedeutung.
Zu **(E):** Der Patient zeigt zwar abgeschwächte Achillessehnenreflexe z.B. im Sinne einer alkoholtoxischen Polyneuropathie, die Abklärung diesbezüglich ist jedoch sekundärer Natur, da die Behandlung und Diagnostik der Enzephalitis bei diesem Patienten ganz im Vordergrund steht.

F90

Frage 5.195: Lösung C

Eine **intrathekale IgG-Synthese** ist dann nachzuweisen, wenn im Bereich des ZNS ein immunologischer Vorgang abläuft. Ein solcher Prozess wird bei autoimmunologischen Erkrankungen und bei entzündlichen Affektionen beobachtet. So wird eine IgG-Synthese bei subakuter sklerosierender Panenzephalitis, bei der Multiplen Sklerose, bei AIDS mit Superinfektion des ZNS und der Neurolues beobachtet.
Bei der **diabetischen Polyneuropathie** handelt es sich nicht um ein autoimmunologisches oder entzündliches Geschehen im Bereich des ZNS, sodass eine erhöhte intrathekale IgG-Synthese dabei nicht gefunden wird.

H84

Frage 5.196: Lösung B

Von den genannten Erkrankungen wird bei der **Multiplen Sklerose** eine autoimmunologische Genese diskutiert. Obwohl das spezifische Antigen bei der Multiplen Sklerose nicht bekannt ist, so deuten doch alle laborchemischen Befunde auf einen autoimmunologischen Prozess hin. Unterstützend kann auch angeführt werden, dass eine immunsuppressive Therapie bei der Multiplen Sklerose in Einzelfällen einen deutlich positiven Effekt zeigt.

H93

Frage 5.197: Lösung B

Die **Prävalenz der Multiplen Sklerose** nimmt auf der nördlichen Halbkugel mit wachsender Entfernung vom Äquator zu. In Europa ist die MS jenseits des 46. Breitengrades häufiger als darunter. Dennoch ist die Häufigkeit der Multiplen Sklerose nicht bei allen Bevölkerungsgruppen, die auf dem gleichen Breitengrad leben, gleich. Dies gilt insbesondere für die niedrige Prävalenz in Japan. In Grönland ist die Prävalenzrate eher niedriger als in Mitteleuropa. In der Bundesrepublik beträgt die Prävalenz der Multiplen Sklerose etwa 70 pro 100000 Einwohner. Epidemiologische Studien konnten in der Tat nachweisen, dass die **Multiple Sklerose in bestimmten Familien gehäuft** auftritt, ohne dass ein eindeutiger Erbgang nachgewiesen werden konnte.

H95

Frage 5.198: Lösung A

Das Synonym für **Multiple Sklerose** ist Encephalomyelitis disseminata.
Zu **(1):** Die **Myelitis transversa** ist eine durch virale oder bakterielle Infektion hervorgerufene Erkrankung, die zu einem **Querschnittssyndrom** führt. Die Symptomatik beginnt mit Rückenschmerzen und Parästhesien. Unterschiedlich rasch (1 Tag bis mehrere Wochen) entwickelt sich ein meist komplettes Querschnittssyndrom mit initial meist schlaffen, später spastischen Paresen, Sensibilitätsstörung aller Qualitäten und Blasenstörung. Am häufigsten handelt es sich um eine **parainfektiöse Erkrankung** nach durchgemachtem grippalem Infekt, seltenener um eine bakterielle Infektion. Die Therapie ist zumeist symptomatisch, nur bei Nachweis einer bakteriellen Genese antibiotisch. Im Liquor findet sich eine meist lymphozytäre (bei bakterieller Infektion auch granulozytäre) Pleozytose und eine Eiweißerhöhung, z.T. auch mit intrathekaler IgG-Produktion (s. Kommentar zu Frage 5.199).
Die Myelitis transversa ist insbesondere bei den protrahierteren Verläufen eine **wichtige Differenzialdiagnose** zur spinalen Verlaufsform einer Multiplen Sklerose.
Zu **(2):** Die **progressive multifokale Leukenzephalopathie (PML)** ist wie die Multiple Sklerose eine **Entmarkungskrankheit**, die vorwiegend das Marklager der Großhirnhemisphären (aber auch Kleinhirn und Rückenmark) befällt und **bei immun-**

geschwächten Patienten (HIV-Patienten, nach Chemotherapie oder Transplantationen) sowie paraneoplastisch vorkommt. Es kann sich sowohl um eine „opportunistische" Papovavirusinfektion als auch (bei AIDS) um eine direkte HIV-Infektion handeln. Klinisch finden sich Kombinationen verschiedenster neurologischer Herdsymptome mit hirnorganischer Wesensänderung und Demenz. Im CT oder MRT imponieren initial multiple, später konfluierte bilaterale, oft asymmetrisch verteilte Entmarkungsherde (im CT hypodens), die nicht wie bei der MS rundlich, sondern mehr flächig erscheinen. Der **Liquor** ist in der Regel unauffällig oder zeigt eine unspezifische leichte Eiweißerhöhung. Die Erkrankung ist rasch progredient, die Prognose infaust.

Zu **(3):** Bei der **subakuten sklerosierenden Panenzephalitis** (SSPE) handelt es sich um eine **Slow-virus-Infektion** durch einen dem Masern-Virus ähnlichen Erreger. Sie gilt als Spätkomplikation einer Maserninfektion. Die Erkrankung ist sehr selten und tritt vorwiegend bei Jungen im Alter zwischen 10 und 15 Jahren auf. Spätere Manifestationen können jedoch vorkommen. Klinisch ist die **Kombination von Demenz, extrapyramidalen Hyperkinesen, Myoklonien und Muskeltonuserhöhung** charakteristisch. Die Prognose ist infaust, eine kausale Therapie ist nicht bekannt. Die Erkrankung endet im Dezerebrationskoma nach einer Dauer, die mit zunehmendem Erkrankungsalter zunimmt und zwischen 6 Monaten und 2 Jahren liegt. Das **EEG** ist pathologisch, der **Liquor** zeigt in vielen Fällen bei meist normaler Zellzahl eine intrathekale IgG-Produktion (s. Kommentar zu Frage 5.199) und regelhaft einen erhöhten Masern-Antikörper-Titer.

H95

Frage 5.199: Lösung C

Der Nachweis einer autochthonen Produktion von Immunglobulinen im Liquor lässt auf eine entzündliche (erregerbedingt oder autoimmun) Erkrankung des Zentralnervensystems schließen.

Die Myasthenia gravis ist zwar autoimmun bedingt (Antikörper gegen den postsynaptischen Azetylcholinrezeptor), aber keine ZNS-, sondern eine Muskelerkrankung, bei der der Liquor nicht pathologisch verändert ist (Aussage (C) ist somit falsch).

Der Nachweis erregerbedingter oder autoimmun entzündlicher Erkrankungen des ZNS stützt sich auf die **Bestimmung des Eiweißgehaltes** und der Eiweißzusammensetzung in Serum und Liquor. **Oligoklonale Banden** zeigen, das wird schon in der Aufgabenstellung verraten, eine autochthone IgG-Produktion durch einige wenige (oligo) T-Zell-Linien des Nervensystems an, die normalerweise nicht vorkommt. Dieses Phänomen zeigt sich bei verschiedenen entzündlichen Erkrankungen des ZNS. Das im Liquor vorhandene Eiweiß (normal bis 0,7 g/l) enthält vor allem Albumin, in geringeren Anteilen auch Immunglobuline. Durch isoelektrische Fokussierung kann die Eiweißfraktion in ihre Unterfraktionen aufgeteilt und die Mengenverhältnisse bestimmt werden.

Bei entsprechendem klinischen Bild dient der positive Nachweis von oligoklonalen Banden im Liquor bei gleichzeitig negativer Erregerserologie als wichtiges **Indiz** für das Vorliegen einer **Multiplen Sklerose** (A). Man muß jedoch beachten, dass in frühen Stadien die oligoklonalen Banden negativ sein können.

Außerdem können auch erregerbedingte entzündliche Erkrankungen wie Neuroborreliose (B), chronische Virus-Enzephalitis (D) und Neurolues (E) mit positiven oligoklonalen Banden einhergehen.

H94

Frage 5.200: Lösung A

Insbesondere bakterielle Meningitiden können mit einem **erniedrigten Glukosespiegel im Liquor cerebrospinalis** einhergehen. Typisch ist ein solcher Befund bei der **tuberkulösen Meningitis**. Ursache des erniedrigten Glukosespiegels im Liquor cerebrospinalis ist der Verbrauch an Glukose durch die Tuberkelbakterien (siehe auch Lerntext V.10).

H99

Frage 5.201: Lösung C

Bei der **Meningitis tuberculosa** findet sich eine initial granulozytäre, später lymphozytäre mäßige Pleozytose, eine Erhöhung des Gesamteiweißes und eine Reduktion des Liquorzuckers. Mitunter beobachtet man bei Inspektion des Liquors eine Elastizität gewisser Liquorstrukturen, die an ein Spinnengewebsgerinnsel erinnert.

F88

Frage 5.202: Lösung C

Besonders typisch für die **progressive Paralyse**, aber auch die Tabes dorsalis, sind Pupillenstörungen, deren Häufigkeit zwischen 50 und 80% bei diesen Manifestationsformen der Neurolues angegeben wird. An erster Stelle stehen gestörte Pupillenreaktionen, weiterhin wird die **reflektorische Pupillenstarre** beobachtet, d.h. fehlender direkter und konsensueller Lichtreflex bei erhaltener Konvergenzreaktion. Die progrediente Demenz, die Affektstörung, eine verwaschene Sprache und das gelegentliche Auftreten epileptischer Anfälle sind wegweisende typische Symptome der progressiven Paralyse, die bei der Tabes dorsalis nicht zu finden sind.

Zu **(A):** Bei der **frühluischen Meningitis** kommt es zu Infiltrationen der Hirnhäute, mitunter auch der Hirngefäße ohne Zeichen einer Schädigung des Hirnparenchyms.
Zu **(B):** Bei der **Lues cerebrospinalis** im Sekundärstadium können zwar selten schon Zeichen einer Parenchymschädigung auftreten, eine progrediente Demenz und eine reflektorische Pupillenstarre werden jedoch in diesem Stadium nicht beobachtet.
Zu **(D):** Bei der **Tabes dorsalis** handelt es sich um eine spinale Manifestationsform der Neurosyphilis. Im Vordergrund der Beschwerden stehen sensible Reiz- und Ausfallserscheinungen (siehe auch Lerntext V.11).
Zu **(E):** Bei der **Lues latens** können pathologische Serum- und Liquorbefunde erhoben werden bei typischem Fehlen neurologischer Symptome.

H99

Frage 5.203: Lösung A

Im Beginn des Sekundärstadiums der **Lues des Zentralnervensystems**, wenn unter allgemeiner Drüsenschwellung das Erstlingsexanthem auftritt, kommt es in der Majorität der Fälle zu einer **frühluischen Meningitis**. Der Liquor zeigt eine Pleozytose von 300–400 Zellen/μl, das Eiweiß ist leicht vermehrt, die immunologischen Reaktionen sind im Blut und Liquor stark positiv.
Zu **(B): Gummen** (abgekapselte entzündliche raumfordernde Herde) gehen von den Meningen aus und können rindennahe Abschnitte des Gehirns und des Rückenmarks erfassen. Im CT zeigen sich Gummen als hypodense Herde. Gummen treten in Spätstadien der Neurolues auf.
Zu **(C):** Innerhalb der Spätformen der Neurolues können Pupillenstörungen bei 80 bis 90% der Kranken beobachtet werden. Das **Argyll-Robertson-Phänomen** besteht aus einer reflektorischen Pupillenstarre in Kombination mit einer Miosis. Die Argyll-Robertson-Pupille erweitert sich nur unvollständig und verzögert auf Mydriatika und verengt sich auch auf Miotika nur langsam.
Zu **(D):** Eine **Optikusatrophie** wird insbesondere in Zusammenhang mit der Tabes dorsalis beobachtet, aber nicht im Sekundärstadium der Lues.
Zu **(E):** Auch das **Malum perforans pedis** wird im Rahmen der Tabes dorsalis beobachtet. Es handelt sich um ein schmerzloses, scharf begrenztes, wie mit einem Locheisen ausgestanztes trophisches Geschwür an der Fußsohle oder in der Nachbarschaft. Heute werden diese schlecht heilenden Ulzera dank einer durchgehend besseren Pflege der Haut nur noch ausnahmsweise gesehen. Die Ulzera entstehen offensichtlich aufgrund einer Sensibilitätsstörung und auch einer trophischen Störung.

H99

Frage 5.204: Lösung D

Das **Q-Fieber** tritt nicht im Rahmen einer durch Spirochäten induzierten Infektion auf, sondern ist charakteristisch für eine Rickettsien-Infektion.

H00

Frage 5.205: Lösung B

Bei **Hirnabszessen** handelt es sich um lokale, zur Abkapselung neigende intrazerebrale Entzündungsherde, die entweder aus benachbarten Strukturen (z.B. bei Otitis media, Mastoiditis, paranasale Sinusitis, Gesichtsfurunkulose) oder hämatogen-metastatisch (z.B. Lungenabszess) zur Entwicklung kommen. Wichtigste diagnostische Untersuchung zur Feststellung eines Hirnabszesses ist die **kraniale Computertomographie** (B): Hier zeigt sich in der **Frühphase** (Zerebritis) ein zunächst **hypodenses Areal** mit geringer oder fehlender Kontrastmittelaufnahme. Später kommt es nach Formation des eigentlichen Abszesses zu einer **ringförmigen Kontrastmittelaufnahme** der Kapselmembran mit perifokalem Ödem und Raumforderung. Der Abszess selbst stellt sich hypodens dar, gelegentlich kommt es zur Spiegelbildung nach Kolliquationsnekrose. Manchmal lässt sich Luft im Abszess durch Gas bildende Bakterien nachweisen.
Auch mit Hilfe der **Kernspintomographie** (A) lässt sich eine adäquate Diagnostik durchführen, obwohl diese auch im Lichte der höheren Kosten die Bild gebende Untersuchung der 2. Wahl ist.

F92 F89 F86

Frage 5.206: Lösung B

Leukoenzephalomyelitiden, die, wie der Terminus sagt, hauptsächlich die weiße Substanz betreffen, sind entzündliche Krankheiten, die dadurch charakterisiert sind, dass es nahezu elektiv zu einem Untergang der Markscheiden kommt. Diese Veränderungen sind mit einer Virusinfektion verbunden, und in ihrer Pathogenese spielen immunologische Mechanismen eine prominente Rolle. **Perivenöse Enzephalitiden** werden auch als parainfektiöse, postvakzinale und serogenetische Enzephalitiden bezeichnet. Akute exanthematöse Infektionskrankheiten können dadurch mit neurologischen Komplikationen einhergehen, die sich 5 bis 14 Tage nach dem Erscheinen des Exanthems manifestieren. Sie wurden nach Masern, Mumps, Windpocken, Pocken und Röteln beobachtet. Am häufigsten ist die Enzephalitis nach Masern. Ferner sieht man sie nach Vakzination gegen Viruskrankheiten, am häufigsten nach Pocken- und Tollwutschutzimpfung. Mikroskopisch finden sich die entzündlichen Läsionen überwiegend in der weißen Substanz des Gehirns

und des Rückenmarks. Im Hirnstamm und in den Stammganglien, wo graue und weiße Substanz miteinander gemischt vorkommen, sowie in markscheidenreichen Arealen der Hirnrinde finden sich auch gelegentlich disseminierte entzündliche Läsionen. Die perivaskulären Infiltrate sind aus Lymphozyten, Monozyten und Plasmazellen zusammengesetzt, im akuten Stadium mischen sich auch segmentkernige Leukozyten bei.
Die **Poliomyelitis anterior acuta** befällt selektiv die motorischen Vorderhornzellen im Rückenmark, die **tuberkulöse Meningoenzephalitis** befällt hauptsächlich die Hirnnerven und das angrenzende basale Hirn, die **progressive Paralyse** und die **Jakob-Creutzfeldt-Erkrankung** konzentrieren sich auf kortikale Areale.

H94

Frage 5.207: Lösung A

Zu **(A):** Die beschriebene Symptomenkonstellation ist am ehesten vereinbar mit dem Vorliegen einer **tuberkulösen Meningitis**. Leitsymptome sind die multiplen Hirnnervenstörungen, die Nackensteifigkeit bei gleichzeitiger Bewusstseinsstörung und Verwirrtheit (siehe auch Lerntext V.10).
Zu **(B):** Bei einer **Sinus-cavernosus-Thrombose** werden lediglich benachbarte Hirnnerven, wie Nn. oculomotorius, trochlearis, abducens und ophthalmicus beeinträchtigt. Eine Schädigung des N. facialis kommt aufgrund der fehlenden topischen Beziehung zum Sinus cavernosus nicht vor. Eine Nackensteifigkeit wird bei der Sinus-cavernosus-Thrombose vermisst, Bewusstseinsstörungen und Verwirrtheit treten ebenfalls nicht auf. Beim Sinus-cavernosus-Syndrom kommt es in Verbindung mit gleichzeitigen Orbita- und Schläfenlappenschmerzen zu einer entzündlich-lividen Verfärbung und Schwellung der Schläfenpartie, zu einem Lidödem und zu einer Protrusio bulbi.
Zu **(C):** Bei der **Zecken-Borreliose** stehen quälende Schmerzen vom polyneuropathischen Typ im Vordergrund, trotz lymphozytärer Meningitis wird eine Nackensteifigkeit nicht selten bei den Patienten vermißt. Hirnnervensymptome können in Form einer Fazialisparese auftreten, eine Beeinträchtigung des N. oculomotorius und des N. abducens wird jedoch in der Regel nicht beobachtet.
Zu **(D):** **Subarachnoidalblutungen** können sich nicht fokal im Bereich eines Foramen jugulare manifestieren.
Zu **(E):** Unter einem **Parinaud-Syndrom** versteht man das Bild einer kompletten vertikalen Blicklähmung aufgrund einer Schädigung des vertikalen Blickzentrums. Ein Parinaud-Syndrom wird am häufigsten bei Entwicklung eines Pinealoms beobachtet. Nackensteifigkeit, Bewusstseinsstörungen, Verwirrtheit und multiple periphere Hirnnervenläsionen passen nicht zu diesem Syndrom.

F00

Frage 5.208: Lösung C

Prionkrankheiten werden durch ein abnormes Prionprotein induziert und führen zu einer **spongiformen Enzephalopathie**. Prione werden als kleine proteinhaltige Partikel definiert, die chemischen und physikalischen Behandlungen, die die Nukleinsäuren verändern, widerstehen. Die Veränderung eines normalen Prionproteins, das vom Genom kodiert wird, kann seine Konformation auf Grund einer Mutation des Priongens oder durch Interaktion mit einem infizierten geschädigten Fremdprion ändern und auf Grund einer gestörten Verstoffwechselung in Zellen akkumulieren und diese letztendlich irreversibel schädigen. Beim Menschen sind inzwischen 6 spongiforme Enzephalopathien im Sinne von Prionkrankheiten bekannt.

1. Creutzfeldt-Jakob-Krankheit, die zu einem geringen Prozentsatz autosomal dominant vererbt wird. Sie ist auch iatrogen übertragbar, der überwiegende Teil der Fälle tritt jedoch sporadisch auf.
2. Kuru, eine Krankheit, die bis in die 60er Jahre des letzten Jahrhunderts durch rituellen Kannibalismus in Neuguinea verbreitet wurde. Der exakte Infektionsweg bei dieser Erkrankung wird nach wie vor kontrovers diskutiert.
3. Eine neue Variante der Creutzfeldt-Jakob-Krankheit, die durch Verzehr von verseuchtem Fleisch von BSE-Rindern entstehen soll.
4. Das hereditäre Gerstmann-Sträussler-Scheinker-Syndrom.
5. Die tödliche familiäre Insomnie, die autosomal dominant vererbt wird.
6. Atypische Prionerkrankung bei wenigen Familien mit Insertionsmutanten des Prionproteins.

Beim Rind und beim Schaf sind die bovine spongiforme Enzephalopathie (BSE) und die Scrapie-Erkrankung bekannt.
Die metachromatische Leukodystrophie ist keine Prion-Erkrankung, es handelt sich um eine vererbte Stoffwechselerkrankung mit fehlendem Umbau der Sulfatide zu Zerebrosiden (Enzymdefekt).

F99

Frage 5.209: Lösung E

Bei dieser Erkrankung handelt es sich um eine spongiforme Enzephalopathie, die durch die Präsenz eines veränderten Proteins (Prion-Protein) zur Entwicklung kommt. Die chemisch induzierte Konformationsveränderung des Proteins kann als genetischer Defekt vererbt oder durch Infektion mit veränderten Proteinen im Sinne einer Kettenreaktion ausgelöst werden. Dabei kommt es zur Umwandlung des eigenen, zunächst intakten Prion-Proteins. Die Gleichartigkeit der neuropathologischen Veränderungen bei BSE (bovine spongiforme Enzephalopathie) hat zu der Hypothese geführt, dass bei jungen Patienten, insbesondere in England, eine Infektion mittels boviner Gewebe vorliegt. Die Leitsymptome der **Creutzfeldt-Jakob-Krankheit** sind Demenzentwicklung, zerebelläre Störungen, okulomotorische Störungen, unwillkürliche Bewegungen (Myoklonien, Tremor), zentrale Paresen, epileptische Anfälle und Pseudobulbärparalysen. Charakteristisch im EEG sind triphasische, meist rhythmisch auftretende Wellenkomplexe. Die Frequenz der triphasischen Wellenkomplexe variiert je nach Krankheitsstadium zwischen 0,5 und 2 Wellen pro Sekunde.

H99

Frage 5.210: Lösung E

Bei der **metachromatischen Leukodystrophie** handelt es sich nicht um eine Prion-Erkrankung, sondern um eine genetisch determinierte Stoffwechselerkrankung mit fehlendem Umbau von Sulfatid zu Cerebrosid mit Speicherung überwiegend in der Oligodendroglia und den Schwann-Zellen. Entsprechend entwickeln sich Demyelinisierungen des zentralen, aber auch des peripheren Nervensystems.
Zu **(A):** Beim **Gerstmann-Sträussler-Scheinker-Syndrom** handelt es sich um eine autosomal-dominant vererbte Erkrankung, bei der eine Ataxie häufig das führende Symptom ist. Ein weiteres Leitsymptom ist die progressive Demenz. Ursache der Erkrankung sind Mutationen im Gen des Prion-Proteins. Die häufigste Mutation ist der Austausch von Prolin durch Leucin am Kodon 102.
Zu **(B):** Auch bei der **familiären fatalen Insomnie** handelt es sich um einen Gendefekt mit Störung des Prion-Proteins. Wie der Name sagt, stehen Schlafstörungen im Vordergrund der Symptomatik.
Zu **(C):** Bei der **Creutzfeldt-Jakob-Krankheit** handelt es sich um eine präsenile Demenz mit extrapyramidal-motorischen Störungen, die im mittleren Lebensalter beginnen. Ausgangspunkt ist erneut ein genetischer Defekt im Gen des Prion-Proteins.
Zu **(D):** Bei der sporadischen Form der Creutzfeldt-Jakob-Krankheit wird eine „Infektion" durch ein abnormes Prion-Protein angenommen. Die Inokulation von Prion-Protein kann im Rahmen von Hirnoperationen durch nicht ausreichend sterilisiertes Operationsinstrumentarium übertragen werden, auch kann eine Infektion durch infizierte Cornea-Transplantate erfolgen.

F98

Frage 5.211: Lösung D

Eine **eitrige Meningoenzephalitis** auf lymphogenem Wege ist eine Rarität, da eine unmittelbare Kontinuität zu den Meningen nicht besteht.

F96

Frage 5.212: Lösung E

Eitrige Leptomeningitiden können hämatogen im Rahmen einer Bakteriämie entstehen oder von einem entfernt im Körper liegenden Herd ausgehen, etwa von einer Pneumokokkenpneumonie. Entzündliche Nachbarschaftsprozesse im Bereich des Schädels wie Sinusitis, Otitis, Mastoiditis, Entzündungen im Orbita- und Nasenbereich rufen fortgeleitete Meningitiden hervor. Durchwanderungsmeningitiden entstehen nach frontobasalen oder temporalen Verletzungen mit Liquorfisteln sowie nach offenen Schädelhirnverletzungen. Je nach Prozessaktivität kann das benachbarte Hirngewebe im Sinne einer Meningoenzephalitis mit affiziert werden, auch kann der entzündliche Prozess auf das Ventrikelsystem übergreifen. Im Gefolge einer Ventrikulitis mit Verschluss des Aquädukts kann sich weiterhin ein Hydrocephalus internus entwickeln.

5.4.2 Klinik erregerbedingter Krankheiten

F96 H87

Frage 5.213: Lösung E

Bei Säuglingen und Kindern ist die **Haemophilus influenzae-Meningitis** die häufigste Form. Es handelt sich dabei um eine akute schwere Erkrankung mit meist hohem Fieber, Kopfschmerzen, Erbrechen, Benommenheit und starkem Meningismus. Bei Säuglingen imponiert eine Berührungsempfindlichkeit und auffallende Schreckhaftigkeit. Die Fontanelle kann vorgewölbt sein, wenn es zu ödematösen Veränderungen des Gehirns und der Hirnhäute gekommen ist.

F88

Frage 5.214: Lösung C

Bei der akuten **Pneumokokkenmeningitis** handelt es sich um eine eitrige Meningitis. Der durch Lumbalpunktion gewonnene Liquor ist eitrig trüb, der Liquordruck kann erhöht sein, es findet sich eine Pleozytose – mit Zellzahlen von mehreren Tausend – und eine erniedrigte Liquorglukosekonzentration. Die bakteriologische Diagnostik erbringt den Nachweis von Kokken im Liquor. Wie bei akuten eitrigen

Meningitiden grundsätzlich zu finden, wird das Zellbild durch Granulozyten und nicht durch Lymphozyten beherrscht (siehe auch Lerntext V.9).

H86

Frage 5.215: Lösung E

Generell entstehen **Hirnabszesse** – ähnlich wie eitrige Meningitiden – auf hämatogen-metastatischem Weg, per continuitatem fortgeleitet oder durch offene Hirnverletzung bzw. Duraverletzungen mit Liquorfisteln. Hämatogen-metastatisch induzierte Abszesse treten oft multipel auf und sind zwischen der grauen und weißen Substanz des Großhirns lokalisiert. Selten kommen Hirnabszesse auch im Kleinhirnbereich vor. Am häufigsten stammt die bakterielle Einwanderung in das Gehirn aus eitrigen Lungenprozessen oder entzündlichen Erkrankungen der Herzklappen, die bei **angeborenen zyanotischen Herzvitien** häufig sind. Fortgeleitete Abszesse treten am häufigsten im Gefolge einer **Otitis media** oder einer **Sinusitis** auf. Im Gegensatz zur hämatogenen Entwicklung des Abszesses sind die fortgeleiteten Abszesse in der Regel solitär. Ein Abszess entsteht besonders häufig auch bei **traumatischen Liquor-Nasen-Fisteln**, bei Läsionen im Bereich der Lamina cribrosa. In dieser Situation können Bakterien aus dem Nasenraum direkt in den Liquor cerebrospinalis und dann in Richtung Gehirn vorstoßen.
Klinisch zeigt sich bei der Entwicklung eines Abszesses häufig, aber nicht immer, eine allgemeine Entzündungssymptomatik mit Fieber, Leukozytose und Beschleunigung der Blutsenkungsgeschwindigkeit. Weiterhin treten Kopfschmerzen, Nackensteifigkeit, zerebrale Herdsymptome und eine Bewusstseinstrübung bei akutem Verlauf auf. Bei chronischen Verläufen ergeben häufig epileptische Anfälle und Herdsymptome in Kombination mit den Zeichen eines steigenden Hirndruckes das klinische Bild.

H86

Frage 5.216: Lösung C

Bei der **chronischen meningealen Reaktion** entwickeln sich die Beschwerden und die Symptomatik schleichend. Die Patienten berichten über eine Konzentrationsschwäche, Kopfschmerz und eine allgemeine Leistungsminderung. Nackensteife und Nervendehnungszeichen sind – wenn überhaupt – nur angedeutet vorhanden. Der Liquor cerebrospinalis zeigt eine niedrige Glukosekonzentration, die Pleozytose ist gering ausgeprägt und das Gesamteiweiß nur leicht erhöht. Häufig gelingt es bei der chronischen meningealen Reaktion nicht, den verursachenden Erreger zu identifizieren. Am häufigsten tritt die chronische meningeale Reaktion bei Pilzerkrankungen (**Cryptococcus neoformans**), bei der **Sarkoidose**, bei der **Meningeosis carcinomatosa** und bei **Candida albicans** auf.
Die **Herpes-simplex-Enzephalitis** zeigt nicht das Bild einer chronischen meningealen Reaktion. Es handelt sich um eine akut eintretende Erkrankung mit hirnorganischen Psychosyndromen, Anfällen und neurologischen Herdsymptomen.

Akute eitrige Meningitis — V.9

Bei einer **akuten eitrigen Meningitis** handelt es sich um eine Entzündung der Pia mater und der Arachnoidea. Obwohl grundsätzlich die Hirnhäute im gesamten Bereich des Gehirns und des Rückenmarks betroffen sind, sind doch häufig Schwerpunkte der Entzündung – z. B. im Bereich der Konvexität des Gehirns oder im Bereich der Hirnbasis – zu beobachten. Bakterien können die Hirnhäute hämatogen, durch offene Hirnverletzung oder über benachbarte Organe im Sinne einer fortgeleiteten Meningitis erreichen. Die fortgeleitete Meningitis geht meist vom Mittelohr und den Nasennebenhöhlen aus; so können die Bakterien bei einer akuten oder chronischen Otitis media, Mastoiditis oder Sinusitis per continuitatem oder über eine eitrige Thrombophlebitis in den Subarachnoidalraum gelangen.
Die Meningitis beginnt mit zunächst unspezifischen Prodromalsymptomen. Die Patienten fühlen sich müde und matt, leiden unter Schüttelfrost und klagen über **Kopf- und Gliederschmerzen**. Zunächst imponiert nur eine leichte Temperaturerhöhung. Wenn dann die Meningitis im folgenden sich voll ausbildet, entstehen heftigste Kopfschmerzen und eine erhöhte Dehnungsempfindlichkeit der entzündeten Hirnhäute. Im Gefolge entwickelt sich eine **Nackensteifigkeit** im Sinne einer protektiven Kontraktion der Nackenmuskulatur mit positivem Zeichen nach **Brudzinski, Kernig** und **Lasègue**. Das Brudzinski-Zeichen ist positiv, wenn bei Vorwärtsbeugung des Kopfes eine automatische Beugung der Beine in Hüft- und Kniegelenk auftritt. Die Beugung in den Extremitätengelenken verhindert eine Schmerzinduktion durch Längenveränderung des Rückenmarks und seiner Häute. Ein Dehnungsschmerz im Bereich der Rückenmarkshäute wird auch dadurch erreicht, dass die im Kniegelenk gestreckten Beine im Hüftgelenk gebeugt werden. Pathologische Reaktionen auf dieses Manöver sind das Kernig-Zeichen (automatische Beugung im Kniegelenk) und das Lasègue-Zeichen, das durch eine Schmerzinduktion im Bereich der LWS, des Gesäßes und der Dorsalseite des Beines charakterisiert ist. Weiterhin entwickelt sich häufig eine

Konjunktivitis mit **Lichtscheu** und eine **Temperaturerhöhung** auf 39 bis 41°. Im Anfangsstadium kommt es oft zum **Erbrechen**. Das Zeichen nach **Babinski** gehört nicht zum akuten meningitischen Syndrom, obwohl bei maligne verlaufenden Meningitiden mit begleitender Enzephalitis und Zeichen einer diffusen Hirnschädigung das Babinski-Zeichen positiv werden kann.

H86

Frage 5.217: Lösung E

Bei der **bakteriellen Meningitis** handelt es sich um eine Entzündung der Pia mater und der Arachnoidea. Bei den meisten bakteriellen Meningitiden spielt sich dieser Prozess vorwiegend im Bereich der **Konvexitäten** der Großhirnhemisphären ab, bei anderen Formen ist mehr die Hirnbasis befallen. Der Liquor cerebrospinalis ist bei der bakteriellen Meningitis eitrig und enthält hohe Zahlen von segmentkernigen Leukozyten. Eine **rein lymphozytäre Meningitis** wird bei den Virusinfektionen gefunden. Wenn im Rahmen einer bakteriellen Meningitis Verklebungen im Bereich des Aquädukts entstehen, kann sich ein **Hydrocephalus occlusus** entwickeln. Bei den meisten bakteriellen Meningitiden konzentriert sich der entzündliche Prozess auf das Großhirn; das Stammhirn und das Rückenmark werden nur selten befallen (siehe auch Lerntext V.9).

F84

Frage 5.218: Lösung E

Wenn eine akute Entzündung des Zentralnervensystems zweckmäßig und prompt behandelt wurde, so bleiben nach dem Abklingen der akuten Erscheinungen allenfalls leichte allgemeine Beschwerden wie Konzentrationsschwäche, Reizbarkeit und Schwindel für einige Wochen und Monate zurück. Rezidive oder ein Ausgang mit schweren Defekten sind oft die Folge unzureichender Dosierung oder zu kurzer Therapie. Die begleitende Enzephalitis kann dann zu irreparablen Parenchymschädigungen in verschiedenen Teilen des Gehirns führen. Insbesondere bei Kindern werden dann – je nach Schweregrad – **schwere oder leichte Retardierungen, Teilleistungsstörungen** oder **Verhaltensstörungen** beobachtet.

F96 F84

Frage 5.219: Lösung E

Bei der **Pneumokokkenmeningitis** handelt es sich um eine eitrige Meningitis. Dabei wird in typischer Weise eine **Pleozytose** – mit Zellzahlen höher als 2000/3 Zellen und einer **Erniedrigung des Liquorzuckers** – beobachtet. Die Pneumokokkenmeningitis wird durch das Bakterium Diplococcus pneumoniae ausgelöst. Diese **grampositiven Diplokokken** lassen sich im Ausstrichpräparat nachweisen (siehe auch Lerntext V.9).

F97

Frage 5.220: Lösung C

Siehe Kommentar zu Frage 5.219.

F99

Frage 5.221: Lösung E

Bei der **bakteriellen eitrigen Meningitis** handelt es sich um eine Entzündung von Pia mater und Arachnoidea. Je nach Erreger ist mehr die Konvexität des Gehirns oder die Hirnbasis befallen. Auch die Rückenmarkshäute können in den Prozess einbezogen sein. Der Subarachnoidalraum ist mit serös-eitrigem Exsudat gefüllt. Die Entzündung ergreift auch die Ependymauskleidung der Ventrikel. Die oberflächliche Hirnrinde ist nahezu immer entzündlich infiltriert, entsprechend bildet sich ein superfizielles Hirnödem aus. Insbesondere die dem Gehirn aufliegenden kleinen Gefäße können ebenfalls in den entzündlichen Prozess im Sinne einer Vaskulitis mit einbezogen werden. Die Entzündung des Ependyms kann zu Verklebungen insbesondere im Bereich des Aquädukts führen, im Gefolge entwickelt sich ein Hydrocephalus internus occlusus. Wenn die Arachnoidea infolge des entzündlichen Prozesses Verklebungen zeigt, kann es auch zur Entwicklung einer mangelhaften Liquorresorption mit kommunizierendem Hydrocephalus aresorptivus kommen.

H97 H89

Frage 5.222: Lösung C

Bei der **Meningeosis carcinomatosa** handelt es sich um die diffuse Infiltration der Hirnhäute mit Karzinomzellen. Die Meningeosis carcinomatosa kommt beim Adenokarzinom der Lunge, beim Mammakarzinom und beim Karzinom des Magen-Darm-Traktes besonders häufig vor. Die Diagnose lässt sich durch den Nachweis von Karzinomzellen im Liquor sichern. Klinisch kommt es durch den infiltrativen Prozess insbesondere zu Hirnnervenläsionen mit Okulomotoriuslähmung, Dysphagie, Dysarthrie und Visusminderung. Charakteristisch ist weiterhin ein Meningismus. Wenn die Meningeosis carcinomatosa auch auf Rückenmarkshöhe vorliegt, kommt es zu radikulären Symptomen mit Schmerzen, Sensibilitätsstörungen, Muskellähmungen und Reflexausfällen.

H88

Frage 5.223: Lösung D

Häufig gelingt es erst durch wiederholte Lumbalpunktionen, insbesondere Tumorzellen im Sediment zu entdecken. Nur in etwa 60% lässt sich über die **Liquorzytologie** die Diagnose sichern. Wenn also nach Lumbalpunktion eine Pleozytose im Liquor nicht gefunden werden kann und auch keine Tumorzellen entdeckt werden konnten, so ist die Diagnose einer **Meningeosis carcinomatosa** nicht mit Sicherheit ausgeschlossen.

H88

Frage 5.224: Lösung B

Ringförmige Kontrastmittelanreicherungen werden von den angebotenen Prozessen vorwiegend bei **Hirnabszessen** und beim **Glioblastoma multiforme** beobachtet. Weiterhin sind sie bei zerebralen **Metastasen** zu beobachten. Dieser Prozess ist jedoch hier nicht angeboten.

F84

Frage 5.225: Lösung E

Ein **Hirnabszess** kann analog zu eitrigen Meningitiden hämatogen metastatisch, fortgeleitet oder im Rahmen offener Hirnverletzungen entstehen. **Bei akuten Hirnabszessen** entwickeln sich – ähnlich wie bei der eitrigen Meningitis – Kopfschmerzen, Nackensteifigkeit, Bewusstseinstrübung und dann zusätzlich zerebrale Herdsymptome, die auf die schnelle Ausbreitung des Abszesses mit Entwicklung eines kollateralen Ödems hinweisen. **Chronische Abszesse** hingegen lassen die Zeichen des meningitischen Syndroms zunächst vermissen, vielmehr stehen Herdsymptome und epileptische Anfälle im Vordergrund der Symptomatik. In diesen Fällen fehlt auch das Fieber, die Leukozytose und die Beschleunigung der BSG. Die Erreger, die zu der Entwicklung eines Hirnabszesses führen können, stammen vorwiegend aus eitrigen Lungenprozessen wie **Bronchiektasen** und **Pneumonien**. Auch im Rahmen einer **Endocarditis lenta** und einer **Amöbiasis** kann es zu der Entwicklung eines Hirnabszesses kommen.

H92

Frage 5.226: Lösung C

Im Gegensatz zu den übrigen Erregern führt eine Infektion mit **Borrelia burgdorferi** zu einer lymphozytären Meningitis. Die Infektion erfolgt durch Zeckenbiss meist in den Sommermonaten. In einem Frühstadium der **Borreliose** entwickelt sich um den Zeckenbiß herum eine Hautrötung, die für Wochen bis Monate bestehen kann und sich langsam an der betroffenen Extremität ausbreiten kann (Erythema chronicum migrans). Bei Generalisierung der Infektion entwickeln sich Kopfschmerzen, allgemeines Krankheitsgefühl, Mattigkeit und eine Temperaturerhöhung. Die spezifisch neurologischen Schäden manifestieren sich in Form einer meist fokalen Polyradikuloneuritis oder in Form einer Fazialisparese. Bei Befall des Nervensystems lassen sich spezifische Antikörper im Serum und im Liquor nachweisen. Unterstützend für die Diagnose ist der Nachweis von spezifischen Antikörpern der IgM-Fraktion. Außerhalb des Nervensystems können sich Gelenkentzündungen sowie eine Myokarditis entwickeln (siehe auch Lerntext V.9).

F92

Frage 5.227: Lösung B

Bei der **Pneumokokken-Meningoenzephalitis** handelt es sich um eine akute Erkrankung mit erniedrigtem Liquorzucker und erhöhtem Laktatspiegel im Liquor. Als unspezifische Krankheitssymptome treten Photophohie und Überempfindlichkeit gegen Berührungsreize auf. Pneumokokken zeigen sich als extrazelluläre Diplokokken im Liquor cerebrospinalis. Ein mehrwöchiges Vorstadium mit psychischen Auffälligkeiten wird bei akutem Verlauf der Erkrankung nicht beobachtet.

Tuberkulöse Meningitis — **V.10**

Bei der **tuberkulösen Meningitis** handelt es sich um eine **lymphozytäre, nichteitrige Entzündung**. Die Hirnhäute werden dabei stets sekundär von einer Organtuberkulose auf hämatogenem Weg befallen. Häufig gelingt es nicht, den Primärherd z.B. in der Lunge zu finden, sodass ein unauffälliger Lungenbefund nicht gegen das Vorliegen einer tuberkulösen Meningitis sprechen muss. Bei der tuberkulösen Meningitis sind vor allen Dingen die **Hirnhäute der Hirnbasis und des Rückenmarks** betroffen. Sie sind von einem grauen Exsudat bedeckt, das die basalen Zisternen ausfüllt und die Hirnnerven und Rückenmarkswurzeln unmittelbar umgibt. Im Gegensatz zu der eitrigen Meningitis zeigt sich das Prodromalstadium protrahiert. Es finden sich **uncharakteristische Frühsymptome** in Form von Kopfschmerzen, Abgeschlagenheit und Reizbarkeit. Die meningitischen Symptome setzen entsprechend meist schleichend und bei klarem Bewusstsein unter langsamem Temperaturanstieg ein. Aufgrund der schwerpunktmäßigen Veränderungen im Bereich der Hirnbasis und der Rückenmarkswurzeln sind **Hirnnervenlähmungen** als typisches neurologisches Frühsymptom bei der tuberkulösen Meningitis zu bezeichnen. Am häufigsten wird eine **Okulomotorius- und Abduzensparese** beobachtet, auch der **N. facialis** und die **kaudalen Hirnnerven** können betroffen sein. Seltener können sich auch kortikale Herdsymptome in Form von Anfällen und Paresen entwickeln. Der Liquor ist klar und zeigt eine **lymphozytäre Pleozytose**. Ein wichtiges, wenn auch nicht typisches Zeichen für die tuberkulöse Meningitis, ist die **Verminderung des Liquorzuckers** bei gleichzeitigem Anstieg des Laktats.

H89

Frage 5.228: Lösung A

Hier sei lediglich betont, dass es im Rahmen der **tuberkulösen Meningoenzephalitis** insbesondere zu einer Läsion der Hirnnerven bilateral kommt. Weitere Informationen zur tuberkulösen Meningoenzephalitis sind dem Kommentar zu Frage 5.229 zu entnehmen.

H87

Frage 5.229: Lösung E

Bei der **tuberkulösen Meningitis** handelt es sich um eine lymphozytäre nichteitrige Entzündung. Die Hirnhäute werden dabei stets sekundär von einer Organtuberkulose auf hämatogenem Weg befallen. Die Hirnhäute der Hirnbasis und des Rückenmarks sind von einem grauen Exsudat bedeckt, das die basalen Zisternen ausfüllt und die Hirnnerven und Rückenmarkswurzeln unmittelbar umgibt. Im Gefolge von Verklebungen kann es zu Liquorzirkulationsstörung mit Entwicklung eines **Hydrocephalus internus** kommen. Häufig kommt es auch zu einem Übergang der Entzündung auf die Hirnsubstanz mit der Entwicklung von epileptischen Anfällen und Paresen.
Die Liquoruntersuchung kann eine Verminderung des **Liquorzuckers** bei gleichzeitigem Anstieg des Laktats zeigen. Je nach Stadium der Erkrankung können bei der tuberkulösen Meningitis initial neutrophile Granulozyten dominieren, während in späteren Stadien Lymphozyten und Monozyten das **Zellbild** bestimmen.

F90

Frage 5.230: Lösung A

Hier ist der typische **Liquorbefund bei einer tuberkulösen Meningitis** beschrieben. Es zeigt sich ein klarer Liquor bei leichter lymphozytärer Pleozytose, das Gesamteiweiß ist leicht erhöht, der Glukosegehalt vermindert. Zu verwerten sind Verminderungen des Liquorzuckers unter 30 mg/100 ml (siehe auch Lerntext V.10).

F84

Frage 5.231: Lösung A

Die hier vorliegende **granulozytäre Pleozytose** gehört nicht zum Bild der tuberkulösen Meningitis (siehe auch Lerntext V.10).

H92

Frage 5.232: Lösung B

Der **Liquorbefund** bei einer akuten **Meningitis tuberculosa** zeigt im Rahmen einer Pleozytose hauptsächlich das Auftreten von **Lymphozyten** und nicht von Riesenzellen (siehe auch Lerntext V.10).

F86

Frage 5.233: Lösung D

Siehe Lerntext V.10.
Obwohl die Rückenmarkshäute bei der tuberkulösen Meningitis mitbetroffen sein können, wird jedoch ein Übergang auf die weiße Substanz des **Rückenmarks** selbst nur selten beobachtet. Ein **Hydrocephalus internus** entsteht bei Verklebungen im Bereich des Aquädukts.

H98

Frage 5.234: Lösung D

Die **tuberkulöse Meningitis** entsteht durch hämatogene Streuung eines tuberkulösen Primärkomplexes der Lunge oder einer Organtuberkulose. Der meningitische Prozess spielt sich insbesondere im Bereich der Hirnbasis mit Affektion multipler Hirnnerven ab. Eine exakte Diagnose gelingt über die Analyse des Liquor cerebrospinalis mit Eiweißerhöhung und mäßiger Pleozytose (500 – 1000/3 Zellen) mit zunächst granulozytärem und später lymphoplasmozytärem zytologischem Befund. Der Glukosegehalt im Liquor sinkt aufgrund eines Verbrauches durch die Tuberkelbakterien ab, entsprechend zeigt sich ein deutlich erniedrigter Liquor-Blut-Quotient für Glukose. Nur selten gelingt es in Anfangsstadien der Erkrankung, säurefeste Stäbchen mit Hilfe der Ziehl-Neelsen-Färbung nachzuweisen. Ein modernes diagnostisches Verfahren ist der Nachweis spezifischen genetischen Materials der Bakterien mit Hilfe der Polymerase-Ketten-Reaktion.

F98

Frage 5.235: Lösung C

Bei einer **Meningokokken-Meningitis**, oder auch Meningitis purulenta genannt, kommt es neben den typischen Zeichen einer Meningitis mit Kopfschmerzen, Meningismus, Fieber, Erbrechen, Vigilanzstörung häufig in charakteristischer Weise zu einem Exanthem mit **petechialen Hautblutungen**.

Die Meningokokken-Meningitis beruht auf einer Tröpfcheninfektion mit dem gram-negativen Erreger Neisseria meningitidis. Die petechialen Hautblutungen entstehen auf dem Boden einer Blutgerinnungsstörung durch Toxine, die von Meningokokken sezerniert werden.

H97

Frage 5.236: Lösung C

Wenn eine radikulär bedingte Schmerzsymptomatik durch ein Antibiotikum zur Ausheilung gebracht werden kann, so ist eine durch Bakterien induzierte Infektion anzunehmen. Unter den hier aufgeführten Erkrankungen ist lediglich die **Neuroborreliose** eine bakterielle Erkrankung. Sie geht auf eine Infektion mit dem Erreger Borrelia burgdorferi zurück.

H85

Frage 5.237: Lösung C

Bei der **tuberkulösen Meningoenzephalitis** ist der Liquor – im Gegensatz zu der eitrigen Meningoenzephalitis – häufig klar. Bei der Zellzählung imponiert eine leichte bis mittelgradige Pleozytose, die anfangs ein Überwiegen von segmentkernigen Granulozyten, später von Lymphozyten erkennen lässt. Das in der Abbildung dargestellte Zellbild zeigt ein Überwiegen von Lymphozyten, daneben jedoch auch segmentkernige Granulozyten. Die im vorliegenden Fall beschriebene Anamnese und der dargestellte klinische Befund stimmen ebenfalls mit der Diagnose **„tuberkulöse Meningoenzephalitis“** überein. Charakteristisch ist das nicht-akute, sondern das über Tage sich entwickelnde Symptomenbild, das sich in Form einer leichten Somnolenz, einer Hirnnervenlähmung **(Abduzenslähmung)** bei erhöhten Temperaturen manifestiert.

H90

Frage 5.238: Lösung A

Die Zecke Ixodes ricinus überträgt weitaus häufiger **Borrelien** (Borrelia burgdorferi) aus der Familie der Treponemen als die virusbedingte Frühjahr-Sommer-Meningoenzephalomyelitis.
Im Frühstadium bildet sich nach dem Zeckenbiss zunächst eine Hautrötung **(Erythema chronicum migrans)**, die dann nach Entwicklung unspezifischer Beschwerden wie Kopfschmerzen, Temperaturerhöhung, allgemeines Krankheitsgefühl und Mattigkeit zu einer Meningopolyneuritis führt. Im Vordergrund stehen Schmerzen. Lähmungen, Reflexausfälle und Sensibilitätsstörungen sind jedoch ebenfalls häufig.

Tabes dorsalis — V.11

Die **Tabes dorsalis** bildet zusammen mit der progressiven Paralyse die Gruppe der parenchymatösen Manifestationsformen der **Neurolues**. Der Krankheitsprozess spielt sich dabei vorwiegend am Nervenparenchym ab. Bei der Tabes dorsalis handelt es sich um eine entzündlich-degenerative Affektion des **Hinterstrangsystems** und der **Spinalganglien**. Weiterhin sind mit der Tabes dorsalis im engeren Sinne Pupillenstörungen und eine sog. tabische Optikusatrophie assoziiert.
Reflexstörungen werden bei der Tabes dorsalis vorzugsweise im Bereich der unteren Extremitäten beobachtet. Der **Achillessehnenreflex** ist nahezu immer erloschen und der **Patellarsehnenreflex** zumindest stark abgeschwächt. Charakteristisch ist auch der **ataktische Gang** der Patienten, der sich zunächst nur im Dunkeln manifestiert, bei voller Ausprägung jedoch ständig auftritt und mit einem positiven *Romberg*-Versuch verbunden ist.
Sensible Reiz- und Ausfallserscheinungen sind ein besonders deutliches Merkmal der Tabes dorsalis. Gehäuft findet sich eine Kältehyperpathie am Rumpf, die durch Berührung mit kaltem Wasser oder kühlen Gegenständen eindrücklich nachgewiesen werden kann. Kältereize empfindet der Erkrankte manchmal als brennend heiß. Besonders typisch sind im Bereich der unteren Extremitäten plötzlich einschießende Schmerzen mit schneidendem und bohrendem Charakter, die als „lanzinierend“ bezeichnet werden. **Schmerzen** werden allgemein verzögert oder auch verlängert gefühlt.
Blasenstörungen treten ebenfalls bei der Tabes dorsalis auf. Im Tractus spinothalamicus und im Hinterstrang verlaufen viszerosensible Afferenzen zum pontomesenzephalen Blasenzentrum. Eine Schädigung dieser Fasern führt zum Auftreten einer deafferenzierten Blase, die groß und areflektorisch ist.
Schlucklähmungen sollen nur extrem selten bei der Tabes dorsalis vorkommen, sie werden jedoch bei dem sog. bulbärparalytischen Symptomenkomplex der Tabes dorsalis beschrieben.

F86

Frage 5.239: Lösung C

Da die Lösungen (A), (B), (D) und (E) typische Symptome der Tabes dorsalis sind, wird man die Lösung (C) hier als am wenigsten wahrscheinlich annehmen müssen (siehe auch Lerntext V.11).

H84

Frage 5.240: Lösung C

Es handelt sich hier um die typische Beschreibung einer **Tabes dorsalis**. Die Tabes dorsalis bildet zusammen mit der progressiven Paralyse die Gruppe der **ektodermalen Neurolues**. Der Krankheitsprozess spielt sich dabei vorwiegend am Nervenparenchym ab. Im Vordergrund des entzündlich-degenerativen Prozesses steht die Affektion des Hinterstrangsystems. Im Gefolge kommt es zu einer sensorischen Ataxie, zu lanzinierenden Schmerzen, zu einer verzögerten Schmerzwahrnehmung und – bei zusätzlicher Affektion der Hinterwurzeln – auch zu einem Fehlen der Patellarsehnenreflexe. Aufgrund der Affektion der spinalen Nerven und auch zentraler vegetativer Nervenfasern kommt es zu Blasenstörungen und zu mannigfachen trophischen Störungen. Charakteristisch sind die **tabischen Arthropathien** sowie **schmerzlose Spontanfrakturen**. Nahezu pathognomonisch für die Tabes dorsalis sind weiterhin **Pupillenstörungen**. Charakteristisch ist das sog. *Robertson*-Phänomen, bei dem eine reflektorische Pupillenstarre bei Miosis vorliegt. Die Ursache der Miosis ist nicht sicher bekannt, alternativ wird eine Läsion sympathischer Nervenfasern und eine periphere Affektion der Pupille selbst diskutiert. Eine Affektion des N. oculomotorius und/oder des N. abducens kann zu der Wahrnehmung von **Doppelbildern** führen.

H85

Frage 5.241: Lösung B

Das dargestellte Symptomenbild ist verdächtig auf das Vorliegen einer **progressiven Paralyse**. Bei der progressiven Paralyse handelt es sich um eine primäre luische Enzephalitis im Bereich des Stirnhirns mit Gefäßreaktion und begleitender Meningitis. Eine progressive Paralyse kann sich bei etwa 10% der Lues-Kranken dann mit einer Latenz von etwa 20 Jahren entwickeln, wenn die Treponemen im Frühstadium nicht ausreichend mit einer entsprechenden Penicillin-Therapie abgetötet wurden. Nach unspezifischen Prodromalerscheinungen wie Kopfschmerzen, Merkfähigkeitsstörungen, Schlafstörungen und allgemeinem Nachlassen der Leistungsfähigkeit tritt eine zunehmende Persönlichkeitsveränderung mit affektiver Labilität in Erscheinung. Besonders häufig tritt eine Schizophrenie-ähnliche Symptomatik auf, die durch produktive Symptome wie Halluzinationen, Wahneinfälle und expansive Stimmungslage charakterisiert ist. Bei der neurologischen Untersuchung findet man bei diesen Patienten eine Artikulationsstörung, in der Regel wird die Sprache verwaschen und undeutlich artikuliert. Die **Pupillen** zeigen eine **Anisokorie**, eine **Entrundung** und schlechte oder gar nicht mehr nachweisbare Reaktionen auf Licht.

F90

Frage 5.242: Lösung D

Im Rahmen der **tertiären Syphilis** der inneren Organe kann es auch zu einer Erkrankung der Leber in Form einer fibrosierenden Hepatitis kommen. Die Farbe und Konsistenz der Leber nach Ablauf einer fibrosierenden Hepatitis hat zu dem Namen **Feuersteinleber** geführt.
Ein **Ulcus durum der Anogenitalregion** wird im Rahmen des syphilitischen Primäraffektes beobachtet. In der Regel entwickelt sich nach einer Inkubationszeit von 3 bis 4 Wochen der Primäraffekt in Form einer derben, rasch ulzerierenden Papel. Bei der Palpation mit dem geschützten Finger hat man das Gefühl, als ob in der Haut ein münzenförmiges Hartgummistück liege. Das primäre Ulkus kann einzeln oder in der Mehrzahl auftreten. In der Größe variiert es von wenigen Millimetern bis zu einigen Zentimetern im Durchschnitt. Die großen Ulzera hinterlassen deutliche Narben. Der häufigste Sitz des Primäraffektes ist in den Kulturländern das Genitale. Seltener ist er am Anus (bei Homosexuellen), an den Lippen, an der Brust und an den Fingern lokalisiert.
Die **Tabes dorsalis** ist eine typische Manifestation der Syphilis im Rahmen der parenchymatösen Verlaufsformen. Pathognomonisch für die Tabes dorsalis ist die Degeneration der Hinterwurzeln und Hinterstränge. Die **lanzinierenden Schmerzen** werden auf die radikuläre Irritation zurückgeführt, die Areflexie ist Folge einer peripheren Schädigung der afferenten Nervenfasern. **Viszerale Krisen** erklärt man mit einem neuritischen Prozess im Sympathikus- und Vagusbereich. Die Hinterstrangdegeneration führt zu Störungen der epikritischen Sensibilität und zu Gangstörungen.
Die **Endarteriitis obliterans Heubner** geht auf einen Treponemenbefall von Gefäßstrukturen zurück. Die klassische Form der **Heubner-Endarteriitis** geht mit einer bindegewebigen Vernarbung, nicht aber mit Verkäsung, Verfettung oder Verkalkung einher. Sie spielt sich vorzugsweise an den größeren und mittelgroßen Hirnarterien ab. Die Gefäße zeigen eine irreguläre Lumeneinengung mit pseudoaneurysmatischen Dilatationen.
Bei der **progressiven multifokalen Leukoenzephalopathie** handelt es sich nicht um eine Manifestation der Syphilis. Es handelt sich um eine viral vermittelte, subakut demyelinisierende Erkrankung, die insbesondere bei immunsupprimierten Patienten in Erscheinung tritt. Pathologisch-anatomisch bestehen kleine, mehr oder weniger scharf begrenzte Entmarkungsherde, hauptsächlich im Großhirn unmittelbar subkortikal. Der klinische Verlauf besteht gewöhnlich in sich über Monate hinziehenden Paresen, psychischen Störungen und Ataxien.

H96 H86

Frage 5.243: Lösung E

Bei Infektionen mit **Treponema pallidum** unterscheidet man pathomorphologisch und pathophysiologisch meningovaskuläre Affektionen und parenchymatöse Affektionen. Die Pathogenese der parenchymatösen Läsionen ist bis heute nicht ganz verstanden. Es treten hier ausgeprägte Veränderungen der parenchymatösen ZNS-Strukturen auf. Offensichtlich erzeugt der Erregerbefall im Gewebe selbst eine Zytoplasmadegeneration und in den Nervenfasern einen Zerfall der Myelinscheiden. Innerhalb der parenchymatösen Verlaufsformen unterscheidet man die **progressive Paralyse** und die **Tabes dorsalis**. Pathognomonisch für die Tabes dorsalis ist die Degeneration der Hinterwurzeln und Hinterstränge. Innerhalb der meningovaskulären Verlaufsformen zeigt sich vorzugsweise eine Affektion der mesodermalen Anteile des zentralen Nervensystems. Es liegen **arteriitische und/oder meningoenzephalitische Reaktionen** vor. Die klassische Form der *Heubner*-Endarteriitis geht mit einer bindegewebigen Vernarbung, nicht aber mit Verkäsung, Verfettung oder Verkalkung einher. Sie spielt sich vorzugsweise an den größeren und mittelgroßen Hirnarterien ab. Bei der **gummösen Arteriitis** handelt es sich um Intimawucherungen von gallertartiger Konsistenz mit resultierenden zentralen Nekrosen und Verkäsungen. Eine weitere spezielle syphilitische Gefäßerkrankung ist die **Endarteriitis syphilitica** der kleinen Hirngefäße, die gehäuft in Kombination mit der progressiven Paralyse auftritt. Die gummöse Reaktion der Hirnhäute kann sich als Meningitis cerebralis mit akutem oder chronischem Verlauf manifestieren. Es kommt dabei zu Adhäsionen von Pia mater und Arachnoidea. Der Prozess spielt sich überwiegend an der Hirnbasis ab.

H93

Frage 5.244: Lösung A

Bei der **Zecken-Borreliose** handelt es sich um eine durch Zecken übertragene Infektion mit Borrelia burgdorferi. In einem Frühstadium der Borreliose entwickeln sich um den Zeckenbiss herum eine Hautrötung, die für Wochen bis Monate bestehen kann und sich langsam an der betroffenen Extremität ausbreiten kann (Erythema chronicum migrans). Die spezifisch neurologischen Schäden manifestieren sich in Form einer meist fokalen Radikuloneuritis oder in Form einer isolierten Fazialisparese. Bei Befall des Nervensystems lassen sich **spezifische Antikörper im Serum und im Liquor** nachweisen. Unterstützend für die Diagnose ist der Nachweis von spezifischen Antikörpern der IgM-Fraktion.

F97

Frage 5.245: Lösung A

Hirnabszesse können je nach ihrer Lage zu verschiedenen fokalneurologischen Zeichen als Ausdruck einer Affektion des umliegenden Hirngewebes führen. Weitere typische Befunde beim Hirnabszess wie Kopfschmerzen und Fieber können jedoch häufig fehlen. Diagnostische Methode der Wahl ist die kraniale Computertomographie und Kernspintomographie mit Darstellung einer **ringförmigen Kontrastmittelaufnahme** mit perifokalem Ödem. Die Liquordiagnostik ist bei mindestens 50% der Fälle mit Abszess nicht ergiebig, insbesondere wenn bereits eine Abkapselung des Abszesses stattgefunden hat.
Das Hauptproblem der antibiotischen Behandlung besteht in der teilweise schlechten und inkonstanten Penetration von Antibiotika in die Abszesshöhle. Empfohlen wird eine Kombinationstherapie mit Cefotaxim, Fosfomycin und Metronidazol. Bei Durchführung einer adäquaten antibiotischen Therapie liegt die **Letalität** bei solitärem Hirnabszess heute weit unter 50%.

F95

Frage 5.246: Lösung D

Die **Glukosekonzentration im Liquor cerebrospinalis** hängt grundsätzlich von der Konzentration im Blut ab. Der normale Glukosewert im Liquor cerebrospinalis liegt zwischen 45 und 80 mg/dl, wenn die Blutglukosekonzentration zwischen 70 und 120 mg/dl liegt. Es folgt, dass die Glukosekonzentration im Liquor etwa 60 bis 80% derjenigen im Blut ist. Glukosekonzentrationen unterhalb von 40 mg/dl gelten als pathologisch erniedrigt. Verschiedene pathologische Prozesse im Bereich des Liquorraums konnen zu einem erhöhten Glukoseverbrauch führen und damit eine Konzentrationsminderung induzieren. In typischer Weise ist dies bei **eitrigen bakteriellen Meningitiden**, der **tuberkulösen Meningitis** und der **Pilzmeningitis** der Fall. Bei viralen Meningitiden zeigt sich die Glukosekonzentration im Liquor in der Regel normal **(Mumps-Meningitis)**. Auch im Rahmen einer **Meningeosis carcinomatosa** mit Pleozytose liegt in der Regel eine gesteigerte Glykolyse mit entsprechend erniedrigten Konzentrationen von Glukose im Liquor cerebrospinalis vor.

H99

Frage 5.247: Lösung D

Die **Meningoradikuloneuritis** mit oder ohne Hirnnervenparesen stellt in Europa nach dem Erythema migrans die häufigste klinische Manifestationsform der akuten **Borrelieninfektion** dar. Die Symptome der Meningitis sind Kopfschmerzen, Fieber, Meningismus, Übelkeit, Brechreiz und Schwindel. Die Symptome der Radikulitis entwickeln sich durchschnittlich 4 bis 6 Wochen nach dem Zeckenstich. Zunächst treten nächtlich betonte, an den Extremitäten radikulär, am Rumpf gürtelförmig betonte, zum Teil wandernde Schmerzen auf, die auf einfache Analgetika kaum ansprechen. Etwa 60% der Patienten mit einer Meningoradikuloneuritis weisen Hirnnervenparesen auf. Diese treten typischerweise etwa 3 Wochen nach dem Erythema migrans auf. Bis auf den N. olfactorius sind Ausfälle sämtlicher Hirnnerven beschrieben worden. Mit Abstand am häufigsten ist der N. facialis betroffen. Es ist klar, dass eine homonyme Hemianopsie nicht zum typischen Bild einer Neuroborreliose passt, obwohl rein theoretisch im Rahmen der Spätstadien der Neuroborreliose eine Enzephalitis mit homonymer Hemianopsie auftreten kann. Die Beantwortung der Frage ist insgesamt problematisch, da die hier auch angegebenen Gelenkbeschwerden zwar eine häufige Manifestation der Borreliose sind, die zugrundeliegende akute Arthritis ist jedoch per definitionem nicht ein Symptom der Neuroborreliose. Wenn man puristisch an die Frage herangeht, ist diese Frage auch mit (E) zu beantworten.

H96

Frage 5.248: Lösung C

Im Prinzip können alle hier aufgeführten Symptome bzw. eine leicht bis mittelgradige Zellzahlvermehrung im Liquor bei einer **Virusmeningitis** auftreten. Die Entwicklung von Jackson-Anfällen setzt jedoch über den Befall der Meningen hinaus auch eine virale Enzephalitis voraus, die im Falle der Affektion des sensomotorischen Kortex auch einmal zu einer **Jackson-Epilepsie** führen kann.

F90

Frage 5.249: Lösung E

Der Erreger der **Zosterenzephalitis** gehört zur **Gruppe der Herpesviren**. Zu dieser Gruppe gehören u. a. das Herpes-simplex-Virus, das Zytomegalie-Virus, das Varizellen-Zoster-Virus und das Epstein-Barr-Virus.

F89

Frage 5.250: Lösung D

Beim **Herpes zoster** handelt es sich um eine reaktivierte Varizelleninfektion begleitet von Neuralgien, Sensibilitätsstörungen und vesikulären Hautveränderungen, die am häufigsten halbseitig thorakal auftreten und in ihrer Ausdehnung dem Versorgungsgebiet einer Nervenwurzel entsprechen. Hauteffloreszenzen in der perioralen Region werden bei Herpes-simplex-Infektion beobachtet.

F86

Frage 5.251: Lösung A

Bei der **Herpes-Enzephalitis** handelt es sich um eine hämorrhagisch-nekrotisierende Enzephalitis. Zu den am meisten betroffenen Gebieten des Gehirns gehören vor allen Dingen die basalen Anteile der Schläfenlappen. Eosinophile intranukleäre **Einschlusskörper** in den Nervenzellen (Typ *Cowdry* A) gehören zum typischen Bild des ersten Stadiums der Herpes-Enzephalitis.

H86

Frage 5.252: Lösung B

Nach Viruskrankheiten (Masern, Röteln, Windpocken, *Pfeiffer*-Drüsenfieber) und insbesondere nach Pocken- und Rabiesschutzimpfung kann es zu dem Bild einer **Enzephalomyelitis** kommen. Die feste zeitliche Beziehung zwischen Ausbruch der primären Virusexposition und die pathologisch-anatomischen Befunde ohne Nachweis von Viren haben zu der Auffassung geführt, dass der parainfektiösen Enzephalomyelitis eine abnorme immunpathologische Reaktion zu Grunde liegt. Pathologisch-anatomisch findet man das Bild einer **perivenösen Enzephalomyelitis** mit disseminierten Entmarkungsherden in unmittelbarer Nachbarschaft von Venen und Kapillaren. Die parainfektiösen Enzephalomyelitiden zeigen Affektionen im Bereich der weißen Substanz der Großhirnhemisphären, im Kleinhirn- und Rückenmarksbereich sowie auch im Hirnstamm. Aufgrund der generalisierten Affektionen des Gefäßendothels kommt es über die disseminierten Entmarkungsherde hinaus auch zu einem Hirnödem.

H86

Frage 5.253: Lösung B

Ödematöse Veränderungen im Bereich der basalen Schläfenrinde mit nachfolgender Nekrose sind charakteristisch für die **Herpes-simplex-Enzephalitis**. Dieser fokale Prozeß lässt sich in der Regel zwischen dem 4. und 6. Tag nach Beginn der Erkrankung im Computertomogramm des Schädels in Form einer Hypodensität beobachten. Die Nekrosen im Bereich der basalen Schläfenrinde können bilateral auftreten und sich auf das limbische System – besonders nach frontobasal – ausdehnen.

H89

Frage 5.254: Lösung E

Die Herpes-simplex-Viren gehören zur **Gruppe der Herpesviren**. Unterschieden werden ein Typ I und II. Die zerebrale Enzephalitis wird häufiger durch Herpes-simplex-Virus I als durch Herpes-simplex-Virus II ausgelöst.

F99

Frage 5.255: Lösung A

Bei der **Neuroborreliose** handelt es sich um eine Infektionserkrankung im Bereich des zentralen und peripheren Nervensystems. Erreger ist die Treponeme Borrelia burgdorferi. Die Infektion erfolgt durch Zeckenbiss (Ixodes ricinus). Die Krankheit wird in drei Stadien eingeteilt. Im ersten Stadium entwickelt sich um den Biss herum eine Hautrötung, die auch als Erythema chronicum migrans bezeichnet wird. Parallel treten Allgemeinerscheinungen wie Fieber, Kopfschmerzen, Lymphadenopathie, Muskelschmerzen, Hepatomegalie, Splenomegalie, Konjunktivitis und Hämaturie in Erscheinung. Das zweite Stadium setzt etwa 4 Wochen nach dem Zeckenbiss ein und ist durch eine lymphozytäre Meningitis mit Hirnnervenlähmungen und Polyradikulitis charakterisiert. Typisch sind heftige radikuläre Schmerzen am Rumpf oder den Extremitäten sowie Lähmungen, die ca. 2 Wochen nach Auftreten der Schmerzen in Erscheinung treten. Unter den Hirnnerven ist der N. facialis (auch doppelseitig) am häufigsten befallen. Im dritten Stadium entwickelt sich eine progrediente Enzephalomyelitis, die einen schubförmigen Verlauf erkennen lässt und bei unbehandelten Kranken Monate oder Jahre andauern kann. Das dritte Stadium wird häufig mit einer Encephalomyelitis disseminata (Multiple Sklerose) verwechselt. Die Lumbalpunktion erbringt eine lymphozytäre Pleozytose und eine Gesamteiweißvermehrung. Weiterhin lässt sich eine intrathekale Synthese von IgG mit oligoklonalen Banden nachweisen. Im Serum ist der Nachweis von spezifischen IgM-Antikörpern wichtig. Die Therapie ist bei rechtzeitigem Beginn erfolgreich, zur Anwendung kommen intravenöse Cephalosporingaben. Epileptische Anfälle sind zwar rein theoretisch im Rahmen einer Enzephalomyelitis im dritten Stadium denkbar, treten jedoch in der Praxis nur als Rarität auf.

F98

Frage 5.256: Lösung A

Die erste Aussage ist falsch, da die Zellzahl in der akuten Phase bei einer **viralen Meningoenzephalitis** in der Regel bei einigen Hundert oder noch niedriger pro ml liegt.

Die zweite Aussage ist falsch, da der **Liquorzuckerwert** bei der viralen Meningoenzephalitis im Gegensatz zu einigen bakteriellen Meningoenzephalitiden nicht charakteristisch verändert ist.

Die dritte Aussage ist falsch, da gar nicht so selten in der Akutphase einer viralen Meningoenzephalitis ein granulozytäres Zellbild dominieren kann.

F98

Frage 5.257: Lösung E

Eine dominierende **granulozytäre Pleozytose** im Liquor ist charakteristisch für bakterielle Meningoenzephalitiden mit akutem Krankheitsbeginn. Bei der sich eher subakut entwickelnden **Neuroborreliose**, die durch die Spirochäte Borrelia burgdorferi induziert wird, dominieren auch bei Punktion in einem frühen Krankheitsstadium Lymphozyten und nicht Granulozyten.

H90

Frage 5.258: Lösung C

Die **Bläschenbildung im äußeren Gehörgang** in Verbindung mit einer peripheren Fazialisparese, einer Hörminderung und einer peripheren vestibulären Störung spricht im Zusammenhang mit dem entzündlich veränderten Liquor mit lymphozytärer Pleozytose für einen **Zoster oticus**. Der Zoster stellt eine allgemeine Virusinfektion dar, die sich schwerpunktmäßig auf umschriebene Ganglien konzentrieren kann. Die Erkrankung wird bei Erwachsenen beobachtet, die Kontakt mit dem Varizellenvirus gehabt haben. Bei Kindern führt die gleiche Infektion zu den sog. Windpocken. Eine häufige Begleiterkrankung des Zoster oticus, bei dem es primär zu einer Bläschenbildung auf der Ohrmuschel und dem Ohrläppchen sowie im Bereich des äußeren Gehörganges kommt, ist die periphere Fazialisparese mit halbseitiger Geschmacksstörung und Beeinträchtigung der Speichelsekretion. Die Läsion ist in diesem Fall in die Region des Ganglion geniculi zu lokalisieren. Im vorliegenden Fall ist es zusätzlich zu einer Störung im Bereich des N. vestibulocochlearis gekommen.

H98

Frage 5.259: Lösung D

Die hier beschriebene Kasuistik lässt eine entzündliche Affektion des peripheren Nervensystems im Bereich des linken Armes erkennen. Von den hier genannten Erkrankungen ist lediglich die Meningopolyneuritis nach **Zeckenbiss** geeignet, die beschriebene Symptomatik zu induzieren. Mit Wahrscheinlichkeit ist es hier, ohne dass ein Erythema migrans zur Entwicklung gekommen ist, zu einem Zeckenbiss mit nachfolgendem **Bannwarth-Syndrom** gekommen. Charakteristisch sind die heftigen Schmerzen initial und die nachfolgenden deutlichen atrophischen Paresen im Bereich der linken unteren Extremität. Neben einer lymphozytären mäßigen Pleozytose lassen sich im Rahmen der Labordiagnostik spezifische Antikörper im Serum und Liquor nachweisen. Unterstützend für die Diagnose ist insbesondere der Nachweis von spezifischen Antikörpern der IgM-Fraktion.

Zu **(A):** Bei einer **amyotrophischen Lateralsklerose** kommt es nicht zu Sensibilitätsstörungen und zu heftigen nächtlichen Schmerzen, weiterhin ist der Liquorbefund bei dieser Erkrankung unauffällig.
Zu **(B):** Bei der **fibromuskulären Dysplasie** handelt es sich um eine Fehlbildung im Bereich von arteriellen Gefäßen, insbesondere auch der supraaortalen hirnversorgenden Gefäße (z.B. A. carotis interna). Eine **fibromuskuläre Dysplasie** kann Ausgangspunkt einer Karotisdissektion mit nachfolgendem Hirninfarkt sein.
Zu **(C):** Bei einem Bandscheibenvorfall mit nachfolgendem radikulärem Syndrom links wäre ein unauffälliger Liquorbefund zu erwarten.
Zu **(E):** Bei der **Polymyalgia rheumatica** handelt es sich um ein generalisiertes autoimmunologisch induziertes Syndrom, das nicht mit einem pathologischen Liquor, nicht mit manifesten Paresen und nicht mit lokalisierten Sensibilitätsstörungen wie im vorliegenden Falle einhergeht.

F00

Frage 5.260: Lösung D

Die **FSME** ist die bedeutendste, durch Arboviren verursachte entzündliche Erkrankung des zentralen Nervensystems in Mitteleuropa. Verschiedene Zeckenarten sind an der Übertragung beteiligt, in der Bundesrepublik und in Mitteleuropa am häufigsten die Schildzecke, Ixodes ricinus. Die jahreszeitliche Verteilung zeigt zwei Häufigkeitsgipfel im Mai/Juni und im September/Oktober, deren Ursache in der Beißaktivität der Zecken liegt. Die Zecken lassen sich insbesondere bei Waldspaziergängen auf ihren Wirt fallen oder werden von niedrigwachsenden Pflanzen abgestreift. Die Zeckenbisse treten beim Menschen vorzugsweise im Bereich der Kopfhaut, der Ohren und auf den Beugeseiten der großen Gelenke auf. Nach einer Inkubationszeit von etwa 10 Tagen kommt es typischerweise im Stadium der Virämie zu einem Temperaturanstieg auf 38–40 °C. Die Patienten klagen über Kopfschmerz, Durchfall, Müdigkeit und Erbrechen, weiterhin über Zeichen eines Infektes der oberen Luftwege sowie über Muskel- und Gliederschmerzen. Etwa ein Drittel der primär Infizierten entwickeln in einer zweiten Krankheitsphase erneutes Fieber mit Übelkeit und Lichtscheu. Danach entwickelt sich eine Meningitis oder Meningoenzephalitis mit Bewusstseinstrübung bis hin zum Koma, Tremor oder Rigor, epileptischen Anfällen, seltener Hemiparesen, Aphasie und Hirnnervenausfälle. In etwa 10% der Fälle sind das Rückenmark und Nervenwurzeln mit befallen. Im Liquor cerebrospinalis zeigt sich eine lymphozytäre Pleozytose von mehreren Hundert bis wenigen Tausend Zellen pro Mikroliter.
Ein Erythema migrans gehört nicht zum Bild der FSME; diese entzündliche Hautaffektion mit kreisrunder hellroter Verfärbung um den Zeckenbiss herum tritt in der Regel als Begleiterscheinung einer Neuroborreliose nach Zeckenbiss auf.

Poliomyelitis epidemica — V.12

Wenn eine Infektion mit einem **Polio-Virus** erfolgt ist, so können folgende Reaktionen auftreten: 1. Es kommt zu einer **inapparenten Infektion** ohne Symptome; 2. Es tritt eine **mild verlaufende Erkrankung** auf; 3. Es entwickelt sich eine **abakterielle** (aseptische) Meningitis; 4. Es entwickelt sich das Vollbild der **paralytischen Poliomyelitis**. Die häufigste Form der Polioerkrankung stellt die abortive Poliomyelitis dar. Der Patient weist lediglich die sogenannte „minor illness“ auf, die durch Fieber, ein allgemeines Krankheitsgefühl, Schläfrigkeit, Kopfschmerzen, Schwindel, Erbrechen, Obstipation und Halsschmerzen charakterisiert sein kann. Der Patient erholt sich innerhalb von Tagen von dieser Erkrankung. Bei der abakteriellen Meningitis entwickelt sich zusätzlich zu den oben beschriebenen Symptomen eine Nackensteife und Schmerzen im Nacken. Diese Erkrankung dauert etwa 2–10 Tage, danach tritt häufig eine vollständige Erholung ein. Bei der Poliomyelitis im engeren Sinne („major illness“) entwickelt sich im allgemeinen zunächst das Bild der „minor illness“, das dann durch das Auftreten von Muskelschwächen ergänzt wird. Das Hauptsymptom sind **schlaffe Lähmungen** als Folge der Schäden in den **motorischen Vorderhornzellen**. Im Gefolge entwickelt sich eine ausgeprägte Muskelatrophie, die Muskeleigenreflexe fallen aus, im Liquor cerebrospinalis findet sich eine mäßig ausgeprägte Pleozytose. Häufig kommt es selbst bei schweren generalisierten Lähmungen zu einer erfreulichen Rückbildung. Dennoch wird vermutet, dass bei Personen, die eine Poliomyelitis durchgemacht haben, das Risiko, von einer Motoneuronenerkrankung betroffen zu werden, größer ist als bei anderen Personen. Wenn nach einer häufig mehrjährigen Latenz die Muskelparesen in den Muskeln, die auch zuvor im Rahmen der akuten Erkrankung betroffen gewesen waren, wieder zunimmt, spricht man von einer **Poliomyelitis chronica**.

H85

Frage 5.261: Lösung B

Siehe Lerntext V.12.

H85

Frage 5.262: Lösung C

Bei dem **Herpes zoster** handelt es sich um eine Allgemeininfektion mit einem ausgesprochen neurotropen Virus. Zusätzlich zu den allgemeinen Erscheinungen wie Müdigkeit, Gliederschmerzen und Fieber treten neurologische Symptome auf, die auf eine Funktionsstörung im Bereich der **Spinalganglien** zurückzuführen sind. Leitsymptom sind die heftigen Schmerzen, häufig begleitet von Sensibilitätsstörungen, die in ihrer Ausbreitung einen radikulären Charakter erkennen lassen. Diese neurologischen Erscheinungen gehen den typischen bläschenförmigen Hauteruptionen in der Regel voran. Der entzündliche Prozess kann sich auch über die Spinalganglien hinaus ausdehnen und zu dem Bild einer Myelitis auch mit Schädigung der Vorderhornzellen und resultierenden Paresen führen.

F89

Frage 5.263: Lösung A

Erreger der **FSME** ist ein Flavovirus aus der Familie der Togaviren, die zur großen Gruppe der **Arboviren** gehören. Entzündliche Veränderungen werden im Bereich der Hirnnervenkerne, der Vorderhornzellen und auch in diffuser Ausbreitung im Bereich des Rückenmarks und des Hirnstamms beobachtet. Die Übertragung der Viren erfolgt durch Zeckenbiss.

F86

Frage 5.264: Lösung B

Das **Parkinson-Syndrom** ist der häufigste Folgezustand der Encephalitis epidemica, der manchmal schon während der akuten Erkrankung manifest wird, oft aber erst nach einem Intervall von vielen Jahren oder Jahrzehnten auftritt.
Das akute Bild der **Encephalitis epidemica**, bei der es sich um eine virale Enzephalitis handelt, geht mit schweren entzündlichen Erscheinungen einher, die das Gebiet des Mittel- und Zwischenhirns sowie des Hirnstamms betreffen. Klinisch treten Bewusstseinstrübungen, Augenmuskellähmungen und bunte extrapyramidale Bewegungsstörungen auf. Die Entwicklung eines Parkinson-Syndroms nach einer Latenzzeit geht darauf zurück, dass es im Rahmen der akuten Enzephalitis auch zu einer **Affektion der Substantia nigra** kommt. Die Latenzzeit ist wohl darauf zurückzuführen, dass die zunächst inkomplette Affektion der Substantia nigra in Kombination mit einsetzenden Altersprozessen zu einer späteren Dekompensation der Funktionen führt.

H89

Frage 5.265: Lösung C

AIDS im allgemeinen und auch die HIV-Meningoenzephalitis im speziellen werden durch Retroviren (HIV) ausgelöst.

F89

Frage 5.266: Lösung E

Die häufigste **neurologische Komplikation** bei einer **HIV-Infektion** ist die subakute Leukenzephalopathie, die mit psychopathologischen Symptomen in Form von maniformen Syndromen, paranoid-halluzinatorischen Syndromen und Verwirrtheitszuständen einhergeht. Hinzu treten Störungen des Gedächtnisses, der Konzentration und des Antriebs. Motorische Symptome in Form von Paraparesen und feinmotorischen Störungen sind häufig. Im Endstadium wird ein typisches dementielles Syndrom mit intellektuellem Abbau beobachtet.

F89

Frage 5.267: Lösung E

Schon weiter oben wurde darauf hingewiesen, dass das Virus durch Blut und Körpersekrete wie **Speichel** und **Sperma** übertragen werden kann. Ein Befall des ZNS führt zu der oben beschriebenen **AIDS-Enzephalopathie**. Auch in **Lymphknoten** wird das Virus nachgewiesen. Hier werden Lymphozyten geschädigt, andererseits kommt es zu Lymphadenopathien und zu Lymphomen.

F91

Frage 5.268: Lösung B

Bei einem drogenabhängigen Patienten mit Entwicklung eines **hirnorganischen Psychosyndroms** und entzündlich verändertem Liquor muss vor allen Dingen an eine **Meningoenzephalitis** bei AIDS gedacht werden. In diese Richtung zeigt auch die vorhandene Pneumonie, die bei einem 23-jährigen Patienten auf eine Immunschwäche hindeutet.

H91

Frage 5.269: Lösung E

Pathologische Obduktionsbefunde am Gehirn eines Erwachsenen mit HIV-Infektion können Folge eines direkten Befalls des ZNS durch das Virus oder Folge opportunistischer Infektionen sein, wie sie auch bei aus anderer Ursache immunsupprimierten Patienten vorkommen können. Durch direkten Befall des ZNS kann es zu einer **Enzephalopathie mit diffuser Mikrogliareaktion** und Riesenzellen sowie zu einer diffusen **Hirnatrophie** kommen. Unter den Malignomen ist das primär zerebrale **Non-Hodgkin-Lymphom** häufig, die **progressive multifokale Leukoenzephalopathie** ist Folge einer Papova-Virusinfektion, weiterhin ist die **Toxoplasmose-Enzephalitis** bei **AIDS-Patienten** nicht selten.

F92

Frage 5.270: Lösung E

Die hier aufgeführten Erkrankungen können alle bei zerebraler **AIDS-Manifestation** auftreten. Das Computertomogramm des hier skizzierten Patienten zeigt multiple subkortikale hyperdense Herde mit umgebendem Ödem. Am wahrscheinlichsten handelt es sich um **Toxoplasmose-Abszesse**.

F90

Frage 5.271: Lösung E

Bei **AIDS** treten in etwa 30% der Infizierten opportunistische Infektionen auf, wie sie auch bei immunsupprimierten Patienten zu beobachten sind. Alle hier genannten Erreger sind in der Lage, **Sekundärinfektionen** bei AIDS auszulösen. Sie treten als Enzephalitis, Meningitis, Myelitis oder Hirnabszessbildung in Erscheinung.

F94

Frage 5.272: Lösung D

Da nach Zentrifugation des **Liquorpunktates** der Überstand klar ist, handelt es sich nicht um eine Subarachnoidalblutung, sondern um eine artifizielle Blutbeimengung. Es zeigt sich hier weiterhin eine deutliche Pleozytose mit Vermehrung der Lymphozyten. Dieser Befund ist bei dem leicht erhöhten Gesamteiweiß charakteristisch für das Vorliegen einer **Virusmeningitis**. Bei einem Guillain-Barré-Syndrom, bei einer Encephalomyelitis disseminata und bei einer Pachymeningeosis haemorrhagica interna wäre nicht mit einer derartigen Pleozytose zu rechnen.

H97

Frage 5.273: Lösung A

Bezüglich der neurologischen Manifestationen bei **AIDS-Patienten** muss zwischen direkten, primär HIV-bedingten Störungen und indirekten Komplikationen differenziert werden. Primär bedingte Störungen sind akute HIV-Meningoenzephalitis, atypische aseptische Meningitis, HIV-Enzephalopathie, HIV-Polyneuropathie, HIV-Myopathie und HIV-Myelopathie. Sekundäre Komplikationen bei AIDS-Patienten sind opportunistische Infektionen und ZNS-Neoplasien.

Zu **(A):** Etwa bei 2–3% der AIDS-Patienten treten **ZNS-Lymphome** auf. Damit liegt die Prävalenz weit über derjenigen der Allgemeinbevölkerung.

Zu **(B):** Neben unspezifisch-klinischen Befunden sind neuroradiologische oder liquordiagnostische Befunde für die Diagnose **Toxoplasmose** wegweisend. Im CT und MRT imponieren raumfordernde Herde mit perifokalem Ödem mit ringförmiger Kontrastmittelaufnahme.

Zu **(C):** Die **progressive multifokale Leukenzephalopathie** (PML) ist eine indirekte Komplikation bei AIDS-Patienten. Es dominieren dabei fokale Störungen wie Hemiparesen, Aphasien und Hemianopsien. Ausgelöst wird die PML durch eine Virusinfektion (Papovaviridae). Spezifische Therapien stehen nicht zur Verfügung. Diese Erkrankung führt innerhalb weniger Wochen bis Monate zum Tode. Im MRT und CT imponieren Befunde im Sinne einer multiplen Entmarkung im Bereich der weißen Substanz.

Zu **(D):** Mittel der Wahl zur Behandlung der zerebralen Toxoplasmose bei AIDS-Patienten sind insbesondere **Pyrimethazin** und **Sulfadiazin**.

Zu **(E):** Die Behandlung erfolgt über 4–6 Wochen nach Rückbildung der Symptomatik. Bei AIDS-Patienten wird eine lebenslange **Rezidivprophylaxe** durchgeführt, häufig bei geringerer Dosierung.

F00

Frage 5.274: Lösung E

Ein **Refsum-Syndrom** tritt bei einer HIV-Infektion bzw. bei AIDS **nicht** in Erscheinung. Es handelt sich beim Refsum-Syndrom um einen gestörten Metabolismus von Phytansäure. Die Erkrankung wird autosomal-rezessiv vererbt. Klinisch stehen eine distal symmetrische Polyneuropathie, eine zerebelläre Ataxie, eine Retinitis pigmentosa, eine Ertaubung, Hautveränderungen und Gelenkdeformitäten im Vordergrund.

F94

Frage 5.275: Lösung B

Zum **Zoster** (Gürtelrose) kommt es bei unvollständiger Varizellenimmunität, wie sie im höheren Lebensalter, bei konsumierenden Grunderkrankungen und bei immunsuppressiver Therapie gegeben ist. Selten einmal kann jedoch ein Zoster auch ohne erkennbares Grundleiden zur Entwicklung kommen. Charakteristisch für den Herpes zoster ist der Befall eines oder mehrerer segmentaler Nerven, wobei die thorakalen Segmente häufiger betroffen sind als die lumbalen. Die Erkrankung beginnt häufig mit Fieber, es kommt zu einer Störung des Allgemeinbefindens und zu der Entwicklung ziehender, reißender oder brennender Schmerzen im befallenen Segment. Erst nach Stunden bis Tagen treten Bläschen auf, häufig lässt sich schon in frühen Stadien der Erkrankung im Liquor eine lymphozytäre Pleozytose von 50 bis 600/3 nachweisen. Eine kausale Therapie wird mit dem Virostatikum Aciclovir durchgeführt. Eine hochdosierte systemische Glukokortikoid-Therapie ist als Zusatztherapie beim Herpes zoster oft nur von geringem Wert.

F97

Frage 5.276: Lösung B

Neutrope Viren können unter bestimmten Bedingungen entzündliche Affektionen im Bereich des zentralen und/oder peripheren Nervensystems induzieren. Bei den **Enteroviren** handelt es sich um Mikroorganismen, die sich im Gastrointestinaltrakt aufhalten und entsprechend in Stuhlproben nachweisbar sein können.

Das **Zytomegalie-Virus** gehört **nicht** zu den Enteroviren. Bei Immunkompetenzen führt eine Zytomegalie-Virusinfektion zu einer meist nur milden, häufig auch subklinischen Infektion mit Polyradikulitis und Meningitis. Bei immunkompromittierten Patienten kann es zu lebensbedrohlichen Zytomegalie-Virusinfektionen kommen. Besonders gefürchtet sind Enzephalitiden, die auch chronisch-progredient verlaufen können und mit einer Demenz und hirnorganischem Psychosyndrom sowie epileptischen Anfällen einhergehen können.

F96

Frage 5.277: Lösung D

Bei dieser Erkrankung handelt es sich um eine spongiforme Enzephalopathie, die durch die Präsenz eines veränderten Proteins (Prion-Proteine) zur Entwicklung kommt. Die chemisch induzierte Konformationsveränderung des Proteins kann als genetischer Defekt vererbt werden oder durch Infektion mit veränderten Proteinen im Sinne einer Kettenreaktion ausgelöst werden. Dabei kommt es zur Umwandlung des eigenen, zunächst intakten Prion-Proteins. Die Gleichartigkeit der neuropathologischen Veränderungen bei BSE (bovine spongiforme Enzephalopathie) hat zu der Hypothese geführt, dass bei jungen Patienten, insbesondere in England, eine Infektion mittels boviner Gewebe vorliegt. Die Leitsymptome der **Creutzfeldt-Jakob-Krankheit** sind Demenzentwicklung, zerebelläre Störungen, okulomotorische Störungen, unwillkürliche Bewegungen (Myoklonien, Tremor), zentrale Paresen, epileptische Anfälle und Pseudobulbärparalysen. Charakteristisch im EEG sind triphasische, meist rhythmisch auftretende Wellenkomplexe. Die Frequenz der triphasischen Wellenkomplexe variiert je nach Krankheitsstadium zwischen 0,5 und 2 Wellen pro Sekunde. Eine zunehmende **Schwerhörigkeit** gehört **nicht** zu der Leitsymptomatik der Creutzfeldt-Jakob-Krankheit.

H94

Frage 5.278: Lösung B

Zu **(A):** Diese Aussage ist falsch, da eine **Herpes-simplex-Enzephalitis** in der Regel nicht mit einem Herpes labialis einhergeht. Patienten, die an einer Herpes-simplex-Enzephalitis erkranken, können, aber müssen nicht im Vorfeld dieser Erkrankung die typischen bläschenförmigen Effloreszenzen im labialen Bereich zeigen.

Zu **(B):** Nach unspezifischen Allgemeinsymptomen, wie Abgeschlagenheit und Kopfschmerzen, Fieber und Erbrechen, setzen in der Regel nach 2 bis 3 Tagen herdneurologische Symptome ein: Am häufigsten werden leichte Hemiparesen, Aphasien sowie fokale und sekundäre generalisierte epileptische Anfälle mit entsprechenden Befunden im EEG beobachtet. Zwischen dem 4. und 6. Tag nach Beginn der Erkrankung lässt sich im Computertomogramm des Schädels eine meist unilaterale, später dann auch bilaterale Hypodensität im Bereich der limbischen Strukturen des basalen Temporal- und Frontallappens beobachten.

Zu **(C):** Diese Aussage ist falsch, weil die Zeit der uncharakteristischen Vorsymptome, die hier mit 2 Wochen angegeben ist, zu lang ist. Ein Meningismus gehört nicht zu den Kardinalsymptomen einer Herpes-simplex-Enzephalitis, weiterhin werden Hirnnervenläsionen in der Regel nicht beobachtet.

Zu **(D):** Diffuse Hautblutungen und Gerinnungsstörungen gehören nicht zum Bild der Herpes-simplex-Enzephalitis.

Zu **(E):** Hier wird eine zu lange Zeit für die meist uncharakteristischen Frühsymptome skizziert, eine sensorische Aphasie ist bei der Herpes-simplex-Enzephalitis häufig, eine Hemianopsie wird jedoch nicht beobachtet.

F94

Frage 5.279: Lösung C

Im neurologischen Bereich sind Schädigungen bei **AIDS** durch unmittelbare Virusaffektion, durch opportunistische Infektionen und durch Immunregulationsstörungen häufig. Die subakute Enzephalitis wird auf eine unmittelbare Virusaffektion zurückgeführt, im Gefolge entwickelt sich häufig eine Hirnatrophie. Die Polyneuritis geht auf eine immunregulatorische Störung zurück, bei der progressiven multifokalen Leukenzephalopathie handelt es sich um eine virale Infektion bei Immunschwäche.

Eine **Adrenoleukodystrophie** gehört **nicht** zu den Folgeerscheinungen von AIDS. Die Adrenoleukodystrophie ist in ihrer klassischen Ausprägung eine X-chromosomal vererbte Leukodystrophie, die mit Nebennierenrindeninsuffizienz im Sinne des Morbus Addison einhergeht. Da die Nebennierenbeteiligung stark variiert, sind Leitsymptome wie Hyperpigmentierung, Kreislaufstörungen, Hypoglykämie und Mineralstoffwechselstörungen nicht immer klinisch eindeutig manifest. Zugrunde liegt ein spezifischer biochemischer Defekt, der zur Anhäufung überlangkettiger Fettsäuren im Myelin und fast allen Körperzellen führt.

F97

Frage 5.280: Lösung A

Bei einer **Herpes-simplex-Enzephalitis** treten neben initialen **Allgemeinsymptomen** (manifestes Fieber) herdförmige Störungen wie Aphasie und **epileptische Anfälle** in Erscheinung. Erst bei Ausdehnung des entzündlichen Prozesses, der sich auf die Temporallappen konzentriert, kommt es zu der Entwicklung eines **manifesten Komas**.

F96

Frage 5.281: Lösung D

Die **HIV-Enzephalopathie** zählt zu den direkt durch HIV hervorgerufenen Erkrankungen des ZNS. Diese Enzephalopathie ist die häufigste neurologische Manifestation der HIV-Infektion. Sie manifestiert sich klinisch vorwiegend im fortgeschrittenen Krankheitsstadium und verläuft subakut oder chronisch. Klinisch imponieren psychopathologische Störungen des Affektes und des Antriebs, der kognitiven Fähigkeiten und der Psychomotorik. Selten entwickeln sich schwere dementielle Syndrome bis hin zum akinetischen Mutismus. Im CT lässt sich in einem großen Prozentsatz dieser Patienten eine Hirnatrophie nachweisen. An neurologischen Herdsymptomen dominieren zerebelläre und pontomesenzephale Störungen, die sich klinisch in Form einer Okulomotorikstörung oder einer zerebellären Ataxie manifestieren. Selten finden sich auch spinale Symptome in Form von spastischen Paraparesen und Blasenstörungen. Selten können auch Parkinson-Syndrome beobachtet werden. Mit Hilfe der Bild gebenden Diagnostik ist eine Abgrenzung der HIV-Enzephalopathie gegen die unter (A) bis (C) genannten Erkrankungen, die sekundär bei HIV-Patienten beobachtet werden können und in Einzelfällen auch gegen eine Encephalitis disseminata, nicht sicher möglich. Häufig wird zur Diagnosesicherung eine Hirnbiopsie durchgeführt, die ebenfalls die oben beschriebenen autoptischen Befunde erkennen lässt.

H96

Frage 5.282: Lösung D

Siehe Kommentar zu den Fragen 5.279 und 5.281.

F98

Frage 5.283: Lösung D

Eine **autochthone intrathekale IgG-Produktion** wird insbesondere bei autoimmunologischen Erkrankungen des zentralen Nervensystems und bei entzündlichen Prozessen primär im ZNS gefunden. Bei der **Myasthenia gravis** handelt es sich zwar um eine Autoimmunerkrankung, diese spielt sich jedoch an der neuromuskulären Endplatte ab und führt **nicht** zu Veränderungen im Liquor cerebrospinalis.

5.4.3 Therapie erregerbedingter Krankheiten

F88

Frage 5.284: Lösung E

Die **Meningopolyneuritis** ist eine mögliche, jedoch nicht obligate Folge einer durch **Zecken** übertragenen Infektion mit der Spirochäte Borrelia burgdorferi. Sehr häufig entwickelt sich in der Nachbarschaft des Zeckenbisses ein **Erythema chronicum migrans**, das in seiner Größe stark schwanken kann. Nach Tagen bis Wochen kommt es dann zu einer entzündlichen Schädigung peripherer Nerven, Hirnnerven und auch Nervenwurzeln, häufig schwerpunktmäßig in der Nachbarschaft des erlittenen Zeckenbisses. Charakteristische Frühsymptome der Meningopolyneuritis sind radikulitische Schmerzen. Ähnlich wie bei der verwandten Spirochäte Treponema pallidum sind therapeutisch **Tetrazykline** oder **Penicilline** indiziert.

F97

Frage 5.285: Lösung C

Nach Diagnostik einer **purulenten Meningitis** wird bei bekanntem Erreger ein Antibiotikum mit hoher Wirksamkeit und spezifischer Wirkung gegen den Erreger bei guter Liquorgängigkeit und möglichst geringen Nebenwirkungen eingesetzt. Standardtherapie bei Infektion mit Haemophilus influenzae ist ein Cephalosporin der 3. Generation. Von den hier aufgeführten Antibiotika gehört Ceftriaxon zu dieser Substanzgruppe.

H99

Frage 5.286: Lösung B

Das Erkrankungsrisiko für enge Kontaktpersonen von Patienten mit Haemophilus influenzae Typ B oder **Meningokokken-Meningitis** ist etwa 200- bis 1000-mal höher als das Risiko der Allgemeinbevölkerung. Bei einer Meningokokken-Meningitis ist eine **Chemoprophylaxe** indiziert für Mitglieder desselben Haushaltes, Personen, die engen Kontakt zum Erkrankten von mehr als 4 Std. täglich während der Woche vor Krankheitsbeginn hatten, und Krankenhauspersonal, das einen potenziellen Kontakt mit Sekreten des Respirationstraktes des Patienten, z.B. Mund-zu-Mund-Beatmung, vor Therapiebeginn hatte. Die Inkubationszeit der Meningokokkeninfektion liegt in der Regel bei 3–4 Tagen, kann jedoch in Einzelfällen bis zu 10 Tagen betragen. Rifampicin gilt als Mittel der Wahl für die Chemoprophylaxe. Alternativ kann Ceftriaxon zur Anwendung kommen.

F92

Frage 5.287: Lösung E

Bei der **Herpes-simplex-Enzephalitis** wird man aufgrund der Akuität der Erkrankung sogleich bei Vorliegen klinischer und computertomographischer Verdachtsmomente mit der Therapie beginnen. Behandelt wird mit einem Virustatikum (Aciclovir), weiterhin ist eine Hirnödemtherapie bei in der Regel rasch zunehmendem Hirndruck vonnöten. Zur antikonvulsiven Behandlung werden in der Regel Phenytoin oder Carbamazepin eingesetzt.

H96

Frage 5.288: Lösung D

Die **Neuroborreliose** wird infolge **Zeckenbiss** durch Infektion mit Borrelia burgdorferi ausgelöst. Die Krankheitserscheinungen werden in 3 Stadien eingeteilt: Im ersten Stadium kommt es um den Zeckenbiss herum zu einer Hautrötung, die sich langsam ausbreitet (Erythema chronicum migrans). Dabei kommt es zu Allgemeinerscheinungen in Form von Fieber, Lymphadenopathie, Muskelschmerzen, Kopfschmerzen und Konjunktivitis. Das zweite Stadium entwickelt sich nach etwa 4 Monaten, es ist durch eine **lymphozytäre Meningitis** mit multiplen Hirnnervenlähmungen und Polyradikuloneuritis (**Polyneuropathie**) charakterisiert. Im 3. Stadium entwickelt sich eine progrediente Enzephalomyelitis, die einen schubweisen Verlauf nehmen kann und bei unbehandelten Kranken für Monate bis Jahre persistieren kann. Hier ergeben sich differenzialdiagnostische Schwierigkeiten in der Abgrenzung zur Multiplen Sklerose, zumal die Veränderungen in der Bildgebung ähnlich sind wie bei der Multiplen Sklerose. Der Nachweis **krankheitsbedingter spezifischer Antikörper** gelingt bei Patienten mit manifester Neuroborreliose fast immer, sowohl bei Untersuchungen des Serums als auch des Liquors. Die Therapie der Wahl ist eine zweiwöchige Behandlung mit **Cephalosporinen**.

F95

Frage 5.289: Lösung E

Der Erfolg der Behandlung einer **Herpes-simplex-Enzephalitis** hängt vom rechtzeitigen therapeutischen Eingreifen ab. Da die Erkrankung unbehandelt mit einer hohen Letalität einhergeht, berechtigt der klinische Verdacht zum Beginn der Therapie (Antwort (C) ist daher falsch). Behandelt wird mit Aciclovir intravenös über 10 bis 14 Tage.
Antwort (A) ist falsch, da der **Liquor** zwar vor Beginn der Therapie abgenommen werden sollte, die genauere serologische und bakterielle Untersuchung jedoch nicht abgewartet wird.
Mögliche Nebenwirkung der Behandlung (B) ist eine Niereninsuffizienz, die aber durch entsprechende Überwachung und Gegenmaßnahmen beherrschbar ist. Die H.-s.-Enzephalitis hat im **Computertomogramm** normalerweise zunächst einseitig, später beidseitig hypodense Läsionen im Temporallappen.
Antwort (D) ist falsch, da es eine gezielte, wirksame Therapie gibt (s. o.), richtig ist aber, dass meist zusätzlich eine medikamentöse **Anfallsprophylaxe** (z. B. Phenytoin i. v.) eingeleitet wird.

5.4.4 Klinik der Multiplen Sklerose und anderer Entmarkungserkrankungen

Neurologische Diagnostik — **V.13**

Um zu einer sicheren Diagnose bei Verdacht auf **Multiple Sklerose** zu kommen, ist einerseits eine **typische Anamnese (schubförmig)**, ein **typischer Liquorbefund** und eine **polytope neurologische Symptomatik** zu fordern. Der Nachweis polytoper Affektionen der weißen Substanz des Gehirns wird häufig dadurch erleichtert, dass neben einer spinalen oder zerebellären Symptomatik auch eine Affektion des N. opticus vorliegt. Auch wenn klinisch keine Affektionen des optischen Leitungssystems zu erfassen sind (z. B. Gesichtsfelddefekte), kann sich häufig mit Hilfe der Ableitung der **visuell-evozierten Potenziale** eine subklinische Affektion nachweisen lassen. Bei der Messung der visuell-evozierten Potenziale werden der Retina optische Reizmuster (am besten Schachbrettmuster-Umkehrreize) appliziert. Ausgelöst durch die Retinaerregung lassen sich vom optischen Kortex Potenzialschwankungen ableiten, unter denen die zweite Positivität (P2 oder P 100) besonders leicht auszuwerten ist. Auf der Basis von Demyelinisierungen im Bereich des N. opticus kommt es zu einer verzögerten Erregungsleitung mit einer Verlängerung der Latenz der P 2-Komponente.
Die Bestimmung der **distalen Stimulationslatenz** wird im Rahmen der Elektromyographie und Elektroneurographie durchgeführt. Die Messung von Latenzen wird insbesondere bei chronischen Kompressionssyndromen im Bereich des Handgelenkes (Karpaltunnelsyndrom) durchgeführt.
Die **Nadelelektromyographie** ist geeignet, um myopathische oder peripher-neurogene Prozesse zu beschreiben. Bei der Multiplen Sklerose treten bei der Nadelelektromyographie keine

spezifischen Befunde auf, da bei dieser Erkrankung das periphere Nervensystem oder die Muskulatur selbst primär nicht betroffen sind.
Die **Serienstimulation** eines motorischen Nerven (Stimulationselektromyographie) spielt eine Rolle bei der Diagnostik von Erkrankungen mit myasthenen Reaktionen.
Die **Ophthalmodynamographie** spielt eine Rolle bei der Erfassung von zerebralen Gefäßprozessen.

H86

Frage 5.290: Lösung C

Siehe Lerntext V.13.

F86

Frage 5.291: Lösung E

Bei der **Multiplen Sklerose** handelt es sich um eine Erkrankung der weißen Substanz des zentralen Nervensystems. Eine **Sehstörung** resultiert aus einer Optikusneuritis, **Blasenstörungen** gehen auf demyelinisierende Veränderungen im Bereich des Rückenmarkes zurück, eine **Steifigkeit der Beine** wird bei Paraspastik aufgrund einer Läsion absteigender motorischer Bahnen beobachtet. **Missempfindungen** resultieren aus einer Schädigung aufsteigender sensibler Bahnsysteme.
Obwohl eine Affektion der **zentralen Hörbahnen** im Rahmen der Encephalomyelitis disseminata möglich ist, so führen diese aufgrund der redundanten Informationsweiterleitung und der bilateralen Projektionssysteme **nicht** zu subjektiv empfundenen **Hörstörungen** (siehe auch Lerntext V.14).

Symptome der Multiplen Sklerose — V.14

Die bunte Symptomatik bei der **Multiplen Sklerose** resultiert aus der Tatsache, dass im Prinzip die weiße Substanz des ZNS ubiquitär befallen sein kann. Es muss jedoch noch einmal hervorgehoben werden, daß das **periphere Nervensystem** (periphere Nerven, Nervenwurzeln) **im Rahmen der Multiplen Sklerose nicht verändert ist**. Diese Tatsache ist wohl davon abzuleiten, dass unterschiedliche Gliazellen mit der Produktion biochemisch unterschiedlichen Myelins involviert sind **(peripheres Myelin = Schwann-Zellen, zentrales Myelin = Oligodendroglia)**. Der N. opticus ist ein Teil des zentralen Nervensystems, sein Myelin entspricht dem Myelin der weißen Substanz des ZNS. Kommt es zu demyelinisierenden Herden im Bereich des N. opticus, so resultieren **Sehstörungen**. In typischer Weise liegt eine retrobulbäre Optikusneuritis vor, bei der vorwiegend das zentral gelegene papillomakuläre Bündel erkrankt ist.
Blasenstörungen stellen ebenfalls ein häufiges Symptom im Rahmen einer Multiplen Sklerose dar. Ausgangspunkt sind demyelinisierende Herde im Bereich des Rückenmarks mit Affektion der zentralregulatorischen Nervenfasern. Meist äußern sich die Blasenstörungen als Retention, seltener als Inkontinenz.
Eine **Steifigkeit der Beine** tritt dann auf, wenn im Gefolge einer Schädigung absteigender motorischer Fasern eine Paraspastik zur Entwicklung kommt.
Durch eine Affektion des Hinterstrangsystems können **Mißempfindungen an den Extremitäten** resultieren.
Hörstörungen treten im Rahmen der Multiplen Sklerose in der Regel nicht auf. Der N. acusticus selbst ist als peripherer Nerv nicht in das Krankheitsgeschehen eingeschlossen. Veränderungen der zentralen Hörbahn machen sich aufgrund der multiplen Kompensationsmechanismen nicht bemerkbar, sie lassen sich lediglich durch Ableitung der akustisch evozierten Hirnstammpotenziale objektivieren.

F86

Frage 5.292: Lösung C

Die entsprechende Abbildung des Bildanhangs zeigt allgemein schlaffe Gesichtszüge bei Verdacht auf Muskelschwäche im Gesichtsbereich, die auch bei dem hier unternommenen Versuch des Augenschlusses beidseits deutlich wird. Der Augenschluss (M. orbicularis oculi) ist linksbetont nur unvollständig möglich.
Ein solches Bild wird am häufigsten bei **Polyneuritiden** vom Typ *Guillain-Barré* beobachtet (Neuritis cranialis). Neben den generalisierten Veränderungen im Bereich der Extremitätennerven kann auch das Hirnnervengebiet bei dieser Erkrankung mitbetroffen sein. Am häufigsten wird eine beidseitige, oft asymmetrische Fazialisparese beobachtet. Weiterhin sind Sensibilitätsausfälle im Bereich des N. trigeminus sowie Schluckstörungen, Aphonie und eine Lähmung sämtlicher äußerer Augenmuskeln zu beobachten.

F86

Frage 5.293: Lösung C

Eine Erhöhung der **Gammaglobuline im Liquor** wird dann beobachtet, wenn bereits im Serum eine Erhöhung der Gammaglobuline vorliegt und sekundär auch im Liquor der Wert erhöht ist oder wenn im ZNS selbst eine vermehrte Produktion von Gammaglobulinen abläuft. Eine erhöhte intrathekale Gammaglobulinproduktion wird bei der **Lues cerebrospinalis** und bei der **Multiplen Sklerose** beobachtet.

Auch bei **Myasthenia gravis pseudoparalytica** handelt es sich zwar um einen autoimmunologischen Vorgang mit der Produktion von Gammaglobulinen (Antikörper gegen Acetylcholinrezeptoren), diese sind jedoch nicht im Liquor, sondern im Serum nachweisbar.

H87

Frage 5.294: Lösung E

Die Markzerfallsherde bei der **Multiplen Sklerose** finden sich bei der Computertomographie und der Kernspintomographie hauptsächlich periventrikulär, bevorzugt um größere Venen angeordnet. Zunächst sind die Markscheiden der zentralen Nervenfasern geschwollen und aufgelockert. Später können die Markscheiden zerfallen und werden dann durch Gliareaktionen mit Astrozytenfaservermehrung ersetzt. Um die Gefäße herum kommt es zu einer Zellreaktion mit lymphozytär-plasmazellulären Infiltraten. Als Ausdruck einer intrathekalen immunologischen Reaktion findet man in den frischen Herden eine IgG-Vermehrung.
Eine Porenzephalie im Zentrum der Herde tritt bei der Multiplen Sklerose nicht auf. Unter einer Porenzephalie versteht man Defekte, welche eine Verbindung zwischen dem Ventrikelsystem und der Hirnoberfläche schaffen. Sie sind meist von einer dünnen Haut, bestehend aus Leptomeningen und Gliafasern, überzogen. Bei der **Porenzephalie** handelt es sich nicht um eine Aplasie, sondern um die Folge einer Destruktion während der Fetalzeit. Ihre Ätiologie ist im einzelnen noch nicht bekannt.

H88

Frage 5.295: Lösung B

Mit Hilfe der Kernspintomographie lässt sich bei Patienten mit **Multipler Sklerose** darstellen, dass eine Häufung demyelinisierender Herde insbesondere an den **Rändern des Ventrikelsystems** zu beobachten ist. Demyelinisierende Herde sind nur im Rahmen der weißen Substanz (Fasersysteme) zu beobachten. Weiterhin ist nur das zentrale Nervensystem betroffen. Daraus ergibt sich, dass Herde in der grauen Hirnsubstanz, in den Kerngebieten des Thalamus und in spinalen Nervenwurzeln bei der Multiplen Sklerose nicht vorkommen. Die Pyramidenbahn kann zwar im Rahmen des disseminierten demyelinisierenden Prozesses betroffen sein, eine spezifische Läsion jedoch gerade dieses Fasersystems liegt bei der Multiplen Sklerose nicht vor.

H84

Frage 5.296: Lösung D

In charakteristischer Weise kommt es bei der **Multiplen Sklerose** – häufig sogar als Frühsymptom – zu einer retrobulbären Neuritis. Bevorzugt sind die Nervenfasern aus der Macula densa betroffen, die im Bereich der Papille temporal liegen, sodass bei Demyelinisierung dieser Nervenfasern eine **temporale Abblassung** der Sehnervenpapille resultiert. Auch **Doppelbilder** sind ein typisches Symptom der Multiplen Sklerose. Sie resultieren aus nukleären Schäden des N. abducens, N. oculomotorius oder N. trochlearis. Das **Zentralskotom** tritt häufig bei der Retrobulbärneuritis auf und zeigt die bevorzugte Affektion der Fasern aus der Macula densa an. Ein pathologischer **Nystagmus** kann bei verschiedenen Affektionen im Bereich des Kleinhirns und des Hirnstamms resultieren. Eine **homonyme Hemianopsie** ist eher **untypisch** für eine Multiple Sklerose. Sie wird insbesondere bei Gefäßprozessen im Versorgungsgebiet der A. cerebri media oder A. cerebri posterior beobachtet.

H97

Frage 5.297: Lösung C

Bei der **Multiplen Sklerose** handelt es sich um eine autoimmunologisch vermittelte, demyelinisierende Erkrankung im Bereich des Zentralnervensystems. Die Elektroneurographie wird zur Erfassung demyelinisierender Veränderungen im Bereich des peripheren Nervensystems eingesetzt. Zur Diagnostik der Multiplen Sklerose ist sie also nicht geeignet (siehe auch Lerntext V.13).

H89

Frage 5.298: Lösung A

Die Zahl und Ausdehnung von **Entmarkungsherden**, die am häufigsten im Rahmen einer Encephalomyelitis disseminata beobachtet werden, sind am empfindlichsten mit der **Kernspintomographie** zu erfassen. Die Entmarkungsherde zeigen sich dabei vor allen Dingen periventrikulär (siehe auch Lerntext V.13).

F90

Frage 5.299: Lösung A

Bei der **Encephalomyelitis disseminata** handelt es sich um eine polytope demyelinisierende Erkrankung. Die Herde werden im Bereich der weißen Substanz (Nervenfasern) im subkortikalen Bereich, auf Hirnstammebene und im Bereich des Rückenmarks beobachtet. Auch kommen demyelinisierende Herde im Bereich der weißen Substanz des Kleinhirns vor. Bei Affektion der Fasern im Bereich der Kleinhirnhemisphären werden häufig **zerebel-**

läre Dysarthrien beobachtet. Eine **kortikale Dysarthrie**, eine **extrapyramidale Dysarthrie** und eine **Aphasie** sind Folgen einer Schädigung der grauen Substanz, wie sie insbesondere bei Gefäßprozessen und degenerativen Erkrankungen zur Entwicklung kommen.
Beim **Stottern** handelt es sich um eine Koordinationsstörung ohne nachweisbare Läsionen im Gehirn. Diese Sprachstörung kommt bei der Encephalomyelitis disseminata nicht vor.

F88

Frage 5.300: Lösung B

In der zugehörigen Abbildung sind insbesondere periventrikulär, aber auch in der weißen Substanz subkortikal multiple rosafarbene Veränderungen der weißen Substanz zu erkennen. Dieser Befund ist charakteristisch für eine **Multiple Sklerose**. Im Bereich der Läsionen sind die Markscheiden zerstört, die Achsenzylinder aber erhalten. Die Gegend frischer Herde ist von Myelophagen übersät, in denen das Markscheidenmaterial zu Neutralfett abgebaut wird. Solche Fettkörnchenzellen sind in älteren Herden nur noch perivaskulär und am Rand sichtbar. Im Bereich der Herde verschwinden die Oligodendrogliazellen und es proliferieren faserbildende Astrozyten, sodass es zu einer glialen Vernarbung (Sklerose) kommt.

F86

Frage 5.301: Lösung D

Die zugehörige Abbildung zeigt **multiple Entmarkungsherde** in der weißen Substanz des Gehirns. Besonders in der Umgebung der Ventrikel zeigen sich multiple Veränderungen, die teilweise zu größeren Herden konfluiert sind. Es handelt sich um das Bild einer **Multiplen Sklerose**.

H85

Frage 5.302: Lösung B

Die vorliegende Abbildung zeigt das typische Bild bei einer **Multiplen Sklerose**. In der subkortikalen weißen Substanz des Großhirns werden auch in Ventrikelnähe rötlich geschwollene, aufgelockerte und konfluierende Herde sichtbar.

F84

Frage 5.303: Lösung B

Bei der **Encephalomyelitis disseminata (Multiple Sklerose)** kommt es im frühen Stadium zunächst zu einer Schwellung und Auflockerung der Markscheiden. Diese herdförmigen Veränderungen können sich entweder völlig zurückbilden oder zu einem Markscheidenzerfall mit resultierender **reparatorischer Gliawucherung** führen. Die Gliavermehrung im Bereich der weißen Substanz führt zu einer Verhärtung des Gewebes, was zu der Bezeichnung „Multiple Sklerose" geführt hat (siehe auch Lerntext V.8).

H96 H90

Frage 5.304: Lösung C

Zu **(A):** Eine skandierende Sprache und ein Intentionstremor können Folge einer Läsion im Bereich des Zerebellums sein.
Zu **(B):** Eine Hemianopsie nach links und eine sensible Hemisymptomatik links können Folge eines umschriebenen rechtshemisphärischen Prozesses sein.
Zu **(D):** Die Hinterstrangsysteme für die rechte und linke Körperhälfte liegen im Bereich des Rückenmarks so eng beieinander, dass ein einziger Herd beide Seiten betreffen kann.
Zu **(E):** Eine periphere Fazialisparese links und ein motorisches Hemisyndrom rechts wird bei fokalen Hirnstammprozessen beobachtet.
Zu **(C):** Der **N. opticus** und die **Pyramidenbahn** können nicht durch einen abgegrenzten fokalen Prozess gleichzeitig beeinträchtigt sein, sodass in diesem Falle von einem **disseminierten Prozess** ausgegangen werden muss.

H90

Frage 5.305: Lösung C

Das zugehörige makroskopische Präparat zeigt große rosafarbene Herde im subkortikalen Marklager insbesondere periventrikulär. Diese Herde sind beidseitig in unterschiedlicher Ausdehnung zu erkennen. Am wahrscheinlichsten handelt es sich um multiple demyelinisierende Herde im Rahmen einer **Multiplen Sklerose**.

F91

Frage 5.306: Lösung D

Im Rahmen der **Multiplen Sklerose** kommt es zu Demyelinisierungen im Bereich der weißen Substanz des zentralen Nervensystems. Eine zerebellare Ataxie resultiert aus Läsionen der subkortikalen weißen Substanz des Kleinhirns oder der Kleinhirnbahnen, eine spinale Ataxie ist meist Folge einer Hinterstrangaffektion, ein dissoziierter Nystagmus wird bei Schädigung des Fasciculus longitudinalis medialis beobachtet, die Abschwächung der Bauchhautreflexe ist ein Symptom der Schädigung der Pyramidenbahnen. Eine **Wernicke-Aphasie** wird am häufigsten bei unmittelbarer Läsion des kortikalen Sprachareals im Bereich des Temporallappens beobachtet. Eine solche kortikale Schädigung tritt bei der Multiplen Sklerose nicht auf.

F00

Frage 5.307: Lösung D

Bei der **Encephalomyelitis disseminata** handelt es sich um eine Affektion der weißen Substanz des zentralen Nervensystems (myelinisierte Faserverbindungen). Diese können sich im Bereich des Nervus opticus (Retrobulbärneuritis), im Bereich der zentralen vegetativen Fasern (Blasenfunktionsstörungen), im Bereich der Pyramidenbahn (positives Babinski-Phänomen) oder im Bereich des Zerebellums abspielen. Eine Affektion des peripheren Nervensystems mit Ausbildung einer Polyneuropathie wird bei der Encephalomyelitis disseminata nicht beobachtet.

F98

Frage 5.308: Lösung B

Die **transkranielle Magnetstimulation** dient hauptsächlich der schmerzlosen magnetoelektrischen Erregung des primär-motorischen Kortex mit Testung des Tractus corticospinalis. Domäne der transkraniellen Magnetstimulation ist die Erfassung von demyelinisierenden Herden innerhalb der Pyramidenbahn bei der Multiplen Sklerose. Sensibilitätsstörungen können mit dieser Methode nicht objektiviert werden.

F98

Frage 5.309: Lösung D

Spastisch-ataktische Störungen treten dann auf, wenn neben einer Schädigung absteigender motorischer Bahnen innerhalb des ZNS eine Hinterstrangaffektion, eine Schädigung der spinozerebellären Bahnen oder des Kleinhirns selbst auftreten. Diese Situation ist beim **Tolosa-Hunt-Syndrom** nicht gegeben. Es handelt sich dabei um eine granulomatöse Entzündung im Bereich des Sinus cavernosus und der Fissura orbitalis superior mit Schmerzen im Bereich der Orbita, Augenmuskelparesen und Hypästhesie im Versorgungsgebiet des I. Trigeminusastes.

H91

Frage 5.310: Lösung E

Zu **(A):** Bei der **Multiplen Sklerose** kommen multiple Herde im peripheren Nervensystem nicht vor.
Zu **(B):** Eine lymphomonozytäre Pleozytose im Liquor ist das typische Bild bei einer Multiplen Sklerose. Zudem wird die lymphomonozytäre Pleozytose bei einer Vielzahl infektiöser Erkrankungen des ZNS beobachtet.
Zu **(C):** Eine Gesamteiweißerhöhung im Liquor ist zu unspezifisch, um als wesentliches Diagnostikum bei der Multiplen Sklerose zu fungieren.
Zu **(D):** Multiple Herde kommen bei einer Vielzahl von neurologischen Erkrankungen vor und haben deshalb zunächst unspezifischen Charakter.
Zu **(E):** Obwohl die **oligoklonale Immunglobulin-G-Produktion** im zentralen Nervensystem auch bei anderen Erkrankungen vorkommt (z.B. Neurosyphilis, AIDS), ist der Nachweis der intrathekalen oligoklonalen Immunglobulin-G-Produktion doch sehr spezifisch für die Multiple Sklerose.

F92

Frage 5.311: Lösung A

Keiner der hier aufgeführten Befunde passt zur **Multiplen Sklerose**, vielmehr sind diese Befunde mit einem **systemischen Lupus erythematodes** vereinbar.
Beim systemischen Lupus erythematodes handelt es sich um eine generalisierte Autoimmunerkrankung mit Autoantikörpern gegen native DNA, die sich durch immunkomplexbedingte Gewebeschädigung meist als Vaskulitis manifestiert. Die verschiedenen Organmanifestationen führen zu einem schweren, vielgestaltigen Krankheitsbild. Die Manifestation am zentralen und peripheren Nervensystem führt zu sehr wechselnden Symptomen, die von Verhaltensstörungen zu Psychosen, von Krampfanfällen bis zu Hirnnervenausfällen und von Querschnittsmyelopathien bis zu peripheren Neuritiden reichen. Diagnostisch ist der Nachweis antinukleärer Faktoren im Immunfluoreszenztest wichtig. Die Blutsenkungsgeschwindigkeit ist beim systemischen Lupus erythematodes in der Regel erhöht.

F92

Frage 5.312: Lösung C

Die Erhöhung des Gesamtproteins als Ausdruck einer gestörten Blut-Liquor-Schranke ist bei der **Encephalomyelitis disseminata** nur gering ausgeprägt. Ein Gesamtprotein von 1,0 bis 1,5 g/l wäre für eine Encephalomyelitis disseminata ungewöhnlich.

H91

Frage 5.313: Lösung D

Die Beantwortung dieser Frage ist problematisch. Natürlich steht die Demyelinisierung in der weißen Substanz im Bereich der Entmarkungsherde im Vordergrund. Sekundär kann es jedoch auch zu einer **axonalen Degeneration** kommen. Da die übrigen Befunde charakteristisch für die **Multiple Sklerose** sind, wird man im vorliegenden Fall wohl die Antwort (D) wählen müssen.

H92

Frage 5.314: Lösung B

Wenn bei einer **Multiplen Sklerose** eine Pleozytose im Liquor vorliegt, so zeigen sich Lymphozyten und Plasmazellen. Wichtiger ist jedoch die isoelektrische Fokussierung zur Darstellung **oligoklonaler IgG-Banden**. Die Bestimmung der Laktatkonzentration ist bei der Diagnostik der Multiplen Sklerose nicht von Bedeutung, der Nachweis einer zytoalbuminären Dissoziation spielt bei der Multiplen Sklerose keine Rolle, er ist wichtig bei der Diagnostik der Polyradikulitis.

F94

Frage 5.315: Lösung B

Die **Multiple Sklerose**, die auch Encephalomyelitis disseminata genannt wird, geht mit einer disseminierten Demyelinisierung im Bereich von Leitungssystemen im Bereich des Gehirns und des Rückenmarks einher. Wenn man davon ausgeht, dass sich die entzündlichen Herde regellos im zentralen Nervensystem entwickeln, so ist für die Systeme statistisch gesehen die Wahrscheinlichkeit betroffen zu sein am höchsten, die das größte Volumen haben. Von den hier aufgezählten Strukturen zeigen die **sensiblen Strangsysteme** des Rückenmarks in der Tat am häufigsten Demyelinisierungen. Sie reichen z. B. bezüglich der sensiblen Beininnervation vom sakralen Rückenmark bis zum somatosensiblen primären Kortex.

H95

Frage 5.316: Lösung D

Ataxie (gr.: a-taxis = Unordnung) ist als Störung der Bewegungskoordination, d. h. des geordneten Zusammenspiels verschiedener Muskelgruppen, bei erhaltener Muskelkraft der einzelnen Muskeln definiert. Die Bewegungskoordination ist eine Leistung, die die korrekte Verrechnung von Bewegungskommandos auf der einen und sensiblen Rückmeldungen über die Stellung des Körpers und die Bewegungen (Propriozeption) auf der anderen Seite voraussetzt. Die propriozeptiven Signale laufen seitlich im Rückenmark durch den Tractus spinocerebellaris ant. und post. zum Kleinhirn. Eine Ataxie kommt vorwiegend durch eine Schädigung dieser Bahnen (**spinale Ataxie**, z. B. Friedreich-Ataxie) oder des Kleinhirns selbst (**zerebelläre Ataxie**) zustande.
Da in der Aufgabe dezidiert nach einer zerebellären Ataxie gefragt ist, kommen die Lösungen (A), (B) und (C) und (E) nicht in Frage, da diese Erkrankungen nur das Rückenmark bzw. die Basalganglien (E), betreffen.
Zu **(A):** Eine **Syringomyelie** (gr. syrinx = Höhle) ist eine Entwicklungsstörung des Rückenmarks, bei der es zu Ausbildung einer zentralen Höhle im Bereich der Rückenmarkskommissuren oder zu einer Erweiterung des Zentralkanals kommt. Da in den Kommissuren um den Zentralkanal herum die Schmerz- und Temperaturfasern kreuzen, kommt es als Initialsymptom meist zu brennenden Schmerzen und später charakteristischerweise zu einer **dissoziierten Sensibilitätsstörung** mit verminderter Schmerz- und Temperaturempfindung.
Zu **(B):** Die **myatrophe Lateralsklerose** (syn. amyotrophe Lateralsklerose, ALS) ist eine degenerative Erkrankung des **ersten und zweiten motorischen Neurons**. Es kommt zu progredienten Paresen aller Extremitäten mit ubiquitären Faszikulationen, Atrophien und einer Spastik. Charakteristisch ist ferner eine bulbäre Dysarthrie (verwaschene, kloßige Sprache) und Faszikulieren der Zunge. Sensible Störungen oder eine Ataxie kommen nicht vor.
Zu **(C):** Die **Tabes dorsalis** ist eine der Spätformen der Lues mit Befall des Zentralnervensystems und heute selten geworden. Es handelt sich um eine entzündlich-degenerative Erkrankung der hinteren Wurzeln und der Hinterstrangbahnen. Somit kann es durchaus zu einer spinalen Ataxie kommen, auch der Sehnerv kann betroffen sein (tabische Optikusatrophie), ein Befall des Kleinhirns kommt jedoch nicht vor.
Zu **(D):** Prädilektionsstelle für Entmarkungsherde im Rahmen einer **Multiplen Sklerose** ist neben dem periventrikulären Marklager und den Sehnerven (Optikusneuritis und Retrobulbärneuritis) der Hirnstamm und das Kleinhirn. Symptome sind neben einer zerebellären Ataxie der Intentionstremor und eine zerebelläre Dysarthrie mit skandierender Sprache.
Zu **(E):** Der **idiopathische Morbus Parkinson** ist eine degenerative Erkrankung der Stammganglien, der durch die klinische Trias **Tremor, Rigor, Akinese** gekennzeichnet ist, wobei nicht alle drei Symptome gleichermaßen ausgeprägt sein müssen. Eine Ataxie findet sich jedoch beim Morbus Parkinson nicht.

F93

Frage 5.317: Lösung D

Pathologisch-anatomisch handelt es sich bei der **Encephalomyelitis disseminata** um Demyelinisierungsprozesse im Bereich der weißen Substanz des Gehirns und des Rückenmarks. Es können alle Faserstrukturen im Bereich des ZNS betroffen sein, dies gilt auch für den Balken (siehe auch Lerntext V.8).

F95

Frage 5.318: Lösung C

Zu **(A):** Die Häufigkeit der **Multiplen Sklerose** ist regional sehr unterschiedlich. Während sie in Äquatornähe selten ist, nimmt die Häufigkeit sowohl auf der nördlichen als auch auf der südlichen Halbkugel in Richtung der Pole zu, wobei die höchsten Prävalenzzahlen in Nordeuropa, Nordamerika, Südaustralien und Neuseeland gefunden werden. In Nordeuropa wird eine Prävalenz von 30 pro 100 000 Einwohner beobachtet. In solchen Regionen ist die Multiple Sklerose in der Tat eine der häufigsten neurologischen Erkrankungen.
Zu **(B):** Die Altersverteilung bei Erstmanifestation der Multiplen Sklerose ist unimodal verteilt und zeigt eine Spitzeninzidenz im Alter von 20 bis 40 Jahren. Der jüngste bisher beschriebene Patient war 3 Jahre, der älteste 67 Jahre alt.
Zu **(C):** Die entzündlichen und demyelinisierenden Herde im Rahmen der Multiplen Sklerose liegen in typischer Weise im Bereich der weißen Substanz, in der ein hoher Myelinanteil gefunden wird. Kerngebiete (graue Substanz) sind bei der Multiplen Sklerose primär nicht befallen, können jedoch bei unmittelbarer Nachbarschaft zur weißen Substanz durch Ödembildung selten mitaffiziert werden.
Zu **(D):** Neben den hier klassischen Verlaufstypen werden auch Übergangsformen beobachtet, z.B. kann ein Patient mit einem primär schubförmigen Verlauf in einen chronisch-progredienten Verlauf übergehen. Selten wird das Umgekehrte beobachtet.
Zu **(E):** Mit Hilfe der Magnetresonanztomographie lassen sich multiple entzündliche und/oder demyelinisierende Herde im Bereich der weißen Substanz polytop nachweisen. Besonders häufig werden die Demyelinisierungen in der Magnetresonanztomographie periventrikulär beobachtet. Weitere Grundfesten der Diagnosestellung sind der schubförmige Verlauf der Erkrankung, die polytope Symptomatik der Patienten und die charakteristischen Liquorbefunde.

H98

Frage 5.319: Lösung C

Bei der **Encephalomyelitis disseminata** handelt es sich um eine autoimmunologisch bedingte Demyelinisierung zentraler Axone. Entsprechend kommt es bei der Encephalomyelitis disseminata nicht zu einer Schädigung des peripheren Nervensystems. Eine peripher-motorische Monoplegie eines Armes ist bei der Encephalomyelitis disseminata nicht denkbar.

F95

Frage 5.320: Lösung C

In der klinischen Beschreibung ist die charakteristische Symptomentrias genannt:

- bilaterale spastische Lähmungen
- bilaterale Optikusatrophie mit Erblindung
- Demenz.

Diese ist kennzeichnend für die **metachromatische Leukodystrophie**, eine Zerebrosidsulfatspeicherkrankheit, die auf einem Mangel an **Arylsulfatase A** beruht. Beginn der Symptomatik ist bereits im Säuglings- oder frühen Kindesalter. Es kommt zu einem Markscheidenzerfall, vorwiegend zentral, typischerweise bilateral symmetrisch (MRT), aber auch periphere Nerven sind betroffen.
Wichtigste Differenzialdiagnose ist die **subakute sklerosierende Panenzephalitis (SSPE)** (D). Das führende Symptom ist hier meist die Demenz, in Kombination mit **Myoklonien** und extrapyramidalen Hyperkinesien. Zur Erblindung oder dem Befall peripherer Nerven kommt es nicht. Da es sich um eine Slow-virus-Infektion mit einem Paramyxovirus handelt, tritt die Erkrankung nicht selten auch erst im Jugendalter auf.
Die **progressive multifokale Leukenzephalopathie** (E) ist eine paraneoplastische oder entzündlich vermittelte Markscheidenerkrankung des mittleren bis höheren Lebensalters. Sie kommt heute gehäuft als **opportunistische Infektion** bei HIV-Patienten vor. Klinisch können verschiedenste Herdsymptome auftreten, ohne daß es eine charakteristische Kombination gibt.
Die unter (A) und (B) angegebenen Diagnosen kommen nach Klinik (A) bzw. auf Grund des Lebensalters (B) nicht in Frage (siehe auch Lerntext V.8).

F99

Frage 5.321: Lösung D

Die **Retrobulbärneuritis** ist eine typische Erkrankung im Rahmen der Multiplen Sklerose und kann auch als primäre Erscheinung der Multiplen Sklerose beobachtet werden. Bei der Retrobulbärneuritis kommt es insbesondere zu einer Affektion des zentral gelegenen papillomakulären Bündels des N. opticus. Es leidet das zentrale Sehen, die Patienten können eine kleine Druckschrift nicht mehr lesen und weisen eine Farbsehstörung auf. Bei Defektheilung bleibt ein Zentralskotom bestehen, ophthalmoskopisch wird eine temporale Abblassung der Sehnervenpapille beobachtet. Diese Lokalisation beruht darauf, dass die makulo-papillären Fasern im temporalen Sektor der Papille gelegen sind. Im Vorfeld der Retrobulbärneuritis berichten die Patienten über Schmerzen bei Bulbusbewegungen. Auch bei scheinbar vollständiger Remission einer Retrobulbärneuritis lässt sich bei den meisten Patienten noch eine Latenzverzögerung der visuellen Potenziale nachweisen.

H93

Frage 5.322: Lösung B

Bei der **neurophysiologischen Diagnostik der Multiplen Sklerose** geht es darum, einen polytopen demyelinisierenden Prozess im Bereich des zentralen Nervensystems nachzuweisen. Von den hier aufgeführten Untersuchungsmethoden ist lediglich die Messung **akustisch evozierter Potenziale** in der Lage, einen solchen Prozess zu erfassen (siehe auch Lerntext V.13).

H94

Frage 5.323: Lösung C

Bei der **Multiplen Sklerose** handelt es sich um eine immunvermittelte demyelinisierende Erkrankung im Bereich des zentralen Nervensystems. Ausdruck der immunologischen Störung ist die intrathekale IgG-Produktion mit Nachweis von oligoklonalen Gammaglobulinen im Liquor. Die demyelinisierenden Veränderungen treten in der Regel polytopisch auf, Frühsymptome können verlängerte Latenzen visuell evozierter Potentiale bei Optikusbefall und eine Abschwächung der Bauchhautreflexe bei Schädigung absteigender motorischer Bahnen sein. Bei schwererer Manifestation der demyelinisierenden Veränderungen können im CT meist periventrikulär hypodense Herde sichtbar werden. Eine Vorderhorndegeneration mit Schädigung der α-Motoneurone mit resultierenden peripheren Paresen und Muskelatrophien wird bei der Multiplen Sklerose nur in Ausnahmefällen beobachtet.

H96

Frage 5.324: Lösung E

Eine **retrobulbäre Optikusneuritis** mit Visusreduktion oder Visusverlust ist eine typische Erstmanifestation einer Multiplen Sklerose. Demyelinisierende Prozesse im Bereich des N. opticus lassen sich durch die Ableitung **visuell evozierter Potenziale** mit Latenzverzögerung insbesondere der P100 nachweisen. Die autochthone **intrathekale IgG-Produktion** incl. des Nachweises oligoklonaler Banden ist ein wegweisender Liquorbefund bei der Multiplen Sklerose.

5.4.5 Therapie der Entmarkungskrankheiten

H91

Frage 5.325: Lösung C

Zu **(A):** Eine langdauernde Kortikosteroidbehandlung führt nur fraglich zu einer Besserung der Erkrankung. Zudem kann der Liquor mit dieser Behandlung nicht saniert werden.
Zu **(B):** Bei der Multiplen Sklerose handelt es sich nicht um eine erregerbedingte Erkrankung.
Zu **(C):** Die **symptomatische Behandlung einer Spastik** durch Physiotherapie und antispastische Medikamente ist sinnvoll. Zur Anwendung kommen insbesondere die Medikamente Lioresal® und Sirdalud®.
Zu **(D):** Sklerotische Herde im ZNS lassen sich nicht durch äußere Anwendungen beeinflussen.
Zu **(E):** Völlig abwegig.

F90

Frage 5.326: Lösung A

Bei **Spastik** handelt es sich um eine pathologische Muskeltonuserhöhung, die bei passiver Dehnung der spastischen Muskulatur festgestellt werden kann. Die Spastik ist dabei um so ausgeprägter, je rascher der Muskel gedehnt wird. Ausgangspunkt der spastischen Tonuserhöhung ist eine pathologische Erhöhung der **Eigenreflextätigkeit** des Rückenmarks. Antispastisch wirkende **Medikamente** reduzieren diese erhöhte Reflextätigkeit mit einem Angriffspunkt entweder im Bereich der spinalen Neurone oder des kontraktilen Apparates im Muskel selbst. **Diazepam** führt zu einer Verstärkung der präsynaptischen Hemmung im Rückenmark, **Baclofen** und **Tizanidin** reduzieren mono- und polysynaptische Reflexe, **Dantrolen** führt mit einem peripheren Angriffspunkt zu einer Reduktion der elektromechanischen Kopplung im Muskel.
Flunarizin ist ein Kalziumantagonist, der keine antispastische Wirkung besitzt, sondern insbesondere zur Prophylaxe und Verminderung von Gefäßspasmen eingesetzt wird.

F91

Frage 5.327: Lösung D

Eine **Spastik**, die durch eine geschwindigkeitsabhängige Erhöhung des Muskeltonus bei passiver Dehnung, durch eine Steigerung der Muskeleigenreflexe und einen Ausfall von Fremdreflexen charakterisiert ist, gehört zu den Kardinalsymptomen bei der **Encephalomyelitis disseminata**. Zu Grunde liegt eine Schädigung der Pyramidenbahn bzw. anderer absteigender motorischer Bahnen.

H00

Frage 5.328: Lösung D

Copolymer-1 (A), **Interferon-beta** (B) und **Azathioprin** (C) kommen im Rahmen der Prophylaxe im Sinne einer Immun-Modulation bei der **Therapie der Multiplen Sklerose** zur Anwendung. **Methylprednisolon** (E) wird bevorzugt zur Behandlung eines **akuten MS-Schubes** eingesetzt.
D-Penicillamin (D) wird bei der Multiplen Sklerose nicht eingesetzt. Vielmehr ist dieses Medikament bei der Behandlung des **M. Wilson** von Bedeutung. Die Substanz ist in der Lage, eine Entspeicherung von Kupfer insbesondere auch in Zellen der Basalganglien zu induzieren. D-Penicillamin hat eine Reihe von Nebenwirkungen. Es kann einen Vitamin-B_6-Mangel induzieren oder zum Auftreten einer Eisenmangelanämie führen. Weiterhin treten allergische Reaktionen auf. Nach längerfristiger Penicillamin-Therapie können ein myasthenes Syndrom, eine Myositis, gastrointestinale Ulzera, eine Kolitis, Malignome des lymphatischen Systems und Dermatopathien mit Juckreiz auftreten. Diese unerwünschten Nebenwirkungen führen in 5–10% der behandelten Fälle mit M. Wilson zum Therapieabbruch.

5.5 Traumen

5.5.1 Allgemeines

F88

Frage 5.329: Lösung A

Auf dieser **seitlichen Schädelröntgenaufnahme** zeigt sich ein Normalbefund. Frakturen oder Nahtsprengungen sind nicht zu erkennen.

F87

Frage 5.330: Lösung E

Eine intrazerebrale Raumforderung z.B. durch ein Ödem oder einen Hirninfarkt sowie infolge einer Hirnblutung kann sich in einer Verlagerung der Glandula pinealis, einer Verformung normaler Mittellinienstrukturen (Septum pellucidum), im Verlust einer normalen Symmetrie der Hirnfurchen und einer Kompression ipsilateraler Seitenventrikel manifestieren.
Diskrete **Größenunterschiede der Seitenventrikel**, besonders der Vorderhörner des Trigonums oder der Okzipitalhörner und eine deutliche Asymmetrie des Plexus chorioideus sind häufig Normvarianten, die nur im Zusammenhang mit der Klinik oder anderen Zeichen einer Raumforderung bewertet werden können.

F87

Frage 5.331: Lösung C

Eine **sekundäre Bewusstlosigkeit nach sog. „freiem Intervall“** tritt häufig im Gefolge eines Epiduralhämatoms auf. Ein Epiduralhämatom entsteht durch Zerreißung einer Meningealarterie, sodass es zu einer Blutansammlung zwischen Dura und Schädelkalotte mit resultierender Gehirnkompression kommt. Wird in dieser Situation nicht eine sofortige Entlastung des Epiduralhämatoms durchgeführt, so entwickelt sich durch den rasch zunehmenden Hirndruck eine lebensbedrohliche Situation.
Eine **Anosmie** und die Ausbildung einer Liquorfistel mit **Austritt von Liquor aus der Nase** können zwar Begleitzeichen eines schweren **Schädel-Hirn-Traumas** sein, sind per se jedoch keine lebensbedrohlichen Zeichen.
Brillenhämatome deuten nicht sicher auf eine basale Knochenverletzung hin, da Weichteilprellungen im Gesicht oder Nasenbeinfrakturen ebenfalls dazu führen können.
Erbrechen ist ein häufiges Symptom der relativ harmlosen Commotio cerebri.

F91

Frage 5.332: Lösung A

Während Erbrechen und Schwindelgefühl Symptome sind, die auch bei einer **Commotio cerebri** auftreten können, deutet eine **Bewusstlosigkeit** für 1 bis 2 Tage auf eine schwerere Hirnschädigung im Sinne einer **Contusio cerebri** hin. Eine Schädelfraktur, eventuell auch in Verbindung mit einer peripheren Fazialisparese, lässt noch nicht auf das Vorliegen einer Contusio cerebri schließen.

5.5.2 Klinik

F88

Frage 5.333: Lösung B

Die Methode der Wahl zum Nachweis einer intrakraniellen Blutung ist die **Computertomographie** des Schädels. Das Hämatom erscheint dabei mehr oder weniger rund mit hyperdensen Absorptionswerten. Durch aufeinander folgende Schichten kann eine genaue Volumenbestimmung erlangt werden. Zur Differenzierung traumatische versus intrakranielle Blutung sind möglichst exakte anamnestische Angaben erforderlich. Eine traumatische Genese ist besonders bei Blutungen im Frontallappen oder in der Brücke zu vermuten, Lokalisationen, die bei spontanen Blutungen sehr selten sind. Auch multifokale, kleine Blutungen oder Hämatome, die im akuten Stadium ausgedehnte Zonen verminderter Dichte aufweisen, lassen eine traumatische Genese vermuten. Das gleichzeitige Vorkommen von subduralen und intrazerebralen Hämatomen sind weiterhin Hinweise für ein ursächliches Trauma.

H89

Frage 5.334: Lösung C

Eine **anterograde Amnesie** wird insbesondere nach der Commotio cerebri beobachtet. Es wird ein Zeitraum nach dem erlittenen Trauma amnesiert. Der Zeitraum mit anterograder Amnesie kann wenige Minuten, aber auch mehrere Stunden betragen. Die Amnesie kann sich im Verlauf in ihrer zeitlichen Ausdehnung reduzieren, ist jedoch niemals vollständig reversibel.

H92

Frage 5.335: Lösung E

Die **Commotio cerebri** (Gehirnerschütterung) manifestiert sich in Form einer Bewusstlosigkeit, selten kann sie aber auch als kurze Umdämmerung imponieren. Die Bewusstlosigkeit hält in der Regel nur wenige Minuten an. Charakteristisch für die Commotio cerebri sind weiterhin Erinnerungsstörungen, die in Form einer retrograden Amnesie in Erscheinung treten. In der Regel wird die Commotio cerebri von vegetativen Erscheinungen begleitet, im Vordergrund stehen Übelkeit und Erbrechen. Eine akute körperlich begründbare Psychose gehört eigentlich nicht zum Bild der Commotio cerebri, vielmehr ist sie typisch für die Contusio cerebri mit Substanzschädigung des Gehirns. Deshalb denke ich, dass die richtige Antwort eher (C) sein müsste.

F97

Frage 5.336: Lösung E

Alle hier aufgeführten Symptome können im Rahmen einer **Commotio cerebri** in Erscheinung treten. Weitere Angaben zur Commotio cerebri sind dem Kommentar zu Frage 5.335 zu entnehmen.

F89

Frage 5.337: Lösung B

Die **retrograde Amnesie** betrifft einen Zeitraum vor einer Commotio cerebri.

F84

Frage 5.338: Lösung C

Die **Bewusstseinsstörung** ist per definitionem bei Fehlen herdneurologischer Befunde das Kardinalsymptom der Commotio cerebri (siehe auch Kommentar zu Frage 5.335).

F84

Frage 5.339: Lösung C

Bei der markierten Aufhellungslinie der Kalotte handelt es sich um eine **normale Gefäßfurche**.

Frage 5.340: Lösung E

Je nach Lage der **Schädelbasisfraktur** kann es zu verschiedenen **Hirnnervenläsionen** und Lokalbefunden kommen. Es sind Schädigungen des N. abducens, des N. opticus und des N. acusticus beobachtet worden. Bei Vorliegen eines Hämatotympanon handelt es sich um eine Einblutung in das Mittelohr, ein Lokalbefund, der bei Schädelbasisfrakturen häufiger beobachtet werden kann.

H90

Frage 5.341: Lösung A

Aussage (1) ist falsch, da bei einer **anterograden Amnesie** die Erinnerungslücke sich auch auf die Zeit vor Eintritt der Bewusstlosigkeit bezieht.
Die Aussage (2) ist falsch, da sich die **retrograde Amnesie** infolge Commotio cerebri in der Regel eher auf eine Zeitspanne von einigen Sekunden bis Minuten als auf eine Zeitspanne von einigen Stunden erstreckt.
Die Aussage (3) ist korrekt. Bei dem **postparoxysmalen Dämmerzustand** handelt es sich um ein hirnorganisches Psychosyndrom im Anschluss an den epileptischen Anfall.

Frage 5.342: Lösung A

Im Gefolge einer **Schädelbasisfraktur** kann es bei Zerreißung der Dura zu einer **Liquorfistel**, am häufigsten im Nasenraum, kommen. Der Nachweis der Liquorfistel erfolgt durch spezifische Untersuchung des Nasensekrets. Insbesondere weist der **Zuckergehalt** darauf hin, dass Liquor in den Nasenraum geflossen ist. Der Beweis der Liquorfistel gelingt am besten mit der Isotopenzisternographie. Als Komplikation einer solchen Fistelbildung ist die eitrige Meningitis gefürchtet, die mitunter rezidivierend – meist durch Pneumokokken bedingt – auftritt.

Frage 5.343: Lösung A

Siehe Kommentar zu Frage 5.342.

Frage 5.344: Lösung A

Intrakranielle Blutungen können dann zu einem blutigen Liquor cerebrospinalis führen, wenn Kontakt zum Subarachnoidalraum besteht. Diese Situation kann bei der zerebralen Venenthromhose, bei der Contusio cerebri, bei der intrazerebralen Blutung und bei einer Schädelfraktur mit Impression vorliegen. Bei der **Poliomyelitis anterior acuta** hingegen handelt es sich um eine Viruserkrankung mit Affektion der motorischen Vorderhornzellen, die nicht mit einer Blutung in den Subarachnoidalraum einhergeht (siehe auch Lerntext V.12).

H90

Frage 5.345: Lösung D

Das hohe Fieber, die Nackensteifigkeit (Meningismus) und der eitrige Liquor cerebrospinalis deuten auf das Vorliegen einer **Meningitis** hin. Wenn sich eine Meningitis im Anschluss an eine Schädelfraktur entwickelt, ist eine Infektion von außen (offene Schädelfraktur) oder über die Nasennebenhöhlen **(Fistelbildung)** anzunehmen.

H91

Frage 5.346: Lösung B

Die Dauer der hier beschriebenen Bewusstlosigkeit, der sich anschließende Stupor und das Durchgangssyndrom sprechen für das Vorliegen einer **Contusio cerebri**.

H92

Frage 5.347: Lösung B

Die zugehörige Abbildung zeigt ein Computertomogramm des Schädels mit beidseitigen halbmondförmigen Hypodensitäten subdural. Im Zusammenhang mit der hier beschriebenen Symptomatik ist von einem **chronischen subduralen Hämatom** auszugehen.

H91

Frage 5.348: Lösung C

Wenn sich – wie in dieser Kasuistik beschrieben – mit einer Latenz von 3 Wochen neben uncharakteristischen Beschwerden wie Kopfschmerzen fokalneurologische Halbseitenstörungen nach einem leichten Schädel-Hirn-Trauma entwickelt, ist von einem **chronischen subduralen Hämatom** auszugehen, das auch in der Abb. . des Bildanhanges darstellbar wird. Im Computertomogramm zeigt sich eine sichelförmige Zone, die sich entlang der Kalotte der linken Hemisphäre erstreckt. Das hier vorliegende chronische subdurale Hämatom wird insbesondere nach Kontrastmittelgabe sichtbar, da im Gegensatz zum akuten Subduralhämatom das Hämatom selbst sich nicht mehr hyperdens, sondern isodens zeigt. Beim Subduralhämatom handelt es sich um eine Blutung zwischen Dura mater und Arachnoidea.
Ein epidurales Hämatom zeigt sich hyperdens im Computertomogramm, weiterhin tritt die neurologische Fokalsymptomatik unmittelbar nach dem Trauma in Erscheinung oder nach einem beschwerdefreien Intervall von wenigen Stunden.

Frage 5.349: Lösung E

Bei **artifiziell blutigem Liquor** zeigen sich konsekutiv entnommene Volumina unterschiedlich bluthaltig; nach **Zentrifugation** des Liquor cerebrospinalis zeigt sich der Überstand meistens klar, nur bei starker Blutbeimengung ist eine leichte Gelbfärbung möglich (Serum).

H85

Frage 5.350: Lösung C

Man nimmt eine **Contusio cerebri** an, wenn posttraumatische Bewusstseinsstörungen länger als 6 Stunden andauern, zerebrale Herdsymptome (z.B. motorische und/oder sensible Hemisphären-Syndrome) auftreten und eine traumatisch bedingte Psychose in Erscheinung tritt. Die **traumatischen Psychosen** manifestieren sich in Form eines **Komas**, eines **Delirs** oder eines **Korsakow-Syndroms**. Nach einer schweren Contusio cerebri münden die Kontusionspsychosen nach Wochen bis Monaten in einen psychopathologischen Defektzustand. Besonders eindrucksvoll treten organische Persönlichkeitsveränderungen in Erscheinung, die sich als Stumpfheit, affektive Nivellierung, Antriebsarmut und Verflachung der Persönlichkeit äußern. Auch unvollständig rückgebildete motorische und/oder sensible **Hemisphären-Syndrome** sind häufig. Eine weitere gefürchtete Spätkomplikation der Contusio cerebri sind die **hirnorganischen Anfälle**. Sie treten besonders häufig nach offenen Gehirnverletzungen auf, können sich aber auch nach geschlossenen Schädeltraumata einstellen. Das Intervall zwischen Trauma und erstem epileptischen Anfall variiert zwischen Minuten und vielen Jahren. Der Anfallstyp ist gemäß der primären lokalen Ursache in etwa 10% der Fälle rein fokal, in den übrigen Fällen wird er dann generalisiert und ist in mehr als einem Viertel der Fälle von Anfang an generalisiert.
Auch **vegetative Dysregulationen** gehören zum typischen Bild des postkontusionellen Syndroms. Es besteht eine ausgeprägte vegetative Labilität. **Schellong**-Versuch und Steh-EKG zeigen oft eine Kreislaufregulationsstörung. Auch orthostatische Kollapszustände können auftreten.

F86

Frage 5.351: Lösung B

Ein **Epiduralhämatom** entsteht im Gefolge der Zerreißung einer Meningealarterie, sodass es zu einer Blutansammlung **zwischen Dura und Schädelkalotte** mit resultierender Gehirnkompression kommt. Häufig liegt dabei gleichzeitig eine Verletzung des knöchernen Schädels vor.
Das Epiduralhämatom führt meistens schon innerhalb der ersten zwölf Stunden zu schweren neuro-

logischen Symptomen. Entsprechend dem Verlauf und den Latenzzeiten zwischen Trauma und Beginn der neurologischen Symptome lassen sich vier Typen unterscheiden:

1. Sofort einsetzende und **persistierende Bewusstlosigkeit**.
2. **Anfängliche Bewusstlosigkeit** mit nachfolgender Bewusstseinstrübung mit fluktuierendem Ausmaß.
3. **Primäre Bewusstlosigkeit**, anschließend Intervall mit weitgehender oder vollständiger Rückbildung und schließlich erneutes Einsetzen der Bewusstseinsstörung.
4. **Zunächst keine Bewusstseinsstörung**, erst nach einigen Stunden Entwicklung einer Bewusstseinstrübung.

Die in dieser Frage beschriebene Situation entspricht also der Verlaufsform 3 nach epiduralem Hämatom.

F93

Frage 5.352: Lösung A

Bei ausgedehnten Schädel-Hirn-Traumata wird in der Tat häufig beobachtet, dass die retrograde Amnesie Tage bis Wochen des Zeitraums vor dem Trauma beinhalten und dass im weiteren Verlauf keine Rückbildungstendenz des zeitlichen Bereiches mit retrograder Amnesie erkennbar ist.
Die erste Aussage ist falsch, da sich die **retrograde Amnesie** nicht auf die Zeit einer Bewusstlosigkeit bezieht, sondern auf eine Zeit davor, als der Patient noch bei klarem Bewusstsein war.
Die dritte Aussage ist falsch, da bei der **Contusio cerebri** definitionsgemäß zerebrale Herdsymptome auftreten.

F99

Frage 5.353: Lösung E

Beim **chronischen subduralen Hämatom** setzen die Symptome erst Tage und manchmal Wochen nach einem Schädel-Hirn-Trauma ein. Häufig können sich die Patienten gar nicht mehr an das ursprüngliche Trauma erinnern. Es kommt zu einer langsam zunehmenden Vigilanzstörung und Antriebsstörung mit oder ohne Halbseitensymptomatik. Die Diagnose wird durch die Computertomographie gestellt. Da die primär erhöhte Dichte geronnenen Blutes innerhalb von Wochen abnehmen kann, zeigt sich das chronisch subdurale Hämatom häufig hirnisodens oder sogar -hypodens. Die **Pachymeningeosis haemorrhagica interna** ist verwandt mit dem chronisch subduralen Hämatom und tritt insbesondere auch ohne Schädeltrauma spontan bei chronischem Alkoholabusus auf.

H97

Frage 5.354: Lösung B

Bei diesem Mädchen nach **Schädel-Hirn-Trauma** ist temporal eine Hyperdensität zu erkennen, die frischem Blut entspricht und zu einer Abdrängung des Temporallappens sowie der Dura geführt hat. Dieser Befund ist typisch für ein **epidurales Hämatom**. In Kombination mit dem epiduralen Hämatom ist außerhalb der Schädelkalotte eine Schwellung mit Hyperdensität zu erkennen, die einem **Weichteilhämatom** im Schläfenbereich entspricht.

H99

Frage 5.355: Lösung C

In diesem Fall handelt es sich um die typische Anamnese bei einem **traumatisch induzierten epiduralen Hämatom.** Dieses Hämatom ist in der Regel Folge einer Verletzung einer Meningealarterie oder einer ihrer Äste. Der klassische Verlauf des epiduralen Hämatoms wird durch eine initiale Bewusstlosigkeit mit anschließender Besserung der Bewusstseinslage für Stunden im Sinne eines freien Intervalls und erneuter rascher Verschlechterung der Bewusstseinslage bis hin zur Mittelhirneinklemmung beschrieben. Infolge dieser Drucksymptomatik können absteigende motorische Bahnsysteme mit Entwicklung einer zentralen Hemiparese zur Entwicklung kommen.

H94 F94

Frage 5.356: Lösung A

Organische Persönlichkeitsveränderungen mit dem Nebeneinander von explosiver Reizbarkeit und stumpfer Apathie sind nach traumatischen Hirnschädigungen mitunter zu beobachten. Falsch ist die Aussage 2, da die Mehrzahl der Hirntraumatiker ihre psychischen Veränderungen durchaus wahrnimmt und entsprechend häufig reaktive Depressionen aufweist.
Es kann keineswegs davon die Rede sein, dass bei Hirntraumatikern die psychopathologischen Defekte häufig so stark sind, dass eine gezielte Rehabilitation nicht sinnvoll ist. Durch systematisches neuropsychologisches Training und durch Verhaltenstraining sowie durch den Erwerb von Hilfsstrategien können Hirntraumatiker erhebliche Fortschritte in der Bewältigung des Alltagslebens machen.

H99

Frage 5.357: Lösung E

Unter einer **Karotis-Sinus-cavernosus-Fistel** versteht man eine meist traumatisch induzierte Kurzschlussbildung zwischen der A. carotis interna und dem Sinus cavernosus. Umgebende Strukturen des Sinus cavernosus können durch Erweiterung des Sinus cavernosus geschädigt werden. Insbesondere die Augenbewegungsnerven III, IV und V und der N. supraorbitalis (1. Ast des Trigeminus) laufen durch die Wand des Sinus cavernosus. Die Patienten klagen aufgrund dieser Hirnnervenaffektionen über einseitige Stirnkopfschmerzen und Doppelbilder. Oft sind die Patienten weiterhin durch ein pulssynchrones Ohrgeräusch belästigt. Bei der Untersuchung des Kranken fällt ein ein- oder doppelseitiger, meist pulsierender Exophthalmus auf. Er beruht auf einer venösen Stauung bei Abflussbehinderung in der V. ophthalmica durch Zufluss arteriellen Blutes in den Sinus cavernosus. Die Stauung zeigt sich auch in Form einer Chemosis der Konjunktiven mit Erweiterung der Venen. In schweren Fällen kommt es zu Stauungsblutungen in die Netzhaut und den Glaskörper mit entsprechender Visusminderung.
Ein präganglionäres Horner-Syndrom ist bei einer Sinus-cavernosus-Fistel nicht denkbar, ein solches Syndrom wäre bei Rückenmarksschädigung mit Affektion der absteigenden sympathischen Nervenfasern möglich.

5.5.3 Therapie

Frage 5.358: Lösung C

Eine zuverlässige und bleibende Beseitigung einer frontobasalen Liquorfistel ist nur durch **plastische Deckung der vorderen Schädelbasis** zu erreichen.

F92

Frage 5.359: Lösung A

Obwohl wegen einer Übelkeit und eines Erbrechens sowie aufgrund von Schwindelerscheinungen der Patient Bettruhe einhalten wird, ist eine strikte Bettruhe für mindestens 3 Wochen nach durchgemachter **Commotio cerebri** nicht erforderlich. Alle übrigen Empfehlungen sind sicherlich sinnvoll, obwohl aus wissenschaftlicher Sicht zu diesen Aspekten keine harten Daten vorliegen.

5.6 Gefäßkrankheiten

5.6.1 Allgemeines

F88

Frage 5.360: Lösung D

Koagulationsnekrosen werden in typischer Weise beim Herz- und Niereninfarkt beobachtet. Die Infarktzone zeigt sich dabei aufgrund einer Verfettung gelb und erhaben. Die Konsistenz ist aufgrund einer erhöhten Wasseraufnahme vermehrt.
Bei anämischen **Hirninfarkten** jedoch wird dieses mikroskopische Bild nicht beobachtet, vielmehr imponiert eine **Verflüssigung des nekrotischen Hirngewebes** mit **Zystenbildung und/oder Fasergliose**, besonders in der unmittelbaren Umgebung des Hirninfarktes.
Hirninfarkte können sowohl bei intrakraniellen Gefäßverschlüssen **(A. cerebri media)** als auch bei extrakraniellen Gefäßverschlüssen **(A. carotis interna)** beobachtet werden.

H88

Frage 5.361: Lösung A

Hirninfarkte infolge **Hirnarterienembolie** können entweder vom Herzen bei kardialer Grunderkrankung ausgehen oder aber als arterioarterielle Embolie aus einem arteriosklerotischen Plaque vorgeschalteter Gefäße einen Hirninfarkt bedingen. Da arteriosklerotische Veränderungen am häufigsten im Bereich der A. carotis interna unmittelbar oberhalb der Bifurkation gefunden werden, kommt es am häufigsten zu einer Hirnembolie in den nachgeschalteten Gefäßen, insbesondere im Versorgungsgebiet der A. cerebri media. Bei einem kompletten Mediainfarkt wird eine brachiofazial betonte sensomotorische Hemiparese kontralateral mit gesteigerten Muskelreflexen und positiven Pyramidenbahnzeichen beobachtet. Wenn die dominante Hemisphäre betroffen ist, liegt eine meist gemischte Aphasie vor, auch eine homonyme Hemianopsie zur Gegenseite wird beobachtet.

H92

Frage 5.362: Lösung C

In etwa 60% liegen die rupturierten **sackförmigen Aneurysmen** im Bereich der Gefäße des **Circulus arteriosus cerebri**. Nur selten liegen Aneurysmen im Bereich der A. cerebri media vor, hier kann eine Aneurysmablutung das Bild einer hypertonen Massenblutung vortäuschen. Kommt es zu einer Ruptur eines Aneurysmas an typischer Stelle, so befindet sich die Blutung frontobasal.

H89

Frage 5.363: Lösung E

Bei arteriosklerotischen Veränderungen im Bereich der A. carotis interna kann es durch Ablösung thrombotischen Materials zu einer **Hirnarterienembolie** insbesondere im Versorgungsgebiet der A. cerebri media kommen.
Transitorische zerebrale Ischämien, die auch als transitorisch-ischämische Attacken bezeichnet werden, gehen mit neurologischen Symptomen einher, die sich innerhalb von 24 Stunden wieder vollständig zurückbilden. Transitorisch-ischämische Attacken neigen zu Rezidiven und sind häufig Vorboten eines manifest bleibenden Hirninfarkts. Typische Symptome einer transitorisch-ischämischen Attacke sind die Amaurosis fugax, eine motorische Aphasie sowie Mono- und Hemiparesen vom schlaffen Typ.
Unter einer **Enzephalomalazie** versteht man eine nekrotische Veränderung des Hirngewebes, die bei einem vollständigen Hirninfarkt beobachtet wird.

F87

Frage 5.364: Lösung A

Der typische Lähmungstyp bei einem Hirninfarkt im Bereich der **A. cerebri media** ist die **brachiofazial betonte Hemiplegie kontralateral**. Während die kortikalen Repräsentationsfelder und die zugehörigen Faserverbindungen für das Gesicht und die obere Extremität von der A. cerebri media versorgt werden, wird das Repräsentationsfeld für die untere Extremität von der A. cerebri anterior versorgt. Die Lähmungen treten bei Hirninfarkten der A. cerebri media kontralateral auf, da die absteigenden motorischen Fasersysteme auf Hirnstammebene zur Gegenseite kreuzen.

H93

Frage 5.365: Lösung D

Eine **intrazerebrale Blutung** stellt sich in der Computertomographie bereits in der Nativuntersuchung (ohne intravenöse Kontrastmittelgabe) mit einer gegenüber dem Hirnparenchym und den Liquorräumen deutlich erhöhten Dichte dar. Diese Dichteerhöhung ist unabhängig von der intrakraniellen Lage der Blutung, d.h. sowohl subdurale als auch epidurale und subarachnoidale Blutungen stellen sich jeweils **hyperdens** dar.
Ein **frischer ischämischer Hirninfarkt** ist in den ersten 6 Stunden nach dem ischämischen Ereignis häufig im CT noch nicht abgrenzbar und zeigt sich später dann als ein **hypodenser** (also dichtegeminderter) Bezirk.

F87

Frage 5.366: Lösung E

Transitorische zerebrale ischämische Attacken sind Ausdruck kleinerer Hirninsulte mit plötzlichem Beginn, kurzer Dauer (höchstens 24 Stunden) und haben die Tendenz, sich zu wiederholen. Die häufigsten Symptome sind flüchtige brachiofaziale Hemiparesen, passagere Sprachstörungen und minutenlange monokuläre Blindheit auf einem Auge (Amaurosis fugax).
Die meisten Attacken gehen auf Mikroembolien zurück, die vorwiegend aus unregelmäßig konturierten, teilweise vom Endothel entblößten bzw. ulzerierten arteriosklerotischen Plaques in den vorgeschalteten Arterien **(intrakranielle Gefäße, Karotisbifurkation, Aortenbogen)** stammen oder insbesondere bei **Vitien aus dem Herzen** kommen.

F91 H87

Frage 5.367: Lösung C

Eine selektive Thrombose innerer Hirnvenen, z.B. der V. cerebri magna, ist selten. Öfter kommt es dagegen vor, dass innere Hirnvenen gleichzeitig mit äußeren Venen oder nahegelegenen Sinus thrombosieren. Folgen einer Thrombose der V. magna sind gewöhnlich **hämorrhagische Infarkte** im Gebiet der Stammganglien und des **Thalamus**.

H99

Frage 5.368: Lösung E

Bei einer **Hirnsinusthrombose** kommt es zu einer Blutabflussbehinderung im Bereich des Gehirns. Diese Abflussbehinderung führt zu einem Ödem in dem jeweils abhängigen Hirngebiet. In schweren Fällen einer Hirnsinusvenenthrombose kommt es zu Stauungsblutungen und zu hämorrhagischen Erweichungen des Gehirns. Leitsymptome der Sinusvenenthrombose sind Kopfschmerzen, Übelkeit und Erbrechen. Da die venöse Abflussbehinderung mehr die Rinde als das Mark betrifft, sind fokale oder generalisierte Anfälle nicht selten. Im Gefolge des Hirnödems treten Fokalsymptome in Form von Paresen auf. Vigilanzstörungen sind als Ausdruck der Enzephalopathie ebenfalls häufig. Vertikale Blicklähmungen resultieren insbesondere bei Affektionen des oberen Hirnstammes. Eine solche wird bei Hirnsinusvenenthrombosen nicht beobachtet.

F97

Frage 5.369: Lösung E

Da die perforierenden kleinen Arterien des Mediastromgebietes, die die Basalganglien versorgen, besonders häufig arteriosklerotisch verändert sind, kann dieses Gebiet Ausgangspunkt einer **hypertensiven Rhexisblutung** sein. Insbesondere bei geringvolumigen **Subarachnoidalblutungen** aus einem Aneurysma heraus können plötzlich auftretende, heftige Kopfschmerzen einziges Symptom dieser Erkrankung sein.
Chronisch subdurale Hämatome führen zu Hirndruck, der klinisch in Form relativ unspezifischer Symptome wie Kopfdruck, psychomotorische Verlangsamung und mnestischen Funktionsstörungen einhergehen kann.

F92

Frage 5.370: Lösung B

Zu **(A):** Diese Aussage ist falsch, da es im Gefolge der Blutung in den Subarachnoidalraum hinein zu Vasospasmen mit Hirninfarkten kommen kann.
Zu **(B):** Diese Aussage ist korrekt, da Aneurysmen im Bereich der A. basilaris/vertebralis weitaus seltener sind.
Zu **(C):** Die größte Gefahr einer Rezidivblutung besteht innerhalb der ersten zwei Wochen nach der akuten ersten Blutung.
Zu **(D):** Multiple Aneurysmen kommen zwar vor, das Vorhandensein von drei oder mehr Aneurysmen der Hirnarterien ist jedoch selten.
Zu **(E):** Etwa 25% der Betroffenen versterben im Rahmen einer ersten Blutung bei einem Hirnarterienaneurysma.

F89

Frage 5.371: Lösung D

Bei einem intrakraniellen **epiduralen Hämatom** handelt es sich um eine Blutung zwischen Schädelknochen und harter Hirnhaut. Epidurale Hämatome treten im Gefolge von Kopftraumen auf. Die Blutung stammt dabei aus der **A. meningea media** oder einem ihrer Äste. Klinisch kommt es nach initialer Somnolenz und einem häufig mehrstündigen freien Intervall dann zu den Zeichen eines Hirndrucks mit Anisokorie, Koma, kontralateralen Hemiparesen und Mittelhirneinklemmungen.

H89

Frage 5.372: Lösung A

Nichttraumatische **intrazerebrale Massenblutungen** resultieren aus intrakraniellen Gefäßläsionen bei Arteriosklerose und meist gleichzeitig vorliegender Hypertonie oder bei Gefäßmissbildungen. Selten sind Koagulopathien bzw. eine Behandlung mit Antikoagulanzien Ausgangspunkt einer solchen intrazerebralen Massenblutung. Gefäßrupturen finden sich am häufigsten im Bereich des Abganges der Aa. lenticulostriatae aus der A. cerebri media. Etwa 70% der Massenblutungen liegen im Bereich der Stammganglien mit Affektion auch der **Capsula interna**. Klinisch imponiert eine apoplektiform auftretende kontralaterale Hemiplegie, epileptische Anfälle und Thalamussyndrome mit extrapyramidalen motorischen Störungen und Schmerzsyndromen. Bei zunehmendem Hirndruck werden die Patienten komatös und können Symptome einer Mittelhirneinklemmung entwickeln.

H90

Frage 5.373: Lösung B

Eine Ischämie mit Ausbildung eines **Hirninfarktes** kann durch eine kardiogene Embolie (Tachyarrhythmia absoluta), durch Arteriospasmen nach Subarachnoidalblutung und durch Kompression von hirnversorgenden Gefäßen bei maximaler intrakranialer Drucksteigerung nach Schädel-Hirn-Trauma sowie durch rheologische Störungen bei Polyzythämie in Erscheinung treten.
Beim **Costen-Syndrom** handelt es sich um ein Mandibulargelenkssyndrom. Das Schmerzsyndrom hat einen neuralgiformen Charakter und geht auf eine Funktionsstörung des Kiefergelenkes zurück. Es handelt sich in den meisten Fällen um eine fehlerhafte Okklusion des Gebisses.

H89

Frage 5.374: Lösung D

Spontane **Subarachnoidalblutungen** sind in etwa 60% der Fälle auf die Ruptur eines sackförmigen Aneurysmas im Bereich der Gefäße des Circulus arteriosus cerebri zurückzuführen. In 10% der Fälle ist eine Subarachnoidalblutung Folge der Ruptur eines arteriovenösen Angioms. Im Gefolge der Subarachnoidalblutung kommt es durch Einwirkung vasoaktiver Substanzen zu zerebralen Gefäßspasmen mit der Ausbildung sekundärer Hirninfarkte, durch intrakranielle Drucksteigerung zu Mittelhirneinklemmungen, durch Liquorzirkulationsstörungen zu einem kommunizierenden Hydrozephalus sowie Papillenödemen. Eine **foudroyante embolische Meningoenzephalitis** gehört **nicht** zu den Folgeerscheinungen einer Subarachnoidalblutung (siehe auch Lerntext V.15).

F86

Frage 5.375: Lösung D

Sackförmige Hirnarterienaneurysmen liegen bevorzugt an den Zweigstellen der jeweils betroffenen Arterien und im Bereich der A. communicans an-

terior (s. Abb. 5.5). Die meisten Aneurysmen entwickeln sich auf der Grundlage eines kongenitalen Defektes der Arterienwände. Im Laufe des Lebens kommt es aufgrund der Strukturschwäche der Arterienwand unter der Wirkung des Blutdruckes mehr und mehr zu einer Dehnung des Gefäßes, bis schließlich eine manifeste Aussackung der Gefäßwand entsteht. Die Ausbildung eines Aneurysmas wird begünstigt durch eine Arteriosklerose, einen Hochdruck und durch veränderte Kreislaufverhältnisse infolge von Anomalien des Circulus *Willisii*. Nur selten kommt es durch Verletzung der Arterienwand im Rahmen eines **akuten Schädel-Hirn-Traumas** zu der Entwicklung eines Aneurysmas. Aneurysmen können **vollständig thrombosieren** mit anschließender bindegewebiger Organisation des Thrombus, sodass die Gefahr einer Rupturblutung wesentlich geringer wird.
Sackförmige Aneurysmen sind im Allgemeinen stecknadelkopf- bis erbsengroß, nur in Ausnahmefällen werden sie so groß, dass sie tumorähnliche, neurologische Symptome induzieren können. Aufgrund der Lage der Aneurysmen kommt es jedoch praktisch nie zu einem Auftreten von **epileptischen Krampfanfällen** im Sinne eines Frühsymptoms. Rupturen von sackförmigen Hirnarterienaneurysmen treten typischerweise erst im **mittleren Lebensalter** auf.

F97

Frage 5.376: Lösung C

Siehe Kommentar zu Frage 5.375.

H84

Frage 5.377: Lösung B

Beim **subduralen Hämatom** handelt es sich um eine venöse Blutung. Durch Zug- und Scherkräfte reißen die **Brückenvenen**, die die verbindenden Blutgefäße zwischen Schädelwand und Gehirn sind, ein, sodass es zu einer Blutansammlung subdural kommt.

Subarachnoidalblutung **V.15**

Das charakteristische Symptom bei der Entwicklung einer **akuten intrakraniellen Subarachnoidalblutung** ist der **schlagartig einsetzende heftige Kopfschmerz**. Entweder akut oder mit einer kurzen Latenz tritt zusätzlich **Erbrechen** auf. Der Kopfschmerz ist nicht eindeutig lateralisiert, sondern breitet sich diffus aus bei vorwiegend okzipitaler Betonung. Bei zwei Drittel der Patienten entwickelt sich relativ rasch eine **Bewusstseinstrübung** bis hin zum Koma. Besonders dann, wenn ein basales, sackförmiges Aneurysma Ausgangspunkt der Subarachnoidal-

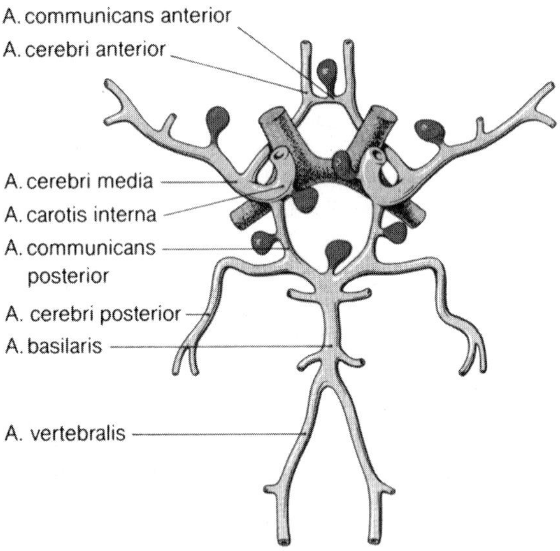

Abb. 5.5 Circulus Willisii mit den häufigsten Aneurysma-Lokalisationen.
Die A. communicans anterior ist mit 33% am häufigsten betroffen, gefolgt von der A. carotis interna, der A. communicans posterior und der A. cerebri media mit jeweils ca. 20%. (Aus: Masuhr, Neumann, Duale Reihe Neurologie, Georg Thieme Verlag Stuttgart, 1996.)

blutung war, zeigen die Patienten einen ausgeprägten Meningismus. Der neurologische Befund ist initial bei den Patienten bis auf einen meist beidseits positiven *Babinski*-Reflex zunächst noch unauffällig. Am Augenhintergrund wird keine Stauungspapille, sondern allenfalls eine flächenhafte, meist **papillennahe Fundusblutung** beobachtet. Im weiteren Verlauf der Subarachnoidalblutung kommt es – je nach Art und Lokalisation der Blutungsquelle – zu der Ausbildung eines spezifischen herdneurologischen Befundes. Bei einem Aneurysma der A. communicans anterior kommt es aufgrund einer Einblutung in die Basis des Stirnhirns meist zu diskreten Halbseitensymptomen. Wenn ein intrakranielles Aneurysma im Bereich der A. carotis interna liegt, kann es zu progredienten Augenmuskelparesen, zu einem Optikus- oder Chiasmabefall, zu einer Sensibilitätsstörung im Trigeminusbereich und zu einem Exophthalmus kommen. Bei einem Aneurysma an der Abgangsstelle der A. communicans posterior kommt es – entweder durch Druckwirkung des Aneurysmas selbst oder durch die Druckwirkung des Blutes nach Ruptur – zu einer Okulomotoriusparese und zu migräneartigen Schmerzen im Ausbreitungsgebiet des Stirnastes des N. trigeminus. Bei Aneurysmen der A. cerebri media kommt es zu kontralateralen Hemiparesen, gelegentlich zu epileptischen Anfällen und zu der Ausbildung einer Aphasie.
Dennoch ist allgemein zu sagen, dass neben den herdneurologischen Befunden, die je nach Sitz eines sackförmigen Aneurysmas zutage treten, der **akute heftige diffuse Kopfschmerz mit Nackensteifigkeit das Primärsymptom bei der Subarachnoidalblutung** ist. Die Schmerzen sind nicht auf eine unmittelbare Reizung des Gehirns zurückzuführen, da das Gehirn selbst keine Schmerzrezeptoren enthält. Der Schmerz geht von den Hirnhäuten aus, die reich an Schmerzrezeptoren sind.

F99

Frage 5.378: Lösung C

Bei der Ausbildung einer traumatischen arteriovenösen Fistel zwischen A. carotis interna und Sinus cavernosus entwickelt sich ein **Sinus-cavernosus-Syndrom**. Das Syndrom ist durch eine Affektion der Nerven, die die Augenmuskeln versorgen, und durch die Schädigung des N. trigeminus charakterisiert. Aufgrund des Überdrucks im venösen System des Sinus cavernosus und seiner vorgeschalteten Venen entwickeln sich Stauungsblutungen am Fundus oculi und vom Patienten wahrgenommene pulssynchrone Gefäßgeräusche mit **pulsierendem Exophthalmus** und einer Chemosis.

F94 F90

Frage 5.379: Lösung A

Bei der **Pseudobulbärparalyse** handelt es sich um eine motorische Funktionsstörung im Bereich der kaudalen Hirnnerven, die nicht wie bei der echten **Bulbärparalyse** durch eine Degeneration der Kerngebiete, sondern durch eine beiderseitige Schädigung der kortikalen Innervation (kortikobulbäre Fasern) ausgelöst wird. Zu einer solchen Schädigung kommt es im Gefolge von multiplen, kleinen Erweichungen im mittleren und unteren Hirnstamm bei fortgeschrittener **Arteriosklerose**. Klinisch treten dysarthrische Sprechstörungen, Heiserkeit, Gaumensegelparese, Schluckstörungen und Zungenlähmung auf. Eine Steigerung des **Masseterreflexes** ist als pathognomonisch zu bezeichnen. Eine Atrophie oder ein Faszikulieren der paretischen bulbären Muskulatur tritt bei der arteriosklerotischen Pseudobulbärparalyse nicht auf. Dieses Phänomen findet man vielmehr bei einer Affektion der motorischen Hirnnervenkerne (echte Bulbärparalyse).

F00

Frage 5.380: Lösung A

Der **Morbus Binswanger**, der auch als **subkortikale arteriosklerotische Enzephalopathie (SAE)** bezeichnet wird, resultiert aus einer schwerpunktmäßigen arteriosklerotischen Erkrankung der intrazerebralen dünnen Endstromgefäße. Ein Verschluss oder eine hochgradige Stenose dieser Gefäße führt zu lakunären Infarkten (2–15 mm Durchmesser) vorwiegend in der subkortikalen weißen Substanz, aber auch in den Basalganglien. Häufig sind auch die Endstromgefäße des Hirnstamms betroffen. Multiple lakunäre Infarkte können konfluieren und dann das typische Bild im Computertomogramm oder im Kernspintomogramm mit Hypodensitäten vorwiegend periventrikulär von meist symmetrischer Gestalt induzieren. Histologische Serienschnitte haben gezeigt, dass die Entstehung der lakunären Infarkte bzw. der subkortikalen arteriosklerotischen Enzephalopathie in nahezu allen Fällen auf einem lokalen arteriosklerotischen Verschluss der Radiärarterien beruht und embolische Gefäßverschlüsse als Ursache eine untergeordnete Rolle spielen. Die generalisierte Erkrankung der Markarterien verursacht eine spongiöse Demyelinisierung im Marklager. Die **subkortikale arteriosklerotische Enzephalopathie** geht regelhaft mit einer erheblichen und langdauernden arteriellen Hypertonie und einer dilatativen Makroangiopathie einher. Leitsymptom einer subkortikalen arteriosklerotischen Enzephalopathie sind Demenz, Gangstörungen und seltener auch Blasenstörungen. Intermittierend können mit meist guter Prognose Halbseitenlähmungen im Rahmen von akuten lakunären Infarkten zur Entwicklung kommen.

H85

Frage 5.381: Lösung E

Im Gegensatz zu einer rechtsseitigen ist mit der **linksseitigen Brachialis-Gegenstrom-Angiographie** lediglich eine Darstellung der A. vertebralis und der A. basilaris, nicht aber der A. carotis möglich. Folglich lassen sich Abgangsstenosen der linken A. vertebralis, Verschlüsse der A. basilaris, Verschlüsse der rechten A. cerebri posterior und – entweder über Verlagerung von physiologischen Gefäßen oder Nachweis von pathologischen Gefäßen – Tumoren der hinteren Schädelgruppe nachweisen. Bei fehlender Darstellbarkeit des **Carotis-Stromgebietes links** ist resultierend eine Diagnostik von **Tumoren der linken Großhirnhemisphäre** mit der linksseitigen Brachialis-Gegenstrom-Angiographie **nicht** möglich. Die unterschiedlichen Möglichkeiten der Brachialis-Gegenstrom-Angiographie auf der rechten und der linken Seite resultieren aus der Tatsache, dass rechts die A. carotis gemeinsam mit der A. brachialis aus dem Truncus brachiocephalicus stammt, während links die A. carotis communis direkt aus der Aorta entspringt.

H92

Frage 5.382: Lösung D

Beim **Subklavia-Anzapf-Syndrom** handelt es sich um einen in der Regel arteriosklerotisch bedingten proximalen Verschluss oder eine hochgradige Stenose der A. subclavia. Kompensatorisch erfolgt die Blutversorgung der oberen Extremität über eine retrograd durchströmte A. vertebralis. Im vorliegenden Fall wird aufgrund des Subklaviaprozesses links in typischer Weise links ein niedriger systolischer und diastolischer Blutdruck gemessen. Beim Subklavia-Anzapf-Syndrom erfolgt die Blutversorgung – hier der linken oberen Extremität – kompensatorisch über eine retrograd durchströmte linke A. vertebralis.

H84

Frage 5.383: Lösung E

Bei einem **extrakraniellen Verschluss der A. carotis interna** werden – je nach Gefäßanlage – verschiedene Kollateralkreisläufe gebildet. Der häufigste Kollateralkreislauf läuft über die A. carotis externa mit ihren Endästen (A. temporalis superficialis, A. facialis), die in Höhe des Augenwinkels eine Verbindung mit einer Fortsetzung der A. ophthalmica, der A. supratrochlearis, besitzen. Weitere Kollateralkreisläufe können von der gegenseitigen A. carotis interna über die A. communicans anterior und von der A. vertebralis über die Aa. communicantes posteriores gebildet werden.

H85

Frage 5.384: Lösung B

Der komplette Verschluss des Hauptstammes der A. cerebri media vor dem Verlassen der lentikulostriären Arterien oder unmittelbar am Abgang dieser Arterien kann einen großen Teil der Hemisphäre zerstören. Es kommt zu einer Schädigung sowohl der absteigenden motorischen als auch der aufsteigenden sensorischen Systeme. Klinisch imponiert eine zunächst schlaffe, später spastische **Hemiplegie** mit **positivem Babinski-Phänomen**, eine **Hemihypästhesie** und eine **homonyme Hemianopsie** nach rechts. Ist die linke Hemisphäre betroffen, so tritt zusätzlich eine globale Aphasie in Erscheinung. Im Bereich der **Fazialismuskulatur** sind lediglich die beiden **unteren Äste** betroffen, da der Stirnast des N. facialis beidseitig innerviert ist und bei einseitigem Ausfall der kortikonukleären Fasern die ipsilaterale Projektion eine ausreichende Innervation der Muskeln, die vom Stirnast versorgt werden, gewährleistet.

H84

Frage 5.385: Lösung C

Ein **dissoziierter Hirntod** liegt dann vor, wenn bei fehlender Hirntätigkeit, inklusive des Hirnstamms, noch eine weitestgehend intakte Herz-Kreislauf-Situation besteht. Der Hirntod läßt sich klinisch durch den Ausfall von Hirnstammreflexen und elektrophysiologisch über ein isoelektrisches EEG nachweisen. Bei dem dissoziierten Hirntod findet man eine **fehlende Spontanatmung**.

H92

Frage 5.386: Lösung E

Transitorisch ischämische Attacken (TIA) sind Ausdruck kleinerer Hirninsulte mit plötzlichem Beginn und kurzer Dauer (höchstens 24 Stunden). Transitorische ischämische Attacken können sich im Karotis- und/oder im Basilaris-Stromgebiet abspielen. Die Attacken können auf Mikroembolien zurückgeführt werden, die entweder kardiogenen Ursprungs sind oder von ulzerierenden arteriosklerotischen Plaques, in der Regel der großen extrakraniellen hirnversorgenden Gefäße ausgehen. Transitorische ischämische Attacken können auch hämodynamisch im Rahmen einer vertebrobasilären Insuffizienz oder bei Arteria-carotis-interna-Stenose vorkommen.

F92

Frage 5.387: Lösung A

Die Definition des **PRIND** ist abhängig von Verlaufskriterien (Dauer bis zu 7 Tagen) mit Reversibilität.

H91

Frage 5.388: Lösung D

Im Gegensatz zur Kernspintomographie lassen sich in der kranialen **Computertomographie akute Hirninfarkte** in den meisten Fällen erst nach 24 bis 48 Stunden als Hypodensität nachweisen.

H91

Frage 5.389: Lösung B

Die A. cerebri anterior geht aus der A. carotis interna hervor und versorgt den frontozentralen Anteil des Gehirns. Die A. cerebri posterior entspringt aus der A. basilaris und versorgt den okzipitalen Teil des Gehirns.

H91

Frage 5.390: Lösung D

Siehe Kommentar zu Frage 5.389.

F90

Frage 5.391: Lösung A

Bei der **Purpura cerebri** handelt es sich um petechiale, maximal linsengroße Blutungen in das Parenchym des Gehirns. Sie liegen meist in der weißen Substanz. Die Ursachen für die Entwicklung einer Purpura sind unterschiedlich. Am häufigsten sind zerebrale Fettembolien, Endotoxinschock, intravasale Gerinnung, Malaria, hämorrhagische Enzephalitiden und hämorrhagische Diathesen bei Leukämien. Eine **Hypertonie** und arteriosklerotische Veränderungen sind keine primäre Ursache für eine Purpura cerebri.

F96 F90

Frage 5.392: Lösung C

Von einem **Sinus-cavernosus-Syndrom** spricht man, wenn ein Prozess, der vom Sinus cavernosus selbst ausgeht (Thrombose) oder sich in seiner unmittelbaren Nachbarschaft befindet, zu einer Schädigung der benachbarten nervalen Strukturen führt. Ursachen eines Sinus-cavernosus-Syndroms sind primäre Tumoren oder Metastasen, infraklinoidale Karotisaneurysmen und Kavernosusthrombosen. Das Sinus-cavernosus-Syndrom ist durch die Affektion der Nerven, die die Augenmuskeln versorgen (N. oculomotorius, N. trochlearis, N. abducens) und durch die Schädigung des N. trigeminus charakterisiert. Bei einer neoplastisch oder traumatisch bedingten Aneurysmaruptur kann es zu einer Shuntbildung zwischen dem intrakavernösen Anteil der Arteria carotis interna und dem venösen Blut des Sinus cavernosus kommen. In diesem Fall entwickelt sich zusätzlich zu den okulomotorischen Störungen und der Sensibilitätsstörung im Gesicht ein ipsilateraler Exophthalmus mit pulssynchronem Geräusch.
Zu **(C):** Der **N. facialis** befindet sich nicht in einer anatomischen Nähe zum Sinus cavernosus und wird im Rahmen eines dortigen Prozesses nicht affiziert.

H97

Frage 5.393: Lösung B

Siehe Kommentar zu Frage 5.392.

H90

Frage 5.394: Lösung A

Bei einem **Kephalhämatom**, das durch Lösung des Periost vom Schädeldach bei tangentialer mechanischer Gewalteinwirkung unter der Geburt entsteht, findet sich nach Gefäßzerreißung oft ein ausgedehnter Bluterguss zwischen der äußeren Knochentafel des Gehirnschädels und dem Periost. Das Periost, das im Bereich des Schädelknochens auch Perikranium genannt wird, bildet also diejenige Struktur, die die Ausbreitung der Blutung begrenzt.

H90

Frage 5.395: Lösung E

Das **epidurale Hämatom** ist in der Regel Folge einer Verletzung der Meningealarterie oder einer ihrer Äste. Da es sich in der Mehrzahl der Fälle um eine arterielle Blutung handelt, entwickelt sich das epidurale Hämatom eher rasch. Die Blutung liegt zwischen Dura mater und Innenseite des Schädeldaches, das auch als begrenzende Struktur dieser Blutung fungiert.

F99

Frage 5.396: Lösung C

Bei einer **Amaurosis fugax** handelt es sich um eine für Sekunden bis Minuten anhaltende Erblindung auf einem Auge aufgrund einer Ischämie der Retina. Eine solche Situation wird von den angebotenen Erkrankungen und Syndromen nur bei **thrombosierenden Stenosen einer A. carotis interna** gefunden. In der Regel kommt es nicht hämodynamisch bedingt, sondern durch Ablösen thrombotischen Materials an der A. carotis interna zu einem vorübergehenden embolischen Verschluss der A. centralis retinae mit spontaner Thrombolyse und entsprechender Wiedererlangung der Sehfähigkeit.

F91

Frage 5.397: Lösung C

Bei einer **Subarachnoidalblutung** kommt es bei deutlichem Bluteinbruch zu einer **Erhöhung des Gesamteiweißes**, unter der Reizwirkung des Blutes im Subarachnoidalraum kann sich eine Fremdkörpermeningitis mit **erhöhter Zellzahl** entwickeln. Bereits etwa vier Stunden nach einer Subarachnoidalblutung lassen sich zytologisch hämosiderinspeichernde Erythrophagen **(Siderophagen)** nachweisen (siehe auch Lerntext V.15).

F91

Frage 5.398: Lösung C

Bei der Single-Photon-Emission-Computertomographie **(SPECT)** handelt es sich um ein szintigraphisches Tomographieverfahren, das vor allem wegen des geringeren Aufwandes bei der Isotopenherstellung im klinischen Bereich einsetzbar ist, jedoch eine deutlich geringere Messgenauigkeit als die Positronenemissionstomographie (PET) besitzt. Die Bilderzeugung resultiert aus der Messung von freiwerdenden Photonen mit einer um das Objekt rotierenden Gammakamera und einer Bilderzeugung durch Rückprojektion entsprechend dem Prinzip der Computertomographie. Als Isotopen werden vorwiegend ^{123}J-markierte Amphetamine und lipophile Verbindungen eingesetzt. Beim Hirninfarkt ist die SPECT bei der **Darstellung von Durchblutungsstörungen** überlegen. Dies bezieht sich vor allen Dingen auf den Nachweis frischer Infarkte vor dem Eintritt morphologischer Hirnveränderungen (die ersten 48 Stunden nach Infarkt). Die SPECT ist auch in der Lage, funktionelle Veränderungen größerer Hirnareale in der Infarktperipherie darzustellen. Wegen der besseren Auflösung ist die Röntgencomputertomographie und die Magnetresonanztomographie der SPECT bei manifesten Hirninfarkten und bei der Erkennung von Hirntumoren weit überlegen.

F96

Frage 5.399: Lösung D

Am häufigsten ist die **spontane intrakranielle Subarachnoidalblutung** nach einer Ruptur eines Aneurysmas zu beobachten. Das Syndrom der akuten spontanen Subarachnoidalblutung ist durch heftigen Kopfschmerz, Meningismus, Übelkeit und Erbrechen, Bewusstseinstrübung, vegetative Regulationsstörungen und durch meist komplexe herdneurologische Befunde der Hirnnerven und/oder des Zerebrums charakterisiert. Andere intrakranielle Prozesse, wie z.B. Gliome, ahmen nur ausnahmsweise das Bild nach Ruptur eines Aneurysmas im Bereich der basalen Hirnarterien nach. Gliome können nur dann zu dem Befund eines blutigen Liquors nach Lumbalpunktion führen, wenn sie unmittelbare Nähe zum Ventrikelsystem oder zum hemisphäriellen Subarachnoidalraum haben. Ähnliches ist zu der Ruptur eines arteriovenösen Angioms zu sagen, das nur äußerst selten zum Bild einer akuten Subarachnoidalblutung führt. Eine Ruptur basaler Venen kommt als spontanes Ereignis nicht vor. Gleiches gilt für eine Ruptur der A. meningea media. Die A. meningea media kann im Rahmen eines Schädel Hirn-Traumas verletzt werden und dann zu einem epiduralen Hämatom führen (siehe auch Kommentar zu Frage 5.375).

H94

Frage 5.400: Lösung A

Der häufigste chronische gefäßbedingte Hirnprozess älterer Menschen ist die **zerebrale Mikroangiopathie**, die oft durch Diabetes mellitus oder arteriellen Hypertonus begünstigt ist und auch als subkortikale arteriosklerotische Enzephalopathie (SAE) bezeichnet wird.
Aussage (1) ist richtig. Tatsächlich kommt es häufiger vor, dass Allgemeininfekte, insbesondere fieberhafte, zu vorübergehenden Entgleisungen mit akuter Verwirrtheit, psychomotorischer Unruhe, Wahnzuständen und psychotischem Erleben (Halluzinationen) führen können, die sich nach Abklingen des Infektes und insbesondere unter symptomatischer Fiebersenkung und Flüssigkeitssubstitution wieder vollständig zurückbilden.
Die beiden anderen Aussagen sind dagegen falsch: Nächtliche Delirzustände können auf Medikamente, Flüssigkeitsmangel, Alkoholingestion oder fieberhafte Infekte zurückzuführen sein, auf ein irreversibles Geschehen kann daher aus diesem Symptom nicht geschlossen werden. Die Prognose psychoorganischer Veränderungen ist von Fall zu Fall unterschiedlich, von individuellen Faktoren und vom Verlauf abhängig. Eine Rückbildung solcher Syndrome kann durchaus noch nach Monaten erfolgen.

F94

Frage 5.401: Lösung B

Beim **Haematocephalus internus** wird mit Hilfe der Computertomographie Blut im Ventrikelsystem nachgewiesen. Bei Neugeborenen ist diese Erscheinung am häufigsten Folge einer Blutung in Ventrikelnähe, meist subependymal mit Einbruch in das Ventrikelsystem.

F93

Frage 5.402: Lösung A

Das Babinski-Zeichen, das Lasègue-Zeichen und das Brudzinski-Zeichen sind positiv bei meningealer Reizung infolge einer spontanen Subarachnoidalblutung, z. B. nach Ruptur eines Aneurysmas. Liegt das Aneurysma in Nachbarschaft des N. oculomotorius wie z. B. bei einem Aneurysma der A. communicans posterior, so treten entsprechende okulomotorische Störungen auf.
Das **Hoffmann-Tinel-Zeichen** ist bei chronischen Nervenkompressionssyndromen positiv und besteht in einer Druck- und Klopfempfindlichkeit eines demyelinisierten oder remyelinisierenden Nervenstücks.

F98

Frage 5.403: Lösung C

Ein **Hydrocephalus communicans** kann sich im Gefolge einer Subarachnoidalblutung entwickeln, weil die Rückresorption des Liquor cerebrospinalis im Bereich der Pacchioni-Granulationen behindert bleiben kann. Charakteristische Symptome bei **Hydrocephalus communicans** sind Gangstörung, Blasenstörung und Demenzentwicklung mit mnestischen Störungen (Hakim-Trias). Bei der **Porenzephalie** handelt es sich um eine mit Liquor gefüllte Defektbildung im Bereich der Großhirnhemisphären nach pränataler Minderdurchblutung oder durch Gefäßverschluss mit resultierenden zerebralen Substanzdefekten.

F95

Frage 5.404: Lösung E

Eine **Tetraspastik** mit erhöhtem Muskeltonus und gesteigerten Muskeleigenreflexen resultiert aus einer Schädigung absteigender motorischer Bahnsysteme auf zerebraler oder spinaler Ebene. Läsionen dieser Bahnsysteme treten häufig bei entzündlichen und demyelinisierenden Prozessen (Multiple Sklerose) auf. Bei der myatrophischen Lateralsklerose handelt es sich um einen degenerativen Prozess, der sich spezifisch im Bereich des I. und II. motorischen Neurons abspielt. Die Läsion des I. motorischen Neurons (Tractus corticospinalis) führt zu einer Tetraspastik. Absteigende motorische Bahnsysteme können auch durch Kompression entstehen, dies ist z. B. bei einem zervikalen extramedullären Rückenmarkstumor oder auch bei einer chronischen zervikalen Myelopathie im Gefolge einer bandscheibenbedingten Kompression der Fall. Beim **Subclavian-steal-Syndrom** handelt es sich um ein Gefäßsyndrom bei hochgradiger Stenose oder Verschluss der A. subclavia vor Abgang der A. vertebralis. In dieser Situation wird der nicht mehr über die A. subclavia versorgte Arm nach Strömungsumkehr über die A. vertebralis versorgt. Insbesondere bei muskulärer Anspannung des Armes, wodurch eine vermehrte Blutversorgung über die retrograde Strömung der A. vertebralis resultiert, wird in solchen Situationen dem normalen Versorgungsgebiet der A. vertebralis im Hirnstamm und Zerebellum vermehrt Blut entzogen, sodass intermittierend oder permanent Funktionsstörungen resultieren. Im Vordergrund der meist zu beobachtenden Hirnstammsymptomatiken stehen Drehschwindel, Hirnnervenausfälle und Kleinhirnstörungen. Läsionen absteigender motorischer Bahnsysteme werden bei diesen Syndromen nur selten beobachtet.

F94

Frage 5.405: Lösung C

Das zerebrale Gefäßsystem besitzt aufgrund der Modulationsfähigkeit der Gefäßdurchmesser die Fähigkeit, die Hirndurchblutung in weiten Bereichen des systolischen und diastolischen Blutdrucks konstant zu halten. Bei einer Steigerung des Blutdrucks oder bei Abfall verändert sich bei Gefäßgesunden die Durchblutungsgröße des Gehirns nicht. Grundlage dieser Autoregulation ist die reflektorische Verengung oder Erweiterung der kleinen Hirngefäße. Die **Autoregulation** versagt beim Gefäßgesunden erst außerhalb eines Mitteldruckbereiches zwischen 60 und 180 mmHg. Metabolische Faktoren haben einen starken Einfluss auf die **Hirndurchblutung**, in erster Linie der **pCO_2**. Eine Erhöhung des pCO_2 erweitert die Hirngefäße und führt somit zu einer Verstärkung der Hirndurchblutung. Eine Abnahme des pCO_2 hat einen entgegengesetzten Effekt. Die gefäßerweiternde Wirkung wird über das Einströmen von CO_2 in die glatten Muskelzellen und in die Extrazellulärflüssigkeit mit resultierender Erniedrigung des intrazellulären pH-Wertes bewirkt.

H94

Frage 5.406: Lösung B

Zerebrale embolische Insulte entstehen am häufigsten durch Bildung von Thromben im arteriellen System. Häufig kommt es zu einer solchen Thrombenbildung mit Ausschwemmung in das zerebrale arterielle Gefäßsystem bei Veränderungen im Bereich des Herzens bzw. bei **Herzrhythmusstörungen**. Auch ulzerierte Plaques im Bereich der **A. carotis interna** können Ausgangspunkt eines zerebralen embolischen Insults sein.
Tiefe Beinvenenthrombosen können nur dann Ausgangspunkt eines zerebralen embolischen Insults sein, wenn auf kardialer Ebene ein Rechts-links-Shunt (z. B. offenes Foramen ovale) und gleichzeitig vorübergehend ein erhöhter Druck im Bereich des rechten Herzens vorliegen.

H96

Frage 5.407: Lösung A

In klassischer Weise handelt es sich bei einer **intrakraniellen Aneurysmablutung** um eine Subarachnoidalblutung. Insbesondere bei Media-Aneurysmen im distalen Bereich kann jedoch die Blutung primär intraparenchymatös sein und auch nach intraventrikulär durchbrechen. Ein Durchtritt des Blutes durch die Dura nach epidural ist nicht vorstellbar. **Epidurale Blutungen** sind traumatischer Genese.

F94

Frage 5.408: Lösung E

Verschiedene schädigende Einflüsse werden als **Risikofaktoren für einen ischämischen zerebralen Insult** bezeichnet, weil sie zu Gefäßstenosen, zu Gefäßverschlüssen oder zu veränderten rheologischen Verhältnissen führen können. Beim Diabetes mellitus kommt es häufig zu Vaskulopathien auch im Bereich der hirnversorgenden Gefäße, ein systemischer Lupus erythematodes geht häufig mit einer Vaskulitis und sekundären stenosierenden Prozessen im Bereich der Gefäße einher, bei einer Polyzythämie kommt es durch Zunahme der roten Blutkörperchen zu einer Beeinträchtigung des intrazerebralen Blutflusses.

H93

Frage 5.409: Lösung D

Eine Reihe von Risikofaktoren erhöhen das Risiko, an einer **Hirnsinus- bzw. Hirnvenenthrombose** zu erkranken. Zu nennen sind hormonelle Umstellungen (im Wochenbett, Einnahme von Ovulationshemmern), benachbarte Infektionen (Sinusitis) und ein schlechter Allgemeinzustand (Zustand nach Kachexie). Das **Adie-Syndrom** steht in keinem Zusammenhang mit einer Hirnsinus- bzw. Hirnvenenthrombose. Es handelt sich dabei um eine angeborene Pupillenstörung.

F94

Frage 5.410: Lösung B

Bei einem **kompletten Verschluss der A. cerebri media** der sprachdominanten Hemisphäre kommt es zu einem ausgedehnten ischämischen Hirninfarkt mit Schädigung der Hirnrinde, der subkortikalen weißen Substanz, der Basalganglien und der Capsula interna. Charakteristische Symptome sind die kontralaterale Hemiplegie und die motorische und/oder sensorische Aphasie.
Eine kontralaterale dissoziierte Sensibilitätsstörung tritt bei selektiver Affektion des Tractus spinothalamicus auf. Eine solche Schädigung wird am häufigsten bei Rückenmarksaffektionen (Vorderseitenstrang) beobachtet. Eine internukleäre vertikale Blickparese existiert als Begriff nicht.

F93

Frage 5.411: Lösung C

Von den aufgeführten Untersuchungsmethoden lässt sich lediglich mit der **Computertomographie des Schädels** über den Nachweis einer Hyperdensität intrazerebral mit Sicherheit ein **Hämatom** nachweisen. Der **Liquor cerebrospinalis** enthält bei einem intrazerebralen Hämatom nur dann Blut, wenn ein Durchbruch in den Subarachnoidalraum vorliegt. Mit Hilfe der **Echoenzephalographie** und der **Ventrikulographie** lassen sich die raumfordernde Wirkung von intrazerebralen Hämatomen mit Verdrängung des Ventrikelsystems nachweisen, der direkte Nachweis des intrazerebralen Hämatoms gelingt jedoch mit diesen Methoden nicht. Die **Elektroenzephalographie** ist lediglich in der Lage, bei einem intrazerebralen Hämatom einen Herdbefund oder Seitenbefund nachzuweisen. Bei einem solchen Befund bleibt jedoch zunächst unklar, welcher Prozess einer fokalen Veränderung des Elektroenzephalogramms zu Grunde liegt.

5.6.2 Klinik

F84

Frage 5.412: Lösung E

In beiden Abbildungen sind die Äste der A. cerebri media nicht sichtbar. Dargestellt ist lediglich die A. cerebri anterior. Es handelt sich hier um das angiographische Bild eines **Verschlusses der rechten A. cerebri media**.

Frage 5.413: Lösung C

In der Abbildung zeigt sich im Bereich der linken Hemisphäre eine ausgedehnte Hypodensität als Folge eines Infarkts, die in ihrer Ausbreitung dem Versorgungsgebiet der **A. cerebri media** entspricht. Auffällig ist, daß dieser ausgedehnte Prozess keinen raumfordernden Effekt mit Verlagerung des Ventrikelsystems besitzt. Somit ist das Vorliegen eines **Hirntumors** oder eines **subduralen Hämatoms** links unwahrscheinlich. Eine **Blutung in der inneren Kapsel** würde sich nicht in Form einer Hypodensität, wie hier dargestellt, sondern in Form einer Hyperdensität darstellen.

H92

Frage 5.414: Lösung A

Beim epiduralen Hämatom links parietotemporal können Zeichen einer Hirndrucksteigerung (Streckkrämpfe, Anisokorie: linke Pupille weiter als rechts)

und herdneurologische Befunde (Hemiparese rechts) vorkommen. Das **epidurale Hämatom** ist in der Regel Folge einer Verletzung der Meningealarterie (A. meningea media).
Ein pulsierender Exophthalmus gehört nicht zum Bild des epiduralen Hämatoms, er kann bei Prozessen im Bereich des Sinus cavernosus auftreten.

H00

Frage 5.415: Lösung B

Auf dem Boden der geschilderten Kasuistik hat sich **apoplektiform eine Hyperkinese** entwickelt, die als **Ballismus**, aufgrund der einseitigen Manifestation genauer als **Hemiballismus**, bezeichnet werden muss. Am häufigsten wird eine solche Symptomatik im Rahmen einer Ischämie mit Affektion des **Ncl. subthalamicus** beobachtet. Typisch ist auch die hier beschriebene spontane Remission der Bewegungsstörungen.

Frage 5.416: Lösung D

Der hier dargestellte Befund einer selektiven Karotisangiographie zeigt, wie aufgrund der Anamnese im vorliegenden Falle zu erwarten war, ein **sackförmiges Aneurysma**. Dieses befindet sich an typischer Stelle im Bereich des **Ramus communicans anterior**.

F89

Frage 5.417: Lösung B

Die erste diagnostische Maßnahme bei Verdacht auf eine **Subarachnoidalblutung** ist die kraniale **Computertomographie** zum Nachweis von Blut im Subarachnoidalraum und zum Ausschluss bzw. Nachweis einer intrakraniellen Blutung, die aus der Ruptur eines intrazerebral gelegenen Aneurysmas resultieren kann. Erst danach wird, wenn sich der Patient in einem operationsfähigen Zustand befindet, eine **4-Gefäß-Angiographie** durchzuführen sein, um das Aneurysma nachzuweisen und zu lokalisieren. Wegen der Gefahr von Rezidivblutungen wird man anschließend möglichst rasch eine operative Therapie anstreben (siehe auch Lerntext V.15).

F85

Frage 5.418: Lösung D

Bei der **digitalen Subtraktionsangiographie** wird Kontrastmittel intravenös appliziert und kann nach Passage des Herzens in den Hirn versorgenden arteriellen Gefäßen nachgewiesen werden. Eine konventionelle Röntgenaufnahme der Hirn versorgenden Gefäße würde wegen unzureichender Konzentrierung des Kontrastmittels jedoch keine Gefäßdarstellung erlauben. Die Gefäße werden erst sichtbar, wenn nach Digitalisierung der Bildinformation über ein computerisiertes Analyseverfahren das Leerbild (gewonnen vor Applikation des Kontrastmittels) von dem Bild nach Applikation des Kontrastmittels subtrahiert wird. Man erhält dadurch einen Verstärkereffekt, der trotz geringer Kontrastmittelkonzentration eine Darstellung der Hirngefäße ermöglicht. Die Bildqualität ist ausreichend, um Stenosen im Bereich der A. carotis nachzuweisen.
Eine **retrograde Brachialisüberdruck-Angiographie** ist zum Nachweis einer linksseitigen Karotisstenose nicht geeignet, da das Kontrastmittel nicht in die Karotis eingebracht werden kann. Die retrograde Brachialisüberdruck-Angiographie ist nur möglich bei Nachweis einer rechtsseitigen Karotisstenose, da hier über den Truncus brachiocephalicus das Kontrastmittel von der A. brachialis in die A. carotis eingebracht werden kann.
Die **transfemorale Karotisangiographie** kann zum Nachweis einer Karotisstenose links eingesetzt werden. Bei dieser Methodik wird ein Katheter über die A. femoralis unter Bildkontrolle in die A. carotis vorgeschoben.

H96

Frage 5.419: Lösung B

Während frisches intrakranielles Blut und metallische Fremdkörper charakteristischerweise hyperdens (weiß) im Computertomogramm erscheinen, stellt sich ein ischämischer Hirninfarkt im akuten Stadium isodens und im subakuten Stadium hypodens dar.

F92

Frage 5.420: Lösung B

Die zugehörige computertomographische Darstellung zeigt einen scharf begrenzten hypodensen Bezirk, der dem Versorgungsgebiet der A. cerebri media entspricht.

H84

Frage 5.421: Lösung D

Die hier beschriebene Symptomatik ist typisch für eine sog. **Amaurosis fugax**. Am häufigsten wird dieser plötzliche Sehverlust durch eine Thrombembolie bei Karotisabgangsstenosen beobachtet. Durch Mikrothromben, die sich aus größeren Plaques an der Bifurkation ablösen, kommt es zu embolischen Verschlüssen im Bereich der A. centralis retinae.

H84

Frage 5.422: Lösung B

Eine **Amaurosis fugax** sollte immer an eine thrombotische Einengung der A. carotis interna denken lassen. In der Regel wird man in dieser Situation nach einer Doppler-Sonographie der hirnversorgenden extrakraniellen Gefäße eine Angiographie der supraaortalen Äste vornehmen.

H84

Frage 5.423: Lösung C

In den vorliegenden **Computertomogrammen** stellt sich im Bereich der Capsula interna rechts eine hyperdense Zone mit unscharfer Begrenzung dar. Es handelt sich mit großer Wahrscheinlichkeit um eine **Blutung im Gebiet der inneren Kapsel**. Wegweisend ist auch hier der neurologische Befund mit einer Hemiplegie links und der bekannte Bluthochdruck, der ein wesentlicher Risikofaktor für die Entwicklung intrazerebraler Blutungen ist.

F86

Frage 5.424: Lösung A

Die häufigste Spätfolge nach **Subarachnoidalblutungen** ist der kommunizierende **Hydrocephalus aresorptivus**. Die Resorptionsstörung entsteht aus sekundären Verklebungen im Bereich der *Pacchioni-Granulationen*. Der Hydrocephalus internus aresorptivus ist umso häufiger, je schwerwiegender die jeweilige Subarachnoidalblutung verlief. Häufig kommt es zu einer Erweiterung des Ventrikelsystems, die bereits wenige Wochen nach erlittener Subarachnoidalblutung sichtbar wird. Im Vordergrund der Symptomatik stehen **psychoorganische Symptome, Gangataxien** und **Blasenstörungen**. Weiterhin werden epileptische Anfälle beobachtet. Die in dieser Frage beschriebene Symptomatik des 50-jährigen Patienten ist am ehesten mit dem Vorliegen eines Hydrocephalus aresorptivus vereinbar.

F86

Frage 5.425: Lösung E

Sinus- bzw. Hirnvenenthrombosen sind in der Regel Folge einer anderen Primärerkrankung. So können Venenerkrankungen, Gerinnungsstörungen, andere Bluterkrankungen, generalisierte Infekte, jedoch besonders lokale Infekte im Kopfbereich oder auch Schädel-Hirn-Traumata die Entwicklung einer venösen zerebralen Thrombose unterstützen oder primär auslösen. Wichtige pathogenetische Faktoren bei der Entwicklung der Sinusthrombosen sind auch Störungen des venösen Abflusses z.B. im Rahmen eines Hirnödems oder entzündliche Veränderungen des Gehirns selbst.

Die o.g. pathophysiologischen Mechanismen werden bei **eitrigen Meningitiden**, bei **Kontrazeptiva nehmenden Raucherinnen**, gegen **Ende der Schwangerschaft** und bei **perinatalen Schädigungen** wirksam. Bei **Virusenzephalitiden** wird eine Abflussbehinderung im Bereich der Venen oder eine Störung des Gerinnungssystems nicht beobachtet.

H00

Frage 5.426: Lösung D

Die hier beschriebene Kasuistik ist typisch für die Entwicklung einer **Sinusvenenthrombose**. Es handelt sich dabei um Thrombosen der duralen Sinus, wobei man **blande und septische Thrombosen** unterscheidet. Die septischen Thrombosen stellen Komplikationen bei entzündlichen Prozessen im HNO-Bereich dar. Im Prinzip kommen die **blanden Sinusvenenthrombosen** in jedem Lebensalter vor, eher jedoch bei Patienten, die jünger als 40 Jahre alt sind. Das **weibliche Geschlecht ist häufiger betroffen** (3:2), offensichtlich aufgrund hormonell prädisponierender Faktoren (Einnahme von Kontrazeptiva, Schwangerschaft und Wochenbett). Auch im Rahmen von Gerinnungsstörungen treten blande, nicht septische Sinusvenenthrombosen gehäuft auf (Mangel von AT III, Protein-C oder -S, verminderte APC-Resistenz sowie Antiphospholipid-Syndrom und Lupus erythematodes). Die **Symptomatik** der Sinusvenenthrombose entsteht aus einer Zunahme des intrakraniellen Blutvolumens bei Obstruktion des venösen Abflusses. Im Gefolge entwickeln sich Zeichen des Hirndrucks mit Kopfschmerzen, Übelkeit, Erbrechen und ggf. auch Stauungspapillen bis hin zur Vigilanzminderung. Der gestörte Abfluss im Bereich der Sinus kann übergehen auf die vorgeschalteten Hirnvenen. Entsprechend entwickeln sich dann fokalneurologische Symptome mit epileptischen Anfällen und insbesondere Paresen. **Sekundär** kann es zu intrazerebralen Blutungen insbesondere im subkortikalen parietookzipitalen Marklager kommen. Selten können sich auch subdurale oder subarachnoidale Blutungen im Gefolge des venösen Rückstaus ausbilden.

F86

Frage 5.427: Lösung B

Die zugehörige Abbildung zeigt eine Erweichung vorwiegend extrapyramidaler Kerngebiete sowie oberer Anteile der **Capsula interna**. Insbesondere im Seitenvergleich wird erkennbar, dass **Putamen** und **Nucleus caudatus** betroffen sind, während das **Pallidum** erhalten geblieben ist.

F90

Frage 5.428: Lösung B

Die zugehörigen **Computertomogramme** zeigen in 2 Ebenen eine scharf begrenzte Hypodensität rechts, die dem **Versorgungsgebiet der A. cerebri posterior** entspricht. Es ist im vorliegenden Fall also anzunehmen, dass es sich um einen unfallunabhängigen, schon vorher aufgetretenen **Infarkt** im Versorgungsgebiet der A. cerebri posterior rechts mit resultierender **homonymer Hemianopsie** nach links handelt.

F89

Frage 5.429: Lösung C

Die zugehörige Abbildung zeigt multiple, bräunlich gefärbte Herde und auch Gewebsnekrosen im Bereich beider Hemisphären mit periventrikulärer Betonung. Bei der klinisch bestehenden Demenz ist auf dem Boden dieses Befundes eine sog. **Multiinfarktdemenz** anzunehmen.

H88

Frage 5.430: Lösung B

Die zugehörige Abbildung zeigt **multiple Infarkte** mit periventrikulärer Betonung. Ausgangspunkt dieser Bilder ist in der Regel eine multiple Mikro- und Makroangiopathie bei chronischer Hypertonie. Klinisch wird bei diesen Patienten das Bild der Multiinfarktdemenz beobachtet.

F91

Frage 5.431: Lösung A

Die zugehörige computertomographische Darstellung zeigt eine ringförmige hyperdense Struktur in unmittelbarer Nachbarschaft des Circulus Willisii, wobei es sich am ehesten um ein **teilthrombosiertes Karotisaneurysma** handelt. Gegen ein Glioblastom, ein Keilbeinmeningeom, einen Abszess und eine Metastase sprechen der fehlende raumfordernde Prozess, die Irregularität der Ringstruktur und das fehlende invasive Verhalten des Prozesses.

H88

Frage 5.432: Lösung C

Bei dieser Kurzkasuistik wird eine kausale Beziehung zwischen Beanspruchung der rechten oberen Extremität und dem Auftreten einer Hirnstammsymptomatik hergestellt (Schwindel, Sehen von Doppelbildern). Eine solche Konstellation ist verdächtig auf das Vorliegen eines **Subclavian-steal-Syndroms**. Dabei handelt es sich um einen proximalen Verschluss oder eine hochgradige Stenose der A. subclavia. Kompensatorisch erfolgt die Blutversorgung der oberen Extremität über eine retrograd durchströmte A. vertebralis. Mit einfachsten Mitteln lässt sich diese Verdachtsdiagnose durch eine Blutdruckmessung an beiden Armen bestätigen. Auch wenn der rechte Arm über die A. vertebralis versorgt wird, so lassen sich dennoch deutliche Blutdruckdifferenzen feststellen. Zwar lässt sich auch mit der Doppler-Sonographie ein Subclavian-steal-Syndrom diagnostizieren, diese Untersuchung ist jedoch weitaus aufwendiger als die einfache **beidseitige Blutdruckmessung**.

F87

Frage 5.433: Lösung B

Die zugehörige Abbildung zeigt beidseits ein spätes Stadium einer beidseitigen Gewebsveränderung bei Zustand nach **Enzephalomalazie**, die Folge einer ischämischen Durchblutungsstörung ist. Morphologisch unterscheidet man drei Stadien der ischämisch bedingten Gewebsveränderung.
Das erste Stadium ist makroskopisch hauptsächlich an der verminderten Konsistenz, einer Verwischung der Grenze zwischen grauer und weißer Substanz und einem oft starken perifokalen Ödem erkennbar.
Im zweiten Stadium wird das zerstörte Gewebe durch Mikrogliazellen und hämatogene Makrophagen abgebaut. Makroskopisch sind die bereits abgebauten Zonen mit Fettkörnchenzellen zum Teil völlig flüssig, zum Teil auch kalkmilchartig.
Im dritten Stadium sind größere Enzephalomalazien völlig abgeräumt, sodass Höhlenbildungen übrigbleiben, an deren Rand noch Gliafaserbälkchen nachweisbar sind. Dieses Stadium ist beidseits im Bereich des Thalamus und der Stammganglien zu erkennen. Weiterhin liegt ein schwerer Befall der linksseitigen Capsula interna vor. Aufgrund der Schädigung des Tractus corticospinalis kommt es klinisch zu einer **kontralateralen Hemiplegie**.

F87

Frage 5.434: Lösung C

Siehe Kommentar zu Frage 5.433.

F87

Frage 5.435: Lösung C

Wenn bei einem Patienten apoplektiform eine **Hemiplegie** links auftritt, ist das Vorliegen eines Hirninfarktes im Versorgungsgebiet der A. cerebri media rechts am wahrscheinlichsten.
Diese Diagnose wird durch den hier beschriebenen unauffälligen Befund im **Computertomogramm** drei Stunden nach dem Ereignis bestätigt. Häufig bleiben **Hirninfarkte** innerhalb der ersten zwei bis drei Tage isodens, fünf Prozent der Infarkte sogar während des gesamten Verlaufs, während sich in den übrigen Fällen das infarzierte Gebiet typischerweise später als hypodenses Areal darstellt.

Ein frisches intrazerebrales Hämatom wäre bereits drei Stunden nach dem akuten Ereignis als scharf begrenztes, hyperdenses Areal sichtbar. Auch ein arterio-venöses Angiom würde sich insbesondere nach Gabe von Kontrastmitteln als Hyperdensität darstellen. Bei zerebralen Venenthrombosen wird häufig das Bild von multiplen hypodensen Arealen mit zusätzlichen multiplen kleinen Blutungen, die sich nach Kontrastmittelanreicherung darstellen, beobachtet. Aufgrund der Anamnese ist an einer vaskulären Genese des neurologischen Bildes nicht zu zweifeln.

F87

Frage 5.436: Lösung D

Die Abb. 60 des Bildanhangs zeigt im Rahmen einer rechtsseitigen retrograden Brachialisangiographie ein **normales Karotis-System** mit unauffälliger Darstellung der nachfolgenden Gefäße (A. cerebri media, A. cerebri anterior). Obwohl bei dem Patienten mit apoplektiform aufgetretener Hemiplegie von einer Ischämie im Mediastromgebiet ausgegangen werden muss, kann die Angiographie einen Normalbefund ergeben.

H87

Frage 5.437: Lösung B

Bei diesem Patienten hat sich apoplektiform eine neurologische Symptomatik (Aphasie) entwickelt, die sich innerhalb von vier Tagen vollständig zurückgebildet hat, also einem PRIND entspricht. Unter **PRIND** (prolongiertes reversibles ischämisches neurologisches Defizit) versteht man neurologische Ausfälle, die sich nach mehr als 24 Stunden wieder vollständig zurückbilden. Bei einer **TIA** (transitorische ischämische Attacke) erfolgt die Rückbildung der neurologischen Ausfälle innerhalb von 24 Stunden. Ohne dass entsprechende computertomographische oder angiographische Befunde vorliegen, können die Diagnosen lakunärer Hirninfarkt oder Thrombose der A. cerebri media nicht gestellt werden.

H96

Frage 5.438: Lösung D

Entweder spontan oder im Rahmen von besonderen mechanischen Belastungen der Hals-Nacken-Region kann es zu einem Einreißen der inneren Gefäßwand mit Einstrom von Blut **(Dissektion)** kommen. Dissektionen sind besonders häufig im Bereich der **A. carotis interna**, andere supraaortale Äste können jedoch ebenfalls betroffen sein. Bei spontaner Entwicklung einer Dissektion wird diskutiert, dass genetisch determinierte Strukturstörungen der inneren Gefäßwand vorliegen. Solche Texturstörungen der Gefäßwand sind insbesondere beim Marfan-Syndrom und bei fibromuskulären Dysplasien anzunehmen. Mechanische Reizungen der Gefäßwand führen zur Erregung von Schmerzfasern, der Schmerz konzentriert sich dabei nicht auf die primär affizierte Arterie, sondern wird in den Kopf projiziert. Die Volumenzunahme der Gefäßwände durch Einströmen arteriellen Blutes führt zur Affektion begleitender Strukturen, insbesondere der anliegenden Hirnnerven und des sympathischen Nervengeflechtes **(Horner-Syndrom)**. Die Karotisdissektion führt je nach Schweregrad zu einer Stenose oder auch einem meist reversiblen Verschluss des Gefäßes. Entsprechend kann es zu hämodynamisch oder embolisch bedingten Funktionsausfällen in nachgeschalteten Hirngebieten kommen, am häufigsten ist das Versorgungsgebiet der A. cerebri media betroffen.

Bei dem hier dargestellten Fall ist es neben den rechtsseitigen Kopfschmerzen und dem rechtsseitigen Horner-Syndrom offensichtlich zu einer zentralmotorischen Störung der linken, kontralateralen Hand bei Infarzierung im Mediastromgebiet rechts gekommen.

Zu **(A):** Bei **Cluster-Kopfschmerz** kann es zwar zu einem Horner-Syndrom zusätzlich zu den Kopfschmerzen kommen, eine zentralmotorische Störung tritt jedoch bei dieser Kopfschmerzform nicht auf.

Zu **(B):** Eine **Migraine accompagnée** kann neben den Kopfschmerzen mit zentralmotorischen Störungen einhergehen, ein Horner-Syndrom gehört jedoch nicht zur Migraine accompagnée.

Zu **(C):** Eine **intrazerebrale Blutung im Bereich der Capsula interna** kann zwar zu zentralmotorischen Störungen und zu Kopfschmerzen führen, ein Horner-Syndrom ist jedoch nicht zu erwarten.

Zu **(E):** Ein Horner-Syndrom ist nicht typisch für das Vorliegen eines **epiduralen Hämatoms**.

H87

Frage 5.439: Lösung E

Bei der **Panarteriitis nodosa** treten sowohl zentralnervöse als auch periphere Funktionsschädigungen des Nervensystems auf. Das häufigste neurologische Symptom ist die Polyneuropathie, die in Form einer **Mononeuritis multiplex** in Erscheinung tritt. Bei dieser Form der Polyneuropathie werden, bedingt durch die beeinträchtigte Gefäßversorgung der Nerven, multifokal einzelne Nerven geschädigt. Besonders häufig sind zunächst Nervenstämme der unteren Extremitäten betroffen, wobei anfänglich meist Parästhesien oder Schmerzen, dann sehr rasch aber eine motorische Parese auftreten. Der entzündliche Gefäßprozess spielt sich vorwiegend im Bereich der kleinen Arterien und Arteriolen ab. Auf dem Boden einer fibrinösen Exsudation und einer Mediaschädigung kommt es zu Gefäßthrombosen. Wenn sich ein solcher Prozess in einem muskelversorgenden Gefäß abspielt, können **Muskelinfarkte** die Folge sein. Wenn im Rahmen der Erkrankung hirnversorgende Gefäße betroffen sind, klagen die Patienten über Kopfschmerzen, Sehstörungen, **Krampfanfälle** und Schwindelerscheinungen. Die neurologische Diagnostik erbringt **psychoorganische Syndrome**, Retinopathien, **Hemiparesen** und Stauungspapillen.

H87

Frage 5.440: Lösung A

Ein Verschluss oder eine Stenose stärkeren Grades der A. subclavia proximal des Ursprungs der Vertebralarterie führt häufig dazu, dass sich die Strömungsrichtung des Blutes in der A. vertebralis umkehrt, wodurch Blut dem Hirnkreislauf entzogen und in den Arm geleitet wird **(Subklavia-Anzapf-Syndrom)**. Das Syndrom ist durch folgende Symptome charakterisiert: Puls- und Blutdruckdifferenzen zwischen den Armen, supraklavikuläres Strömungsgeräusch, ischämische Armsymptome und transitorische ischämische neurologische Symptome, z. B. **Schwindel** bzw. Gleichgewichtsstörungen, Synkopen, Hinterkopfschmerzen, Sehstörungen und selten motorische Lähmungserscheinungen und Dysarthrien.

H87

Frage 5.441: Lösung D

In der zugehörigen Abbildung wird eine **alte Erweichung** sichtbar. In diesem Stadium sind größere Enzephalomalazien völlig abgeräumt, sodass Höhlenbildungen übrig bleiben.

F88

Frage 5.442: Lösung C

Das Leitsystem bei einem Verschluss der **linken A. cerebri posterior** ist die **homonyme Hemianopsie nach rechts** meist mit Aussparung des zentralen Sehens. Die Funktionsstörung im Bereich des okzipitalen Kortex führt dabei zu einer Funktionsstörung der temporalen Retinahälfte ipsilateral (ungekreuzte Nervenfasern; nasales Gesichtsfeld) und zu einer Funktionsstörung der nasalen kontralateralen Retinahälfte (kreuzende Nervenfasern; temporales Gesichtsfeld).

F95

Frage 5.443: Lösung C

Nach Kopftraumen, oft aber auch spontan, kann die Wand der A. carotis interna in ihrem Verlauf im Sinus cavernosus einreißen, sodass ein **arteriovenöser Shunt** entsteht. Typisch ist ein brausendes oder zischendes **pulssynchrones Ohrgeräusch**. Durch die geänderten Druckverhältnisse im Sinus ist die venöse Drainage aus der Periorbitalregion gestört, was zu einer Konjunktivalschwellung (**Chemosis**) sowie Retroorbitalschwellung (**Exophthalmus**) führt. Neben der A. carotis interna verlaufen im Sinus cavernosus noch die Nerven Nn. oculomotorius (III), trochlearis (IV) und abducens (VI) sowie der Stirnast des N. trigeminus (V_1). Entsprechend kann es bei allen Sinus cavernosus-Affektionen zu Augenmotilitätsstörungen und Sensibilitätsstörungen im Bereich der Stirn kommen.
Zu **(D):** Beim **Tolosa-Hunt-Syndrom** handelt es sich um ein schmerzhaftes ophthalmoparetisches Symptomenbild ohne Auftreten eines pulssynchronen Ohrgeräusches.
Auch die unter (A) und (E) genannten Erkrankungen können zu Augenmotilitätsstörungen, aber ohne pulssynchrones Ohrgeräusch führen.
Zu **(B):** Das **Gradenigo-Syndrom** (Syndrom der Felsenbeinspitze) beruht auf einer fast immer vom Innenohr her fortgeleiteten schmerzhaften, eitrigen Entzündung und führt typischerweise zu Affektionen aller Anteile des N. trigeminus (V), des N. abducens (VI) und des N. facialis (VII).

F93

Frage 5.444: Lösung A

Bei einem Infarkt im Versorgungsgebiet der **A. cerebri posterior** kommt es in der Tat durch Schädigung der Sehstrahlung bzw. der visuellen Hirnareale zu **homonymen Hemianopsien** oder bei inkompletter Läsion zu **Quadrantenanopsien**. Zu der homonymen Hemianopsie (jeweils Sehstörung in der gleichen Gesichtshälfte auf jedem Auge) kommt es, da bei unilateraler Läsion sowohl die nicht gekreuzten ipsilateralen temporalen Retinaprojektionen als auch die kontralateralen gekreuzten nasalen Retinaprojektionen geschädigt werden (siehe auch Lerntext I.8).

F96

Frage 5.445: Lösung B

Der in dieser Frage beschriebene **Liquorbefund** ist am wahrscheinlichsten nach einer Subarachnoidalblutung zu beobachten. Bei einer **Subarachnoidalblutung** handelt es sich um eine Blutung in den Subarachnoidalraum, entweder aus einer rupturierten Arterie oder Vene oder ausgehend von einer intrazerebralen Blutung, die Anschluss an den Subarachnoidalraum der Hirnoberfläche oder an das Ventrikelsystem bekommen hat. Die Subarachnoidalblutung kann spontan ohne zunächst erkennbare Ursache auftreten oder traumatisch bedingt sein. Eine Lumbalpunktion sollte bei einer solchen Blutung erst nach einer CT- oder MRT-Untersuchung durchgeführt werden und nur dann, wenn diese hinsichtlich Blutung und Hirnschwellung unauffällig ist oder differenzialdiagnostische Probleme entstehen. Bei bestehendem Hirndruck im Gefolge einer Hirnblutung kann durch die Lumbalpunktion ein Einklemmungssyndrom provoziert werden. Um im Rahmen der Liquordiagnostik eine artifizielle Blutung, verursacht durch die Lumbalpunktion, auszuschließen, ist die Drei-Röhrchen-Probe anzuwenden. Hierzu werden im ersten Röhrchen etwa 3 ml, im zweiten etwa 2 ml und im dritten 1 ml Liquor gesammelt. Bei einer Subarachnoidalblutung ist die Rotfärbung des Liquors in allen Proben identisch, bei artifizieller Blutung in der dritten Probe meist geringer ausgeprägt. Eine Subarachnoidalblutung, die mehr als 2 Stunden zurückliegt, kann durch **Xanthochromie** des Liquors nach Zentrifugieren nachgewiesen werden. Diese verschwindet etwa 3 Wochen nach einer Blutung. Siderophagen sind noch nach 3–4 Monaten nachweisbar (siehe auch Lerntext V.15).

F95

Frage 5.446: Lösung B

Die geschilderte Kombination aus Anfallsanamnese und vaskulärem Ereignis ist charakteristisch für das Vorliegen eines **arteriovenösen (a.-v.) Angioms**. Es handelt sich dabei um eine angeborene Gefäßmissbildung. Sie findet sich vor allem im Ausbreitungsgebiet der **A. cerebri media**. Häufige Symptome sind **Kopfschmerzen** und in 30% fokale oder generalisierte **epileptische Anfälle**. Bei etwa 20% der Patienten kommt es im **jüngeren Alter** zu **hämorrhagischen Insulten** mit neurologischen Herdsymptomen aufgrund der Ruptur von Angiomgefäßen. Die **intrazerebrale Blutung** ist die häufigste Manifestation, aber auch subarachnoidale Blutungen oder Kombinationen aus beiden kommen vor.
Zu **(A):** Gegen das Vorliegen eines **Glioblastoma multiforme** sprechen sowohl Lebensalter als auch „jahrelange" Anfallsanamnese, da es sich um einen rasch wachsenden Tumor mit Altersgipfel zwischen 40 und 50 Jahren handelt.
Zu **(C):** Beim **chronisch subduralen Hämatom** setzen die Symptome langsam schleichend ein, Anfälle kommen nur selten vor.
Zu **(D): Medulloblastome** sind rasch wachsende Tumoren des Kindesalters, sind vorwiegend im Kleinhirnwurm lokalisiert und treten daher durch eine progrediente Ataxie und morgendliches Erbrechen (Einklemmungszeichen) in Erscheinung.
Zu **(E):** Aneurysmen werden in aller Regel zunächst durch flüchtige Hirnnervenausfälle und Subarachnoidalblutung, nicht durch die Kombination Anfälle und zerebraler Insult auffällig.

F93

Frage 5.447: Lösung B

Das Auftreten einer Hemiparese links bei diesem 48-jährigen Patienten deutet auf einen hemisphärischen Prozess rechts hin. Die Computertomographie des Schädels zeigt rechts eine ausgedehnte Hypodensität mit ausgedehntem Ödem und raumfordernder Wirkung im gesamten Versorgungsgebiet der **A. carotis interna (A. cerebri media, A. cerebi posterior, A. cerebri anterior)**.

F93

Frage 5.448: Lösung A

Siehe Kommentar zu Frage 5.447.

H97

Frage 5.449: Lösung E

Die **Single Photon Emission Computer Tomography (SPECT)** basiert auf der Messung von mit Isotopen markierten Substanzen, die die Blut-Hirn-Schranke passieren und sich über längere Zeit im Gehirn anreichern. Verschiedene Tracer-Substanzen können zur Anwendung kommen. Im Zentrum steht die lokale Darstellung des Energieverbrauchs im Bereich des Gehirns.
Bei **akuter Subarachnoidalblutung** ist die digitale Subtraktionsangiographie die wichtigste Untersuchung insbesondere zur Lokalisation der Blutungsquelle. Die SPECT-Untersuchung spielt hier keine klinische Rolle.

H95

Frage 5.450: Lösung C

Eine **Subarachnoidalblutung** (SAB) ist klinisch durch plötzlich einsetzende heftigste Kopfschmerzen **(Vernichtungskopfschmerz)** mit Übelkeit und Erbrechen in Verbindung mit mehr oder weniger stark ausgeprägter **Bewusstseinstrübung** und einem **Meningismus** gekennzeichnet.
Zusätzlich kann es zu neurologischen Herdsymptomen kommen: Nicht selten sind **Okulomotorikstörungen** aufgrund der engen topographischen Lagebeziehung der die Augenmuskeln innervierenden Hirnnerven zu den Arterien der Hirnbasis. Ferner kann es durch parenchymale Einblutung zu Halbseitensymptomen kommen.
Die folgenden **Komplikationen** sind zu bedenken:
Das Vorhandensein von Blut im Subarachnoidalraum, den Zisternen und Ventrikeln (z.B. vierter Ventrikel) kann zum einen zu Verklebungen und **Liquorabflussstörungen** mit konsekutivem **Hydrocephalus malresorptivus**, zum anderen zu einer Reizung der Kreislaufregulationszentren im Hirnstamm führen und **vegetative Störungen** mit Rhythmusstörungen bedingen. Die Gefäßruptur

führt außerdem häufig zu in ihrer Pathogenese noch nicht verstandenen **Gefäßspasmen**, die typischerweise ab 48 Stunden nach dem Ereignis auftreten. Sie führen zu einer Wiederzunahme der Kopfschmerzen und im schlimmsten Falle zu Ischämien in abhängigen Stromgebieten mit weiteren neurologischen Ausfällen. Medikamentös versucht man die Spasmen, die man Doppler-sonographisch nachweisen kann, durch Kalziumantagonisten (Nitrendipin; Nimotop®) zu verhindern.
Das Risiko einer **Rezidivblutung** ist in den ersten zwei Wochen nach Ereignis am größten. Die Mortalität bei einer Nachblutung liegt bei 60%! (siehe auch Lerntext V.15).
Zu **(C):** Eine schwere granulomatöse Entzündung der basalen Meningen mit Hirnnervenausfällen ist keine Komplikation der SAB. Beschrieben ist hier eine **tuberkulöse Meningitis**.

H98

Frage 5.451: Lösung D

Zu **(D):** Eine **adhäsionsbedingte Aquäduktstenose** ist für einen Zustand nach Subarachnoidalblutung kaum anzunehmen, da auch dann, wenn es im Rahmen einer Ruptur eines Aneurysmas zu einem Ventrikeleinbruch kommt, in der Regel keine Verklebungen oder Verwachsungen im Bereich des Aquäduktes zur Entwicklung kommen. Ein solcher Mechanismus wäre eher typisch für einen viralen oder bakteriellen Prozess.
Siehe auch Kommentar zu Frage 5.450.

F98

Frage 5.452: Lösung B

Ausgangspunkt einer Blutung in den Subarachnoidalraum hinein ist am häufigsten die Ruptur eines **Hirnarterienaneurysmas** an der Schädelbasis. Die Magnetresonanztomographie ist zwar in der Lage, eine Blutung nachzuweisen, Methode erster Wahl zum Nachweis einer Subarachnoidalblutung ist jedoch die Computertomographie mit Darstellung einer Hyperdensität im Bereich der basalen Zisternen und über den Hemisphären. Selten kann sich eine **Subarachnoidalblutung** im Rückenmarksbereich, z.B. bei Angiomen, entwickeln. Hier wird man selten einmal bei wegweisenden klinischen Symptomen (akuter Kopfschmerz, Nackensteife) eine Lumbalpunktion mit Nachweis eines blutigen Liquors durchführen. Auch wenn bereits die Kernspintomographie unter Einschluss der Magnetresonanzangiographie den Verdacht auf ein Aneurysma ergeben kann, erfolgt die letztendliche sichere Klärung durch eine **angiographische Untersuchung** der Hirnarterien.

H96

Frage 5.453: Lösung C

Unter den hier aufgeführten Diagnosen kann eine **Nackensteifigkeit** (Meningismus) bei der **eitrigen Meningitis** und bei der subakuten **Subarachnoidalblutung** auftreten. Da es im vorliegenden Fall schlagartig zu intensiven Hinterkopfschmerzen gekommen ist, ist die wahrscheinlichste Diagnose die Subarachnoidalblutung. Die Angaben über einen chronischen Kopfschmerz und einen Analgetikamissbrauch sind irreführend, da diese Beschwerden nicht typisch für Patienten z.B. mit einem Aneurysma sind. Der Prüfling wird verführt, Lösung (D) anzukreuzen – hier ist jedoch nicht davon auszugehen, dass es zu einem echten Meningismus kommt.

F93

Frage 5.454: Lösung D

Das progrediente **subdurale Hygrom** tritt nicht im Gefolge einer intrakraniellen Subarachnoidalblutung auf, sondern wird mitunter nach schweren Hirntraumen beobachtet. Es handelt sich dabei um eine Flüssigkeitsansammlung (Liquor) nach Verletzung der Arachnoidea im subduralen Bereich, die spontan resorbiert wird und nur in Ausnahmefällen Hirndruck verursacht.

F00

Frage 5.455: Lösung C

In der hier vorliegenden Kasuistik wird die typische Anamnese eines betagten Patienten bei **Riesenzellarteriitis** beschrieben. Charakteristisch ist auch die deutlich **erhöhte BSG**. Bei der Riesenzellarteriitis, die auch Arteriitis temporalis und Arteriitis cranialis genannt wird, kommt es zu **Dauerkopfschmerzen**, die sich pulssynchron verstärken können und insbesondere in den Bereich der Stirnregion, der Schläfe und der Ohrregion lokalisiert werden. In etwa 10% der Fälle entwickelt sich im Rahmen einer Ischämie im Versorgungsgebiet der A. carotis externa eine Ptose und/oder Lähmung verschiedener Augenmuskeln. Im Zentrum der arteriitischen Veränderungen steht die A. temporalis (Ast der A. carotis externa), die im Rahmen der Gefäßentzündung allmählich verdickt und verhärtet tastbar wird. Das **Allgemeinbefinden** ist bei den Patienten deutlich **beeinträchtigt**, es kommt zu Fieberschüben, Anämie, Leukozytose und auch regelmäßig beschleunigter Blutsenkungsgeschwindigkeit. Die Diagnose wird durch **Biopsie der Temporalarterie** gesichert. Histologisch findet man eine Panarteriitis mit granulomatöser Entzündung der Gefäßmedia. Therapie der Wahl sind **Glukokortikoide**, die auf Grund der Rezidivgefahr mehrmonatig eingesetzt werden. In seltenen Fällen kann auch der Nervus opticus mit nachfolgender Erblindung betroffen sein. Auf Grund dieser gefürchteten Begleiterscheinung ist die nicht rechtzeitig eingesetzte Steroid-Therapie bereits schon bei Verdacht auf Vorliegen einer Arteriitis temporalis ein schwerwiegender ärztlicher Behandlungsfehler.

F93

Frage 5.456: Lösung B

Bei der Ausbildung einer traumatischen arteriovenösen Fistel zwischen A. carotis interna und Sinus cavernosus entwickelt sich ein **Sinus-cavernosus-Syndrom**. Das Syndrom ist durch eine Affektion der Nerven, die die Augenmuskeln versorgen, und durch die Schädigung des N. trigeminus charakterisiert. Aufgrund des Überdrucks im venösen System des Sinus cavernosus und seiner vorgeschalteten Venen entwickeln sich Stauungsblutungen am Fundus oculi und vom Patienten wahrgenommene pulssynchrone Gefäßgeräusche mit pulsierendem Exophthalmus und einer Chemosis.
Eine Affektion der Hypophyse **(Diabetes insipidus)** tritt beim Sinus-cavernosus-Syndrom nicht auf.

H96

Frage 5.457: Lösung C

Arterielle Hypertonie und Nikotinabusus stellen Risikofaktoren für einen arteriosklerotischen Gefäßprozess dar. Der apoplektiforme Beginn der hier beschriebenen Symptomatik deutet auf einen Hirninfarkt hin. Die neurologische Symptomatik entspricht einem Hemiplegia-alternans-Syndrom wie es typisch für **Hirnstamminfarkte** ist.

F93

Frage 5.458: Lösung C

Ein **Hydrocephalus communicans aresorptivus** resultiert aus einer Rückresorptionsstörung des Liquor cerebrospinalis in den Arachnoidalzotten entlang des Sinus sagittalis superior. Nach Blutungen in den Subarachnoidalraum (Ruptur eines Aneurysmas) kann es zu Verklebungen im Bereich der Arachnoidalzotten mit entsprechenden Resorptionsstörungen kommen. Im Rahmen der allmählichen Vergrößerung der inneren Liquorräume kommt es zunehmend zu einer Druckschädigung der ventrikelbenachbarten Fasersysteme mit resultierender Demenz, Gangstörung und Urininkontinenz.

5.6.3 Therapie

H88

Frage 5.459: Lösung C

Die Gestalt, Ausdehnung und Lage von zerebralen oder spinalen **Gefäßfehlbildungen** läßt sich am genauesten mit einer zerebralen bzw. spinalen **Angiographie** erfassen. Besondere Bedeutung hat dabei die Frage, welches Gefäß die Gefäßfehlbildung speist, oder an welchem Gefäß z.B. ein Aneurysma liegt.

H91

Frage 5.460: Lösung C

Da es bei der **Arteriitis temporalis** zu einer ischämischen Optikusatrophie kommen kann, ist die sofortige Therapie mit Kortison zu beginnen. Der histologische Befund nach Biopsie der A. temporalis kann in dieser Situation nicht abgewartet werden.

H94

Frage 5.461: Lösung A

Zu **(1):** Nach allgemeiner Übereinkunft stellen eine **absolute Indikation zur Endarteriektomie** der A.-carotis-interna-Stenosen über 70% dar, die mit einer zur Stenoseseite passenden klinischen Symptomatik (transitorisch-ischämische Attacke, Amaurosis fugax, Hirninfarkt) einhergehen. Eine weitere Indikation sind asymptomatische höchstgradige Stenosen, bei denen ein Verschluss unmittelbar bevorsteht, und rasch progrediente Stenosen, die sich z.B. innerhalb von 6 Monaten von 70% auf 90% erhöht haben.
Zu **(2):** Ein Verschluss der A. vertebralis ist in aller Regel keine Indikation für einen gefäßchirurgischen Eingriff.
Zu **(3):** Aufgrund der Ergebnisse mehrerer größerer Studien zum Nutzen-Risiko-Profil der **extra-/intrakraniellen Bypassoperation** wird diese Technik in den letzten Jahren nur noch in Ausnahmefällen angewandt. Eine Indikation wäre z.B. anhaltende hämodynamisch bedingte Beschwerden bei schlechter intrakranieller Anastomosierung über den Circulus arteriosus Willisii bei einem Patienten mit A.-carotis-interna-Verschluss. Eine Rückbildung schwerster Residuen lässt sich durch eine solche Operation naturgemäß nicht erreichen.

F94

Frage 5.462: Lösung C

Exogene Psychosen unterschiedlicher Färbung können auch bei zerebralen Gefäßerkrankungen auftreten und sind durch gefäßoperative Eingriffe, medikamentös oder durch Blutdruckregulation therapierbar. Bei psychomotorisch unruhigen Patienten oder deliranten Patienten kann auch mal die Gabe von niedrig potenten Neuroleptika indiziert sein. Bei Patienten mit langjährigem Hypertonus wird in der Tat mitunter nach sofortiger Normalisierung des Blutdrucks ein delirantes Syndrom beobachtet. Dieses Phänomen hat zu dem Terminus *Erfordernis-Hochdruck* geführt.

F99

Frage 5.463: Lösung D

In dieser Frage werden die Komplikationen einer **akuten Subarachnoidalblutung** angesprochen. Zu den Komplikationen gehört nicht die Absence, bei der es sich um ein altersgebundenes generalisiertes Anfallsleiden handelt.
Zu **(A):** Durch Blockierung der Arachnoidalzotten im Gefolge der Blutbeimengung im Liquor cerebrospinalis kann sich innerhalb weniger Tage ein **Hydrocephalus** communicans aresorptivus entwickeln, bei dem sich die Vigilanz des Patienten wieder verschlechtert. Die Diagnose ist mit Hilfe der Computertomographie möglich, in der man eine Größenzunahme der inneren Liquorräume, insbesondere als frühes Zeichen einer Erweiterung der Temporalhörner, beobachtet. Infolge der begleitenden Hirnschwellung sind die im mittleren und höheren Lebensalter normalerweise sichtbaren Rindenfurchen verstrichen. Der Hydrocephalus communicans kann reversibel sein, bei Persistenz oder Progression ist eine operative Behandlung durch Drainage der Seitenventrikel notwendig.
Zu **(B):** Gefäßspasmen **(Vasospasmus)** entstehen durch Einwirkung von Blutabbauprodukten, die von außen auf die Wand der Hirngefäße einwirken. Vasospasmen entwickeln sich in der Regel am 3. Tag nach der Subarachnoidalblutung und dauern etwa 2–3 Wochen. Bei ausgeprägtem Vasospasmus kann es zur Entwicklung von ischämischen Insulten kommen. Gefäßspasmen können auch im Rahmen einer Aneurysma-Operation provoziert werden, sodass – wenn möglich – die Operation akut oder nach zwei Wochen geplant wird.
Zu **(C):** Das Risiko einer **Rezidivblutung** ist insbesondere in den ersten beiden Wochen nach erster Subarachnoidalblutung am größten. Die Mortalität der Rezidivblutung beträgt etwa 60%.
Zu **(E):** Ein **Hirnödem** kann einerseits die Folge der Ausbildung eines Hydrocephalus communicans aresorptivus sein, andererseits ist es unmittelbare Folge der Blutung in den Liquorraum hinein. Ein Hirnödem kann auch Folge einer durch Vasospasmus bedingten Infarktbildung sein.

H00

Frage 5.464: Lösung D

Zu **(D):** Wissenschaftliche Arbeiten haben gezeigt, dass eine spezialisierte Behandlung auf sog. **Stroke Units** die Morbidität und Mortalität von Patienten mit Schlaganfall deutlich günstig beeinflussen kann. Stroke Units verfügen über eine Personalkapazität, die es erlaubt, über 24 Stunden Patienten mit akutem Schlaganfall innerhalb von wenigen Stunden allen wichtigen diagnostischen Verfahren zuzuführen, um auf dem Boden der individuellen Pathophysiologie des Schlaganfalls gezielte Therapien durchzuführen. Dies gilt insbesondere für die Thrombolyse bei akuten intrazerebralen Gefäßverschlüssen und die Dekompressionskraniotomie bei malignem Mediainfarkt, der mit einer lebensbedrohlichen Hirndrucksteigerung einhergehen kann. Weiterhin werden nicht invasive Therapieverfahren wie Antikoagulation, Thrombozytenaggregation, adäquate Steuerung des Blutdruckwertes und der Körpertemperatur eingesetzt.
Zu **(A):** Diese Aussage ist falsch, da eine **systemische Thrombolyse** mit r-tPA in der Regel **innerhalb der ersten 3 Stunden** nach einem akuten Hirninfarkt durchgeführt werden sollte.
Zu **(B):** Die rasche Normalisierung eines **erhöhten arteriellen Blutdrucks** ist kein stereotypes Vorgehen bei der Behandlung von Schlaganfallpatienten. Insbesondere bei hämodynamisch relevanten Karotisstenosen kann die Normalisierung erhöhter Blutdruckwerte zur Entwicklung eines erneuten Hirninfarktes führen.
Zu **(C):** Eine Reihe von Studien haben gezeigt, dass **erhöhte Blutzuckerwerte** die Prognose des Schlaganfalls nachteilig beeinflussen.
Zu **(E):** Im Rahmen der Sekundärprophylaxe ist der Thrombozytenaggregationshemmer **Acetylsalicylsäure** zwar indiziert, die Reinfarktrate wird jedoch lediglich um 20–40% reduziert.

H00

Frage 5.465: Lösung C

Eine Komplikation im Rahmen einer **akuten Subarachnoidalblutung** nach Ruptur eines Aneurysmas ist das Auftreten von **Vasospasmen**. Zur Prävention und Therapie kommen Kalziumantagonisten zur Anwendung. Insbesondere für **Nimodipin** wurde ein antiischämischer Effekt im Rahmen von Studien gezeigt. Der Effekt beruht auf der gefäßdilatativen Wirkung dieses Kalziumantagonisten.

H00

Frage 5.466: Lösung D

Baclofen ist ein GABA-B-Agonist und wird zur Behandlung der Spastizität eingesetzt. Baclofen führt zu einer **Reduzierung der gesteigerten Dehnungsreflexaktivität** und vermindert dadurch den spastischen Muskeltonus. Unter den hier aufgeführten Symptomen und Syndromen ist lediglich die **Beugereflexsynergie** nach zerebralem Insult mit Baclofen zu behandeln.

5.7 Anfallsleiden

5.7.1 Allgemeines

F00

Frage 5.467: Lösung D

Die **Narkolepsie** oder besser das narkoleptische Syndrom ist durch eine erhöhte Tagesschläfrigkeit mit **imperativem Schlafdrang** und **Schlafanfällen** oder **Schlaflähmung**, durch eine **Kataplexie** und durch **hypnagoge Halluzinationen** charakterisiert. Weiterhin ist generell der Nachtschlaf bei diesen Patienten gestört, selten wird auch ein sog. automatisches Handeln beobachtet.

Im Zentrum der Narkolepsie stehen Schlafanfälle am Tag. Diese Zustände setzen akut ein und zwingen den Patienten, sich innerhalb von Minuten hinzulegen und tief einzuschlafen. Die Patienten sind aus dem Schlaf erweckbar, sie erwachen spontan nach Minuten und fühlen sich danach häufig deutlich erfrischt.

Schlafanfälle sind Zustände, die sich in der Regel nachts beim plötzlichen Aufwachen manifestieren. Während der Patient in dieser Situation wach und ansprechbar ist, ist es ihm nicht möglich, die Extremitäten zu bewegen oder zu sprechen.

Bei der **Kataplexie** handelt es sich um einen affektiven Tonusverlust. Bei traurigen oder freudigen Gemütsbewegungen kommt es ohne Bewusstseinsstörung zu einem plötzlichen Kraftverlust im Bereich der Kopf-, Rumpf- und Beinmuskulatur. Auslösend kann auch ein plötzliches Lachen (Lachschlag) sein.

Bei Auftreten von hypnagogen Halluzinationen quälen visuelle, taktile, kinetische und/oder akustische Phänomene den Patienten beim Schlafen.

Eine **dissoziative Fugue** gehört **nicht** zur Narkolepsie. Eine dissoziative Fugue ist eine Verhaltensabnormalität, bei der der Patient eine zielgerichtete Ortsveränderung von zu Hause oder vom Arbeitsplatz vornimmt und sich dabei äußerlich geordnet verhält. In einigen Fällen wird bei diesen Reisen eine neue Identität angenommen, im Allgemeinen nur für wenige Tage, aber gelegentlich auch für lange Zeiträume. Es kann eine Reise zu früher bekannten Plätzen und Orten mit gefühlsmäßiger Bedeutung erfolgen. Obwohl für die Zeit der Fugue dann später eine Amnesie besteht, kann das Verhalten des Patienten während dieser Zeit auf unabhängige Beobachter vollständig normal wirken.

H92

Frage 5.468: Lösung C

Die Hyperventilation im Kindes- oder Erwachsenenalter, das Einschlafen nach Schlafentzug und die Photostimulation sind **Provokationsmethoden**, die in der Klinik gebräuchlich sind und in der Lage sind, eine erhöhte zerebrale Erregbarkeit aus der Latenz zu heben. **Pentetrazol**-Gaben sind wegen der schlechten Steuerbarkeit und der erheblichen Nebenwirkungen **nicht** üblich. Pentetrazol gehört zu den Analeptika, die zur Stimulierung des Atem- und Kreislaufzentrums führen. Früher wurde Pentetrazol bei Vergiftungen mit Barbituraten parenteral gegeben, seine Wirksamkeit ist jedoch fraglich, möglicherweise hat es sogar die Todesrate erhöht.

H92

Frage 5.469: Lösung C

Die **myoklonisch-astatischen Anfälle** gehören zu den kleinen, primär generalisierten epileptischen Anfällen mit Altersbindung. Dieser Typ der Anfälle tritt meist im **4. bis 5. Lebensjahr** auf und ist durch einen plötzlichen Tonusverlust mit Hinstürzen verbunden. Zusätzlich kommt es häufig zu Beugemyoklonien der Arme, zu oralen Automatismen und Zuckungen der Gesichtsmuskulatur. Ursache dieses Anfallstyps sind häufig **pränatale oder perinatale Hirnschädigungen**. Das Auftreten eines **Status** ist bei diesem Anfallstyp nicht selten. Das EEG zeigt diffuse gemischte Krampfpotenziale, manchmal auch 2/s-Krampfwellen-Varianten.

F92

Frage 5.470: Lösung A

Im Gegensatz zu den sekundär generalisierten Anfällen kommt es bei den primär generalisierten Anfällen bereits initial zu bilateral-synchronen Paroxysmen im iktalen EEG (EEG während des Anfalls).

F96

Frage 5.471: Lösung C

Bei den **Blitz-Nick-Salaam-Krämpfen** kommt es zu einer abrupten Vorwärtsbewegung des Kopfes und des Rumpfes mit Adduktionsbewegungen der Arme. Diese altersgebundenen Krämpfe können bis zu fünfzigmal pro Tag auftreten, eine Kombination mit großen epileptischen Anfällen kommt vor. Die Blitz-Nick-Salaam-Krämpfe werden bei **Säuglingen** beobachtet, haben eine **schlechte Prognose** und sind häufig Folge einer **prä- oder perinatalen Hirnschädigung** (siehe auch Lerntext V.16).

H95

Frage 5.472: Lösung B

Bei den Epilepsien sind drei große Gruppen von Anfallstypen zu unterscheiden: kleine, primär generalisierte Anfälle, große generalisierte Krampfanfälle (Grand mal) und Herdanfälle (fokale Anfälle). Vgl. hierzu Kommentar zu Frage 5.473.
Zu den kleinen, primär generalisierten Anfällen zählen die altersgebundenen Anfallsleiden Blitz-Nick-Salaam-(BNS-)Krämpfe (syn. **West-Syndrom** (C)), myoklonisch-astatische Anfälle, Pyknolepsie, die als **myoklonische Absence** (E)) ablaufen kann, und die **myoklonisch-impulsiven Anfälle** (syn. Impulsiv-petit-Mal) (D). Letztere manifestieren sich meist zwischen dem 14. und 17. Lebensjahr und äußern sich in 2–3 Sekunden dauernden myoklonischen Zuckungen der Schultern und Arme, die im Gegensatz zu den myoklonisch-astatischen Anfällen ohne Sturz ablaufen. Sie können isoliert auftreten oder einem generalisierten Anfall als „motorische Aura" vorangehen.
Zu den fokalen Anfällen (auch partielle Anfälle genannt) zählen z. B. die Jackson-Anfälle, die Epilepsia partialis continua (s. Kommentar zu Frage 5.473) und die psychomotorischen Anfälle. Innerhalb der Gruppe der partiellen Anfälle wird noch einmal in einfache partielle und komplexe partielle Anfälle unterschieden.
Die **psychomotorischen Anfälle** werden in die Gruppe der **komplex partiellen Anfälle** eingeordnet (Lösung (B) richtig), weil es bei ihnen anders als z. B. beim Jackson-Anfall auch zu einer Bewusstseinsstörung kommt.
Komplex partielle („psychomotorische") Anfälle lassen sich typischerweise in **drei Stadien** einteilen. Die Anfälle werden zumeist durch eine **Aura** eingeleitet, sehr oft handelt es sich dabei um ein aufsteigendes Unwohlsein oder Angstgefühl („epigastrische Aura"), manchmal auch um Geruchs- oder Geschmackswahrnehmungen. Die Aura ist meist von unangenehmem Charakter. Im zweiten Stadium kommt es zur **Bewusstseinstrübung**. Der Patient ist für eine Dauer von 1–3 Minuten „weggetreten", aber mit teilweise erhaltener Reaktions- und Wahrnehmungsfähigkeit, dabei werden stereotype Bewegungen oder Handlungsabläufe durchgeführt. Häufig sind orale **Automatismen** wie Schmatzen und Lecken oder andere repetitive Bewegungen wie Nesteln oder Trommeln mit den Fingern. Es kommt zu keinem Tonusverlust. Nach diesem Stadium klart der Patient wieder auf. Als drittes Stadium kommt es fakultativ zu einer einige Minuten dauernden **Reorientierungsphase**.

Zu **(A):** Als Abortiv-Grand-mal bezeichnet man z. B. bei einem Patienten mit von einer Aura eingeleiteten Grand-mal-Anfällen das Auftreten der typischen Aura ohne nachfolgenden Grand mal.

H95

Frage 5.473: Lösung A

Generalisierte Krampfanfälle (Grand mal) können mit oder ohne Aura auftreten und sind gekennzeichnet durch oft mit einen **Initialschrei** eingeleiteten Anfall mit **klonisch-tonischen Entäußerungen** und **Bewusstseinsverlust** mit Verdrehung der Bulbi nach oben oder zur Seite. Während des Krampfes kommt es häufig zu einem **Zungenbiss**, Schaum vor dem Mund, unwillkürlichem **Urin- oder Stuhlabgang** (Enuresis bzw. Enkopresis). Nach dem Anfall, der in aller Regel nur Minuten dauert und spontan sistiert, kommt es mit oder ohne kurzzeitige Wiedererlangung des Bewusstseins zu einem Minuten bis Stunden dauernden **Nachschlaf**.
Es werden genuine Formen von symptomatischen Formen unterschieden. Bei der genuinen Form liegt das Prädilektionsalter zwischen dem Schulalter und dem 25. Lebensjahr. Sie beruhen meist auf einer perinatal oder frühkindlich erworbenen Hirnschädigung.
Zu **(B): BNS-(Blitz-Nick-Salaam-)Krämpfe** (syn. West-Syndrom) treten im 1. Lebensjahr, meist um den 6. Monat auf und setzen spätestens um das 5. Lebensjahr aus. Der Anfall ist durch eine rasche Vorwärtsbewegung des Rumpfes mit Anheben der Beine und Einschlagen der Arme charakterisiert, dauert nur wenige Sekunden, tritt aber häufig in Serien von bis zu 50 Anfällen hintereinander auf. Fast alle betroffenen Kinder entwickeln im Gefolge ein fokales oder generalisiertes Anfallsleiden.
Zu **(C): Myoklonisch-astatische Anfälle** sind ebenfalls typische Anfälle des Kindesalters mit Prädilektionsalter im 4. Lebensjahr. Die Kinder stürzen mit einem plötzlichen Tonusverlust zu Boden und zeigen Myoklonien der Arme oder der Gesichtsmuskeln. Sie treten gehäuft als Aufwach-Anfälle auf. Auch sie können in Kombination mit oder als Vorläufer von Grand-mal-Anfällen vorkommen.
Zu **(D):** Die **Epilepsia partialis continua** (Konjewnikoff) gehört zu den fokalen Anfällen ohne sekundäre Generalisierung und äußert sich in auf eine Körperregion oder sogar einzelne Muskeln begrenzte Myokloni, die stunden- oder tagelang anhalten. Das Bewusstsein ist dabei nicht getrübt. Diese Form der Epilepsie kann unter Umständen mit einem Tremor verwechselt werden und ist **meist symptomatisch**, z. B. durch einen Tumor oder eine Enzephalitis, verursacht.
Die EPC kann in jedem Lebensalter auftreten, ist aber insgesamt sehr selten.

Zu **(E):** Die **Pyknolepsie** wiederum gehört wie die unter (B) und (C) genannten Epilepsien zu den altersgebundenen Anfallsleiden. Der Manifestationsgipfel liegt **zwischen 6 und 10 Jahren.** Es handelt sich um kleine Anfälle (Petit mal), die mit großer Häufigkeit auftreten (manchmal mehr als 100/Tag). Der Anfall äußert sich meist als **Absence** („seelische Pause") ohne Aura. Das Kind verharrt in seiner Tätigkeit, starrt, reagiert nicht, stürzt aber auch nicht. Gelegentlich ist die Absence auch von leichten myoklonischen Zuckungen oder Automatismen begleitet. Sie ist wahrscheinlich genetisch bedingt und hat die beste Prognose der kindlichen Anfallsleiden: Immerhin bei einem Drittel der Fälle sistieren die Anfälle spontan nach der Pubertät. Die anderen Patienten haben weiter kleine Anfälle oder es treten, meist im jüngeren Erwachsenenalter, große Anfälle hinzu.

F95

Frage 5.474: Lösung A

Die **Impulsiv-Petit-mal-Epilepsie** manifestiert sich meist zwischen dem 14. und 17. Lebensjahr. Die Anfälle äußern sich in einzelnen oder salvenartigen **myoklonischen Stößen** hauptsächlich nur von Schultern und Armen (daher Synonym für juvenile myoklonische Epilepsie).
Zu den unterschiedlichen Merkmalen der Anfallsformen siehe Lerntext V.16.

F93

Frage 5.475: Lösung D

Die **BNS-(Blitz-Nick-Salaam-)Krämpfe** gehören zu den generalisierten Anfällen des Kindesalters. Charakteristisch für diese Anfälle, die zwischen dem 3. und 8. Lebensmonat manifest werden, sind **Serien von blitzartigen Myoklonien** oder generalisierten tonischen Beugekrämpfe, bei denen die Kinder gelegentlich die Hände wie zum orientalischen Gruß vor der Brust kreuzen (siehe auch Lerntext V.16).

F94

Frage 5.476: Lösung C

Beim **pyknoleptischen Petit mal** handelt es sich um altersgebundene Krampfanfälle, die bei Kindern im Alter zwischen 4 und 14 Jahren auftreten und durch eine meist nur wenige Sekunden andauernde Abgetretenheit charakterisiert sind. Häufig wird bei diesem Anfallstyp eine ruckartige oder mehr tonische Augenbewegung nach oben, verbunden mit einer Rückwärtsneigung des Kopfes, beobachtet. Charakteristisch findet man im EEG dieser Kinder ein 3/Sekunden Spike-wave-Muster. Für das Anfallsgeschehen besteht keine Erinnerung. Aufgrund der klinisch imponierenden Abgetretenheit der jungen Patienten spricht man bei dieser Anfallsform auch von **Absencen**.

F94

Frage 5.477: Lösung E

Symptomatische zerebrale Krampfanfälle können im Gefolge einer kortikalen Läsion mit Erhöhung der Erregbarkeit der Nervenzellen zur Entwicklung kommen. Erregbarkeitssteigerungen sind durch Druckläsionen im Rahmen von Hirntumoren, bei ischämischen und ödematösen Veränderungen im Rahmen einer Sinusvenenthrombose und im Gefolge eines chronischen Alkoholismus möglich.

F99

Frage 5.478: Lösung C

Unter den hier aufgeführten Erkrankungen ist lediglich die **Narkolepsie** bzw. das **narkoleptische Syndrom** Folge einer **Schlaf-Wach-Regulationsstörung.** Es handelt sich um eine seltene anfallsartige Erkrankung, die sich durch dauernde Vigilanzstörungen, einen plötzlichen Tonusverlust der Muskulatur bei erhaltenem Bewusstsein (Kataplexie bzw. affektiver Tonusverlust), durch nächtliche Wachanfälle (auch beim Einschlafen bzw. beim Erwachen) mit Unfähigkeit, willkürliche Bewegungen auszuführen, und durch hypnagoge Halluzinationen auszeichnet. Der narkoleptische Anfall im engeren Sinne ist durch ein akut auftretendes imperatives Einschlafen charakterisiert, das für einige Minuten andauert.

5.7.2 Klinik

F89

Frage 5.479: Lösung B

Im anfallsfreien Intervall bei Patienten mit **Epilepsie** lassen sich im **EEG** häufig kurzdauernde fokale oder generalisierte plötzlich auftretende pathologische Graphoelemente (Paroxysmen) beobachten. Diese können entweder aus Theta (4 – 7/s) oder Deltawellen (1 – 3/s) bestehen. Spezifische Hinweise liegen dann vor, wenn wie hier beschrieben, Polyspike-and-wave-Komplexe vorliegen.

H89

Frage 5.480: Lösung E

Im **Computertomogramm** stellen sich **Metastasen** besonders gut nach Kontrastmittelgabe dar und sind durch eine ringförmige Kontrastmittelverstärkung charakterisiert. Alle hier genannten Tumoren können zu einer zerebralen Metastasenbildung führen. Die parietale Lage und das Auftreten von Jackson-Anfällen erlauben keine Spezifizierung des zu Grunde liegenden Metastase-Typs.

F87

Frage 5.481: Lösung E

Ein **Grand-mal-Anfall** kann als „genuine" Epilepsie auftreten, d.h. ohne dass eine entsprechende Ursache dafür gefunden werden kann, oder symptomatisch, d.h. als Folge einer spezifischen Erkrankung des Gehirns. Das Prädilektionsalter liegt bei der genuinen Epilepsie zwischen dem Schulalter und dem 30. Lebensjahr.
Wenn ein Anfall jenseits des 30. Lebensjahres auftritt, so ist an ein symptomatisches Anfallsleiden zu denken. So kann es im Rahmen eines chronischen **Alkoholismus** (insbesondere im Entzug), bei **Enzephalitiden** und bei einer chronischen **Urämie** zu der Entwicklung eines symptomatischen Anfallsleidens kommen.

F92

Frage 5.482: Lösung A

Bei der **Akathisie** handelt es sich um eine Symptomatik, die bei chronischer Einnahme von Neuroleptika zu beobachten ist. Diese Symptomatik ist durch die Unfähigkeit des Patienten charakterisiert, ruhig stehen oder sitzen zu können. Die Patienten berichten über eine innere Unruhe, die durch Bewegung der Extremitäten vorübergehend gemildert werden kann.

F87

Frage 5.483: Lösung A

Unter **fokalen Anfällen** versteht man Anfallsformen mit lokalisierter epileptischer Aktivität, bei denen das Bewusstsein nahezu vollständig erhalten bleibt. Solche fokalen Anfälle können jederzeit sekundär generalisieren, wobei dann eine Bewusstseinseintrübung hinzutritt. Typische Vertreter von fokalen Anfällen sind die **psychomotorischen Anfälle** und die **Epilepsia partialis continua**.
Im letzten Fall handelt es sich um tonisch-klonische Zuckungen, die immer auf einen umschriebenen Körperteil – etwa die Gesichtsmuskulatur – beschränkt bleiben und Stunden – oder tagelang – ununterbrochen ablaufen. Ursache dieses fokalen Anfallsleidens ist meist eine subkortikale Läsion oder eine Stoffwechselstörung im Sinne einer hyperosmolaren Hyperglykämie.

F87

Frage 5.484: Lösung A

Siehe Kommentar zu Frage 5.483.

H84

Frage 5.485: Lösung C

Partielle Anfälle treten ohne Altersbindung auf. Sie sind durch tonisch-klonische, motorische Zeichen in nur einem begrenzten Anteil des Körpers mit meist erhaltenem Bewußtsein charakterisiert. Sie sind durchweg symptomatischer Genese. Die Hauptursachen sind Hirntumoren sowie Zustände nach Schädel-Hirn-Traumen und Meningoenzephalitiden.
Psychomotorische Anfälle gehen vom Temporallappen aus und zählen ebenfalls zu den fokalen Anfallsformen (siehe auch Lerntext V.16).

Altersgebundene Anfallsformen — V.16

Anfallsformen, die bevorzugt in einem bestimmten kindlichen oder jugendlichen Lebensalter auftreten und durch jeweils spezifische klinische Manifestationen charakterisiert sind, werden als **kleine epileptische Anfälle** bzw. **altersgebundene epileptische Anfälle** bezeichnet.
Wenn durch Hirnschädigungen bereits in den ersten 3 Lebensjahren epileptische Anfälle auftreten, so zeigt sich entsprechend dem Reifungsgrad des Gehirns ein so genannter **Blitz-Nick-Salaam-Krampf**. Dieser Anfallstyp ist durch eine **abrupte Vorwärtsbewegung des Kopfes und des Rumpfes mit Adduktionsbewegungen der Arme** verbunden. Dieser Anfall dauert nur wenige Sekunden und ist von einer Bewusstseinstrübung begleitet. *Blitz-Nick-Salaam-Krämpfe* können bis zu fünfzigmal pro Tag auftreten. Auch ist eine Kombination mit großen epileptischen Anfällen beobachtet worden. Bei fortschreitender Reifung des Gehirns verändert sich bei diesen Kindern der Anfallstyp, die *Blitz-Nick-Salaam-Krämpfe* gehen entweder in ein fokales oder ein generalisiertes Krampfleiden über.
Myoklonisch-astatische Anfälle sind durch **Beugemyoklonien der Arme, Zuckungen der Gesichtsmuskulatur** verbunden mit oralen Automatismen und durch plötzliches Hinstürzen infolge eines Tonusverlustes der Antigravitationsmuskulatur charakterisiert. Dieser Anfallstyp wird häufig im 4. und 5. Lebensjahr beobachtet.
Pyknoleptische Absencen sind ebenfalls als altersgebundene Krampfanfälle zu bezeichnen, die bei Kindern im Alter zwischen 4–14 Jahren auftreten und durch eine meist nur wenige Sekunden andauernde „Abgetretenheit" charakterisiert sind. Häufig wird bei diesem Anfallstyp eine ruckartige oder mehr tonische Augenbewegung nach oben, verbunden mit einer Rückwärtsneigung des Kopfes, beobachtet. Charakte-

ristisch findet man im EEG dieser Kinder ein **3/sec-Spikes-und-Waves-Muster**. Die **Impulsiv-Petit-mal-Epilepsie** findet man bei Jugendlichen zwischen dem 14. und 17. Lebensjahr. Dieses altersgebundene Krampfleiden zeichnet sich durch **Myoklonien im Bereich der Schultern und Arme** aus, die für jeweils wenige Sekunden andauern. Das Bewusstsein ist nur leicht getrübt, ein Tonusverlust – wie bei den myoklonisch-astatischen Anfällen – wird nicht beobachtet.
Psychomotorische Anfälle und **Jackson-Anfälle** gehören nicht zu den altersgebundenen Anfallserkrankungen, sie repräsentieren vielmehr zwei Vertreter der sogenannten partiellen (fokalen) Anfallserkrankungen. Das Charakteristikum der *Jackson-Anfälle* sind die sich **von einem Körperteil langsam ausbreitenden motorischen oder sensiblen Anfallsäquivalente**, die nicht von einer Bewusstlosigkeit, wie bei großen epileptischen Anfällen, begleitet sind. Die epileptischen Äquivalente breiten sich meist von distal nach proximal aus. Meist bleibt der Prozess auf eine Körperhälfte beschränkt. Ursache von Jackson-Anfällen ist immer eine umschriebene Hirnschädigung des sensomotorischen Kortex, meist durch einen Hirntumor oder eine Gefäßmissbildung ausgelöst. Auch Hirnverletzungen und frühkindliche Hirnschädigungen können Ausgangspunkt einer *Jackson*-Epilepsie sein. Bei diesem fokalen Anfallstyp ist eine klinische und neuroradiologische Untersuchung besonders wichtig.
Bei **psychomotorischen Anfällen** handelt es sich um eine fokale Epilepsie, die von Strukturen des medialen und basalen Temporallappens ausgeht. In Anlehnung an diesen pathophysiologischen Mechanismus spricht man bei psychomotorischen Anfällen auch von einer temporalen Epilepsie. Die Anfallsmanifestation ist komplex, nach einer **Aura** (Anfangsstadium eines epileptischen Anfalls) kommt es zu einer Bewusstseinseintrübung, während der die Patienten **stereotyp bestimmte Bewegungen oder objektbezogene Handlungsabläufe** ausführen. Charakteristisch ist auch das Auftreten von vegetativen Symptomen in Form einer Blässe oder Rötung des Gesichts, eines vermehrten Speichelflusses, einer Veränderung der Frequenz von Atmung und Puls, Harndrang und Pupillenerweiterung. Ein Zu-Boden-Stürzen, wie bei einigen altersgebundenen Anfallstypen, tritt in der Regel nicht auf. Dieser Zustand hält bis zu zwei Minuten an, anschließend imponiert häufig noch für einige Minuten ein Umdämmerungszustand, in dem die Patienten psychomotoriseh verlangsamt und schwer besinnlich wirken.

H87

Frage 5.486: Lösung B

Es kann als erwiesen gelten, dass Grand-mal-Anfälle in größerer Zahl über den Modus hypoxämischer Ganglienzellnekrosen zu sekundären Hirnschäden führen. Besonders häufig ist über eine **Ammonshornsklerose** berichtet worden.

H87

Frage 5.487: Lösung A

Blitz-Nick-Salaam-Krämpfe (BNS-Krämpfe) treten meist nur im ersten Lebensjahr auf, dem Reifungsgrad des Gehirns entsprechend und durch verschiedenste Noxen verursacht. Dieser Anfallstyp ist durch eine abrupte Vorwärtsbewegung des Kopfes und des Rumpfes mit Adduktionsbewegung der Arme verbunden. Der Anfall dauert nur wenige Sekunden und ist von einer Bewusstseinstrübung begleitet. BNS-Krämpfe können bis zu einhundertmal pro Stunde, meist in Serien bis zu fünfzig Anfällen, auftreten. Bei fortschreitender Reifung des Gehirns verändert sich bei den **Säuglingen** bzw. Kleinkindern der Anfallstyp, die BNS-Krämpfe gehen entweder in ein fokales oder ein generalisiertes Krampfleiden über (siehe auch Lerntext V.16).

F87

Frage 5.488: Lösung C

Bevor bei diesem 10-jährigen Mädchen eine Behandlung mit einem Antiepileptikum erwogen wird, ist es zunächst wichtig, eine genaue **Anfallscharakterisierung** zu erreichen. Dies gelingt einerseits mit der genauen Erhebung der **Anfallsanamnese**, andererseits mit der **Elektroenzephalographie**. Zum Ausschluss eines symptomatischen Anfallsleidens (z.B. Tumor) wird nicht die Luftenzephalographie, sondern vielmehr die Computertomographie und die Kernspintomographie eingesetzt.

H87

Frage 5.489: Lösung E

Unter einem **Dämmerzustand** versteht man ganz allgemein eine psychopathologische Veränderung, die durch verminderte Vigilanz und entsprechend verminderte Reaktivität charakterisiert ist. Häufig ist dieser Zustand von einer zeitlichen und örtlichen sowie situativen Desorientiertheit begleitet. Die Patienten wirken psychomotorisch verlangsamt. Für die Zeit eines Dämmerzustandes besteht häufig eine Amnesie.
Nach einem **Grand-mal-Anfall** kann ein postparoxysmaler Dämmerzustand auftreten. Der Patient ist in dieser Situation bewusstseinsgetrübt, desorientiert, gespannt und latent aggressiv. Dämmer-

zustände werden weiterhin im Rahmen einer **psychomotorischen Epilepsie** beobachtet, wobei die Patienten im Extremfall komplexe Handlungen, wie z. B. eine Reise, unternehmen können.
Nach einem schweren **Schädel-Hirn-Trauma** mit Koma kann es bei Erholung des Patienten zu Dämmerzuständen kommen. Die Patienten zeigen sich in dieser Situation häufig erregt, ängstlich, immer noch desorientiert und ohne ein volles Erfassen für die jeweilige Situation. Patienten in einem posttraumatischen Dämmerzustand neigen zu illusionären Verkennungen von Gegenständen in ihrer Umgebung.

F88

Frage 5.490: Lösung B

Ursache von **Jackson-Anfällen** ist immer eine fokale Hirnschädigung im Bereich des sensomotorischen Kortex. In erster Linie müssen dabei Hirntumoren und arteriovenöse Angiome sowie Zustände nach Hirnkontusionen oder frühkindlichen Hirnschädigungen in Betracht gezogen werden. Es handelt sich also bei Jackson-Anfällen immer um ein symptomatisches und nicht um ein genuines Anfallsleiden (siehe auch Lerntext V.16).

F85

Frage 5.491: Lösung B

Diese Frage zielt vor allen Dingen darauf ab, auf den Unterschied zwischen einer **epileptischen Anfallsserie** und einem **Status epilepticus** hinzuweisen. Man spricht dann von einem Status epilepticus, wenn im Rahmen einer Grand-mal-Epilepsie die Anfälle so dicht aufeinander folgen, dass der Patient dazwischen nicht mehr das Bewusstsein erlangt. Von einer epileptischen Anfallsserie jedoch spricht man dann, wenn trotz Häufung von Krampfanfällen der Kranke **zwischenzeitlich das Bewusstsein wiedererlangt**.

F85

Frage 5.492: Lösung E

Zerebrale venöse Thrombosen kommen bei Venenerkrankungen, Gerinnungsstörungen, anderen Bluterkrankungen, generalisierten Infekten, lokalen Infekten im Kopfbereich oder auch im Gefolge eines Schädel-Hirn-Traumas vor. Häufig werden zerebrale venöse Thrombosen auch im Anschluss an Schwangerschaften bei Wöchnerinnen beobachtet. Die Kardinalsymptome einer Hirnvenenthrombose sind Kopfschmerzen, epileptische Anfälle, Hirndruckzeichen mit Stauungspapille, herdneurologische Ausfälle und ein blutiger xanthochromer Liquor. Häufig liegen zusätzlich Bewusstseinsstörungen bis hin zum Koma vor.
In dem hier beschriebenen Fall ist es in der 2. Woche post partum zu einem generalisierten Krampfanfall und zu heftigen Kopfschmerzen gekommen. Eine solche Symptomatik kann erstes Zeichen einer zerebralen venösen Thrombose sein.
Zu **(A)**: Bei der **Eklampsie** handelt es sich um eine Gestose mit einer völlig außer Kontrolle geratenen Hypertonie und ihren Folgen. Im Rahmen einer **Präeklampsie** kommt es bereits zu einer raschen Gewichtszunahme, zu einer Proteinurie und zu einem Ansteigen der Blutdruckwerte. Die zerebralen Symptome bei der Eklampsie bestehen in Verwirrtheitszuständen, Benommenheit und entweder fokalen oder generalisierten Krampfanfällen. Im Rahmen eines sich entwickelnden Hirnödems kann es zu multiplen petechialen Hirnblutungen kommen. Der Hinweis, dass bei der Wöchnerin der Blutdruck normal war, schließt eine Eklampsie nicht aus, macht diese Diagnose aber eher unwahrscheinlich.
Zu **(B)**: Das Auftreten epileptischer Anfälle gehört nicht zum Symptomenbild der einfachen Migräne.
Zu **(C)**: Bei einer **Pfropfgestose** ist ein Symptom der Präeklampsie (Hypertonie, Ödeme, Proteinurie) schon vor der Schwangerschaft vorhanden gewesen, verstärkt sich aber quantitativ während der Schwangerschaft. Per Definition ist die Pfropfgestose jedoch noch nicht mit einem Krampfanfall vergesellschaftet, wenn es dazu kommt, nennt man diesen Zustand bereits Eklampsie.
Zu **(D)**: Bei einem Hirnabszess würde man eine erhöhte Körpertemperatur erwarten.

F85

Frage 5.493: Lösung B

Das abgebildete EEG-Muster zeigt generalisiert krampfspezifische Zeichen im Sinne eines etwa **3–4-Hz-Spike-wave-Musters**. Dieses Hirnstrombild ist bei Patienten mit **Absence-Epilepsie** im Intervall, aber auch im Anfall zu finden.
Zu **(A)**: **Zerebrale Tumoren** können prinzipiell zu einem symptomatischen Anfallsleiden, auch verbunden mit generalisierter Spike-wave-Aktivität im EEG, führen. Bei einem Tumorgeschehen würde man jedoch – im Gegensatz zu der hier dargestellten Hirnstromkurve – einen Herdbefund und einen Seitenhinweis erwarten, der in der vorliegenden Hirnstromkurve weder vor Beginn der Krampfaktivität noch im Anschluss an die Krampfaktivität sichtbar wird.
Zu **(C)**: Die hier dargestellten, im Prinzip krampfspezifischen Befunde sind zwar sehr verdächtig auf das Vorliegen einer manifesten Anfallserkrankung, sie können jedoch auch auftreten, ohne dass ein manifestes Anfallsleiden vorliegt.

H98

Frage 5.494: Lösung D

Das obstruktive **Schlafapnoe-Syndrom** ist häufig bei adipösen Männern im mittleren bis höheren Lebensalter. Durch die Apnoephasen im Schlaf, die mehr als 10 Sekunden andauern und Folge einer intermittierenden Obstruktion der oberen Luftwege mit Atonie der Zungen- und Pharynxmuskulatur sind, kommt es zu einem Zerfall des normalen Schlafmusters mit unzureichender Dauer von Tiefschlafphasen. Entsprechend fühlen sich die Patienten tagsüber gerädert und müde, bei einschläfernden Situationen fallen die Patienten rasch in einen Kurzschlaf. Aufgrund der Verlegung der Rachenräume kommt es bei den Patienten in der Regel nachts zu lauten Schnarchgeräuschen. Die meist über Jahre anhaltende intermittierende zerebrale Hypoxie führt zu einer Enzephalopathie und zu einer Hypertonie. Nach Alkoholgenuss kann die Intensität der Sleep-Apnoe-Störung noch zunehmen. Neben einer Reduktion des Körpergewichtes, einer Alkoholkarenz und einer Reglementierung des Schlaf-Wach-Rhythmus ist häufig die nächtliche nasale Überdruckbeatmung wichtigste Therapiemaßnahme. CPAP bedeutet „continuous positive air pressure".

F98

Frage 5.495: Lösung E

Beim häufigeren obstruktiven **Schlaf-Apnoe-Syndrom** kommt es durch eine Tonusminderung der Schlundmuskulatur vorwiegend im REM-Schlaf bei negativem inspiratorischem Druck im Nasen-Rachen-Bereich zum Kollaps des Schlundes und zu einer resultierenden Verlegung der Atemwege. Klinische Zeichen der Schlaf-Apnoe sind lautes Schnarchen, vermehrte Tagesmüdigkeit, Hirnleistungsstörungen mit Beeinträchtigung der Konzentration, der intellektuellen Fähigkeiten, vermehrte Reizbarkeit, Depressionen, Persönlichkeitsänderung, morgendlicher Kopfschmerz, motorische Unruhe während der Nacht, auch mit Enuresis nocturna, und Störungen der Sexualfunktion. Die Diagnose wird durch direkte Beobachtung oder besser durch Schlafpolysomnographie gesichert. Charakteristisch sind mehr als 30 Apnoe-Phasen pro Nacht von jeweils mehr als 10 sec Dauer. Risikofaktoren für die Entwicklung eines Schlaf-Apnoe-Syndroms sind Übergewicht, vermehrter Alkoholkonsum, kurzer dicker Hals, chronische Rhinitis, Nasenseptumdeviation, übergroße Zunge, Tonsillenhyperplasie und Gaumendeformierungen.

F85

Frage 5.496: Lösung B

Als **narkoleptisches Syndrom** wird eine seltene, anfallsartige Erkrankung bezeichnet, die sich durch kurzdauernde Störungen des Wachbewusstseins, durch einen plötzlichen Tonusverlust der Muskulatur bei erhaltenem Bewusstsein (affektiver Tonusverlust), durch nächtliche Wachanfälle aus dem Schlaf heraus oder beim Einschlafen oder Erwachen mit Unfähigkeit, willkürliche Bewegungen auszuführen, und durch sog. hypnagoge Halluzinationen auszeichnet. Der narkoleptische Anfall im engeren Sinne ist durch ein **unwiderstehliches Schlafbedürfnis** charakterisiert, das den Kranken zwingt, sich für einige Minuten zu setzen oder hinzulegen und tief einzuschlafen. Die Patienten im narkoleptischen Anfall sind erweckbar, sie können jedoch auch spontan nach wenigen Sekunden oder Minuten aufwachen und fühlen sich dann in der Regel frisch, ausgeruht und nicht mehr geplagt von dem zuvor bestehenden Schlafbedürfnis.
Orale Automatismen, weite Pupillen oder tonisch-klonische Krämpfe, wie sie bei verschiedenen epileptischen Anfällen beobachtet werden, treten beim narkoleptischen Syndrom nicht auf.

H88

Frage 5.497: Lösung D

Das sog. **pathologische Lachen** wird bei degenerativen Prozessen insbesondere bei Vorliegen einer Pseudobulbärparalyse beobachtet. Neben den Sprech-, Schluck- und Essstörungen werden nebeneinander ein pathologisches Lachen und Weinen beobachtet. Diese emotionalen Äußerungen sind situationsinadäquat und werden auch von den betroffenen Kranken als fremd empfunden. Bei dem sog. **Lachschlag,** der im Rahmen des narkoleptischen Syndroms vorkommt, handelt es sich um einen Tonusverlust, der bei realer Belustigung auftritt. Der Patient muss dabei selbst nicht aktiv sein und lachen, allein das Erzählen eines Witzes durch einen anderen kann den Tonusverlust induzieren.

F88

Frage 5.498: Lösung B

Als **Narkolepsie** oder narkoleptisches Syndrom wird eine seltene, anfallsartige Erkrankung bezeichnet, die sich durch kurzdauernde Vigilanzstörungen, einen plötzlichen Tonusverlust der Muskulatur bei erhaltenem Bewusstsein (Kataplexie bzw. affektiver Tonusverlust), durch nächtliche „Wachanfälle" (auch beim Einschlafen bzw. Erwachen) mit Unfähigkeit, willkürliche Bewegungen auszuführen, und durch hypnagoge Halluzinationen auszeichnet. Der narkoleptische Anfall im engeren Sinne ist durch ein akut auftretendes imperatives Einschlafen charakterisiert, das für einige Minuten andauert. Epileptische Anfälle gehören nicht zum Bild der Narkolepsie.

H96

Frage 5.499: Lösung D

Ein attackenartig auftretender Schwindel mit erheblicher vegetativer Begleitsymptomatik und Provokation durch bestimmte Kopfbewegungen ist typisch für das Vorliegen eines **benignen paroxysmalen Lagerungsschwindels**. Dieser Schwindel ist häufig und zeigt seine höchste Inzidenz im 6. und 7. Lebensjahrzehnt. Er ist bei Frauen häufiger als bei Männern (2 : 1). Etwa die Hälfte aller Fälle ist idiopathisch, symptomatische Formen werden nach Schädel-Hirn-Traumata beobachtet. Insbesondere Kopfreklination oder Kopfseitenlagerung rufen mit Latenz von wenigen Sekunden einen lateralen, zum unten liegenden Ohr schlagenden, rotierenden Nystagmus hervor, der innerhalb von 10 bis max. 60 Sekunden ermüdet und mit heftigem Schwindelgefühl und **vegetativen Symptomen** verbunden ist. Pathophysiologisch wird im Falle des benignen paroxysmalen Lagerungsschwindels angenommen, dass sich aus traumatischer Ursache heraus oder spontan abgelöste, anorganische, spezifisch schwere Partikel des Utriculus-Otolithen der Cupula der Ampulle des hinteren Bogengangs anlagern. Die Cupula wird hierdurch spezifisch schwerer und auf Drehbeschleunigungen in der Bogengangsebene überempfindlich. Die rasche Erschöpfbarkeit des Schwindels insbesondere durch wiederholte **Lagemanöver** spricht dafür, dass die Anlagerung der Partikel instabil ist.
Eine **Neuronitis vestibularis**, eine **Menière-Krankheit** und ein **Zoster oticus** können zwar durch Affektion des vestibulären Systems zu einer Schwindelsymptomatik führen, es fehlt jedoch dabei die Lageabhängigkeit und das anfallsartige Auftreten.
Im Vordergrund des **Narkolepsie-Syndroms** stehen die Schlafanfälle, ein attackenartiger lagerungsabhängiger Schwindel gehört nicht zu diesem Syndrom.

H85

Frage 5.500: Lösung B

Bei den **pyknoleptischen Absencen** handelt es sich um altersgebundene Krampfanfälle, die bei **Kindern im Alter zwischen 4 – 14 Jahren** auftreten und durch eine meist nur wenige Sekunden andauernde „Abgetretenheit" charakterisiert sind. Häufig wird bei diesem Anfallstyp eine ruckartige oder mehr tonische Augenbewegung nach oben, verbunden mit einer Rückwärtsneigung des Kopfes beobachtet. Charakteristisch findet man im EEG dieser Kinder ein 3/s-Spikes-waves-Muster. Für das Anfallsgeschehen besteht **keine Erinnerung**. Charakteristisch für die pyknoleptischen Absencen ist, dass die Kinder nach einer Reorientierungsphase rasch die durch den Anfall unterbrochene Tätigkeit wieder aufnehmen können, sodass für die Umwelt das Wesen dieser „Abgetretenheit" häufig nicht klar erkennbar ist (siehe auch Lerntext V.16).

H86

Frage 5.501: Lösung B

Verletzungen mit Knochenbrüchen und Schädel-Hirn-Traumen durch Sturz sind die häufigsten Komplikationen bei generalisierten epileptischen Krampfanfällen. Die tonisch-klonischen Aktivitäten der Muskulatur erreichen in der Regel nicht eine derartige Intensität, dass es zu einem Muskelriss kommt.
Der **Atemstillstand** bei einem großen epileptischen Anfall geht auf eine **zentrale** Regulationsstörung zurück, ein **hypovolämischer Schock** und eine **Asystolie** werden bei einem generalisierten epileptischen Krampfanfall **nicht** beobachtet.

H86

Frage 5.502: Lösung C

Bei den altersgebundenen **myoklonisch-astatischen Anfällen** kommt es neben Beugemyoklonien der Arme, Zuckungen der Gesichtsmuskulatur mit oralen Automatismen zu einem charakteristischen plötzlichen **Hinstürzen** infolge eines Tonusverlustes der Antigravitationsmuskulatur (siehe auch Lerntext V.16).

H95

Frage 5.503: Lösung A

Ein einzelner **epileptischer Anfall** bedeutet noch nicht, dass der Patient an einer Epilepsie leidet. Prinzipiell ist jedes Gehirn krampffähig. Bei etwa 10% aller Menschen besteht eine **erhöhte Krampfbereitschaft**, die bei bestimmten Gelegenheiten (z. B. ausgelöst durch Schlafentzug, Alkoholentzug, exzessive körperliche oder emotionale Belastung) zum Auftreten eines Krampfanfalls, des sog. **Gelegenheitsanfalls**, führen können.
Andererseits weiß man in einem Fall wie dem vorliegenden natürlich nicht, ob es sich nicht doch um den Beginn eines Krampfleidens, einer Epilepsie handelt. Bei einem Krampfanfall, der **im Alter von 35 Jahren erstmals** auftritt, muss vor allem an eine **symptomatische Genese**, z. B. im Rahmen eines Tumors oder eines entzündlichen Geschehens gedacht werden. Die Manifestation einer genuinen Epilepsie, bei der sich keine organische oder metabolische Ursache feststellen lässt, ist nach dem 25. Lebensjahr ungewöhnlich, aber nicht auszuschließen (Aussage (E) ist somit richtig).

Die Abklärung umfasst eine gründliche Anamnese und neurologische Untersuchung. In der **Anamnese** ist insbesondere nach Geburt und frühkindlicher Entwicklung, Fieberkrämpfen in der Kindheit, durchgemachter Meningitis, abgelaufenen Schädel-Hirn-Traumata mit Bewusstlosigkeit sowie nach einer eventuellen familiären Belastung zu fragen.
Bei der neurologischen **Untersuchung** wird nach fokalneurologischen Ausfällen, z. B. einer Halbseitensymptomatik, gesucht, die in einem Teil der Fälle nach dem Anfall als sogenannte **postparoxysmale Parese** zu finden sind und einen Anhalt für die Lokalisation des Ausgangsherdes sein können.
Die **Zusatzdiagnostik** nach einem Grand-mal-Anfall umfasst eine **Elektroenzephalographie** (EEG). Diese kann bereits wenige Stunden nach einem Anfall wieder unauffällig sein, verschiedene **Provokationsmethoden** wie Hyperventilation, Flackerlichtreiz und Schlafentzug können in solchen Fällen allerdings wertvoll sein, da sich in vielen Fällen kurze, oft klinisch dann nicht apparente epileptische Abläufe oder Anzeichen einer erhöhten Anfallsbereitschaft nachweisen lassen (Aussage (D) ist richtig). **Ein unauffälliges EEG schließt das Vorliegen eines Krampfleidens keineswegs aus** (Aussage (A) ist falsch).
Es ist ferner zumindest eine **Computertomographie** des Schädels mit Kontrastmittel zu veranlassen, um z. B. einen raumfordernden Prozess auszuschließen. Jeder Anfallspatient sollte wenigstens einmal durch **Computertomographie** mit Kontrastmittelgabe, besser noch durch eine **Magnetresonanztomographie** (MRT), mit der beispielsweise auch kleine Hämangiome entdeckt werden können, untersucht werden.
Zu **(C):** Da im vorliegenden Fall am ehesten an eine symptomatische Genese zu denken ist, sollte im Rahmen der Abklärung der Ursachen auch der **Liquor** auf Zeichen einer Meningitis oder Enzephalitis bzw. auch auf tumorverdächtige Zellen untersucht werden.

F96

Frage 5.504: Lösung D

Der **Somnambulismus** tritt gehäuft bei Kindern aus dem Schlafstadium 3 und 4 heraus auf. Die Kinder amnesieren zwar das Schlafwandeln, eine generelle Amnesie liegt jedoch nicht vor.

F97

Frage 5.505: Lösung A

Die **Kataplexie** gehört nicht zum Symptombild der **Wernicke-Enzephalopathie**. Dieses Symptom ist vielmehr Bestandteil des narkoleptischen Syndroms. Die Kataplexie besteht in einem akuten Tonusverlust bei emotionaler Aktivität, insbesondere bei Vermittlung trauriger oder lustiger Inhalte (Erzählen eines Witzes).

H93

Frage 5.506: Lösung D

Bei diesem 18-jährigen Patienten kommt es anfallsartig zu subjektiven Empfindungen, die verdächtig auf das Vorliegen einer Aura im Rahmen eines epileptischen Geschehens sind. Am wahrscheinlichsten handelt es sich um eine epigastrische Aura und um Erscheinungen im Sinne epileptisch induzierter psychischer Erlebnisse. Der beschriebene EEG-Befund ist mit einer epileptischen Erkrankung vereinbar. Am wahrscheinlichsten handelt es sich im vorliegenden Falle um **komplex partielle Anfälle**, auch wenn die eigentlich zu fordernde Bewusstseinstrübung in der dargelegten Kasuistik nicht beschrieben ist.

F94

Frage 5.507: Lösung C

Frühkindliche Hirnschädigungen entwickeln sich am häufigsten im Rahmen eines perinatalen Hirnschadens durch traumatische Einwirkungen oder Gewebsischämien. Ein **Diabetes insipidus** aufgrund einer Schädigung des Hypothalamus oder der Hypophyse tritt dabei quasi **niemals** auf, während im Gefolge einer Schädigung der Hirnrinde und/oder der Basalganglien Spastik, ein hyperkinetisches Syndrom, Sprachentwicklungsstörungen und Epilepsie häufig sind.

H98

Frage 5.508: Lösung B

Die Impulsiv-Petit-mal-Epilepsie manifestiert sich im Jugendalter durch myoklonische Aktivitäten der oberen Extremitäten. Dieses Anfallsleiden wird auch als Janz-Syndrom bezeichnet. Für dieses Anfallsleiden sind im Elektroenzephalogramm **Polyspike-and-wave-Komplexe** charakteristisch, die durch die rasche Aufeinanderfolge von meist 5–10 Spikes mit nachfolgender langsamer Welle im Delta-Band charakterisiert sind.

5.7.3 Therapie

F85

Frage 5.509: Lösung D

Während trizyklische Antidepressiva, Neuroleptika und Penicillin G in hohen Dosen einen hirnorganischen Krampfanfall begünstigen können, besitzt **Chlordiazepoxid** als Benzodiazepin eine antikonvulsive Wirkung.

H84

Frage 5.510: Lösung D

Bei dem hier vorgestellten Patienten ist im Alter von 52 Jahren ein **Anfallsleiden** erstmals manifestiert worden. Bei jeder Spätmanifestation einer Epilepsie ist vor allem an ein symptomatisches Anfallsleiden, z. B. durch einen **Tumor**, zu denken. Für den Tumorverdacht spricht im vorliegenden Falle auch die Tatsache, dass trotz adäquater antikonvulsiver Therapie eine suffiziente Einstellung des Anfallsleidens nicht möglich war.

F86

Frage 5.511: Lösung C

Nach längerer Gabe von Primidon und Phenytoin kommt es zu einem Vitamin D-Mangel mit **Hypokalzämie** und **Osteomalazie**.

H90

Frage 5.512: Lösung A

Bei kontinuierlicher Gabe von **Phenytoinen** kommt es zu einer vermehrten Ausprägung des Zahnfleisches (Gingivahyperplasie), aufgrund einer toxischen Schädigung des Zerebellums zu einer zerebellaren Ataxie, zu einer Knochenmarkdepression mit Granulozytopenie und zu einer Ausbildung einer Megaloblastenanämie. Ferner ist eine Minderung der Wirkung von Ovulationshemmern durch Enzyminduktion mit vermehrtem Abbau der Ovulationshemmer bekannt. Weitere **Nebenwirkungen** sind Arzneimittelexanthem, Hypertrichose (Zunahme der sekundären Körperbehaarung) und teratogene Defekte.
Ein **Hörsturz** mit Schädigung des N. acusticus gehört **nicht** zum Nebenwirkungsspektrum von Phenytoin.

H88

Frage 5.513: Lösung E

Neuroleptika vom Typ der **Phenothiazine, Alkoholentzug, Absetzen von Benzodiazepinen** und auch **Theophyllin** sind in der Lage, die Erregbarkeit kortikaler Neurone zu erhöhen und können bei Patienten mit bekannter Epilepsie die **Anfallsfrequenz erhöhen** oder im Einzelfall bei zunächst anfallsfreien Patienten Anfälle zur Manifestation bringen.

H88

Frage 5.514: Lösung A

Clonazepam gehört zur Gruppe der Benzodiazepine. Diese Substanz besitzt zwar antikonvulsive Eigenschaften, ist jedoch wegen der Nebenwirkungen und der Abhängigkeitsbildung sowie Toleranzentwicklung für eine Langzeittherapie bei Grand-mal-Epilepsie **nicht** geeignet.

F90 F85

Frage 5.515: Lösung B

Die Therapie der Wahl bei der **Pyknolepsie** ist die Behandlung mit **Valproinsäure** (Ergenyl®). Gute Erfolge werden auch mit Succinimiden (z. B. Ethosuximid) erzielt. Diphenylhydantoin, Carbamazepin, Diazepam und Clonazepam haben sich bei reinen Pyknolepsien nicht bewährt; wenn es jedoch im Erwachsenenalter zusätzlich zu der Entwicklung von großen Anfällen kommt, ist eine Kombinationstherapie mit Valproinsäure und Diphenylhydantoin angezeigt.

H90

Frage 5.516: Lösung E

Clonazepam gehört zur Gruppe der **Benzodiazepine** und zeigt die für diese Medikamentengruppe bekannte **Toleranzentwicklung** und auch einen Verlust der antikonvulsiven Wirkung.
Unter Toleranz versteht man allgemein eine Hyporeaktion, die durch wiederholte Gabe des gleichen Arzneistoffes erworben wird. Die Ursache kann verschiedener Natur sein. Es kann zu einer Induktion von Enzymen, zu einer Aktivierung stiller Rezeptoren oder Bildung neuer Rezeptoren, zu einer Modifizierung von Rezeptoren in qualitativer oder quantitativer Hinsicht kommen oder zur Entwicklung von Kompensations- oder Feedback-Mechanismen.

F87

Frage 5.517: Lösung B

Valproinsäure erhöht die GABA-Konzentration im ZNS durch Eingriff in den GABA-Stoffwechsel. Unter der Therapie mit Valproinsäure kann es vorübergehend zu Sedierung, Appetitstörung, Übelkeit oder Erbrechen kommen. Seltener sind Haarausfall und Blutgerinnungsstörungen, letztere werden durch Thrombozytenfunktionsstörung verursacht. Mehrere Fälle von **Leberschädigung** (Leberzellnekrose) und Pankreatitis sind vorgekommen. Deshalb sollte bei Valproinsäuretherapie laufend die Leberfunktion überprüft werden.

F87

Frage 5.518: Lösung C

Clonazepam gehört zu den Benzodiazepinen und zeigt als wichtigste Nebenwirkung, wie auch andere Substanzen dieser Gruppe, eine **Toleranzentwicklung**. Andere Nebenwirkungen sind Müdigkeit, Gereiztheit, Appetitlosigkeit, Nystagmus, Ataxie und psychomotorische Verlangsamung.

F92

Frage 5.519: Lösung E

Bei starker **Überdosierung von Hydantoinen** treten kardiovaskulärer Kollaps, Kopfschmerzen, Schwindel, periphere Neuropathie und insbesondere Zeichen einer Kleinhirnschädigung mit zerebellärer Ataxie, Nystagmus und pathologischer Sakkadierung der Blickfolgebewegungen auf. Weiterhin sind Knochenmarksdepressionen, Hypertrichose, Hirsutismus, Vitamin-D-Mangel mit Hypokalzämie und Osteomalazie, Gingiva-Hyperplasie und Arzneimittelexantheme bekannt.

F97

Frage 5.520: Lösung C

Bei der **Residualepilepsie** mit **einfach fokalen Anfällen** (ohne Bewusstseinsverluste) hat sich auf Grund des geringsten Nebenwirkungsspektrums und der besten Wirkung in der Langzeittherapie **Carbamazepin** bewährt. Residualepilepsien mit einfach fokalen Anfällen werden insbesondere nach Schädel-Hirn-Traumata, bei Hirntumoren und bei Zustand nach Enzephalitis beobachtet.

H93

Frage 5.521: Lösung C

Die **Therapie** eines **Status epilepticus** wird intravenös mit folgenden Substanzen durchgeführt:

1. Diazepam (evtl. **Clonazepam**) in einer Dosis von 10 – 20 mg innerhalb von 4 – 8 min injiziert führt zu rascher antiepileptischer Wirkung.
2. **Phenytoin** wird anschließend infundiert (Dos. Erw. 500 mg/10 min) unter laufender Kontrolle der Atem- und Herzfunktionen.
3. **Clomethiazol, Phenobarbital** und im Extremfall Thiopental (Kumulationsgefahr) kommen dann zum Therapieeinsatz, wenn die Krämpfe nicht auf Diazepam und Phenytoin ansprechen.

Zu **(1)** und **(3): Valproinsäure** ist wie die Benzodiazepine bei allen Epilepsieformen wirksam und dient der Dauertherapie.
Carbamazepin, Hydantoine, Barbiturate und Sultiam sind bei allen Epilepsieformen außer Petit mal zur Dauertherapie geeignet.

H96

Frage 5.522: Lösung B

Die **Enzyminduktion** in der Leber, ausgelöst durch Antiepileptika, verändert die Verstoffwechselung mit der Folge, dass unerwartet niedrige Spiegel trotz Einhaltens der Dosierungsempfehlungen auftreten. **Valproinsäure** als Antiepileptikum ist frei von dieser Wirkung und führt damit **nicht** zu einer veränderten Verstoffwechselung anderer Antiepileptika.

F95

Frage 5.523: Lösung B

Die Auswahl eines geeigneten **Antiepileptikums** muss sich streng nach der eindeutig diagnostizierten Anfallsform, dem Alter des Patienten und dessen Begleiterkrankungen richten. Wegen gravierender Nebenwirkungen und der geringen therapeutischen Breite der antiepileptisch wirksamen Substanzen wird die antiepileptische Behandlung meist als Monotherapie und anfangs einschleichend und unter häufiger Kontrolle der Blutspiegelwerte des Medikaments durchgeführt. Antiepileptische Therapiemöglichkeiten bei bestimmten Anfallstypen:

1. Grand-mal-Anfälle:
+ + + Phenytoin, Pyrimidon, Phenobarbital, Carbamazepin, Benzodiazepine (Diazepam, Nitrazepam, Clonazepam), Phenobarbital,
+ **Valproinsäure** und Sultiam.
Unwirksam sind Trimethadion und Ethosuximid.

2. Absencen, Petit-mal-Anfälle und myoklone Anfälle:
+ + + Trimethadion, Ethosuximid, Primidon (jedoch nicht bei Absencen), Benzodiazepine (Diazepam, Clonazepam, Nitrazepam) und **Valproinsäure**.
Unwirksam sind Sultiam, Carbamazepin, Phenytoin und Phenobarbital.

3. Einfache fokale Anfälle:
+ + + Benzodiazepine (Diazepam, Clonazepam, Nitrazepam), Phenobarbital, Phenytoin, Primidon, Carbamazepin,
+ **Valproinsäure** und Sultiam.
Unwirksam sind Trimethadion und Ethosuximid.

4. Psychomotorische Anfälle:
+ + + Primidon, Phenytoin, Carbamazepin, Benzodiazepinderivate,
+ **Valproinsäure**, Sultiam und Phenobarbital.
Unwirksam sind Trimethadion und Ethosuximid.

Bei allen Formen der Epilepsie sind nur Valproinsäure und Benzodiazepine (Diazepam, Nitrazepam, Clonazepam) wirksam.
(Zeichenerklärung: + + + = wirksam, + = gering wirksam)

H96

Frage 5.524: Lösung A

Siehe Kommentar zu Frage 5.523.

H98

Frage 5.525: Lösung A

Neben den **Nebenwirkungen** Gewichtszunahme, Haarausfall und gastrointestinale Störungen werden bei der Langzeitgabe des Antiepileptikums **Valproinsäure** zusätzlich noch Leberfunktionsstörungen und Gerinnungsstörungen beobachtet.

H98

Frage 5.526: Lösung B

Bei einer längerzeitigen Monotherapie der fokalen Epilepsie mit komplex partiellen Anfällen hat sich auf Grund des geringsten Nebenwirkungsspektrums und der besten Wirkung in der Langzeittherapie **Carbamazepin** bewährt.

6 Fehlbildungen, Krankheiten und Schäden des Rückenmarks, der Kauda und der Rückenmarkshäute

6.1 Fehlbildungen und Fehlbildungskrankheiten

6.1.2 Klinik

H88

Frage 6.1: Lösung C

Bei Patienten mit einer **Paraspastik** der Beine, die noch gehfähig sind, kommt es durch die Spastik selbst und durch die Paresen zu einer unzureichenden Fußhebung mit vermehrter Reibewirkung auf die **Schuhsohlen** insbesondere im vorderen Bereich.

Syringomyelie — **VI.1**

Bei der **Syringomyelie** handelt es sich um eine Entwicklungsstörung des Rückenmarks mit prozesshaftem Fortschreiten von einem bestimmten Alter an. Pathologisch-anatomisch wird eine längs ausgedehnte **Höhlenbildung im Rückenmarksgrau** beobachtet, die von der Region der hinteren und/oder vorderen Kommissur ausgeht und von einer dorsalen Gliose umgeben ist. Die **Lokalisation** der Syringomyelie ist bevorzugt im **Hals- und Brustmark** zu beobachten. Häufig erstreckt sich der Prozess nach rostral in die Medulla oblongata und die Brücke **(Syringobulbie).** Es können auch mehrere kleine Höhlen in verschiedenen Abschnitten des Rückenmarks ohne Kontinuität vorkommen. Makroskopisch erscheint das Rückenmark an den betroffenen Stellen aufgetrieben. Die weichen Hirnhäute darüber sind verdickt und mit der Dura verwachsen. Häufig findet man die Syringomyelie in Kombination mit einem **Status dysrhaphicus.** Als dysrhaphische Zeichen gelten **Knochenanomalien** in Form der Trichter- oder Rinnenbrust, auffallend dünne, lange Hände und Finger mit harter Haut, Kyphoskoliosen, Mammadifferenzen, Fußdeformitäten und Spina bifida occulta. Weitere dysrhaphische Stigmata sind Irisheterochromie, angeborenes *Horner*-Syndrom, Behaarungsanomalien und ein hoher „gotischer Gaumen". Die Syringomyelie selbst stellt jedoch kein Zeichen des Status dysrhaphicus dar, sondern ist lediglich mit diesen Defektkonstitutionen kombiniert. Aufgrund einer Unterbrechung der spinothalamischen Fasern in ihrem Verlauf vom Hinterhorn durch die vordere Kommissur des Rückenmarks kommt es als erste Erscheinung zu **dissoziierten Sensibilitätsstörungen.** Die Schmerz- und Temperaturempfindung fällt dabei zunächst halbseitig, später beidseitig asymmetrisch aus. Die Veränderungen bei der Syringomyelie sind nicht im Sinne einer **malignen tumorösen Entartung** zu betrachten, d. h. sie zeigen histologisch nicht die Charakteristika eines bösartigen neoplastischen Prozesses. Wenn sich die Höhlenbildung im Laufe der Erkrankung ausdehnt, können weitere Systeme des Rückenmarks betroffen sein. Bei Affektion der Vorderhornzellen kommt es zu einer typischen **Atrophie der kleinen Handmuskeln**, bei Störung der Nervenfasern, die die Blase regulieren, treten **Blasenstörungen** auf, und bei Affektion der absteigenden pyramidalen und extrapyramidalen Systeme resultiert eine **Paraspastik** im Bereich der unteren Extremitäten. Eine fortschreitende organische Wesensänderung gehört nicht zum Bild der Syringomyelie bzw. Syringobulbie. Im Laufe der Erkrankung führt die **Analgesie** und **Thermanästhesie zu Verbrennungen** an den Händen, Armen und Schultern und zu schlecht heilenden Verletzungen an den distalen Enden der Finger, häufig mit erheblichen Verstümmelungen. Aufgrund einer Läsion der sympathischen Ganglienzellen im Seitenhorn des Rückenmarks kommt es zu mannigfachen **trophischen Störungen** vorwiegend im Bereich der oberen Extremitäten. Klinisch zeigen sich diese in Form von tatzenartigen Schwellungen der Hände mit bläulich verfärbter, teigiger Haut und brüchigen Nägeln. Durch Entkalkung der Knochen und durch Störungen der Gelenke kommt es zu **Spontanfrakturen** und zu meist **schmerzlosen Arthropathien.**

H90 H84

Frage 6.2: Lösung D

Siehe Lerntext VI.1.

H94

Frage 6.3: Lösung B

Das **Kaudasyndrom** resultiert aus einer Schädigung der im lumbosakralen Spinalkanal verlaufenden Cauda equina. Dabei handelt es sich um die Gesamtheit der Nervenwurzeln, die unterhalb des distalen Rückenmarksabschnittes in Höhe Th12/L1 nach kaudal laufen, um durch ihre entsprechenden Foramina intervertebralia nach außen zu ziehen. Bei einer Schädigung der unteren Sakralwurzeln kann eine **Mastdarmstörung** resultieren, bei Bandscheibenvorfällen wird ein **Wurzelreizschmerz** beim Pressen beobachtet, Schädigungen der Wurzeln der Sakralsegmente können zu meist asymmetrischen Sensibilitätsstörungen vom Typ der Reithosenhypästhesie führen, bei Betroffensein der Wurzel S1 beidseits resultiert eine **Schwäche der Wadenmuskulatur**.
Bei einem **Priapismus** handelt es sich um ein übermäßiges Anschwellen des Penis, das insbesondere nach Halsmarkläsionen beobachtet wird.

F91

Frage 6.4: Lösung C

Die mit Liquor gefüllten Hohlräume im Bereich des Zervikalmarks bei der **Syringomyelie** lassen sich am eindrucksvollsten mit der **Kernspintomographie darstellen**. Einerseits ist die Auflösung bei Durchführung dieser Methode am besten, weiterhin lassen sich Sagittalschnitte anfertigen, die die Ausdehnung und Lage der flüssigkeitsgefüllten Hohlräume am eindrucksvollsten darstellen.

F98

Frage 6.5: Lösung A

Die **dysrhaphische Läsion** ist eine Defektkonstitution, die selbst kein progredientes Leiden darstellt, aber mit chronischen dystrophischen und degenerativen Krankheiten des zentralen Nervensystems assoziiert sein kann. Klinisch findet man häufig folgende Symptome: Trichter- und Rinnenbrust, auffallend dünne lange Hände und Finger mit harter Haut, Kyphoskoliose, Mammadifferenzen, Überlänge der Arme, Fußdeformitäten, Spina bifida, Myelomeningozelen, Enzephalozelen und Anenzephalien.
Eine Arhinenzephalie ist ein seltener, wohl genetisch bedingter Defekt mit fehlender Anlage des Rhinenzephalons (Riechhirn).

F90

Frage 6.6: Lösung A

Siehe Lerntext VI.1.

H00

Frage 6.7: Lösung C

Zu **(C):** Die hier beschriebene Symptomatik ist typisch für die **Claudicatio intermittens spinalis**. Es handelt sich dabei um eine mechanisch bedingte belastungsabhängige **Durchblutungsstörung der Cauda equina** mit der Ausbildung einer polyradikulären Symptomatik im Bereich der unteren Extremitäten. Bei den betroffenen Patienten kommt es insbesondere beim längeren Stehen oder auch Laufen aufgrund der mechanischen Kompression zur neurologischen Symptomatik. Wenn sich die Patienten hinsetzen oder hinlegen, remittieren die Beschwerden innerhalb von Minuten. Letztendlich wird die Schädigung durch eine Kompression der die Kaudawurzeln versorgenden Arterien ausgelöst. Die radiologische Diagnostik ergibt bei diesen Patienten entweder eine lumbale Bandscheibenprotrusion (meist in mehreren Höhen), eine Spondylolisthesis oder eine konstitutionelle abnorme Enge des lumbalen Spinalkanals.
Zu **(A):** Bei der **Meralgia paraesthetica** handelt es sich um ein Kompressionssyndrom des N. cutaneus femoris lateralis mit Sensibilitätsstörungen an der Vorderaußenseite des Oberschenkels.
Zu **(B):** Bei der **Kokzygodynie** handelt es sich um ein orthopädisches Krankheitsbild, das durch einen chronischen Schmerz mit Verstärkung durch äußere Druckwirkung im Bereich des Steißbeins charakterisiert ist.
Zu **(D):** Die **Thrombose der A. radicularis magna** geht mit einer akut eintretenden, nicht belastungsabhängigen querschnittsförmigen Symptomatik mit Affektion des distalen Rückenmarks und der Nervenwurzeln einher. Die Thrombose der A. radicularis magna ist eine **Variante des A.-spinalis-anterior-Syndroms**.
Zu **(E):** Bei der **arteriellen Verschlusskrankheit Stadium I** kommt es zwar zu belastungsabhängigen Schmerzen insbesondere im Bereich der Muskulatur der distalen unteren Extremitäten. Ein solcher Schmerz wäre jedoch nicht abhängig von der mechanischen Situation der Wirbelsäule und würde mit Bezug auf die hier geschilderte Kasuistik auch beim Radfahren auftreten.

H91

Frage 6.8: Lösung B

Die Tatsache, dass der Patient die Verbrennungen im Bereich der rechten Fingerkuppe nicht bemerkt hat, spricht für eine dissoziierte Sensibilitätsstörung mit Verlust der Thermästhesie. Im Zusammenhang mit den chronischen Schmerzen im Zervikobrachialbereich ist im vorliegenden Fall am ehesten an eine **Syringomyelie** zu denken (siehe auch Lerntext VI.1).

F97

Frage 6.9: Lösung A

Bei diesem Patienten bestehen **dissoziierte Sensibilitätsstörungen** mit nicht wahrgenommener Verbrennung infolge einer Thermanästhesie, eine **Paraspastik der Beine** mit entsprechend schwerfälligem Gangbild, eine Affektion der Motoneurone im Vorderhorn des Rückenmarks im zervikalen Bereich mit **atrophischen Paresen der kleinen Handmuskulatur** und **Schmerzen**, offensichtlich im Gefolge einer Reizung des Tractus spinothalamicus. Diese Situation ist typisch für das Vorliegen einer **Syringomyelie**. Siehe auch Lerntext VI.1.

H90

Frage 6.10: Lösung A

Bei der **funikulären Spinalerkrankung** handelt es sich um eine Avitaminose mit Degeneration vorwiegend des Hinterstrangsystems. Die funikuläre Spinalerkrankung ist weder angeboren noch im Sinne einer Fehlbildung zu sehen. Zu einer B_{12}-Avitaminose kommt es durch mangelnde Resorption von Vitamin B_{12} bei Dünndarmresorptionsstörungen, bei Fehlen von Intrinsic factor, im Rahmen einer essenziellen perniziösen Anämie, nach Gastrektomie, insbesondere bei alkoholbedingter Gastritis und beim Magenkarzinom.

F92

Frage 6.11: Lösung B

Schmerzlose Arthropathien deuten darauf hin, dass eine Schädigung der schmerzleitenden Strukturen (Tractus spinothalamicus) vorliegt. Diese Situation ist bei der **Tabes dorsalis** und bei der **Syringomyelie** gegeben (siehe auch Lerntext V.11 und VI.1).
Bei der funikulären Spinalerkrankung steht die Beeinträchtigung der Hinterstrangfunktionen ohne Beeinträchtigung des Tractus spinothalamicus im Vordergrund, beim Lambert-Eaton-Syndrom handelt es sich um eine Erkrankung der neuromuskulären Übertragung.

H91

Frage 6.12: Lösung D

Die beigeordneten Röntgenbilder der Lendenwirbelsäule in zwei Ebenen zeigen eine Blockwirbelbildung zwischen L3/L4. Am ehesten ist bei dem Alter des Patienten und bei fehlenden Hinweisen für ausgeprägte osteochondrotische Veränderungen und Zustände nach Operationen von einer **dysontogenetischen Störung** auszugehen.

6.2 Raumfordernde Prozesse

6.2.1 Allgemeines

H88

Frage 6.13: Lösung C

Während das Ependymom, das Meningeom, das Gliom und das Neurinom von Rückenmarksstrukturen, von den Rückenmarkshäuten oder von den Nervenwurzeln in unmittelbarer Nachbarschaft des Rückenmarks ausgehen, bildet sich das **Plasmozytom** primär extramedullär im Bereich der Wirbelkörper und kann erst sekundär insbesondere nach Spontanfrakturen zu einer Rückenmarkskompression führen.

H89

Frage 6.14: Lösung E

Der **M. quadriceps femoris** wird vorwiegend über das Segment bzw. die **Wurzel L3** versorgt.

F92

Frage 6.15: Lösung D

Spinale Meningeome wachsen vor allem im dorsolateralen Bereich des Rückenmarks. Wie die intrakraniellen Meningeome sind sie bei Frauen häufiger als bei Männern. Die Hauptlokalisation dieser Tumoren liegt im Halsmark und im oberen und mittleren Brustmark. Die klinische Symptomatik ist durch eine chronisch progrediente meist inkomplette Querschnittssymptomatik charakterisiert.

6.2.2 Klinik

H84

Frage 6.16: Lösung E

Eine **Myelographie** ist indiziert, wenn entweder im Bereich der Cauda equina oder im Bereich des Rückenmarks raumfordernde Prozesse vorliegen. Dies ist der Fall bei einem **lumbalen Bandscheibenvorfall**, bei einem **Neurinom** mit **Erweiterung eines Foramen intervertebrale**, bei Verdacht auf **spinale Gefäßmissbildung** und bei einer **beginnenden Querschnittssymptomatik** unterschiedlicher Genese.

H86

Frage 6.17: Lösung C

Eine Affektion der Cauda equina durch ein **Ependymom** kann durch Reizung der Hinterwurzeln L5 und S1 **lumboischialgiforme Beschwerden** initiieren. Bei Läsion der unteren Sakralwurzeln resultieren – ähnlich wie bei ausgedehnten Bandscheibenvorfällen – **Blasen-Mastdarm-Störungen**. Die Cauda equina, die aus den Wurzeln der Lumbal- und Sakralsegmente besteht, gehört zum peripheren Nervensystem. Entsprechend führt eine Läsion der Nervenfasern **zu schlaffen und nicht zu spastischen Paraparesen**.

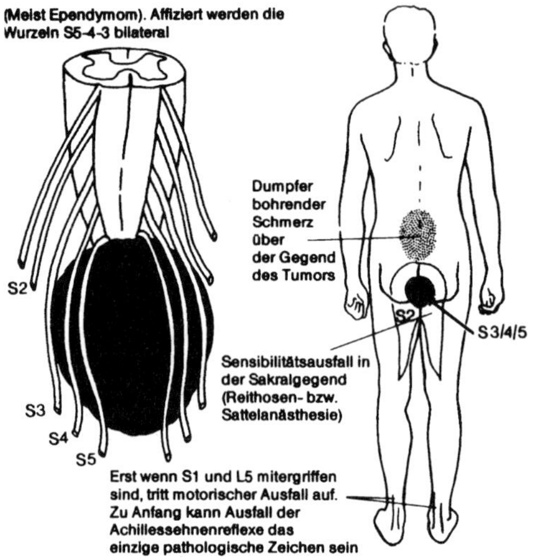
(Meist Ependymom). Affiziert werden die Wurzeln S5-4-3 bilateral
Dumpfer bohrender Schmerz über der Gegend des Tumors
S2
S3
S4
S5
S2
S3/4/5
Sensibilitätsausfall in der Sakralgegend (Reithosen- bzw. Sattelanästhesie)
Erst wenn S1 und L5 mitergriffen sind, tritt motorischer Ausfall auf. Zu Anfang kann Ausfall der Achillessehnenreflexe das einzige pathologische Zeichen sein

Abb. 6.**1** Anatomische Verhältnisse und neurologische Symptomatik bei einem Konus-Kauda-Syndrom. (Modifiziert nach Patten, 1982)

H89

Frage 6.18: Lösung D

Die beigefügte Abbildung zeigt eine Sensibilitätsstörung etwa entsprechend den Segmenten C4 bis Th5. Ein Rückenmarksprozess ist wahrscheinlich. Irritierend ist zunächst die Tatsache, dass die unteren Extremitäten nicht betroffen sind. Eine solche Situation wird insbesondere bei Prozessen beobachtet, die vom Zentralkanal des Rückenmarks ausgehen. Typischer Vertreter ist die **Syringomyelie**, bei der es zu einer pathologischen Höhlenbildung vom Zentralkanal des Rückenmarks ausgehend kommt mit Kompression der in der Nachbarschaft liegenden Fasern des kreuzenden Tractus spinothalamicus. Dieses Fasersystem ist kompetent für die Weiterleitung von Schmerz- und Temperaturwahrnehmungen, folglich ist die Sensibilitätsstörung bei diesem Patienten dissoziiert. Unter einer **dissoziierten Sensibilitätsstörung** versteht man eine Affektion der Schmerz- und Temperaturwahrnehmung bei erhaltener epikritischer Sensibilität (siehe auch Lerntext VI.1).

H92

Frage 6.19: Lösung B

Eine **spastische Paraplegie** entsteht durch Rückenmarksschädigung oberhalb des Segmentes L3. Eine solche Schädigung ist im vorliegenden Falle nur bei einer Affektion BWK 10 denkbar, da in den Höhen LWK 3 und LWK 5 lediglich die Cauda equina und nicht das Rückenmark selbst vorliegt. Das Rückenmark reicht nur etwa bis zum LWK 1.

H91

Frage 6.20: Lösung E

Die hier beschriebene Symptomatik deutet darauf hin, dass ein **inkomplettes Querschnittssyndrom** mit Läsion etwa in Höhe von Th8 vorliegt. Ein medialer lumbaler Bandscheibenvorfall mit Kompression der Cauda equina ist nicht in der Lage, zu einer Sensibilitätsstörung im Thorakalbereich zu führen.

H92

Frage 6.21: Lösung D

Da das Zwerchfell segmental und radikulär über den oberen Zervikalbereich (C4) versorgt wird, ist bei einer zervikalen Myelopathie bei C6/C7 eine **Zwerchfellparese** nicht denkbar. Alle übrigen hier aufgeführten Zeichen sind mit einer zervikalen Myelopathie in dieser Höhe vereinbar.

H89

Frage 6.22: Lösung C

Die beschriebene Symptomatik ist vor allen Dingen deshalb charakteristisch für eine **spinale Subarachnoidalblutung**, da sie perakut zur Entwicklung gekommen ist und mit einem Meningismus vergesellschaftet ist. Spinale Subarachnoidalblutungen resultieren in der Regel aus arteriovenösen Angiomen.

F00

Frage 6.23: Lösung D

Der **spinale Schock** entwickelt sich nach einer akuten, in der Regel vollständigen Funktionsschädigung des Rückenmarkes auf Höhe eines bestimmten Segments. Der akute Schockzustand ist im Gegensatz zum chronischen Stadium durch einen Tonusverlust mit schlaffen Paresen, mit einem totalen Sensibilitätsausfall und einer Blasen-Mastdarm-Dysfunktion verbunden. Im spinalen Schock ist das Babinski-Phänomen nicht positiv. Erst nach Tagen und Wochen entwickelt sich die charakteristische spastische Parese mit positivem Babinski-Zeichen.

F93

Frage 6.24: Lösung E

Alle hier aufgeführten Symptome können Folge einer progredienten Rückenmarkskompression bei einem **extramedullären raumfordernden Prozess** sein. Wenn der Prozess im Bereich der HWS liegt, können durch Affektion der austretenden Wurzeln zusätzlich zu der Affektion der langen Bahnen segmental-radikuläre Schmerzen im Schulter-Arm-Hand-Bereich auftreten.

H88

Frage 6.25: Lösung E

Ein beiderseitiges positives **Babinski-Phänomen** wird bei einer beidseitigen Affektion der Pyramidenbahn beobachtet. Relativ benachbart liegen beide pyramidalen Systeme auf Höhe des Rückenmarks. Die hier genannten vier Erkrankungen können kompressiv (zervikale Myelopathie, Syringomyelie), entzündlich (Multiple Sklerose) oder auf dem Boden eines degenerativen Prozesses (amyotrophische Lateralsklerose) die Pyramidenbahnen beidseits affizieren.

H89

Frage 6.26: Lösung C

Bei einem **Bandscheibenvorfall zwischen HWK 6 und 7** können die **Wurzeln C7** und das **Rückenmark** auf dieser Segmentebene beeinträchtigt sein. Bei der neurologischen Untersuchung wird man einen unbeeinträchtigten Biceps-brachii-Reflex feststellen bei jedoch **ausgefallenem Triceps-brachii-Reflex**. Als Folge der Rückenmarkskompression kommt es unterhalb der Läsion insbesondere im Bereich der unteren Extremitäten, als Ausdruck der Schädigung absteigender motorischer Fasersysteme, zu einer spastischen Symptomatik mit **Steigerung des PSR und ASR**.

Zu **(A)**: Der Ausfall des Biceps-brachii-Reflexes ist unpassend.

Zu **(B)**: Eine einseitige komplette Armparese tritt bei einem Bandscheibenvorfall in dieser Höhe nicht auf.

Zu **(D)**: Die Schultermuskulatur kann bei diesem Prozess nicht betroffen sein.

Zu **(E)**: Eine Aufhebung der Schmerz- und Temperaturempfindung im Bereich des gesamten Armes ist nicht zu erwarten. Eine Abschwächung des Triceps-brachii-Reflexes ist zu fordern.

H94

Frage 6.27: Lösung C

Bei **intramedullären Tumoren** (vom Rückenmark selbst ausgehend) werden insbesondere bei zentraler Lage des Tumors **dissoziierte Empfindungsstörungen** beobachtet. Bei dieser Sensibilitätsstörung findet man in der Regel eine Beeinträchtigung der protopathischen Sensibilität (Schmerz- und Temperaturwahmehmung) bei erhaltener epikritischer Sensibilität (Druck-, Berührungswahrnehmung, Tiefensensibilität). Ausgangspunkt der dissoziierten Empfindungsstörung ist eine Schädigung des **Tractus spinothalamicus**, dessen Fasern auf segmental/spinaler Ebene kreuzen und durch zentrale intramedulläre Prozesse ohne gleichzeitige Hinterstrangaffektion (epikritische Sensibilität) affiziert sein können.

H93

Frage 6.28: Lösung B

Wenn bei Vorliegen einer **intraspinalen Raumforderung** der Subarachnoidalraum des Rückenmarks vollständig komprimiert ist, ist ein Liquoraustausch der Region unterhalb der Läsion nicht mehr möglich. Es entwickelt sich das typische Bild des Stop-Liquors mit deutlich erhöhten Werten für das Gesamteiweiß. Dieser Befund ist besonders deutlich, wenn die intraspinale Raumforderung zusätzlich zu einer **Schrankenstörung** führt.

6.3 Degenerative und dystrophische Prozesse

6.3.2 Klinik

Myatrophische Lateralsklerose — VI.2

Bei der **myatrophischen Lateralsklerose** handelt es sich um eine degenerative Erkrankung mit Kombination von peripher-neurogenen Muskelatrophien und Paresen aufgrund eines Vorderhornprozesses mit spastischen Symptomen bei Degeneration des Tractus corticospinalis. Die myatrophische Lateralsklerose stellt die häufigste Systematrophie des motorischen Neurons dar. Die Prävalenzrate beträgt 3–7 auf 100 000 Einwohner, Männer sind häufiger betroffen als Frauen (2 : 1). In 5–10% der Fälle liegt eine familiäre Häufung der Erkrankung mit autosomal-dominantem Erbgang vor. Das Erkrankungsalter liegt in den meisten Fällen im 4.–5. Lebensjahrzehnt. Die Ätiologie der myatrophischen Lateralsklerose ist bis heute nicht

sicher geklärt. Diskutiert werden immunologische Faktoren, in Einzelfällen ist ein paraneoplastisches Syndrom anzunehmen, wenn gleichzeitig ein Karzinom diagnostiziert wurde.
Bei den Patienten bestehen **Muskelparesen** und **Atrophien**, daneben aber auch **spastische Symptome**. Auffällig ist das Nebeneinander oft erheblicher Muskelatrophien bei gesteigerten Muskeleigenreflexen. Wenn der Vorderhornprozess noch nicht zu einer hochgradigen Parese der Zehenheber geführt hat, kann das **Babinski-Zeichen** positiv ausfallen. Als Hinweis für den progredienten Vorderhornprozess lassen sich bei den Patienten **Faszikulationen** in verschiedenen Muskelgruppen, besonders auch im Bereich der **Zunge**, nachweisen. In der Mehrzahl der Fälle beginnt der Prozess klinisch im Bereich der Arme (distal und proximal), in jeweils ca. 25% an den unteren Extremitäten (sog. Peronealform) und mit bulbären Lähmungen, die insbesondere in Form von **Sprech- und Schluckstörungen** in Erscheinung treten. Die durchschnittliche Krankheitsdauer beträgt bei der myatrophischen Lateralsklerose 4 Jahre. Der Tod tritt überwiegend als Folge einer Atemlähmung (Bulbärparalyse) ein. Auch wenn die myatrophische Lateralsklerose vorwiegend in Form einer progressiven Bulbärparalyse in Erscheinung tritt, werden **Augenmotilitätsstörungen nicht** beobachtet. Vorwiegend sind die motorischen Hirnnervenkerne des Hypoglossus, Vagus, Fazialis und Trigeminus betroffen.

H88

Frage 6.29: Lösung E

Die hier aufgeführten Fragen beschäftigen sich mit den Frühsymptomen, dem Verlauf und den pathologisch-anatomischen Befunden sowie den zu beobachtenden neurologischen Symptomen bei der **myatrophischen (amyotrophischen) Lateralsklerose**. Die myatrophische Lateralsklerose ist die häufigste Systemerkrankung. Die überwiegende Anzahl der beobachteten Fälle zeigt keine eindeutige Vererbung, obwohl andererseits auch Familien beobachtet worden sind, in denen diese Erkrankung autosomal-dominant vererbt zu sein scheint. Die Erkrankungshäufigkeit liegt für die gesamte Bevölkerung der Erde bei etwa 5 Fällen auf 100000 Einwohner. Das Alter bei Manifestation der Erkrankung liegt im **4. und 5. Lehensjahrzehnt**, obwohl die Erkrankung durchaus auch einmal früher manifestiert sein kann oder erst im hohen Lebensalter in Erscheinung treten kann. Männer sind häufiger befallen als Frauen. Pathologisch-anatomisch zeigt sich bei dieser Erkrankung eine Atrophie im Bereich des Gyrus praecentralis, dann der Pyramidenbahnfasern in der Medulla oblongata und in Höhe des Rückenmarks. Weiterhin wird eine Degeneration von Vorderhornzellen in allen Teilen des Rückenmarks beobachtet, obwohl von Fall zu Fall schwerpunktmäßig die zervikalen Anteile mit resultierenden Atrophien besonders der kleinen Handmuskeln oder die lumbalen Anteile mit primärer Muskelatrophie im Bereich der Unterschenkel betroffen sein können. Sekundär kommt es durch Degeneration der α-Motoneurone zu einer neurogenen Muskelatrophie.
Das neurologische Bild ist durch die Kombination von atrophischen peripheren und spastischen zentralen Lähmungen charakterisiert. Als ein Frühsymptom gilt das **Muskelfaszikulieren**, das Ausdruck einer progredienten degenerativen Veränderung der Vorderhornzellen mit gesteigerter Erregbarkeit der Motoneurone in Form von Spontanentladungen ist. Die Ausprägung der verschiedenen Symptome ist von Fall zu Fall recht unterschiedlich. Neben der unterschiedlichen Verteilung der Muskellähmungen kann auch das Verhältnis zwischen zentralen und peripheren Lähmungen unterschiedlich ausgebildet sein. Bei einigen Patienten dominiert lange Zeit ein rein tetraspastisches Bild, während bei anderen die spinalen Muskelatrophien ganz im Vordergrund stehen und erst in Spätstadien zusätzlich spastische Zeichen, meist in Form von gesteigerten Muskeleigenreflexen und Auftreten von pathologischen Reflexen, in Erscheinung treten. Die Affektion der motorischen Vorderhornzellen dehnt sich in charakteristischer Weise auch auf die motorischen Hirnnervenkerne aus, sodass **Schluckstörungen** und **Sprechstörungen** (bulbäre Sprache) resultieren. Auch die zentralmotorischen Fasern, die die Hirnnervenkerne versorgen, können befallen sein, sodass spastische Zeichen im Hirnnervengebiet auftreten. Charakteristisch ist die **Steigerung des Masseterreflexes**. Der Verlauf ist bei der amyotrophischen Lateralsklerose als äußerst ungünstig zu bezeichnen. Die **mittlere Krankheitsdauer** beträgt 3–4 Jahre, die Patienten versterben meist an den Folgen einer **Ateminsuffizienz** bei Befall der Atemmuskulatur.

F88

Frage 6.30: Lösung B

Siehe Kommentar zu Frage 6.29.

F87

Frage 6.31: Lösung D

Bei der **amyotrophen Lateralsklerose** handelt es sich um das Nebeneinander degenerativer Prozesse im Bereich des ersten und zweiten motorischen Neurons. Man findet also eine Kombination von schlaffer Parese und Eigenreflexabschwächung mit einer spastischen Parese und entsprechenden Pyramidenbahnzeichen (siehe auch Lerntext VI.2).

Bei einem **Herpes zoster** mit Radikulitis, bei **spinalen Muskelatrophien**, bei **Polyradikulitiden** und bei der **Poliomyelitis anterior** handelt es sich um Erkrankungen des peripheren (= zweiten) motorischen Neurons, welche folglich ausschließlich mit einer Reflexabschwächung verbunden sind.

H94

Frage 6.32: Lösung C

Die hier niedergelegte kasuistische Darstellung weist auf eine progrediente Funktionsstörung im Bereich kranialer Muskeln hin, die von den unteren Hirnnerven versorgt werden. Entsprechend wird eine **bulbäre Dysarthrie** beschrieben. Bei dem Alter des Patienten und der langsamen Progredienz und den fehlenden Hinweisen für eine Affektion anderer Systeme des zentralen Nervensystems ist von einer **Bulbärparalyse** im Rahmen einer **amyotrophischen Lateralsklerose** auszugehen (siehe auch Lerntext VI.2 sowie Kommentar zu Frage 6.29).

F90

Frage 6.33: Lösung A

Bei der **amyotrophischen Lateralsklerose** handelt es sich um eine degenerative Erkrankung mit Befall der Pyramidenbahnzellen und der α-Motoneurone in den Vorderhörnern des Rückenmarks. Die Läsion der α-Motoneurone führt wie auch bei Läsionen peripherer Nerven zu charakteristischen Veränderungen im **Elektromyogramm**. Die denervierten Muskelfasern zeigen eine pathologische Spontanaktivität in Form von Fibrillationspotentialen und positiven scharfen Wellen. Auch werden denervierte Muskelfasern von noch intakten Motoneuronen nach Aussprossen von neuen Axonverzweigungen reinnerviert. Im Elektromyogramm werden entsprechend Potenziale motorischer Einheiten mit abnorm hohen Amplituden, pathologischer Polyphasie und Verlängerung der Potenzialdauer beobachtet.
Zu **(B): Blasenstörungen und Impotenz** gehören **nicht** zu klassischen Symptomen einer amyotrophischen Lateralsklerose.
Zu **(C):** Der **Erkrankungsgipfel** liegt bei der amyotrophischen Lateralsklerose im 4. und 5. Lebensjahrzehnt, obwohl die Erkrankung in Einzelfällen schon früher manifest sein kann oder sich erst im hohen Lebensalter entwickelt.
Zu **(D):** Eine **Kleinhirndegeneration** tritt bei der amyotrophischen Lateralsklerose **nicht** auf.
Zu **(E):** In der Tat kommt es bei der amyotrophischen Lateralsklerose ähnlich wie bei der **progressiven spastischen Spinalparalyse** zu einer Degeneration der kortikospinalen Neurone mit der resultierenden Entwicklung einer Tetra- oder Paraspastik. Selten einmal kann die Degeneration der kortikospinalen Neurone im Rahmen einer amyotrophischen Lateralsklerose ganz im Vordergrund stehen, sodass Schwierigkeiten bei der differenzialdiagnostischen Abgrenzung gegen eine progressive spastische Spinalparalyse entstehen. Viel häufiger beginnt jedoch die amyotrophische Lateralsklerose mit den Zeichen der Schädigung der α-Motoneurone wie periphere Paresen und Muskelatrophien. Insofern kann allgemein formuliert nicht davon ausgegangen werden, dass die progressive spastische Spinalparalyse einen identischen symptomatischen Krankheitsverlauf zeigt wie die amyotrophische Lateralsklerose.

F87

Frage 6.34: Lösung B

Faszikulationen sind definiert als spontane, unwillkürliche Entladungen einer Gruppe von Muskelfasern, die entweder eine ganze motorische Einheit oder Teile einer motorischen Einheit repräsentieren. Am häufigsten werden Faszikulationen bei chronisch-progredienten Erkrankungen der Vorderhornzellen beobachtet. Um eine solche Erkrankung handelt es sich bei der **progressiven spinalen Muskelatrophie**. Im Übergangsstadium von normaler Funktion zu Degeneration kommt es zu spontanen Entladungen der motorischen Vorderhornzelle, die man als Faszikulationen beobachten kann.
Bei den übrigen hier genannten Erkrankungen handelt es sich um Muskelerkrankungen bzw. um eine Erkrankung der neuromuskulären Endplatte (Myasthenia gravis pseudoparalytica), bei denen es nicht zu der Ausbildung von Faszikulationen kommt.

H87

Frage 6.35: Lösung C

Unter einer **progressiven spinalen Muskelatrophie** versteht man einen in der Regel erblich bedingten degenerativen Prozess im Bereich der Vorderhornzellen. Während des Degenerationsprozesses werden im Bereich der Vorderhornzelle oder entlang des Axons aufgrund von Membrandestabilisierungen spontane Entladungen beobachtet, die zu unwillkürlichen sichtbaren Kontraktionen einzelner motorischer Einheiten führen. Diese Form der spontanen Muskelkontraktionen nennt man **Faszikulationen**.

F85

Frage 6.36: Lösung A

Bei der **Gangliosidose** (autosomal rezessiv erbl. Fettspeicherkrankheit) handelt es sich um eine Speichererkrankung, deren resultierendes klinisches Bild auch als amaurotische Idiotie bezeichnet wird. Diese Erkrankung tritt meist in der 2. Hälfte des 1. Lebensjahres auf. Es imponieren u.a. myoklonische Schreckbewegungen. Später entwickeln sich dann zunehmende Muskelatrophien, ein Fingertremor, epileptische Anfälle, pathologische Nystagmen und eine Erblindung, die auf eine Speicherung auch in der Retina zurückzuführen ist. Varianten dieser Speichererkrankung mit späterem Manifestationsalter werden als spätinfantile und juvenile Form bezeichnet.

H00

Frage 6.37: Lösung A

Zu **(A):** In dieser Kasuistik wird eine **proximal betonte Parese** bei einem 32-jährigen Patienten beschrieben, die aufgrund des Auftretens von **Faszikulationen** und der **elektromyographischen Zeichen** im Sinne eines **Vorderhornprozesses** interpretiert werden können. Unter den hier genannten Erkrankungen ist lediglich die **spinale Muskelatrophie** eine Vorderhornerkrankung.
Zu **(B):** Bei der **Myasthenia gravis** würde man belastungsabhängige Paresen mit Tagesschwankungen, zusätzlich auch eine Affektion der Okulomotorik und eine Ptosis erwarten. Weiterhin zeigt sich im EMG kein Hinweis für eine neurogene Affektion mit Faszikulationen und pathologischer Spontanaktivität.
Zu **(C):** Die **progressive Muskeldystrophie Typ Duchenne** ist eine Myopathie und geht nicht mit neurogenen Schädigungszeichen im EMG einher. Außerdem ist die Prognose dieser Erkrankung so schlecht, dass das 32. Lebensjahr nicht erreicht würde.
Zu **(D):** Beim **Stiff-man-Syndrom** handelt es sich um eine Autoimmunerkrankung, die nicht durch Paresen, sondern durch unwillkürliche Verkrampfungen der axialen und stammnahen Muskulatur charakterisiert ist. Neurogene Zeichen im EMG sind bei dieser Erkrankung nicht zu beobachten.
Zu **(E):** Das **Lambert-Eaton-Syndrom** ist eine myasthene, meist paraneoplastische Erkrankung. Auch hier würde man eine belastungsabhängige Parese der Muskulatur erwarten. Im EMG werden keine neurogenen Schädigungszeichen beobachtet.

F88

Frage 6.38: Lösung C

Die **Friedreich-Ataxie** ist durch eine familiär auftretende, progressive Degeneration der **Hinterstränge** sowie der spinozerebellären und der kortikospinalen Bahnen gekennzeichnet. In der Regel beginnen die Symptome der Strangdegeneration in der Kindheit, wobei das Gehenlernen meist erschwert war und später eine zunehmende Gehbehinderung auftritt. Es kommt zu einem unsicheren, breitspurigen Gang und zu häufigem Hinfallen. Bei der Prüfung der Sensibilität imponiert eine Veränderung bis Aufhebung des Lage- und Bewegungssinnes sowie des Vibrationssinnes bei häufig gut erhaltener Oberflächensensibilität.

H85

Frage 6.39: Lösung C

Bei der **Friedreich-Ataxie** handelt es sich um eine hereditäre multisystemische degenerative Erkrankung, die bevorzugt degenerative Prozesse im Bereich der Hinterwurzeln und der Hinterstränge des Rückenmarks erkennen lässt. Weiterhin spielen sich weniger ausgeprägte degenerative Prozesse im Bereich der *Clark*-Säule des Tractus spinocerebellaris des Kleinhirns, der Pyramidenseiten- und -vorderstränge und der Vorderhornzellen ab.

H96

Frage 6.40: Lösung A

Im Zentrum des pathophysiologischen Geschehens bei der **amyotrophen Lateralsklerose** stehen Degenerationen des 1. und 2. Neurons. Eine Unterschenkelatrophie, eine Atrophie der kleinen Handmuskeln, Dysphagie und eine Dysarthrophonie sind Zeichen für eine Schädgung des 2. Neurons im bulbären Bereich und im Extremitätenbereich.
Sensibilitätsstörungen gehören nicht zu den Leitsymptomen der amyotrophen Lateralsklerose, obwohl eine Minorität von Patienten über dieses Beschwerdebild berichtet und auch neurographisch Veränderungen im Bereich sensibler Nervenfasern in diskreter Form mitunter nachweisbar sind (siehe auch Lerntext VI.2).

H84

Frage 6.41: Lösung D

Bei der **myatrophischen Lateralsklerose** kommt es durch Untergang der Vorderhornzellen zu der Ausbildung von Muskelatrophien. Bei Durchführung einer muskelbioptischen Untersuchung imponiert eine sog. **gruppenförmige Muskelfaseratrophie**, weil bei Untergang einer Vorderhornzelle jeweils simultan die Muskelfasern, die zu einer motorischen Einheit gehören, atrophieren. Als Ausdruck der Schädigung des ersten motorischen Neurons kommt es bei dieser Erkrankung zu einer Verminderung des Nervenzellbestandes der vorderen Zentralregion (motorischer Kortex). Eine Entmarkung in den Hintersträngen wird bei der myatrophischen Lateralsklerose nicht beobachtet, folglich gehören Sensibilitätsstörungen auch nicht zum Symptomenbild der myatrophischen Lateralsklerose (siehe auch Lerntext VI.2).

H92

Frage 6.42: Lösung A

Obwohl bei der **Friedreich-Ataxie** die Degeneration des Tractus spinocerebellaris im Vordergrund steht, wird ähnlich wie bei der **Tabes dorsalis** eine Degeneration der Hinterstränge beobachtet.

H90

Frage 6.43: Lösung D

Generalisierte Vorderhornprozesse sind bei den verschiedenen Varianten der spinalen Muskelatrophien, bei der myatrophischen Lateralsklerose und als seltene Manifestation beim Morbus Hodgkin und der Makroglobulinämie Waldenström zu beobachten. Klinisch zeichnen sich chronisch-progrediente Vorderhornprozesse durch ein generalisiertes Faszikulieren, durch progrediente Muskelatrophien und Paresen auch im Bereich der bulbären Muskulatur und durch Reflexausfälle im Bereich der paretischen Muskulatur bei Fehlen von Sensibilitätsstörungen aus.

Die **EMG-Befunde** sind in der Lage, den neurogenen Ursprung des Prozesses nachzuweisen. Weiterhin liefern sie Indizien für die Prozesslokalisation, in Einzelfällen kann jedoch eine Abgrenzung gegen eine multiple Radikulopathie schwierig sein. Erschwert wird die elektrophysiologische Diagnostik eines Vorderhornprozesses auch dann, wenn sich die Erkrankung in einem Anfangsstadium mit Befall nur weniger Muskelgruppen befindet. Folgende EMG-Befunde können als Hinweis für einen generalisierten Vorderhornprozess dienen:

1. Generalisiertes Faszikulieren im Bereich aller vier Extremitäten und ggf. auch bulbärer Muskeln.
2. Ausfall von motorischen Einheiten bei maximaler Willkürinnervation mit einem gelichteten Interferenzmuster.
3. Veränderte Potenzialkonfiguration der motorischen Einheiten mit deutlicher Veränderung der mittleren Potenzialdauer, Erhöhung der Potenzialamplituden und Zunahme der Phasenzahl.
4. Pathologische Spontanaktivität in Form von positiven scharfen Wellen und Fibrillationspotenzialen (siehe auch Lerntext V.13).

H90

Frage 6.44: Lösung E

Bei einer **Paraspastik** handelt es sich um eine pathologische Tonuserhöhung im Bereich nebeneinanderliegender Gliedmaßen, meist beider Beine. Ein solches Bild resultiert aus einer Läsion absteigender motorischer Fasersysteme. Eine solche Schädigung kann bei allen fünf genannten Erkrankungen auftreten.

F92

Frage 6.45: Lösung C

Bei der tuberkulösen Meningitis, der viralen Enzephalitis, der Tabes dorsalis und der Zecken-Borreliose handelt es sich um erregerbedingte Erkrankungen, die mit entsprechenden Veränderungen der Liquorbefunde einhergehen. Bei der **funikulären Myelose** handelt es sich um eine Stoffwechselerkrankung, die nicht mit Veränderungen im Liquor cerebrospinalis einhergeht.

H91

Frage 6.46: Lösung B

Die hier beschriebene Symptomatik deutet auf eine Myelopathie mit Schädigung der absteigenden motorischen Bahnen (spastische Tetraparese) und des Hinterstrangsystems mit entsprechenden Sensibilitätsstörungen hin. Entzündliche Myelopathien oder eine spinale Raumforderung sind durch Myelogramm und spinales CT sowie den unauffälligen Liquorbefund ausgeschlossen. Das leichte hirnorganische Psychosyndrom, die hyperchrome Anämie und der anazide Magensaft sprechen für das Vorliegen einer **funikulären Spinalerkrankung**.

H91

Frage 6.47: Lösung D

Da der Bruder des hier beschriebenen Patienten an der gleichen Erkrankung leidet, ist von einer erblichen Erkrankung auszugehen. Die im Vordergrund stehende langsam progrediente **spastische Paraparese** der Beine spricht für das Vorliegen einer **spastischen Spinalparalyse**. Die bildgebende Diagnostik erbringt dabei unauffällige Befunde.

F91

Frage 6.48: Lösung D

Bei der **spinalen Muskelatrophie vom Typ Werdnig-Hoffmann** handelt es sich um eine progrediente Degeneration von Vorderhornzellen, die bereits während des 1. Lebensjahres einsetzt. Die Erkrankung wird autosomal rezessiv vererbt. Bei der kongenitalen und akuten Form kann die Degeneration der Vorderhornzellen schon beim Neugeborenen durch eine Muskelschwäche symptomatisch sein. Bei der chronischen oder intermediären Form ist der Verlauf langsamer. Die Muskelschwächen beginnen dabei in den proximalen Muskelgruppen der unteren Extremitäten und im Bereich des Beckengürtels. In späteren Stadien dehnt sich der Prozess auch auf die Stamm- und Schultergürtelmuskulatur aus.

Die **Muskelbiopsie** bei Kindern mit spinaler Muskelatrophie vom Typ Werdnig-Hoffmann zeigt wie bei anderen Vorderhornprozessen eine Gruppenatrophie mit abgerundeten Faserquerschnitten und neben **Faseratrophien auch hypertrophische Fasern**. Die **Pseudohypertrophie der Wadenmuskulatur**, wie sie bei einigen Muskeldystrophien beobachtet wird, gehört **nicht** zum Bild der spinalen Muskelatrophie vom Typ Werdnig-Hoffmann.

F90

Frage 6.49: Lösung B

Bei der Erkrankung des jungen Mannes handelt es sich nach den Angaben um eine eher langsam progrediente autosomal-dominant vererbte Erkrankung, die aufgrund des Muskelfaszikulierens auf einen Vorderhornprozess (Schädigung der α-Motoneurone) zurückzuführen ist. Unter den hier aufgeführten Erkrankungen ist lediglich die **spinale Muskelatrophie Kugelberg-Welander** eine Erkrankung, die mit einer progredienten Degeneration der α-Motoneurone einhergeht.

H93

Frage 6.50: Lösung E

Eine **progrediente spastische Paraparese** der Beine kommt dann zur Entwicklung, wenn die absteigenden motorischen Fasersysteme mit Projektion zu den Motoneuronen der Muskeln unterer Extremitäten geschädigt sind. Diese absteigenden motorischen Fasersysteme können im Bereich der gesamten Neuraxis von der Hirnrinde bis zur segmentalen Ebene des Rückenmarks geschädigt werden. Bei einem parasagittalen Meningeom können die kortikalen Repräsentationsareale des primär-motorischen Kortex beidseits affiziert sein. Eine Raumforderung im thorakalen Spinalbereich (Meningeom) oder degenerative Halswirbelsäulenveränderungen mit Bandscheibenvorfall können auf Rückenmarksebene zu einer Schädigung der absteigenden Fasersysteme führen. Bei der Encephalomyelitis disseminata sind ebenfalls demyelinisierende Herde im Bereich der absteigenden motorischen Fasersysteme auf Rückenmarksebene häufig.

H94

Frage 6.51: Lösung B

Bei der meist autosomal-dominant vererbten **spastischen Spinalparalyse** liegt lediglich eine Degeneration des zentralen 1. Neurons vor. Entsprechend werden Symptome einer Schädigung der Alpha-Motoneurone im Bereich des Vorderhorns nicht beobachtet. Bei der alten **abgelaufenen Poliomyelitis anterior**, der infantilen **spinalen Muskelatrophie** und der adulten Form der spinalen Muskelatrophie ist lediglich das 2. Neuron (Alpha-Motoneuron im Vorderhorn) betroffen. Bei der amyotrophischen Lateralsklerose ist neben einer Degeneration des 1. Neurons auch eine Degeneration des 2. motorischen Neurons nachweisbar.

H94

Frage 6.52: Lösung C

Wadenkrämpfe resultieren aus einer pathologischen Innervation der Wadenmuskulatur auf dem Boden multipler zentralmotorischer Störungen (z. B. Spastik, Morbus Parkinson) und bei Schädigungen des peripheren Nervensystems mit Versorgung der Wadenmuskulatur. Auch primäre Muskelerkrankungen können Ausgangspunkt von Wadenkrämpfen sein. Gelegentlich wird bei chronisch-venöser Insuffizienz am Bein das Auftreten von Wadenkrämpfen beobachtet.
Zu **(C):** Beim **Tolosa-Hunt-Syndrom** handelt es sich um ein schmerzhaftes ophthalmoparetisches Symptomenbild ohne Auftreten von Wadenkrämpfen.

F93

Frage 6.53: Lösung B

Der **Morbus Friedreich** ist durch eine familiär auftretende, progressive **Degeneration der Hinterstränge** sowie der spinozerebellären und der kortikospinalen Bahnen gekennzeichnet. In der Regel beginnen die Symptome der Strangdegenerationen in der Kindheit, wobei das Gehenlernen meist erschwert war und später eine zunehmende Gehbehinderung auftritt. Es kommt zu einem unsicheren, breitspurigen Gang und zu häufigem Hinfallen. Im weiteren Verlauf entwickeln sich auch primär zerebelläre Störungen mit Dysarthrie, auch psychopathologische Veränderungen treten auf. Charakteristisch für den Morbus Friedreich sind weiterhin Skelettdeformitäten, insbesondere im Bereich der Füße mit Hohlfußbildung und Ausbildung von Hammerzehen.

F93

Frage 6.54: Lösung D

Die **Xanthochromie** des lumbal entnommenen Liquor cerebrospinalis deutet auf eine abgelaufene Blutung in den Subarachnoidalraum hin. Diese Situation ist bei der primären Subarachnoidalblutung, bei den chronisch subduralen Hämatomen und bei Hirnmassenblutungen gegeben.
Bei der **myatrophischen Lateralsklerose** handelt es sich um eine degenerative Erkrankung des Nervensystems, die nicht mit Blutungen einhergeht (siehe auch Lerntext VI.2).

6.3.3 Therapie

H90

Frage 6.55: Lösung A

Bei der **amyotrophischen Lateralsklerose** handelt es sich um eine degenerative Erkrankung mit Schädigung der Pyramidenbahnen und der Vorderhornzellen. Die Erkrankung tritt im höheren Erwachsenenalter auf. Der muskelatrophische Prozess, der Folge der Vorderhorndegeneration ist, beginnt meist im Bereich der oberen Extremitäten und geht dann im weiteren Verlauf auf die unteren Extremitäten und die bulbären Muskeln über. Ein Beginn im Bereich der unteren Extremitäten ist selten. Die Genese der amyotrophischen Lateralsklerose ist nach wie vor unklar, eine autoimmunologische Ursache ist eher unwahrscheinlich. Behandlungen mit Cyclophosphamid zeigen in den bisher vorliegenden Studien keinen eindeutig positiven Effekt auf den Krankheitsverlauf. Es sei jedoch darauf hingewiesen, dass es autoimmunologisch vermittelte Motoneuronerkrankungen gibt, die positiv auf Cyclophosphamid ansprechen (siehe auch Lerntext VI.2).

6.4 Entzündliche Prozesse und Entmarkungskrankheiten

6.4.1 Allgemeines

F87

Frage 6.56: Lösung D

Eine Eiweißerhöhung im Liquor bei normaler Zellzahl wird als **„dissociation albumino-cytologique"** bezeichnet und kommt sowohl bei Vorliegen eines Stopliquors als auch bei der idiopathisch-entzündlichen Polyneuritis mit Wurzelbeteiligung vor. Die starke Eiweißvermehrung bei einem **spinalen Tumor mit Querschnittssymptomatik** geht vorwiegend auf die gestörte Liquorzirkulation zurück, während bei der **idiopathisch-entzündlichen Polyneuritis** auf autoimmunologischer Grundlage eine Störung der Blut-Liquor-Schranke ohne gleichzeitige Zellreaktion zur Entwicklung kommt.

H94

Frage 6.57: Lösung C

Als **Schrankenstörung** im Liquor cerebrospinalis bezeichnet man eine Erhöhung des Gesamteiweißgehaltes auf mehr als 0,5 g/l. Eine Schrankenstörung kann mit oder ohne Zellzahlerhöhung auftreten, mit Zellzahlerhöhung findet sie sich typischerweise bei erregerbedingten Meningitiden. Bei der akuten Polyneuritis und Polyradikulitis **(syn. Guillain-Barré-(Strohl-)Syndrom)** handelt es sich um eine wahrscheinlich autoimmunvermittelte entzündliche Erkrankung der Nerven und Nervenwurzeln. Es kommt im typischen Fall nach einigen Tagen zu einer Eiweißerhöhung bei normaler Liquorzellzahl (sog. **dissociation cyto-albuminique)**.
Bei der **Multiplen Sklerose** ist zwischen den Schüben der Gesamteiweißgehalt des Liquors in aller Regel normal, jedoch lässt sich ein relativ erhöhter Gehalt an IgG als Zeichen einer autochthonen Immunglobulinproduktion nachweisen (sog. **oligoklonale Banden)**.
Auch intrakranielle und intraspinale **Raumforderungen** können mit einer Schrankenstörung einhergehen. Im Extremfall kommt es durch eine große spinale Raumforderung (z.B. Massenprolaps) zu einem Abschluss des distalen Kompartiments von der Liquorzirkulation mit extremem Eiweißanstieg (sog. **Stopliquor)**.

6.4.2 Klinik

H92

Frage 6.58: Lösung A

Bei der **Multiplen Sklerose** handelt es sich um eine demyelinisierende Erkrankung im Bereich des ZNS. Entsprechend werden Hinweise für Affektionen des peripheren Nervensystems (Muskelfaszikulationen) oder der Muskulatur ((C), (D)) nicht gefunden. Epileptische Anfälle können bei der Multiplen Sklerose zur Entwicklung kommen, sind aber insgesamt selten. Die Prävalenz epileptischer Anfälle bei der Multiplen Sklerose liegt unter 5%. Hingegen ist eine Affektion der absteigenden motorischen Bahnsysteme insbesondere auf Rückenmarksebene häufig, sodass **gesteigerte Muskeleigenreflexe** typische Befunde bei der Multiplen Sklerose sind (siehe auch Lerntext V.14).

H94

Frage 6.59: Lösung D

Der entzündlich veränderte Liquor cerebrospinalis im vorliegenden Fall deutet auf ein infektiöses Geschehen hin. Mit größter Wahrscheinlichkeit handelt es sich um das Vorliegen eines **Herpes zoster**. Beim Herpes zoster handelt es sich um eine reaktivierte Varizelleninfektion begleitet von Neuralgien, Sensibilitätsstörungen und vesikulären Hautveränderungen, die am häufigsten halbseitig thorakal auftreten und in ihrer Ausdehnung dem Versorgungsgebiet einzelner oder benachbarter Nervenwurzeln entsprechen.

F92

Frage 6.60: Lösung C

Der hier beschriebene 80-jährige Patient leidet an einer Myelopathie, die Folge einer Wirbelkörperdestruktion ist. Bei Kombination mit reduziertem Allgemeinzustand und erhöhter Blutkörperchensenkungsgeschwindigkeit ist bei dem Patienten insbesondere eine **Spondylitis tuberculosa** anzunehmen.

F95

Frage 6.61: Lösung A

Im Rahmen der **Tabes dorsalis** kommt es zu einer entzündlichen Degeneration im Bereich der Hinterstränge. Die Schädigung der Hinterstränge, die meist mit einer Affektion der Hinterwurzel kombiniert ist, führt zu sensiblen Reiz- und Ausfallserscheinungen. Im Frühstadium stehen Parästhesien im Bereich der Extremitäten und Kältehyperästhesien im Vordergrund. Typisch sind weiterhin lanzinierende Schmerzen. Die Ausfälle der Tiefensensibilität führen zu einem Ausfall der Eigenreflexe und zu einer sensiblen Ataxie. Die Optikusatrophie ist ein weiteres Symptom der Tabes dorsalis. Vegetative Störungen manifestieren sich in Form einer Blasenatonie oder auch in Form von Potenzstörungen. Eine Schädigung absteigender motorischer Bahnen mit Spastik der Skelettmuskulatur wird bei der Tabes dorsalis eher selten beobachtet (siehe auch Lerntext V.11).

H94

Frage 6.62: Lösung D

Zu **(A):** Bei **toxischen Polyneuropathien** könnte zwar ein Fehlen von Muskeleigenreflexen beobachtet werden, auch kann es zu Schmerzzuständen kommen, der Liquor cerebrospinalis kann unauffällig sein. Gegen eine toxische Polyneuropathie spricht jedoch das Vorhandensein einer **reflektorischen Pupillenstarre**.
Zu **(B):** Beim **Adie-Syndrom** liegt keine reflektorische Pupillenstarre, sondern eine Pupillotonie mit ausgeprägt trägen Pupillenreaktionen vor. In Kombination zur Pupillotonie werden meist auch Akkommodationsstörungen beobachtet. Im Bereich der unteren Extremitäten kann eine Areflexie vorliegen. **Schmerzen** gehören jedoch nicht zum Bild des Adie-Syndroms.
Zu **(C):** Eine **okuläre Myopathie** geht nicht mit Pupillenstörungen einher, die fehlenden Muskeleigenreflexe und auch die Schmerzen gehören nicht zum Bild einer okulären Myopathie.
Zu **(D):** Die oben beschriebene Symptomenkonstellation ist in der Tat mit der Entwicklung einer **Tabes dorsalis** vereinbar. Bei dieser Erkrankung kommt es zu einer entzündlichen Degeneration im Bereich der Hinterstränge und der Hinterwurzel. Es resultiert ein Verlust der Muskeleigenreflexe, insbesondere im Bereich der Beine, charakteristisch sind auch durch Reizung entsprechender Schmerzbahnen sog. lanzinierende Schmerzen.
Charakteristisch für die Tabes dorsalis ist weiterhin das Robertson-Phänomen, bei dem eine reflektorische Pupillenstarre bei gleichzeitiger Miosis vorliegt. Die Ursache der Miosis ist nicht sicher bekannt, alternativ wird eine Läsion sympathischer Nervenfasern und eine periphere Affektion der Iris selbst diskutiert. Verwirrend ist im vorliegenden Fall die Angabe, dass der **Liquor cerebrospinalis** einen unauffälligen Befund erbracht haben soll. In der Regel wird bei der Tabes dorsalis eine Eiweißerhöhung, eine leichte Pleozytose und eine intrathekale IgG-Produktion beobachtet.
Zu **(E):** Mit einer **Polymyositis** sind die beschriebenen Pupillenstörungen nicht vereinbar (siehe auch Lerntext VIII.1).

6.5 Traumen

H94

Frage 6.63: Lösung C

Zu **(A):** Mit einer Parese der Atemmuskulatur ist bei einer **traumatischen Rückenmarksläsion** auf Höhe des **Segments C7** nicht zu rechnen, da die Nerven (N. phrenicus) oberhalb der Läsionsstelle auf Höhe C4 das Rückenmark verlassen.
Zu **(B):** Es ist nicht von einer **Gehfähigkeit** des Patienten auszugehen, da im Bereich der unteren Extremitäten eine vollständige Lähmung vorliegt.
Zu **(C):** Die **Schultergürtelmuskulatur** wird von den Segmenten C4 bis C6 versorgt, sodass bei einer Läsion auf Höhe C7 in der Tat diese Muskulatur nicht paretisch ist.
Zu **(D):** Die **Hände** werden von den Rückenmarkssegmenten C7 bis Th1 versorgt. Da diese Segmente unterhalb der Läsion liegen, ist mit einer Plegie der Unterarm- und Handmuskeln zu rechnen.
Zu **(E):** Der **M. rectus abdominis** wird über thorakale Segmente versorgt, diese liegen unterhalb der Läsion, sodass eine Plegie des M. rectus abdominis zu erwarten ist.

6.6 Gefäßkrankheiten

F91

Frage 6.64: Lösung D

Unter einem **Arteria-spinalis-anterior-Syndrom** versteht man das Auftreten einer Reihe von neurologischen Symptomen infolge einer Ischämie im Versorgungsgebiet der Arteria spinalis anterior. Die Arteria spinalis anterior entsteht in Höhe des 2. oder 3. Zervikalsegments aus den beiden Rami spinales anteriores der A. vertebralis. Sie zieht mit unterschiedlichem Kaliber im Sulcus ventralis des Rückenmarks kaudalwärts und erhält sporadisch Zuflüsse aus ventralen und medullären Arterien. Über Sulkusarterien versorgt sie die vorderen $^2/_3$ des Rückenmarks mit Vorder- und Seitenhörnern, vorderer und hinterer Kommissur und Basis des Hinterhorns. Beim Arteria-spinalis-anterior-Syndrom, welches meist das Brust- und Lendenmark betrifft, sind anfänglich schlaffe, später spastische Paraparesen oder Paraplegien der Beine, **dissoziierte Empfindungsstörungen** mit Verlust der Temperatur- und Schmerzempfindungen bei erhaltener Berührungsempfindung distal der Läsion und Blasen-Mastdarm-Störungen Leitsymptome. Auf Höhe der Läsion finden sich zusätzlich Zeichen einer Vorderhornschädigung mit Muskelatrophie, Muskelfaszikulieren und Reflexstörungen. Diese sind bei Schädigung auf Höhe des Thorakalmarks klinisch selten klar feststellbar. Die Paraparese bzw. Paraplegie resultiert aus einer Schädigung der Pyramidenbahnen, entsprechend werden positive Pyramidenbahnzeichen (Babinski-Zeichen) beobachtet. Da die **Hinterstrangfunktionen** beim Arteria-spinalis-anterior-Syndrom erhalten bleiben, wird kein totaler Sensibilitätsausfall unterhalb der Verschlusslokalisation beobachtet. (Entsprechend tritt auch keine spinale (sensible) Hinterstrangataxie auf).

H92

Frage 6.65: Lösung B

Zu **(B):** In Ergänzung zum Kommentar der Frage 6.64 sei betont, dass die Prognose des **Arteria-spinalis-anterior-Syndroms** nicht günstig ist, häufig verbleiben auch nach vorübergehender Besserung der Symptomatik inkomplette Querschnittsläsionen. Die akute ischämische Läsion mit Affektion des Tractus spinothalamicus führt häufig zu heftigen radikulären Schmerzen. Neben einer artifiziellen Reizung der Schmerzbahnen sind diese Schmerzen auch auf eine gestörte zentrale Verarbeitung des schmerzleitenden Systems zurückzuführen.

H98

Frage 6.66: Lösung D

Die hier beschriebene neurologische Symptomatik ist relativ charakteristisch für das Vorliegen einer duralen spinalen **AV-Fistel**. Dabei kommt es auf Grund einer Missbildung zur Persistenz von radikulären Arterien, die mit venösen Gefäßen des Rückenmarks eine Fistel bilden. Neben der kompressiven Beeinträchtigung des Rückenmarks durch die erweiterten Venen des Rückenmarks kommt es zu belastungsabhängigen Ischämien im Bereich von Rückenmarksstrukturen mit zentralen Paresen und Sensibilitätsstörungen insbesondere bei körperlicher Belastung.
Zu **(A):** Bei der **myatrophischen Lateralsklerose** kommt es nicht zu intermittierenden Paraparesen der Beine, vielmehr handelt es sich um eine chronisch-progrediente motorische Störung mit Befall des 1. und 2. Neurons.
Zu **(B):** Eine Missbildung mit flüssigkeitsgefüllten Höhlen im Bereich des Hirnstamms **(Syringobulbie)** kann zu Hirnstammsymptomen, insbesondere zu pathologischen Nystagmen führen.
Zu **(C):** Bei der **Paramyotonia congenita** können neben den Muskelverkrampfungen auch Paresen auftreten, insbesondere bei Kälte, jedoch nicht belastungsabhängig.
Zu **(E):** Die **Muskeldystrophie** ist nicht mit intermittierenden belastungsabhängigen Paresen verbunden, vielmehr kommt es chronisch-progredient zu Paresen. Weiterhin treten bei der Muskeldystrophie keine Sensibilitätsstörungen in Erscheinung.

F94

Frage 6.67: Lösung D

In der zugehörigen Kasuistik wird eine neurologische Symptomatik beschrieben, die für eine Schädigung der absteigenden motorischen Bahnen, insbesondere der Pyramidenbahnen, für eine Schädigung des Tractus spinothalamicus (beeinträchtigte Schmerz- und Temperaturempfindung im Sinne einer dissoziierten Sensibilitätsstörung) und für eine Schädigung der zentralen vegetativen Bahnsysteme (Blasen- und Mastdarmstörungen) spricht. Bei intaktem Hinterstrangsystem (erhaltener Berührungs-, Lage- und Vibrationssinn) liegt ein inkomplettes Querschnittssyndrom vor, das in dieser Konstellation in typischer Weise bei Gefäßverschlüssen oder Stenosen im Bereich der **A. spinalis anterior** auftritt. Man beschreibt die oben skizzierte Symptomatik auch kurz als **Spinalis-anterior-Syndrom**. Die A. spinalis anterior bildet sich in Höhe des 2. oder 3. Zervikalsegmentes aus den beiden Rami spinales anteriores der A. vertebralis. Sie zieht mit unterschiedlichem Kaliber im Sulcus ventralis des Rückenmarks kaudalwärts und erhält sporadisch Zuflüsse aus ventralen und medullären Arterien. Über sog. Sulkusarterien versorgt sie die vorderen $^2/_3$ des Rückenmarks mit Vorder- und Seitenhörnern, hinterer Kommissur und Basis des Hinterhorns.

F00

Frage 6.68: Lösung E

Siehe Kommentar zu Frage 6.64.

F92

Frage 6.69: Lösung D

Die beim **Arteria-spinalis-anterior-Syndrom** auftretenden Liquorveränderungen sind gering. Entweder liegt ein **unauffälliger Liquorbefund** vor oder es werden leichte Eiweißerhöhungen und leichte Pleozytosen beobachtet.

7 Krankheiten und Schäden des peripheren Nervensystems

7.1 Allgemeines

F84

Frage 7.1: Lösung B

Zuverlässige Hinweise für eine **Wurzelkompression** sind lediglich durch die **spinale Computertomographie** und die **lumbale Myelo(Radikulo-)graphie** zu erhalten. Mit diesen Untersuchungen wird der unmittelbare Kontakt der Bandscheibe mit der Nervenwurzel nachgewiesen, weiterhin ist eine verdrängende Aktion der Bandscheibe mit Hilfe dieser Techniken sichtbar. Die **seitliche Röntgenaufnahme der LWS** kann zwar Hinweise auf eine Degeneration der Bandscheibe liefern, ob diese jedoch die Wurzel affiziert, kann in der Röntgennativaufnahme nicht gesehen werden. Das gleiche gilt für eine **Röntgenschrägaufnahme der LWS**. Die **Liquorraumszintigraphie** ist ebenfalls nicht in der Lage, eine Wurzelkompression nachzuweisen. Sie ist vielmehr in der Lage, Liquorzirkulationsstörungen zu verdeutlichen.

F89

Frage 7.2: Lösung C

Schrägaufnahmen der Halswirbelsäule werden vor allen Dingen zur Beurteilung der Foramina intervertebralia durchgeführt. Kommt es hier zu Einengungen, so lassen sich bei entsprechender klinisch-neurologischer Symptomatik zervikale Wurzelkompressionssyndrome wahrscheinlich machen. Bei Halswirbelsäulenschleudertraumen sind Röntgenaufnahmen der Halswirbelsäule oft unergiebig. Zur Diagnostik intramedullärer zervikaler Tumoren werden die Kernspintomographie und die konventionelle Myelographie sowie die Computertomographie nach Gabe von Kontrastmittel herangezogen. Die Klippel-Feil-Fehlbildung und die zervikookzipitale Dysplasie werden über Röntgenaufnahmen des kraniozervikalen Übergangs erfasst.

F89

Frage 7.3: Lösung B

Die beschriebene **multiple Hirnnervenläsion** wird in dieser Konstellation bei Prozessen im Bereich des Sinus cavernosus beobachtet. Diese auch als **Sinus-cavernosus-Syndrom** bezeichnete multiple Hirnnervenläsion kann durch Tumoren, infraklinoidale Aneurysmen oder durch Kavernosus-Thrombosen verursacht sein. Insbesondere durch traumatische

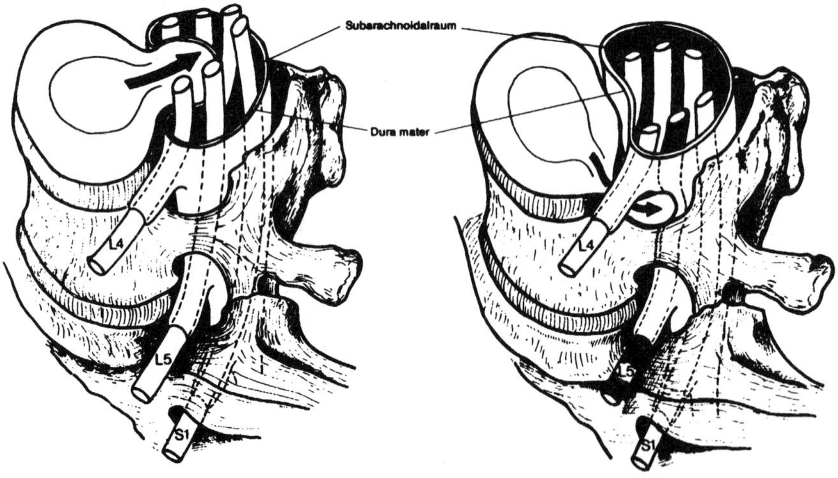

Abb. 7.1 Vergleichende Darstellung eines medialen und eines lateralen Bandscheibenvorfalles in Höhe L4/L5. Bei einem lateralen Bandscheibenvorfall wird lediglich die Wurzel L5 affiziert, bei einem medialen Bandscheibenvorfall können alle kaudalen Wurzeln betroffen sein. (Modifiziert nach Patten, 1982)

Einwirkungen oder durch Aneurysmaruptur kann es zu einer Shuntbildung zwischen der A. carotis interna und dem Sinus cavernosus kommen.

F99

Frage 7.4: Lösung C

Beim **Spasmus facialis** handelt es sich um eine einseitige chronische Kompression des N. facialis in seinem intrazisternalen Verlauf mit der Ausbildung pathologischer Erregungen der Axone der Fazialismotoneurone. Am häufigsten liegt eine Kompression durch ein abnorm verlaufendes, meist verdicktes Hirnstammgefäß vor. Auch Kleinhirnbrückenwinkeltumoren können zu einer chronischen Kompression des N. facialis mit Ausbildung eines Hemispasmus facialis führen. Das typische Bild besteht in kurzen Kontraktionen nahezu sämtlicher fazialisinnervierter Muskeln. Gelegentlich werden positive Therapieeffekte durch Carbamazepin beobachtet. Im allgemeinen lässt sich das Bild jedoch medikamentös nur schwer beeinflussen.

F00

Frage 7.5: Lösung B

Die **Geschmackswahrnehmung** für das hintere Drittel wird über Afferenzen des N. glossopharyngeus und nicht des Nervus facialis vermittelt, der für die vorderen zwei Drittel der Zunge verantwortlich ist.

H87

Frage 7.6: Lösung D

Im Ganglion trigeminale liegen die pseudounipolaren Nervenzellkerne der sensiblen Nervenfasern des N. trigeminus. In der Peripherie lassen sich drei sensible Nervenäste unterscheiden, der N. ophthalmicus, N. maxillaris und N. mandibularis. In unmittelbarer Nachbarschaft des Ganglion trigeminale läuft auch der motorische Anteil des **N. trigeminus**, der u. a. die Kaumuskulatur versorgt.
Bei Druckläsion dieses Bereiches, z. B. durch einen Tumor, kommt es durch Läsion des afferenten Schenkels des **Kornealreflexes** zu einer Minderung oder zu einem Ausfall des Kornealreflexes. Eine Läsion der efferenten motorischen Nervenfasern kann zu einer **Parese der Kaumuskeln** und bei länger bestehender Läsion auch zu einer **Atrophie** dieser Muskeln führen. Durch Reizung afferenter sensibler Fasern können **Gesichtsschmerzen** entstehen.
Ein kompletter **Geschmacksausfall** tritt bei Trigeminusläsionen **nicht** auf, da die Geschmacksempfindungen über den N. facialis, den N. glossopharyngeus und N. vagus geleitet werden. Die pseudounipolaren afferenten Neurone des Intermediusanteils des N. facialis haben ihre Zellkörper im **Ganglion geniculi**. Eine komplette Ageusie (kompletter Geschmacksausfall) tritt ohnehin kaum auf, da die Geschmacksempfindungen über drei Nerven zentralwärts geleitet werden.

F97 F88

Frage 7.7: Lösung C

Eine Läsion des V., VII. und VIII. Hirnnerven wird häufig beim **Kleinhirnbrückenwinkelsyndrom** beobachtet, z. B. im Rahmen eines Akustikusneurinoms, Meningeoms oder einer Epidermoidzyste. Gewöhnlich ist das erste Symptom eine Beeinträchtigung des Hörvermögens für höhere Frequenzen, die man beim Telefonieren registriert. Häufig ist die Beeinträchtigung des Hörvermögens mit einem pathologischen Ohrgeräusch verbunden. Ein Schwindel als Ausdruck einer Schädigung des N. vestibularis ist selten, da bei progredienter Entwicklung der Hirnnervenläsion frühzeitig zentrale Kompensationsmechanismen wirksam werden. Später werden bei progredienter Raumforderung der Ramus ophthalmicus und maxillaris des N. trigeminus befallen. Regelmäßig kommt es dann auch weiterhin zu einer Fazialisparese und/oder zu dem Auftreten eines Hemispasmus facialis.

F97 F88

Frage 7.8: Lösung D

Läsionen der Hirnnerven IX, X und XI kommen in typischer Weise beim **Syndrom des Foramen jugulare** vor, meist bei tumorösen Prozessen. Die Läsion des N. glossopharyngeus führt vorwiegend zu Sensibilitätsstörungen, nämlich zu einer Hypästhesie in der Gaumen- und Pharynxregion, oder zu Anfällen von Glossopharyngeusneuralgie. Die Vaguslähmung führt zu einer Veränderung der Stimme infolge Lähmung des Ramus recurrens und zu einer Gaumensegellähmung, die es dem Patienten schwer macht, Laute hervorzubringen, welche den Abschluss der Nase gegen den Rachenraum verlangen. Das ist bei Bildung der Konsonanten M und N erforderlich. Die Läsion des N. accessorius (XI) manifestiert sich in Form einer Parese und Atrophie des M. sternocleidomastoideus und insbesondere oberer Anteile des M. trapezius. Häufig werden ein Schulterschiefstand und eine leichte Scapula alata zusätzlich beobachtet.

F00

Frage 7.9: Lösung C

Fazialisparesen bzw. eine Fazialislähmung kommen äußerst häufig beim **Zoster oticus** vor. Beim Zoster oticus handelt es sich um eine Infektion des Ganglion geniculi mit dem Varizella-zoster-Virus. Sekundär kommt es häufig zur Einbeziehung des Nervus facialis. Das klinische Bild entspricht dem der idiopathischen Fazialisparese, jedoch treten zusätzlich Herpesbläschen insbesondere hinter dem Ohr, an der Ohrmuschel und gelegentlich auch ausschließlich im äußeren Gehörgang auf. Weiterhin besteht eine ausgeprägte Schmerzsymptomatik.

H88

Frage 7.10: Lösung D

Die neurologische Symptomatik bei einer **Polyneuropathie** ist durch eine meist distal betonte und symmetrisch ausgeprägte peripher-sensomotorische Symptomatik charakterisiert. Muskelatrophien und Parästhesien gehören zu den Kernsymptomen. Bei Übergang des polyneuropathischen Prozesses auf die Hirnnerven können eine periphere Fazialislähmung und auch Augenmuskellähmungen auftreten. Eine solche Situation kann sich z. B. im Rahmen einer schweren diabetischen Neuropathie darstellen.
Ein **positives Babinski-Zeichen** entwickelt sich bei Schädigungen zentraler motorischer Leitungsbahnen und **nicht** bei einer Schädigung des peripheren Nervensystems.

F00 H97

Frage 7.11: Lösung A

Zur **Biopsie** ist ein Nerv zu bevorzugen, der einerseits in den polyneuropathischen Prozess eingeschlossen ist und dessen iatrogene Läsion andererseits zu funktionell unbedeutenden Beeinträchtigungen des Patienten führt. Bewährt hat sich die Biopsie eines distalen Nervenstückes des **N. suralis** im Knöchelbereich.

H88

Frage 7.12: Lösung D

Die Beugung in den Fingergrundgelenken wird über den M. flexor digitorum superficialis ausgeführt. Dieser Muskel wird vom **N. medianus** und nicht vom N. radialis versorgt.

F87

Frage 7.13: Lösung B

Radialislähmungen werden am häufigsten bei einer **Humerusschaftfraktur** beobachtet, da sich der N. radialis an der Dorsalseite des Humerusschaftes im Sulcus nervi radialis von innen oben nach unten außen herumwindet. Der Nerv liegt also in unmittelbarer Nachbarschaft zur knöchernen Struktur. Die Radialisläsion ist die häufigste primäre Nervenläsion bei einem Knochenbruch.

H96

Frage 7.14: Lösung C

Diese Frage kann bei ungenauem Lesen sehr leicht falsch beantwortet werden. Die beschriebene Kasuistik deutet auf eine **Druckläsion des N. radialis** mit entsprechender Parese der Hand- und Fingerextensoren bzw. mit Sensibilitätsstörungen im autonomen Versorgungsgebiet des N. radialis hin. Bei der Druckläsion des N. radialis, die bei Alkoholikern häufig ist (Parkbanklähmung), liegt die Schädigung im **Oberarmbereich**, entsprechend ist auch der **Brachioradialis-Reflex** abgeschwächt. Da es sich bei der Radialis-Druckläsion in der Regel um eine reversible Neurapraxie mit Leitungsblock handelt, ist die **Prognose gut**, d. h. es kommt innerhalb von Tagen bis Wochen zu einer vollständigen Remission.

H99

Frage 7.15: Lösung C

Unter dem Leistenband liegt der **N. femoralis** lateral von der A. femoralis zur Lacuna musculorum und teilt sich hier in seine Endäste auf. Die motorischen Äste versorgen die Oberschenkelstrecker. Die Rami cutanei anteriores innervieren die Haut der Vorderinnenseite des Oberschenkels. Der sensible Ast des N. femoralis ist der **N. saphenus**, er verläuft im Oberschenkel zusammen mit der A. femoralis durch den Hunter-Kanal. Proximal des Condylus medialis femoris gibt er den Ramus infrapatellaris, der die Haut medial am Knie bis unterhalb der Tuberositas tibiae innerviert, ab. Am Unterschenkel zieht der Nerv zusammen mit der Vena saphena magna fußwärts und innerviert die Unterschenkelinnenseite sensibel.

H87

Frage 7.16: Lösung A

Eine Läsion des **N. femoralis** kann bei intraabdominellen Prozessen mit Nachbarschaft zu diesem Nerv auftreten. In diesem Zusammenhang ist insbesondere auf den Psoasabszess hinzuweisen. Weiterhin können Psoashämatome Ausgangspunkt einer Kompression des N. femoralis bei Koagulopathien – vorwiegend bei Hämophilie – sein. Im Gefolge der Parese des M. quadriceps femoris kommt es insbesondere zu Schwierigkeiten beim Treppensteigen, da bei dieser motorischen Aktion der M. quadriceps femoris kräftig innerviert werden muss. Selten, jedoch nicht häufig (A), werden Femoralisparesen auch nach **Herniotomien** beobachtet. Wenn nicht ein Hämatom zur Lähmung führt, dann ist meist der Nerv durch die obere Bassini-Naht mit erfasst worden. Bei schweren Beckenfrakturen kann es durch die Gewalteinwirkung während des Traumas zu einer Zerrung des N. femoralis kommen.

H89

Frage 7.17: Lösung A

Eine **Fuß- und Zehenheberparese** kann sowohl bei einer **Radikulopathie L5** als auch bei einer Läsion des **N. peronaeus communis** beobachtet werden. Die Sensibilitätsstörungen bei diesen Läsionstypen können recht ähnlich gestaltet sein und konzentrieren sich dabei auf den Fußrücken und die laterale Partie des Unterschenkels. Eine Sensibilitätsstörung ausschließlich zwischen der 1. und 2. Zehe passt weder zur L5- noch zur Peronaeusläsion. Das gleichzeitige Vorhandensein von Rückenschmerzen läßt im vorliegenden Falle eher eine Radikulopathie L5 vermuten. Ein ungestörter Tibialis-posterior-Reflex spricht nicht für eine Radikulopathie L5, da dieser Reflex als Kennreflex für die L5-Wurzel gelten kann und in diesem Fall bei deutlichen Fuß- und Zehenheberlähmungen abgeschwächt oder erloschen ist.

H97

Frage 7.18: Lösung A

An den peripheren Gliedabschnitten (Handflächen, Fußsohlen) läßt sich die Schweißsekretion am besten mit dem **Ninhydrintest** prüfen: Die zu untersuchende Hautfläche wird gegen ein Blatt weißes Schreibmaschinenpapier gepresst. Die Umrisse z. B. der Hand oder des Fußes werden mit einem Bleistift nachgezeichnet. Danach wird das Papier in einer 1%igen Ninhydrinlösung, die unmittelbar zuvor mit einigen Tropfen Essig versetzt wird, getränkt. Das Papier wird anschließend in Heißluft getrocknet. Bei Vorhandensein von Schweiß kommt es zu einer Violettfärbung in den entsprechenden Gebieten, während anhidrotische Bereiche farblos bleiben. Der Ninhydrintest beruht auf dem Nachweis von Aminosäuren in der Schweißflussigkeit.

F91

Frage 7.19: Lösung C

Bei der **Kausalgie** handelt es sich um ein Schmerzsyndrom, das insbesondere nach inkompletten traumatischen Schädigungen des **N. medianus** und des **N. tibialis** auftritt. Dabei handelt es sich um Nerven, die besonders viele vegetative Nervenfasern enthalten. Der anfallsweise auftretende Schmerz lässt sich durch taktile Reize in den sensiblen Versorgungsgebieten der Nerven auslösen und wird als dumpf und brennend charakterisiert. Trophische Störungen der Haut zeigen an, dass eine Funktionsstörung vegetativer Nervenfasern vorliegt. Die Pathogenese der Kausalgie wird darin gesehen, dass es bei Ausbildung reparativer Vorgänge in peripheren Nerven zu abnormen axoaxonalen Kurzschlusserregungen von afferenten sensiblen Nervenfasern auf efferente vegetative Fasern kommt.

H90

Frage 7.20: Lösung B

Ein **Steppergang** bei Läsion des **N. peronaeus profundus** resultiert aus einer hochgradigen Parese oder Plegie des **M. tibialis anterior**. Dieser Muskel wird von den Vorderwurzeln L4 und L5 versorgt. Bei einer Kompression dieser Nervenwurzeln kann es demzufolge auch zu der Entwicklung eines Stepperganges kommen. Im Gegensatz zu einer Läsion des N. peronaeus profundus ist jedoch bei einer **Läsion der Wurzeln L4 und L5** auch die gluteale Muskulatur (M. gluteus medius) und auch der M. tibialis posterior (Inversion im Sprunggelenk) betroffen.

F89

Frage 7.21: Lösung D

Charakteristisch für eine Läsion der **kaudalen Sakralwurzeln** ist das Auftreten einer **Reithosenhypästhesie**, die sich entsprechend der Dermatomversorgung perianal und an der Rückseite der Oberschenkel zeigt.

F89

Frage 7.22: Lösung D

Die afferenten Nervenfasern für den **Biceps-brachii-Reflex** und auch die motorischen Fasern für die Innervation des M. biceps brachii werden in den Wurzeln **C5 und C6** geleitet.

F90

Frage 7.23: Lösung D

Eine Abschwächung oder ein Ausfall des **Triceps-brachii-Reflexes** wird in der Regel bei einer Läsion auf Höhe des **Rückenmarksegmentes C7** bzw. der Hinter- und/oder Vorderwurzelläsion C7 beobachtet. Neben dem M. triceps brachii sind der M. pronator teres, der M. pectoralis major und leicht die Fingerbeuger betroffen. Die häufig assoziierte Sensibilitätsstörung im Dermatom C7 wird im Bereich des Unterarms lateral des Dermatoms C6 bis zum 2. und 4. Finger ziehend beobachtet.

H90

Frage 7.24: Lösung C

Unter den isolierten Nervenläsionen im Bereich der oberen Extremitäten ist die **Läsion des N. ulnaris** die häufigste. Dieser Nerv wird insbesondere im Bereich des Sulcus ulnaris beschädigt. Die häufigste Ursache ist die Drucklähmung am Ellenbogen. Die Ulnarisläsionen können dabei entweder Folge einer Gelenkveränderung im Bereich des Ellenbogens oder aber Ausdruck einer echten mechanischen Neuropathie mit verzögerter Erregungsleitung im Sulcus ulnaris sein. Auch das Aufstützen des Ellenbogens auf einer harten Unterlage bei bestimmten Arbeiten, bei längerem Bedienen des Telefons, kann zu einer Drucklähmung des Nerven führen. Manchmal, aber keineswegs immer, liegt eine Luxation des N. ulnaris aus dem Sulkus vor.

F89

Frage 7.25: Lösung B

Der **Achillessehnenreflex**, oder auch Triceps-surae-Reflex genannt, kann als Kennreflex für das **Segment S1** gelten. Beim **Adie-Syndrom** wird neben der charakteristischen pupillomotorischen Störung eine Hypo- bis Areflexie beobachtet, die den Achillessehnenreflex mit einschließt.

F89

Frage 7.26: Lösung B

Die **Thenarmuskulatur** (M. abductor pollicis brevis, M. opponens pollicis) wird vom **N. medianus** versorgt. Entsprechende Atrophien der Thenarmuskulatur können bei traumatischen Läsionen des N. medianus, aber auch bei dem Karpaltunnelsyndrom beobachtet werden, das mit einer chronischen Kompressionsläsion des N. medianus verbunden ist.

H93

Frage 7.27: Lösung B

Bei einer **Affektion der Wurzel C6** kann der **Biceps-brachii-Reflex** abgeschwächt oder erloschen sein, auch wenn dieser Reflex hauptsächlich über die Wurzel C5 vermittelt wird. Typischer Kennreflex für die Wurzel C6 ist der Brachioradialis-Reflex. Die Sensibilitätsstörung bei der Affektion der Hinterwurzel C6 betrifft die radiale Unterarmkante, die radiale Handpartie und vorwiegend den Daumen.

F94

Frage 7.28: Lösung D

Riesenpotenziale als Ausdruck einer Entladung einzelner motorischer Einheiten können zwar bei Axonotmesis beobachtet werden, sie treten jedoch erst meist Monate oder Jahre nach der Schädigung in Erscheinung. Ausgangspunkt der Riesenpotenziale ist eine synchrone Entladung vieler Muskelfasern nach ausgedehnten Reinnervationsprozessen mit Aussprossen neuer Nervenfasern. Das Auftreten von Riesenpotenzialen ist typisch bei über Jahre chronisch progredienten Vorderhornprozessen (z.B. spinale Muskelatrophie). Die übrigen hier genannten elektromyographischen Elemente sind typisch für eine frischere Axonotmesis. Fibrillationspotenziale und positive scharfe Wellen, die zusammenfassend auch als pathologische Spontanaktivität bezeichnet werden, treten etwa 10 bis 14 Tage nach erfolgter Axonotmesis auf. Eine fehlende Rekrutierbarkeit motorischer Einheiten kann bereits unmittelbar nach einer vollständigen Axonotmesis beobachtet werden.

7.2 Klinik

H00

Frage 7.29: Lösung B

Bei der **Polyneuropathie** handelt es sich Affektionen mehrerer peripherer Nerven, die nicht durch mechanische Einflüsse, sondern durch metabolische Störungen, entzündliche Störungen oder autoimmunologische Prozesse verursacht sind. Die Polyneuropathien sind unterschiedlich rasch progredient, die neurologische Symptomatik wird durch distal-symmetrische Paresen, Sensibilitätsstörungen und Reflexabschwächung bis zum Reflexverlust charakterisiert. Im Gefolge der Tiefensensibilitätsstörung treten Gangunsicherheiten in Erscheinung, insbesondere dann, wenn keine ausreichende visuelle Kontrolle vorhanden ist.

H00

Frage 7.30: Lösung C

Die **idiopathische Trigeminusneuralgie** stellt die häufigste Gesichtsneuralgie dar. Die **anfallsweise auftretenden Schmerzen** sind meist auf den Ober- und Unterkieferbereich (II. und III. Trigeminusast) lokalisiert. Die Schmerzen bei der Trigeminusneuralgie sind zunächst immer einseitig und in der gleichen Zone lokalisiert. Sie **schießen blitzartig ein und dauern meist nur einige Sekunden** an. Das Schmerzintervall kann nur wenige Minuten betragen, sodass es zu **bis zu hundert Anfällen täglich** kommen kann. Häufig werden die Schmerzepisoden durch motorische Akte wie Kauen oder Sprechen oder durch Affektion ganz bestimmter Triggerpunkte im Gesichts- oder Mundbereich ausgelöst. Die Erstmanifestation der Trigeminusneuralgie liegt hauptsächlich im mittleren und höheren Lebensalter, obwohl auch bei jüngeren Patienten Trigeminusneuralgien auftreten. Häufig handelt es sich dann jedoch um eine Multiple Sklerose mit demyelinisierenden Prozessen im Trigeminuskern. Manifeste Sensibilitätsstörungen im Versorgungsgebiet des N. trigeminus sind häufig nicht festzustellen, auch ist der Kornealreflex bei Trigeminusneuralgien nicht abgeschwächt. Bei ca. 3% der Fälle werden – meist zeitlich gestaffelt – doppelseitige Neuralgien beobachtet.
Das **Medikament erster Wahl** bei der konservativen Therapie der Trigeminusneuralgie ist **Carbamazepin**. Alternativ kann bei Ausbleiben eines therapeutischen Effektes mit Carbamazepin das Antikon-

vulsivum Phenytoin eingesetzt werden. Geringe Wirkung haben auch therapeutische Lokalanästhetika, die in der Regel in Form von Salben auf die schmerzhafte Gesichtshaut aufgetragen werden.
Bei der Trigeminusneuralgie sind **multiple Ätiologien** diskutiert worden. Unter anderem geht man davon aus, dass insbesondere **konstitutionell und/oder arteriosklerotisch elongierte und ektatische Hirnbasisarterien** durch Druck auf den N. trigeminus in seinem intrazisternalen Verlauf Auslöser einer Trigeminusneuralgie sein können. Legt man den Nerven in seinem intrazisternalen Bereich frei, beobachtet man häufig entsprechende Gefäßveränderungen, die dann mikrochirurgisch angegangen werden können. Diese **dekomprimierende Operation** wird nach dem Erstbeschreiber **Jannetta** bezeichnet. Eine periphere, mechanische Ursache erklärt die Einseitigkeit der idiopathischen Trigeminusneuralgie und die Operationserfolge nach dem Jannetta-Prinzip, die bei 80% liegen sollen.

H94 F89

Frage 7.31: Lösung B

Abgesehen von einer **Lidspaltenverengung** können alle hier beschriebenen Symptome bei einer frischen einseitigen peripheren Fazialislähmung auftreten. Eine Lidspaltenverengung wird am häufigsten bei einer Ptosis beobachtet, die entweder auf eine Lähmung des M. levator palpebrae (N. oculomotorius) oder des M. tarsalis superior (Sympathikus) zurückzuführen ist (siehe auch Lerntext I.1).

H89

Frage 7.32: Lösung A

Im Rahmen einer **Fazialisparese** kommt es zu einer Lähmung des M. orbicularis oculi mit resultierendem Lagophthalmus. Durch die unzureichende Benetzung der Hornhaut mit Tränenflüssigkeit kann es zu der Entwicklung einer Keratitis kommen. Die übrigen Symptome sind typische Ausfallssymptome einer Fazialisparese und nicht als Begleitsymptome oder Komplikation zu bezeichnen (siehe auch Lerntext I.1).

F84

Frage 7.33: Lösung D

Eine Störung der **Korneasensibilität** tritt bei peripheren Fazialislähmungen **nicht** auf. Die Sensibilität der Kornea wird über den N. trigeminus geleitet. Gestört sein kann bei dieser peripheren Fazialislähmung jedoch der **Kornealreflex**, dessen efferenter Anteil über den N. facialis läuft (M. orbicularis oculi) (siehe auch Lerntext I.1).

H97

Frage 7.34: Lösung C

In Frage kommen als zugrunde liegende Störungen bei erster Annäherung ein akuter Vestibularisausfall und ein benigner paroxysmaler Lagerungsschwindel. Da jedoch in dieser Kasuistik nichts über eine Lagerungsabhängigkeit des Drehschwindels berichtet wird und andererseits ein Spontannystagmus und nicht ein Lagerungsnystagmus beschrieben wird, ist im vorliegenden Falle von einem **akuten Vestibularisausfall** auszugehen.

H84

Frage 7.35: Lösung D

Das häufigste und typische Residuum nach idiopathischer peripherer **Fazialisparese** mit Axondegeneration ist die **pathologische Mitbewegung**. So kommt es bei diesen Patienten z.B. beim Augenschluss zu einer Mitinnervation des M. zygomaticus mit Bewegung des Mundwinkels. Dieses Phänomen ist darauf zurückzuführen, dass es bei der **Reinnervation zu Fehleinsprossungen der efferenten motorischen Fasern in falsche Muskeln** kommt.

H91 F88

Frage 7.36: Lösung A

Durch Fehleinsprossungen regenerierender Axone kommt es nach Wochen bis Monaten zu **pathologischen Mitbewegungen fazialer Muskelgruppen**. Sind z.B. Nervenfasern, die ursprünglich den M. orbicularis oculi versorgen, in den M. zygomaticus eingewachsen, so kommt es beim kräftigen Augenschluss zu einer pathologischen Mitbewegung des M. zygomaticus.
Zu **(B):** Das sogenannte **„Geschmacksschwitzen“**, auch aurikulotemporales Syndrom genannt, entsteht durch Alteration des N. auriculotemporalis (meist durch Operation an der Parotis) und besteht in Hautrötung und Hyperhidrosis im Wangenbereich vor dem Ohr während des Essens.
Zu **(C):** Bei dem **Spasmus hemifacialis** handelt es sich um synchrone, tonische kurze Kontraktionen der halbseitigen fazialen Muskeln, z.B. bei chronischer Kompression des N. facialis, meist ausgelöst durch abnorme Gefäßschlingen perimedullär. Eine Fazialisparese tritt bei dieser chronischen Kompression nicht auf.
Zu **(D):** Beim **Blepharospasmus** handelt es sich um eine extrapyramidal-motorische Erkrankung mit Verkrampfung vorwiegend des M. orbicularis oculi.
Zu **(E): Periorale Dyskinesien** sind extrapyramidal-motorische Störungen, die insbesondere im Rahmen von tardiven Dyskinesien nach langjähriger Neuroleptikabehandlung auftreten.

H95

Frage 7.37: Lösung E

Der **Morbus Menière** ist durch **Schwindelanfälle** und einen langsam progredienten **Hörverlust** gekennzeichnet, vestibuläre und kochleäre Symptome können jedoch getrennt vorkommen und zeitlich auseinanderliegend auftreten.
Der einzelne Anfall setzt ohne Vorboten als akuter Drehschwindel begleitet von Ohrgeräuschen, Erbrechen und vegetativen Symptomen (Schweißausbruch, Kollapsneigung) ein. Die Patienten können meist nicht stehen oder gehen; versuchen sie es, fallen sie zur Seite des betroffenen Labyrinths. Während des Anfalls, der Minuten bis Stunden, selten einige Tage, dauert, findet sich ein lebhafter, horizontaler, vestibulärer richtungsbestimmter Nystagmus, oft mit rotatorischer, fast nie mit vertikaler Komponente. Die schnelle Komponente schlägt für gewöhnlich in Richtung des betroffenen Labyrinths. Lösung (E) ist damit richtig.
Als Ursache wird ein **Endolymphhydrops** angenommen, mit einer Mischung aus mechanischer (Rupturen) und biochemischer (Elektrolytstörung) Pathogenese. Der Anfall kann durch die Gabe von Sulpirid, Dimenhydrat oder Furosemid oft beendet oder verkürzt werden. Der Hörverlust ist zu Beginn der Erkrankung zumindest teilreversibel, später jedoch dauerhaft bzw. progredient.
Zu **(A):** Der **benigne paroxysmale Lagerungsschwindel** ist an sich keine Nystagmusform, sondern eine wichtige Differenzialdiagnose zum Morbus Menière. Er ist ebenfalls gekennzeichnet durch heftige **Drehschwindelattacken** mit **Spontannystagmus** zur Seite des betroffenen Ohres. Die Anfälle lassen sich jedoch durch eine Einnahme einer bestimmten Kopfhaltung auslösen, dauern nur für Sekunden bis Minuten an, sind durch Einnehmen einer anderen Kopfhaltung zu kupieren und nicht von Ohrgeräuschen oder Hörminderung begleitet. Zudem kommt es zu einer Habituation: Führt man die auslösende Bewegung mehrmals kurz hintereinander durch, lassen sich nach einer Weile für eine gewisse Zeit keine Anfälle mehr auslösen. Pathophysiologisch wurde lange eine Cupulolithiasis als Ursache vermutet, neuerdings von verschiedenen Autoren wieder angezweifelt. Die Prognose ist gut, therapeutisch führt man ein **Lagerungstraining** durch. Dabei muss der Patient mehrmals am Tag kurz hintereinander immer wieder die anfallsauslösende Haltung einnehmen. Nach einigen Tagen bis Wochen sistieren die Anfälle, es können jedoch Rezidive vorkommen.
Zu **(B):** Als **dissoziierten Nystagmus** bezeichnet man einen Nystagmus, der beim Blick zur Seite auf dem jeweils abduzierten Auge stärker ausgeprägt ist als auf dem adduzierten. Er beruht nicht auf einer vestibulären, sondern auf einer zentralen Schädigung und zwar im Bereich des mittleren Längsbündels, einer Faserbahn in der Pons, die die Augenmuskelkerne miteinander verbindet. Man findet diese Form nicht selten bei Multipler Sklerose.
Zu **(C):** Der **latente Fixationsnystagmus** gehört zu den angeborenen pathologischen Nystagmusformen, hat aber weiter keinen Krankheitswert. Er tritt nur beim einäugigen Sehen auf und schlägt zur Seite des jeweils fixierenden Auges.
Zu **(D):** Der **Down-beat-Nystagmus** hat eine Schlagrichtung nach unten. Er kann schon beim Blick geradeaus vorhanden sein oder aber erst beim Blick nach unten. Er weist auf eine Schädigung der unteren Medulla oblongata hin, 30% der Patienten weisen eine Arnold-Chiari-Malformation auf.
Zu **(E):** Der **richtungsbestimmte** (vestibuläre) **Nystagmus** ist so definiert, dass beide Augen in jeder Stellung mit gleicher Amplitude in die gleiche Richtung schlagen und wird durch eine vestibuläre Funktionsstörung verursacht. Er kann durch Fixation supprimiert sein und erst nach Ausschaltung der Fixation unter der sogenannten Frenzel-Brille apert werden.

F97

Frage 7.38: Lösung D

In dieser Kasuistik wird die kopflagerungsabhängige Auslösung von Drehschwindelzuständen berichtet. Diese Situation ist typisch für den **benignen paroxysmalen Lagerungsschwindel**. Weitere Angaben zum benignen paroxysmalen Lagerungsschwindel: siehe Kommentar zu Frage 7.37.

H84

Frage 7.39: Lösung D

Falsch ist bei dieser Frage das Symptom **Hypakusis**. Bei der peripheren Fazialisparese findet man vielmehr eine **Hyperakusis**, die aus einer Lähmung des M. stapedius resultiert, der für die Tonisierung des Trommelfells verantwortlich ist (siehe auch Lerntext I.1).

H90

Frage 7.40: Lösung C

Beim **Hemispasmus facialis** handelt es sich um eine einseitige chronische Kompression des N. facialis in seinem intrazisternalen Verlauf mit der Ausbildung pathologischer Erregungen der Axone der Fazialismotoneurone. Am häufigsten liegt eine Kompression durch ein abnorm verlaufendes, meist verdicktes Hirnstammgefäß vor. Auch Kleinhirnbrückenwinkeltumoren können zu einer chronischen Kompression des N. facialis mit Ausbildung eines Hemispasmus facialis führen. Das typische

Bild besteht in kurzen Kokontraktionen sämtlicher fazialisinnervierter Muskeln. Gelegentlich werden positive Therapieeffekte durch Carbamazepin beobachtet. Im allgemeinen lässt sich das Bild jedoch medikamentös nur schwer beeinflussen.
Eine **Psychogenität** liegt dem Bild nicht zugrunde, zumal die motorische Störung im Schlaf persistiert.

F90

Frage 7.41: Lösung C

Hier wird die typische Situation eines **Spasmus facialis** einer Seite **(Hemispasmus facialis)** beschrieben. Charakteristisch für diese peripher-neurologische Erkrankung ist eine unwillkürliche, synchrone, plötzliche, phasische oder auch tonische Kontraktion aller vom N. facialis innervierten Muskeln einer Gesichtsseite. Ein Spasmus kann gelegentlich durch willkürliche Innervation der fazialen Muskulatur ausgelöst werden, häufig wird jedoch auch eine spontane Manifestation beobachtet.
Ausgangspunkt des Spasmus facialis einer Seite ist eine chronische Kompression des N. facialis in unmittelbarer Nähe des Hirnstamms. Selten handelt es sich um Tumoren in dieser Region, am häufigsten werden Gefäßanomalien im Kleinhirnbrückenwinkel beobachtet. Meist handelt es sich um einen abnormen Verlauf der **A. cerebelli posterior superior**. In manchen Fällen kann die operative Exploration des N. facialis bei Austritt aus dem Hirnstamm mit Interposition eines Muskelstückes zwischen Nervenstamm und Gefäßschlinge oder auch eine Neurolyse zu einer Heilung führen. Therapie erster Wahl ist jedoch die Injektion von **Botulinumtoxin A** in die faziale Muskulatur. Durch die intramuskuläre Injektion dieses Bakterientoxins wird gezielt eine Parese produziert, die zu einer deutlichen Abnahme des Spasmus führt.

F91

Frage 7.42: Lösung C

Bei dem **N. mandibularis** handelt es sich um einen Ast des **N. trigeminus**. Die Fasern dieses Nerven sind für die Sensibilität im Bereich der Unterlippe, des Kinns, des Unterkiefers bis zum vorderen Ohrabschnitt, für die sensible Zungeninnervation, den Mundboden, die Zähne des Unterkiefers und den mittleren Duraabschnitt verantwortlich. Der N. mandibularis enthält auch motorische Fasern für die Mm. masseter, temporalis, pterygoideus, digastricus und mylohyoideus. Der N. mandibularis erreicht die mittlere Schädelgrube über das **Foramen ovale**. Bei Erweiterung dieses Kanals kann es sich um ein **Neurinom** des N. mandibularis handeln.

F91

Frage 7.43: Lösung C

Bei einem **Orbitaspitzensyndrom** handelt es sich um eine Läsion der Nerven, die durch die Fissura orbitalis superior ziehen, und des unmittelbar benachbarten N. opticus. Betroffen sind der N. oculomotorius (Okulomotoriusparese), der N. trochlearis (Trochlearisparese), der N. abducens (Abduzensparese) und der oberste Ast des N. trigeminus. Eine Läsion des **3. Trigeminusastes** mit Sensibilitätsstörung im kaudalen Gesichtsbereich gehört **nicht** zum Bild des Orbitaspitzensyndroms.

H89

Frage 7.44: Lösung C

Die **Zungenmuskulatur** wird vom **N. hypoglossus** motorisch versorgt. Bei einer Läsion des N. hypoglossus kommt es beim Herausstrecken der Zunge zu einer Abweichung in Richtung der befallenen Seite hin.

F90

Frage 7.45: Lösung B

Einseitige Schmerzen in der Tonsille und am Zungengrund, die bis zum Ohr ausstrahlen, kennzeichnen die **Glossopharyngeusneuralgie**. Der Schmerz tritt attackenartig auf, findet sich halbseitig und wird durch Sprechen, Gähnen oder Essen kalter Speisen ausgelöst. Eine beidseitige Symptomatik stellt eine Rarität dar.

F84

Frage 7.46: Lösung C

Die zugehörige Abbildung zeigt schematisch eine Sensibilitätsstörung im Bereich des gesamten Fußes sowie der Vorderaußenseite des Unterschenkels. Die Ausbreitung dieser Sensibilitätsstörung ist typisch für eine Läsion des **N. ischiadicus**, da sowohl das Gebiet des N. peronaeus als auch das Gebiet des N. tibialis beteiligt ist.

H93

Frage 7.47: Lösung E

Eine **Fazialisparese vom peripheren Typ** kann auch im Rahmen eines **Hirnstamminfarktes** auftreten, wenn es zu einer Schädigung des fazialen Kerngebietes kommt (siehe auch Lerntext I.1).

H98

Frage 7.48: Lösung C

Hier wird die typische Situation eines **Spasmus facialis** einer Seite **(Hemispasmus facialis)** beschrieben. Charakteristisch für diese peripher-neurologi-

sche Erkrankung ist eine unwillkürliche, synchrone, plötzliche, phasische oder auch tonische Kontraktion aller vom N. facialis innervierten Muskeln einer Gesichtsseite.
Siehe Kommentar zu Frage 7.41.

H96

Frage 7.49: Lösung B

Im Rahmen einer Wurzelspitzenresektion eines Zahnes ist eine iatrogene Schädigung des **N. alveolaris inferior** denkbar. Es handelt sich um einen Nervenast des N. trigeminus, der zu Sensibilitätsstörungen in diesem Gebiet führen kann.
Zu **(A):** Die **Kaumuskulatur** wird durch motorische Anteile des N. trigeminus versorgt, die bei dem hier beschriebenen Eingriff nicht verletzt werden können.
Zu **(C):** Das **Kulissenphänom** ist typisch für eine Läsion des N. vagus, der bei einer Wurzelspitzenresektion nicht geschädigt werden kann.
Zu **(D): Geschmacksstörungen auf dem vorderen Zungendrittel** würden für eine Läsion des N. facialis sprechen, der nicht im Operationsgebiet liegt.
Zu **(E):** Ein **Herabhängen des Mundwinkels** könnte bei einer peripheren oder zentralen Fazialisparese auftreten. Bei einer Wurzelspitzenresektion ist eine solche Schädigung nicht denkbar.

F93

Frage 7.50: Lösung B

Die **Trigeminusneuralgie**, deren wichtigste Charakteristika in den Aussagen (A), (C), (D) und (E) beschrieben werden, beginnt meist in der 2. Hälfte des Lebens. Frauen sind häufiger betroffen als Männer. Die Schmerzanfälle sind weit mehr in der rechten als in der linken Gesichtshälfte lokalisiert.
Das Auftreten der Trigeminusneuralgie in höherem Lebensalter ist wohl darauf zurückzuführen, dass dieses Syndrom vor allem durch arteriosklerotisch elongierte und ektatische Hirnbasisarterien mit chronischer Druckwirkung auf den N. trigeminus ausgelöst wird.

H95

Frage 7.51: Lösung D

Die **idiopathische Trigeminusneuralgie** ist gekennzeichnet durch kurz hintereinander auftretende, blitzartig (d. h. Sekunden dauernde) einschießende, brennend-stechende Gesichtsschmerzen, die sich meist auf einen der drei Trigeminusäste, meist des 2. oder 3. Astes, beschränken. Die Schmerzen sind von maximaler Intensität und von reflektorischen Gesichtszuckungen begleitet, was der Krankheit ihren zweiten Namen – **Tic douloureux** – einbrachte. Oft kommt es zu Serien einzelner Attacken, zwischen den Serien und zwischen den Attacken besteht jedoch Schmerzfreiheit. Typisch ist das Vorhandensein von **Triggerzonen** oder Triggerpunkten und nicht selten führen Kälte- oder Wärmereize bei Essen und Trinken oder auch nur die Mundbewegung selbst zur Auslösung von Schmerzattacken, sodass die Patienten das Essen einstellen (D).
Zu **(A):** Entscheidend ist hier in der Frage das „idiopathisch". Sie ist gerade dadurch gekennzeichnet, dass die Sensibilität im Trigeminusgebiet unbeeinträchtigt ist. Diese Tatsache grenzt die idiopathische von der symptomatischen Trigeminusneuralgie ab, wie sie gelegentlich nach Entzündungen oder Eingriffen im Bereich des Kiefers, der Kieferhöhle oder des Mittelohres vorkommt.
Zu **(B):** Histamin wirkt vasodilatatorisch und kann vasomotorische Kopfschmerzen auslösen. Zu Provokationsversuchen wird es nicht verwendet.
Zu **(C):** Eine einseitige Ageusie (einseitiger Geschmacksverlust) kann durch eine Schädigung der Geschmacksfasern von einer Zungenhälfte zustande kommen. Die Geschmacksfasern laufen zunächst mit dem N. lingualis aus dem dritten Trigeminusast, zweigen dann als Chorda tympani ab und legen sich dem N. facialis im Felsenbein an und ziehen mit diesem zum Hirnstamm, wo sie im Nucleus tractus solitarii enden. Unter Umständen könnte einmal eine symptomatische Trigeminusneuralgie nach Schädigung des N. lingualis mit einer einseitigen Ageusie vergesellschaftet sein. Eine idiopathische Trigeminusneuralgie zeichnet sich aber eben durch den unauffälligen neurologischen Befund aus.
Zu **(E):** Licht- und Geräuschempfindlichkeit sind klassische Symptome einer Migräneattacke. Bei manchen Patienten mag die unwillkürliche Muskelanspannung bei einem plötzlichen lauten Geräusch zwar als Trigger für eine Trigeminusneuralgie-Attacke ausreichen, typisch ist dies aber nicht.

F95

Frage 7.52: Lösung E

Glomustumoren entstehen aus paraganglionären Zellen im Bereich des Bulbus venae jugularis superior und können in benachbarte temporale oder okzipitale Knochenstrukturen einwachsen. Eine systemische Metastasierung ist selten. Die Glomustumoren können in das Mittelohr und in die hintere Schädelgrube einwachsen und zu einem Tinnitus führen, die Entwicklung einer Ertaubung oder das Betroffensein unterer Hirnnerven ist häufig. Größere Tumoren können sogar zerebelläre und Hirnstammsymptome induzieren. Ein charakteristischer Sitz der Glomustumoren ist weiterhin die Karotisbifurkation, hier kann auskultatorisch ein schwirrendes Strömungsgeräusch festgestellt werden. Ein Einwachsen des Glomustumors in periphere Äste des N. facialis wird hingegen nicht beobachtet.

F95

Frage 7.53: Lösung B

Geschmacksreize von den **vorderen zwei Dritteln der Zunge** werden zunächst mit dem N. lingualis (3. Ast des N. trigeminus) mitgeführt, verlassen diesen dann aber als **Chorda tympani**, um sich dem **N. facialis** (VII) im mittleren Abschnitt seines Verlaufs im Felsenbein anzuschließen.
Zu **(A):** Eine Schädigung des **N. trigeminus** (V) im Felsenbein führt also nicht zu einer Störung der Geschmackswahrnehmung, da hier die Geschmacksfasern bereits mit dem N. facialis verlaufen. Cave: Der N. trigeminus versorgt die vorderen zwei Drittel der Zunge und die vorderen Abschnitte der Mundschleimhaut jedoch **sensibel**.
Zu **(B)** und **(C):** Als Daumenregel gilt: Geschmacksempfindung vordere zwei Drittel der Zunge = N. facialis, hinteres Drittel = N. glossopharyngeus, der diesen Abschnitt auch sensibel versorgt.
Zu **(D)** und **(E):** Der **N. hypoglossus** (XII) innerviert die Zungenmuskeln und führt keine afferenten Fasern. Der **N. vagus** (X) versorgt motorisch das Gaumensegel und den Schlund, sensibel den äußeren Gehörgang, Larynx und Trachea sowie autonom Herz, Magen und bestimmte Gefäße.

H95

Frage 7.54: Lösung C

Die **Retrobulbärneuritis** (RBN) ist eine Sonderform der Optikusneuritis. Es handelt sich um eine autoimmune Entzündung des Sehnerven, bei der meist nur das zentral gelegene **papillomakuläre Bündel** betroffen ist. Es leidet also vor allem das zentrale Sehen, fixierte Gegenstände können nur verschwommen oder unscharf wahrgenommen werden, während im peripheren Gesichtsfeld scharf gesehen werden kann.
Zu **(A):** Typisch ist, dass sich im frühen, akuten Stadium der Erkrankung der Augenhintergrund bei der Spiegelung mit dem Ophthalmoskop unauffällig darstellt. („Der Patient sieht nichts und der Arzt auch nicht.") Erst später kommt es durch Degeneration zu dem Befund der „temporal abgeblassten Papille", die auch fundoskopisch fassbar ist.
Zu **(C):** Als erstes klinisches Anzeichen findet sich ein Zentralskotom für rote Farbmarken sowie eine Deformierung der visuell evozierten Potentiale (VEP). Hierbei handelt es sich um aufsummierte, gemittelte Hirnstromkurvenveränderungen, die, über dem Okzipitalpol abgeleitet, auf bestimmte visuelle Reize eine charakteristische Wellenform ergeben. Auch nach abgelaufener RBN und subjektiver Wiederherstellung des Sehvermögens lassen sich oft weiterhin charakteristisch veränderte VEP nachweisen. Die RBN wird mit der Gabe hochdosierter Kortikosteroide intravenös im Stoß für 5 Tage behandelt und heilt meist zunächst gut aus, jedoch kann es zu Rezidiven kommen. In 30% ist eine RBN Vorbote einer Multiplen Sklerose (siehe auch Lerntext V.14).
Zu **(B):** Die Computertomographie ist bei einer reinen RBN unauffällig. Nur kernspintomographisch kann man unter Umständen, aber keineswegs regelhaft, ein Ödem der Papille (Signalanhebung in der T2-Wichtung) nachweisen.
Zu **(D):** Bei der **Skiaskopie** – syn. Schattenprobe (griech.: skias = der Schatten) – handelt es sich um die Beurteilung der Fernpunkteinstellung aus den Schatten, die die aus Entfernung beleuchtete Pupille bei Drehung des Spiegels wirft. Sie dient zur Bestimmung von Refraktionsanomalien und des Astigmatismus.
Zu **(E):** Bei der **Ophthalmodynamographie** handelt es sich um die Registrierung des Bulbus-Orbita-Pulses durch eine dem Orbitarand dicht anliegende Kapsel zur Bestimmung von Druck und Pulsationsvolumen der A. ophthalmica.

F93

Frage 7.55: Lösung B

Von lokalisatorischer Bedeutung bei der **Diagnostik einer peripheren Fazialisparese** ist der Befund einer Störung der **Tränensekretion**. Die Tränensekretion wird mit dem Schirmer-Test gemessen. Nach Anästhesie der Konjunktiven wird ein schmaler Filterpapierstreifen beiderseits in das Unterlid eingebracht. Im Seitenvergleich zeigt dann eine Befeuchtung des Streifens um weniger als 1,5 cm pro 5 Minuten eine Verminderung der Tränensekretion an. Die Tränensekretion wird über den N. petrosus major vermittelt, dieser verlässt den Hauptstamm des N. facialis hinter dem Ganglion geniculi. Eine Schädigung der Tränensekretion tritt entsprechend nur dann auf, wenn der N. facialis proximal des Abgangs des N. petrosus major geschädigt ist. Das ist bei einer Läsion des N. facialis im Felsenbeinabschnitt gegeben. Die Parese der vom Stirnast versorgten Muskulatur, das Bell-Phänomen und das Erlöschen des Kornealreflexes (Parese des M. orbicularis oculi) sind distale Symptome und treten immer bei einer peripheren Fazialisparese unabhängig von der Schädigungslokalisation auf. Die Ptosis gehört nicht zum klinischen Bild der Fazialisparese (siehe auch Lerntext I.1).

F95

Frage 7.56: Lösung D

Von einem **Tic douloureux** spricht man nur in Zusammenhang mit der **Trigeminusneuralgie**, da die blitzartig einschießenden heftigsten Schmerzen, die in der Regel nur Sekunden anhalten, von **schmerz-**

bedingten kurzzeitigen Gesichtsverziehungen („Tics") begleitet sind.
Die anderen genannten Erkrankungen werden nicht von einer derart charakteristischen motorischen Entäußerung begleitet.

H88

Frage 7.57: Lösung E

Das Auftreten einer **Spritzenschädigung des N. ischiadicus** durch Injektion ins Gesäß ist vor allem dann möglich, wenn eine inadäquate Injektionsstelle gewählt wurde. Eine **sachgemäße Injektion wird im oberen äußeren Quadranten der Gesäßmuskulatur und mit Nadelrichtung senkrecht zur Körperoberfläche durchgeführt**. Bei etwa 15% der Patienten kommt es bei einer Spritzenlähmung zu einem heftigen Sofortschmerz, begleitet von einer Parese der vom N. ischiadicus versorgten Muskulatur. Die klinische Erfahrung zeigt, dass der peronäale Faszikel des N. ischiadicus häufig stärker betroffen ist als der tibiale Anteil. Folglich steht eine Fuß- und Zehenheberschwäche im Vordergrund der Beschwerdesymptomatik. Der Grund für diese Bevorzugung des Peronaeusanteils liegt offensichtlich in der anatomischen Struktur des N. ischiadicus. Die Nervenfasern, die weiter distal den N. peronaeus bilden, liegen offensichtlich an der Oberfläche des N. ischiadicus. Aufgrund der starken Durchsetzung des N. ischiadicus mit vegetativen Nervenfasern kommt es häufig auch zu trophischen Störungen und – bei Schädigung afferenter Nervenfasern – auch zu Sensibilitätsstörungen im Bereich des Fußes. Bei sachgemäßer Injektion kommt es niemals zu einer Spritzenschädigung des N. ischiadicus, häufig nicht zu vermeiden sind jedoch auch bei Injektion an typischer Stelle die Spritzenläsionen des N. glutaeus superior mit Parese und Atrophie der Glutäalmuskulatur.

H92

Frage 7.58: Lösung B

In Ergänzung zum Kommentar der Frage 7.57 sei hier betont, dass eine **Meralgia paraesthetica nicht** im Gefolge einer **intraglutealen Injektion** auftritt. Vielmehr ist diese Schädigung Folge einer Läsion des **N. cutaneus femoris lateralis**.
Siehe auch Kommentar zu Frage 7.94.

H92

Frage 7.59: Lösung B

Blasenstörungen durch einen **Bandscheibenvorfall** kommen nicht nur bei Kompression des Rückenmarks bei zervikalen und thorakalen Vorfällen vor, sondern treten auch bei Kompression der Cauda equina bei Bandscheibenvorfällen im Lendenwirbelbereich auf. Nicht ganz richtig ist hier auch die Lösung (C), da z.B. bei einem Wurzelkompressionssyndrom L5 das lediglich Auftreten einer Lähmung des Großzehenhebers noch nicht eine akute Operationsindikation darstellen muss. Eine akute Operationsindikation ist eigentlich erst dann gegeben, wenn funktionell bedeutsame, in der Regel ausgedehnte Lähmungen zur Entwicklung kommen.

H00

Frage 7.60: Lösung C

Die hier beschriebene neurologische Symptomatik spricht für das Vorliegen eines **Interosseus-anterior-Syndroms**. Ausgangspunkt der zugrunde liegenden Schädigung des **N. interosseus antebrachii anterior** sind häufig anatomische Besonderheiten mit fibrösen Bändern oder Sehnenarkaden in Kombination mit kleineren Traumen oder einer ungewohnten Hebebelastung. Der N. interosseus antebrachii anterior versorgt den M. flexor digitorum profundus (2. und 3. Finger), den M. flexor pollicis longus und den M. pronator quadratus. Die Kasuistik beschreibt entsprechend eine Beugeschwäche im Bereich des Daumens und des Endgelenkes des rechten Zeigefingers.

H99

Frage 7.61: Lösung C

Der verletzte Motorradfahrer zeigt als Kardinalsymptom eine Parese der kleinen Fußmuskeln und der langen Zehenbeuger. Weiterhin ist die Innervation zum M. triceps surae gestört. Diese Situation ist charakteristisch für eine Schädigung des N. tibialis. Der Patient wird entsprechend sicher auch über eine Hypästhesie im Bereich der Fußsohle klagen.

F00

Frage 7.62: Lösung D

Die hier beschriebene Sensibilitätsstörung und die Abschwächung des Tibialis-posterior-Reflexes, der Kennreflex für die **Wurzel L5** ist, sprechen für das Vorliegen einer Wurzelkompression L5. In diesem Sinne sind auch die heftigen Rückenschmerzen des Patienten offensichtlich bei Bandscheibenvorfall in Höhe L4/L5 zu interpretieren.

H97

Frage 7.63: Lösung B

Auf dem **Magnetresonanztomogramm** ist in der Höhe L5/S1 in der sagittalen Schnittebene Bandscheibenmaterial nach dorsal vorgefallen, das hyperdens dargestellte hintere Längsband scheint durchbrochen, sodass nicht nur eine Protrusio, sondern ein echter **Bandscheibenprolaps**, evtl. mit Kauda-Kompression vorliegt.

H92

Frage 7.64: Lösung D

Die hier berichteten Schmerzen und Sensibilitätsstörungen im Bereich des rechten Fußaußenrandes passen zum Dermatom S1. Der Triceps-surae-Reflex ist ein Kennreflex für die **Wurzel S1** und fällt bei entsprechender Affektion aus oder ist abgeschwächt. Der Glutaeus maximus und die Wadenmuskulatur werden ebenfalls von der Wurzel S1 versorgt. Fehlerhaft bei dieser Frage ist die Angabe, dass es sich um die Kompression einer lumbalen Wurzel handelt. Die Wurzel Sl ist per definitionem eine Sakralwurzel.

F90

Frage 7.65: Lösung C

Die LWS-Übersichtsaufnahme in 2 Ebenen und die seitlichen Schichtaufnahmen der LWS sind lediglich in der Lage, knöcherne Veränderungen und Veränderungen der Foramina intervertebralia aufzuzeigen. Diese Verfahren ergeben allenfalls indirekte Zeichen für einen degenerativen Prozess mit **lumbalem Bandscheibenvorfall**. Die **spinale Computertomographie** und die **NMR-Tomographie** der Wirbelsäule sind hingegen in der Lage, das Bandscheibenmaterial direkt abzubilden, um damit die Größe und Lokalisation eines lumbalen Bandscheibenvorfalls aufzuzeigen. Mit Hilfe der lumbalen Radikulographie kann anhand der Verdrängung des Kontrastmittelbandes auf die Größe des Bandscheibenvorfalls und seine Lokalisation geschlossen werden.

H88 F85

Frage 7.66: Lösung E

Die **Vorderseite des Oberschenkels** wird durch die **Wurzeln L2, L3 und L4** versorgt.

H00

Frage 7.67: Lösung B

In dieser Kasuistik wird die Symptomatik einer **iatrogenen Schädigung des N. accessorius** beschrieben. Der N. accessorius versorgt den **M. sternocleidomastoideus** und den **M. trapezius** (oberer Anteil). Wenn wie in der vorliegenden Kasuistik eine Schädigung im Rahmen einer Lymphknotenexstirpation im **lateralen Halsdreieck** vorgenommen wird, ist lediglich die motorische Innervation des M. trapezius betroffen, da die Fasern zur Versorgung des M. sternocleidomastoideus bereits proximal den Hauptstamm des Nerven verlassen haben. Eine Parese bzw. Plegie des M. trapezius führt – wie hier beschrieben – zu einem Schultertiefstand und zu einer Beeinträchtigung der Abduktionsbewegung im Schultergelenk über die Horizontale hinaus.

H98

Frage 7.68: Lösung C

Beim sog. **Supinatorlogen-Syndrom** kommt es durch Kompression oder Zerrung zu einer Läsion des **Ramus profundus N. radialis**, der durch den M. supinator hindurchzieht. Vom Ramus profundus des N. radialis werden die Handgelenksstrecker und die Fingerstrecker versorgt, weiterhin liegt eine Hypästhesie dorsal im Spatium interosseum I vor.
Zu **(A):** Eine ausgeprägte Hypästhesie am Unterarm liegt bei einer Schädigung des Ramus profundus nicht vor.
Zu **(B):** Auch eine Hypalgesie im Unterarm ist bei isolierter Läsion des Ramus profundus nicht zu erwarten.
Zu **(D):** Die kurzen Handmuskeln sind bei einer Radialisparese weder paretisch noch atrophisch.
Zu **(E):** Der M. brachioradialis wird zwar vom N. radialis versorgt, die Fasern zur Versorgung des M. brachioradialis ziehen bereits vor Erreichen des M. supinator auf Höhe des Oberarmes in den Muskel.

F85

Frage 7.69: Lösung C

Die in der beigefügten Abbildung skizzierte Sensibilitätsstörung läßt auf eine Schädigung der Sakralwurzeln S2 bis S5 schließen. Diese Form der Sensibilitätsstörung wird auch als **Reithosen-Anästhesie** bezeichnet, die typisch für eine **Konus-Kauda-Schädigung** ist.
Zu **(A):** Beim **thorakalen Querschnittssyndrom** wird man entsprechend der Höhe der Läsion ein sensibles Niveau im Rumpfbereich vorfinden.
Zu **(B):** Ein **parasagittaler Tumor** mit Läsion der Postzentralregion kann zu Sensibilitätsstörungen in ausgedehnten Bezirken der unteren Extremitäten führen, jedoch nicht zu Sensibilitätsstörungen segmentaler Natur wie im vorliegenden Falle.
Zu **(D):** Eine **Syringomyelie** führt typischerweise zu einer dissoziierten Sensibilitätsstörung im Bereich der oberen Extremitäten.
Zu **(E):** Eine **doppelseitige Grenzstrangschädigung** führt nicht zu Sensibilitätsstörungen.

H87 F85

Frage 7.70: Lösung B

Der Ausfall des Biceps-brachii-Reflexes und die Ausbreitung der hier beschriebenen Sensibilitätsstörungen sprechen für eine Affektion der Wurzel C6. Die Schmerzen in den Schultern mit Ausstrahlen in den linken Arm komplettieren die Beschwerdesymptomatik bei einem **zervikalen Bandscheibenvorfall** mit Wurzelkompression. Da zusätzlich die Reflexe im Bereich der linken unteren Extremität gesteigert sind, hat im vorliegenden Fall der Bandscheibenvorfall zusätzlich zu einer Kompression

des Rückenmarks mit Funktionsschädigung des Tractus corticospinalis geführt.
Zu **(A)**: Kribbelparästhesien und Reflexsteigerung im Bereich der unteren Extremitäten bei einem demyelinisierenden Prozess im Rückenmarksbereich können auch bei einer **Multiplen Sklerose** auftreten. Die im vorliegenden Fall jedoch beschriebene Reflexabschwächung, als Hinweis für eine Affektion des peripheren Nervensystems, ist nicht mit einer Multiplen Sklerose vereinbar, da es im Rahmen dieser demyelinisierenden Erkrankung lediglich zu einer Schädigung von Leitungsbahnen im Zentralnervensystem kommt (siehe auch Lerntext V.14).
Zu **(C)**: Bei einer **Kompression des Plexus brachialis durch eine Halsrippe** kommt es in der Regel zu einer Schädigung unterer Anteile, die der Wurzel C8 und Th1 zuzuordnen sind. Gegen das Vorliegen einer Halsrippe als Ausgangspunkt der bestehenden neurologischen Symptomatik spricht die Reflexsteigerung im Bereich der linken unteren Extremität als Ausdruck eines beginnenden spastischen Syndroms.
Zu **(D)**: Ähnlich wie die Halsrippe führt auch eine Kompression durch einen **hypertrophischen M. scalenus** in der Regel zu einer Schädigung unterer Anteile des Plexus brachialis. Auch beim Skalenussyndrom werden keine Rückenmarksaffektionen beobachtet.
Zu **(E)**: Kribbelparästhesien und Schmerzen können Ausdruck eines **Thalamussyndroms** sein. Eine Abschwächung des Biceps-brachii-Reflexes kann jedoch nicht erwartet werden, da es sich ähnlich wie bei der Multiplen Sklerose um eine Erkrankung des Zentralnervensystems und nicht des peripheren Nervensystems handelt.

F85

Frage 7.71: Lösung B

Die zugeordnete Abbildung zeigt das typische Innervationsgebiet des **N. radialis**.
Zu **(A)**: Der **N. medianus** versorgt im dorsalen Fingerbereich lediglich die Endphalangen des 1. bis 3 Fingers sowie die radiale Hälfte des 4. Fingers.
Zu **(C)**: Der **N. interosseus posterior** stellt den Endteil des R. profundus des N. radialis dar. Er zieht bis auf die dorsale Fläche der Handgelenke und zum Periost von Radius und Ulna. Dieser Nerv ist nicht verantwortlich für den hier dargestellten Bezirk.
Zu **(D)**: Der **N. cutaneus antebrachii posterior** versorgt ein dorsales Hautareal im Bereich des Unterarmes.
Zu **(E)**: Die **Hinterwurzel C6** versorgt dorsal lediglich den 1. Finger und die radiale Hälfte des 2. Fingers.

H99

Frage 7.72: Lösung A

Beim **Guillain-Barré-Syndrom** handelt es sich um eine entzündliche Affektion von peripheren Nerven und Nervenwurzeln. Entsprechend stehen Sensibilitätsstörungen, Paresen und Reflexstörungen im Vordergrund, eine Kleinhirnaffektion tritt dabei nicht auf.

F00

Frage 7.73: Lösung D

Beim **Guillain-Barré-Syndrom** handelt es sich um eine autoimmunologisch vermittelte Entzündung im Bereich der Nervenwurzeln (Polyradikulitis) und/oder der peripheren Nerven. Klinisch manifestiert sich das Guillain-Barré-Syndrom als meist subakut sich entwickelnde, motorisch betonte Polyneuropathie mit relativ symmetrisch ausgeprägten schlaffen Paresen, verbunden mit Areflexie. Objektivierbare sensible Defizite stehen im Hintergrund. Relativ selten kommt es zu einem Mitbefall autonomer Fasern, wobei eine Störung der Schweißsekretion noch häufiger auftritt als eine Blasen-Mastdarm-Inkontinenz. Als Initialsymptom jedenfalls treten eine Blasen- und Mastdarminkontinenz beim Guillain-Barré-Syndrom nicht auf.

F85

Frage 7.74: Lösung D

Bei einem **Guillain-Barré-Syndrom** kommt es in der Regel zu ausgedehnten **Funktionsstörungen im Bereich der Nervenwurzeln** und – in schwereren Formen – auch der Hirnnerven. Als Folge der Schädigung von afferenten und efferenten Nervenfasern kommt es zu Muskelschwächen, zu einem Ausfall von Muskeleigenreflexen, zu Hirnnervenlähmungen, zu strumpfförmigen Sensibilitätsstörungen und zu Bulbärparalysen als Ausdruck einer Affektion kaudaler Hirnnerven.
Beim **Botulismus** handelt es sich um eine akute Vergiftung mit dem Toxin des Bakteriums Clostridium botulinum. Dieses Bakterium vermehrt sich insbesondere unter anaeroben Bedingungen, insbesondere in Konservendosen mit verdorbenem Fleisch. Innerhalb von 3–4 Stunden nach einer Mahlzeit treten akute Symptome in Form von Pupillenerweiterung, Diplopie, verwaschener Sprache und Schluckschwierigkeiten auf. Es folgt eine rasch aufsteigende Lähmung. Das Toxin blockiert die Acetylcholin-Freisetzung an der neuromuskulären Verbindungsstelle. Sensible Funktionen werden jedoch im Rahmen eines Botulismus nicht gestört, sodass strumpfförmige Sensibilitätsstörungen bei dieser Erkrankung nicht auftreten.

F85

Frage 7.75: Lösung E

Wurzelneurinome gehen von den **Hinterwurzeln** aus. Sie sind besonders häufig im Bereich des **oberen und mittleren Halsmarks** und dem **oberen Brustmark** zu finden. Gelegentlich sind sie mit einer Neurofibromatose ätiologisch verbunden. Je nach Größe und Ausgangspunkt sitzen die Neurinome entweder extra- oder intradural. Sie können durch ein Foramen intervertebrale aus dem Spinalkanal herauswachsen. Dadurch kommt es zu einer allmählichen Ausweitung des Foramen intervertebrale.

F85

Frage 7.76: Lösung B

Bei einer deutlichen Parese des **M. glutaeus medius und minimus**, Muskeln, die vom N. glutaeus superior versorgt werden, kann es insbesondere bei beidseitiger Läsion zum Bild des **Watschelganges** kommen. Die Funktion des M. glutaeus medius und minimus liegt in einer Abduktion des Hüftgelenkes. Ihre Schwäche äußert sich vor allem beim Gehen. Wenn das Bein als Standbein benutzt wird, sinkt das Becken zur Gegenseite hin ab, da die paretischen Muskeln nicht mehr in der Lage sind, das Hüftgelenk zu stabilisieren. Die Seitwärtskippung des Beckens selbst wird *Trendelenburg*- Zeichen genannt.
Am häufigsten wird der Watschelgang nicht bei einer Läsion des N. glutaeus superior beobachtet, sondern bei degenerativen Vorderhorn- oder Muskelerkrankungen. Zu nennen sind vor allem die Beckengürtelform einer Muskeldystrophie und die spinale Muskelatrophie vom Typ Kugelberg-Welander.

F85

Frage 7.77: Lösung D

Es kommt dann zu einem **Steppergang**, wenn die **Fußheber eine Parese** aufweisen, sodass während der Schwungphase beim Gehen die Dorsalflexion im Sprunggelenk ausbleibt. Eine Fußheberschwäche ist typisch für die **Läsion des N. peronaeus**.

H87 F85

Frage 7.78: Lösung E

Der **N. axillaris** geht aus den dorsalen Ästen des oberen Primärstranges hervor, die Nervenfasern aus der Wurzel C5 und C6 beinhalten. Dorsal von der A. axillaris teilt sich der Faszikulus posterior in den N. axillaris und den N. radialis auf. Der N. axillaris versorgt den M. deltoideus und den M. teres minor. Am häufigsten kommt es zu einer **Läsion des N. axillaris** im Rahmen von **Schultergelenksluxationen** oder bei einer **Fraktur des Collum chirurgicum humeri**.

H87 F85

Frage 7.79: Lösung C

Der **M. abductor pollicis brevis** liegt im lateralen Bereich des Daumenballens. Er wird von einem Endast des **N. medianus**, dem Ramus thenaris, versorgt. Zu einer Atrophie und Parese des M. abductor pollicis brevis kommt es bei schweren Karpaltunnelsyndromen, bei denen der N. medianus am Handgelenk einer chronischen Kompressionsläsion ausgesetzt ist.

H85

Frage 7.80: Lösung A

Es wird im vorliegenden Fall über einen Patienten berichtet, bei dem es – beginnend im Alter von 17 Jahren – zu einer langsam **progredienten Muskelatrophie** im Bereich der unteren Extremitäten mit distaler Betonung gekommen ist. Hingewiesen wird auch auf eine **Fußdeformität**, bei der es sich um Hohlfüße oder Equinovarus-Füße handeln kann. Wie aufgrund des muskelatrophischen Prozesses zu erwarten, liegt eine **Areflexie** im Bereich der unteren Extremitäten vor. Die 2-Punkte-Diskrimination ist im Bereich der Großzehen allenfalls leicht gestört. Am wahrscheinlichsten handelt es sich um eine **neurale Muskelatrophie**. Bei dieser Erkrankung kommt es zu einem **progressiven Untergang von Nervenzellen in den Spinalganglien** und zu einer Degeneration der Hinterstränge, die im Zervikalmark am stärksten ausgeprägt ist und hier besonders den *Goll*-Strang betrifft, der für die unteren Extremitäten verantwortlich ist. Weiterhin kommt es zu einem Untergang der Vorderhornzellen mit resultierender symmetrischer Degeneration der peripheren Nerven und Atrophie der von diesen Nerven versorgten Muskeln. Die Erkrankung setzt typischerweise im 2. Lebensjahrzehnt ein. Die Muskelatrophien konzentrieren sich zunächst auf die kleinen Fußmuskeln und die Unterschenkel und zeigen eine symmetrische Ausbreitung. Erst nach vielen Jahren werden dann auch die kleinen Handmuskeln und die Oberschenkelmuskeln von dem Prozess ergriffen. Bei zunehmender Parese der peronaealen Muskulatur kommt es zu der Entwicklung eines **Stepperganges**. PSR und ASR erlöschen früh. Ein wichtiger Hinweis für das Vorliegen einer neuralen Muskelatrophie ist die **extrem herabgesetzte Nervenleitgeschwindigkeit** im Bereich der unteren Extremitäten, aber auch im Bereich der oberen Extremitäten, ohne dass hier schon muskelatrophische Prozesse vorliegen müssen.
Zu **(B):** Bei der **spinalen Muskelatrophie Kugelberg-Welander** imponieren – im Gegensatz zu dem hier beschriebenen Fall – proximale muskelatrophische Prozesse im Bereich der unteren Extremitäten. Zusätzlich werden auch die Schultergürtelmuskeln früh in den Prozess mit einbezogen.

Zu **(C)**: Bei der **Friedreich-Ataxie** stehen Degenerationen der Vorderhornzellen mit resultierenden Muskelatrophien nicht im Vordergrund der Beschwerdesymptomatik. Vielmehr kommt es aufgrund der Schädigung der spinozerebellären Bahnen zu einer ataktischen Gangstörung.
Zu **(D)**: Die Manifestation einer peronealen Form der **amyotrophischen Lateralsklerose** im 2. Lebensjahrzehnt wäre völlig ungewöhnlich.
Zu **(E)**: Bei einer **chronischen doppelseitigen N. peronaeus-Druckschädigung** kommt es nicht zu einer beidseitigen Wadenatrophie.

H85

Frage 7.81: Lösung A

Bei einer **idiopathischen Trigeminusneuralgie** kommt es in Attacken zu **blitzartigen heftigsten, brennenden Schmerzen im Versorgungsgebiet eines Trigeminusastes** oder in zwei benachbarten Arealen. Die Schmerzattacke hält nur wenige Sekunden, ganz selten für Minuten an. Ätiologisch diskutiert man für die idiopathische Trigeminusneuralgie eine mechanische Affektion an den Austrittsstellen durch die Schädelbasis. Besonders häufig wurde eine Druckwirkung durch abnorm geschlängelte arterielle Gefäße, die auf die Nervenwurzel drücken, postuliert. Im Gegensatz zu den symptomatischen Trigeminusneuralgien findet man bei idiopathischen Trigeminusneuralgien einen erhaltenen **Kornealreflex**. Kontraktionen mimischer Muskeln während der Schmerzattacke und eine Besserung der Schmerzen durch Carbamazepin sind sowohl bei idiopathischen als auch bei symptomatischen Trigeminusneuralgien zu beobachten und sind deshalb differenzialdiagnostisch nicht verwertbar.

H85

Frage 7.82: Lösung C

Siehe Lerntext VII.1.

Karpaltunnelsyndrom — VII.1

Die häufigste Form einer Medianusläsion stellt das **Karpaltunnelsyndrom** dar. Es handelt sich um eine **chronische Kompression des N. medianus im Karpalkanal**, dort wo der Nerv unter dem Retinaculum flexorum hindurchzieht. Leitsymptom des Karpaltunnelsyndroms ist die Brachialgia paraesthetica nocturna. Die Patienten erwachen meist in den frühen Morgenstunden und bemerken eine Hypästhesie im kutanen Versorgungsgebiet des N. medianus, kombiniert mit schmerzhaften Parästhesien. Die Schmerzen sind nicht nur auf die Hand konzentriert, sondern können sich bis in die Höhe des Schultergelenkes erstrecken. Morgens erscheinen die Finger steif und geschwollen. Tagsüber, bei normalem Gebrauch der Hand, gehen die Beschwerden zurück. Bei progredienter Kompression des Nerven kommt es dann neben den sensiblen Reiz- und Ausfallssymptomen auch zu einer Parese und Atrophie des M. abductor pollicis brevis. Die Ursachen des Karpaltunnelsyndroms sind sehr vielfältig. Am häufigsten wird das Karpaltunnelsyndrom bei Frauen im 4. und 5. Lebensjahrzehnt beobachtet, zumal dann, wenn umfangreiche Putzarbeiten, Nähen und ungewohnte starke Belastungen des Handgelenks vorausgegangen sind. Die Kompression des Nerven resultiert bei vielen anderen Erkrankungen entweder aus einer Veränderung des umgebenden Bindegewebes oder des Nerven selbst. Endokrine Umstellungen wie Gravidität und Puerperium, Klimakterium, Hypothyreose und Akromegalie können die Entwicklung eines Karpaltunnelsyndroms unterstützen. Eine mechanische Einengung kann auch durch Sehnenscheidenerkrankungen, durch Gichttophi oder Sehnenscheidenverdickungen mit schnellenden Fingern bewirkt werden. Gelegentlich entwickelt sich das chronische Kompressionssyndrom auch – meist mit einer Latenz von Monaten bis Jahren – nach einer Handwurzelfraktur.

H85

Frage 7.83: Lösung B

Die **Fußhebung** wird überwiegend durch Einsatz des M. tibialis anterior möglich. Die Vorderhornzellen zur Innervation dieses Muskels liegen im Rückenmarkssegment L5, die Axone dieser Vorderhornzellen verlassen das Rückenmark über die **Vorderwurzel L5**, schließen sich bestimmten Anteilen des **Plexus lumbosacralis** an, münden dann in den **N. ischiadicus** und ziehen nach Aufteilung oberhalb der Kniekehle in den **N. fibularis** (peronaeus). Bei diesem Verlauf der Nervenfasern, die den M. tibialis anterior versorgen, wird deutlich, dass sowohl Läsionen der Wurzel L5, des N. fibularis, des N. ischiadicus und des Plexus lumbosacralis zu einer **Fußheberschwäche** führen können.
In der Wurzel S2 jedoch befinden sich keine Nervenfasern, die zum M. tibialis anterior ziehen. Folglich kommt es bei Läsion der Wurzel S2 nicht zu einer Fußheberschwäche, vielmehr liegen Paresen und – je nach Schwere – auch Muskelatrophien im Bereich der kleinen Fußmuskeln vor.

H85

Frage 7.84: Lösung B

Der **M. brachioradialis** ist nach dem M. triceps brachii der nächste Muskel, der vom **N. radialis** versorgt wird. Er ist folglich bei proximalen Läsionen des N. radialis mit betroffen.

H85

Frage 7.85: Lösung D

Beim Verlassen der *Loge de Guyon* am Handgelenk teilt sich der **N. ulnaris** in seine beiden Endäste, den Ramus superficialis und den Ramus profundus. Der Ramus profundus versorgt außer den Muskeln des Hypothenars die Mm. lumbricales III und IV, alle **Mm. interossei** sowie den M. adductor pollicis und den tiefen Kopf des M. flexor pollicis brevis.

H85

Frage 7.86: Lösung A

Der **N. musculocutaneus** verlässt als gemischter Nerv den Fasciculus lateralis in Höhe des lateralen Randes des M. pectoralis minor. Er zieht dann durch die Achselhöhle und verläuft im Bereich des Oberarms zwischen dem M. biceps und dem M. brachialis nach distal. Aus dem N. musculocutaneus entspringen zwei Muskeläste für den **langen und den kurzen Bizepskopf**. Distal geht der N. musculocutaneus in den N. cutaneus antebrachii lateralis über, der die Haut über der radialen Seite des Unterarms versorgt.

H85

Frage 7.87: Lösung E

Unter einer **Polyneuropathie** versteht man eine polytope Erkrankung, die mehr oder weniger symmetrisch eine Reihe peripherer Nerven betrifft. Die Polyneuropathien sind am häufigsten langsam progredient, Ausnahmen sind jedoch die sich akut entwickelnden Polyradikuloneuropathien bei **Porphyrie**, bei **akuten Infektionserkrankungen**, nach Serumgaben oder bei spezifischen Formen der **diabetischen Polyneuropathie**. Die Pathogenese der Polyneuropathie ist generell uneinheitlich. Entweder können toxische Substanzen, – z.B. bei der **paraneoplastischen Polyneuropathie** bei Karzinomerkrankung – Stoffwechselerkrankungen mit sekundärer Beeinträchtigung des Nervenstoffwechsels, Prozesse im Bereich der Vasa nervorum, genetisch bedingte Störungen des Myelinstoffwechsels oder Einlagerungen von Speichersubstanzen Ausgangspunkt der Polyneuropathie sein.

Häufig werden Polyneuropathien bei **chronischer Niereninsuffizienz** beobachtet, pathologisch-anatomisch handelt es sich um einen distal betonten Befall der peripheren Nerven, wobei die Markscheiden stärker als die Achsenzylinder in Mitleidenschaft gezogen werden.

Ein **chronischer Alkoholismus** führt neben anderen neurologischen Komplikationen häufig auch zu einer Polyneuropathie. Pathogenetisch kann davon ausgegangen werden, dass eine direkte toxische Einwirkung durch den Alkohol und seine Abbauprodukte selbst sowie eine meist auch vorhandene Mangelernährung zusammenwirken.

F90

Frage 7.88: Lösung C

Bei den **Polyneuropathien** handelt es sich um Affektionen mehrerer peripherer Nerven, die nicht durch mechanische Einflüsse verursacht sind. Die Polyneuropathien sind unterschiedlich rasch progredient, die neurologischen Ausfallssymptome zeigen sich meist symmetrisch, sind distal betont mit handschuhförmig bzw. sockenförmig ausgedehnten Sensibilitätsstörungen im Bereich der oberen bzw. unteren Extremitäten. Die Muskeleigenreflexe sind abgeschwächt oder ausgefallen. Polyneuropathien können genetisch bedingt sein, bei Stoffwechselstörungen, bei Mangel- und Fehlernährung, bei enteralen Resorptionsstörungen, bei Dysproteinämien und Paraproteinämien, bei Infektionserkrankungen, bei Arteriopathien und im Rahmen exogen-toxischer Störungen auftreten. Die häufigste Ursache metabolischer Polyneuropathien in der Bundesrepublik Deutschland ist der **Diabetes mellitus**. Bei Berücksichtigung von Reflexanomalien und von feineren Störungen der Sensibilität weisen 20 bis 40% der Diabetiker Hinweise für das Vorliegen einer Polyneuropathie auf. Das Auftreten der Polyneuropathie ist am häufigsten in der Altersgruppe zwischen 60 und 70 Jahren, die Dauer des manifesten Diabetes beträgt dann 5 bis 10 Jahre. In etwa 10% der Fälle mit diabetischer Polyneuropathie führt erst die Abklärung wegen der neurologischen Ausfälle zur Entdeckung des Diabetes mellitus. Pathogenetisch spielen sowohl Stoffwechselstörungen als auch angiopathische Momente eine Rolle.

F84

Frage 7.89: Lösung D

In der vorliegenden Abbildung ist das Dermatom der **Nervenwurzel L4** dargestellt. Läsionen des N. cutaneus femoris lateralis zeigen eine Sensibilitätsstörung im Bereich der Vorderaußenseite des Oberschenkels, der N. femoralis (N. saphenus) konzentriert sich auf die mediale Seite des Beines. Bei Läsion des N. ischiadicus kommt es zu einer Sensibilitätsstörung ausschließlich im Bereich des Unterschenkels und des Fußes. Bei Läsion des lumbalen Grenzstranges resultieren keine Sensibilitätsstörungen.

H84

Frage 7.90: Lösung C

Eine Polyneuropathie mit Sensibilitätsstörungen und Lähmungen, Haarausfall sowie *Mees*-Streifen

(Querstreifung der Nägel) sind charakteristisch für eine **Thalliumvergiftung**.

H84

Frage 7.91: Lösung E

Bei der **Polyradikulitis** (*Guillain-Barré*-Syndrom) mit dem typischen Liquorsyndrom (Eiweißvermehrung ohne Zellzahlerhöhung) handelt es sich mit großer Wahrscheinlichkeit um eine Autoimmunerkrankung. Die Antikörper sind dabei gegen das periphere Nervensystem, insbesondere gegen die Nervenwurzeln, gerichtet. Wenn die Nervenfasern, die die Atemmuskulatur innervieren, mit betroffen sind, so droht eine **Ateminsuffizienz**. Da ein Großteil der Patienten bettlägerig ist, ist bei Ablauf von Thrombophlebitiden mit einer **Lungenembolie** zu rechnen. Durch Schädigung auch der peripheren vegetativen Nervenfasern kann es zu **Herzrhythmusstörungen** kommen. Die **Aspirationspneumonie** droht dann, wenn auch kaudale Hirnnerven mit resultierenden Schluckstörungen mit in den Krankheitsprozess einbezogen sind.

H85

Frage 7.92: Lösung B

Die untere Armplexusparese wird durch eine Läsion der Fasern aus den Wurzeln C8 und Th1 hervorgerufen. Die **Sensibilität** ist im Bereich der **ulnaren Handpartie** und **ulnaren Unterarmkante** gestört. Häufig kommt es durch eine direkte traumatische Schädigung des Halssympathikus oder eine proximal gelegene Schädigung der 1. Thorakalwurzel vor Abgang des R. communicans albus zu einem **Horner-Syndrom**. Ein schlaff herunterhängender Arm wird in typischer Weise bei der oberen Armplexusparese gefunden. Das gleiche gilt für den Ausfall des Bizepssehnenreflexes.

H86

Frage 7.93: Lösung C

Die zugehörige Abbildung zeigt eine linksseitige Atrophie der **Zunge**. Die Zunge weicht beim Herausstrecken auf die **gelähmte linke Seite hin ab**. Die Zungenmuskulatur wird vom N. hypoglossus versorgt.

F97 F86

Frage 7.94: Lösung E

Bei der **Meralgia paraesthetica** handelt es sich um einen Reizzustand des **N. cutaneus femoris lateralis**. An der Vorderaußenseite des Oberschenkels liegt das Versorgungsgebiet dieses Nerven, in dem sich bei der Meralgia paraesthetica eine Hypästhesie meist in Kombination mit einer Dysästhesie befindet (Abb. 7.2). Zu der Reizung des N. cutaneus femoris lateralis kommt es dann, wenn der Nerv bei seinem Durchtritt zwischen den Sehnenfasern der Mm. obliqui abdominis hindurchzieht. Die Abhängigkeit der Beschwerden von Beanspruchungen der Bauchdeckenmuskulatur, die Verstärkung durch eine Streckung der Hüfte bzw. die Erleichterung beim Beugen der Hüfte und die Druckdolenz im Bereich des Leistenbandes unmittelbar neben der Spina iliaca superior anterior unterstützen diese pathophysiologische Vorstellung.

F92

Frage 7.95: Lösung A

Wadenkrämpfe resultieren aus einer spontanen Entladung der Nervenfasern, die die Wadenmuskulatur versorgen (N. tibialis) oder aus einer veränderten Erregbarkeit der Muskelfasermembran.
Wie aus dem Kommentar Frage zu 7.94 ersichtlich ist, kommt es bei der **Meralgia paraesthetica** nicht zu Wadenkrämpfen.

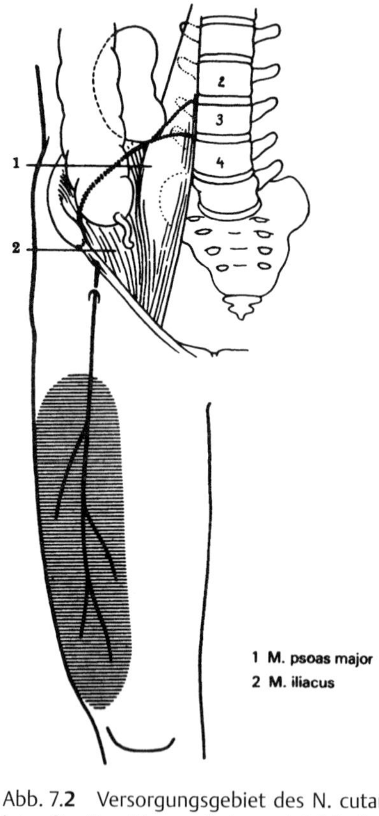

Abb. 7.2 Versorgungsgebiet des N. cutaneus femoris lateralis. (Aus Mumenthaler und Schliack, 1977)

F86

Frage 7.96: Lösung B

Bei der **neuralen Muskelatrophie**, bei der es sich um eine autosomal-dominant vererbte Erkrankung handelt, kommt es aufgrund einer neuralen hypertrophischen Neuropathie zu einer Atrophie und Parese der Unterschenkelmuskeln bei relativ unauffälligem Volumen im Bereich der Oberschenkelmuskulatur. Der Kontrast zwischen Unterschenkeln und Oberschenkeln hat zu der Bezeichnung **„Storchenbeine"** geführt.

F00

Frage 7.97: Lösung C

Bei der **Charcot-Marie-Tooth-Krankheit** handelt es sich um eine autosomal-dominant vererbte motorisch-sensible Neuropathie mit ausgeprägten Demyelinisierungen und entsprechenden Verlangsamungen der Nervenleitgeschwindigkeiten. In der Folge kommt es auch zu axonalen Degenerationen vorwiegend vom distal-symmetrischen Typ. Entsprechend sind besonders die kleinen Handmuskeln und die kleinen Fußmuskeln betroffen. Im Gefolge der Paresen und Atrophien der kleinen Fußmuskeln kommt es zur typischen Hohlfußbildung bei den Patienten.

H87

Frage 7.98: Lösung C

Bei der **Polyradikulitis** gehen den neurologischen Erscheinungen, die Folge einer Funktionsstörung der Nervenwurzeln sind, häufig uncharakteristische Allgemeinsymptome voraus, insbesondere Infekte der oberen Luftwege oder Magen-Darm-Erscheinungen. Nach wenigen Tagen treten bei den Patienten zunächst Parästhesien an den Füßen, später auch an den Händen auf. Etwa gleichzeitig oder bald darauf macht sich eine motorische Schwäche zunächst an den Beinen bemerkbar, die innerhalb von ein oder wenigen Tagen zu einer hochgradigen Parese oder gar einer Tetraplegie mit Sphinkterlähmung fortschreiten kann. Auch die Innervation der Blase kann betroffen sein, sodass es zu **Blasenentleerungsstörungen** kommt. Durch einen Befall der oberen zervikalen Wurzeln kann auch das Zwerchfell betroffen sein und **Atemlähmungen** zur Folge haben. Bei der nicht so seltenen Mitbeteiligung der kaudalen Hirnnerven können Schlucklähmungen und eine beidseitige Fazialisparese auftreten.
Eine gefürchtete Komplikation der Polyradikulitis ist die **Lungenembolie**, die auf die Immobilität des vollständig gelähmten Patienten zurückzuführen ist.

F91

Frage 7.99: Lösung A

Bei der akuten **Polyneuritis Guillain-Barré** handelt es sich um eine autoantikörpervermittelte, vornehmlich demyelinisierende Veränderung im Bereich der peripheren Nerven. Obwohl sensible, motorische wie auch vegetative Nervenfasern betroffen sein können, dominiert insbesondere im Initialstadium der Ausfall der **Willkürmotorik** mit meist distal betonten Paresen im Bereich der Extremitäten. Gelegentlich wird eine Beteiligung des **Vagus** beobachtet, im Gefolge kann es zu Herzrhythmusstörungen bis hin zum Herzversagen kommen. Diese vegetativen Störungen können auch dann auftreten, wenn die funktionelle Beeinträchtigung im Bereich der Motorik und der Sensibilität nur gering ist.

H90

Frage 7.100: Lösung D

Die Inzidenz der **Polyradikulitis Guillain-Barré** liegt bei 2 auf 100 000 Einwohner. Die Polyradikulitis ist bei Männern häufiger als bei Frauen. Bei etwa 5 bis 10% der Patienten mit Polyradikulitis kommt es zu plötzlichen Todesfällen entweder durch eine Atemlähmung (Parese der Atemmuskulatur), kardiale Komplikationen **(Herzrhythmusstörungen)** oder **Kreislaufregulationsstörungen** (Befall auch der vegetativen Nervenfasern!). Die Erkrankung beginnt meist akut mit distalen häufig strumpfförmigen Parästhesien und symmetrisch aufsteigenden Lähmungen mit Übergreifen auf die Rumpf- und Atemmuskulatur sowie die hirnnervenversorgte Muskulatur. Die Tiefensensibilität ist bei der Polyradikulitis sehr häufig deutlich gestört und auch die Muskeleigenreflexe fallen aus.

H92

Frage 7.101: Lösung B

Beim **Guillain-Barré-Liquorsyndrom** ist die **zytoalbuminäre Dissoziation** der charakteristische Befund. Es handelt sich dabei um eine normale Zellzahl bei deutlich erhöhtem Gesamteiweiß.

F00

Frage 7.102: Lösung C

Das **Miller-Fisher-Syndrom** kann als Variante eines Guillain-Barré-Syndroms aufgefasst werden. Dieses von Fisher 1956 beschriebene Syndrom ist durch die klinische Trias von Ophthalmoplegie, Ataxie und Areflexie ohne signifikante Paresen charakterisiert. Die Ursache der Ataxie wird in der Regel auf eine Störung der Muskelspindelafferenzen zurückgeführt, entzündliche Veränderungen im Bereich des Zerebellums werden in der bildgebenden

Diagnostik nicht gefunden. Charakteristisch für das Miller-Fisher-Syndrom ist der Nachweis von Antikörpern gegen das Gangliosid GQ1 b. Das Miller-Fisher-Syndrom hat allgemein eine günstigere Prognose als das typische Guillain-Barré-Syndrom. Entsprechend den obigen Ausführungen tritt beim Miller-Fisher-Syndrom keine Spastik auf, die Folge einer Affektion absteigender motorischer Bahnsysteme im zentralen Nervensystems wäre.

F94

Frage 7.103: Lösung B

Der charakteristische **Liquorbefund bei einem Nervenwurzelneurinom** ist die isolierte, d.h. ohne gleichzeitige Zellzahlerhöhung einhergehende Eiweißerhöhung aufgrund einer Beeinträchtigung der Blut-Liquor-Schranke.

F94

Frage 7.104: Lösung D

Bei einer **Schädigung der Nervenwurzel L5** kommt es **nicht** zu einem Ausfall bzw. zu einer Parese des **M. biceps femoris**, da dieser Muskel überwiegend von der Wurzel S1 versorgt wird.

F95

Frage 7.105: Lösung A

Bei einem **medialen Bandscheibenprolaps** zwischen dem 4. und 5. Lendenwirbelkörper kann es im Sinne eines **Cauda-equina-Syndroms** zu einer Schädigung aller Hinterwurzeln und Vorderwurzeln kommen, die unterhalb dieser Ebene erst den Spinalkanal verlassen (L5 bis S1). Die Symptome (B) bis (E) sind charakteristisch für das Vorliegen eines Cauda-equina-Syndroms durch medialen Bandscheibenvorfall. Eine Parese des **M. adductor longus** kann bei einem medialen Bandscheibenvorfall L4/L5 nicht in Erscheinung treten, da die Wurzel L4, die diesen Muskel vorwiegend versorgt, bereits oberhalb auf der Höhe L3/L4 den Spinalkanal verlässt.

F95

Frage 7.106: Lösung A

In der Frage wird der klassische Verlauf einer **neuralgischen Schulteramyotrophie** (syn. Plexus-brachialis-Neuritis) beschrieben. Es handelt sich wahrscheinlich um eine autoimmunvermittelte Neuritis, die Therapie erfolgt mit Kortikosteroiden, schmerzlindernden Medikamenten und physikalischen Maßnahmen. Die Prognose ist gut, aber die Rückbildung kann sich über mehrere Monate hinziehen.
Zu **(B):** Die beschriebenen Paresen und Atrophien könnten auch auf einer **spondylogenen zervikalen Myelopathie** mit Affektion der Wurzel C5 beruhen. Es handelt sich dabei aber um eine chronische Erkrankung des mittleren bis höheren Lebensalters auf dem Boden degenerativer Wirbel- und Bandscheibenveränderungen, die sich vorwiegend in den Segmenten C6–8 manifestiert. Langjährige HWS-Beschwerden gehen in der Regel dem Beginn der neurologischen Symptomatik mit sensiblen, radikulär verteilten Reizerscheinungen und Ausfällen und häufig auch einer Paraspastik voraus.
Zu **(C):** Auch bei der **Poliomyelitis** kann es zu proximal betonten, asymmetrischen Paresen und Atrophien kommen. Ihrem Auftreten gehen aber nicht Schulter-Arm-Schmerzen, sondern **grippeartige Prodromi** voraus (siehe auch Lerntext V.12).
Zu **(D):** Eine **Syringomyelie** führt typischerweise zu einer **dissoziierten Sensibilitätsstörung** und trophischen Störungen sowie brennenden Dauerschmerzen von Armen und Schultern. Kommt es zu **Paresen**, dann sind diese in der Regel **symmetrisch** und an den Händen beginnend (siehe auch Lerntext VI.1).
Zu **(E):** Schmerzen sind nur in seltenen Fällen Symptome bei **Multipler Sklerose**. Auch derart umschriebene, rasch eintretende Atrophien kommen nicht vor (siehe auch Lerntext V.14).

F91

Frage 7.107: Lösung A

Beim **Garin-Bujadoux-Bannwarth-Syndrom** handelt es sich um eine neurologische Manifestation bei Infektion mit **Borrelia burgdorferi**. Der Erreger, bei dem es sich um eine Spirochäte handelt, wird durch den **Biss einer Zecke** übertragen. Einige Tage später kommt es in der ersten Phase der Erkrankung zu einem Erythem, das sich um die Bissstelle ausbreitet, nach peripher in der Färbung zunimmt und zentral abblaßt. Dieses Erythem wird als **Erythema chronicum migrans** bezeichnet. Ein Zeckenbiss und ein Erythem werden nur bei der Hälfte der Patienten, die an einer **Meningopolyneuritis** (Garin-Bujadoux-Bannwarth-Syndrom) erkranken, berichtet. Die Meningopolyneuritis äußert sich in Form von quälenden Schmerzen, die ihr Maximum in der Umgebung der Stich- bzw. Bissstelle haben. Diese Symptomatik entwickelt sich etwa 4 Wochen nach dem Zeckenbiss. Das dritte Krankheitsstadium ist von einem **polyneuropathischen Syndrom** geprägt. Dieses tritt 7 bis 12 Wochen nach dem Zeckenbiss auf und lässt sich im allgemeinen dem Multiplextyp mit regellos verteilten, asymmetrischen, schlaffen Lähmungen, Sensibilitätsstörungen und Reflexauffälligkeiten zuordnen. Das Auftreten einer Fazialisparese ist häufig. Die Liquordiagnostik erbringt Hinweise für eine lymphozytäre Meningitis mit **Pleozytose**. In der Akutphase sind lokal im ZNS produzierte Immunglobuline, vor allem IgM nachweisbar.

Hirnorganische Anfälle treten bei der einfachen Meningopolyneuritis nicht auf.

F90 F84

Frage 7.108: Lösung E

Die hier dargestellte Ausbreitung einer Sensibilitätsstörung entspricht einem Zustand bei **Läsion der 6. Zervikalwurzel**.
Zu **(A):** Bei einer **unteren Armplexusschädigung** konzentriert sich die Sensibilitätsstörung auf das Versorgungsgebiet des N. ulnaris und des N. cutaneus antebrachii medialis.
Zu **(B):** Bei einer Läsion des **N. medianus** wird lediglich eine Hypästhesie im Bereich der Hand – ohne Übergang auch auf den Unterarm – beobachtet.
Zu **(C):** Bei einer Läsion des **N. musculocutaneus** dehnt sich die Sensibilitätsstörung nicht auf die Finger aus.
Zu **(D):** Bei einer Läsion des **N. radialis** wird eine Sensibilitätsstörung im Spatium interosseum I beobachtet.

F87

Frage 7.109: Lösung B

Während eine bloße Osteochondrose der HWS und eine Pleurakuppenschwiele nicht zu Armplexusschädigungen führen können, werden bei **Pancoast-Tumoren** und bei **Halsrippen** gehäuft **Armplexusläsionen** beobachtet. Der **Pancoast-Tumor** ist ein peripher entstehendes polymorphzelliges, schnell wachsendes Bronchialkarzinom, das in der Regel von der Lungenspitze ausgehend in die Umgebung infiltriert. Die ersten subjektiven Beschwerden bestehen in einer äußerst intensiven Brachialgie mit Schmerzen, die gegen die ulnaren Finger zu ausstrahlen. Es folgen bald objektive Ausfallserscheinungen von seiten des unteren Armplexus, die allmählich in eine totale Plexusparese übergehen können.
Auch besondere anatomische Gegebenheiten im Bereich der oberen Thoraxapertur können zu Plexuslähmungen führen. Im Bereich der Skalenuslücke kann ein Druck auf die Nervenstämme, manchmal zugleich auch auf die A. subclavia, ausgeübt werden. Dies ist weitaus wahrscheinlicher, wenn eine Anomalie des Skalenusansatzes und vor allem, wenn eine **Halsrippe** vorliegt. Deren rudimentäres Analogon allerdings kann auch in einem fibrösen Band bestehen, welches dann dem röntgenologischen Nachweis entgeht.

F91

Frage 7.110: Lösung D

Charakteristisch sind die nächtlichen Schmerzen, die bei ausgeprägter Kompression im Bereich der gesamten oberen Extremität bis hinein in die Schulter wahrgenommen werden. Bei Schädigung auch der motorischen Nervenfasern, die den M. abductor pollicis brevis versorgen, kommt es zu einer Atrophie im Bereich des Daumenballens.
Eine **Abschwächung des Trizepsreflexes** tritt beim Karpaltunnel-Syndrom natürlich nicht auf.
Die distale motorische Latenzzeit, die vom Reizzeitpunkt bis zum Auftreten des Summenaktionspotentials im Abductor pollicis brevis gemessen wird, ist verlängert und kann Werte > 5 ms annehmen (siehe auch Lerntext VII.1).

H88

Frage 7.111: Lösung D

Mit dieser Frage wird noch einmal plastisch die klinische Symptomatik bei einem **Karpaltunnelsyndrom** beschrieben. Charakteristisch sind die Schmerzen vorwiegend im Bereich der ersten drei Finger der Hand, die bis in die Beugeseite des Unterarms ausstrahlen können. Die Tatsache, dass bisweilen auch am gegenseitigen Arm entsprechende Beschwerden auftreten, deutet auf die häufige Situation des beidseitigen Karpaltunnelsyndroms hin. Typisch ist die Angabe, dass nach Ausschütteln und Bewegung der Hand bzw. durch Kühlung in kaltem Wasser die Schmerzsymptomatik reduziert werden kann. Eine Hypästhesie findet sich bei einem schweren Karpaltunnelsyndrom im gesamten Versorgungsgebiet des N. medianus, zu Beginn der Erkrankung können jedoch auch nur Sensibilitätsstörungen im Bereich eines Fingers sowie hier der Daumenkuppe imponieren (siehe auch Lerntext VII.1).

F97

Frage 7.112: Lösung A

Ähnlich wie beim Karpaltunnelsyndrom kommt es bei einer Durchtrennung des **N. medianus** am Handgelenk infolge Schnittverletzung zu einer Plegie der distal zur Läsionsstelle versorgten Muskeln. Der **M. abductor pollicis brevis** wird ausschließlich vom N. medianus versorgt, der **M. opponens pollicis** wird in der Regel ebenfalls vom N. medianus versorgt, kann aber gar nicht selten eine Mitversorgung durch den N. ulnaris zeigen.

F87

Frage 7.113: Lösung C

Bei dem **Kompartmentsyndrom der Tibialis-anterior-Loge** handelt es sich um die ischämische Nekrose der Muskeln in der Tibialisloge, d.h. der Mm. tibialis anterior, extensor hallucis longus und extensor digitorum longus. Die Loge ist allseitig straff durch Knochen und bindegewebige Wände umgrenzt, sodass bei einer Schwellung die Ausdehnung der darin enthaltenen Strukturen nicht möglich ist. Die Ischämie entsteht z.B. durch eine Gefäßthrombose, eine Embolie oder den Verschluss einer proximal gelegenen Arterie. In der Muskelloge führt die Ischämie zu einem Ödem, welches die Kapillaren komprimiert und die Ischämie verstärkt.
Die klinischen Symptome bestehen in einem intensiven Schmerz in der Prätibialregion sowie in einer Schwellung und Rötung. Die neurologische Untersuchung erbringt eine Parese der Fuß- und Zehenheber. Da in der Tibialisloge auch der N. peronaeus profundus verläuft und durch Ischämie ebenfalls geschädigt wird, tritt zusätzlich eine neurogene Parese der Mm. extensores digitorum und halluces breves am Fußrücken sowie eine Sensibilitätsstörung über dem I. Spatium interosseum zur ischämischen Muskelparese in der Tibialisloge hinzu. Insbesondere dann, wenn nicht rechtzeitig, d.h. innerhalb der ersten 24 bis 48 Stunden, eine operative Spaltung der Fascia cruris vorgenommen wurde, zeigt sich im weiteren Verlauf eine bindegewebige Umstrukturierung mit Verhärtung des M. tibialis anterior. Bei Ausbildung eines Kompartment-Syndroms der Tibialis-anterior-Loge wird zwar häufig ein **Fehlen des Pulses der A. dorsalis pedis** beobachtet, es handelt sich dabei aber keineswegs um ein obligates Symptom, da sich der primäre Gefäßprozess auf die Gefäße, die die Tibialisloge unmittelbar versorgen, konzentrieren kann.

F90

Frage 7.114: Lösung D

Beim **Tibialis-anterior-Syndrom** handelt es sich um eine ischämische Nekrose der Muskeln in der Tibialisloge, d.h. des M. tibialis anterior, M. extensor hallucis longus und extensor digitorum longus. Da die Loge allseitig straff durch Knochen und bindegewebige Wände umgrenzt ist, führt eine **Drucksteigerung in der Faszienloge** zu einer Kompression von Kapillaren, die die Muskelischämie noch verstärkt.
Siehe auch Kommentar zu Frage 7.113.

F97

Frage 7.115: Lösung C

Während das vordere Tarsaltunnelsyndrom zu einer Läsion des N. peronaeus führt, wird beim **hinteren** oder **medialen Tarsaltunnelsyndrom** der **N. tibialis** in seinem distalen Abschnitt chronisch komprimiert. Weitere Ausführungen zum Tarsaltunnelsyndrom sind dem Kommentar der Frage 7.122 zu entnehmen.

H91

Frage 7.116: Lösung C

Es wird hier noch einmal die typische Symptomatik eines **Tibialis-anterior-Syndroms** beschrieben. Ein neuer Aspekt in dieser Frage ist die Tatsache, dass ein solches Syndrom auch nach längeren Fußmärschen insbesondere auch im Zusammenhang mit einem Alkoholabusus auftreten kann. Offensichtlich kann allein die vermehrte Belastung des M. tibialis anterior in Kombination mit Störungen des Wasser- und Elektrolythaushaltes zu einer Schwellung in der Muskelloge führen.

F90

Frage 7.117: Lösung D

Die Tatsache, dass eine Läsion des **N. peronaeus** der häufigste Nervenschaden am Bein ist, muss wohl der besonderen anatomischen Situation dieses Nerven zugesprochen werden. Die häufigste Ursache einer isolierten Peronaeuslähmung ist die Läsion des Nerven am Fibulaköpfchen. Er liegt hier unmittelbar dem Knochen auf und kann deshalb leicht durch Druck geschädigt werden. Das Übereinanderschlagen der Beine, die ungeschickte Lagerung eines Bewusstlosen, der Druck durch einen Gipsverband, zu enge Strumpfbänder oder bestimmte Betätigungen in knieender Stellung können zu **Druckschädigungen** des N. peronaeus communis führen. Charakteristische Symptome sind Paresen der Fuß- und Zehenheber sowie Sensibilitätsstörungen im Bereich der Vorderaußenseite des Unterschenkels und des medialen Fußrückens.

H97

Frage 7.118: Lösung B

Hier wird zunächst die typische Beschwerdesymptomatik bei einem **Karpaltunnelsyndrom** beschrieben (Brachialgia nocturna). Auch der im Folgenden dargestellte neurographische Befund ist typisch für das Vorliegen eines Karpaltunnelsyndroms. Aufgrund der chronischen Kompression des N. medianus unter dem Ligamentum carpi transversum im Karpaltunnel kommt es zu einer fokalen Demyelisierung mit **Verlangsamung der Leitgeschwindigkeit**. In Anfangsstadien können die Parese und Atrophie sowie die Hypästhesie im kutanen Versorgungsgebiet des N. medianus noch fehlen, sodass der neurologische Befund wie hier beschrieben normal sein kann.

F90

Frage 7.119: Lösung D

Eine Parese der Fuß- und Großzehenheber sowie der Mm. peronaei (eingeschränkte Fußpronation) spricht für einen **Funktionsausfall im Bereich des N. peronaeus**. Die häufigste Ursache einer isolierten Peronäuslähmung ist die **Druckläsion des Nerven am Fibulaköpfchen**, die sich auch einmal nachts durch ungeschickte Lagerung der Beine entwickeln kann.
Zu **(A):** Bei einer Läsion des **N. ischiadicus** wäre auch eine Parese der Fuß- und Zehensenker zu erwarten.
Zu **(B):** Bei einer **Wurzelkompression L5** steht die Zehenheberparese im Vordergrund. Eine Parese der seitlichen Fußheber (Fußpronation) tritt dabei nicht auf, da diese Muskeln vorwiegend von der Wurzel S1 versorgt werden.
Zu **(C):** Bei einer **Polyneuroradikulitis** wäre mit einer distal symmetrischen Parese im Bereich der Hände und Füße zu rechnen.
Zu **(E):** Bei einer Schädigung des **N. tibialis** kommt es nicht zu einer Fuß- und Großzehenheberparese, sondern zu einer Fuß- und Zehensenkerparese.

F87

Frage 7.120: Lösung C

Die bei diesem Patienten aufgetretene neurologische Symptomatik spricht für eine **Läsion des N. peronaeus** communis. Es ist in dieser kurzen Kasuistik die häufigste Ursache einer isolierten Peronauslahmung, nämlich eine **Druckläsion** des Nerven am Fibulaköpfchen beschrieben.
Der Nerv liegt in Höhe des Fibulaköpfchens unmittelbar dem Knochen auf und kann deshalb leicht durch Druck geschädigt werden. Das Übereinanderschlagen der Beine, die ungeschickte Lagerung eines Bewusstlosen oder Bewegungsbehinderten, der Druck eines Gipsverbandes und insbesondere bestimmte Betätigungen in knieender oder hockender Stellung können zu Druckparesen des N. peronaeus communis führen. Besonders häufig treten die Druckschädigungen des N. peronaeus bei Personen auf, die Arbeiten in ungewohnter Stellung ausführen.
Eine Schwäche der vom N. peronaeus versorgten Muskeln und eine Sensibilitätsstörung entlang der Außenseite des Unterschenkels und auf dem Fußrücken können auch bei proximalen Nervenläsionen des N. peronaeus im **N. ischiadicus** bzw. bei Läsionen in den **Wurzeln L4 und L5** auftreten. Abgesehen von der hier typischen Anamnese wären bei proximalen Nervenläsionen weitere neurologische Zeichen zu erwarten: Bei einer Schädigung der 4. lumbalen Wurzel durch Diskusprolaps wäre mit einer Abschwächung oder dem Ausfall des Patellarsehnenreflexes zu rechnen, bei einer Schädigung des N. ischiadicus mit einer Abschwächung oder dem Ausfall des Achillessehnenreflexes. Bei einer **Ischämie** infolge Unterbrechung der arteriellen Zirkulation in Kniehöhe kommt es zu heftigen Schmerzen im Bereich der Tibialisloge, über die im Rahmen der vorliegenden Kasuistik nicht berichtet wird.

H97

Frage 7.121: Lösung B

Der **M. adductor pollicis** wird vom N. ulnaris versorgt und wird in seiner Funktion über das **Froment-Zeichen** geprüft. Wenn ein Stück Papier zwischen dem gestreckten Daumen und Zeigefinger festgehalten werden soll und eine Parese des Adductor pollicis vorliegt, wird kompensatorisch der Flexor pollicis longus (Beugung im Endgelenk des Daumens) eingesetzt.

F91

Frage 7.122: Lösung C

Hier wird das typische Bild eines **Tarsaltunnelsyndroms** beschrieben. Dabei handelt es sich um eine chronische Kompression des N. tibialis im Bereich des Malleolus medialis unter dem Retinaculum flexorum. In der Regel kommt das Tarsaltunnelsyndrom sekundär im Gefolge einer traumatischen Läsion in der Knöchelgegend, oft auch nur im Sinne einer Distorsion zur Entwicklung. Es kommt zu schmerzhaften Missempfindungen der Fußsohle (Nn. plantares lateralis et medialis), die durch längeres Gehen verstärkt werden. Objektiv finden sich Sensibilitätsstörungen im Ausbreitungs- und Versorgungsgebiet der Nn. plantares, verminderte oder fehlende Schweißsekretion im Bereich der Fußsohle und eine Parese der kleinen Fußmuskeln. Oft besteht eine Druckdolenz im Bereich des Verlaufes des N. tibialis, insbesondere im Bereich des Malleolus medialis. Die neurophysiologische Untersuchung zeigt eine Verlängerung der distalen motorischen Erregungsleitung, eine Reduktion oder einen Ausfall der distalen sensiblen Nervenaktionspotentiale und im EMG pathologische Spontanaktivität in den vom N. tibialis versorgten kleinen Fußmuskeln. Die Therapie der Wahl stellt die operative Neurolyse des N. tibialis hinter dem Malleolus medialis dar.

F92

Frage 7.123: Lösung C

Die hier beschriebene Symptomatik ist charakteristisch für die **Schlafdruckläsion des N. radialis**. Insbesondere bei Alkoholikern im Rausch, die auf einer Parkbank schlafen, kommt es bei eingeschränkter spontaner Wendebewegung im Schlaf und reduzierter Schmerzwahrnehmung zu einer Druckschädigung des N. radialis in Oberarmhöhe, wo der Nerv oberflächlich liegt und gegen den Humerus gedrückt wird. Resultierend imponiert die typische **Fallhand** der Radialisläsion.

F99

Frage 7.124: Lösung A

Hier wird eine komplexe Symptomatik beschrieben, deren Symptome nur i.S. eines **C7-Syndroms** interpretierbar sind.

Zu **(B):** Bei einem **Karpaltunnelsyndrom** ist zwar mit Brachialgien, Parästhesien im Versorgungsgebiet des N. medianus und mit einer Thenaratrophie (M. abductor pollicis brevis) zu rechnen, eine Schwäche der langen Fingerbeuger, eine Schwäche des M. triceps brachii oder eine Abschwächung des Trizeps-brachii-Reflexes sind jedoch beim Karpaltunnelsyndrom nicht zu erwarten.

Zu **(C):** Bei einem **Sulcus-ulnaris-Syndrom** können zwar Parästhesien im kutanen Versorgungsgebiet des N. ulnaris auftreten, auch ist eine Schwäche des M. flexor digitorum profundus (4. und 5. Finger) zu erwarten, die übrigen Symptome treten jedoch bei diesem Syndrom nicht auf.

Zu **(D):** Bei einem **Supinatorlogen-Syndrom** kommt es zu einer Schädigung des N. radialis mit Schwäche der versorgten Muskeln am Unterarm, jedoch nicht zu einer Thenaratrophie, zu einer Schwäche der langen Fingerbeuger und des M. triceps brachii sowie zu einer Abschwächung des Trizeps-brachii-Reflexes.

Zu **(E):** Bei dem **Gradenigo-Syndrom** handelt es sich um multiple Hirnnervenstörungen im Gebiet der Felsenbeinspitze, in der Regel durch eine vom Innenohr durchgebrochene oder fortgeleitete Eiterung ausgelöst. Es liegt eine einseitige Schädigung der Nn. trigeminus, abducens und facialis vor.

F98

Frage 7.125: Lösung C

Bei der sogen. **Rucksacklähmung** kommt es zu einer Schwäche des **M. serratus anterior** mit resultierender Scapula alata (Abstehen des Schulterblattes) bei Elevation des Armes im Schultergelenk. Der Gurt eines schweren Rucksacks kann im lateralen Halsbereich den N. thoracicus longus, der den M. serratus anterior versorgt, durch Druck schädigen.

H88

Frage 7.126: Lösung D

Wenn bei einem **Bandscheibenvorfall in Höhe L5/S1** mit Wurzelkompressionssyndrom S1 zusätzlich eine Hypästhesie in der Perianalgegend auftritt, so zeigt diese Entwicklung eine weitergehende Kompression auch anderer Wurzeln an, in diesem Fall der kaudalen Sakralwurzeln. Weniger gravierend ist dabei die Hypästhesie selbst, sondern die häufig in Kombination auftretenden Blasen-Mastdarm-Störungen. Eine sich entwickelnde Kaudakompressionssymptomatik sollte Veranlassung zu einer möglichst raschen operativen Versorgung sein.

F89

Frage 7.127: Lösung D

Die Konzentration der Schmerzen im Bereich des Oberschenkels mit nächtlicher Intensivierung und der muskelatrophische Prozess mit erloschenem Patellarsehnenreflex und fehlenden Sensibilitätsstörungen ist typisch für das Vorliegen einer **proximalen diabetischen Polyneuropathie (Amyotrophie)**. Diese Form der diabetischen Polyneuropathie kann isoliert auftreten oder auch mit einer klassischen distal symmetrischen Polyneuropathie vergesellschaftet sein. Der pathologische Prozess spielt sich vorwiegend im Bereich des Plexus lumbalis ab und zeigt weniger demyelinisierende, sondern axonale Schädigungsformen auf. Pathogenetisch wird vor allen Dingen eine Schädigung des Plexus lumbalis über eine diabetische Vaskulopathie angenommen.

Ein monoradikulärer **Wurzelschaden L5** infolge Bandscheibenvorfall führt zu einer Fuß- und Zehenheberschwäche rechts und zu einer Sensibilitätsstörung auf dem Fußrücken und dem angrenzenden Unterschenkelbereich. Eine **Hüftgelenksarthrose** geht nicht mit einer Abschwächung des Patellarsehnenreflexes einher und zeigt in der Regel auch keine nächtliche Intensivierung der Schmerzen, sondern eine Zunahme nach Belastung des Hüftgelenkes. **Inaktivitätsatrophien** im Bereich der Oberschenkelmuskulatur können vorkommen.

Bei der **Meralgia paraesthetica** liegt das Schmerzareal im Bereich der Vorderaußenseite des Oberschenkels, eine Abschwächung des Patellarsehnenreflexes und Muskelatrophien werden nicht beobachtet. Bei der **N. ilioinguinalis-Neuralgie** können zwar Schmerzen mit nächtlicher Intensivierung auftreten, eine Abschwächung des Patellarsehnenreflexes und eine Muskelatrophie im Bereich des Oberschenkels kommen jedoch nicht vor.

H91 H89

Frage 7.128: Lösung B

Von den hier genannten Muskeln wird der **M. opponens pollicis** vom N. medianus versorgt und kann bei einem **Karpaltunnelsyndrom** paretisch sein. Besonders stark betroffen ist jedoch der hier nicht genannte M. abductor pollicis brevis.

F91

Frage 7.129: Lösung A

Es ist zwar richtig, dass sich der **Nervus ulnaris** vorwiegend aus Fasern der Wurzeln C8 und Th1 zusammensetzt, dies ist aber nicht der Grund für die Häufigkeit der Ulnarisparesen. Vielmehr geht die häufige Beeinträchtigung des N. ulnaris darauf zurück, dass er im Bereich des **Sulcus ulnaris** am Ellenbogengelenk eine oberflächliche Lage hat und durch äußere Druckeinwirkungen leicht geschädigt werden kann. Zudem führen knöcherne Veränderungen im Ellenbogengelenk, insbesondere nach Frakturen, zu Schädigungen des N. ulnaris.

H91

Frage 7.130: Lösung D

Faszikulationspotenziale sind spontane unwillkürliche Entladungen einzelner oder synchron entladender motorischer Einheiten, die im Gefolge einer chronischen peripheren Nervenschädigung in Erscheinung treten. Besonders häufig ist diese Konstellation bei **Vorderhornprozessen** gegeben. Die **spinale Muskelatrophie** ist ein Vertreter dieser Erkrankungsgruppe und geht häufig mit Faszikulationspotenzialen einher.

H91

Frage 7.131: Lösung E

Die zugehörige Abbildung zeigt das typische **histologische Bild** eines **Neurinoms**, ein Tumor des peripheren Nervensystems, der von den Schwann-Zellen ausgeht. Es wird im Bereich der Hirnnerven und im Bereich der spinalen Nerven gefunden. Mikroskopisch zeigen Neurinome langgestreckt in Zügen oder Strudeln angeordnete Zellen. Die schmalen länglichen Kerne sind zumeist an den Enden zugespitzt und wellenartig geschlängelt. Besonders charakteristisch für die Neurinome ist die Anordnung der Kerne in parallelen Reihen. Dieses Phänomen wird als Palisadenstellung bezeichnet.

H95

Frage 7.132: Lösung E

Der **N. ulnaris** aus den Rückenmarksegmenten C8–Th1 versorgt motorisch den M. flexor carpi ulnaris, den ulnaren Abschnitt des M. flexor digitorum profundus (Digiti 4 und 5), die Mm. interossei der Hand und den M. adductor pollicis. Sensibel innerviert er an der Hand dorsal die ulnaren zwei Finger und das Hypothenargebiet, volar den Finger 5 und die ulnare Hälfte des 4. Fingers.
Die Parese oder Schädigung des N. ulnaris ist die **häufigste periphere Nervenlähmung**. Ort der Schädigung ist meist das Ellenbogengelenk **(Sulcus-ulnaris-Syndrom)**. Durch knöcherne Anomalien kann der Nerv subluxiert sein, d. h. subkutan, anstatt im knöchernen Kanal geschützt vor äußeren Einwirkungen, zu verlaufen. Bei Arthrosen im Ellenbogengelenk oder nach **Traumen** am Epicondylus medialis kann es zu einer mechanischen Schädigung kommen. Auch bei normalen anatomischen Verhältnissen können fortgesetzte gleichförmige Beuge-Streckbewegungen oder chronische **Druckbelastung** durch Arbeiten mit aufgestütztem Ellenbogen zu den sogenannten Beschäftigungslähmungen führen. Es muss beachtet werden, dass die neurologischen **Ausfälle mit großer Latenz** zur schädigenden Einwirkung, d. h. unter Umständen Monate bis Jahre später, auftreten können. Auch bei bettlägerigen Patienten kann sich bei unsachgemäßer Lagerung durch chronische Druckeinwirkung eine Schädigung entwickeln (Aussage (B) ist richtig).
Klinisch äußert sich das Sulcus-ulnaris-Syndrom durch vom Ellenbogen ausstrahlende Armschmerzen, eine **Parese der Kleinfingerabduktion** und der Fingerspreizung mit **Hypothenaratrophie** und Atrophie des Spatium interosseum I (M. interosseus dorsalis I). Es kommt zu einer Krallenstellung meist nur der Finger 4 und 5 sowie **Sensibilitätsstörungen** und Parästhesien an der ulnaren Handkante sowie der Finger 4 und 5. Da der N. ulnaris im Sulcus ulnaris ein gemischter Nerv ist, also motorische und sensible Fasern führt, sind rein motorische Ausfälle nicht zu erwarten. Die **Therapie** des Sulcus ulnaris-Syndroms bei chronischen Schädigungen ist die Mobilisierung des Nerven und **operative Verlagerung** auf die Volarseite in die Ellenbeuge. Der Eingriff ist auch dann noch sinnvoll, wenn die neurologischen Symptome bereits 1–2 Jahre bestanden.

F96

Frage 7.133: Lösung E

Bei Läsionen des **N. ulnaris** kann ein positives **Froment-Zeichen** beobachtet werden. Beim Versuch, z. B. ein Blatt Papier zwischen Daumen und Zeigefinger festzuhalten, kommt es zu einer überproportionalen Beugung im Daumenendgelenk durch eine übermäßige Aktivierung der langen Daumenbeuger aufgrund des Ausfalls des M. adductor pollicis, der vom N. ulnaris versorgt wird (s. Abb. 7.3).

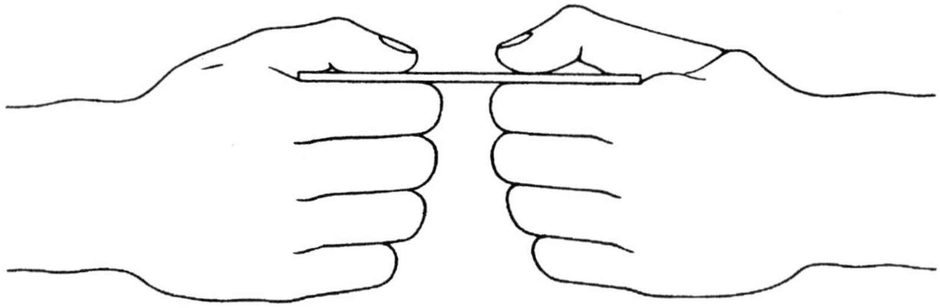

Abb. 7.**3** (Verändert nach: W. Fröscher, Neurologie mit Repetitorium, 1990). Positives Zeichen nach Froment (links). Beim Versuch, z. B. einen Spatel zwischen Daumen und Zeigefinger zu halten, wird wegen der Schwäche des M. adductor pollicis unbewusst der vom N. medianus innervierte M. flexor pollicis longus aktiviert und das Daumenendglied übermäßig stark gebeugt.

F96

Frage 7.134: Lösung E

Entweder proximal des Wadenbeinköpfchens oder zwischen den Köpfen des M. peronaeus longus teilt sich der N. peronaeus communis in seine Hauptäste, den N. peronaeus profundus und den N. peronaeus superficialis. Der **N. peronaeus profundus** innerviert die Mm. tibialis anterior, extensor digitorum longus et brevis, extensor hallucis longus et brevis. Sensibel versorgt der Nerv das Spatium interosseum I.

F94

Frage 7.135: Lösung D

Die hier beschriebene neurologische Symptomatik mit Parese der Finger- und Handgelenksstrecker sowie einer Sensibilitätsstörung am radialen Handrücken und partiell am 1. und 2. Finger dorsal spricht für eine **Läsion des N. radialis**. Da zusätzlich eine Lähmung des M. brachioradialis vorliegt, andererseits aber der ebenfalls radialisversorgte M. triceps brachii unauffällig ist, muss die Schädigung des N. radialis auf **Oberarmhöhe** liegen. Zu dieser topischen Diagnostik passt auch die Anamnese des Patienten; insbesondere nachts kommt es nach Alkoholabusus bei zusätzlich ungünstiger Lagerung des Armes zu einer Druckläsion. Die häufig auftretenden Druckschmerzen am Oberarm veranlassen den alkoholisierten Patienten nicht, unwillkürlich eine günstigere Schlaf- und Armstellung einzunehmen.

F94

Frage 7.136: Lösung B

Bei einer **Läsion des N. thoracicus longus**, der den M. serratus anterior versorgt, kommt es zu einem flügelartigen Abstehen des Schulterblattes **(Scapula alata)**. Bei der Serratuslähmung ist die Skapula leicht gedreht, wobei der Angulus inferior gegen die Mittellinie zu und das Akromion nach kaudal gedrückt ist. Die Elevation nach vorn, eventuell gegen Widerstand unter Stemmen gegen eine Wand, verstärken das Abstehen des Schulterblattes. Dieser Wandel in der Ausprägung der Scapula alata ist typisch für die Serratuslähmung.

H93

Frage 7.137: Lösung D

Der **N. peronaeus superficialis** innerviert die Mm. peronaei, die eine **Pronation des Fußes** erlauben.
Eine isolierte Hypästhesie zwischen der 1. und 2. Zehe und eine Lähmung des M. tibialis anterior sind bei Schädigung des N. peronaeus profundus zu erwarten.
Ein Ausfall des Tibialis-posterior-Reflexes ist bei Läsionen des N. tibialis oder der Wurzel L5 zu erwarten.
Eine schmerzhafte Schwellung an der Tibiavorderkante tritt allenfalls bei einem Trauma der Tibia auf.

H93

Frage 7.138: Lösung E

Die **Schwurhand bei Schädigung des N. medianus** tritt auf, wenn der Patient aufgefordert wird, die Hand zur Faust zu schließen. Die ersten 3 Finger der rechten Hand verbleiben dabei in einer Streckstellung, da der Flexor digitorum superficialis und profundus für die ersten 3 Finger gelähmt ist. Diese Muskeln liegen im Unterarmbereich, sodass nur eine Schädigung des N. medianus proximal des Abganges der Äste zu diesen Muskeln **(distales Oberarmdrittel)** zu dem Phänomen der Schwurhand führen kann.

H94

Frage 7.139: Lösung A

Bei den hier charakterisierten Eingriffen werden häufig Läsionen des **N. accessorius** mit resultierender Parese und Atrophie des M. trapezius beobachtet. Obwohl auch der M. sternocleidomastoideus vom N. accessorius versorgt wird, bleibt dieser Muskel bei der hier beschriebenen **iatrogenen Nervenschädigung** unbeeinträchtigt, da die Nervenfasern zu diesem Muskel proximal des seitlichen Halsdreiecks vom N. accessorius abzweigen.

F99

Frage 7.140: Lösung D

Bei einer **Antikoagulationsbehandlung** kann es zu spontanen Blutungen insbesondere auch retroperitoneal kommen. Hier kann durch Druck der N. femoralis in seinem proximalen Abschnitt geschädigt werden. Durch Lähmung des M. psoas major und des M. quadrizeps femoris kommt es zu einer Parese der Hüftbeugung und der Kniestreckung. Weiterhin tritt ein Schmerz im Femoralisbereich an der betroffenen Extremität auf. Der N. femoralis verläuft nach Austritt aus dem Plexus lumbalis im Psoasmuskel distalwärts in der Psoasrinne unter der straffen Fascia iliaca. Hier können offenbar besonders leicht Hämatome zu einer Kompression des N. femoralis führen. Das **Psoashämatom** wird im Computertomogramm nachgewiesen, eine sofortige operative Entlastung ist erforderlich, um eine irreversible Schädigung des N. femoralis zu verhindern.

F93

Frage 7.141: Lösung D

Beim **Karpaltunnelsyndrom** handelt es sich um eine chronisch progrediente Kompression des N. medianus im Bereich des volaren Handgelenks. Die Kompression des Nerven resultiert entweder aus einer Veränderung des umgebenden Bindegewebes oder des Nerven selbst. Eine mechanische Einengung kann durch eine **rheumatische Tendosynovitis** und durch Gewebeverschiebung und Bindegewebsverdickungen nach **konsolidierten distalen Radiusfrakturen** zur Entwicklung kommen. Erstsymptome des Karpaltunnelsyndroms sind Schmerzen im Bereich der Hand mit nächtlicher Intensivierung sowie **Kribbelparästhesien und Hypästhesien** im kutanen Versorgungsgebiet des N. medianus (Volarseite der radialen $3^1/_2$ Finger). Häufig geben die Patienten an, dass sich die **nächtlichen Schmerzen** von der Hand auf den Unterarm, selten auch einmal auf den Oberarm, ausdehnen. Neben der Affektion sensibler Anteile des N. medianus kann es auch zu einer Schädigung der motorischen Nervenfasern zum M. abductor pollicis brevis kommen. Folge der häufig partiellen Denervierung dieses Muskels ist die **Atrophie** und nicht die Hypertrophie dieses **Thenarmuskels**. Bei leichten Formen eines Karpaltunnelsyndroms sind nächtliche Fixierung des Handgelenkes in Volarstellung und lokale Injektionen mit Kortikosteroiden hilfreich. Häufig wird jedoch die operative Therapie mit Spaltung des Retinaculum flexorum (Dach des Karpaltunnels) unausweichlich (siehe auch Lerntext VII.1).

F93

Frage 7.142: Lösung C

Der M. trapezius und der M. serratus anterior haben eine Wirkung auf die Schulterblattbewegung. Der M. subclavius ist ohne Wirkung auf das Schulterblatt.

F95

Frage 7.143: Lösung B

Der M. trapezius und der M. sternocleidomastoideus werden vom Ramus externus des **N. accessorius** (N. XI) aus den Segmenten C2 bis C5 versorgt. Dieser Nerv zieht durch das laterale Halsdreieck und gibt vorher die Fasern zum M. sternocleidomastoideus ab, bevor er zum M. trapezius weiterzieht. Eine **isolierte Trapeziusparese** muss also auf einer weit distal gelegenen Schädigung beruhen, ein Accessoriusneurinom (selten!) kommt daher als Ursache nicht in Betracht (D ist falsch).
Als **basiläre Impression** (A) wird eine trichterförmige Einstülpung der Umgebung des Foramen occipitale magnum in die hintere Schädelgrube bezeichnet. Dabei wird das Foramen durch den relativ zu hoch stehenden Dens eingeengt. Die Erkrankung führt, ähnlich wie das Clivuschordom, zu Hirnstammsymptomen, nicht zu einer isolierten Muskelparese.
Die **Borreliose** (E) manifestiert sich meist als lymphozytäre Meningitis und/oder Polyneuroradikulitis. Eine isolierte Schädigung nur des distalen Abschnitts eines Nerven kommt nicht vor.

H97

Frage 7.144: Lösung A

Wenn im Rahmen einer Läsion des **N. radialis** auch der **M. triceps brachii** betroffen ist, muss es sich um eine hohe Läsion des N. radialis vor Abgang des Astes zum M. triceps brachii handeln. Eine solche Läsion kann z.B. durch eine **Druckläsion in der Axilla** ausgelöst werden.
Bei einer Durchtrennung des Nervs durch eine Humerusschaftfraktur oder im Rahmen eines Supinatorlogensyndroms bleibt der M. triceps brachii entsprechend unauffällig.

F95

Frage 7.145: Lösung D

Die **Fingerbeugung** im Grundgelenk ist eine N. ulnaris (C8-Th1)-vermittelte Funktion (Mm. lumbricales), während die **Mittel- und Endgelenke** der Phalangen II und III durch die Mm. flexor digitorum superficialis und profundus, innerviert vom **N. medianus** (vorwiegend aus C6–8) erfolgen. Auch die Beugung im Daumen (Mm. flexor pollicis longus et brevis) sowie die **Opposition** (Formen eines Kreises aus Daumen und Kleinfinger) sind **Medianus-Funktionen**. Die beschriebenen Ausfälle gehen also mit einer reinen Medianusaffektion aus ((B) scheidet aus), vermutlich eine Druckläsion durch die auf der Volarseite der Unterarme getragenen Steine.

Zu **(A):** Ein **C8-Syndrom** ist durch Schmerzen und Sensibilitätsstörungen im entsprechenden Dermatom (mediale Fläche des Oberarmes, ulnare Seite von Unterarm und Hand) sowie Paresen der Fingerspreizung und der Kleinfingerabduktion gekennzeichnet.

Zu **(C):** Eine leichte distale **zentrale Armparese** betrifft in aller Regel die Fingerspreizer sowie die Hand- und Fingerstreckung und ist häufig mit einem auf der betreffenden Seite gesteigerten Radius-Periost-Reflex kombiniert.

Zu **(E):** Eine **untere Armplexusteilschädigung** (C8–Th1), die sog. Klumpke-Lähmung, entsteht in der Regel traumatisch (Sturz auf die Schulter, Motorradunfall).

H95

Frage 7.146: Lösung E

Die Zeckenart **Ixodes ricinus** (gemeiner Holzbock) überträgt neben der viral bedingten **Frühsommer-Meningo-Enzephalitis** (FSME) auch die wesentlich häufigere parasitäre Erkrankung, deren Erreger **Borrelia burgdorferi** ist. Die Erkrankung wird nach der amerikanischen Stadt, in der die Krankheit erstmals beschrieben wurde, auch **Lyme-Borreliose** genannt. Die Borrelien sind Spirochäten aus der Familie der Treponemen und damit mit dem Erreger der Lues (Syphilis) verwandt. Es zeigen sich Kreuzreaktionen im **T**reponema-**p**allidum-**H**äm**a**gglutinationstest **(TPHA)**, welcher der typische Screening-Test für durchgemachte oder bestehende Lues ist (Aussage (A) ist richtig).

Klinisch verläuft die Erkrankung in mehreren Stadien, die unmittelbar aneinander anschließen können oder längere freie Intervalle zwischeneinander haben.

Der „Primäraffekt" ist das unmittelbar um die Bisswunde herum entstehende **Erythema chronicum migrans**, ein ringförmiges, scharfbegrenztes Erythem, das über Wochen persistiert (chronicum) und zunehmend an Durchmesser gewinnt (migrans). Prädilektionsstellen für Zeckenbisse sind Extremitäten und der Rumpf oberhalb der Gürtellinie, da die Zecken sich in die Kleidung fallen lassen und dann erst vom Gürtel aufgehalten werden.

Es folgt ein **Generalisationsstadium** mit allgemeinen Krankheitserscheinungen wie Fieber, Kopf- und Gliederschmerz sowie Abgeschlagenheitsgefühl. Die **„Organmanifestation"** setzt im Mittel 5 Wochen nach dem Biss ein. Typisch sind wandernde Gliederschmerzen und rheumaartige Arthralgien der großen Gelenke. Weiterhin finden sich asymmetrisch verteilte Entzündungen einzelner peripherer Nerven **(Mononeuritis multiplex**; Aussage (C) ist richtig), auch einzelner Hirnnerven, insbesondere Fazialisparese. Es kommt aber auch zum zentralen Befall mit einer **lymphozytären Meningitis**, die typischerweise nur eine mäßige Zellzahlerhöhung (Pleozytose) bis auf um 200 Zellen pro µl im Liquor zeigt (Lösung (D) richtig). In diesem Stadium kommen auch **Myokarditiden** mit Myokarderguss und der Gefahr von Rhythmusstörungen und Herzinsuffizienz vor (Aussage (B) ist richtig).

Im **chronischen Stadium** entwickelt sich oft eine vorwiegend sensible Polyneuropathie sowie eine progressive Enzephalomyelitis.

Der **Nachweis** der Lyme-Borreliose erfolgt durch den Nachweis von Antikörpern gegen den Erreger mittels Immunfluoreszenztest oder ELISA. Der FSME-Titer kann zwar auch pathologisch sein in dem Fall, dass eine Doppelinfektion mit dem FSME-Virus und Borrelia burgdorferi erfolgt ist, dies ist aber sicher eine Rarität (Aussage (E) daher falsch).

Die **Behandlung** erfolgt übrigens nicht, wie noch in vielen Lehrbüchern angegeben, mit Penicillin, das meist zu keiner vollständigen Eradifizierung der Erreger führt und den Übergang in chronische Stadien begünstigt. Mittel der Wahl ist das Cephalosporin **Ceftriaxon** (Rocephin®), das über 14 Tage i.v. gegeben wird.

F95

Frage 7.147: Lösung B

Ein **erhöhter Gesamteiweißwert im Liquor cerebrospinalis** entsteht dann, wenn ein entzündlicher oder tumoröser Prozess mit einer erheblichen Störung der Blut-Liquor-Schranke einhergeht. Dies ist in typischer Weise bei der idiopathischen Polyneuritis der Fall. Bei der **Alkoholpolyneuropathie** kommt es meist in distalen Abschnitten des peripheren Nervensystems außerhalb des Liquorraumes zu degenerativen axonalen Schäden und/oder zu Demyelinisierungen. Eine Störung der Blut-Hirn-Schranke liegt dabei nicht vor, sodass ein erhöhter Gesamteiweißwert im Liquor cerebrospinalis nicht resultiert.

H95

Frage 7.148: Lösung B

Die **idiopthische Poly(neuro)radikulitis** (Guillain-Barré-(Strohl)-Syndrom, syn. GBS) ist eine autoimmun-entzündliche Erkrankung des peripheren Nervensystems. Pathophysiologisch kommt es zu einer diskontinuierlich auftretenden Demyelinisierung peripherer Nerven und Nervenwurzeln durch zirkulierende Autoantikörper. Es handelt sich um eine relativ seltene, aber wegen ihrer Schwere (2–5% Letalität) und guten Therapierbarkeit äußerst wichtige Erkrankung.
Meist im Anschluss an einen banalen grippalen Infekt kommt es innerhalb weniger Tage bis zwei Wochen zu distal symmetrischen, meist an den Beinen beginnenden, **aufsteigenden, schlaffen Lähmungen** in Verbindung mit **sensiblen Reizerscheinungen** (z.B. Kribbelparästhesien) und erloschenen Muskeleigenreflexen **(Areflexie)**. Die Lähmungen greifen rasch auf die Rumpfmuskeln über, nicht selten kommt es zu Lähmungen der Atemhilfsmuskulatur, etwa 20% der Patienten müssen vorübergehend maschinell beatmet werden. Auch **Hirnnerven** (vorwiegend kaudale) sind oft betroffen, in 50% der Fälle kommt es zu einer beidseitigen Fazialisparese. Neben motorischen und sensiblen Nerven und Nervenwurzeln können aber auch **autonome periphere Nerven** betroffen sein: Störungen der Schweißsekretion, der Sphinkterkontrolle, aber auch der Herzfrequenz und Blutdruckregulation können auftreten und gelegentlich die vorübergehende Anlage eines Bedarfsschrittmachers erforderlich machen. Dies stellt tatsächlich neben der Lähmung der Atemmuskeln die häufigste **lebensbedrohliche Komplikation** dar (B).
Im **Liquor** findet sich charakteristischerweise eine Eiweißerhöhung bei normaler Zellzahl („dissociation cyto-albuminique"), aber dieser Befund ist meist erst ab der 3. Krankheitswoche zu sehen, davor kann der Liquor vollkommen normal sein. Die Behandlung erfolgt durch die intravenöse Gabe von **Immunglobulinen**, alternativ durch wiederholte Plasmapheresen, bei der die im Blut zirkulierenden Antikörper gegen die Myelinscheiden der peripheren Nerven ausgewaschen werden. Die Behandlung mit Kortikosteroiden ist bei der akuten Form kontraindiziert!
Bei rechtzeitiger Behandlung ist die Prognose quoad vitam gut, in etwa der Hälfte der Fälle bleiben allerdings unterschiedlich schwere residuelle Ausfälle zurück.
Zu **(A)**, **(C)** und **(E):** Da es sich um eine Erkrankung des peripheren Nervensystems handelt, kommt es weder zu einer akuten Hirnblutung (A) noch zu Hirnstammfunktionsstörungen mit zentraler Atem- (C) oder Temperaturregulationsstörungen (E).
Zu **(D):** Ursache einer **Hyponatriämie**, die tatsächlich das Auftreten zerebraler Krampfanfälle begünstigt, kann neben einer Alterskachexie eine Niereninsuffizienz oder das Syndrom der inadäquaten ADH-Sekretion (Schwartz-Bartter-Syndrom) sein. Diese Symptome sind jedoch mit einem GBS nicht kausal verknüpft.

F95

Frage 7.149: Lösung B

Die **Kausalgie** ist definiert als dumpf-brennender, schlecht abgrenzbarer, anfallsweise verlaufender Schmerz, der mit Hyperpathie und Dysästhesien verbunden ist und sich bei leichten sensiblen Reizen, aber auch bei affektiver Erregung oder Bewegungen verstärkt. Sie entsteht vorwiegend infolge von Läsionen der peripheren Nerven, die die meisten vegetativen Fasern führen, nämlich **N. medianus** und **N. tibialis**. Zugrunde liegt meist eine unvollständige Schädigung dieser Nerven mit Ausbildung von pathologischen Nebenschlüssen (Ephapsen) zwischen vegetativen und sensiblen Fasern.
Zu **(A):** Die **diabetische Polyneuropathie** führt auch oft zu schmerzhaften, brennenden Missempfindungen, aber in Verbindung mit Hypästhesien. Schmerzen und sensible Ausfälle sind auch nicht auf das Ausbreitungsgebiet eines Nerven beschränkt, sondern **bilateral distal symmetrisch** verteilt. Meist sind die Füße betroffen und Bewegung lindert u.U. sogar etwas den Schmerz.
Zu **(C):** Das **Wallenberg-Syndrom** (Syndrom der dorsolateralen Medulla oblongata) ist die Folge eines Infarktes im Versorgungsgebiet der A. cerebelli inferior posterior. Es ist gekennzeichnet durch dissoziierte Empfindungsstörung mit kontralateraler Hypästhesie, ipsilateraler Ataxie sowie ipsilateraler Affektion der Hirnnerven V, VII und IX.
Zu **(D):** Das **Shy-Drager-Syndrom** (syn. primäre orthostatische Hypotension) ist gekennzeichnet durch ein bilaterales akinetisch-rigides Parkinson-Syndrom in Kombination mit erheblichen vegetativen Funktionsstörungen, insbesondere bei orthostatischer Belastung.
Zu **(E):** Dabei handelt es sich um eine autosomal dominant vererbte Muskeldystrophie, die im Alter von 7–25 Jahren auftritt, auf Gesicht, Schultergürtel und Oberarme beschränkt bleibt und einen gutartigen Verlauf hat.

F93

Frage 7.150: Lösung E

Insbesondere bei der diabetischen Neuropathie, bei der periphere vegetative Fasersysteme mit geschädigt sein können, treten die hier angegebenen Symptome in Erscheinung. Es können dabei sowohl sympathische als auch parasympathische Fasern in Mitleidenschaft gezogen werden.

F93

Frage 7.151: Lösung C

Im Gegensatz zu den übrigen Erkrankungen, die entweder mit einer spastischen Parese einhergehen können oder zu einer erhöhten Erregbarkeit peripherer Nerven führen (Hypokalzämie), kommt es bei der **Polyradikulitis** zu einer Schädigung afferenter und efferenter Nervenstrukturen mit Abschwächung von Muskeleigenreflexen.

H98

Frage 7.152: Lösung D

Bei der **diabetischen Polyneuropathie** handelt es sich um eine in der Regel distal-symmetrische demyelinisierende Neuropathie mit Schwerpunkt im Bereich der unteren Extremitäten. Es sind sowohl sensible als auch motorische Nervenfasern betroffen. Entsprechend kommt es zu einer Störung des Vibrationsempfindens, zu einem Ausfall distaler Muskeleigenreflexe, zu symmetrischen atrophischen Paresen insbesondere im Bereich der Unterschenkel- und Fußmuskulatur und auch zu schmerzhaften Beschwerden in den Beinen, insbesondere im Bereich der Füße.
Bei einer Affektion der Tiefensensibilität durch Schädigung dickmyelinisierter Nervenfasern kann es zwar bei deutlicher Schädigung auch zu einer Ataxie kommen, diese wird jedoch definitionsgemäß nicht als zerebellare Ataxie, sondern als Deafferentierungsataxie bezeichnet.

H94

Frage 7.153: Lösung E

Bei einer organischen Läsion, die im Prinzip mit **Blasen-Mastdarm-Regulationsstörungen** einhergehen kann, ist zwar eine isolierte Störung der Blasenkontrolle, aber nicht eine isolierte Störung der Mastdarmkontrolle zu erwarten. Mit größter Wahrscheinlichkeit handelt es sich bei dem hier beschriebenen Fall um eine funktionelle Störung im Rahmen eines psychiatrischen Symptomenkomplexes.

H98

Frage 7.154: Lösung D

Bei einer Schädigung des N. tibialis in Höhe der Kniekehle kommt es zu einer Parese oder Lähmung des M. triceps surae und der tibialisversorgten kleinen Fußmuskulatur. Die **Sensibilitätsstörung** betrifft insbesondere die **Fußsohle**. Von den hier aufgeführten Symptomen ist lediglich das Taubheitsgefühl an der Fußsohle nach einer Schädigung des N. tibialis zu erwarten. Eine Lähmung des M. tibialis anterior, des M. extensor hallucis longus oder des M. peronaeus brevis wäre bei einer Schädigung des N. peronaeus communis zu erwarten, ein Taubheitsgefühl auf dem Fußrücken zwischen der 1. und 2. Zehe ist bei einer Läsion des Ramus profundus des N. peronaeus zu erwarten.

F98 H91

Frage 7.155: Lösung A

Eine Steigerung des **ASR** links mit positivem Babinski-Phänomen deutet auf eine Schädigung absteigender zentralmotorischer Bahnen hin. Unter den angebotenen Antworten kommt lediglich (A) in Frage, da ein **Bandscheibenvorfall im Halswirbelsäulenbereich** neben einer Schädigung von Nervenwurzeln auch zu einer Rückenmarkskompression mit Schädigung der Pyramidenbahn führen kann.

H94

Frage 7.156: Lösung C

Alle hier aufgeführten Erkrankungen können mit einer **Polyneuropathie** einhergehen. Am seltensten wird jedoch ein Betroffensein bei der **Porphyrie** beobachtet, da diese Erkrankung im Vergleich zu den anderen Erkrankungen sehr selten ist. Von den Porphyriestoffwechselstörungen besitzen nur die hepatischen Porphyrien, insbesondere die akute intermittierende Porphyrie, eine neurologische Bedeutung. Das klinische Bild ist durch anfallsartig auftretende Störungen des vegetativen, peripheren und zentralen Nervensystems charakterisiert. Der akute Krankheitsschub wird durch endogene oder exogen-toxische Faktoren ausgelöst. Es kann ein polyneuropathisches Bild, das sich entweder als Mononeuritis multiplex oder als vorwiegend motorische Polyneuropathie manifestiert, beobachtet werden. Ausgangspunkt der akuten intermittierenden Porphyrie ist ein Enzymdefekt. Bei fehlender oder verminderter Aktivität der Uroporphyrinogensynthetase kommt es zu einer Erhöhung des Serumwertes von Delta-Aminolävulinsäure und Porphobilinogen besonders im porphyrischen Anfall.

F94

Frage 7.157: Lösung E

Bei **Polyneuropathien** kommt es zu einer axonalen, demyelinisierenden oder kombinierten Schädigung insbesondere der distalen Abschnitte der peripheren Arm- und Beinnerven. In der Regel sind parallel afferente sensible und efferente motorische Fasern betroffen. Im Gefolge treten strumpf- und/oder handschuhförmig begrenzte Hypästhesiezonen, distalsymmetrische periphere Paresen und vegetative Störungen (z. B. Schweißsekretionsstörungen, Gefäßregulationsstörungen) auf. Bei axonaler Läsion motorischer Nervenfasern mit Paresen und Muskelatrophien treten im Elektromyogramm Fibrillationspotenziale und positive scharfe Wellen auf. Diese spontanen Entladungen einzelner Muskelfasern sind Folge einer Erregbarkeitssteigerung nach Schädigung der versorgenden Nervenfasern.

H94

Frage 7.158: Lösung A

Unter einer **Mononeuritis bzw. Mononeuropathia multiplex** versteht man eine im Prinzip systemische Erkrankung, die sich jedoch nur durch Affektion einzelner weniger peripherer Nerven manifestiert. Unter den hier aufgeführten Erkrankungen wird eine Mononeuritis multiplex nur bei der **Panarteriitis nodosa** beobachtet. Durch einen entzündlichen Prozess im Bereich der Vasa nervorum kommt es sekundär zu ischämischen Schädigungen einzelner peripherer Nerven in distalen und/oder proximalen Nervenabschnitten. Am häufigsten wird eine Schädigung gemischter peripherer Nerven beobachtet, sodass neben Sensibilitätsstörungen und Reflexabschwächungen oder -ausfällen auch periphere Lähmungen beobachtet werden.

H94

Frage 7.159: Lösung A

Bei der **neuralen Muskelatrophie Charcot-Marie-Tooth** handelt es sich um eine **autosomal-dominante Erkrankung** des peripheren Nervensystems mit ausgeprägter Demyelinisierung und Herabsetzung der Nervenleitgeschwindigkeiten.

H89

Frage 7.160: Lösung D

Heftige Schulterschmerzen mit nächtlicher Intensivierung und nachfolgende Lähmungen im Bereich der proximalen Armmuskulatur bei nur gering ausgeprägten Sensibilitätsstörungen und unauffälligem Liquorbefund sprechen für das Vorliegen einer Armplexusneuritis, die auch **neuralgische Schulteramyotrophie** genannt wird.
Eine Brachialgia paraesthetica nocturna tritt bei einem Karpaltunnelsyndrom auf, eine Periarthropathia humeroscapularis geht nicht mit Muskellähmungen oder nächtlicher Intensivierung der Schmerzen einher, bei einer Meningopolyneuritis Garin-Bujadoux-Bannwarth werden pathologische Liquorbefunde mit dem Nachweis intrathekal produzierter Immunglobuline beobachtet, weiterhin liegt in der Regel eine Pleozytose vor. Bei einem intraspinalen raumfordernden Prozess würde man bei den hier beschriebenen ausgedehnten Lähmungen auch Zeichen einer Schädigung langer Bahnen mit Entwicklung einer Paraspastik im Bereich der Beine erwarten.

H96

Frage 7.161: Lösung C

Eine beidseitige periphere Läsion des N. facialis (Diplegia facialis) ist häufig eingebettet in das Bild einer akuten inflammatorischen demyelinisierenden Polyneuropathie **(akute Polyneuritis Typ Guillain-Barré)**. Bei einer **Muskeldystrophie Typ Duchenne** kann allenfalls in Endstadien eine beidseitige Schwäche der Gesichtsmuskulatur vorkommen. Beim **(Foster-)Kennedy-Syndrom** handelt es sich um eine Optikusatrophie ipsilateral in Kombination mit einer Stauungspapille kontralateral bei frontalen Raumforderungen. Beim **Morbus Parkinson** kann eine Hypomimie mit einer Fazialisschwäche verwechselt werden, **Balkentumoren** gehen nicht mit Fazialisparesen einher.

7.3 Therapie

H91

Frage 7.162: Lösung B

Bei der **idiopathischen Trigeminusneuralgie** kommen therapeutisch Medikamente zur Anwendung, die zu einer Membranstabilisierung führen. Diese Wirkung besitzen die Antikonvulsiva (z.B. **Carbamazepin**).

H84

Frage 7.163: Lösung D

Die hier beschriebene Symptomatik deutet auf ein **Kaudasyndrom** hin. Charakteristisch sind die Blasenentleerungsstörungen, die Sensibilitätsstörung an den Beinen und die schlaffe, distal betonte Lähmung im Bereich der unteren Extremitäten. Bei einer Kaudakompression sind – neben anderen Wurzeln – auch die Wurzeln S1 betroffen, sodass es zu einem Ausfall des ASR kommt. Wenn vorwiegend die distalen Sakralwurzeln befallen sind, so zeigt sich eine Reithosenhypästhesie mit typischer Sensibilitätsstörung perianal und an der Rückseite der Oberschenkel. Das *Lasègue*-Zeichen wird positiv sein, da es bei Dehnung der Nervenwurzeln zu einer Intensivierung der Schmerzen kommt. Das positive **Babinski-Phänomen** tritt bei peripheren Läsionen **nicht** auf, die **Fußpulse** sind bei der Kaudakompression **erhalten**, auch dann, wenn es sich um eine ischämische Schädigung der Cauda equina durch einen Verschluss der A. radicularis magna handelt.

H84

Frage 7.164: Lösung D

Eine akute **Kaudakompression** mit Blasenentleerungsstörung stellt eine absolute Indikation für eine sofortige neurochirurgische Intervention mit Dekompression der Cauda equina dar.

H90

Frage 7.165: Lösung C

Hier wird das typische Bild eines **Tibialis-anterior-Syndroms** beschrieben, das auf eine ischämische Nekrose der Muskeln in der Tibialisloge (Mm. tibialis anterior, extensor hallucis longus und extensor digitorum longus) zurückgeht. Die Loge ist allseitig straff durch Knochen und bindegewebige Wände umschlossen, sodass eine Ausdehnung der darin enthaltenen Strukturen nicht möglich ist. Im Rahmen des kompressiven Prozesses kann auch der Nervus peronaeus selbst geschädigt werden. Therapeutisch kann nur bei sehr frühzeitiger Erkennung ein Erfolg erwartet werden. Nur die operative **Spaltung der Fascia cruris anterior** innerhalb der ersten 24 bis 48 Stunden hat Aussicht, die Muskeln vor einer irreversiblen ischämischen Nekrose zu bewahren.

F91

Frage 7.166: Lösung A

Alle hier aufgeführten Behandlungsverfahren sind nicht als Methoden der Wahl zur **Behandlung des Karpaltunnelsyndroms** zu bezeichnen.
Therapie der Wahl ist die **operative Spaltung des Ligamentum carpi transversum** in der Regel in Kombination mit einer interfaszikulären Neurolyse. Bei leichten Karpaltunnelsyndromen und bei intermittierendem Auftreten eines Karpaltunnelsyndroms während der Schwangerschaft oder im Wochenbett können lokale Injektionen mit Kortikosteroiden und einem Lokalanästetikum versucht werden (siehe auch Lerntext VII.1).

8 Muskelkrankheiten

8.2 Klinik

H90 F85

Frage 8.1: Lösung C

Eine Erhöhung der Kreatinkinase im Serum, ein myopathisches Muster im Elektromyogramm, Muskelatrophien und normale Nervenleitgeschwindigkeiten stellen unspezifische Symptome einer Myopathie dar. Diese Befunde sind somit nicht geeignet, zwischen einer **Myositis** und einer **Muskeldystrophie** zu unterscheiden. Die Myositis ist jedoch – im Gegensatz zur Muskeldystrophie – eine entzündliche Erkrankung, die mit entsprechenden Laborbefunden einhergeht. Bei der Myositis zeigt sich die **Blutsenkungsgeschwindigkeit** oft beschleunigt, während sie bei der hereditären Muskeldystrophie unauffällig ist. Zur Differenzialdiagnose kann weiterhin noch die Muskelbiopsie beitragen, die bei einer Myositis neben der Degeneration der Muskelfasern vorwiegend perivenöse Infiltrate von Plasmazellen erkennen lässt.

F90

Frage 8.2: Lösung C

Die **Kreatinkinase (CK)** ist im Serum dann erhöht, wenn es aufgrund einer Myopathie zu Membranstörungen oder einem Zerfall von Muskelfasern kommt. Dies ist der Fall bei angeborenen Myopathien, nach einem Muskeltrauma und bei der malignen Hyperthermie. Die Kreatinkinase ist auch bei der Polymyositis erhöht und zeigt bei positiver Beeinflussung durch Kortikosteroide oder Zytostatika mit fortschreitendem Behandlungserfolg einen Abfall.
Die **Duchenne-Muskeldystrophie** wird X-chromosomal rezessiv vererbt und betrifft deshalb ausschließlich Knaben. Die Erkrankung beginnt meist vor dem 3. Lebensjahr und zeigt eine rasche Progredienz im Bereich der Beckenmuskulatur, später auch der Schultergürtelmuskulatur. Die Erkrankung endet meist letal zwischen dem 15. und 25. Lebensjahr infolge pulmonaler und kardialer Komplikationen. Bei dieser Muskeldystrophie werden starke Erhöhungen der Kreatinkinase beobachtet. Deutliche Erhöhungen der Enzymwerte finden sich bereits im subklinischen Stadium der Erkrankung, weshalb die Bestimmung hilfreich ist für eine frühe Diagnosestellung. Eine CK-Erhöhung kann auch zur Früherkennung und Identifizierung von Konduktorinnen dienen. Bei diesen ist jedoch die Kreatinkinase nicht in allen Fällen erhöht (siehe auch Lerntext VIII.2).

Polymyositis — **VIII.1**

Bei der **Polymyositis** handelt es sich um eine meist **generalisierte entzündliche Erkrankung der quergestreiften Muskulatur**. Klinisch stehen eine Schwäche und Schmerzen der Extremitätenmuskulatur im Vordergrund. Der Verlauf der Polymyositiden ist unterschiedlich; es werden akute, subakute oder chronische Verläufe beobachtet. Auch Remissionen sind beobachtet worden. Neben spezifischen Polymyositiden, die durch Bakterien, Pilze und Parasiten ausgelöst werden können, vermutet man in den meisten Fällen eine **Autoaggressionskrankheit**, bei der sich die Entzündung vorwiegend im Bindegewebe abspielt. Diese ätiologische Vorstellung wird dadurch gestützt, dass Kortikoide häufig einen deutlich positiven Effekt auf das Krankheitsgeschehen haben. Unterstützend ist auch die Beobachtung, dass die Polymyositis mit anderen **Autoimmunerkrankungen** verbunden sein kann: Dermatomyositis, Lupus erythematodes, Sklerodermie, Panarteriitis nodosa. Obwohl bei schwersten entzündlichen Prozessen in der Muskulatur schließlich ein Reflexverlust beobachtet werden kann, so imponiert im Anfangsstadium bei der Polymyositis eine erstaunlich gute Auslösbarkeit der **Muskeleigenreflexe**. Die **Paresen** sind häufig proximal betont. Im **EMG** imponieren die unspezifischen Zeichen einer Myopathie mit Amplitudenminderung der motorischen Einheiten, vermehrter Aufsplitterung und Verkürzung sowie frühzeitig dichtem Interferenzbild bei progredient abnehmender Muskelkraft. Häufig werden bei der Polymyositis auch neurogene Begleitphänomene im EMG in Form von Fibrillationspotenzialen und positiv scharfen Wellen beobachtet.

F87

Frage 8.3: Lösung A

Bei der **Polymyositis** handelt es sich um eine meist generalisierte entzündliche Erkrankung der quergestreiften Muskulatur, wobei akute, subakute und chronische Verläufe beobachtet werden. Klinisch stehen eine Schwäche und Schmerzen der Extremitätsmuskulatur im Vordergrund. Wie bei anderen akuten Myopathien wird bei der Polymyositis eine Erhöhung der **CK (Kreatinkinase)** im Serum beobachtet (siehe auch Lerntext VIII.1).
Bei der **Myasthenie** hingegen handelt es sich um eine Autoimmunerkrankung, bei der Antikörper produziert werden, die sich an die postsynaptische Membran der neuromuskulären Synapse binden. Da die Myasthenie keine primäre Myopathie darstellt, werden Erhöhungen der CK in der Regel vermisst (siehe auch Lerntext VIII.3).
Zu **(B):** Eine **Muskelschwäche** wird bei beiden Erkrankungen beobachtet.
Zu **(C):** Bei der Polymyositis und auch bei der Myasthenia gravis handelt es sich um Autoimmunerkrankungen. Aufgrund der fluktuierenden Aktivität des Immunsystems werden bei diesen Erkrankungen häufig **spontane, meist nur vorübergehende Besserungen beobachtet**.
Zu **(D):** Bei der Polymyositis lassen sich keine Antikörper gegen spezifische **Muskelantigene** nachweisen.
Zu **(E):** Eine Besserung der Muskelschwächen durch **Glukokortikoide** wird sowohl bei der Myasthenia gravis als auch bei der Polymyositis beobachtet.

F97 F94

Frage 8.4: Lösung B

Die **Paramyotonie** gehört nicht zu den charakteristischen Phänomenen bei der Hyperventilationstetanie. Es handelt sich bei der Paramyotonie um eine Dekontraktionsstörung der Muskulatur, die eine ausgeprägte **Kälteabhängigkeit** zeigt. Die Paramyotonie tritt bei der **autosomal-dominant vererbten Paramyotonia congenita** auf. Pathophysiologisch liegt dieser Störung eine Veränderung von Ionenkanälen zu Grunde.

H85

Frage 8.5: Lösung B

Der hier beschriebene Fall deutet auf eine Muskelschwäche im kranialen Bereich, die sich belastungsabhängig intensiviert. Die Muskelschwäche lässt sich auch klinisch im Bereich der oberen Extremitäten nachweisen. Die hier beschriebene Symptomatik ist typisch für eine **Myasthenia gravis pseudoparalytica** (siehe auch Lerntext VIII.3).
Zu **(A):** Bei der **Multiplen Sklerose** kann es zwar selten einmal zu einer isolierten Parese im kranialen Bereich und auch im Bereich der oberen Extremitäten kommen, weiterhin kann auch eine abnorme Ermüdbarkeit vorliegen. Da eine Muskelschwäche bei der Multiplen Sklerose aber auf eine Schädigung absteigender motorischer Bahnen zurückgeht, wäre eine Steigerung der Muskeleigenreflexe zu erwarten (siehe auch Lerntext V.14).
Zu **(C):** Eine **Entzündung** im Bereich multipler **Hirnnerven** würde neben den motorischen Anteilen auch sensible Anteile mit einschließen.
Zu **(D):** Eine **Pseudobulbärparalyse** geht auf eine beidseitige Affektion der kortikonukleären Fasersysteme zurück. Eine beidseitige Ptosis und eine Minderung der Kraft in den Armen bei normalen Reflexen gehört jedoch nicht zum Bild der Pseudobulbärparalyse.
Zu **(E):** Bei der **myatrophischen Lateralsklerose** handelt es sich um eine degenerative Erkrankung mit progressiver Läsion der Vorderhornzellen und des Tractus corticospinalis. Der Prozess kann sich bei besonderen Verlaufsformen auf den kranialen Bereich konzentrieren, eine beidseitige Ptose und das Auftreten von Doppelbildern mit ausgeprägter Tagesschwankung sind jedoch untypisch für die myatrophische Lateralsklerose. Wenn der degenerative Prozess die oberen Extremitäten mit einschließt, so kommt es zu Muskelatrophien (Vorderhornschädigung) und zu einer Steigerung der Muskeleigenreflexe (Läsion des Tractus corticospinalis) (siehe auch Lerntext VI.2).

F87

Frage 8.6: Lösung D

Die skizzierte Symptomatik zeigt Muskelschwächen im okulopharyngealen Bereich sowie eine Schwäche im Bereich der proximalen Skelettmuskulatur. Die Muskelschwächen werden durch Belastung noch intensiviert, es kommt zu einem raschen Ermüden bei der Hausarbeit. Diese Symptomatik ist charakteristisch für die **Myasthenia gravis pseudoparalytica**.
Patienten mit Myasthenia gravis pseudoparalytica berichten häufig, dass morgens nach dem Aufstehen die Muskelkraft noch recht gut sei, während sie im Laufe des Tages bis zum Abend hin ständig abnähme. Klinisch imponiert eine Myasthenia gravis in vielen Fällen durch einen isolierten Befall der okulären und pharyngealen Muskeln. Beidseitigkeit der Ptosis sollte an das Vorliegen einer Myasthenia gravis pseudoparalytica denken lassen. Die Krankheit kann zeitlebens auf die okulären und bulbären Muskeln fokussiert bleiben, kann sich jedoch auch auf den Rumpf und die Extremitäten ausdehnen. Gefürchtet ist die Ateminsuffizienz mit der Gefahr, eine Lungenentzündung zu bekommen (siehe auch Lerntext VIII.3).

H99

Frage 8.7: Lösung B

Generell werden eine okuläre und eine generalisierte Verlaufsform bei der **Myasthenia gravis** unterschieden. Zur Beurteilung des Krankheitsverlaufes wird häufig die Klassifikation der Myasthenie nach dem Schema von Ossermann verwendet. Bei dieser groben Einteilung werden Lokalisation der Schwäche, Schwere und Verlauf der Erkrankung zu verschiedenen Gruppen zusammengefasst: Die leichteste Form der Myasthenia gravis ist die lokale okuläre Myasthenie. Wenn eine generalisierte Myasthenie vorliegt, sind häufig frühzeitig auch die bulbären Muskeln mit entsprechender Sprechstörung affiziert.

H98

Frage 8.8: Lösung D

Bei der repetitiven Nervenreizung (z.B. N. ulnaris) mit einer Frequenz von 3 Hz kommt es bei der **Myasthenia gravis** zu einem Dekrement der Muskelsummenaktionspotenziale z.B. abgeleitet vom M. abductor digiti quinti. Ein Inkrement der Muskelsummenaktionspotenziale ist beim Lambert-Eaton-Syndrom zu beobachten.

F86

Frage 8.9: Lösung E

Über den **Tensilontest** lässt sich die Diagnose „Myasthenia gravis" wahrscheinlich machen. Nach intravenöser Injektion von 2–20 mg Tensilon kommt es durch eine Hemmung der Acetylcholinesterase zu einem vermehrten Angebot von Acetylcholin, das in der Lage ist, vorübergehend die myasthene Reaktion zu beheben. Bei Patienten mit einer **Myasthenia gravis** lassen sich Antikörper gegen eine Reihe menschlicher Antigene nachweisen. In erster Linie sind **Antikörper gegen Acetylcholinrezeptorprotein** zu nennen, die in etwa 87% der Fälle zu beobachten sind. Antikörper gegen Skelettmuskelgewebe werden bei etwa 20–30% aller Myastheniekranken angetroffen.
Die **Computertomographie des Thorax** ist im Rahmen der Diagnostik einer Myasthenia gravis wichtig, um entsprechende Veränderungen der Thymusdrüse erfassen zu können.
Die **Serienstimulation eines Nerven** ist geeignet, um ein Dekrement elektrisch ausgelöster Muskelsummenantwortpotentiale nachzuweisen. Ausgangspunkt dieses elektromyographischen Befundes ist die vorzeitige Ermüdbarkeit der neuromuskulären Übertragung.

H92

Frage 8.10: Lösung E

Siehe Kommentar zu Frage 8.9.

F97

Frage 8.11: Lösung A

Charakteristische Symptome des **myasthenen Syndroms Lambert-Eaton** sind proximale und beinbetonte Muskelschwächen, die sich bei Belastung vorübergehend bessern, vegetative Störungen in Form von Mundtrockenheit, Potenz- und Sphinkterschwäche sowie Hypo- und/oder Areflexie. Dem myasthenen Syndrom Lambert-Eaton liegt eine autoimmunologische Störung mit Beeinträchtigung der Acetylcholinausschüttung vor. Etwa 70% der erwachsenen Männer und 25% der Frauen mit diesem Syndrom haben als primäre Grundkrankheit ein kleinzelliges Bronchialkarzinom. Selten findet man als maligne Grunderkrankung eine Leukämie oder ein Sarkom sowie Malignome des Rektums, der Niere, der Basalzellen der Haut und des Thymus. Eine einfache **Thymushyperplasie** ist nicht charakteristisch für dieses Syndrom, sondern ist ein klassischer Befund bei der Myasthenia gravis.

F89

Frage 8.12: Lösung A

Bei dem **Lambert-Eaton-Syndrom** handelt es sich um ein paraneoplastisches Syndrom in Form einer myasthenen Muskelschwäche. Anders als bei der Myasthenia gravis pseudoparalytica sind beim Lambert-Eaton-Syndrom nicht initial die äußeren Augenmuskeln, sondern proximale Extremitätenmuskeln betroffen. Als Primärtumor liegt beim Lambert-Eaton-Syndrom am häufigsten ein kleinzelliges Bronchialkarzinom vor.

H96 H86

Frage 8.13: Lösung C

Das klinische Bild bei dieser Patientin zeigt eine Muskelschwäche mit Schwerpunkt im Bereich der äußeren Augenmuskeln. Bei Fehlen von Reflexanomalien, Muskelatrophien, Muskelfaszikulieren und Sensibilitätsstörungen ist im vorliegenden Fall von einer **Myasthenia gravis** auszugehen. Wegweisend für diese Diagnose ist auch die Tatsache, dass es im vorliegenden Fall zu einer vorzeitigen Ermüdung der Muskulatur kommt (Lidptose verstärkt sich beim Aufwärtsblicken; die Arme können nur wenige Sekunden über den Kopf gehoben werden) (siehe auch Lerntext VIII.3).

F89 F86

Frage 8.14: Lösung B

Die Symptome **progrediente Muskelschwäche, muskelkaterartige Schmerzen** in Kombination mit einer **Erhöhung der BSG**, der **Gammaglobuline** in der Serumelektrophorese und der **Kreatinkinase** im Serum sprechen für das Vorliegen einer **Polymyositis** (siehe auch Lerntext VIII.1).
Zu **(A):** Bei der **Poliomyelitis** kommt es zu akuten Muskelschwächen. Eine Erhöhung der Gammaglobuline in der Serumelektrophorese wird bei dieser Erkrankung nicht beobachtet (siehe auch Lerntext V.12).
Zu **(C):** Bei der **Bornholm-Krankheit** handelt es sich um eine Infektion mit Viren der Coxsackie-Gruppe B. Bei dieser Erkrankung kann es zu allgemeinen Muskelschmerzen kommen. Charakteristisch ist für die Erkrankung weiterhin der **gürtelförmige heftige Schmerz**, der den Brustkorb umgreift, der auch als „Teufelsgriff" bezeichnet wird. Fakultativ kommt es bei der Bornholm-Krankheit auch zu einer abakteriellen Meningitis. Auch bei dieser Erkrankung wird eine Erhöhung der Gammaglobuline in der Serumelektrophorese nicht beobachtet.
Zu **(D):** Bei der autosomal-rezessiven Form der **Muskeldystrophie** entwickeln sich die Symptome meist schleichend über einen Zeitraum von Monaten. Eine Erhöhung der BSG und der Gammaglobuline in der Serumelektrophorese werden nicht beobachtet.
Zu **(E):** Die **Myasthenia gravis pseudoparalytica** geht in der Regel nicht mit muskelkaterartigen Schmerzen einher, eine Erhöhung der BSG und der Gammaglobuline in der Serumelektrophorese wird bei dieser Erkrankung nicht gefunden (siehe auch Lerntext VIII.3).

H87

Frage 8.15: Lösung E

Insbesondere dann, wenn eine **Polymyositis** einen chronischen Verlauf zeigt, ist die Abgrenzung gegen eine **progressive Muskeldystrophie vom Gliedergürteltyp** schwierig. Hilfreich sind familienanamnestische Angaben (Heredität bei progressiver Muskeldystrophie) und muskelbioptische Befunde, die bei der Polymyositis lymphozytäre Infiltrate zeigen können (siehe auch Lerntext VIII.1).
Auch eine **Myasthenie** kann Paresen in Muskeln zeigen, die bei der progressiven Muskeldystrophie vom Gliedergürteltyp betroffen sind. Eine Untersuchung gelingt durch den positiven Tensilon-Test bei der Myasthenie und die erhöhte CK bei der progressiven Muskeldystrophie. Bei einer typischen Myasthenia gravis pseudoparalytica sind häufig IgG-Antikörper gegen Acetylcholinrezeptoren nachzuweisen (siehe auch Lerntext VIII.3).
Sowohl bei der Augenmuskel-Myositis als auch bei der **endokrinen Orbitopathie** treten Lähmungen der äußeren Augenmuskeln in Erscheinung. Die endokrine Orbitopathie ist häufig mit einer Hyperthyreose vergesellschaftet, was die differenzialdiagnostische Abgrenzung dieser beiden Erkrankungen erleichtert.

F88

Frage 8.16: Lösung E

Bei der **Polymyositis** handelt es sich um eine entzündliche Erkrankung der quergestreiften Muskulatur auf dem Boden eines autoimmunologischen Prozesses. Klinisch stehen eine Schwäche und Schmerzen der Extremitätenmuskulatur im Vordergrund. Ein Palpationsschmerz der betroffenen Muskulatur findet man besonders bei akuten Verlaufsformen.
Auch die Muskulatur, die von Hirnnerven versorgt wird, ist in den Prozess häufig miteinbezogen, sodass Schluckstörungen häufig zu beobachten sind. Im Gefolge des Muskelfaserzerfalls ist die CK im Serum wie auch bei anderen Myopathien erhöht. Eine Besserung unter Therapie mit Glukokortikoiden wird beobachtet. Alle in der Frage gemachten Aussagen sprechen für eine Polymyositis mit Ausnahme von Lösung (E) (siehe auch Lerntext VIII.1).

F89

Frage 8.17: Lösung B

Bei der **Polymyalgia rheumatica** handelt es sich mit großer Wahrscheinlichkeit um eine Autoimmunerkrankung, die gehäuft mit einer **Arteriitis cranialis** vergesellschaftet ist. Die Blutsenkungsgeschwindigkeit ist bei den Patienten erhöht, sie klagen über ein allgemeines Krankheitsgefühl und über multiple Gelenk- und Muskelschmerzen im Bereich der Extremitäten mit proximaler Betonung. Besonders ausgeprägt sind die Beschwerden morgens nach dem Aufstehen, es besteht eine ausgeprägte Morgensteife. Eine Lähmung der Schlundmuskulatur wird in der Regel bei der Polymyalgia rheumatica nicht beobachtet. Die Erkrankung manifestiert sich überwiegend im höheren Lebensalter. Die Therapie der Wahl ist die Behandlung mit **Glukokortikoiden**, die insbesondere bei gleichzeitiger Arteriitis cranialis umgehend begonnen werden sollte.

F99

Frage 8.18: Lösung A

Bei der **Myasthenia gravis** handelt es sich um eine Autoimmunerkrankung, bei der pathophysiologisch Antikörper gegen den Acetylcholinrezeptor der Muskelfasern von wesentlicher Bedeutung sind. Autoimmunologische Prozesse an den motorischen Vorderhornzellen sind bei der Myasthenia gravis nicht nachweisbar.

H87

Frage 8.19: Lösung D

In der zugehörigen Abbildung erkennt man neben normalen runden Muskelfasern Gruppen gleichmäßig atrophischer und elongierter Fasern, typisch für eine **neurogene Muskelatrophie**. In einem partiell denervierten Muskel kommt es durch Miteinbezug denervierter Muskelfasern in benachbarte gesunde motorische Einheiten durch aussprossende gesunde Nervenfasern zu einer Gruppierung von Muskelfasern einer motorischen Einheit. Erfolgt dann sekundär eine Denervation der früher durch die Aussprossung erweiterten motorischen Einheit, so kommt es im histologischen Präparat zu dem vorliegenden typischen Bild der **gruppierten Muskelatrophie**.

H96

Frage 8.20: Lösung E

Gruppierte atrophische Muskelfasern mit eckigen Querschnitten sind typisch für **chronisch-neurogene Schädigungen** im Rahmen von **Vorderhornprozessen**. Unter den hier aufgeführten Erkrankungen sind chronisch-neurogene Veränderungen im Prinzip bei der **spinalen Muskelatrophie Typ Werdnig-Hoffmann** und bei der **amyotrophischen Lateralsklerose** zu erwarten. Da hier jedoch die Situation eines 40-jährigen Mannes beschrieben wird, kommt lediglich die amyotrophische Lateralsklerose in Frage, da Patienten mit spinaler Muskelatrophie Typ Werdnig-Hoffmann das Erwachsenenalter aufgrund des progredienten bösartigen Verlaufs nicht erreichen. Zur Genese der Gruppenatrophie siehe Kommentar zu Frage 8.19.

H84

Frage 8.21: Lösung C

Die Frage beschäftigt sich mit der Genese und dem Vorkommen des **Muskelfaszikulierens**. Ein Faszikulieren der Muskulatur kommt dann zustande, wenn durch degenerative Prozesse, stoffwechselbedingte Störungen oder Entzündungen in der Vorderhornzelle oder im Bereich des Axons spontane Produktionen von Aktionspotenzialen mit nachfolgender Kontraktion der motorischen Einheit zustande kommen. Am häufigsten wird das Faszikulieren bei **Vorderhornprozessen** wie bei **amyotropher Lateralsklerose** und **spinalen Muskelatrophien** beobachtet. Es tritt jedoch auch bei Polyneuropathien unterschiedlicher Genese auf. Muskelfaszikulieren kann auch bei Gesunden, meist begrenzt auf wenige Muskeln, auftreten. Besonders häufig wird das sog. benigne Faszikulieren nach Schlafentzug sowie psychischer und physischer Überbelastung beobachtet. Eine seltene Ursache des Faszikulierens ist die Überdosierung von Cholinesterasehemmern, bei der es zu einer verstärkten Aktivität des Transmitters Acetylcholin mit Produktion von Muskelfaserkontraktionen kommt. Muskelfaszikulationen werden nicht bei primären Myopathien (progressive Muskeldystrophie) und bei sehr akuten Vorderhornprozessen (Poliomyelitis) beobachtet.

H95

Frage 8.22: Lösung E

Eine **Rhabdomyolyse** (Zerfall der quergestreiften Muskelfasern) kann Komplikation eines Entzugsdelirs sein, im Rahmen einer Sepsis oder einer malignen Hyperthermie (Narkosekomplikation!) auftreten, aber auch idiopathisch vorkommen.
Klinisch äußert sie sich durch druckdolente geschwollene Muskeln mit muskelkaterartigen Ruheschmerzen **(Myalgie)** und proximalen peripheren **Paresen** mit raschem Beginn und Verlauf (Aussagen (A), (B) und (D) sind richtig).
Es kommt zu **CK-Anstiegen** bis 100 000 U/l. Durch den Muskelzerfall wird Myoglobin frei, das zunächst renal ausgeschieden wird und an einer Dunkelfärbung des Urins zu erkennen ist (Aussage (C) richtig). Sehr schnell kann es durch das Myoglobin

allerdings zu einer Verstopfung der Nierentubuli mit konsekutivem akuten Nierenversagen („crush-Niere") kommen. Es handelt sich dann um ein **akut lebensbedrohliches Zustandsbild**, das meist nur durch rechtzeitige Dialyse beherrscht werden kann. Da es sich um eine Muskelerkrankung handelt, kommen Sensibilitätsstörungen nicht vor.

F93

Frage 8.23: Lösung E

In der zugehörigen Kasuistik werden Muskelschwächen beschrieben, die morgens geringer als abends in Erscheinung treten. Weiterhin wird über eine vorzeitige Ermüdung berichtet. Die Gabe eines Acetylcholinesterasehemmers (Tensilon) führt bei den Patienten zu einer deutlichen Besserung der Muskelschwäche. Am häufigsten treten die Muskelschwächen im kranialen Bereich mit Ptose und Sehen von Doppelbildern sowie Schwächen im Bereich der pharyngealen Muskulatur in Erscheinung. Zusammenfassend ist die Situation typisch für das Vorliegen einer **Myasthenia gravis** (siehe auch Lerntext VIII.3).

H89

Frage 8.24: Lösung E

Gruppiert liegende Muskelfaseratrophien werden bei axonaler Degeneration im Bereich der peripher motorischen Nervenfasern beobachtet. Bei einer partiellen Degeneration der Nervenfasern, die zu einem Muskel ziehen, übernehmen zunächst intakt gebliebene Nervenfasern durch Aussprossen neuer Nervenäste die Innervation denervierter Muskelfasern. Wenn dann später auch diese vergrößerten Muskelfaserareale von motorischen Einheiten degenerieren, erscheinen in der Muskelbiopsie nicht schachbrettartig verteilte Muskelfaseratrophien, sondern Gruppenatrophien. Eine axonale Degeneration motorischer Nervenfasern kommt auch bei Rückenmarksprozessen mit Degeneration der motorischen Vorderhornzellen vor. Ein solcher Prozess spielt sich bei der myatrophischen Lateralsklerose, bei der spinalen Muskelatrophie und bei der vaskulären Myelopathie mit schlaffen Lähmungen ab.

F86

Frage 8.25: Lösung B

Unter den angebotenen Möglichkeiten ist einzig die **Nadelelektromyographie** geeignet, Indizien für das Vorliegen einer **progressiven Muskeldystrophie** zu gewinnen. Als Ausdruck der zu Grunde liegenden Myopathie kommt es zu einer vermehrten Polyphasie abgeleiteter motorischer Einheiten, zu einer Amplitudenreduktion und Verkürzung der Dauer dieser Potentiale sowie zu einem vorzeitig dichtem Interferenzbild. Mit der Nadelelektromyographie allein kann aber nur das Vorliegen einer Myopathie im allgemeinen gesichert werden. Für die Sicherung der Diagnose „progressive Muskeldystrophie" sind weiterhin klinische Fakten und familienanamnestische Daten (Erbgang) wichtig. Auch die **Muskelbiopsie** hat einen hohen Stellenwert bei der Diagnostik der progressiven Muskeldystrophie.

H90 F85

Frage 8.26: Lösung A

Die zugehörige Abbildung des Bildanhangs zeigt einen Knaben mit der typischen Hyperlordosierung der Wirbelsäule, wie sie bei **Muskeldystrophien** vorkommt. Weiterhin imponiert eine leichte Atrophie der Schultergürtel- und Oberarmmuskulatur. Bei der Muskeldystrophie **Typ Duchenne** handelt es sich um eine **X-chromosomal rezessiv vererbte Muskelerkrankung**. Es erkranken ausnahmslos Knaben, die Erkrankung setzt bereits in den ersten drei Lebensjahren ein. Die Besonderheit des X-chromosomal rezessiven Erbgangs liegt darin, dass gesunde Frauen die kranke Erbanlage haben können (Konduktorinnen) und an die Hälfte ihrer Nachkommen weitergeben. Heterozygote Frauen sind in der Regel gesund, sie können jedoch biochemische (CK) und mikroskopische Abweichungen (Muskelbiopsie) vom Normalen aufweisen (siehe auch Lerntext VIII.2).
Dem hier dargestellten Stammbaum ist zu entnehmen, dass die Erkrankung in drei Generationen auftrat und lediglich Knaben betroffen waren. Die Großmutter des Erkrankten fungierte als Konduktorin, bei einem Großonkel war die Erkrankung manifest. Die eigene Mutter war gemäß der X-chromosomal rezessiven Vererbung zwar nicht erkrankt, fungierte jedoch erneut als Konduktorin.

Muskeldystrophie Typ Duchenne — VIII.2

Bei der **Muskeldystrophie Typ Duchenne** handelt es sich um eine **rezessiv X-chromosomal** vererbte Muskelerkrankung. Es erkranken ausnahmslos Knaben, die Erkrankung setzt bereits in den ersten drei Lebensjahren ein. Weibliche Familienmitglieder erkranken zwar klinisch nicht manifest, sie können jedoch als sogenannte Konduktorinnen fungieren. Die Muskelschwäche tritt zunächst im Beckengürtelbereich auf. Die Parese der Rückenstrecker führt zu einer hyperlordotischen Haltung des Rumpfes (siehe Abb. 70 zu Frage 8.26 im Bildanhang). Durch die Schwäche des M. glutaeus medius kommt es zum charakteristischen Watschelgang, bei dem das Becken auf die jeweils unbelastete Seite abknickt. Die Schwäche der Oberschenkelmuskulatur führt zu Störungen beim Treppensteigen. Die paretischen Bauchdecken induzieren eine Vorwölbung des Unterbauches, sodass sich das Bild der „Wespentaille" darstellt. Kennzeichnend ist die Schwierigkeit, sich aus dem Liegen aufzurichten. Kompensatorisch rollen sich die Kranken zunächst auf den Bauch, begeben sich dann in die Vierfüßlerstellung und strecken anschließend die Beine nacheinander durch. Im Bereich der Waden kommt es zu einer vermehrten Einlagerung von Fett und Bindegewebe, sodass das Bild einer Pseudohypertrophie entsteht (Gnomenwaden). Die Erkrankung ist derartig progressiv, dass die Kinder zwischen dem 12. und 15. Lebensjahr nicht mehr fähig sind, zu gehen. Die Muskeldystrophie Typ Duchenne ist weiterhin von hormonellen Störungen begleitet. Bei Konduktorinnen, die selbst nicht manifest erkranken, lässt sich häufig eine Erhöhung der Serumkonzentration der Kreatinphosphokinase feststellen.

H89 H85

Frage 8.27: Lösung B

Sowohl im Rahmen einer **progressiven Muskeldystrophie** als auch bei der **Polymyositis** treten insbesondere Paresen der rumpfnahen Muskulatur in Erscheinung. Beide Erkrankungen können im jugendlichen Alter manifest werden, obwohl generell das Manifestationsalter bei der Polymyositis höher ist. Die Abschwächung der Reflexe stellt ein uncharakteristisches Symptom im Rahmen einer Myopathie dar. Von einigen Autoren wird zwar darauf hingewiesen, dass bei der Polymyositis die Reflexe noch lange erhalten sein können, bei schwereren Erkrankungen fallen sie jedoch – ähnlich wie bei der progressiven Muskeldystrophie – ebenfalls aus. Eine **erhöhte CK** im Serum stellt ein unspezifisches Symptom bei einer Myopathie dar. Eine **Schwäche der Schlund- und Nackenmuskulatur** kann als typisch für eine Polymyositis gelten, während sie bei der progressiven Muskeldystrophie eher selten beobachtet wird.

F92 H87

Frage 8.28: Lösung A

Bei der **Muskeldystrophie vom Typ Duchenne** handelt es sich um eine rezessiv X-chromosomal vererbte Muskelerkrankung. Es erkranken ausnahmslos Knaben. Die Erkrankung setzt bereits in den ersten drei Lebensjahren ein, schon im ersten Lebensjahr können hohe **CK-Werte** im Serum nachgewiesen werden. Weibliche Familienmitglieder erkranken zwar klinisch nicht manifest, sie können jedoch als sogenannte Konduktorinnen fungieren. Die Muskelschwächen treten zunächst im Beckengürtelbereich auf. Eine Beteiligung der Augenmuskeln wird bei der Muskeldystrophie vom Typ Duchenne nicht beobachtet (siehe auch Lerntext VIII.2).

F97 F88

Frage 8.29: Lösung D

Bei der **fazioskapulohumeralen Muskeldystrophie**, die autosomal-dominant vererbt wird, kommt es zu einem ausgeprägten myopathischen Prozess im Bereich der fazialen Muskulatur. Es imponieren schlaffe Gesichtszüge, die zu dem Terminus Facies myopathica geführt haben. Durch eine Tonusverschiebung der perioralen Muskulatur kommt es bei dieser Form der Muskeldystrophie zu einer Vorwölbung der Lippen, die zu dem Bild eines **„Tapirmundes"** führen.

H99

Frage 8.30: Lösung C

Bei dieser **Muskeldystrophie** beginnen die Muskelschwächen im Beckengürtel- und Oberschenkelbereich und nicht isoliert im Bereich des Schultergürtels. Die betroffenen Jungen lernen verspätet das Laufen, zudem fällt das Treppensteigen schwer. Der elektromyographische Befund ist durch das **myopathische Muster** mit amplitudengeminderten, verkürzten und polyphasischen Potentialen einzelner motorischer Einheiten charakterisiert. Weiterhin sind pathologische Spontanaktivität mit Fibrillationen und positiven scharfen Wellen, wie sie eigentlich für neurogene Schädigungen charakteristisch sind, häufig.

H88 H84

Frage 8.31: Lösung C

Bei diesem Patienten wird in typischer Weise eine **myotone Reaktion** beschrieben. Es handelt sich bei dieser Muskelerkrankung um eine Muskelfasermembranstörung, die zu einer verzögerten Relaxierung der Muskeln nach Willkürinnervation führt. Die myotonen Reaktionen können auch durch Hammerschlag auf den Muskel mechanisch ausgelöst werden. Die **Myotonie** tritt vor allem bei der autosomal-dominant vererbten Myotonia congenita und bei der dystrophischen Myotonie in Erscheinung. Bei beiden Erkrankungen wird beobachtet, dass die Ausprägung der Myotonie durch alternierenden Gebrauch der Muskeln herabgesetzt werden kann (warming up).

H98

Frage 8.32: Lösung D

Bei der hier beschriebenen Symptomatik handelt es sich um eine belastungsabhängige **paroxysmale Lähmung**. Insbesondere ist an eine **periodische hyperkaliämische Lähmug** zu denken. Bei dieser autosomal-dominant vererbten Muskelerkrankung kommt es charakteristischerweise in Ruhe nach körperlicher Belastung zu plötzlichen Lähmungen, die eine Dauer von Minuten bis Stunden aufweisen. Bei schweren Formen können solche Lähmungsattacken nahezu täglich auftreten. Bei dieser Erkrankung handelt es sich um eine genetisch determinierte Störung der Natriumkanäle im Bereich der Muskelfasermembran. Das Gen für die hyperkaliämische periodische Lähmung liegt auf Chromosom 17q.

F91

Frage 8.33: Lösung D

Die beigefügte Kasuistik beschreibt das Bild einer proximal betonten **Myopathie** mit Manifestation im Kindesalter. Der skizzierte Erbgang spricht für eine X-chromosomal vererbte Myopathie. Die Mutter des erkrankten Jungen und die Großmutter fungieren offensichtlich als Konduktorinnen. Ein weiteres wichtiges klinisches Zeichen ist die **Pseudohypertrophie** im Bereich der Waden. Die damit zusammengefassten klinischen Kriterien sprechen für das Vorliegen einer **progressiven Muskeldystrophie Typ Duchenne** (siehe auch Lerntext VIII.2).
Die bei dem Knaben vorliegende Myopathie lässt sich durch die Bestimmung der **Kreatinkinase** (CK) im Serum nachweisen. Dieses in Muskelfasern enthaltene Enzym wird bei Muskelfaserzerfall vermehrt in die Blutbahn abgegeben. Eine **Muskelbiopsie** wird die Veränderungen der Muskelfasern mit fehlendem **Dystrophin** (Membranprotein) nachweisen können, das **Elektromyogramm** zeigt motorische Potenziale mit verringerter Amplitude und Dauer sowie vermehrter Phasenzahl bei vorzeitig dichtem Interferenzbild.

F91

Frage 8.34: Lösung B

Siehe Kommentar zu Frage 8.33.

H97 F90

Frage 8.35: Lösung A

Nach genetischen und klinischen Gesichtspunkten lassen sich die **progressiven Muskeldystrophien** aufteilen. Sie unterscheiden sich insbesondere auch durch ihre Prognose. Die **fazioscapulohumerale Form der Muskeldystrophie** wird autosomal-dominant vererbt. Sie kann beide Geschlechter befallen. Der Verlauf ist außerordentlich langsam, sodass meist bis ins Alter Arbeitsfähigkeit besteht. Insgesamt handelt es sich bei der fazioscapulohumeralen Form der Muskeldystrophie eher um eine gutartig verlaufende Muskeldystrophie. Die bösartigste Verlaufsform der Muskeldystrophie ist die Duchenne-Dystrophie. Sie wird geschlechtsgebunden rezessiv vererbt und befällt nur männliche Nachkommen. Klinisch beginnt sie meist im 2. bis 6. Lebensjahr, es sind zunächst nur die Beckengürtelmuskeln befallen. Der Tod tritt in der Regel vor dem 20. Lebensjahr ein.
Die Aussagen (B) bis (E) treffen alle im Falle der fazioscapulohumeralen Form der Muskeldystrophie zu.

H90

Frage 8.36: Lösung C

Bei der **fazioscapulohumeralen Form der progressiven Muskeldystrophie** handelt es sich um eine autosomal-dominant vererbte Erkrankung, die im Erbgang eine recht variable Expressivität zeigt. Die Erkrankung wird im **2. Lebensjahrzehnt manifest** und verläuft zumeist langsam progredient. Wie der Name sagt, werden vorwiegend Paresen im Bereich der Gesichtsmuskulatur, der Schulterblattmuskulatur und der Oberarmmuskulatur beobachtet. Im weiteren Verlauf können auch die Rumpf- und Beckengürtelmuskulatur betroffen sein.

H00 H98

Frage 8.37: Lösung D

Bei der **Myotonia congenita** handelt es sich um eine autosomal-dominant oder autosomal-rezessiv vererbte Erkrankung. Dem Leiden liegt eine genetisch bedingte **Störung der Ionenkanäle der Skelettmuskelfasern** zu Grunde, es kommt zu einer Störung der Muskelerschlaffung. Im Elektromyogramm zeigen sich durch mechanische Irritation ausgelöste myotone Entladungsserien, die Entladungen einzelner Kompartimente motorischer Einheiten darstellen. Ursache der Membraninstabilität bei der Myotonia congenita ist eine **verringerte Chloridleitfähigkeit** der Muskelfasermembran: An der gesunden Muskelfaser stabilisiert die normalerweise hohe Chloridleitfähigkeit das hohe Membranpotenzial gegenüber den im transversalen Tubulussystem ablaufenden Elektrolytveränderungen. Ursache der verringerten Chloridleitfähigkeit sind Mutationen im Gen des Chloridkanals der Muskelfaser auf Chromosom 7.

H92

Frage 8.38: Lösung A

Zu **(A):** Obwohl exakte epidemiologische Untersuchungen zur Prävalenz der einzelnen Typen der **Muskeldystrophien** nicht vorliegen, ist sicher, dass der Typ Duchenne unter den X-chromosomal rezessiven Muskeldystrophien der häufigste Typ ist. Die **fazioscapulohumerale Muskeldystrophie** ist eine autosomal-dominant vererbte Erkrankung.
Zu **(B):** Das membranständige Eiweiß **Dystrophin** ist in der Tat bei der Muskeldystrophie Typ Duchenne nicht nachweisbar. Bei der anderen X-chromosomal rezessiven Muskeldystrophie, dem Typ Becker-Kiener, lässt sich ein verminderter Dystrophingehalt in der Muskelzellmembran feststellen. Obwohl das gestörte **Gen** bei der Muskeldystrophie Duchenne nicht identifiziert ist, so konnte doch durch molekulargenetische Untersuchungen der Bereich des Gendefektes auf dem X-Chromosom genauer lokalisiert werden (siehe auch Lerntext VIII.2).
Zu **(D):** Im Gegensatz zum Typ Becker-Kiener ist der Typ Duchenne bereits in den ersten Lebensjahren manifest.
Zu **(E):** Die **Ateminsuffizienz** ist im fortgeschrittenen Stadium in der Tat häufigste Todesursache.

H85

Frage 8.39: Lösung A

Die **Dystrophia myotonica** ist durch die Kombination von muskeldystrophischen und myotonen Symptomen charakterisiert. Zusätzlich kommt es zu einer pluriglandulären endokrinen Insuffizienz und zu psychischen Veränderungen, die in Form einer Antriebsschwäche und affektiven Indifferenz in Erscheinung treten. Zusätzlich findet man häufig eine **Innenohrschwerhörigkeit**, eine **Katarakt** und eine **Stirnglatze** bei männlichen Patienten.

H00

Frage 8.40: Lösung C

Wohl wegen der **erhöhten Spontanaktivität** der Muskelfasern aufgrund der zu Grunde liegenden Erschlaffungsstörung beobachtet man bei vielen Patienten mit **Myotonia congenita** eine **Muskelhypertrophie**, die den Patienten einen athletischen Habitus verleiht (A). Der **Typ Thomsen** der Myotonia congenita wird autosomal-dominant vererbt (B), während der **Typ Becker** eine autosomal-rezessive Vererbung zeigt. Klinisch imponiert die Myotonie im Sinne einer **Muskelsteifigkeit**, insbesondere bei Bewegungen im Bereich der Hände, aber auch im Bereich der proximalen Muskulatur, z.B. beim Gehen (D). Im EMG zeigen sich die **typischen myotonen Entladungsserien** (E), die auf einer erhöhten Erregbarkeit durch mechanische äußere Reize oder durch Kontraktionen beruhen.

Die **Cataracta myotonica** (C) tritt bei einer anderen myotonen Erkrankung auf, der **myotonen Dystrophie** (**Curschmann-Steinert**).

F00

Frage 8.41: Lösung B

In dieser Kasuistik wird eine myotone Reaktion beschrieben, die durch willkürliche Muskelanspannung in Erscheinung tritt. Myotone Reaktionen können auch durch mechanische Reize, z.B. durch Hammerschlag, ausgelöst werden. Das Ausmaß der verzögerten Relaxation der Muskulatur bei einer myotonen Reaktion nimmt bei repetitiver Innervation ab (warming up-Phänomen). Da die Eltern des Patienten nicht betroffen sind, muss am ehesten von einer autosomal-rezessiven Vererbung ausgegangen werden. Deshalb ist hier eine **Myotonia congenita vom Typ Becker** anzunehmen.

F98

Frage 8.42: Lösung B

Von den hier aufgeführten vererbten **Muskeldystrophien** ist der **Typ Duchenne** die schwerste Form und führt zu einer am stärksten ausgeprägten Einschränkung der Lebenserwartung. Der Typ Duchenne manifestiert sich in der Regel vor dem 3. Lebensjahr mit Atrophien und Paresen der Beckengürtelmuskulatur, steigt langsam progredient zum Schultergürtel auf und kann auch die Rumpf- und Atemmuskulatur in fortgeschrittenen Krankheitsstadien mit einbeziehen. Die Patienten sind meist bereits vor dem 12. Lebensjahr gehunfähig. Die mittlere Lebenserwartung liegt bei etwa 20 Jahren. Unmittelbare Todesursache ist bei den Patienten eine Pneumonie oder eine kardiale Dekompensation.

H92

Frage 8.43: Lösung C

Psychopathologische Störungen sind bei der **myotonischen Dystrophie** typisch, bei dieser Erkrankung tritt ein grauer Star und nicht ein grüner Star in Erscheinung.

H90

Frage 8.44: Lösung D

Mit dem ersten Teil der kasuistischen Beschreibung wird hier auf eine leichte Demenz und eine Persönlichkeitsveränderung hingewiesen. Die im folgenden beschriebene Symptomatik mit Stirnglatze und Zeichen einer Myopathie mit myotoner Reaktion spricht eindeutig für das Vorliegen einer **myotonen Dystrophie (Curschmann-Steinert)**. Die auch Dystrophia myotonica genannte Erkrankung zeichnet sich durch eine bunte Symptomenpalette aus, bei der von Seiten der Muskulatur das Nebeneinander von Myotonie und Muskeldystrophie besteht. Weiterhin liegen multiple endokrinologische Auffälligkeiten sowie eine Katarakt vor. Psychisch imponieren die Patienten durch eine Reduktion der Vitalität und eine affektive Verarmung. In der Hälfte der Fälle wird eine manifeste Demenz beobachtet. Der muskeldystrophische Prozess ist sowohl im Bereich der Extremitäten als auch im Bereich des Gesichts zu beobachten. Es entwickelt sich die typische Facies myopathica mit hängenden Gesichtszügen, doppelseitiger Ptose und ständig geöffnetem Mund. Die Erkrankung wird autosomal-dominant vererbt, Männer sind häufiger betroffen als Frauen. Neben der quergestreiften Muskulatur kann auch die Herzmuskulatur betroffen sein. Als Folge der Muskeldystrophie und einer häufig zu beobachtenden Begleitneuropathie kommt es nicht zu einer Steigerung, sondern zu einer Reduktion oder zu einem Verlust der Muskeleigenreflexe. Obwohl die dystrophischen und auch die myotonen Prozesse häufig distal, insbesondere im Bereich der kleinen Handmuskeln zu beobachten sind, werden auch proximale Muskeln wie der M. sternocleidomastoideus befallen.

H96

Frage 8.45: Lösung B

Die **myotone Dystrophie** ist eine **autosomal-dominant vererbte Erkrankung**, deshalb fallen die Lösungen (C), (D) und (E) heraus. Neben den myotonen Reaktionen zeichnet sich diese Erkrankung durch eine Muskeldystrophie aus, die in der Tat insbesondere auch die **kleinen Handmuskeln** mit einbezieht.
Zu **(A):** Nur selten werden kongenitale Formen mit reduzierter Lebenserwartung beobachtet.

H86

Frage 8.46: Lösung D

Alle aufgeführten Erkrankungen sind in der Lage, zu einer Muskelschwäche zu führen. Bei der **neuralen Muskelatrophie** wird jedoch eine Schwäche durch Lähmung der Kau-, Schluck- und Zungenmuskulatur nur sehr selten beobachtet. Die Muskelschwäche konzentriert sich bei dieser Erkrankung auf den **distalen Extremitätenbereich**.

H97

Frage 8.47: Lösung D

In dieser Kasuistik wird eine **myotone Reaktion** beschrieben, die sowohl bei willkürlicher Innervation als auch nach Beklopfen eines Muskels in Erscheinung treten kann. Da in der Kasuistik ausdrücklich betont ist, dass es sich um einen muskulös aussehenden Patienten handelt, ist die zweite hier genannte Erkrankung mit myotoner Reaktion (Myotonia dystrophica), die mit einer Verschmächtigung und Paresen insbesondere auch der kleinen Handmuskeln einhergeht, nicht anzunehmen.

H86

Frage 8.48: Lösung C

Siehe Lerntext VIII.2.

H98

Frage 8.49: Lösung D

Hochfrequente Entladungssalven mit fluktuierender Amplitude und Frequenz bei Durchführung der Elektromyographie sind charakteristisch für Erkrankungen mit **Myotonie** (Myotonia congenita, dystrophische Myotonie, Paramyotonia congenita). Ausgangspunkt der Entladungssalven, die spontan, durch Beklopfen des Muskels oder nach Willkürinnervation in Erscheinung treten können, sind genetisch determinierte Kanalstörungen der Muskelfasermembran mit unzureichender Repolarisation nach Erregung.

F91

Frage 8.50: Lösung B

Hier wird das typische Bild einer **malignen Hyperthermie** beschrieben. Es handelt sich dabei um einen während oder unmittelbar nach einer Anästhesie auftretenden Temperaturanstieg mit Muskelrigidität, der in etwa 70% der Fälle ohne Therapie zum Exitus führt. Es handelt sich um eine dominant-erbliche Anomalie, die durch verschiedene **Narkotika und Muskelrelaxanzien**, besonders durch Halothan und Suxamethonium, ausgelöst wird. Das erste Symptom ist häufig eine **Kontraktur der Kiefermuskulatur**, an die sich eine generalisierte Rigidität des Muskeltonus anschließt. Die Hyperthermie kann mit einem **Temperaturanstieg bis zu 44 °C** auftreten. **Tachykardie**, Myoglobinurie und **epileptische Anfälle** können das Krankheitsbild begleiten. Familien, deren Mitglieder maligne Hyperthermien unter Vollnarkose entwickeln, bieten oft spezielle körperliche Stigmata. Beobachtet worden sind Kyphoskoliosen, hoher Gaumen, Hernien, Ptose und Strabismus sowie eine subklinische oder klinisch manifeste Myopathie mit Erhöhung der CK. Wegen der Gefahr einer malignen Hyperthermie muss bei Kindern und Erwachsenen, die zur Abklärung einer neuromuskulären Erkrankung in Vollnarkose biopsiert werden, der Anästhesist auf das mögliche Auftreten einer Hyperthermie hingewiesen werden.

H92

Frage 8.51: Lösung D

Bei einer Reihe von mütterlich vererbten Störungen des mitochondrialen Genoms und bei Störungen kernkodierter Funktionen der Mitochondrien kommt es zu einer Reihe von multisystemischen Erkrankungen, in deren Mittelpunkt eine Myopathie stehen kann. In der vorliegenden Kasuistik wird das sogenannte **Kearns-Sayre-Syndrom** beschrieben, für die die **Ophthalmoplegia externa** ein Leitsymptom ist. Die Muskelbiopsie, auch wenn sie von klinisch kaum befallenen Extremitätenmuskeln entnommen wird, zeigt das typische Bild der **„ragged red fibers"**, das für eine abnorme Morphologie der Mitochondrien spricht.

F98

Frage 8.52: Lösung B

Der **Morbus Wilson** wird **autosomal-rezessiv** vererbt. Bei diesem Erbgang sind entsprechend die Eltern gesund. Beide Elternteile tragen jedoch neben einem gesunden Gen ein krankes Gen in sich. Wird jeweils von Vater und Mutter das kranke Gen an die Kinder vererbt, wird die Erkrankung manifest. Nach den Mendelschen Gesetzen ist die Wahrscheinlichkeit für die Kinder, erkrankt zu sein, 25%. Das affizierte Gen liegt auf dem langen Arm von Chromosom 13. Heterogene Punktmutationen führen zur Dysfunktion eines kodierten Kupfertransportproteins.

H91

Frage 8.53: Lösung D

Beim **McArdle-Syndrom** handelt es sich um einen angeborenen Mangel an Phosphorylase, ein Enzym, das von den Außenketten des Glykogens Glukosemoleküle abspaltet. Die Erkrankung wird autosomal-rezessiv vererbt und manifestiert sich während der Kindheit und Adoleszenz und nur selten im Erwachsenenalter. Klinisch wird diese **Myopathie** durch belastungsinduzierte Muskelschmerzen, Schwäche und Kontrakturen, die in Ruhe rasch reversibel sind, charakterisiert. Schmerzen, Kontrakturen, Paresen und sogar eine Muskelschwellung treten häufig noch während der motorischen Belastung auf und sind in Ruhe meistens im Laufe einiger Minuten voll reversibel. Bei etwa der Hälfte der Patienten ist im Zusammenhang mit den Beschwerden eine **Myoglobinurie**, die in seltenen Fällen zu einer Anurie führt, festzustellen. Elektromyographisch zeigen sich während der Ausbildung von Kontrakturen keine Aktionspotenziale. Bei klinisch manifester Myopathie findet sich ein myopathisches Muster mit verkleinerten und verkürzten Einheiten.

F90

Frage 8.54: Lösung A

Siehe Kommentar zu Frage 8.53.

H91

Frage 8.55: Lösung B

Bei der 45-jährigen Patientin wird eine **Ophthalmoplegia externa**, eine Schwäche der fazialen Muskulatur und der Nackenmuskulatur beschrieben. Eine solche Situation ist typisch für eine **mitochondriale Myopathie**, die in dieser Konstellation auch als **„Ophthalmoplegia plus"** bezeichnet wird.

H95

Frage 8.56: Lösung E

Die **progressive Muskeldystrophie Typ Duchenne** ist eine **X-chromosomal-rezessiv** vererbte (Aussage (A) richtig) Erkrankung, bei der es zu einer Degeneration der quergestreiften Muskulatur mit ausgeprägten Muskelatrophien und Lähmungen kommt. Der Typ Duchenne hat den **bösartigsten Verlauf** unter den Muskeldystrophien: Die Erkrankung manifestiert sich meist innerhalb des ersten, spätestens bis zum 3. Lebensjahr (Aussage (C) ist richtig), die meisten Kinder sind bereits vor der Pubertät nicht mehr gehfähig, kaum ein Patient wird älter als 25 Jahre (Aussage (D) ist richtig). Todesursache sind meist Infektionen der Atemwege, Herzversagen oder Marasmus. Pathogenetisch handelt es sich um den genetisch bedingten **Mangel** an einem Muskelzellmembranprotein, dem **„Dystrophin"**.

Die Erkrankung beginnt im Bereich der Beckengürtelmuskulatur und steigt dann zum Schultergürtel auf, es sind also **überwiegend proximale Muskeln** betroffen (Aussage (E) ist damit falsch). Typisch ist, dass die Patienten beim Aufstehen aus der Hocke an sich selbst „hochklettern" **(Gowers-Zeichen).** In etwa 80% der Fälle kommt es auch zu einer **Kardiomyopathie.** Weiterhin typische Merkmale sind die **Lendenhyperlordose** aufgrund der insuffizienten Beckenhaltemuskulatur und die **Gnomenwaden**, eine Pseudohypertrophie durch fettige Umwandlung der Muskulatur.

Die progressiven Muskeldystrophien sind nicht selten, die Prävalenz wird auf 10/100000 Einwohner geschätzt. Der **Typ Duchenne** ist die **häufigste** Unterform (Aussage (B) ist richtig) (siehe auch Lerntext VIII.2).

Hier die häufigsten Formen progressiver Muskeldystrophien im Überblick:

Typ	Vererbung	Alter	Symptombeginn	Besonderheit
Duchenne	X-rezessiv	1.–3. Jahr	Beckengürtel	Kardiomyopathie, maligne
Becker-Kiener	X-rezessiv	6.–20. Jahr	Beckengürtel	relativ benigne
Gliedergürtel-Form	autos.-rezessiv	10.–20. Jahr	Gliedergürtel	meist benigne
fazioscapulohumerale Form	autosomal-dominant	10.–20. Jahr	Gesicht, Oberarm, Schulter	benigne

F96

Frage 8.57: Lösung D

Bei den Erkrankungen (A) bis (C) berichten die Patienten über das Gefühl einer Muskelsteife. Bei Myoklonien wird die motorische Störung eher als unwillkürliche Zuckungen beschrieben. Bei der spastischen Lähmung resultiert die Steife aus der spastischen Muskeltonuserhöhung, beim Torticollis spasmodicus aus der dystonen Innervationsstörung und beim Parkinson-Syndrom aus der Rigidität des Muskels. Hochfrequente Entladungssalven im EMG sind charakteristisch für **myotone Erkrankungen** (Myotonia congenita, dystrophische Myotonie, Paramyotonia congenita). Der Myotonie liegt eine Erschlaffungsstörung der Muskulatur durch Kanalstörungen in der Muskelfasermembran zu Grunde. Ein weiteres Phänomen der Myotonie ist das Auftreten von Muskelkontraktionen durch mechanische Reizung, z. B. nach Beklopfen der Muskulatur mit dem Reflexhammer. Die hochfrequenten Entladungen von Muskelfasern mit fluktuierender Frequenz führen akustisch zu dem Phänomen des Sturzkampfbombergeräusches.

F96

Frage 8.58: Lösung D

Eine **Oberlidptose** (Herabhängen des Oberlides) ist Folge einer Schwäche des M. levator palpebrae (N. oculomotorius) oder des M. tarsalis (Innervation über den Sympathikus). Eine Schwäche der Lidhebermuskulatur kann bei Schädigung der versorgenden Nerven oder bei primären Myopathien bzw. bei Schädigung des Sympathikus in Erscheinung treten. Beim **Stiff-man-Syndrom** handelt es sich um eine Autoimmunerkrankung des Zentralnervensystems, der eine Antikörperbildung gegen ein GABA-synthetisierendes Enzym zugrunde liegt. Leitsymptome des **Stiff-man-Syndroms** sind Versteifung und Rigidität der axialen Muskulatur mit Beeinträchtigung von Willkürbewegungen, eine fixierte Wirbelsäulendeformität, spasmodische Reflexmyoklonien ausgelöst durch plötzliche Bewegungen oder auch sensorische Reize bei ansonsten unauffälligem neurologischen Befund. Es wird angenommen, dass GABA als wichtiger inhibitorischer Transmitter vorwiegend im Rückenmark beeinträchtigt ist und dadurch eine Minderung spinaler Hemmechanismen ausgelöst wird. Eine Ptose tritt bei diesem Syndrom nicht in Erscheinung.

F96

Frage 8.59: Lösung E

Eine **Erhöhung der Kreatinkinase (CK)** im Serum tritt dann auf, wenn durch einen primär muskelpathologischen Prozess oder durch übermäßige Kontraktion der Muskulatur ausgedehntere Schädigungen von Muskelzellen zur Entwicklung kommen. Auch eine Ischämie eines Muskels (Tibialis-anterior-Syndrom) kann Ausgangspunkt einer CK-Erhöhung sein.
Die hyperkaliämische periodische Lähmung **(Adynamia episodica hereditaria)** ist im Vergleich zur hypokaliämischen Form seltener, die Manifestation ist früher (meist vor dem 5. Lebensjahr), die Lähmungsanfälle treten eher tagsüber auf, sind häufiger (mehrmals pro Tag oder Woche), aber auch kürzer (mehrere Minuten bis eine Stunde) und leichter. Sie treten in Ruhe nach körperlicher Belastung, bei Hunger oder Kälte auf, mit anfänglichen Parästhesien. Der Lähmungsbeginn ist in den Beinen und die Ausbreitung von distal nach proximal, und es werden leichte bis mittlere Lähmungsgrade erreicht, manchmal mit Schluck- und Sprechstörungen. In der Attacke ist das Serum-Kalium meist erhöht, am Ende der Attacke allerdings häufig vermindert. Das EKG zeigt der Kaliumstörung entsprechende Befunde, die CK ist bei dieser Muskelerkrankung nicht pathologisch erhöht.

F97

Frage 8.60: Lösung C

Unter einer **Ophthalmoplegie** versteht man eine einseitige oder beidseitige inkomplette oder komplette Lähmung äußerer Augenmuskeln. Eine beidseitige Ophthalmoplegie ist Leitsymptom einer **mitochondrialen Stoffwechselerkrankung**, die häufig mit weiteren Symptomen wie Spastik und Ataxie verbunden sein kann. Da in diesen Fällen ohne molekulargenetische Untersuchung eine exakte Diagnosestellung aus klinischer Sicht nicht möglich ist, hat sich der Begriff **Ophthalmoplegia-plus-Syndrom** als klinisch brauchbar eingebürgert.

F96

Frage 8.61: Lösung A

Eine **bulbäre Symptomatik** ist gekennzeichnet durch eine Schwäche der Sprech-, Kau- und Schluckmuskulatur. Ausgangspunkt ist eine Läsion der Motoneurone bzw. ihrer Axone in den kaudalen Hirnnerven, eine Störung der neuromuskulären Übertragung im Bereich der oben angesprochenen Muskelgruppen oder ein primär myopathologischer Prozess in diesen Muskeln. Bei der Myasthenia gravis und dem Botulismus liegen Störungen der neuromuskulären Übertragung vor, bei der amyotrophen Lateralsklerose kommt es zu einer Degeneration der Motoneurone, beim Wallenberg-Syndrom liegt eine ischämische Schädigung der motorischen Hirnnervenkerne vor.
Bei den verschiedenen Formen der **Myotonia congenita** handelt es sich um autosomal-dominant oder autosomal-rezessiv vererbte Muskelerkrankungen. Charakteristisch sind die myotonen Reaktionen vorwiegend der Extremitätenmuskulatur, die durch Willkürinnervation oder durch äußere mechanische Einflüsse (Beklopfen mit einem Reflexhammer) ausgelöst werden können. Neben der myotonen Reaktion können diskrete Muskelschwächen im Extremitätenbereich auftreten, eine Schwäche von bulbärer Muskulatur kommt jedoch bei der Myotonia congenita nicht vor.

F98

Frage 8.62: Lösung A

Von den hier aufgezählten Symptomen gehört das **lebhafte Muskelfaszikulieren** nicht zum Bild der Myotonia dystrophica. Lebhaftes Muskelfaszikulieren ist typisch für einen progredienten Vorderhornprozess (z. B. myatrophische Lateralsklerose), nicht aber für eine Muskelkrankheit, wie es die **Myotonia dystrophica** ist. Beim Muskelfaszikulieren handelt es sich um spontane Erregungen von Vorderhornzellen und/oder Axonen, die zu lokalen Kontraktionen der Muskelfasern führen, die von dem entsprechenden Neuron versorgt werden (motorische Einheit).

H94

Frage 8.63: Lösung A

Bei der **progressiven Muskeldystrophie Typ Becker-Kiener** sind aufgrund eines X-chromosomal rezessiven Erbgangs nur männliche Personen betroffen. Im Prinzip sind bei dieser Muskeldystrophie ähnliche Muskelgruppen wie bei der bösartigeren Duchenne-Form paretisch. Die Symptome beginnen jedoch bei der progressiven Muskeldystrophie Typ Becker-Kiener erst zwischen dem 5. und 25. Lebensjahr, zeigen eine wesentlich langsamere Progredienz, führen erst zwischen dem 30. und 50. Lebensjahr zur Gehunfähigkeit und meist erst oberhalb des 40. Lebensjahres zum Tode. Die Symptome (B) bis (E) treffen für die progressive Muskeldystrophie Typ Becker-Kiener zu, ein **Muskelfaszikulieren** wird nicht beobachtet. Muskelfaszikulieren ist typisch für Prozesse im Bereich der Vorderhornzellen bzw. ihrer Axone.

F99

Frage 8.64: Lösung C

Beim Aufwärtsblick ist eine tonische Innervation auch des M. levator palpebrae erforderlich. Die vorzeitige Ermüdung dieses Muskels resultiert in einer akzentuierten **Lidptosis**. Der Simpson-Test ist damit geeignet, eine Ptosis bei Myasthenia gravis von einer Ptosis bei anderen Erkrankungen (z. B. senile Ptosis, Horner-Syndrom) zu unterscheiden.

F93

Frage 8.65: Lösung B

Bei der **progressiven Muskeldystrophie vom Typ Duchenne** handelt es sich um eine Myopathie, bei der naturgemäß Muskelfaszikulieren, Sensibilitätsstörungen, Liquorveränderungen und eine Muskeltonuserhöhung nicht vorkommen. In etwa 3 der Fälle liegt jedoch bei dieser Myopathie eine **Kardiomyopathie** mit entsprechenden EKG-Veränderungen vor (siehe auch Lerntext VIII.2).

8.4 Therapie

F88 F84

Frage 8.66: Lösung D

Pyridostigmin ist als Acetylcholinesterasehemmer für die symptomatische Therapie geeignet. **Glukokortikoide** und **Azathioprin** werden im Rahmen einer immunsuppressiven Therapie angewendet. Die Gabe von **D-Penicillamin** ist bei der Myasthenia gravis kontraindiziert, da durch dieses Medikament einerseits die Symptomatik intensiviert werden kann und andererseits auch bekannt ist, dass primäre myasthenische Reaktionen zur Entwicklung kommen können.

H99

Frage 8.67: Lösung E

Bei der Therapie der **Myasthenia gravis** kommen Medikamente bzw. Behandlungsverfahren zur Anwendung, die zu einer Immunsuppression bzw. zu einer Verminderung der Antikörperkonzentration gegen Acetylcholinrezeptoren führen. Weiterhin ist eine symptomatische Therapie mit Hilfe der Cholinesterasehemmer möglich, die zu einer Konzentrationserhöhung des Transmitters Acetylcholin im synaptischen Spalt führen. Glukokortikoide, die Thymektomie und Plasmapherese sind immunsuppressiv wirksam bzw. reduzieren die Bildung bzw. Konzentration von Antikörpern. Oxprenolol (β-Rezeptorenblocker) kommt bei der Myasthenia gravis nicht zur Anwendung.

H95

Frage 8.68: Lösung B

Diazepam und andere Benzodiazepine wirken durch ihren hemmenden Einfluss auf spinale Interneurone als zentrale Muskelrelaxanzien und sind zudem in höheren Dosierungen zentral atemdepressiv wirksam. Von daher besteht generell bei generalisierten Muskelerkrankungen, bei denen auch die Atemhilfsmuskulatur beteiligt ist, wie z.B. der **Myasthenia gravis**, aber auch bei anderen Erkrankungen, die die Atmung einschränken, wie z.B. einer chronisch obstruktiven Atemwegserkrankung, eine **relative Kontraindikation**.
Zu **(A):** Bei **Prostatahyperplasie** sind Anticholinergika zu vermeiden, Benzodiazepine sind nicht kontraindiziert.
Zu **(C):** Bei Vorliegen einer **Hypothyreose** muss man aufgrund der allgemein reduzierten Stoffwechselleistungen eventuell mit längeren Plasmahalbwertszeiten gerechnet werden, eine Kontraindikation besteht jedoch nicht.
Zu **(D):** Die Ausscheidung von Diazepam bzw. seiner Stoffwechselprodukte erfolgt zwar renal, sodass bei einer **Niereninsuffizienz** erhöhte **Kumulationsgefahr** besteht, eine Kontraindikation ist dies jedoch nicht.
Zu **(E):** Bei der Cataracta brunescens handelt es sich um eine Linsentrübung. Benzodiazepine haben auf diese Erkrankung keinen Einfluss.

H84

Frage 8.69: Lösung D

Bei diesem Patienten mit **Myasthenia gravis** besteht der Verdacht auf eine **cholinerge Krise** bei hochdosierter Therapie mit Cholinesterasehemmern. Im Gefolge dieser Krise kommt es zu einer Störung im Bereich der neuromuskulären Synapsen und der cholinergen autonomen Synapsen durch Dauerdepolarisation. Im vorliegenden Fall liegt eine bedrohliche Situation vor, die zunächst nur durch eine sofortige künstliche **Beatmung** beherrscht werden kann.

F00

Frage 8.70: Lösung D

Eine **cholinerge Krise** wird dann bei Patienten mit **Myasthenia gravis** beobachtet, wenn eine Überdosierung von Acetylcholinesterasehemmstoffen vorliegt. Durch den verminderten Abbau des Transmitters Acetylcholin an den Synapsen kommt es zu einer vermehrten Stimulation der postsynaptischen Rezeptoren. Dies kann mit Übererregbarkeitserscheinungen der Muskulatur einhergehen i.S. von Muskelfaszikulationen und krampfartigen abdominellen Schmerzen. Auch die cholinerge Übertragung im autonomen Nervensystem kann in Form einer vermehrten Bronchialsekretion in Erscheinung treten. Wenn ein Effekt auch im Bereich der autonomen Pupilleninnervation vorliegt, kommt es eher zu einer **Miosis** (cholinerg) als zu einer Mydriasis. Bei der ängstlichen Unruhe handelt es sich am ehesten um eine sekundäre Reaktion auf die muskulären Übererregbarkeitserscheinungen.

H89

Frage 8.71: Lösung E

Bei allen drei genannten Erkrankungen wird eine **Autoimmungenese** zu Recht diskutiert, da durch Gabe von **Glukokortikoiden** eine Besserung der Symptome der Erkrankung beobachtet werden kann.

H85

Frage 8.72: Lösung D

Das Ausmaß der Behinderung durch den **muskeldystrophischen Prozess** kann durch **krankengymnastische Übungen** günstig beeinflusst werden. Der im Prinzip fortschreitende Degenerationsprozess der Skelettmuskeln wird verlangsamt, einer Versteifung der Gelenke wird weitgehend vorgebeugt. Bei der krankengymnastischen Behandlung von Muskelerkrankungen sind grundsätzlich vermehrte Anstrengungen, die zu einer Ermüdung führen, und Dehnungseinwirkungen auf die Muskulatur zu vermeiden. Auf diese zwei Faktoren sollte auch bei Bewegungsabläufen im täglichen Alltag geachtet werden. Durchgesetzt hat sich in der Therapie der progressiven Muskeldystrophie Typ Duchenne die **Klopf-Druck-Behandlung**. Bei dieser Behandlung wird eine Hand mit geschlossenen, leicht gebeugten Fingern auf die betreffenden Muskeln aufgesetzt, dann wird mit lockerem Handgelenk im Zweiertakt ein kräftiger Klopf-Druck ausgeführt. Diese Behandlung soll zu einer Anregung der Durchblutung der Muskulatur und zu einem verbesserten Lage- und Spannungsgefühl der Muskulatur führen. Die Klopf-Druck-Behandlung sollte insbesondere unmittelbar vor und zwischen den **iso-**

metrischen Spannungsübungen durchgeführt werden. Das isometrische Muskeltraining selbst steht im Zentrum der krankengymnastischen Therapie bei der progressiven Muskeldystrophie. Bei der Ganzkörperisometrie handelt es sich um eine kraftvolle Spannungsarbeit der gesamten Muskulatur ohne Bewegungseffekt, bei dem isometrischen Muskeltraining erfolgt eine maximale Anspannung aller Muskelgruppen für 3–4 Sekunden gegen wirkliche oder gedachte Widerstände. Im Rahmen dieser Therapie wird der Widerstand allmählich bis zum Maximum gesteigert.
Die **Vojta-Methode** ist bei Muskeldystrophien Typ Duchenne nicht indiziert. Sie wird bei Kindern mit Zerebralparesen angewandt. Die Therapie geht davon aus, durch bestimmte Lageänderungen reflektorische posturale Innervation verschiedener Muskelgruppen zu erreichen.
Auch bei der **Bobath-Methode** geht es um das Bahnen und Trainieren von koordinierten Haltungs- und Bewegungsmustern. Die Bobath-Methode ist bei der Behandlung der progressiven Muskeldystrophie weniger indiziert, da zu Bahnung und Hemmung von komplexen Bewegungsmustern Zug und Druck auf Gelenke mit entsprechender Dehnung verschiedener Muskelgruppen ausgeübt wird.

H90

Frage 8.73: Lösung B

Bei der **Myotonia congenita** handelt es sich um eine autosomal dominant vererbte Erkrankung, die mit einer generalisierten Hypertrophie der Willkürmuskulatur und mit einer generalisierten Myotonie einhergeht. Die myotone Funktionsstörung besteht klinisch in einer Erschlaffungsstörung. Diese tritt sowohl nach willkürlicher Innervation der Muskulatur als auch nach Auslösen einer Perkussionsmyotonie in Erscheinung. Die zu Grunde liegende Membranstörung lässt sich in der Tat durch oral wirksame **Lokalanästhetikaderivate** günstig beeinflussen. Vertreter dieser Medikamentengruppe sind Tocainid und Mexiletin.

F85

Frage 8.74: Lösung D

Siehe Lerntext VIII.3.

Myasthenia gravis — **VIII.3**

Bei der **Myasthenia gravis** handelt es sich um eine Autoimmunerkrankung, bei der es zur pathologischen Produktion von Antikörpern gegen den postsynaptischen Acetylcholinrezeptor an der muskulären Endplatte kommt. Die Antikörperbildung erfolgt durch immunkompetente B-Lymphozyten des Thymus und wird durch T-Helfer-Zellen assistiert. Die Antigen-Antikörper-Reaktionen an der neuromuskulären Endplatte führen zu einer Zerstörung der postsynaptischen Membran und zu einem beschleunigten Abbau der Acetylcholinrezeptoren. Interessanterweise ist die Myasthenia gravis nicht selten mit anderen Autoimmunerkrankungen assoziiert wie dem systemischen Lupus erythematodes, der rheumatoiden Arthritis und der Autoimmunthyreoditis. Die Myasthenia gravis wird am häufigsten in der 3. Lebensdekade manifest, jedoch sind auch juvenile und Manifestationen im hohen Lebensalter bekannt. Bei frühmanifesten Fällen vor dem 40. Lebensjahr sind Frauen deutlich häufiger betroffen als Männer.
Im Initialstadium manifestiert sich die Muskelschwäche im kranialen Bereich mit **doppelseitiger Ptose, Doppelbildern, Schluck- und Artikulationsstörungen.** Wenn die faziale Muskulatur betroffen ist, wirken die Gesichtszüge schlaff, es entsteht das Bild der Facies myopathica. Handelt es sich um eine generalisierte Form, so sind auch die Muskeln des Rumpfes und der Extremitäten betroffen, wobei häufig proximale Muskeln stärker affiziert sind als distale. Bei schweren Manifestationsformen ist auch die Atemmuskulatur beeinträchtigt, sodass Ateminsuffizienzen bis hin zur Atemlähmung resultieren können. Neben der Schwäche ist für die Myasthenia gravis weiterhin charakteristisch, dass die betroffene Muskulatur vorzeitig ermüdbar ist und die Patienten entsprechend allgemein berichten, dass mit zunehmender Tätigkeit über den Tag das allgemeine Schwächegefühl abends deutlich ausgeprägter ist als morgens.
Bei ca. 80–90% aller Patienten findet sich eine Veränderung der Thymusdrüse, wobei es sich am häufigsten um eine einfache Thymushyperplasie handelt, in etwa 10–20% der Patienten lässt sich jedoch ein Thymom in der Bild gebenden Diagnostik nachweisen, das maligne entarten kann.
Die Diagnostik der Myasthenia gravis beinhaltet den Nachweis einer belastungsabhängigen Paresezunahme der Muskeln, z.B. bei repetitivem Faustschluß oder tonischem Augenschluss. Der kontinuierliche Aufwärtsblick, der mit einer tonischen Innervation des M. levator palpebrae einhergeht, führt durch zunehmende Ermüdung des Muskels zu einer Ptosis **(Simpson-Test).** Von wichtiger diagnostischer Bedeutung ist die Durchführung des Tensilontests. Nach Gabe dieses Acetylcholinesterasehemmers kommt es zu einer vorübergehenden Besserung der Muskelschwäche. Die pathologische Ermüdbarkeit der Muskulatur lässt sich auch elektromyographisch nachweisen. Bei repetitiver elektrischer Stimulation eines peripheren Nerven nimmt die Amplitude der Muskelsummenaktionspotenziale in

innervierten Muskeln kontinuierlich ab **(Dekrement).** Nach Gabe von Tensilon kann dieses pathologische Dekrement deutlich geringer ausgeprägt sein oder überhaupt nicht mehr nachweisbar sein.
Semikausale Therapieansätze bei der Myasthenia gravis bestehen in der Gabe von Immunsuppressiva, der Thymektomie (bei Patienten bis zum 60. Lebensjahr obligat, bei älteren Patienten nur bei Nachweis eines Thymoms) und der Durchführung der Plasmapherese und Immunadsorption. Die symptomatische Behandlung erfolgt durch Gaben von Acetylcholinesterasehemmern, die durch Hemmung des abbauenden Enzyms die Konzentration von Acetylcholin im synaptischen Spalt erhöhen und die Einwirkdauer auf den postsynaptischen Rezeptor verlängern. Durch diese Behandlung wird die Insuffizienz des postsynaptischen Rezeptors kompensiert. Die Symptome einer Myasthenia gravis können durch Medikamente verstärkt werden, die einen blockierenden Effekt auf die neuromuskuläre Synapse haben. Eine solche Wirkung ist für Benzodiazepine und für Aminoglykosid-Antibiotika beschrieben worden.
Von einer **myasthenen Krise** spricht man, wenn es im Krankheitsverlauf auf Grund einer Exazerbation zu einer deutlichen Intensivierung der Muskellähmungen mit drohender Ateminsuffizienz kommt. Auch bei der **cholinergen Krise** liegt eine exazerbierte Schwäche vor, die jedoch durch Überdosierung von Acetylcholinesterasehemmern mit Dauerdepolarisation der postsynaptischen Muskelfasermembran induziert ist. Die cholinerge Überstimulation zeigt sich auch im Bereich des vegetativen Nervensystems mit Miosis, vermehrter Tränensekretion, Hypersalivation und Diarrhöen.

9 Neurologische und psychopathologische Syndrome bei nicht-neurologischen bzw. nicht-psychiatrischen Grundkrankheiten

9.1 Herz-Kreislauf-Erkrankungen

H85

Frage 9.1: Lösung C

Thrombembolische Vorgänge infolge lokaler Gefäßwanderkrankungen spielen eine zentrale Rolle bei der Entwicklung hirnembolischer Infarkte. Die Embolien stammen am häufigsten aus dem Herzen. Sie bilden sich im Rahmen von rheumatischen Herzerkrankungen, Herzrhythmusstörungen und Herzinfarkten. Weiterhin können Hirnembolien durch Ablösung von Thromben in der Aorta oder ihren Ästen (z.B. A. carotis) zustande kommen. **Beinvenenthrombosen** können nur dann Ausgangspunkt einer sog. paradoxen Embolisation sein, wenn ein angeborener Herzfehler mit Rechts-links-Shunt vorliegt.

H85

Frage 9.2: Lösung E

Pseudobulbärparalysen entstehen durch eine beidseitige Läsion kortikonukleärer Fasern. Ursache sind beidseitige ischämische Insulte im Versorgungsgebiet der A. cerebri media. Insbesondere im Rahmen von **intrazerebralen Blutungen** kann es zu einem Auftreten von **fokalen** oder **generalisierten Krampfanfällen** kommen. Der **arterielle Bluthochdruck** stellt für alle diese neurologischen Erkrankungen den häufigsten und gefährlichsten Risikofaktor dar. Nach mehreren Studien nimmt die Zahl von Schlaganfällen in der Bevölkerung proportional mit steigendem Blutdruck für beide Geschlechter zu, unabhängig davon, ob der diastolische oder systolische Blutdruck oder mittlere arterielle Druck zugrunde gelegt werden. So haben Personen mit einem asymptomatischen Hypertonus gegenüber solchen mit normalen Blutdruckwerten ein etwa vierfach erhöhtes Schlaganfallrisiko.

9.2 Erkrankungen der Gefäße

Frage 9.3: Lösung D

Bei der **Panarteriitis nodosa**, bei der **Dermatomyositis** und bei der **Myasthenia gravis** können lymphozytäre Infiltrate im Muskelgewebe beobachtet werden. Bei allen drei Erkrankungen handelt es sich um Autoimmunerkrankungen, die mit sekundären entzündlichen Reaktionen einhergehen. Bei der **Amyloidose** handelt es sich um eine Ablagerung von Amyloid im Bindegewebe. Die Herkunft des Proteins, welches die Amyloidfibrillen bildet, war lange Zeit umstritten. Erst in jüngster Zeit gelang der Nachweis, dass es sich um Teilstücke von Immunglobulinen handelt.
Das klinische Bild der Amyloidose ist sehr stark abhängig davon, welches Organ von den Ablagerungen betroffen ist und wie massiv diese sind. Häufig ist die Niere betroffen, es werden aber auch Ablagerungen in peripheren Nerven und im Muskelgewebe beobachtet. In der allgemeinen Pathologie werden zwei Formen von Amyloidose unterschieden: eine **primäre**, möglicherweise **erbliche Form** und eine **sekundäre** Form, die hauptsächlich **nach schweren chronischen Entzündungen** auftritt. Eine begleitende lymphozytäre Infiltratbildung wird bei der Amyloidose – im Gegensatz zu den Autoimmunerkrankungen – nicht beobachtet.

Frage 9.4: Lösung C

Im Rahmen einer Riesenzellarteriitis **(Arteriitis temporalis)** kann es neben den Kopfschmerzen zu einem Optikusbefall mit Verschwommensehen, zu retinalen Arterienverschlüssen und Augenmuskelparesen kommen. Die **BSG** ist bei der Arteriitis temporalis stark beschleunigt und weist bei **Kopfschmerz** zunächst unklarer Genese auf die richtige Diagnose hin. Eine Verbindung mit dem Schädel-Hirn-Trauma, das der Patient vor 10 Jahren erlitten hat, besteht nicht. Dieser anamnestische Hinweis dient wohl mehr der Verwirrung und soll auf die falsche Antwort **„Hirnabszess“** hinführen.

F95

Frage 9.5: Lösung E

Die **Thrombangiitis obliterans, die v. Winiwarter-Buerger-Erkrankung**, ist ein generalisiertes Gefäßleiden noch nicht vollständig bekannter Ätiologie. Der Einfluss des Rauchens wird in der Literatur unterschiedlich beurteilt. Meistens sind von dieser Gefäßerkrankung Extremitätenarterien bevorzugt betroffen, sodass ausschließlich periphere Durchblutungsstörungen das Krankheitsbild prägen. Gelegentlich werden auch Hirngefäße befallen. Bei dieser zerebralen Form der Thrombangiitis obliterans fehlen häufig Symptome einer Beteiligung der Extremitäten. Die schwersten Veränderungen finden sich meistens an den kleinen extrazerebralen Arterien. Bemerkenswert häufig kommt es auch im Verlauf der Erkrankung zu einer Thrombose der A. carotis interna.
Bei der **fibromuskulären Dysplasie** handelt es sich um eine degenerative Gefäßerkrankung mit Stenosierungen im Bereich großer hirnversorgender Arterien mit nachfolgenden ischämischen Symptomen. Neben den Karotiden sind häufig auch die Nierenarterien betroffen, sodass ein renaler Hochdruck Erstsymptom einer fibromuskulären Dysplasie sein kann. Karotisdissektionen treten bei fibromuskulärer Dysplasie häufiger auf.
Beim **Lupus erythematodes** handelt es sich um eine generalisierte Autoimmunerkrankung, die sich häufig auf einen vaskulitischen Prozess konzentriert. Befallen sind insbesondere die kleinen Arterien, die Arteriolen und Venolen. Es kommt zu einer fibrinoiden Nekrose des kollagenen Bindegewebes, mitunter auch der elastischen Fasern und Gefäßmuskulatur. Als Folge der Gefäßerkrankung entstehen hypoxische Hirnschädigungen, ischämische Rückenmarksläsionen und periphere Neuropathien meist vom Typ der Mononeuropathia multiplex.

Frage 9.6: Lösung A

Vor allem aufgrund der schweren Augenkomplikationen ist bei Sicherung der Diagnose sofort mit einer **Kortikoidtherapie** zu beginnen. Bei der **Riesenzellarteriitis** handelt es sich um eine Autoimmunvaskulitis, die auf eine immunsuppressive Therapie reagiert.

H00

Frage 9.7: Lösung A

Beim **M. Behçet** (Behçet-Syndrom) handelt es sich um eine **multifokale Immunvaskulitis**, die nach ihrem Erstbeschreiber, dem türkischen Dermatologen Behçet, benannt ist. Der entzündliche Prozess erfasst insbesondere das **perivaskuläre Gewebe der Arterien**, seltener aber auch der Venen. Es kommt zu Rundzellinfiltraten und zu sekundären Gewebsinfarkten. Diese entzündlichen Veränderungen machen sich an den Augen als **Chorioretinitis**, an den Schleimhäuten als schmerzhafte **Aphthen**, an der Haut als **Erythema nodosum**, im Magen-Darm-Kanal als **Enteritis** und am Zentralnervensystem als **Meningoenzephalomyelitis** bemerkbar. Die Erkrankung wird symptomatisch mit Steroiden und mit Immunglobulinen intravenös behandelt.

9.4 Erkrankungen der Leber, des Pankreas und des Magen-Darm-Traktes

F00

Frage 9.8: Lösung C

Klinisch ist die **hepatische Enzephalopathie** durch ein organisches Psychosyndrom, durch Bewusstseinsstörungen, durch Gedächtnisstörungen, Verwirrtheit, Persönlichkeitsveränderungen und wechselnde neurologische Ausfälle charakterisiert. Charakteristisch ist ein meist irregulärer, grobamplitudiger Tremor im Armhalteversuch, der auf ein unwillkürliches Ausbleiben der tonischen Halteaktivität (Asterixis) kortikalen Ursprungs zurückzuführen ist (**flapping tremor**).
Die hepatische Enzephalopathie ist Folge einer verminderten Elimination neurotoxischer Substanzen durch die geschädigte Leber. Ausgangspunkt ist entweder eine hepatozelluläre Schädigung, wie z. B. bei einer Hepatitis, oder ein Ausbreiten von Toxinen über einen Shunt von Pfortaderblut in den systemischen Blutkreislauf, meist im Rahmen einer Leberzirrhose. Für die zerebralen Störungen ist nicht eine einzelne Substanz verantwortlich, sondern der synergistische Effekt verschiedener endogener und exogener Toxine, die als Folge der eingeschränkten Entgiftungsfunktion der Leber im Blut und Gehirn akkumulieren. Die Toxine entstehen größtenteils beim bakteriellen Abbau von Proteinen und Lipiden im Darm. Vermutlich spielt Ammoniak eine zentrale Rolle.

H98

Frage 9.9: Lösung C

Zu einer **funikulären Myelose** kommt es insbesondere durch mangelnde Resorption von **Vitamin B_{12}** bei Dünndarmresorptionsstörungen, bei Fehlen von Intrinsicfaktor im Rahmen einer essenziellen perniziösen Anämie, nach Gastrektomie, insbesondere bei alkoholbedingter Gastritis und beim Magenkarzinom. Neurologisch ist die B_{12}-Avitaminose durch den Befall der Hinterstränge, der Kleinhirnseitenstränge und der Pyramidenseitenstränge bestimmt. Leitsymptome sind Sensibilitätsstörungen, spastische Paresen, Gangstörungen und Blasenstörungen. Selten kann es auch zu zerebralen Symptomen in Form einer paranoid-halluzinatorischen Psychose kommen.

F99

Frage 9.10: Lösung B

Zu einer **funikulären Spinalerkrankung** kommt es durch mangelnde Resorption von Vitamin B_{12} bei Dünndarmresorptionsstörungen, bei Fehlen von Intrinsic factor im Rahmen einer essenziellen perniziösen Anämie, nach Gastrektomie, insbesondere bei alkoholbedingter Gastritis und beim Magenkarzinom. Pathologisch-anatomisch ist die B_{12}-Avitaminose durch den Befall der Hinterstränge, der Kleinhirnseitenstränge und der Pyramidenseitenstränge bestimmt. Es handelt sich bei der Erkrankung um einen dystrophisch-metabolischen Rückenmarksprozess.

Frage 9.11: Lösung D

Bei der **akuten intermittierenden Porphyrie** kommt es in 50% der Fälle zu neurologischen Komplikationen. Die Erkrankung wird autosomal dominant vererbt, Frauen erkranken häufiger als Männer. Ausgangspunkt der Erkrankung ist ein Enzymdefekt. Bei fehlender oder verminderter Aktivität der Uroporphyrinogensynthetase kommt es zu einer **Erhöhung des Serumwertes von Delta-Aminolävulinsäure und Porphobilinogen** besonders im porphyrischen Anfall. Durch direkte toxische oder indirekt vaskuläre Schädigungen kommt es zu einem ausgedehnten Markscheidenzerfall im zentralen und peripheren sympathischen Nervensystem, in den peripheren somatischen Nerven und im Großhirn. Auch die Vorderhornzellen des Rückenmarks und die Hirnzellen werden geschädigt. Bevor sich die volle neurologische Symptomatik entwickelt, werden häufig psychische Auffälligkeiten in Form von hysterischen Verhaltensweisen und depressiven Verstimmungen bis hin zu akuten deliranten Psychosen beobachtet. Erst später entwickeln sich dann vegetative Symptome mit Singultus, Obstipation, kolikartigen intestinalen Dyskinesien mit Abdominalschmerzen, Übelkeit und Erbrechen, Tachykardien und Schweißausbrüchen. Durch Schädigung der peripheren Nerven kommt es zu dem Bild einer **Polyneuritis** oder **Polyneuroradikulitis** mit distal betonten, **schlaffen, symmetrischen Extremitätenparesen**. Akute zerebrale Symptome zeigen sich in Form von **fokalen oder generalisierten Anfällen**, Halbseitenlähmungen, neuropsychologischen Störungen und exogenen Psychosen. Akute Schübe können durch Barbiturate, Hydantoine und Diazepam ausgelöst werden, die eine Überproduktion der Delta-Aminolävulinsäure-Synthetase in der Leber auslösen.

Frage 9.12: Lösung C

Siehe Kommentar zu Frage 9.11.

F97

Frage 9.13: Lösung E

Unter **bulbären Lähmungen** versteht man Lähmungen in Muskeln, die von den kaudalen Hirnnerven versorgt werden. Dabei kann die Schädigung im Hirnnervenkern **(amyotrophische Lateralsklerose, Syringobulbie)**, im Bereich der Hirnnerven in ihrem peripheren Verlauf der neuromuskulären Übertragung **(Myasthenia gravis)** und in den Muskelfasern selbst **(Polymyositis)** liegen.
Die **funikuläre Spinalerkrankung** (Vitamin-B_{12}-Hypovitaminose) geht nicht mit bulbären Lähmungen, sondern mit einer Hinterstrangaffektion und resultierenden Sensibilitätsstörungen bzw. ataktischen Gangstörungen einher.

F85

Frage 9.14: Lösung A

Beim **Morbus Wilson** handelt es sich um eine autosomal-rezessiv erbliche **Störung des Kupferstoffwechsels** mit pathologischer Ablagerung des Kupfers insbesondere in den Basalganglien, der Kornea und in der Leber. Mit geringerer Häufigkeit werden auch Ablagerungen in zerebellären Strukturen beobachtet. Die im vorliegenden Falle gegebene familienanamnestische Angabe ohne Erwähnung einer Erkrankung bei den Eltern ist mit einem autosomal-rezessiven Erbgang gut vereinbar. Der grobe Halte- und Intentionstremor sowie die skandierende Sprache weisen auf eine Funktionsstörung in zerebellären Strukturen hin, während die Hypomimie und der Rigor im Sinne einer extrapyramidalen Bewegungsstörung zu interpretieren sind. Auch die organische Wesensänderung stellt einen wichtigen Befund im Rahmen eines Morbus *Wilson* dar. Die Form der organischen Wesensänderung ist vielgestaltig. Neben Affektlabilität, erhöhter Reizbarkeit und Aggressivität werden – vor allen Dingen im späteren Verlauf – auch Demenzen mit allgemeiner Inaktivität beobachtet. Ein weiteres wichtiges Symptom, das im vorliegenden Falle nicht erwähnt ist, ist der **Kayser-Fleischer-Hornhautring**. Man findet ihn in etwa 60% der Fälle mit gesichertem Morbus *Wilson*. Er stellt sich in Form eines etwa 2 mm breiten, bräunlich-grünen Streifen an der Peripherie der Hornhaut dar. Bei Durchleuchtung dieses Hornhautringes erscheint er mit goldgelber Farbe. Diese Pigmentierung beruht ebenfalls auf einer pathologischen Kupfereinlagerung.
Die in der vorliegenden Beschreibung zweifellos anzunehmende Heredität des Leidens spricht gegen ein **Kleinhirnastrozytom** und gegen eine **Multiple Sklerose**. Ein **Morbus Alzheimer** und eine **späte kortikale zerebelläre Atrophie** sind mit dem hier beschriebenen Manifestationsalter nicht vereinbar. Weiterhin handelt es sich bei diesen beiden Erkrankungen nicht um ein hereditäres Leiden.

F00

Frage 9.15: Lösung D

Beim **Morbus Wilson** handelt es sich um eine autosomal rezessiv erbliche Störung des Kupferstoffwechsels mit pathologischer Ablagerung von Kupfer insbesondere in den Basalganglien, der Cornea und der Leber. Mit geringerer Häufigkeit werden auch Ablagerungen in zerebellären Strukturen beobachtet. Im Gefolge der Kupferablagerung kommt es zu einer Schädigung der befallenen Hirnstrukturen. Dysarthrie, Dysphagie und auch psychische Veränderungen sind Leitsymptome des Morbus Wilson, insbesondere auch extrapyramidal-motorische Störungen mit Dystonie, Parkinson-Syndrom oder choreatischen Bildern.
Eine dissoziierte Sensibilitätsstörung im Gefolge einer Affektion des Tractus spinothalamicus tritt beim Morbus Wilson in der Regel nicht in Erscheinung.

H96

Frage 9.16: Lösung E

Der **Morbus Wilson** ist eine **autosomal-rezessiv vererbte Kupferstoffwechselerkrankung**, die sekundär zu einer Erhöhung der intrazellulären Kupferkonzentration führt. Die pragmatische Therapie der Erkrankung verfolgt die Ziele, die Kupferausscheidung zu erhöhen und die intestinale Kupferaufnahme zu reduzieren. **D-Penicillamin** ist eine zur Chelatbildung fähige Aminosäure, die seit Jahren in der Therapie des Morbus Wilson eingeführt ist. Da D-Penicillamin zu einem Vitamin-B_6-Mangel führen kann, wird insbesondere zur Vermeidung von daraus entstehbaren Optikus-Neuropathien parallel eine entsprechende Substitution zweimal wöchentlich mit 120 mg Pyridoxin durchgeführt. Wichtigste Nebenwirkungen der D-Penicillamin-Therapie sind allergische Reaktionen mit Thrombopenien, Leukopenien, Panzytopenien und Nephropathien, weiterhin ist D-Penicillamin potentiell teratogen und immunmodulatorisch; gefürchtet sind die Induktion von myasthenen Syndromen und Polymyositiden.

F97

Frage 9.17: Lösung C

Pathogenetisch steht die erhöhte intrazelluläre Kupferkonzentration beim **Morbus Wilson** im Vordergrund. Therapeutisch wird eine Verminderung der Körperkupferspeicherung sowie der intestinalen Kupferaufnahme angestrebt. Mit dem Medikament **D-Penicillamin** steht eine Substanz zur Verfügung, die als Chelatbildner zu einer erhöhten Kupferausscheidung in wirksamer Form führen kann. Weitere Informationen zum Morbus Wilson: Siehe Kommentar zu Frage 9.14.

Frage 9.18: Lösung E

Zu einer **B_{12}-Avitaminose** kommt es durch mangelnde Resorption von Vitamin B_{12} bei Dünndarmresorptionsstörungen, bei Fehlen von Intrinsic factor im Rahmen einer essentiellen perniziösen Anämie, nach Gastrektomie, insbesondere bei alkoholbedingter Gastritis und beim Magenkarzinom. Eine B_{12}-Avitaminose kann in seltenen Fällen auch durch Medikamente verursacht werden wie Hydantoine, Primidon, Phenobarbital, Phenylbutazon, Nitrofurantoin und Zytostatika. Neurologisch ist die B_{12}-Avitaminose durch den Befall der **Hinterstränge**, der **Kleinhirnseitenstränge** und der **Pyramidenseitenstränge** bestimmt. Häufig tritt als erstes neurologisches Symptom zuvor eine symptomatische Psychose vom paranoiden, amentiellen oder deliranten Typ in Erscheinung. Eine **Gangunsicherheit, spastische Zeichen** und **Blasenstörungen** weisen klinisch auf die Rückenmarksaffektion hin.

H96

Frage 9.19: Lösung D

Siehe Kommentar zu Frage 9.18.

F87

Frage 9.20: Lösung A

Die im vorliegenden Fall beschriebene neurologische Symptomatik lässt auf eine Affektion des Hinterstrangsystems schließen. Der Gangunsicherheit liegt offenbar eine **Hinterstrangataxie** zu Grunde, die typischerweise – wie hier beschrieben – bei Dunkelheit zunimmt. Ausgangspunkt der vorliegenden funikulären Myelose ist eine **B_{12}-Avitaminose** durch mangelnde Resorption von Vitamin B_{12} bei Fehlen von Intrinsic factor nach Magenresektion.
Die Diagnose kann durch den **Vitamin-B_{12}-Resorptionstest** (Schilling-Test) und durch die B_{12}-Serumspiegelbestimmung gesichert werden. Bei dem Vitamin-B_{12}-Resorptionstest wird radioaktiv markiertes Vitamin B_{12} oral verabreicht. Beim Gesunden wird das Vitamin B_{12} aus dem Darm resorbiert und zu 10 bis 30% im 24-Stunden-Harn ausgeschieden, wo es aufgrund seiner Radioaktivität gemessen werden kann.
Liegt eine Resorptionsstörung vor, so geht das oral verabreichte markierte Vitamin B_{12} über den Stuhl ab und im Urin erscheint weniger als 10% der verabreichten Menge. Liegt ein Mangel an Intrinsic factor vor, dann normalisiert sich die Resorption und damit die Urinausscheidung des markierten Vitamin B_{12}, wenn gleichzeitig auch Intrinsic factor oral zugeführt wurde.
Der Schilling-Test kann auch nach erfolgter Vitamin-B_{12}-Behandlung ausgeführt werden, während die quantitative Vitamin-B_{12}-Bestimmung im Serum naturgemäß in anbehandelten Fällen nicht mehr verwertbar ist. Bei dem berichteten Fall mit Zustand nach Magenresektion handelt es sich um eine Resorptionsstörung durch Mangel an Intrinsic factor. Dieser wird von Schleimhautdrüsen des Magenfundus produziert. Ein weiteres Zeichen einer Vitamin-B_{12}-Avitaminose ist, jedoch nicht obligat, die megaloblastäre Anämie. Die neurologischen Symptome können der hämatologischen Erkrankung um Jahre vorausgehen.

F85

Frage 9.21: Lösung D

Der Hinweis auf ein **blasses Hautkolorit** und die Beschreibung der neurologischen Symptomatik sprechen für das Vorliegen einer **funikulären Spinalerkrankung** mit begleitender **perniziöser Anämie**. Sowohl das hämatologische als auch das neurologische Bild sind auf eine B_{12}-Avitaminose zurückzuführen. Die im vorliegenden Fall beschriebene neurologische Symptomatik lässt auf eine Affektion der Pyramidenbahn und des Hinterstrangsystems schließen. Der Gangunsicherheit liegt offenbar eine **Hinterstrangataxie** zu Grunde, die typischerweise – wie hier beschrieben – bei Dunkelheit zunimmt.
Zu **(A):** Ein **spinaler Tumor** im oberen Thorakalabschnitt der Wirbelsäule kann zwar zu einer Paraspastik mit positiven Pyramidenbahnzeichen und auch zu einer Hinterstrangsymptomatik im Bereich der unteren Extremitäten führen, Parästhesien in den Händen jedoch treten bei thorakalen spinalen Prozessen nicht auf.
Zu **(B):** Eine **Tabes dorsalis** im Rahmen einer Neurosyphilis kann ähnlich wie im vorliegenden Falle zu einer Schädigung der Pyramidenbahn mit resultierender Spastik und der Hinterstrangbahnen mit Ataxie und Störung der Oberflächensensibilität führen. Ein auffallend blasses Hautkolorit ist jedoch für die Tabes dorsalis nicht typisch.
Zu **(C):** Eine **Polyneuropathie** geht nicht mit Pyramidenbahnzeichen an den unteren Extremitäten einher, distal betonte Störungen der epikritischen Sensibilität und Gangataxien können jedoch auftreten.
Zu **(E):** Bei einem **Kleinhirntumor** kommt es nicht zu Pyramidenbahnzeichen und auch nicht zu Parästhesien an Händen und Füßen. Im Vordergrund steht in der Regel die Gangataxie.

9.5 Erkrankungen der Niere; Elektrolytstörungen

F91

Frage 9.22: Lösung C

Hier wird das typische Bild einer **zentralen pontinen Myelinolyse** beschrieben. Es handelt sich dabei um einen meist rasch eintretenden Zerfall der Myelinscheiden von Faserstrukturen auf Höhe der Basis pontis. Diese Störung tritt meist beim **Alkoholismus** auf, insbesondere in Verbindung mit einer Wernicke-Enzephalopathie oder einem Delirium tremens. Pathophysiologisch ist eine **Elektrolytstörung** von besonderer Bedeutung, die meist in einer primären **Hyponatriämie** mit zu rascher iatrogener Korrektur besteht. Kernsymptome der zentralen pontinen Myelinolyse sind okulomotorische Störungen, bulbäre Symptome, spastische Tetraparesen und Bewusstseinsstörungen bis hin zum Koma.

H93

Frage 9.23: Lösung B

Zu **(A):** Die **Multiple Sklerose** ist durch multiple verstreute, verhärtete Entmarkungsherde gekennzeichnet, die besonders um die Ventrikelwinkel, in der Brücke und im verlängerten Mark auftreten. Es kommt zum Markscheidenzerfall und zur Mikrogliawucherung. An Varianten unterscheidet man die konzentrische Sklerose (Morbus Balo), die diffus disseminierte Form (Morbus Schilder) und die Neuromyelitis optica (Morbus Devic).
Zu **(B):** Bei der **alkoholischen Enzephalopathie** unterscheidet man eine neuronotrope Schädigung mit Großhirnrindenatrophie, eine gliovasotrope Schädigung in Gestalt der Wernicke-Enzephalopathie, eine myelino-axonotrope Schädigung mit Ausbildung sogenannter Lückenfelder und Polyneuropathie sowie eine myelinotrope Schädigung. Bei letzterer ist die zentrale pontine Myelinolyse besonders kennzeichnend.
Zu **(C):** Zu den degenerativen Systematrophien des ZNS gehören folgende Krankheiten:

- Spinale Muskelatrophie
- Spastische Spinalparalyse
- Friedreich-Ataxie
- Chorea Huntington
- Parkinson-Krankheit
- Pick-Atrophie
- Myatrophische Lateralskerose (siehe auch Lerntext V.4)

Zu **(D):** Die im Vordergrund stehende morphologisch fassbare Folge der Epilepsie ist der Nervenzellausfall im Ammonshorn mit Ausbildung einer astrozytären Gliose.

Zu **(E):** Beim **Coma diabeticum** kommt es zu Parenchymnekrosen und Körnerzellnekrosen in der Kleinhirnrinde sowie zu disseminierten Parenchymschädigungen in Großhirnrinde, Striatum und Pallidum.

9.6 Endokrinopathien und Stoffwechselerkrankungen

Frage 9.24: Lösung E

Bei akuten **Hypoglykämien** kommt es durch **Energieverarmung im Bereich der Hirnzellen** – je nach Schweregrad – zu psychomotorischen Erregungszuständen, zu Bewusstseinsstörungen mit vegetativen Symptomen oder gar zum Koma. Weiterhin werden auch zerebrale Herdsymptome in Form von Halbseitenlähmungen und zerebrale Krampfanfälle beobachtet.

Frage 9.25: Lösung B

Hier wird die typische Symptomatik einer **eitrigen Meningitis** beschrieben. Neben den unspezifischen Symptomen weist die massive **granulozytäre Pleozytose** auf die bakterielle Meningitis hin (siehe auch Lerntext V.9).

H97

Frage 9.26: Lösung D

Im Zentrum der **funikulären Spinalerkrankung** steht die Affektion des Hinterstrangsystems bzw. sensibler peripherer Nervenfasern. Faszikulationen sind Ausdruck einer Affektion der Vorderhornzellen oder der motorischen Nervenfasern des peripheren Nervensystems. Sie treten bei der funikulären Spinalerkrankung nicht auf.

F99

Frage 9.27: Lösung B

Dissoziierte Empfindungsstörungen bestehen in einer Minderung der Schmerz- und Temperaturwahrnehmung im Gefolge einer Läsion des Tractus spinothalamicus bei erhaltener Hinterstrangfunktion (Wahrnehmung von Druck, Berührung und Tiefensensibilität). Diese Störung wird beim Morbus Wilson nicht beobachtet. Zum Verständnis des Morbus Wilson sei auf den entsprechenden Lerntext V.6 verwiesen.

F98

Frage 9.28: Lösung B

Bei der **hepatolentikulären Degeneration**, auch **Morbus Wilson** genannt, handelt es sich um eine autosomal-rezessiv vererbte Störung des Kupferstoffwechsels mit pathologischer Ablagerung des Kupfers insbesondere in den Basalganglien, der Kornea und der Leber. Mit geringerer Häufigkeit werden auch Ablagerungen in anderen zellulären Strukturen beobachtet. Leitsymptome der Erkrankung sind Halte- und Intentionstremor bis hin zum grobschlägigen **Flapping-Tremor**, eine skandierende Sprache, ein Parkinson-Syndrom und eine organische Wesensänderung. Ein weiteres wichtiges Symptom ist der Kayser-Fleischer-Hornhautring.

Frage 9.29: Lösung B

Wie bei anderen Polyneuropathien imponiert auch bei der diabetischen Form ein Nebeneinander von meist distal betonten Sensibilitätsstörungen und symmetrischen schlaffen Paresen.

F93

Frage 9.30: Lösung D

Bei der **GM_2-Gangliosidose** handelt es sich um eine autosomal rezessiv vererbte Lipoidspeicherkrankheit, bei der es zu einer Abbaustörung und Speicherung des Gangliosids GM_2 mit Demyelinisierungen kommt. Klinisch treten in den ersten Lebensmonaten schlaffe, später auch spastische Paresen auf. Früh kommt es zu einer Erblindung der jungen Patienten und zu einer Demenzentwicklung.
Auch beim **Morbus Wilson** handelt es sich um eine autosomal-rezessiv vererbte Stoffwechselerkrankung. Es liegt eine Störung des Kupferstoffwechsels mit pathologischer Ablagerung von Kupfer in der Leber, in bestimmten Regionen des Gehirns und in der Kornea vor. Eine Demenzentwicklung setzt bei nicht rechtzeitig gestellter Diagnose und Therapie ein.
Beim **Klinefelter-Syndrom** handelt es sich um eine Chromosomenanomalie mit endokrinologischen Aberrationen.

Frage 9.31: Lösung A

Bei der **normokalzämischen Tetanie** kommt es durch eine meist psychogene Hyperventilation zu einer vorübergehenden Alkalose mit Steigerung der Erregbarkeit des peripheren Nervensystems. Klinisch kann dieses Phänomen durch das **Trousseau-Zeichen**, durch das **Fibularisphänomen** und das **Chvostek-Zeichen** erkannt werden. Unter dem *Trousseau*-Zeichen versteht man die Provokation von Parästhesien und motorischen tetanischen Zeichen im Bereich der Unterarm- und Handmuskulatur nach Abschnüren der Blutzirkulation am Oberarm für etwa 3 Minuten. Das *Fibularisphänomen* ist dann positiv, wenn es bei leichtem Beklopfen des N. peronaeus in Höhe des Fibulaköpfchens zu einer kurzen Hebung und Pronation des Fußes kommt. Das *Chvostek*-Zeichen besteht aus einer mechanisch ausgelösten Zuckung der gesamten mimischen Muskulatur (Klopfen auf den Fazialisstamm vor dem Kiefergelenk).
Ein **Risus sardonicus** gehört nicht zum klinischen Bild der Tetanie, er ist vielmehr für den **Wundstarrkrampf** (Tetanus) charakteristisch.

H84

Frage 9.32: Lösung C

Während **Verkalkungen der Falx cerebri** und **Verkalkungen der Epiphyse**, insbesondere im Erwachsenenalter, einen Normalbefund darstellen, ist bei einer **schweren symmetrischen Stammganglienverkalkung** von einer pathologischen Situation auszugehen. Solche Verkalkungen finden sich nach Encephalitis lethargica, Kohlenmonoxidintoxikationen, nach Anoxie, bei tuberöser Hirnsklerose, Toxoplasmose und Hypoparathyreoidismus. Familär findet sich eine Verkalkung der Stammganglien bei der progredienten *Fahr*-Krankheit.

F86

Frage 9.33: Lösung E

Im Rahmen einer **Tetanie** kommt es zu einer vermehrten Erregbarkeit des peripheren Nervensystems. Pathophysiologisch liegt am häufigsten eine psychogene Hyperventilation bei **Atembeklemmung** mit Gefühl der Luftnot zugrunde. Im Rahmen eines tetanischen Anfalls werden in typischer Weise **Parästhesien** mit distaler Betonung im Bereich der Extremitäten und später tetanische Muskelspasmen beobachtet. Dabei werden die Finger aneinandergepresst, der Daumen stark adduziert und die Hand- und Ellbogengelenke abnorm gebeugt (Pfötchenstellung). Im Bereich der Beine kommt es zu einer Streckung im Kniegelenk, die Füße sind plantarflektiert und supiniert, die Zehen flektiert. Die resultierende Stellung der Füße wird als **Karpopedalspasmus** bezeichnet.

F91

Frage 9.34: Lösung A

Bei der **metachromatischen Leukodystrophie** handelt es sich um eine **Sulfatidlipidose**, die im Gegensatz zu anderen Leukodystrophien auch ohne Hirnbiopsie gesichert werden kann. Die Erkrankung beruht auf einem genetisch determinierten Mangel an Aktivität der Arylsulfatase A. Dieser Enzymmangel führt zu einer Speicherung von Zerebrosidsulfat in den Markscheiden des zentralen und peripheren Nervensystems sowie im Bereich der Nierentubuli. Im Urin lassen sich histochemisch metachromatische Substanzen nachweisen, ferner ist die Sulfatidausscheidung im Urin vermehrt. Die Aktivität des Enzyms Arylsulfatase A im Urin ist vermindert. Die Verminderung der Arylsulfatase A kann auch in Leukozyten nachgewiesen werden. Die Suralisbiopsie ergibt einen ausgeprägten Markscheidenzerfall; in den Schwann-Zellen und den Makrophagen des Bindegewebes lässt sich Sulfatid nachweisen.

H90

Frage 9.35: Lösung C

Bei der **Wernicke-Enzephalopathie** handelt es sich um eine erworbene toxische Enzephalopathie, bei der **infantilen Zerebralparese** handelt es sich um eine frühkindliche Hirnstörung durch Ischämien, Blutungen oder Hypoxien, und bei der **funikulären Myelose** liegt eine erworbene Vitamin-B_{12}-Resorptionsstörung vor. Die **Phenylketonurie** und die **amaurotische Idiotie** hingegen sind angeborene Stoffwechselstörungen.
Ursache der Phenylketonurie ist ein Defekt der Phenylalaninhydroxylase, eines fast ausschließlich in der Leber aktiven Enzyms, das die Umwandlung von Phenylalanin zu Tyrosin katalysiert. Das Krankheitsbild wird durch die abnorme Erhöhung der essenziellen Aminosäure Phenylalanin im Blut ausgelöst. Klinisch sind die Patienten in der Regel während der ersten vier Lebensmonate unauffällig, danach wird zunehmend eine mentale Retardierung sichtbar, die schließlich in eine Imbezillität oder Idiotie mündet. Hinzu kommen neurologische Symptome in Form von Krampfanfällen, extrapyramidalen und pyramidalen Symptomen. Die Patienten sind meist mikrozephal, neigen zu ekzematösen Hautveränderungen und weisen häufig eine Pigmentarmut auf.
Bei der amaurotischen Idiotie, die auch als Tay-Sachs-Krankheit bezeichnet wird, handelt es sich um einen Hexosaminidase-A-Mangel. Klinisch kommen zwei Formen mit verschiedenem Manifestationsalter vor, die sich weder enzymopathisch noch morphologisch voneinander unterscheiden. Bei der infantilen Form zeigt sich eine ausgeprägte Schreckreaktion gegenüber Geräuschen, eine Hypotonie, eine Mikrozephalie und nicht selten ein Puppengesicht mit feiner weißer Haut und langen Augenwimpern. Charakteristisch ist weiterhin ein kirschroter Fleck im Bereich des Augenhintergrunds. Es entwickelt sich eine Optikusatrophie, wobei die Blindheit kortikaler und nicht retinaler Herkunft ist. Bei der juvenilen Form manifestiert sich die Krankheit erst um die Mitte der ersten Lebensdekade mit Kleinhirnataxie, progredienter Demenz und extrapyramidalen Bewegungsstörungen.

F92

Frage 9.36: Lösung B

Die **Phenylketonurie** ist eine der bekanntesten Stoffwechselerkrankungen, ihre Prävalenz beträgt etwa 1 : 10 000. Der Defekt bei dieser vererbten Erkrankung betrifft die **Phenylalanin-Hydroxylase**, ein Enzym, das fast nur in der Leber aktiv ist. Das Gen ist auf Chromosom 12 identifiziert worden und kann mit DNS-Sonden außerhalb der Leber nachgewiesen werden. Die Phenylketonurie wird autosomal rezessiv vererbt. Durch unzureichende Bildung von Tyrosin aus Phenylalanin wird die Adrenalin-Noradrenalin-Synthese und der Tryptophan/Serotonin-Stoffwechsel und die Melanin-Synthese gestört. Klinisch ist die Erkrankung durch vermehrte Reizbarkeit, Hautekzem, BNS-Krämpfe und eine ab dem 6. Lebensmonat imponierende Retardierung mit spastischen und extrapyramidal-motorischen Zeichen charakterisiert. Charakteristisch ist der Mäusegeruch des Urins und die Pigmentarmut. Bei der Phenylketonurie ist eine weitgehend normale intellektuelle Entwicklung zu erreichen, wenn eine entsprechende **Diät** schon im ersten Lebensmonat beginnt und die phenylalaninarme Diät konsequent eingehalten wird. Wesentlich jedoch ist die **genetische Beratung** und Chromosomenanalyse der Angehörigen sowie die pränatale Diagnostik, die biochemisch mittels Amniozenthese möglich ist.

H92

Frage 9.37: Lösung A

Über die Bedeutung der Diät bei der **Phenylketonurie** ist bereits im Kommentar zu Frage 9.36 eingegangen worden. Bei der **Galaktosämie** handelt es sich um einen fehlenden Abbau von Milchzucker zu Glukose mit Anreicherung von Galaktose-1-Phosphat in Leber, Niere, Gehirn und Linse des Auges. Die Symptomatologie besteht aus Erbrechen nach der ersten Milchmahlzeit, Gedeihstörungen, Icterus prolongatus, schwere psychomotorische Entwicklungsstörung und Katarakt. Die Galaktosämie ist ebenfalls eine autosomal rezessiv vererbte Erkrankung. Bei Galaktosämie lässt sich die psychomotorische Entwicklungsstörung durch milchzuckerfreie Diät verhindern. Unter konsequenter Behandlung ist die Prognose günstig.

H92

Frage 9.38: Lösung B

Eine typische Komplikation beim **Diabetes mellitus** ist die chronische **Polyneuropathie**, die am häufigsten in Form einer symmetrisch distalen Störung im Bereich der oberen und unteren Extremitäten zur Entwicklung kommt. Auch bei der chronischen **Arsenvergiftung** kommt es zu distal symmetrischen Polyneuropathien mit Beeinträchtigung der Tiefensensibilität. Histologisch handelt es sich um eine distale Axonopathie. Weitere Zeichen einer chronischen Arsenvergiftung sind Hyperkeratose, ungewöhnliche Pigmentierung der Haut sowie Mees-Streifen an den Fingernägeln. Bei der Multiplen Sklerose kommt es nicht zu einer Affektion des peripheren Nervensystems mit Auftreten einer Polyneuropathie.

F96

Frage 9.39: Lösung E

Hier sind unter (A) bis (D) Symptome von Polyneuropathiesyndromen aufgeführt, die im Gefolge des Diabetes mellitus sämtlich zur Entwicklung kommen können. Eine **Okulomotoriuslähmung** wird häufig im Rahmen einer Mononeuropathie der Hirnnerven beobachtet, die **kardiale Innervationsstörung** tritt bei der diabetischen autonomen Polyneuropathie in Erscheinung, **trophische Ulzera** insbesondere im Bereich der Füße werden bei distal symmetrischen sensiblen bzw. sensomotorischen diabetischen Polyneuropathien beobachtet, und **die sensible Ataxie** tritt ebenfalls bei der distal symmetrischen Polyneuropathie der Beine mit deutlicher Beeinträchtigung der Tiefensensibilität auf.

F93

Frage 9.40: Lösung E

Im Rahmen eines **Diabetes mellitus** sind Affektionen des peripheren Nervensystems häufig. Am häufigsten tritt die **Polyneuropathie** vom distalsymmetrischen Typ auf. Eine andere Form ist die Mononeuropathie im proximalen Bereich mit proximalen Schmerzen und proximalen Beinmuskelparesen. Im Rahmen der autonomen diabetischen Neuropathie sind Potenzstörungen häufig.

F94

Frage 9.41: Lösung B

Eine **Impotenz** in Form chronischer Erektionsstörungen bei Männern im Alter über 50 Jahre findet sich als Komplikation bei der häufigen Erkrankung **Diabetes mellitus**. Bei den diabetischen Neuropathien sind entweder isoliert oder in Kombination periphere vegetative Nervenfasern betroffen, eine resultierende Impotenz stellt ein häufiges Frühsymptom dar.

9.7 Hämatologische Erkrankungen

F96 H92

Frage 9.42: Lösung E

Neurologische Manifestationen der **Leukämien** werden durch leukämische ZNS-Infiltrationen insbesondere im Bereich der Meningen, durch Blutungen im ZNS (Massenblutungen, Purpura cerebri), im Gefolge von Gerinnungsstörungen und durch Infektionen bei geschwächter Immunreaktion ausgelöst.

9.8 Immunologische Erkrankungen

F90

Frage 9.43: Lösung A

Siehe Kommentar zu Frage 9.45.

H96

Frage 9.44: Lösung A

Konnatale Läsionen der Stammganglien mit Bildung einer Gliose können im Rahmen eines **Kernikterus** auftreten. Dieser beruht auf einer **Blutgruppeninkompatibilität** zwischen Mutter und Kind. Die Mutter ist dabei Rhesus-negativ, während der Fetus Rhesus-positiv ist. Beim Übertritt von fetalem Blut in den mütterlichen Kreislauf kommt es über das Immunsystem der Mutter zu Antikörperbildung gegen die kindlichen, Rhesus-positiven Erythrozyten mit nachfolgender Hämolyse der fetalen Erythrozyten. Nach der Geburt kann die Bilirubinerhöhung im Säugling nicht durch die beschränkte Leberfunktion kompensiert werden, sodass es zu einer vermehrten Ablagerung von Bilirubin im Gehirn insbesondere im Bereich der Basalganglien kommt.

F91

Frage 9.45: Lösung E

Beim **systemischen Lupus erythematodes** handelt es sich um eine generalisierte Autoimmunerkrankung mit Autoantikörpern gegen native DNA. Sie manifestiert sich durch immunkomplexbedingte Gewebeschädigung, meist als Vaskulitis, häufig gleichzeitig an mehreren Organen. Das Nervensystem ist in etwa 25% der Fälle beteiligt. Klinisch treten am häufigsten im Gefolge einer Vaskulopathie zentralnervöse Erscheinungen auf. Zu nennen sind Hemiparesen, extrapyramidale Bewegungsstörungen, epileptische Anfälle und Querschnittssyndrome. Seltener sind Optikusneuritiden, psychotische Episoden, Polyneuropathien und Myopathien. Ein **myasthenes Syndrom** kommt im Rahmen des systemischen Lupus erythematodes **nicht** vor. **Subarachnoidalblutungen** gehören ebenfalls **nicht** zum Bild des Lupus erythematodes, sie werden in der Regel bei einer Ruptur von Aneurysmen beobachtet.

9.9 Malignome

Frage 9.46: Lösung E

Hirnmetastasen machen etwa 10% aller Hirntumoren aus. In 25% der Fälle gehen sie von **Bronchialkarzinomen** aus. An Häufigkeit folgen **Mamakarzinom, malignes Melanom** und **Nierenkarzinom** (hypernephroides Karzinom). **Magenkarzinome** und **Pankreaskopfkarzinome** führen nur in ganz seltenen Fällen zu Hirnmetastasen.

Frage 9.47: Lösung C

Siehe Kommentar zu Frage 9.46.

Frage 9.48: Lösung D

Eine **Osteomyelitis** im Bereich der Schädelkalotten, **Plasmozytome**, **metastasierende Karzinome** in Kalottennähe und **eosinophile Granulome** können zu **Osteolysen** der Kalotte führen.
Bei der **Toxoplasmose** handelt es sich um eine Infektion mit Toxoplasma gondii. Die meisten Infektionen verlaufen inapparent, die Protozoen in Zystenform oder in sog. Pseudozysten beherbergt. Es handelt sich dabei um Zellen in verschiedensten Organen, in denen die Toxoplasmen in großer Zahl vorkommen. Im Rahmen einer chronisch-rezidivierenden Form kann es zu einer Mitbeteiligung des Nervensystems kommen. Am häufigsten handelt es sich um das Bild einer schubweise verlaufenden Meningoenzephalitis oder Enzephalomyelitis. Pathologisch-anatomisch findet man im ZNS eine disseminierte nekrotisierende Enzephalomyelitis, vor allem der grauen Substanz des Großhirns. Weiterhin besteht eine granulomatöse Meningitis und Ependymitis. Eine Affektion der Kalotte mit Osteomyelitis kommt bei dieser Erkrankung nicht vor.

F91

Frage 9.49: Lösung C

Bei **paraneoplastischen Syndromen** handelt es sich um Funktionsstörungen des zentralen oder peripheren Nervensystems, der neuromuskulären Überleitung und der Muskulatur selbst, die nicht metastatisch oder durch unmittelbaren Kontakt mit einem Tumor zur Entwicklung kommen, sondern aus der Einwirkung toxischer Substanzen oder autoimmunologisch aktiver Proteine resultieren. Besonders häufig ist das Kleinhirn mit resultierender **Kleinhirnatrophie** betroffen. **Polyneuropathien** zeigen sich vorwiegend als sensible Polyneuropathien mit distaler Betonung. Das **Eaton-Lambert-Syndrom**, das mit einer myopathisch-myasthenischen Symptomatik in Erscheinung tritt, wird insbesondere beim kleinzelligen Bronchialkarzinom beobachtet. Auch eine **Myositis** tritt häufig bei Bronchialkarzinomen auf.
Die **Dystrophia myotonica** ist **keine** paraneoplastische Erkrankung, vielmehr handelt es sich um eine autosomal vererbte Muskelerkrankung, die mit Muskelatrophien und mit einer myotonen Reaktion der Muskulatur einhergeht.
Es wird bei der vorliegenden Frage sicher die Lösung (C) erwartet, obwohl auch (E) richtig wäre. Nach neueren Erkenntnissen weiß man nämlich, dass die **progressive multifokale Leukenzephalopathie** kein paraneoplastisches Syndrom ist, sondern eine Infektionserkrankung mit Entmarkung des Großhirns, des Kleinhirns und des Hirnstamms, die auf einen Befall der Oligodendrogliazellen mit Papovaviren zurückgeführt wird. Die progressive multifokale Leukenzephalopathie tritt insbesondere bei Patienten mit Störungen des Immunsystems auf. So wird sie bei fortgeschrittener lympho- und myeloproliferativen Erkrankungen beobachtet, seltener kommt sie bei Karzinomen, bei der Tuberkulose, beim Lupus erythematodes und bei der Sarkoidose vor. Gelegentlich wird sie auch bei nierentransplantierten Patienten mit immunsuppressiver Therapie beobachtet.

H99

Frage 9.50: Lösung C

Paraneoplastisch bedingte Kleinhirnatrophien mit resultierenden Ataxien entstehen aufgrund einer Degeneration der Kleinhirnrinde bei verschiedenen Malignomen. Eine neuropathologisch gesicherte Kleinhirnrindendegeneration findet sich bei 9% aller autopsierten Patienten mit bösartigen Erkrankungen, bei 11% aller Patienten mit Bronchialkarzinom und 27% aller Patienten mit **Ovarialkarzinom**. Unter den hier genannten Tumoren ist also das Ovarialkarzinom am häufigsten mit einer paraneoplastischen Kleinhirnatrophie vergesellschaftet.

H90

Frage 9.51: Lösung B

Eine leukämische Aussaat in die Meningen wird auch als **Meningeosis leucaemica** bezeichnet. Im Vordergrund der neurologischen Symptomatik stehen Kopfschmerzen, Hirnnervenausfälle und Liquorzirkulationsstörungen. Die **Liquordiagnostik** erbringt den Nachweis pathologischer Zellen im Liquor bei Pleozytose, einen erhöhten Eiweißwert und einen niedrigen Liquorzucker.

F90

Frage 9.52: Lösung A

Bei der **Meningeosis carcinomatosa** handelt es sich nicht um das Abtropfen eines solitären Tumorgewebes in das Nervensystem, sondern um die diffuse Infiltration der Leptomeninx und des Liquorraumes. Dabei müssen keine größeren Metastasen im Hirngewebe erkennbar sein. Das Computertomogramm ist oft unauffällig. Damit lastet auf der **Liquoruntersuchung** eine wichtige diagnostische Verantwortung. Bei der Meningeosis carcinomatosa zeigen sich Tumorzellen im Liquor. Ausdruck des sekundären entzündlichen Prozesses ist eine mäßiggrade Pleozytose und eine verminderte Glukosekonzentration im Liquor. Neben radikulopathischen Symptomen sind Hirnnervenaffektionen, so auch eine periphere Fazialisparese häufig. Eine horizontale Blicklähmung als medulläre Schädigung auf pontiner Ebene gehört nicht zu den Symptomen einer Meningeosis carcinomatosa.

F96 H92

Frage 9.53: Lösung C

Zu **(A)**: Eine **subakute zerebellare Ataxie** ist im Rahmen einer langsam progredienten degenerativen Erkrankung wie der **Friedreich-Ataxie** nicht zu erwarten.
Zu **(B)**: Zerebellare Ataxien können sich bei der **Multiplen Sklerose** subakut entwickeln. Die zerebellare Ataxie stellt jedoch nicht die häufigste Manifestationsform der Multiplen Sklerose dar, insbesondere nicht bei Patienten im höheren Lebensalter.
Zu **(C)**: Die sich subakut entwickelnde zerebellare Ataxie gehört zu den **paraneoplastischen Syndromen**, die insbesondere bei Patienten in höherem Lebensalter auftreten.
Zu **(D)**: Eine zerebellare Ataxie gehört nicht zum Bild des **Morbus Alzheimer**.
Zu **(E)**: Beim **Morbus Pick** stehen die atrophischen Veränderungen im Bereich des Frontal- und Temporalhirns im Vordergrund.

F99

Frage 9.54: Lösung C

Die **zentrale pontine Myelinolyse** ist durch akut auftretende Hirnstammsymptome gekennzeichnet, die von Okulomotorikstörung über Pyramidenbahnzeichen, Tetraparesen bis hin zum Locked-in-Syndrom reichen können. Ursache ist ein Erweichungsherd in der zentralen Pons, der als Folge schneller Elektrolytverschiebung vorkommen kann, und zwar insbesondere bei rascher Korrektur einer länger bestehenden Hyponatriämie, die bei chronisch Alkoholkranken aufgrund der Fehlernährung im Rahmen von Alkoholexzessen nicht selten besteht. Eine Hyponatriämie sollte daher nur langsam ausgeglichen werden.
Bei den übrigen Krankheitsbildern bzw. Störungsbildern (Hyperkalzämie) handelt es sich um paraneoplastische Syndrome mit Funktionsstörungen im Bereich des zentralen oder peripheren Nervensystems.

H89

Frage 9.55: Lösung D

Bei dem **Arnold-Chiari-Syndrom** handelt es sich nicht um ein paraneoplastisches Syndrom, sondern um eine komplexe Hemmungsmissbildung mit dysraphischer Spaltbildung im rostralen Halsmark und Verlagerung der Medulla oblongata. Gleichzeitig ist das Kleinhirn missgebildet und ein Missbildungshydrozephalus manifest.

9.10 Allgemeininfektionen, Intoxikationen, medikamentöse Schädigungen

F88

Frage 9.56: Lösung D

Die hier beschriebene Symptomatik ist charakteristisch für das Vorliegen einer **Wernicke-Enzephalopathie**. Leitsymptome dieses häufig alkoholinduzierten Syndroms sind Augenmuskel- und Blickparesen, Nystagmus, Ataxie sowie psychische Störungen. Eine zerebelläre Koordinationsstörung mit Dysarthrie und ein alkoholisches Delir können gleichzeitig bestehen. Die zugrundeliegenden periventrikulär angeordneten Parenchymnekrosen mit petechialen Blutungen kommen durch einen Thiaminmangel zustande, wobei offensichtlich ein genetisch bedingter Transketolasemangel für die Entstehung des lebensbedrohlichen Krankheitsbildes mitverantwortlich ist. Entscheidend für die Prognose dieses Krankheitsbildes und obligat ist die frühzeitige und hochdosierte parenterale Gabe von Vitamin B_1 (Thiamin).

F88

Frage 9.57: Lösung C

Siehe Kommentar zu Frage 9.56.

F97

Frage 9.58: Lösung E

Durch **Alkoholabusus** der Mutter während der Schwangerschaft kann es zu einer erheblichen Mitschädigung des Embryos kommen. Alle hier aufgeführten Symptome sind Bestandteil dieses Syndroms.

F88

Frage 9.59: Lösung B

Eine Degeneration und Schrumpfung der Corpora mamillaria, wie in der zugehörigen Abbildung dargestellt, ist typisch für eine **Wernicke-Enzephalopathie**.

H88

Frage 9.60: Lösung C

Bei der **Wernicke-Enzephalopathie** handelt es sich um eine alkoholtoxisch induzierte metabolische Störung und nicht um eine chronisch-entzündliche Erkrankung (siehe auch Kommentar zu Frage 9.56).

H88

Frage 9.61: Lösung D

Im Rahmen der psychischen Störungen der **Wernicke-Enzephalopathie** kann eine **Korsakow-Psychose** auftreten, die durch eine schwere mnestische Störung kombiniert mit Konfabulationen charakterisiert ist. Die Atrophie und Degeneration der Corpora mamillaria ist in der zugeordneten Abbildung zu Frage 9.59 deutlich demonstriert.

F89

Frage 9.62: Lösung E

Alle aufgeführten Symptome können im Rahmen einer Wernicke-Enzephalopathie auftreten (siehe auch Kommentar zu Frage 9.56).

F90

Frage 9.63: Lösung C

Zu **(A):** Die **alkoholische Polyneuropathie** zeichnet sich durch distal- und beinbetonte sensomotorische Ausfälle bei vorwiegend axonaler Schädigung aus. Die Beine sind regelmäßig früher und stärker betroffen als die Arme. Im weiteren Verlauf kommt es einer Ausbreitung nach proximal. Im Vordergrund stehen für den Patienten Schmerzen, Parästhesien und eine Schwäche.
Zu **(B):** Die **Kleinhirnvorderlappenatrophie** im Gefolge eines chronischen Alkoholabusus ist klinisch durch eine schwere Stand- und Gangataxie charakterisiert. Okulomotorische Störungen wie Sakkadierung der Blickfolge, Störung der Fixationssuppression des vestibulookulären Reflexes oder Blickrichtungsnystagmus können auftreten. Pathologisch-anatomisch findet sich eine Degeneration des Zerebellums mit Schwerpunkt im vorderen und oberen Kleinhirnwurm und im medialen Kleinhirnvorderlappen. Die Degeneration der Purkinje-Zellen ist ausgeprägter als die der übrigen neuronalen Elemente. Klinische Zeichen einer zerebellären Dysfunktion werden bei etwa einem Drittel aller chronischen Alkoholiker beobachtet.
Zu **(C):** Eine **zervikale Myelopathie** mit tetra- oder paraspastischen Bewegungsstörungen sowie Störungen der epikritischen und/oder protopathischen Sensibilität sind nicht Folge eines chronischen Alkoholabusus, sondern gehen in der Regel auf komprimierende Prozesse im Bereich der Halswirbelsäule zurück.
Zu **(D):** Eine **Abduzensparese** kann im Rahmen einer Wernicke-Enzephalopathie beobachtet werden. Diese Alkoholfolgeerkrankung ist durch akut auftretende Augenmuskel- und konjugierte Blicklähmungen, Pupillenstörungen, Nystagmus, vegetative Dysregulation mit Hypothermie und Hypotension, epileptische Anfälle, Verwirrung, Desorientierung, Apathie, Schläfrigkeit oder tiefen Stupor bis zum Koma charakterisiert. Die genannten Symptome treten einzeln oder in verschiedenen Kombinationen auf.
Zu **(E):** Alkoholiker weisen computertomographisch im Vergleich zu gleichaltrigen gesunden Kontrollen im statistischen Mittel signifikant weitere innere und äußere Liquorräume auf. Diese Veränderung beruht auf einer **zerebralen Hirnatrophie**. In psychometrischen Untersuchungen finden sich kognitive Defizite.

F91

Frage 9.64: Lösung D

Besonders eindrucksvoll ist in dem beigefügten Hirnschnitt der atrophische Prozess im Bereich der Corpora mamillaria. Dieser Befund ist im Rahmen einer **Wernicke-Enzephalopathie** als Folge eines chronischen Alkoholabusus zu beobachten. Die Corpora mamillaria werden an der Hirnbasis parasagittal sichtbar.

F92

Frage 9.65: Lösung E

Siehe Kommentar zu den Fragen 9.54 und 9.63.

H90

Frage 9.66: Lösung C

Thallium, das besonders in Rattengiften enthalten ist, induziert eine **toxische Polyneuropathie** vom axonal-degenerativen Typ. Entsprechend kommt es zu Lähmungen, Reflexausfällen und Sensibilitätsstörungen. Nach oraler Thalliumaufnahme kommt es weiterhin zu Übelkeit, Erbrechen und spastischer Obstipation mit Bauchkrämpfen. In der 2. bis 3. Woche imponiert ein beginnender **Haarausfall** am ganzen Körper bis auf die Augenbrauen, wo nur der sympathisch innervierte laterale Anteil ausfällt, der zerebrospinal innervierte mediale Anteil dagegen erhalten bleibt. Der Haarausfall ist reversibel. Auch Querstreifung der Nägel **(Mees-Nagelbänder)** – wie bei Arsenvergiftung – wird in einigen Fällen mit Thalliumvergiftung beobachtet.

F98

Frage 9.67: Lösung A

Bei der **Tabes dorsalis** handelt es sich um eine Manifestation der Neurosyphilis mit dominierender Affektion des Hinterstrangsystems. Siehe auch Lerntext V.11 und Kommentar zu Frage 9.69.

H89

Frage 9.68: Lösung C

Die Frage selbst enthält bereits die wesentlichen klinischen Zeichen einer **Arsenvergiftung**. Bei einer **Belladonnaalkaloid-Vergiftung** wäre insbesondere mit Pupillenstörungen zu rechnen, bei der **Bleineuropathie** treten Monoparesen (insbesondere Radialisparesen) auf. Bei der Intoxikation mit **Wismutsalzen** kommt es zu Müdigkeit, depressiven Verstimmungen, Kopfschmerzen, Verwirrtheitszuständen, myoklonischen Zuckungen, Gangstörungen, Ataxie und Dysarthrien. Gelegentlich treten auch Myoklonien auf. Bei einer Intoxikation mit **Curare** kommt es zu einer generalisierten Lähmung der quergestreiften Muskulatur.

H95

Frage 9.69: Lösung B

Zu den **Alkoholfolgeerkrankungen** im eigentlichen Sinne zählen:

- **Alkoholdelir** mit Gefahr der Rhabdomyolyse (E)
- alkoholbedingte **Polyneuropathie**
- **Wernicke-Enzephalopathie**
- Intoxikationspsychose, Korsakow-Psychose
- lokalisierte sporadische **Spätatrophie der Kleinhirnrinde** (C)
- Hirnrindenatrophie
- Alkoholembryopathie

Zu **(A):** Die **zentrale pontine Myelinolyse** ist durch akut auftretende Hirnstammsymptome gekennzeichnet, die von Okulomotorikstörung, über Pyramidenbahnzeichen, Tetraparesen bis hin zum Locked-in-Syndrom reichen können. Ursache ist ein Erweichungsherd in der zentralen Pons, der als Folge schneller **Elektrolytverschiebungen** vorkommen kann, und zwar insbesondere bei rascher Korrektur einer länger bestehenden **Hyponatriämie**, die bei chronisch Alkoholkranken aufgrund der Fehlernährung im Rahmen von Alkoholexzessen nicht selten besteht. Eine Hyponatriämie sollte daher nur langsam (maximal 10 mmol/24 h) ausgeglichen werden.
Zu **(B):** Die **Platybasie** ist keine Alkoholfolgekrankheit, sondern eine Fehlbildung, bei der die Schädelbasis zu flach angelegt ist. Die Diagnose wird röntgenologisch (abnorme Aufrichtung des Klivus) gestellt und ist, wenn sie isoliert vorliegt, ohne klinische Relevanz. Nicht selten ist sie jedoch mit anderen Fehlbildungen des atlanto-occipitalen Übergangs (z.B. der basilären Impression) assoziiert.
Zu **(C):** Die **Atrophie cérébelleuse tardive** ist durch eine allmählich progrediente Gang- und Standataxie gekennzeichnet und beginnt meist zwischen dem 50. und 60. Lebensjahr. Die Arme zeigen meist kaum Ataxie, was an dem bevorzugten Befall des Kleinhirnvorderlappens liegt. Die Atrophie lässt sich meist computertomographisch an den erweiterten Sulci nachweisen. Die Pathogenese ist unklar, eine spezifische Therapie gibt es nicht.
Zu **(D):** **Epileptische Anfälle** kommen im Zusammenhang mit Alkoholgenuss gehäuft vor. Zum einen kann es im Rahmen eines Alkoholrausches auch bei Nichtalkoholikern zu sogenannten Gelegenheitskrämpfen, häufig beim Abfall des Alkoholspiegels im Blut, kommen. Zum anderen führt langjähriger Abusus zu einer diffusen Atrophie der Hirnrinde mit demenzieller Entwicklung und gelegentlich auch zur Alkoholepilepsie im eigentlichen Sinne.
Zu **(E):** Die **Rhabdomyolyse**, die vermutlich durch toxische Abbauprodukte des Alkohols bedingt wird, ist eine gefürchtete Komplikation des Entzugsdelirs. Die CK sollte im Delir regelmäßig kontrolliert werden und ist aufgrund des erhöhten Muskeltonus, des Tremors oder eines Entzugskrampfes auf Werte um bis zu 500 U/l erhöht. Bei der Rhabdomyolyse kommt es jedoch begleitet von meist proximal symmetrischen schlaffen Paresen zu CK-Anstiegen bis 100 000 U/l. Es handelt sich dann um ein **akut lebensbedrohliches Zustandsbild**, zur Verhinderung eines akuten Nierenversagens muss in solchen Fällen dialysiert werden.

H94

Frage 9.70: Lösung D

Die hier beschriebene Symptomenkonstellation ist am ehesten auf Läsionen des zentralen Nervensystems bei **chronischem Alkoholismus** zurückzuführen. Wegweisend ist hier auch die Angabe, dass bei dem Patienten eine **Leberzirrhose** vorliegt. Die berichteten Augenmuskellähmungen und die Tetraparese deuten auf eine abgelaufene **Wernicke-Enzephalopathie** hin. Auch eine **pontine Myelinolyse** wird häufig bei Alkoholikern beobachtet. Es handelt sich dabei um den neuropathologischen Befund einer sich in Form eines hochgestellten Karos in den zentralen Regionen des Brückenfußes manifestierenden Entmarkung. Pathophysiologisch sind schwere Störungen des Elektrolythaushaltes verantwortlich, meist in Form von Hyponatriämien oder Hypokaliämien. Experimentelle Untersuchungen sprechen insbesondere dafür, dass allzu forciert durchgeführte therapeutische Maßnahmen mit Ausgleich der Elektrolytstörung das Krankheitsbild provozieren können.

H93

Frage 9.71: Lösung D

Leitsymptom der meist alkoholinduzierten **Wernicke-Enzephalopathie** sind Augenmuskel- und Blickparesen, eine Ataxie sowie psychische Störungen und Vigilanzstörungen. Die Degeneration und Schrumpfung der Corpora mamillaria ist charakteristisch für die Wernicke-Enzephalopathie. Eine reflektorische Pupillenstarre tritt bei der Wernicke-Enzephalopathie nicht auf, sie ist vielmehr typisch für die Tabes dorsalis.

F84

Frage 9.72: Lösung C

Bei einer Vergiftung mit **Atropin** kommt es zu einer Blockade der Muskarinrezeptoren. Durch einen Cholinesterasehemmer **(Physostigmin)** kann durch ein vermehrtes Angebot von Azetylcholin über einen kompetitiven Mechanismus die Atropinwirkung reduziert werden.

F84

Frage 9.73: Lösung C

Neuroleptika haben eine Reihe von unerwünschten Nebenwirkungen, die bei Langzeittherapie in Erscheinung treten. Nach längerer Behandlung kann es zu Antriebslosigkeit und depressiven Verstimmungen kommen. Extrapyramidale Symptome treten vor allem bei Kindern und jüngeren Erwachsenen auf. Bei zu schneller Dosissteigerung können zu Beginn der Therapie **hyperkinetische Frühdyskinesien** auftreten. Nach einer Latenz von ein bis zwei Wochen entwickelt sich dann häufig zusätzlich ein **Parkinsonoid**. Sowohl die Frühdyskinesien als auch das Parkinsonoid können durch Antiparkinsonmittel vom Typ der **Anticholinergika** (Biperiden) oder auch durch Reduzierung der Neuroleptikadosis behoben werden.

F84

Frage 9.74: Lösung C

Die Hemmung der **Monoaminoxidase** und anderer Aminoxidasen beeinträchtigt den Abbau von Sympathomimetika. Deshalb dürfen bei der Therapie mit MAO-Hemmern bestimmte Speisen wie Bier, Käse, Bismarckheringe, Wein, Hühnerleber und Kaffee, die einen hohen Gehalt an **Tyramin**, einem indirekten Sympathomimetikum, haben, nicht genossen werden. Es kann dadurch zu einer **hypertonen Krise** kommen.

H91

Frage 9.75: Lösung A

Bei diesem mitunter lebensgefährlichen Syndrom kommt es zu einer Muskeltonuserhöhung in Form einer Rigidität, zu einer extrapyramidalen Symptomatik im Sinne eines Parkinson-Syndroms und zu vegetativen Störungen mit Blutdruckerhöhung und Pulsfrequenzerhöhung. Klinisch kann das Bild mit einem katatonen Stupor bei schizophrener Psychose oder mit einer Enzephalitis verwechselt werden. Charakteristisch ist weiterhin die **Hyperthermie** (nicht Hypothermie).

H97

Frage 9.76: Lösung B

Siehe Kommentar zu Frage 9.75 und Frage 9.83.

F93

Frage 9.77: Lösung D

Im Rahmen einer **Therapie mit Neuroleptika** kann es zu reversiblen, aber auch zu irreversiblen extrapyramidal-motorischen Störungen kommen. Im Rahmen der hyperkinetischen Frühdyskinesie, die immer reversibel ist, können sowohl dystone als auch choreatiforme Bewegungsstörungen in Erscheinung treten. Reversibel sind auch die Akathisie (Bewegungsdrang und Bewegungsunruhe vorwiegend im Bereich der unteren Extremitäten) und das **medikamentös induzierte Parkinson-Syndrom**. Auch der Anstieg der Prolaktin-Konzentration im Blutplasma ist unter einer Neuroleptika-Therapie zu beobachten, nach Absetzen normalisiert sich die Prolaktin-Konzentration.
Das reversible Neuroleptika-induzierte Parkinson-Syndrom wird mit Anticholinergika erfolgreich behandelt, wenn eine kontinuierliche Neuroleptika-Therapie (z.B. bei schwerer schizophrener Psychose) erforderlich ist.

F84

Frage 9.78: Lösung D

Im Falle von Phenobarbital und Flurazepam ist die biologische Halbwertszeit der Substanz selbst oder der Metaboliten länger als 24 Stunden.

F84

Frage 9.79: Lösung B

Phenothiazine erhöhen ebenso wie Butyrophenone die **Prolaktinausschüttung** der Hypophyse durch Hemmung des Prolactin inhibiting factor und behindern die FSH-Ausschüttung. Auch **α-Methyldopa** kann Ausgangspunkt einer Hyperprolaktinämie sein. Es kommt auch hier zu einer Freisetzung von Prolaktin durch Hemmung von Prolactin inhibiting factor.

F84

Frage 9.80: Lösung E

Alkohol verstärkt die sedierende Wirkung aller genannten Medikamente. Bei **Meclozin** handelt es sich um ein Antihistaminikum, **Reserpin** und **Fluphenazin** gehören zur Gruppe der Neuroleptika, **Diazepam** gehört zur Gruppe der Tranquilizer.

F93

Frage 9.81: Lösung B

Im Rahmen einer tuberkulostatischen Therapie mit **INH** kann es zu einer Polyneuropathie kommen, die durch einen Vitamin-B_6-Mangel induziert ist. INH führt zu einer kompetitiven Hemmung der Pyridoxinphosphorylierung. Auf Grund dieser Nebenwirkung von INH wird bei einer entsprechenden tuberkulostatischen Behandlung prophylaktisch mit **Vitamin B_6** behandelt.

F92

Frage 9.82: Lösung A

Obwohl eine eindeutige Dosis-Wirkungs-Beziehung in epidemiologischen Studien nicht nachgewiesen ist, kann dennoch aus klinischer Sicht davon ausgegangen werden, dass eine niedrige Dosierung mit einem geringeren Risiko für die Entwicklung von Spätdyskinesien einhergeht. Eine verminderte Prävalenz der **Spätdyskinesien** unter Neuroleptikatherapie im Falle einer Kombination mit Anticholinergika ist nicht nachgewiesen. Nach Absetzen der Neuroleptika sind die Spätdyskinesien in der Regel nicht innerhalb von Wochen vollständig reversibel, vielmehr persistieren die typischen orofazialen Hyperkinesen für Monate oder Jahre, mitunter auch lebenslang.

H98

Frage 9.83: Lösung D

Unter der Behandlung mit **Neuroleptika** kann es unabhängig von der zu Grunde liegenden, meist psychiatrischen Erkrankung zu einer schweren Komplikation kommen, die als **malignes neuroleptisches Syndrom** bezeichnet wird. Insbesondere innerhalb von Tagen nach Beginn der Neuroleptikaeinnahme oder bei rascher Dosissteigerung entwickeln sich innerhalb von 1–2 Tagen Fieber, Muskelsteifigkeit (Rigor), schwere autonome Funktionsstörungen, eine CK-Erhöhung mit Rhabdomyolyse und Verhaltensauffälligkeiten bis hin zu stuporösen Bildern. Ein medikamentös induziertes Parkinson-Syndrom mit akinetischer Bewegungsstörung oder auch dystone Hyperkinesen können gleichzeitig vorhanden sein. Eine **Choreoathetose** im klassischen Sinn wird jedoch beim malignen neuroleptischen Syndrom **nicht** beobachtet. Die autonomen Regulationsstörungen imponieren in Form einer Hyperhidrosis und Hypersalivation.

F84

Frage 9.84: Lösung D

Beim **Botulismus** handelt es sich um eine Erkrankung, die durch Toxine des Clostridium botulinum ausgelöst wird. Die Erreger können über Lebensmittel, aber auch durch Weichteilwunden, aufgenommen werden. Im Vordergrund der neurologischen Symptome stehen die Zeichen einer gestörten synaptischen Übertragung sowohl im autonomen als auch im somatischen Bereich. Charakteristisch sind Akkommodationsstörungen, Mundtrockenheit und verminderte Tränensekretion sowie eine beidseitige Ptose. Die Störung der neuromuskulären Synapse manifestiert sich vor allem im Bereich der motorischen Hirnnervenkerne mit resultierenden bulbären Symptomen. Die Muskeleigenreflexe sind beim Botulismus entweder unverändert oder abgeschwächt.

F85

Frage 9.85: Lösung A

Eine der ernsten Komplikationen bei einer chronischen Alkoholvergiftung ist die **Wernicke-Enzephalopathie**. Zusätzlich zu dem charakteristischen Verwirrtheitszustand mit Gedächtnisverlust wird eine lebensgefährliche Hirnstammfunktionsstörung beobachtet. Sie manifestiert sich in Form von Lähmungen der äußeren Augennerven, konjugierten Blickparesen, Nystagmus und Ataxien. Diese Zeichen können sich bei parenteraler Therapie mit Thiamin (Vitamin B_1) gut zurückbilden.

F85

Frage 9.86: Lösung C

Im Rahmen einer Therapie mit Neuroleptika kann es insbesondere bei zu schneller Dosissteigerung zu Beginn der Therapie zu sogenannten **hyperkinetischen Frühdyskinesien** kommen. Ein solcher Zustand wird hier bei dem 28-jährigen Mann beschrieben. Andere Nebenwirkungen der Neuroleptika sind das Parkinsonoid mit Einschränkung der motorischen Beweglichkeit, kurzschrittigem Gang, Kleinerwerden des Schriftbildes, Rigor, Tremor und Salbengesicht sowie Akathisie, die sich in Form einer quälenden Unruhe mit ständigem Bewegungsdrang manifestiert, und die tardive Dyskinesie, die klinisch ähnliche Zeichen wie die Frühdyskinesie aufweist. Diese extrapyramidalen Nebenwirkungen sind bei der Neuroleptikatherapie um so stärker ausgeprägt, je geringer die anticholinerge Wirkung des Neuroleptikums ist und gehen parallel mit der zentralen antidopaminergen Wirkung. Sie treten häufiger bei Biperazinderivaten und Butyrophenonen auf.

F85

Frage 9.87: Lösung A

Frühdyskinesien, wie in der Frage 9.86 beschrieben, können durch Antiparkinson-Mittel vom Typ der **Anticholinergika (Biperiden)** oder durch Reduzierung der Neuroleptikadosis behoben werden. Tardive Dyskinesien hingegen können durch Anticholinergika nicht beseitigt werden. Hier wird man – im Gegenteil – die Neuroleptikadosierung erhöhen müssen. Ebenso kann die Akathisie mit Antiparkinson-Mitteln nicht behandelt werden. Bei dieser Nebenwirkung muss das benutzte Neuroleptikum abgesetzt und auf ein weniger wirksames Neuroleptikum übergegangen werden.

H85

Frage 9.88: Lösung B

Beim **Botulismus** handelt es sich um eine Erkrankung, die durch Toxine des Clostridium botulinum ausgelöst wird. Die Erreger können über Lebensmittel, aber auch durch Weichteilwunden aufgenommen werden. Im Vordergrund der neurologischen Symptome stehen Zeichen einer gestörten synaptischen Übertragung sowohl im autonomen als auch im somatischen cholinergen Bereich. Charakteristisch sind **Akkommodations-Störungen, Augenmuskelparesen, eine beidseitige Ptose, Mundtrockenheit, verminderte Tränensekretion** und **Obstipation**. Die Störung der neuromuskulären Synapse manifestiert sich vor allem im Bereich der motorischen Hirnnervenkerne mit resultierenden bulbären Symptomen (z.B. Schluckstörung). **Sensibilitätsstörungen** treten beim Botulismus nicht in Erscheinung.

F88

Frage 9.89: Lösung A

Bei der myatrophischen Lateralsklerose, die zu der Gruppe der degenerativen Erkrankungen gehört, kommt es nicht zu **Nervenzellausfällen im Ammonshorn**, sondern zu einer Degeneration des Tractus corticospinalis und der motorischen Vorderhornzellen. Nervenzellausfälle im Ammonshorn sind jedoch häufig nach schweren Hypoxien, Kohlenmonoxidvergiftungen, hypoglykämischem Koma und Status epilepticus.

F87

Frage 9.90: Lösung A

Isoniazid ist eines der meist benutzten Tuberkulostatika. Im Wirtsorganismus hemmt Isoniazid die Phosphorylierung von Pyridoxin zu Pyridoxalphosphat (Vitamin B_6). Dieser Hemmechanismus erklärt die Entstehung einer **peripheren Neuropathie** als häufigste Nebenwirkung dieser Substanz.

H89

Frage 9.91: Lösung B

Eine Langzeittherapie mit **D-Penicillamin** wird insbesondere beim Morbus Wilson durchgeführt. Eine der wichtigsten Nebenwirkungen dieses Medikamentes sind **myasthene Syndrome**.

F89

Frage 9.92: Lösung C

Abgesehen von dem Digitalispräparat **Digoxin**, das zur Behandlung der Herzinsuffizienz zur Anwendung kommt, sind alle übrigen Substanzen in der Lage, die **myasthene Reaktion** bei Patienten mit Myasthenia gravis zu verstärken.

10 Ausgewählte therapeutische Verfahren bei neurologischen und psychiatrischen Krankheiten und Notfällen

10.3 Rehabilitation, physikalische Therapie

H90

Frage 10.1: Lösung A

Bei der **Krankengymnastik nach Bobath** geht man davon aus, dass durch gezielte willkürliche Innervationsmuster Haltungsreaktionen und Bewegungsmuster gebahnt werden. Man spricht bei dieser krankengymnastischen Behandlung auch von einer Therapie auf neurophysiologischer Basis, obwohl der exakte wissenschaftliche Nachweis mit neurophysiologischer Methodik für diese breit eingesetzte Therapieform nicht erbracht worden ist.

H91

Frage 10.2: Lösung E

In der **Langzeitbetreuung eines Schlaganfalls** steht häufig die physikalische Therapie und die physiotherapeutischen Maßnahmen im Vordergrund der Behandlung. Unterwasser-Übungsbehandlungen kommen in Betracht, da dabei die Auswirkungen der Schwerkraft weniger behindernd den Paresen des Schlaganfallkranken im Wege stehen. Weiterhin kann eine Reduktion spastischer Tonussteigerungen mitunter erreicht werden. Der Einsatz einer Reizstrombehandlung ist nicht unum-

stritten, jedoch ist eine günstige Beeinflussung von Inaktivitätsatrophien denkbar.
Die Ergotherapie (Beschäftigungstherapie) hilft dem Patienten bei entsprechender psychologischer Führung mehr Selbstvertrauen und Geschicklichkeit bei Ausführung von Bewegungen gelähmter Extremitäten zu erwerben. Eine große Bedeutung hat auch die hier nicht genannte Logopädie bei Aphasien und Artikulationsstörungen.

H93

Frage 10.3: Lösung D

Bis zu 85% der Patienten nach Beinamputation leiden in der Folge an Phantomschmerzen. Für die Entstehung von Phantomempfindungen werden mehrere Theorien oder eine Kombination aus diesen diskutiert:

(1) der periphere Nerv von Nervenwurzel bis zum Erfolgsorgan
(2) Verarbeitungsphänomene auf spinaler Ebene
(3) „Speicherung“ der Gliedmaße im Gehirn („Engramm“).

Daraus lassen sich die verschiedenen Therapieversuche ableiten:
(1) **Periphere Nervenstimulation; trauskutane Nervenstimulation;**
(2) Thermokoagulation auf spinaler Ebene; Dorsum-collum-Stimulation;
(3) Stereotaktische tiefe Hirnstimulation; **trizyklische Antidepressiva; Antikonvulsiva; psychotherapeutische Verfahren.**

Zur Verhinderung des Entstehens (Prophylaxe) von Phantomschmerzen wird heutzutage die **Regionalanästhesie** auch in Kombination mit Vollnarkose gewählt. Durch die Unterbrechung der Nervenleitung zwischen Amputationsgebiet und zentralem Nervensystem soll die Manifestation eines zentralen Engramms verhindert werden.
Zu **(A):** Vor allem sedierende Wirkung, keine prophylaktische Wirkung.
Zu **(B)** und **(C):** Antikonvulsiva = Antiepileptika
Bei neuropathischen Schmerzen setzt man tatsächlich Antikonvulsiva ein, z. B. in Form von Carbamazepin in einschleichender Dosierung; jedoch keine prophylaktische Wirkung.
Zu **(D):** Phantomschmerzen sind trughafte Wahrnehmung von amputierten und somit nicht mehr vorhandenen Gliedmaßen. Bei den Narkoseverfahren zur Amputation hat man die Beobachtung gemacht, dass unter Regionalanästhesie seltener in der Folgezeit Phantomschmerzen auftreten.
Zu **(E):** Als zentral wirksames Analgetikum nur therapeutische Wirkung.

H93

Frage 10.4: Lösung E

Inbesondere bei der Behandlung nach Bobath geht es darum, dass durch gezielte willkürliche Innervationsmuster Haltungsreaktionen und Bewegungsmuster gebahnt werden, die zu einer Bahnung der Erregung ganz bestimmter Muskeln führt. Von Bedeutung ist dieser Therapieschritt insbesondere für die Aktivierung spastisch gelähmter Muskeln. Andererseits bemüht sich die **krankengymnastische Therapie** darum, ungewünschte Mitinnervationen von Muskeln zu unterdrücken. Passive Bewegungsübungen wirken insbesondere der Entwicklung von Kontrakturen entgegen.

H98

Frage 10.5: Lösung D

Insbesondere bei **chronischen myofaszialen Schmerzsyndromen** ist zu beobachten, dass es bei Druck im Bereich definierter Muskelanteile **(Triggerpunkte)** zu einer fokalen ausgeprägten Schmerzinduktion und zu akzentuierter Muskelverspannung mit Muskelzuckung kommen kann. Eine Infiltration von Lokalanästhetika im Bereich der Triggerpunkte führt zu einer Reduktion der Schmerzen beim myofaszialen Syndrom. Es wird angenommen, dass im Bereich der sog. Triggerpunkte muskuläre und auch bindegewebige Veränderungen vorliegen, die zu einer Schwellenerniedrigung von Schmerzrezeptoren in diesem Gebiet geführt haben.

Examen Frühjahr 2001

11 Fragen Examen Frühjahr 2001

Kapitel 1

F01

11.1 Zur Prüfung auf Fußklonus wird vorwiegend folgendes der genannten Verfahren empfohlen:

(A) den Fuß des Patienten in Rückenlage passiv rasch fußrückenwärts flektieren und dort festhalten
(B) Der Patient flektiert im Sitzen den Fuß mehrmals hintereinander auf und ab.
(C) mit Daumen und Zeigefinger kräftig entlang der Tibiavorderkante von distal nach proximal streichen
(D) Der Patient geht etliche Male kurz nacheinander in den Zehenstand und bleibt dann ruhig stehen.
(E) Schlag mit dem Reflexhammer auf die Ansatzsehne des M. tibialis posterior am medialen Fußknöchel

F01

11.2 Der Arzt streckt den Arm eines Patienten im Ellenbogengelenk aus Beugestellung heraus (passive Streckung) und spürt dabei zu Beginn einen federnden Dehnungswiderstand, der mit steigender Dehnung zunächst zunimmt, bei weiterer Dehnung aber rasch abnimmt, so dass die Extremität plötzlich nachgibt.

Worum handelt es sich bei diesem Befund am wahrscheinlichsten?

(A) Spastik
(B) Zahnradphänomen
(C) Myoklonus
(D) Faszikulation
(E) Choreoathetose

F01

11.3 Was ist für das Vollbild der oberen (mesenzephalen) Einklemmung infolge traumatischer Hirndruckerhöhung **am wenigsten** charakteristisch?

(A) weite reaktionslose Pupillen
(B) Strecksynergien der Extremitätenmuskulatur
(C) doppelseitiges positives Babinski-Zeichen
(D) Stiff-man-Syndrom
(E) Tachykardie

F01

11.4 Ein Patient erkrankt apoplektisch mit einer Augenmuskellähmung links und einer Hemiplegie rechts.

In welchem Bereich ist der Herd am wahrscheinlichsten zu vermuten?

(A) Innere Kapsel linksseitig
(B) Großhirnhemisphärenkortex
(C) Mesenzephalon linksseitig
(D) Pons rechtsseitig
(E) Innere Kapsel rechtsseitig

F01

11.5 Welche der folgenden Störungen geht **am wenigsten** wahrscheinlich mit einem Horner-Syndrom einher?

(A) Grenzstrangkompression durch Pancoast-Tumor
(B) Cluster-Kopfschmerz (Bing-Horton-Syndrom)
(C) komplette untere Armplexuslähmung infolge Motorradunfall
(D) Migräne ohne Aura
(E) Infarkt der dorsolateralen Medulla oblongata

F01

11.6 Der Nabel findet sich im Regelfall in folgendem Dermatom:

(A) Th8
(B) Th10
(C) L1
(D) L3
(E) L5

F01

11.7 Für den Analreflex gilt **nicht:**

(A) Er wird vorwiegend den Rückenmarkssegmenten L2/L3 zugeordnet.
(B) Zum Reflex zählt eine Kontraktion des M. sphincter ani externus.
(C) Er wird üblicherweise zu den Fremdreflexen gezählt.
(D) Er ist beim gesunden Säugling auslösbar.
(E) Er lässt sich auslösen durch Bestreichen des perianalen Hautareales mit einem Holzstäbchen.

11.1 (A) 11.2 (A) 11.3 (D) 11.4 (C) 11.5 (D) 11.6 (B) 11.7 (A)

F01

11.8 Der akute Bandscheibenvorfall (auf der Basis chronisch-degenerativer Bandscheibenveränderung) beruht – statistisch gesehen – am häufigsten auf einem Nucleus-pulposus-Prolaps in folgender der genannten Lokalisationen:

(A) zwischen HWK 3 und HWK 4
(B) zwischen HWK 7 und BWK 1
(C) zwischen BWK 12 und LWK 1
(D) zwischen LWK 2 und LWK 3
(E) zwischen LWK 4 und LWK 5

F01

11.9 Für die Schädigung einer Rückenmarkswurzel L5 ist in erster Linie folgender der genannten Befunde charakteristisch:

(Im Seitenvergleich) einseitiges Fehlen des

(A) Quadriceps-femoris-Reflexes (PSR)
(B) Triceps-surae-Reflexes (ASR)
(C) Tibialis-posterior-Reflexes
(D) Kremasterreflexes
(E) Adduktorenreflexes

F01

11.10 Hinsichtlich der Trigeminusneuralgie trifft **nicht** zu:

(A) Zu ihren charakteristischen Merkmalen zählen so genannte Triggerzonen bzw. Triggerpunkte.
(B) In der Regel ist hauptsächlich der erste Trigeminusast (N. ophthalmicus) betroffen.
(C) Die Attacken können mehrmals pro Stunde auftreten.
(D) Gelegentlich ist sie die erste Manifestation einer Multiplen Sklerose.
(E) Zur medikamentösen Therapie ist Carbamazepin geeignet.

F01

11.11 Was ist für die Glossopharyngeusneuralgie **am wenigsten** charakteristisch?

(A) Auslösung der Schmerzattacken durch Schlucken kalter Flüssigkeit
(B) Auslösung der Schmerzattacken durch Sprechen
(C) Schmerz im Zungengrundbereich
(D) Schmerz im Tonsillarbereich
(E) beidseitige Zungenmuskulatur-Parese

F01

11.12 Hinsichtlich des Brachioradialisreflexes gilt **nicht:**

(A) Das Ellenbogengelenk ist bei der Reflexprüfung (Ausgangsstellung) üblicherweise gebeugt.
(B) Schädigung des N. radialis am Oberarm kann zur Störung dieses Reflexes führen.
(C) Der Reflex wird üblicherweise zu den Muskeleigenreflexen gezählt.
(D) Der Reflex lässt sich auslösen durch Schlag auf einen bestimmten Bereich des distalen Radius.
(E) Der Reflexerfolg besteht hauptsächlich in einer Streckung im Ellenbogengelenk.

Kapitel 2

F01

11.13 Bei einem Patienten ist die Fähigkeit, Gegenstände bei geschlossenen Augen nur durch Betasten zu erkennen, erloschen. (So kann er z.B. einen Schlüssel, den er in der Hand hin- und herbewegt, nicht als Schlüssel identifizieren.) Dies beruht offensichtlich nicht auf einer Störung der Oberflächen- oder Tiefensensibilität.

Er erkennt und benennt den Gegenstand aber prompt bei visueller Darbietung.

Neurologisch wird diese Störung am zutreffendsten bezeichnet als

(A) visuelle Agnosie
(B) Astereognosie
(C) Pallhypästhesie
(D) Ataxie
(E) Ageusie

11.8 (E) 11.9 (E) 11.10 (B) 11.11 (E) 11.12 (E) 11.13 (B)

F01

11.14 Bei einem 58-jährigen (zuvor unauffälligen) Mann besteht ohne ersichtlichen Anlass akut über einen Zeitraum von ca. 12 Stunden eine schwere Merkschwäche. Seiner Umgebung fällt auf, das er massive Schwierigkeiten hat, aktuell Erlebtes und Mitgeteiltes im Gedächtnis zu fixieren, auch an frühere Ereignisse erinnert er sich z.T. nicht. Er wirkt sehr ratlos und stellt repetitiv immer die gleichen Fragen zur Orientierung, ist aber ansprechbar und verrichtet Routinetätigkeiten.

Eine neurobiologische Durchuntersuchung am nächsten Tag (unter Einschluss von CCT, EEG und Hirngefäßdiagnostik) erbringt keinen pathologischen Befund. Für den Zustand am Vortage und einen kurzen davor liegenden Zeitraum fehlt ihm allerdings weitgehend die Erinnerung.

Welches ist die wahrscheinlichste Diagnose?

(A) Amnestische Episode (Transiente globale Amnesie)
(B) komplex partieller Anfall (Psychomotorischer Anfall)
(C) Lennox-Gastaut-Syndrom
(D) Amnestische Aphasie
(E) Steele-Richardson-Olszewski-Syndrom

Kapitel 5

F01

11.15 Ein 76-jähriger Patient schildert, dass er seit dem Tag nach einer Schädelprellung ein pulssynchrones Ohrgeräusch rechts bemerke.

Bei der allgemeinen neurologischen Untersuchung finden sich Doppelbilder in allen Blickrichtungen bei Motilitätsstörung des rechten Auges, rechts eine konjunktivale Injektion mit Chemosis und ein Exophthalmus rechts.

Welche Diagnose ist am wahrscheinlichsten?

(A) retroorbitales Hämatom
(B) Gradenigo-Syndrom (Syndrom der Felsenbeinspitze)
(C) Karotis-Kavernosus-Fistel
(D) Tolosa-Hunt-Syndrom
(E) Thrombose des Sinus cavernosus

F01

11.16 Als Aura bezeichnet man im Zusammenhang mit Grand-mal-Anfällen in erster Linie:

(A) die enechetischen Charakterstörungen
(B) Verwirrtheitszustände nach dem eigentlichen Anfall
(C) die typische Wesensänderung des Anfallskranken
(D) bestimmte „Vorboten" vor Auftreten der tonisch-klonischen Entäußerungen
(E) die unspezifischen EEG-Veränderungen im Intervall

F01

11.17 Was ist für das idiopathische Parkinson-Syndrom **am wenigsten** charakteristisch?

(A) erhöhte Wendeschrittzahl
(B) Hemiplegia cruciata
(C) Schluckstörung
(D) Störung der Sexualfunktion
(E) so genanntes „Pillendrehen"

F01

11.18 Das Shy-Drager-Syndrom ist in erster Linie Ausdruck eines/einer

(A) Fehlbildung des zervikozipitalen Überganges
(B) hirnatrophischen Prozesses
(C) Verschlusses extrakranieller Arterien in Form eines Steal-Syndromes
(D) idiopathischen myoklonischen Epilepsie
(E) chronisch-rezidivierenden Hirnsinusthrombose

F01

11.19 Ein mit retrobulbären Schmerzen (besonders bei Augenbewegungen) einhergehender, sich innerhalb einiger Tage entwickelnder Visusverfall ist in erster Linie charakteristisch für folgende der genannten Störungen:

(A) Parinaud-Syndrom
(B) Optikusneuritis
(C) Lebersche Optikusatrophie
(D) Kleine-Levin-Syndrom
(E) Pseudotumor cerebri

11.14 (A) 11.15 (C) 11.16 (D) 11.17 (B) 11.18 (B) 11.19 (B)

F01

11.20 Was ist für die Frühsommer-Meningoenzephalitis (FSME) **am wenigsten** charakteristisch?

(A) erhöhtes Erkrankungsrisiko in bestimmten Landschaftsgebieten
(B) Nackensteifigkeit
(C) biphasischer Krankheitsverlauf
(D) motorische Lähmungen
(E) Erythema migrans

F01

11.21 Eine 28-jährige Büroangestellte klagt (erstmals) seit einer Woche über Schwindel, Gangunsicherheit, Kribbeln in beiden Händen und Verschwommensehen am rechten Auge. Die Bauchhautreflexe sind erloschen. Ein kraniales Computertomogramm ist unauffällig.

Welcher von den nachfolgend genannten Untersuchungen ist in diesem Fall die größte Bedeutung zuzumessen?

(A) Magnetresonanztomographie
(B) elektromyographische Untersuchung der oberen Extremitäten (EMG)
(C) Diskographie
(D) FSME-Antikörperbestimmung im Serum
(E) Langzeit-EEG-Ableitung

F01

11.22 Was ist im Gefolge einer Subarachnoidalblutung (aufgrund Ruptur eines Hirnarterienaneurysmas) **am wenigsten** wahrscheinlich?

(A) Subakute sklerosierende Panenzephalitis
(B) Rezidivblutung
(C) Vasospasmen
(D) Hydrozephalus
(E) kardiale Dysregulationen

F01

11.23 Ein erwachsener Mann hatte vor 3 Tagen über mehrere Stunden heftige Kopfschmerzen. Zum Ausschluss einer Subarachnoidalblutung als Ursache dieser Beschwerden wird jetzt eine Liquorpunktion durchgeführt.

Charakteristisch für eine stattgehabte Spontanblutung in den Subarachnoidalraum wäre in diesem Fall in erster Linie folgender Befund im Liquor:

(A) Nachweis von Erythrophagen, Liquorüberstand (nach Zentrifugation) xanthochrom
(B) Nachweis von Lipophagen, Spinnengewebsgerinnsel
(C) massenhaft Plasmazellen, erniedrigte Liquor/Serum-Glucoserelation (20%)
(D) hohe Zellzahl mit etwa 60% Plasmazellen, hoher Gehalt an Tau-Protein
(E) hoher Gehalt an basischem Myelinprotein, Lactat erniedrigt

F01

11.24 Die Hirnsinusthrombose führt **am wenigsten** wahrscheinlich zu:

(A) Hirnnerven-Störung
(B) fokalen epileptischen Anfällen
(C) kortikaler Monoparese
(D) zunehmender Bewusstseinsstörung
(E) Platybasie

F01

11.25 Zu einer vaskulär bedingten Demenz kommt es in erster Linie bei folgender der genannten Demenzerkrankungen:

(A) Morbus Alzheimer
(B) Chorea Huntington
(C) Morbus Pick
(D) Morbus Binswanger
(E) Creutzfeldt-Jakob-Krankheit

11.20 (E) 11.21 (A) 11.22 (A) 11.23 (A) 11.24 (E) 11.25 (D)

F01

11.26 Schulterschmerzen werden beobachtet bei:

(1) Zecken-Borreliose
(2) Morbus Parkinson
(3) Syringomyelie

(A) nur 1 ist richtig
(B) nur 1 und 2 sind richtig
(C) nur 1 und 3 sind richtig
(D) nur 2 und 3 sind richtig
(E) 1 – 3 = alle sind richtig

F01

11.27 Beim ausgeprägten essentiellen (idiopathischen) Blepharospasmus ist in erster Linie folgende der genannten Therapien indiziert:

(A) Operation nach Janetta
(B) lokale intranervale Injektion von Baclofen
(C) Gabe von Calciumfolinat
(D) lokale Botulinumtoxin-A-Injektion
(E) Gabe von Calciumdobesilat

F01

11.28 Bei einem bewusstseinsklaren – noch nicht röntgenologisch untersuchten – Mann wird nach einem akuten Trauma des Schädels aufgrund des Unfallherganges vom Arzt auch die Möglichkeit einer (sogenannten) Blow-out-Fraktur der linken Orbita erwogen.

Welcher der folgenden Befunde wäre (falls vorliegend und durch den Unfall verursacht) der stärkste Hinweis auf die Blow-out-Fraktur?

(A) Amnestische Aphasie
(B) Anosognosie
(C) Diplopie
(D) kontralaterales Horner-Syndrom
(E) homonyme Hemianopsie nach rechts

F01

11.29 Bei der Neurofibromatose Typ 2 findet sich als Charakteristikum in erster Linie folgende der genannten Tumorformen:

(A) Plexuspapillom
(B) Akustikusneurinom
(C) Epidermoid
(D) Gangliozytom
(E) Dermoidzyste

F01

11.30 Womit ist im Zusammenhang mit einer HIV-Infektion (AIDS) **am wenigsten** wahrscheinlich zu rechnen?

(A) Rückenmarksschädigung
(B) Polyneuropathie
(C) Lesch-Nyhan-Syndrom
(D) Toxoplasmose
(E) Demenz

Kapitel 6

F01

11.31 Bei einem progredienten Rückenmarks-Querschnittssyndrom kommen als Ursache differentialdiagnostisch in Betracht:

(1) Myelitis transversa
(2) spinale arteriovenöse Fehlbildung
(3) spinale Beteiligung bei Multipler Sklerose

(A) nur 1 ist richtig
(B) nur 1 und 2 sind richtig
(C) nur 1 und 3 sind richtig
(D) nur 2 und 3 sind richtig
(E) 1 – 3 = alle sind richtig

F01

11.32 Was ist für die Amyotrophische Lateralsklerose (Spontanverlauf) **am wenigsten** charakteristisch?

(A) Muskelfaszikulationen
(B) Schluckstörungen
(C) komplette Ophthalmoplegia externa
(D) pathologischer elektromyographischer Befund
(E) pathologischer Muskelbiopsie-Befund

11.26 (E) 11.27 (D) 11.28 (C) 11.29 (B) 11.30 (C) 11.31 (E) 11.32 (C)

Kapitel 7

Folgende Angaben beziehen sich auf die Aufgaben Nr. 11.33 und Nr. 11.34.

Anamnese:
Ein 38-jähriger bisher gesunder Mann klagt über leichte, drückende Schmerzen im linken Kieferwinkel-Ohr-Bereich. Am nächsten Morgen hängt der linke Mundwinkel etwas, am Abend kann das linke Auge nicht mehr geschlossen werden, und am Morgen des folgenden Tages ist die gesamte linke Gesichtsseite – soweit fazialisinnerviert – gelähmt. Die weitere Vorgeschichte ist leer, kein Trauma, kein Fieber.

Untersuchungsbefund:
Es findet sich eine inkomplette Parese der gesamten Fazialismuskulatur links unter Einschluss der Stirnmuskeln. Bei Lidschlussversuch Bellsches Phänomen. Auf der linken Zungenhälfte wird ein Verlust der Geschmacksfunktion (süß-salzig) festgestellt. Der Schirmertest ergibt seitengleiche Flüssigkeitsproduktion. Hörvermögen ungestört. Sonstiger neurologischer Befund regelrecht. Sie stellen die Diagnose einer peripheren Fazialisparese.

F01

11.33 Welche Früh-Maßnahme ist hier am sinnvollsten?

(A) lokale Applikation von Procarbazin
(B) Zunähen der betroffenen Lidspalte
(C) Uhrglasverband
(D) Tarsoraphie des Unterlides
(E) Unterspritzen des Unterlides mit Botulinumtoxin-A

F01

11.34 Unterstellt, es handele sich bei diesem Patienten um eine idiopathische periphere Fazialisparese.
Welche Prognose gilt dann für Fälle dieser Art?

(A) Bei rund $^3/_4$ dieser Fälle entwickelt sich das Phänomen der „Krokodilstränen" (und verbleibt als Residuum).
(B) In einem großen Teil der Fälle kommt es zur Spontanremission.
(C) Bei über 50% der Fälle ist mit einem – als Residuum verbleibenden – Spasmus hemifacialis zu rechnen.
(D) Im Regelfall kommt es zu – irreversiblen – pathologischen Mitbewegungen zwischen Zunge und Gesichtsmuskeln.
(E) Im Regelfall kommt es im weiteren Verlauf zu einer Hyperakusis, die dann im Allgemeinen auch als Residuum bestehen bleibt und eine bleibende Hörstörung auf dem betroffenen Ohr bedingt.

F01

11.35 Das positive Froment-Zeichen ist vor allem charakteristisch für eine Schädigung des

(A) N. thoracicus longus
(B) N. gluteus superior
(C) N. medianus
(D) N. ulnaris
(E) N. radialis

F01

11.36 Das Supinator(logen)syndrom ist typischerweise gekennzeichnet durch eine Schädigung

(A) der Radix medialis nervi mediani
(B) des Ramus profundus nervi ulnaris
(C) des N. cutaneus antebrachii radialis
(D) der Radix lateralis nervi mediani
(E) des Ramus profundus nervi radialis

F01

11.37 Das positive (= pathologische) Trendelenburg-Zeichen ist in erster Linie charakteristisch für einen Ausfall des

(A) N. obturatorius
(B) N. gluteus superior
(C) N. saphenus
(D) N. ilioinguinalis
(E) N. peroneus

11.33 (C) 11.34 (B) 11.35 (D) 11.36 (E) 11.37 (B)

F01

11.38 Bei einem Patienten, der unter Antikoagulationsbehandlung steht, ist es linksseitig akut zu einer hochgradigen Parese der Hüftbeugung und der Beinstreckung im Kniegelenk gekommen.

Was ist die wahrscheinlichste Ursache?

(A) Ilioinguinalis-Syndrom
(B) Obturatoriushämatom
(C) intrazerebrale Blutung in Form des Parinaud-Syndromes
(D) retroperitoneales Hämatom
(E) intragluteales Hämatom

Kapitel 8

F01

11.39 Nach einem Grand-mal-Anfall findet sich – als Hinweis auf den stattgehabten Anfall – **am wenigsten** wahrscheinlich:

(A) Zeichen eines lateralen Zungenbisses
(B) Zeichen des Einnässens
(C) subkonjunktivale Einblutung
(D) Paramyotonie
(E) Myalgie

F01

11.40 Das Auftreten oligoklonaler IgG-Banden in der isoelektrischen Fokussierung von Liquor cerebrospinalis – als Ausdruck einer autochthonen IgG-Produktion – ist **am wenigsten** charakteristisch für folgende der genannten Krankheiten:

(A) Myotonia congenita
(B) Multiple Sklerose
(C) Neuroborreliose (Lyme-Borreliose) im Stadium II
(D) chronische Neurolues
(E) Subakute sklerosierende Panenzephalitis (SSPE)

F01

11.41 Ein auffallend muskulös aussehender 55-jähriger Mann kommt wegen Rückenschmerzen in die Neurologische Klinik. Es liegt eine Lumbago vor. Er berichtet ferner, dass er schon immer eine ausgeprägte Muskulatur gehabt habe, obwohl er gar nicht besonders kräftig sei. Auch habe er schon als Kind beim Wettlauf nur verzögert starten können, so dass er oft ausgelacht worden sei. Beim Greifen mit den Händen sei er ebenfalls sehr „ungeschickt".

Welche Grunderkrankung liegt am wahrscheinlichsten vor?

(A) Rett-Syndrom
(B) Werdnig-Hoffmann-Krankheit
(C) Progressive Muskeldystrophie Typ Duchenne
(D) Myotonia congenita
(E) Crouzon-Syndrom

F01

11.42 Charakteristisch bei der Myotonen Dystrophie (M. [Curschmann-]Steinert) ist:

(A) Die Patienten versterben meist bereits im Kindesalter.
(B) Die kleinen Handmuskeln zählen zu den betroffenen Muskeln.
(C) rezessiver Erbgang
(D) Nur Angehörige des männlichen Geschlechts erkranken manifest.
(E) Nur Angehörige des weiblichen Geschlechts erkranken manifest.

11.38 (D) 11.39 (D) 11.40 (A) 11.41 (D) 11.42 (B)

Kapitel 9

F01

11.43 Bei einer 72-jährigen Patientin bestehen seit einigen Wochen Kopfschmerzen, Abgeschlagenheit und Inappetenz. Sie kommt zur ärztlichen Untersuchung, weil sie bemerkt hat, dass sie auf dem linken Auge nichts mehr sieht.
Sie finden am linken Auge eine Amaurose mit amaurotischer Pupillenstarre.

Dieses Krankheitsbild passt am ehesten zu folgender der genannten Erkrankungen:

(A) atherosklerotischer Verschluss der A. carotis interna links
(B) Arteriitis temporalis
(C) Subarachnoidalblutung bei intrakavernösem Karotisaneurysma
(D) Sinusvenenthrombose
(E) Wallenberg-Syndrom

F01

11.44 Hinsichtlich der Funikulären Myelose (Funikulären Spinalerkrankung) gilt **nicht:**

(A) Sie geht häufig mit einer Megaloblastenanämie einher.
(B) Im Verlauf der Erkrankung kommt es typischerweise zu einer spinalen Ataxie.
(C) Die Erkrankung zeigt in vielen Fällen einen schleichenden Beginn.
(D) Zum Teil geht die Erkrankung mit einer organischen Psychose einher.
(E) Kennzeichnendes Merkmal ist eine dissoziierte Sensibilitätsstörung (Störung der Schmerz- und Temperaturempfindung).

F01

11.45 Der „flapping tremor“ (auch als Flattertremor bezeichnet) ist

(A) die kennzeichnende Bewegungsform des Hemiballismus
(B) im Regelfall die klinische Manifestation einer Chorea oder Hemichorea
(C) eine charakteristische Bewegungsstörung bei hepatogener Enzephalopathie
(D) die charakteristische Bewegungsstörung der Torsionsdystonie
(E) die kennzeichnende Tremorform beim fortgeschrittenen idiopathischen Parkinson-Syndrom

11.43 (B) 11.44 (E) 11.45 (C)

11 Kommentare Examen Frühjahr 2001

Kapitel 1

F01

Frage 11.1: Lösung A

Der **Fußklonus** ist Zeichen einer Steigerung des Achillessehnenreflexes bzw. des Eigenreflexes des Trizeps surae und ein typisches Symptom im Rahmen spastischer Syndrome. Wenn, wie hier beschrieben, der Fuß des Patienten in Rückenlage passiv rasch fußrückenwärts flektiert und dort festgehalten wird, führt die kontinuierliche Dehnung des Trizeps surae zu einer Erregung von Muskelspindeln, die im Falle des Vorliegens spastischer Syndrome zu einer gesteigerten Erregung der zugehörigen Vorderhornzellen im Rückenmark führt. Die rhythmischen Reflexkontraktionen kommen dadurch zustande, dass nach erster passiver Dehnung ein erster Reflex ausgelöst wird, die Phase der Dekontraktion bei fortgesetzter Gesamtdehnung des Muskeln ist ein erneuter Erregungsreiz für die Muskelspindeln, die wiederum ihrerseits eine erneute Reflexkontraktion auslösen. Der Fußklonus bei spastischen Syndromen zeigt eine Frequenz von etwa 3–4 Hz.

F01

Frage 11.2: Lösung A

Es wird hier der typische Untersuchungsbefund bei Vorliegen einer **Spastik** beschrieben. Die passive Dehnung des M. biceps brachii induziert auf dem Boden einer gesteigerten Reflexerregbarkeit einen federnden Dehnungswiderstand, der in seiner Stärke von der Geschwindigkeit der passiven Muskeldehnung abhängig ist. Weiterhin wird hier das so genannte Taschenmesserphänomen beschrieben, das in einer raschen Abnahme des federnden Widerstandes bei ausgeprägter Dehnung des Muskels besteht. Man geht davon aus, dass diese Bremsung des spastischen Muskeltonus aus einer Erregbarkeit von Golgi-Sehnenrezeptoren resultiert, die inhibitorische Einflüsse auf die eigenen Motoneuronen besitzen.

F01

Frage 11.3: Lösung D

Das **mesenzephale Einklemmungssyndrom** ist durch eine Abkopplung des Hirnstammes vom Großhirn charakterisiert. Bei Läsion in Höhe des Mittelhirns ergeben sich charakteristische Befunde, die von der Funktion der im Mittelhirn liegenden Subsysteme abzuleiten sind. Das Einklemmungssyndrom entsteht bei zerebralen Raumforderungen mit Hirndrucksteigerung. Typische Symptome sind hochgradige Tonussteigerung mit Streckstellung der Extremitäten und des Rumpfes, weite lichtstarre Pupillen, Blicklähmungen und Bewusstseinsstörungen. Vegetative Krisen sind beim mesenzephalen Einklemmungssyndrom häufig und bestehen in einer Tachykardie, Hypertonie, Hypothermie, Blasen- und Mastdarmstörungen sowie Atemstörungen.

Zu **(D)**: Das **Stiff-man-Syndrom** ist kein Einklemmungssyndrom, sondern eine autoimmunologische Erkrankung des Rückenmarks mit Funktionsstörung inhibitorischer Interneurone und resultierender Hyperaktivität der Alpha-Motoneurone. Die wachen Patienten zeigen einen gesteigerten Muskeltonus, der bei Zuführung von peripheren Reizen noch zunimmt, häufig wird eine gesteigerte Schreckreaktion bei den Patienten beobachtet. Das seltene Stiff-man-Syndrom wird symptomatisch mit Muskelrelaxantien und immunsuppressiv bis hin zur Therapie mit Cyclophosphamid behandelt.

F01

Frage 11.4: Lösung C

Der charakteristische Befund bei **Hirnstammläsionen** besteht in ipsilateralen Hirnnervenstörungen bei kontralateraler Hemiplegie. Bei einem Herd linksseitig im Hirnstamm resultiert deshalb z.B. eine Augenmuskellähmung links und eine Hemiplegie rechts. Bei Läsionen im Bereich der inneren Kapsel oder der Großhirnhemisphären sind sowohl die Hirnnervenstörungen als auch die Hemiplegie kontralateral zu finden.

F01

Frage 11.5: Lösung D

Zunächst sei auf den Lerntext „Horner-Syndrom" I.7 verwiesen.

Das **Horner-Syndrom** ist durch die Symptomentrias Miosis, Ptosis und Enophthalmus des Auges charakterisiert. Weiterhin tritt eine Hypo- oder Anhidrosis der gleichseitigen Gesichtshälfte in Erscheinung.

Zu **(A)**, **(C)** und **(E)**: Das Horner-Syndrom kann durch eine Schädigung der zentralen Sympathikusbahn (Infarkt der dorsolateralen Medulla oblongata) sowie durch eine Schädigung der Vorderwurzeln C8 bis Th2 in Erscheinung treten oder Folge einer Grenzstrangkompression, z.B. durch einen Pancoast-Tumor sein. Eine komplette untere Armplexuslähmung infolge Motorradunfall würde zwar nicht unmittelbar zu einem Horner-Syndrom führen, da aber auf Grund der erheblichen Gewalteinwirkung die Wurzeln C8 und Th1 häufig mit affiziert sind, kann ein Horner-Syndrom zur Entwicklung kommen.

Zu **(B)**: Auch beim Cluster-Kopfschmerz wird häufig ein Horner-Syndrom beobachtet. Der Cluster-Kopfschmerz ist klinisch definiert als ein attackenartig auftretender, streng einseitiger, heftigster Kopfschmerz mit ipsilateralen autonomen Symptomen. Im Rahmen der autonomen Begleitsymptomatik werden Miosis, Ptosis, Tränenfluss, periorbitales Ödem, konjunktivale Injektion, Nasenkongestion, Nasenlaufen und Schwitzen im Bereich des Gesichts beobachtet.
Zu **(D)**: Der klassische Migräneanfall ohne Aura geht niemals mit einem Horner-Syndrom einher.

F01

Frage 11.6: Lösung B

Unter dem Begriff **Dermatom** versteht man das Hautareal, das von einer Hinterwurzel versorgt wird. Insbesondere bei der Höhenlokalisation von inkompletten und kompletten Querschnittssyndromen ist es geeignet, um grob orientierend die Höhe der Querschnittsläsion zu erfassen. Wichtige Orientierungen sind dabei die Mamillenebene (Dermatom Th5) und die Nabelhöhe (Th10).

F01

Frage 11.7: Lösung A

Der **Analreflex** ist ein Fremdreflex des M. sphincter ani externus, der durch schmerzhafte Hautreizung der Perianalregion ausgelöst wird. Er ist insbesondere zur Erfassung von Cauda-equina-Prozessen von Bedeutung; auf Grund der Schädigung der unteren Sakralwurzeln kommt es zum Ausfall des Analreflexes.

F01

Frage 11.8: Lösung E

Chronisch-degenerative Bandscheibenveränderungen mit akutem Bandscheibenvorfall und Wurzelkompression werden am häufigsten in den Ebenen LWK4/LWK5 und LWK5/SWK1 beobachtet. Diese Bereiche sind auf Grund statischer Aspekte den größten mechanischen Belastungen ausgesetzt. Da die Ebene L5/S1 hier nicht genannt ist, kommt nur die Lösung (E) in Frage.

F01

Frage 11.9: Lösung C

Bei der Diagnostik einer Radikulopathie ist die Erfassung von paretischen Muskeln, die von der entsprechenden Wurzel versorgt werden, sowie eine Reduktion oder ein Ausfall eines Kennreflexes und die Identifikation einer Sensibilitätsstörung in einem bestimmten Dermatom von Bedeutung. Charakteristisch für eine Läsion der Vorder- und/oder Hinterwurzel auf Höhe L5 ist der Ausfall des **Tibialis-posterior-Reflexes**.

F01

Frage 11.10: Lösung B

Die idiopathische **Trigeminusneuralgie** ist charakterisiert durch kurz hintereinander auftretende blitzartig einschießende, brennend-stechende Gesichtsschmerzen, die sich meist auf einen der Trigeminusäste, meist den 2. oder 3. Ast, beschränken.

F01

Frage 11.11: Lösung E

Die **Glossopharyngeusneuralgie** gehört zu den paroxysmalen neurovaskulären Kompressionssyndromen, wie die Trigeminusneuralgie, der Hemispasmus facialis oder die Vestibularisparoxysmie. Die Glossopharyngeusneuralgie ist durch eine einseitige blitzartig einschießende unerträgliche Serie von Schmerzattacken meist nur für Sekunden im Bereich des Schlundes mit Ausstrahlung zum gleichseitigen Ohr charakterisiert. Gelegentlich kommt es zu Missempfindungen im Rachenbereich. Typische Auslöser sind Schlucken, Husten, Räuspern, Gähnen, Schneuzen, Kauen und Sprechen. Auch die Glossopharyngeusneuralgie wird mit Antikonvulsiva (z.B. Carbamazepin) behandelt. Bei schweren Fällen wird eine operative Therapie mit Beseitigung der Gefäß-Nerven-Kompression durchgeführt.
Zu **(E)**: Paresen treten bei der Glossopharyngeusneuralgie nicht auf. Die Zungenmuskulatur wird vom **Nervus hypoglossus** innerviert.

F01

Frage 11.12: Lösung E

Der **M. brachioradialis** ist ein Beuger im Ellenbogengelenk, entsprechend führt der Eigenreflex dieses Muskels nicht zu einer Streckung, sondern zu einer Beugung im Ellenbogengelenk

Kapitel 2

F01

Frage 11.13: Lösung B

In dieser Beschreibung wird zum Ausdruck gebracht, dass der Patient offensichtlich nicht wegen einer Schädigung der Oberflächensensibilität Gegenstände nicht identifizieren kann, sondern eine Erkennungsstörung vorliegt. Bei einer Störung der Oberflächensensibilität z.B. durch eine Hinterstrangschädigung wäre der Patient gar nicht in der Lage gewesen, einen Schlüssel in der Hand hin- und herzubewegen. Die Unfähigkeit, im Prinzip gefühlte Gegenstände zu identifizieren, wird als taktile Agnosie oder **Astereognosie** bezeichnet. Astereognosien sind bei posterioren, insbes. rechtshirnigen Läsionen des unteren Parietallappens zu beobachten.

F01

Frage 11.14: Lösung A

Hier wird die typische Situation bei einem Patienten mit **amnestischer Episode** beschrieben. Die **transitorisch-globale Amnesie** äußert sich durch einen akut einsetzenden, nach Stunden allmählich wieder abklingenden, kompletten Ausfall des Langzeitgedächtnisses. Die Dauer der Episode variiert zwischen einer und 24 Stunden, bei Analyse einer größeren Kohorte zeigt sich im Mittel eine Dauer von 6–8 Stunden. Die Erkrankung wird vorwiegend in der zweiten Lebenshälfte manifest, bei ca. 10% der Betroffenen kommt es zu einem oder mehreren Rezidiven. Etwa die Hälfte der Episoden tritt anscheinend spontan auf, in der anderen Hälfte lassen sich besondere Belastungen wie sportliche Anstrengung, körperliche Schmerzen, psychische Traumen, abnorme Temperatureinwirkungen nachweisen. Die Pathogenese der transitorisch-globalen Amnesie ist nicht voll verstanden. Nuklearmedizinische Untersuchungen während der transitorisch-globalen Amnesie zeigen eine leichte zerebrale Hypoperfusion im Bereich der mediobasalen Temporallappenregionen. Diskutiert wird insbes. ein reversibler Vasospasmus als Ursache dieser Minderdurchblutung. Lange Zeit ging man bei der transitorisch-globalen Amnesie von einer migräneartigen Erkrankung aus, diese Hypothese ließ sich jedoch in anderen Studien nicht beweisen. Gleiches gilt für die Annahme einer epileptischen Genese.

Kapitel 5

F01

Frage 11.15: Lösung C

Nach Kopftraumen, oft aber auch spontan, kann die Wand der A. carotis interna in ihrem Verlauf im **Sinus cavernosus** einreißen, sodass ein arteriovenöser Shunt entsteht. Typisch ist ein brausendes oder zischendes pulssynchrones Ohrgeräusch. Durch die geänderten Druckverhältnisse im Sinus ist die venöse Drainage aus der Periorbitalregion gestört, was zu einer Konjunktivalschwellung (Chemosis) führt. Neben der A. carotis interna verlaufen im Sinus cavernosus noch die Nerven oculomotorius (III), trochlearis (IV) und abducens (VI) sowie der Stirnast des N. trigeminus (V_1). Entsprechend kann es bei allen Sinus-cavernosus-Affektionen zu Augenmotilitätsstörungen und Sensibilitätsstörungen im Bereich der Stirn kommen.
Zu **(D)**: Beim Tolosa-Hunt-Syndrom handelt es sich um ein schmerzhaftes ophthalmoparetisches Symptombild ohne Auftreten eines pulssynchronen Ohrgeräusches.
Auch die unter (A) und (E) genannten Erkrankungen können zu Augenmotilitätsstörungen, aber ohne pulssynchrones Ohrgeräusch, führen.
Zu **(B)**: Das Gradenigo-Syndrom (Syndrom der Felsenbeinspitze) beruht auf einer fast immer vom Innenohr her fortgeleiteten schmerzhaften, eitrigen Entzündung und führt typischerweise zu Affektionen aller Anteile des N. trigeminus (V), des N. abducens (VI) und des N. facialis (VII).

F01

Frage 11.16: Lösung D

Der Begriff **Aura** wurde von Galen eingeführt und kann mit Wahrnehmung eines „Lufthauches" übersetzt werden. Es soll mit diesem Begriff zum Ausdruck gebracht werden, dass vor Einsetzen eines fokalen Anfalls, der sekundär generalisieren kann und dann als Grand-mal-Anfall in Erscheinung tritt, erste fokale epileptische Aktivitäten bei noch nicht veränderter Bewusstseinslage zu bestimmten Wahrnehmungen des Patienten führen, die er als Vorbote eines drohenden ausgedehnteren Anfallsgeschehens erkennen kann. Bei primär vom Temporallappen ausgehenden epileptischen Aktivitäten findet sich z. B. im Sinne einer Aura häufig eine epigastrische Wahrnehmung mit einem aufsteigenden Gefühl des Unwohlseins oder ein „Dreamy state" sowie olfaktorische und gustatorische Sinneshalluzinationen. Als Aura sind weiterhin Déja-vu-Erlebnisse oder traumhafte Derealisationserlebnisse bekannt. Auch optische und vestibuläre Auren oder affektive Angstauren sind beschrieben. Auren haben eine enge Beziehung zum epileptischen Fokus und daher eine lokalisatorische Bedeutung.

F01

Frage 11.17: Lösung B

Die **Hemiplegia cruciata** gehört nicht zum Symptomenbild eines idiopathischen Parkinson-Syndroms. Dieses Syndrom ist vielmehr charakteristisch für Hirnstammläsionen, die mit einer Hirnnervenstörung ipsilateral und einer kontralateralen Parese oder Plegie der Extremitätenmuskeln einhergehen. Die Störung der Motorik liegt bei der Hemiplegia cruciata kontralateral zur Hirnnervenstörung, da die Pyramidenbahn unterhalb der Läsion in Höhe des Hirnstamms auf die Gegenseite kreuzt.

F01

Frage 11.18: Lösung B

In der neuen Klassifikation der atypischen Parkinson-Syndrome ist das **Shy-Drager-Syndrom** heutzutage integriert in die Krankheitsentität **Multisystematrophie**. Die Multisystematrophie ist bei Vollbild der Erkrankung durch eine Degeneration striato-nigraler Systeme mit Parkinson-Syndrom, durch degenerative Prozesse im Bereich der Olive, der Pons und des Zerebellums mit Ataxie und durch zentral-autonome Syndrome mit Blasen-Mastdarm-Störungen, erektiler Dysfunktion etc. charakterisiert. Die schweren zentral-autonomen Störungen können bei einzelnen Patienten ganz im Vordergrund stehen, für diese Situation wurde früher der Begriff Shy-Drager-Syndrom benutzt. Heutzutage würde man solche Patienten mit dominierenden autonomen Störungen eher als Patienten mit Multisystematrophie vom dominierenden Shy-Drager-Typ bezeichnen. Die Multisystematrophie ist eine degenerative Erkrankung, die mit Atrophien insbes. im Bereich der Basalganglien und im olivopontozerebellären Bereich einhergeht. Einen solchen hirnatrophischen Prozess wird man bei Patienten mit Shy-Drager-Syndrom bei Durchführung bildgebender Verfahren entdecken können, auch wenn per definitionem bei diesen Patienten die Degeneration zentraler autonomer Strukturen im Vordergrund steht. Es wäre wahrscheinlich besser gewesen, wenn man formuliert hätte, dass das Shy-Drager-Syndrom mit einem hirnatrophischen Prozess einhergehen kann. Die Formulierung „ist in erster Linie Ausdruck“ ist problematisch.

F01

Frage 11.19: Lösung B

Die **Optikusneuritis** ist eine typische Erkrankung im Rahmen der Multiplen Sklerose und kann auch als primäre Erscheinung der Multiplen Sklerose beobachtet werden. Bei der Retrobulbärneuritis kommt es insbesondere zu einer Affektion des zentral gelegenen papillomakulären Bündels des N. opticus. Es leidet das zentrale Sehen, die Patienten können eine kleine Druckschrift nicht mehr lesen und weisen eine Farbsehstörung auf. Bei Defektheilung bleibt ein Zentralskotom bestehen, ophthalmoskopisch wird eine temporale Abblassung der Sehnervenpapille beobachtet. Diese Lokalisation beruht darauf, dass die makulo-papillären Fasern im temporalen Sektor der Papille gelegen sind. Im Vorfeld der Optikusneuritis berichten die Patienten über Schmerzen bei Bulbusbewegungen. Auch bei scheinbar vollständiger Remission einer Optikusneuritis lässt sich bei den meisten Patienten noch eine Latenzverzögerung der visuellen Potenziale nachweisen.

Zu **(A)**: Das Parinaud-Syndrom geht nicht mit einer Sehstörung einher, sondern ist durch einen Konvergenz-Retraktions-Nystagmus, eine Pupillenstörung, eine Akkomodationsstörung und eine Lidretraktion charakterisiert. Dieses Syndrom wird insbes. bei tumorösen Prozessen des dorsalen Mittelhirns beobachtet.

Zu **(C)**: Bei der Leberschen Optikusatrophie kommt es zwar zu einer Visusminderung, die aber nicht mit retrobulbären Schmerzen einhergeht. Es handelt sich um eine seltene Erkrankung, die auf einer Punktmutation des mitochondrialen Genoms beruht.

Zu **(D)**: Beim Kleine-Levin-Syndrom handelt es sich um eine komplexe psychiatrische Erkrankung, die nicht mit Sehstörungen einhergeht.

Zu **(E)**: Der **Pseudotumor cerebri** ist charakterisiert durch ein Hirnödem mit Hirndrucksteigerung, ohne dass die bildgebende Diagnostik Hinweise für eine Raumforderung ergibt. Bei diesen Patienten zeigt sich eine meist beidseitige Stauungspapille und manchmal auch eine Abduzensparese. Im Gefolge der Stauungspapille kann es subakut zu Gesichtsfelddefekten, zu Photopsien und auch zu komplettem Visusverlust kommen. Retrobulbärschmerzen sind nicht typisch für das Bild des Pseudotumor cerebri, außerdem ist ein schwerer Visusverlust sicherlich nicht in erster Linie charakteristisch für diese Erkrankung.

F01

Frage 11.20: Lösung E

Die **FSME** ist eine durch Arboviren vermittelte entzündliche Erkrankung des Nervensystems. Die Übertragung erfolgt durch Schildzecken. Das FSME-Virus kann eine Meningitis, eine Meningoenzephalitis oder eine Meningoradikulitis hervorrufen. Nach einer Inkubationszeit von etwa 10 Tagen kommt es typischerweise im Stadium der Virämie zu einem Temperaturanstieg bis auf 40 °C. Die Patienten klagen über Müdigkeit, Kopfschmerzen, Durchfall und Erbrechen, weiterhin treten Zeichen eines Infektes der oberen Luftwege auf. Bei etwa einem Drittel der infizierten Patienten entwickeln sich dann nach Beschwerdefreiheit für einige Tage erneut Fieber mit Kopfschmerzen, Übelkeit und Lichtscheu, zusätzlich treten dann die oben beschriebenen neurologischen Symptome auf. Bei schwerem Verlauf kommt es zu einer Bewusstseinstrübung der Patienten bis hin zum Koma. Ausdruck der Enzephalitis sind extrapyramidale Störungen mit Tremor und Rigor, epileptische Anfälle, Hemiparesen, Aphasien, pathologische Nystagmen und Hirnnervenausfälle. Selten kann sich die Enzephalitis allein durch eine psychiatrische Symptomatik mit Depression oder manischer Psychose manifestieren.

Zu **(E)**: Das **Erythema migrans** ist nicht Ausdruck einer Frühsommer-Meningoenzephalitis, sondern Folge einer Infektion mit Borrelia burgdorferi. Dieses Bakterium wird ebenfalls durch Zecken übertragen. Das Erythem bildet sich in der Regel in der Nachbarschaft des erlittenen Zeckenbisses.

F01

Frage 11.21: Lösung A

Die hier beschriebene Symptomatik zeigt, dass Funktionsstörungen und Symptome zur Entwicklung gekommen sind, die auf einen multifokalen Läsionsprozess hindeuten. Wegweisend ist die Tatsache, dass diese junge Patientin offensichtlich eine Affektion des N. opticus mit Verschwommensehen erlitten hat; diese Angabe ist verdächtig auf die Entwicklung einer Optikusneuritis. Insgesamt steht das Vorliegen eines ersten Schubes einer **Encephalomyelitis disseminata** im Raume. In dieser Situation wird man neben einer Lumbalpunktion mit der möglichen Erfassung einer intrathekalen Immunglobulinproduktion bzw. dem Nachweis von oligoklonalen Banden die Durchführung einer **Magnetresonanztomographie** anstreben, um polytope entzündliche bzw. demyelinisierende Herde zu erfassen, die sich in der Untersuchung des Kopfes insbesondere periventrikulär nachweisen lassen. Der Nachweis dieser frischen demyelinisierenden Herde vorwiegend periventrikulär lässt sich nicht über den Einsatz der Computertomographie erreichen, da auf Grund der geringeren Auflösung kleinere Herde nicht sichtbar werden und die Computertomographie allenfalls größere Defekte nachweisen kann, die in der hier frühen Phase der Erkrankung noch nicht zu erwarten sind.
Zu **(B)**: Da es sich auf Grund der Symptomatik um eine Affektion des ZNS handelt, ist eine elektromyographische Untersuchung der oberen Extremitäten hier wenig hilfreich.
Zu **(C)**: Die Veränderung einer Bandscheibe ist nicht in der Lage, die hier vorliegende komplexe Symptomatik zu erklären.
Zu **(D)**: Prinzipiell könnte die vorliegende neurologische Symptomatik durch eine Frühsommermeningoenzephalitis ausgelöst sein, insgesamt ist jedoch bei der kasuistischen Darstellung der Ablauf eines ersten Schubes bei einer Encephalomyelitis disseminata wahrscheinlicher.
Zu **(E)**: Eine Langzeit-EEG-Ableitung könnte allenfalls unspezifische Herdbefunde ergeben und würde nicht zur Sicherung der Diagnose führen.

F01

Frage 11.22: Lösung A

Zur Beantwortung dieser Frage sei zunächst auf den Lerntext „Subarachnoidalblutung" V.15 verwiesen. Vasospasmen, ein Aresorptivhydrozephalus und kardiale Dysregulation sind typische Folgeerscheinungen einer **Subarachnoidalblutung**, die meist durch eine Ruptur eines Hirnarterienaneurysmas ausgelöst ist.
Bei der **subakuten sklerosierenden Panenzephalitis** handelt es sich um eine chronisch progrediente, entzündliche ZNS-Erkrankung, die durch das Masernvirus verursacht wird. Sie tritt insgesamt selten auf und wird überwiegend bei Kindern und Jugendlichen beobachtet. Klinisch zeigt sich eine allmählich fortschreitende intellektuelle und psychische Veränderung der jungen Patienten. Progredient manifestieren sich dann zahlreiche neurologische Ausfallssymptome mit Myoklonien und epileptischen Anfällen. Im Endstadium zeigen die Patienten eine Dezerebrationsstarre. Der Krankheitsverlauf kann über ein bis drei Jahre gehen. Charakteristisch ist das EEG-Muster mit periodisch auftretenden, hochamplitudigen Slow-wave-Komplexen, die mit Intervallen von 3,5 bis 12 Sekunden auftreten und mit myoklonischen Aktivitäten kombiniert sind. Diese Graphoelemente werden nach dem Erstbeschreiber auch als Radermecker-Komplexe bezeichnet.

F01

Frage 11.23: Lösung A

Plötzlich auftretende Kopfschmerzen können Ausdruck einer **Subarachnoidalblutung** nach Ruptur eines Aneurysmas sein. Diagnosticum erster Wahl wäre für die differentialdiagnostische Abklärung die Computertomographie, mit der es gelingt, hyperdenses Blut in den Liquorräumen nachzuweisen. Auch über eine Untersuchung des Liquor cerebrospinalis nach Lumbalpunktion kann der Nachweis einer abgelaufenen Subarachnoidalblutung geführt werden. Wegweisend ist hier neben der Gelbverfärbung des Liquors (Xanthochromie) durch Blutabbauprodukte der Nachweis von Erythrophagen. Dabei handelt es sich um spezialisierte Makrophagen, die Erythrozyten phagozytiert haben. Häufig lassen sich auch Siderophagen nachweisen, die Hämosiderin phagozytiert haben.

F01

Frage 11.24: Lösung E

Je nach Lokalisation und Ausdehnung einer **Hirnsinusthrombose** kann es zu den Komplikationen unter (A) bis (D) kommen.
Zu **(E)**: Bei der **Platybasie** handelt es sich um eine knöcherne Fehlbildung im Bereich der hinteren Schädelgrube mit Abflachung der Schädelbasis und flach verlaufendem Clivus. Mit der Platybasie können weitere Anomalien der Felsenbeine, Unterentwicklungen der Pars basalis des Os occipitale und ein vorzeitiger Verschluss der Sphenookzipitalnaht verbunden sein. Die Strukturen der Hirnhäute und des Gehirns sind dabei nicht verändert.

F01

Frage 11.25: Lösung D

Der **M. Binswanger** ist eine Erkrankung, die zu einer symptomatischen vaskulären Demenz führt. Durch in der Regel arteriosklerotische Veränderungen kleiner Hirngefäße kommt es zu einer ischämisch bedingten Demyelinisierung von Fasern in der weißen Substanz der Hemisphären. Die perivaskulären Räume des Marklagers sind verbreitert, im Computertomogramm zeigen sich konfluierende Hypodensitäten, die sich im T2-gewichteten Kernspintomogramm als konfluierende hyperintense Areale manifestieren. Der resultierende Gewebsverlust führt zu einer Volumenabnahme des Gehirns und einem Hydrocephalus internus und externus. Neurologisch zeigen die Patienten meist ein akinetisch-extrapyramidales Syndrom mit Hypomimie und insbes. breitbeiniger Gangstörung. Die Patienten weisen häufig eine langjährige Hypertonie und einen Diabetes mellitus auf.

F01

Frage 11.26: Lösung E

Zu **(1)**: Im Rahmen einer **Neuroborreliose** mit Radikulitis im Bereich der oberen Extremitäten im Sinne eines Bannwarth-Syndroms sind Schulterschmerzen, kombiniert mit Sensibilitätsstörungen und Paresen, häufig.

Zu **(2)**: Sogar schon in Frühstadien kann auf Grund eines Rigors eine inadäquate Belastung des Band- und Kapselapparates im Bereich der Schulter beim **M. Parkinson** resultieren. Viele Patienten mit M. Parkinson suchen auf Grund dieser Symptome häufig zunächst nicht den Neurologen, sondern den Orthopäden auf.

Zu **(3)**: Die **Syringomyelie** ist eine Missbildung im oberen Zervikalbereich und unteren medullären Bereich mit flüssigkeitsgefüllter Höhlenbildung, vom Zentralkanal des Rückenmarks ausgehend. Initial stehen Affektionen des Tractus spinothalamicus im Vordergrund des Krankheitsgeschehens, da diese Bahnen segmental kreuzen und sich in unmittelbarer Nachbarschaft zum Zentralkanal des Rückenmarks befinden. Neben dem Ausfall des Fasersystems mit verminderter Temperatur- und Schmerzwahrnehmung kommt es auch zur Reizung dieser Fasersysteme mit der Wahrnehmung von Schmerzen insbesondere auch im Schulterbereich. Andererseits kann es bei Patienten mit Syringomyelie zu Schulterschmerzen kommen, wenn auf Grund einer verminderten Schmerzwahrnehmung inadäquate mechanische Belastungen des Schulterapparates ablaufen.

F01

Frage 11.27: Lösung D

Beim idiopathischen **Blepharospasmus** handelt es sich um eine fokale Dystonie. Auf Grund einer Funktionsstörung im Bereich der Basalganglien kommt es zu einer tonischen unwillkürlichen Aktivierung des Orbicularis oculi, die im Extremfall zu einem dauernden Augenschluss mit funktioneller Erblindung führt. Therapie erster Wahl ist in dieser Situation die lokale **Botulinumtoxin-A-Injektion**, die zu einer dosisabhängigen chemischen Teildenervierung des Orbicularis oculi führt. Botulinumtoxin A hemmt die Freisetzung von Azetylcholin an der neuromuskulären Synapse. Bei Überdosierung von Botulinumtoxin zur Behandlung des Blepharospasmus kann es zu einem Lagophthalmus, zu einer Ptosis und durch Diffusion zu einer Parese unterer fazialisinnervierter Muskeln kommen.

F01

Frage 11.28: Lösung C

Bei der **Blow-out-Fraktur** handelt es sich um eine Orbitabodenfraktur. Im Gefolge einer solchen Fraktur kann es zu einer Schädigung von Augenmuskelnerven, insbes. des N. oculomotorius, kommen. Wenn der Patient im Gefolge einer Schädelbasisfraktur Doppelbilder im Sinne einer Okulomotoriusparese links wahrnehmen würde, wäre dies ein starker Hinweis auf das Vorliegen einer Fraktur.

F01

Frage 11.29: Lösung B

Neurofibromatose ist ein Überbegriff für eine Gruppe verschiedener klinisch differenzierbarer, genetisch bedingter Erkrankungen. Klinisch und molekulargenetisch kann zwischen den autosomal dominanten Erbkrankheiten Neurofibromatose Typ I und Neurofibromatose Typ II unterschieden werden. Die Neurofibromatose Typ II ist durch eine Schädigung des sogen. NF2-Gens bedingt, das auf dem langen Arm von Chromosom 22 lokalisiert ist. Bei einem Patienten ist die Diagnose Neurofibromatose Typ II zu stellen, wenn bilaterale Akustikusneurinome nachgewiesen werden oder wenn ein Angehöriger 1. Grades beidseitige Akustikusneurinome zeigt und der Indexpatient ein einseitiges Akustikusneurinom zeigt. Weitere Indizien für die Neurofibromatose Typ II sind das Auftreten von Meningeomen, Schwannomen, Neurinomen, Gliomen bzw. eine juvenile subkapsuläre Katarakt.

F01

Frage 11.30: Lösung C

Bei einer **HIV-Infektion** ist auf neurologischem Gebiet zwischen primären und sekundären Komplikationen zu unterscheiden. Die primären Affektionen beruhen auf einer unmittelbaren Affektion des HI-Virus, während die sekundären Komplikationen Folge der Schädigung des Immunsystems sind. Zu den primären Komplikationen gehören aseptische Meningitis, akute Meningoenzephalitis, HIV-Enzephalopathie/Demenz, Myelopathie, distal symmetrische Polyneuropathie und Myopathie. Zu den wichtigsten sekundären Komplikationen gehören Toxoplasma-Enzephalitis, Streptokokken-Meningoenzephalitis, progressive multifokale Leukenzephalopathie, CMV-Enzephalitis, CMV-Polyradikulopathie, das primäre ZNS-Lymphom und das metastatische systemische Lymphom.

Zu **(C)**: Das **Lesch-Nyhan-Syndrom** ist Folge einer Purin- bzw. Pyrimidinstoffwechselstörung. Bei diesem Syndrom handelt es sich um einen genetisch determinierten Hypoxanthin-Guanin-Phosphoribosyl-Transferase-Mangel. Das Leiden wird X-chromosomal rezessiv vererbt und manifestiert sich bereits im Säuglingsalter. Es kommt zur Hyperurikämie und progressiven Niereninsuffizienz. Auf neurologischem Gebiet dominieren Entwicklungsstörungen, choreoathetoide Bewegungsstörungen, Spastizität und deutliche psychomotorische Retardierung.

Kapitel 6

F01

Frage 11.31: Lösung E

Progrediente **Rückenmarks-Querschnittssyndrome** entstehen durch entzündliche, tumoröse oder degenerative Prozesse im Bereich des Rückenmarks selbst oder insbesondere durch raumfordernde Prozesse, die von außen auf das Rückenmark drücken.

Zu **(1)**: Die Myelitis transversa ist eine meist viral induzierte, auf wenige Rückenmarkssegmente beschränkte entzündliche Veränderungen mit Affektion der grauen und auch weißen Substanz des Rückenmarks.

Zu **(2)**: Arteriovenöse Fehlbildungen führen zu einer meist lokalisierten Rückenmarkskompression durch einen raumfordernden Effekt.

Zu **(3)**: Bei der Multiplen Sklerose kann sich querschnittsartig eine Demyelinisierung vorwiegend in der weißen Substanz auf segmentaler Ebene entwickeln.

F01

Frage 11.32: Lösung C

Bei der **amyotrophischen Lateralsklerose** handelt es sich um eine degenerative Erkrankung mit vorwiegendem Befall der Outputneurone des primär motorischen Kortex und der Vorderhornzellen des Rückenmarks. Entsprechend wird das Nebeneinander von zentralen spastischen und schlaffen peripheren Lähmungen beobachtet. Vor vollständiger Degeneration der Vorderhornzelle werden häufig spontane Entladungen der Motoneurone beobachtet, die zu unwillkürlichen Kontraktionen motorischer Einheiten in Form von sichtbaren Muskelfaszikulationen führen. Neben den Extremitätenmuskeln sind auch die Muskeln der unteren Hirnnerven betroffen, entsprechend stehen Sprach- und Schluckstörungen häufig im Zentrum der bulbären Symptomatik. Im EMG lassen sich neben den Faszikulationspotentialen Denervationspotentiale und eine neurogene Umstrukturierung der Potentiale motorischer Einheiten beobachten. Wenn bei solchen Patienten eine Muskelbiopsie durchgeführt wird, wird man entsprechend der Läsion motorischer Neurone z. B. entsprechende Fasergruppierungen neben der neurogenen Atrophie von Muskelfasern finden.

Zu **(C)**: Eine komplette **Ophthalmoplegia externa** wird bei der amyotrophischen Lateralsklerose in der Regel nicht beobachtet, auch wenn prinzipiell die motorischen Kerngebiete der Augenmuskelnerven in den Prozess einbezogen sein können. Das seltene Bild der Unfähigkeit, Augenbewegungen durchführen zu können, wird allenfalls in Endstadien beobachtet, zumal dann, wenn der Patient intubiert und für Jahre auf einer Intensivstation betreut wurde.

Kapitel 7

F01

Frage 11.33: Lösung C

In der hier beigefügten Kasuistik ist die Entwicklung und Beschwerdesymptomatik bei **idiopathischer Fazialisparese** beschrieben. Da der Lidschluss weder willkürlich noch reflektorisch intakt ist und die Gefahr der Hornhautaustrocknung mit der Entwicklung von ulzerösen Veränderungen gegeben ist, wird man zur kontinuierlichen Befeuchtung im Sinne einer Frühmaßnahme einen Uhrglasverband anlegen.

F01

Frage 11.34: Lösung B

Bei Vorliegen einer **idiopathischen peripheren Fazialisparese** ist in Abhängigkeit vom Lebensalter des Patienten mit einer mehr oder weniger ausgeprägten Spontanremission zu rechnen.
Zu **(A)**: Eher selten kommt es als Residuum zu dem Auftreten von sogen. **Krokodilstränen**. Es handelt sich dabei um eine Fehleinsprossung von fazialen Nervenfasern in die Tränendrüse; die Häufigkeit dieses Residuums liegt unter 10%.
Zu **(C)**: Der **Hemispasmus facialis** ist kein Residuum einer idiopathischen peripheren Fazialisparese. Hinsichtlich der Ätiologie und des zu Grunde liegenden Pathomechanismus der Erkrankung ist das Modell der mikrovaskulären Kompression akzeptiert. Man geht davon aus, dass eine Gefäßschlinge an der Nervenaustrittszone des N. facialis aus dem Hirnstamm zu einer chronischen Druckschädigung führt. Folge der Schädigung ist eine artifizielle Erregungsentstehung an der Nervenaustrittszone. Das Bild ist gekennzeichnet durch phasische, unwillkürliche und unilaterale Kontraktionen der vom N. facialis innervierten Muskulatur, die entweder spontan auftreten oder durch willkürliche Aktivierung eines Muskels getriggert werden.
Zu **(D)**: Eine solche Folgestörung ist nicht bekannt, jedoch kann bei schweren bleibenden Fazialisparesen im Rahmen einer operativen Therapie eine Verpflanzung des N. hypoglossus in die denervierte Fazialismuskulatur durchgeführt werden.
Zu **(E)**: Die **Hyperakusis** ist ein Frühsymptom einer schweren Fazialisparese und beruht auf einer Denervation des M. stapedius. Nur selten verbleibt im weiteren Verlauf eine Hyperakusis, eine bleibende Hörstörung auf dem betroffenen Ohr kommt nicht zur Entwicklung.

F01

Frage 11.35: Lösung D

Das **Froment-Zeichen** ist bei Läsionen des N. ulnaris mit Parese des M. adductor pollicis positiv. Wenn ein Stück Papier zwischen dem gestreckten Daumen und Zeigefinger festgehalten werden soll, wird kompensatorisch der Flexor pollicis longus (Beugung im Endgelenk des Daumens) eingesetzt.

F01

Frage 11.36: Lösung E

Beim **Supinator-Logen-Syndrom** liegt eine Kompression oder Zerrung des Ramus profundus N. radialis vor, der durch den M. supinator hindurchzieht. Neben lokalen Schmerzen wird das Bild durch eine Parese der Handgelenksstrecker und der Fingerstrecker charakterisiert. Im Spatium interosseum I liegt eine Hypästhesie vor.

F01

Frage 11.37: Lösung B

Das positive **Trendelenburg-Zeichen** besteht in einer Abkippung des Beckens beim Einbeinstand zur Gegenseite. Ausgangspunkt ist eine Parese des M. glutaeus medius, der vom N. glutaeus superior versorgt wird. Das Trendelenburg-Zeichen kann auch positiv sein, wenn die Glutaealmuskulatur zum Beispiel im Rahmen einer Muskelerkrankung paretisch ist. Dies ist insbesondere bei Muskeldystrophien der Fall.

F01

Frage 11.38: Lösung D

Eine hochgradige Parese der Hüftbeugung und der Beinstreckung im Kniegelenk deutet auf eine Läsion des **N. femoralis** hin. Bei Patienten mit Antikoagulationsbehandlung kann dieser Nerv geschädigt werden, wenn es zur Ausbildung eines retroperitonealen Hämatoms kommt. Neben den hier beschriebenen Paresen wird man bei einem solchen Patienten eine Abschwächung oder ein Fehlen des Patellarsehnenreflexes und eine Hypästhesie im Versorgungsgebiet des N. femoralis im Bereich des ventralen Oberschenkels und des medialen Unterschenkels beobachten.

Kapitel 8

F01

Frage 11.39: Lösung D

Zungenbiss, Einnässen, Myalgien und selten auch konjunktivale Einblutungen sind klinische Zeichen eines durchgemachten **Grand-mal-Anfalls**.
Bei der **Paramyotonie**, auch vollständig **Paramyotonia congenita**, handelt es sich um eine Muskelerkrankung, die auf einer genetisch determinierten Funktionsschädigung von Ionenkanälen der Muskelfasermembran beruht. Ursache ist ein molekularer Defekt in den Verschlussmechanismen der Natriumkanäle, wodurch zeitweilig vermehrt Natrium in die Muskelfasermembran eindringt. Es liegen verschiedene Punktmutationen im Gen des muskulären Natriumkanals auf Chromosom 17 vor. Im Gegensatz zu Patienten mit Myotonia congenita treten bei der Paramyotonia congenita zunächst in Wärme keine oder nur geringfügige Symptome auf. Bei Abkühlung und zusätzlicher Muskelarbeit jedoch kommt es zu einer zunehmenden myotonen Steife und schließlich auch zu Muskelschwäche. Am ausgeprägtesten sind die kälteabhängigen Muskelstörungen im Gesicht und an den Händen.

F01

Frage 11.40: Lösung A

Der Nachweis einer autochthonen IgG-Produktion mit Auftreten oligoklonaler IgG-Banden ist typisch für chronische Infektionen im Bereich des zentralen Nervensystems sowie für einige autoimmunologische Erkrankungen, insbes. die Multiple Sklerose.
Zu **(A)**: Bei der **Myotonia congenita** handelt es sich um eine autosomal vererbte Muskelerkrankung mit Funktionsstörung von Ionenkanälen im Bereich der Muskelfasern. Die Myotonia congenita ist charakterisiert durch eine Muskelerschlaffungsstörung sowie durch die Perkussionsmyotonie, d.h. durch Beklopfen der Muskulatur auslösbare lokale Muskelkontraktionen. Die athletisch wirkenden Patienten empfinden die Myotonie als Muskelverkrampfungen.

F01

Frage 11.41: Lösung D

Leitsymptome bei diesem 55-jährigen Patienten sind neben der jetzt hier nicht relevanten Lumbago der athletische Habitus des Patienten und die beschriebene Muskelinnervationsstörung, die schon im Kindesalter manifest war. Mit größter Wahrscheinlichkeit handelt es sich bei diesem Patienten um das Vorliegen einer **Myotonia congenita**, die entweder autosomal dominant oder rezessiv vererbt wird und auf einer Ionenkanalstörung der Muskelfasermembranen beruht. Bei dem Patienten wird eine gestörte Dekontraktion nach kräftiger willkürlicher Innervation beobachtet, die die Patienten als Steifigkeit wahrnehmen, darüber hinaus kann durch mechanisches Beklopfen der Muskulatur eine Muskelkontraktion ausgelöst werden (Perkussionsmyotonie).

F01

Frage 11.42: Lösung B

Bei der autosomal dominant vererbten **myotonen Dystrophie** stehen meist distal betonte Paresen (Handmuskeln, Peronaeusgruppe) und myotone Reaktionen im Vordergrund der Symptomatik. Daneben werden Symptome wie Impotenz, Stirnglatze, Katarakt, Demenz und Polyneuropathie beobachtet.
Zu **(A)**: Die Erkrankung kann zwar bereits kongenital oder im Kindesalter manifest sein, insgesamt ist jedoch ein frühes Versterben der Patienten eine Rarität.
Zu **(C)**, **(D)** und **(E)**: Es handelt sich um eine autosomal dominant vererbte Erkrankung mit Betroffensein sowohl des männlichen als auch des weiblichen Geschlechts.

Kapitel 9

F01

Frage 11.43: Lösung B

Leitsymptom bei dieser betagten Patientin ist die Amaurose auf dem linken Auge, die gemeinsam mit unspezifischen Krankheitsgefühlen wie Kopfschmerzen, Abgeschlagenheit und Inappetenz in Erscheinung getreten ist. Diese Konstellation ist charakteristisch für die Entwicklung einer **Arteriitis temporalis**, auch Riesenzellarteriitis genannt. Die Blutkörperchensenkungsgeschwindigkeit ist bei der Arteriitis temporalis stark beschleunigt, die A. temporalis ist bei den Patienten auf Grund des entzündlichen Prozesses häufig verdickt tastbar. Eine sichere Diagnose ist über eine Biopsie der A. temporalis möglich. Bereits im Verdachtsfall sollte jedoch bei diesen Patienten mit einer hochdosierten Kortikoid-Therapie begonnen werden.

F01

Frage 11.44: Lösung E

Bei der **funikulären Myelose** infolge einer Vitamin-B_{12}-Avitaminose steht die Affektion des Hinterstrangsystems mit Störung der Oberflächen- und Tiefensensibilität im Vordergrund. Eine schwerpunktmäßige Affektion des Tractus spinothalamicus mit Störung der Schmerz- und Temperaturempfindung gehört nicht zum Bild der funikulären Myelose. Eine Schädigung des Tractus spinothalamicus mit dissoziierter Sensibilitätsstörung wäre typisch für eine Syringomyelie.

F01

Frage 11.45: Lösung C

Der **Flapping-Tremor** wird insbesondere bei der hepatogenen Enzephalopathie, z.B. im Gefolge einer schweren Leberzirrhose, beobachtet. Der Flapping-Tremor ist insbesondere im Armvorhalteversuch zu beobachten und beruht in der Regel auf einem negativen Myoklonus-Syndrom. Im Gegensatz zu einem regulären Myoklonus, der in unwillkürlichen kurzen Muskelkontraktionen meist kortikaler Genese beruht, ist der negative Myoklonus durch abruptes Sistieren einer tonischen Innervation charakterisiert. Man geht davon aus, dass das negative Myoklonus-Syndrom auf synchronen Aktivitäten neuronaler Verbände beruht, die inhibitorisch auf die Outputneurone des motorischen Kortex wirken.

Abbildungsverzeichnis

Abbildungsverzeichnis

Bildanhang

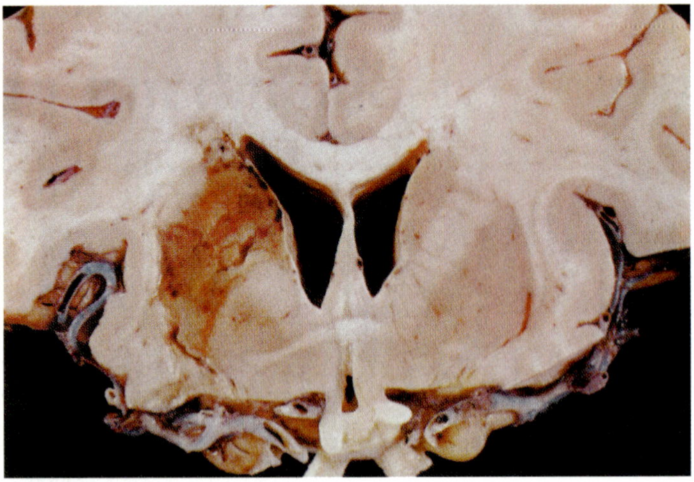

Abb. 1 zu Frage 1.66

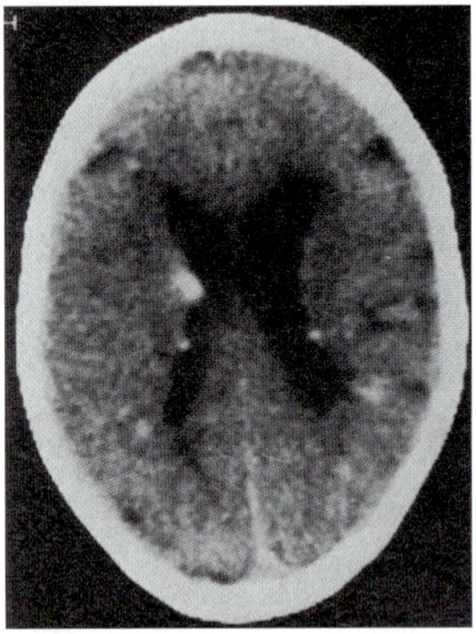

Abb. 2 zu Frage 5.14

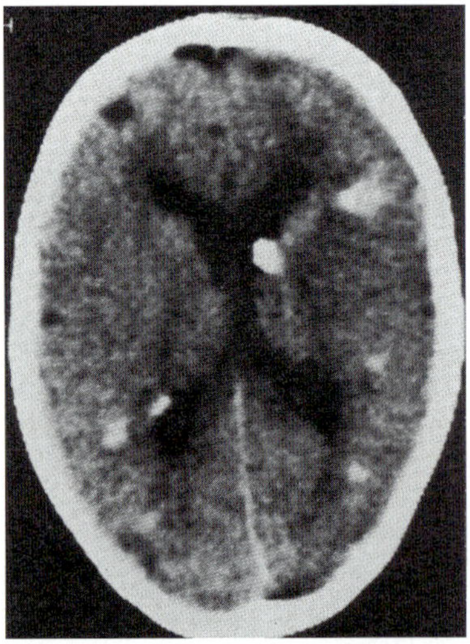

Abb. 3 zu Frage 5.14

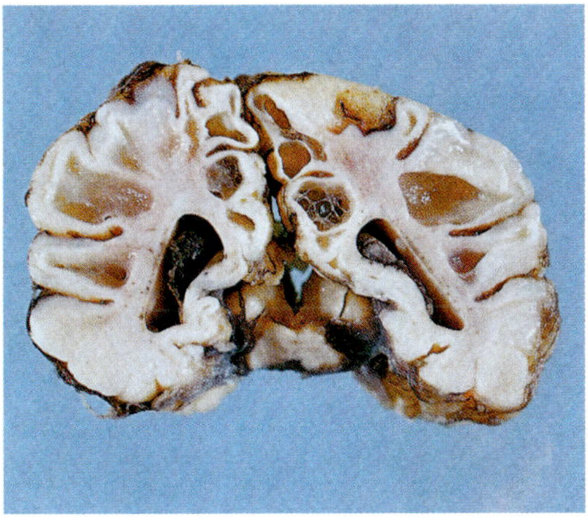

Abb. 4 zu Frage 5.16

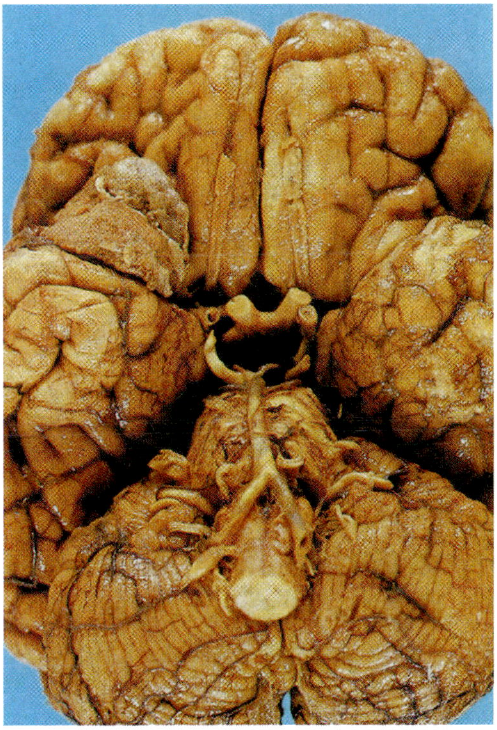

Abb. 5 zu Frage 5.18

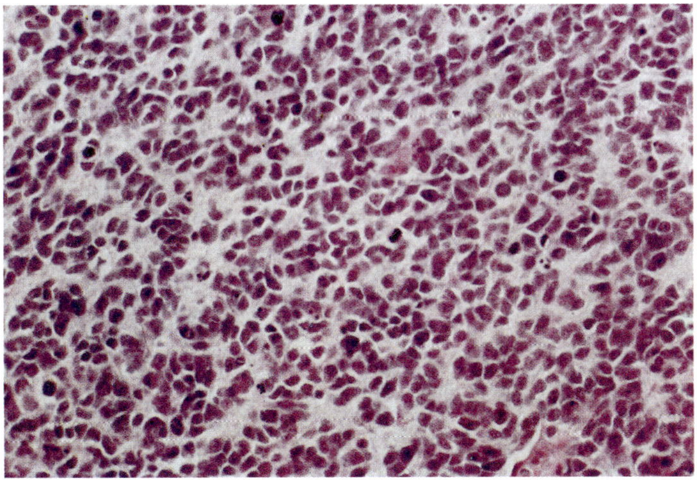

Abb. 6 zu Frage 5.31

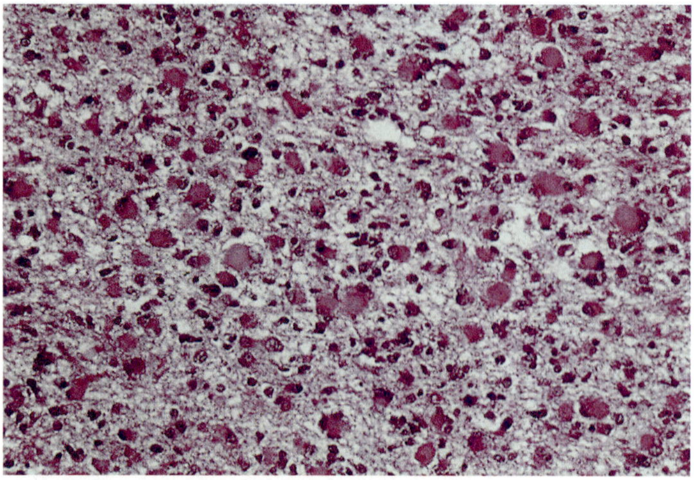

Abb. 7 zu Frage 5.32

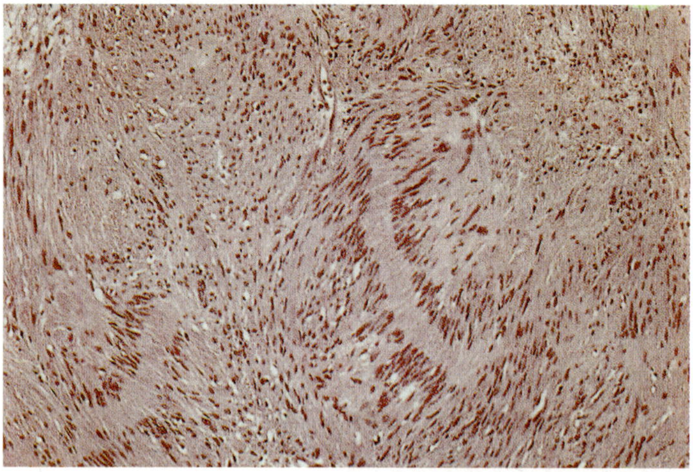

Abb. 8 zu Frage 5.33

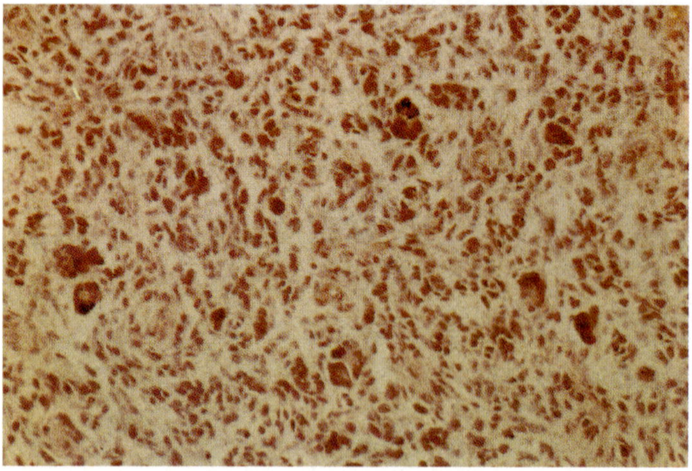

Abb. 9 zu Frage 5.34

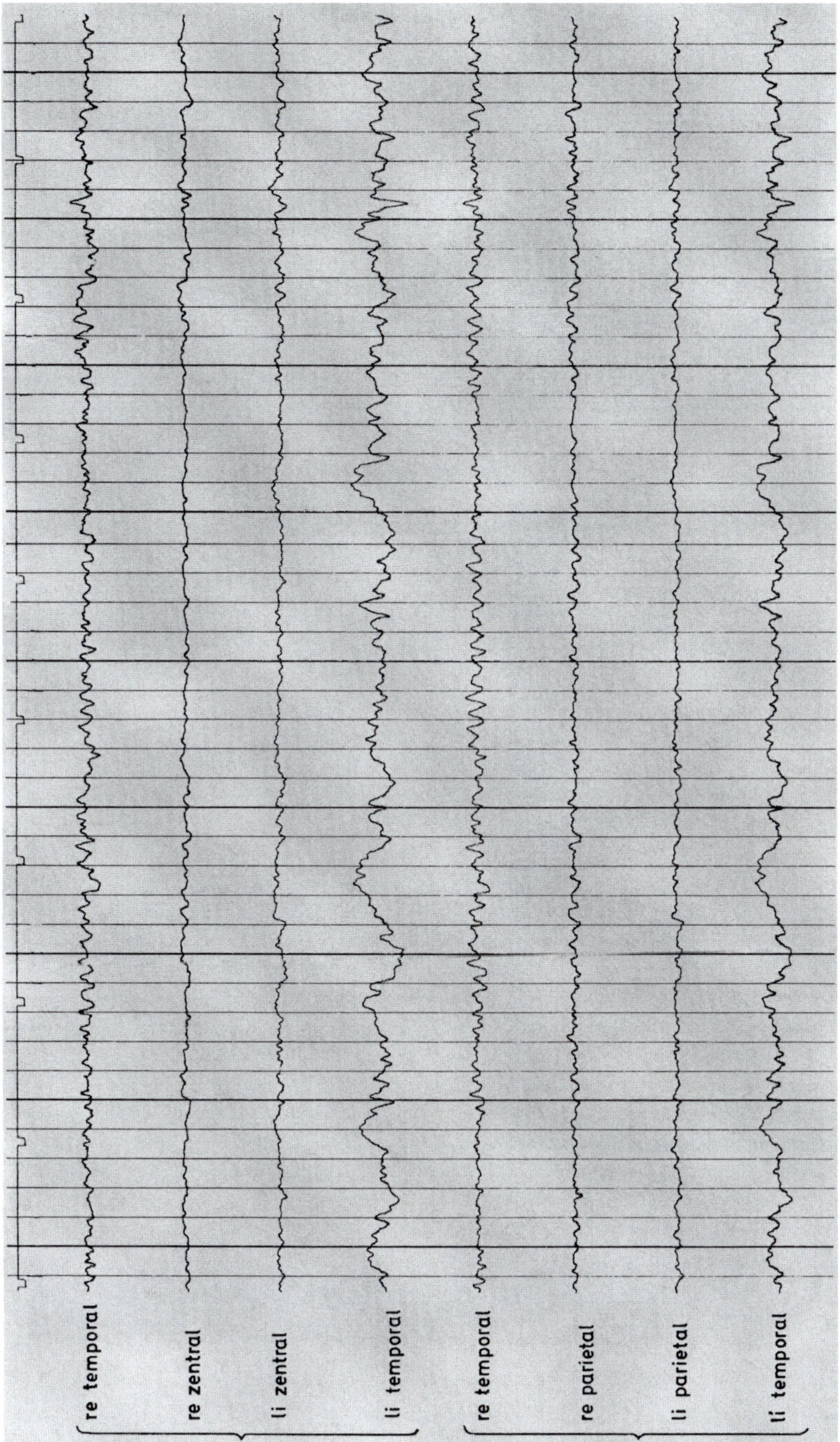

Abb. 10 zu Frage 5.66

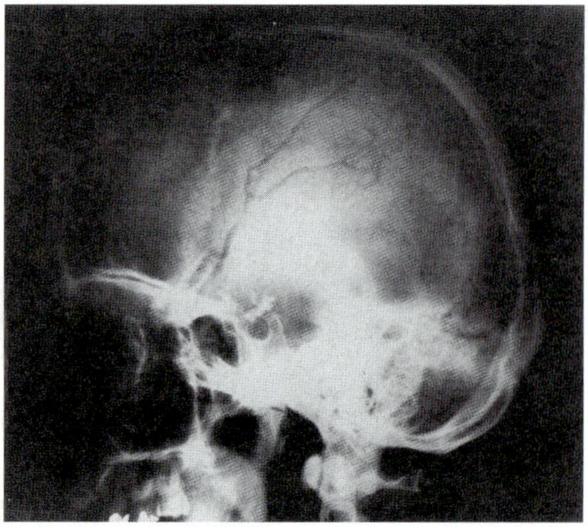

Abb. 11 zu Frage 5.68

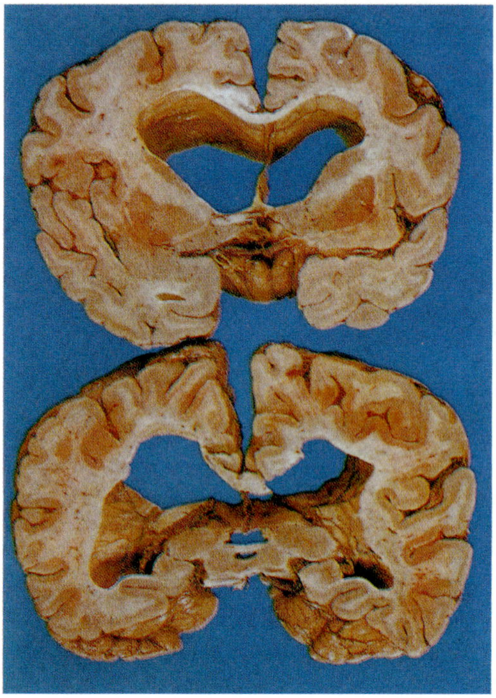

Abb. 12 zu Frage 5.70

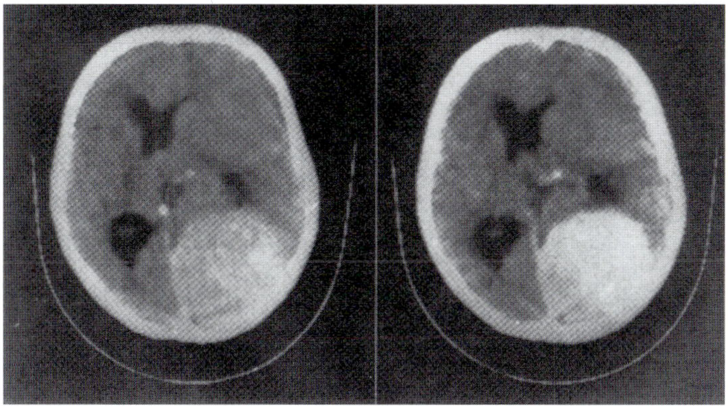

Abb. 13 zu Frage 5.71

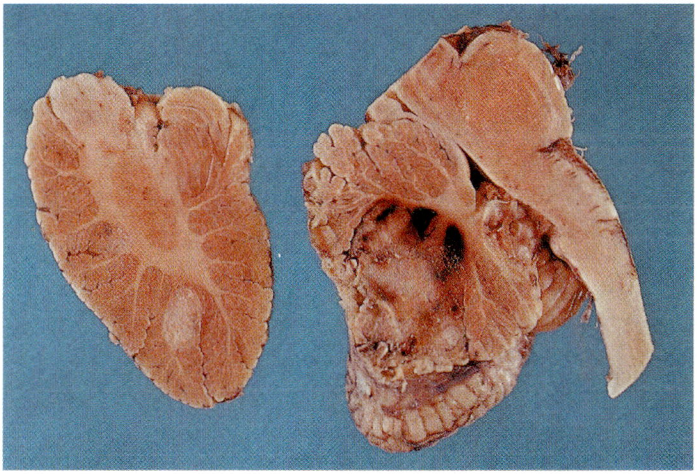

Abb. 14 zu Frage 5.72

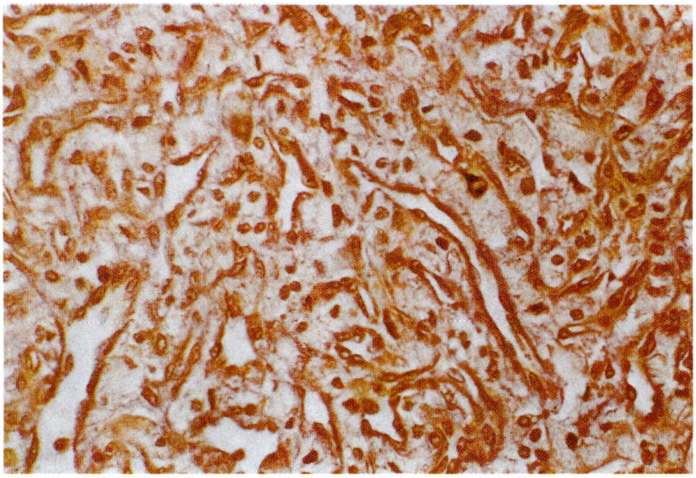

Abb. 15 zu Frage 5.73

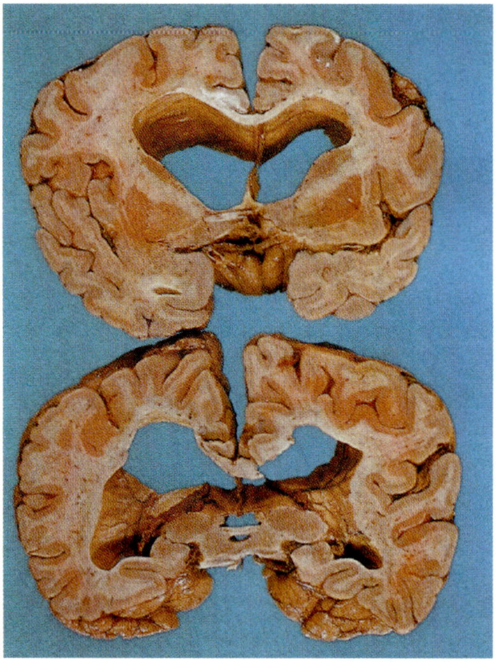

Abb. 16 zu Frage 5.74

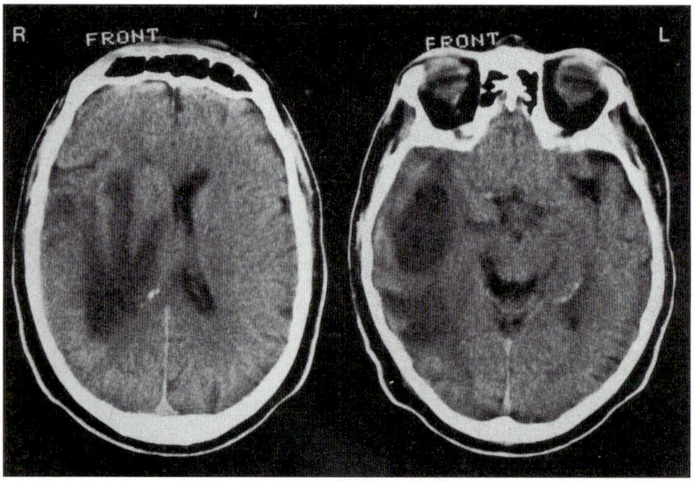

Abb. 17 zu Frage 5.75

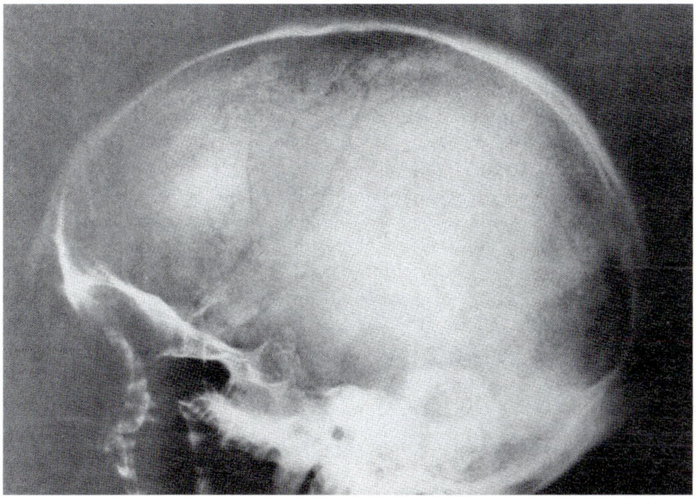

Abb. 18 zu Frage 5.79

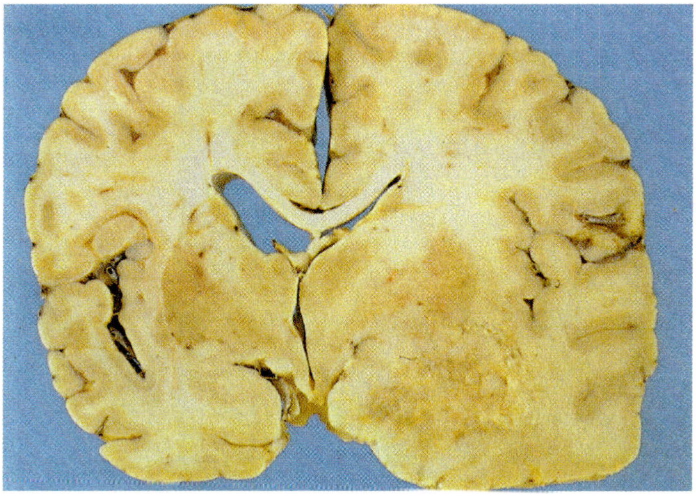

Abb. 19 zu Frage 5.80

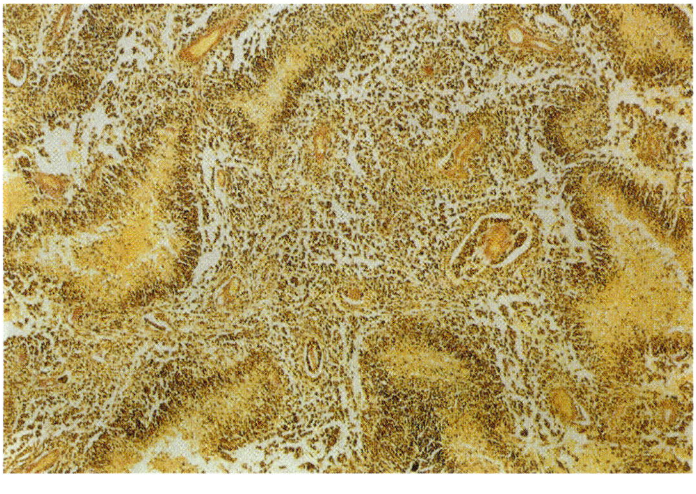

Abb. 20 zu Frage 5.80

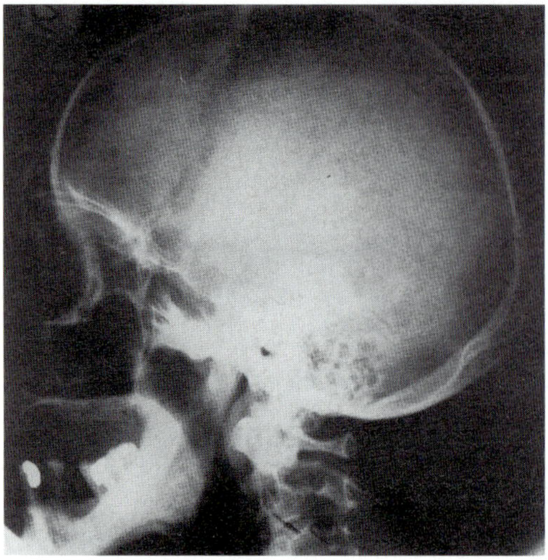

Abb. 21 zu Frage 5.83

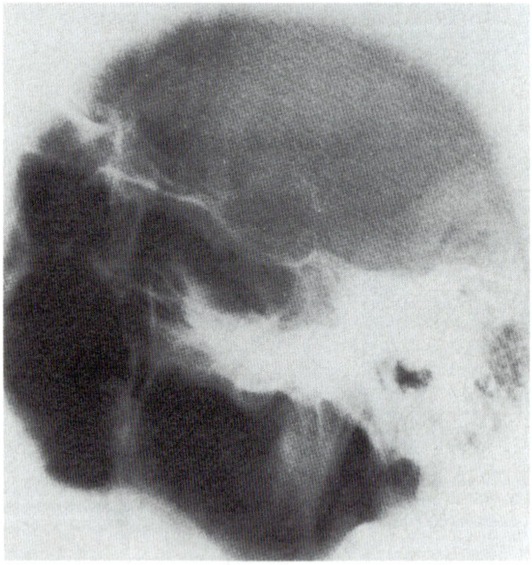

Abb. 22 zu Frage 5.83

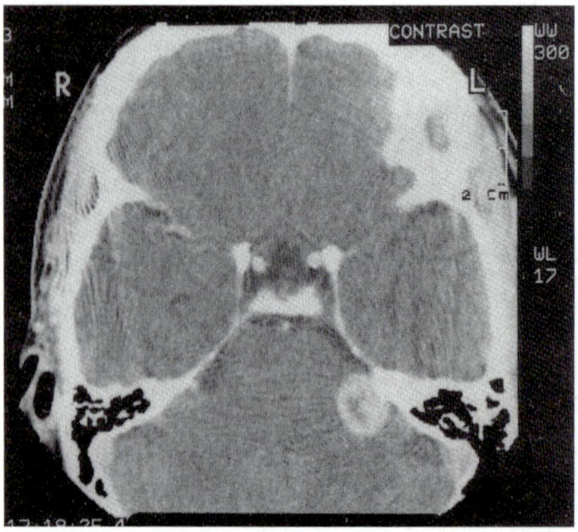

Abb. 23 zu Frage 5.84

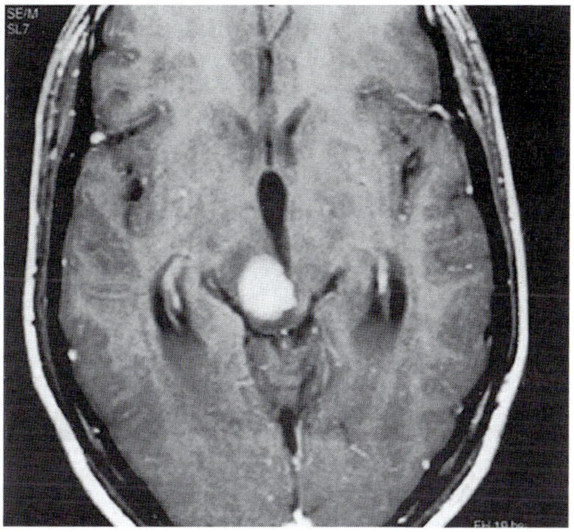

Abb. 24 zu Frage 5.88

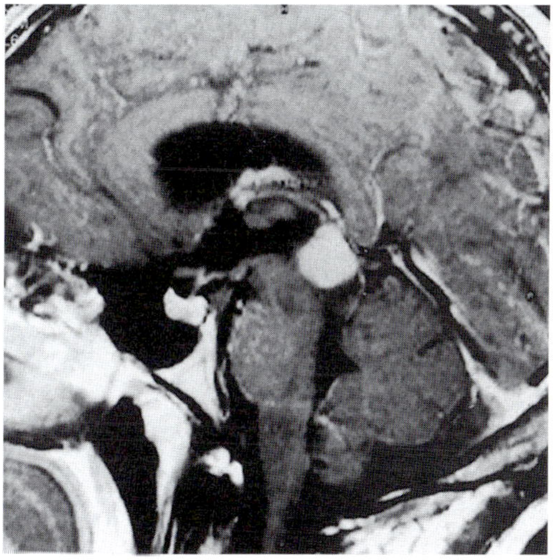

Abb. 25 zu Frage 5.88

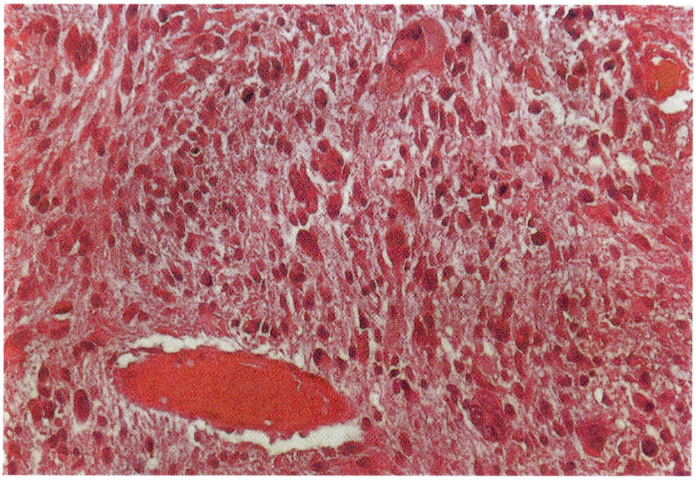

Abb. 26 zu Frage 5.90

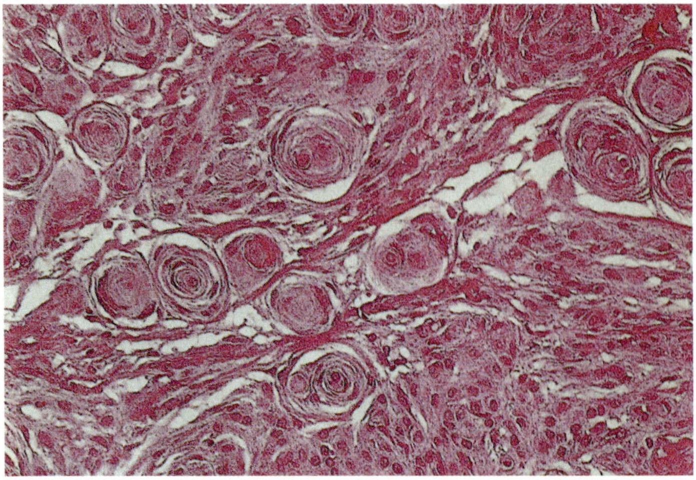

Abb. 27 zu Frage 5.91

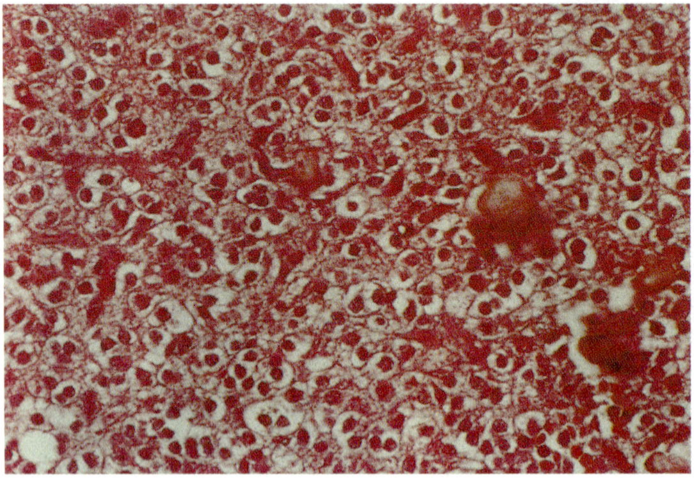

Abb. 28 zu Frage 5.92

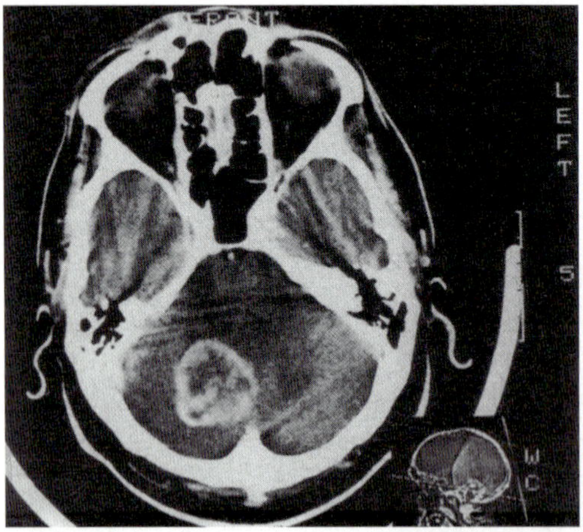

Abb. 29 zu Frage 5.95

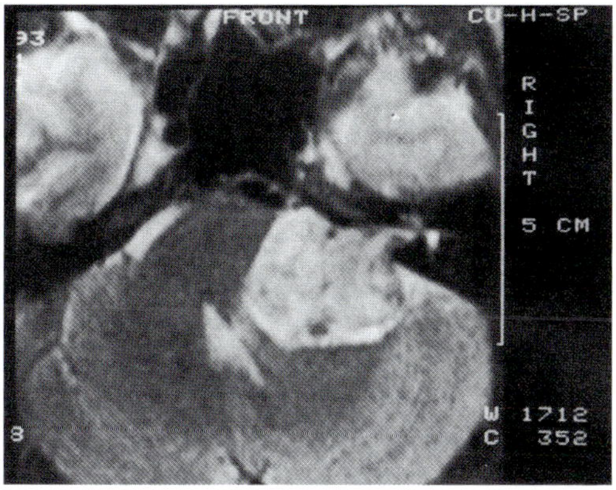

Abb. 30 zu Frage 5.99

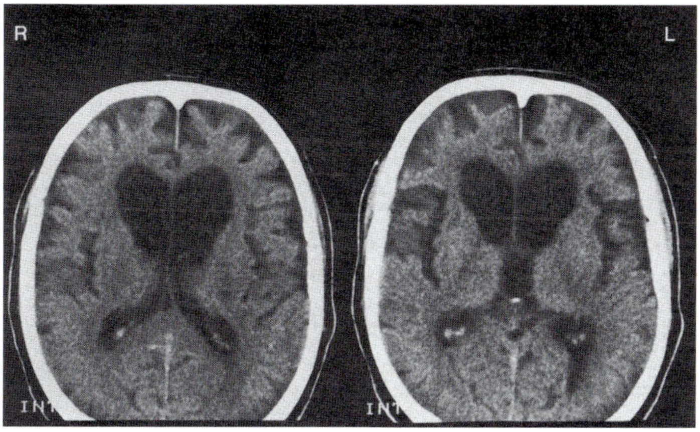

Abb. 31 zu Frage 5.117

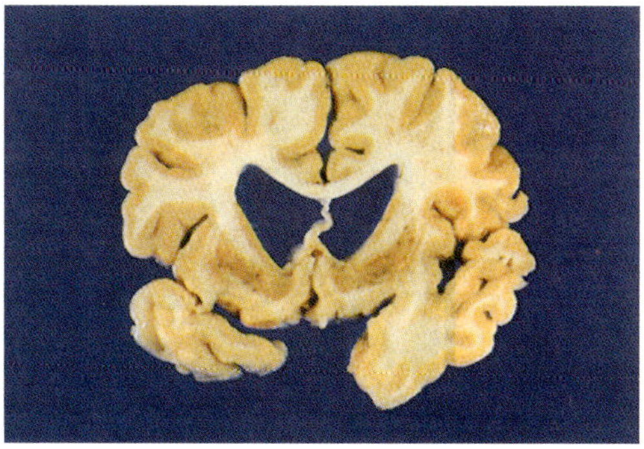

Abb. 32 zu Frage 5.140

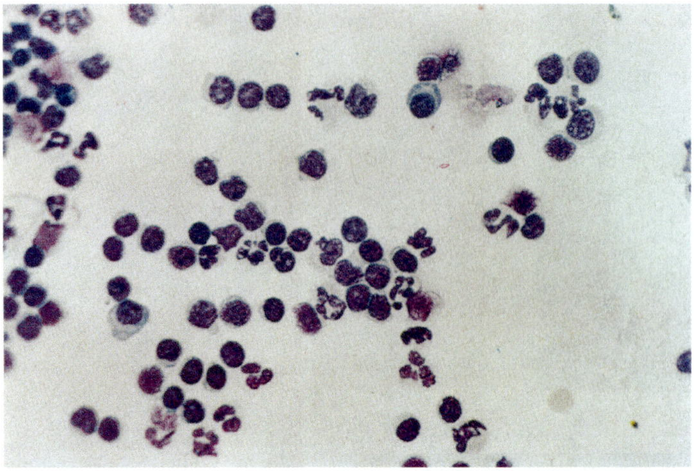

Abb. 33 zu Frage 5.237

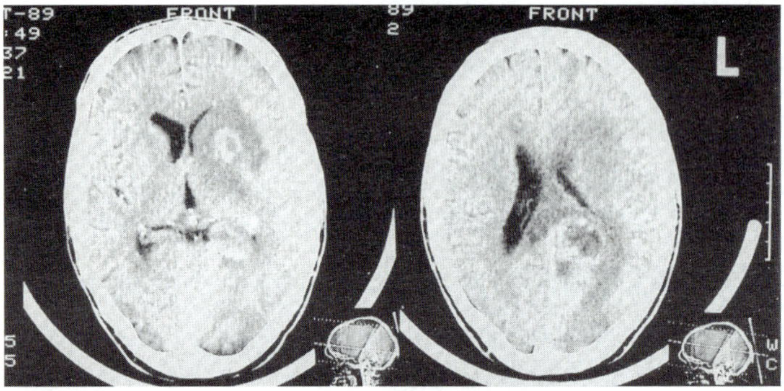

Abb. 34 zu Frage 5.270

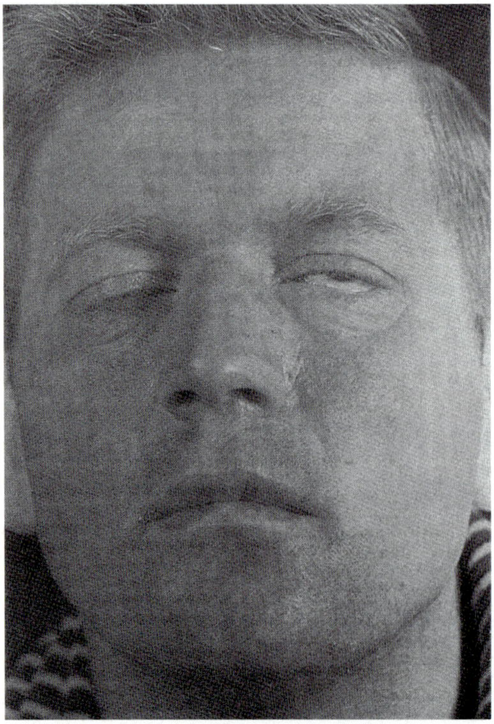

Abb. 35 zu Frage 5.292

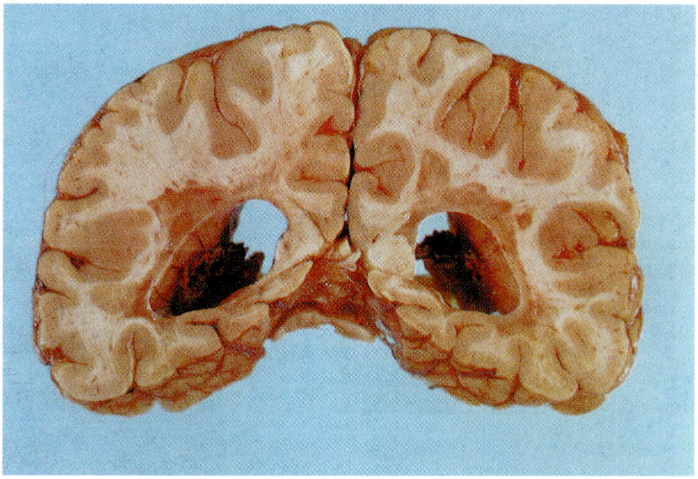

Abb. 36 zu Frage 5.300

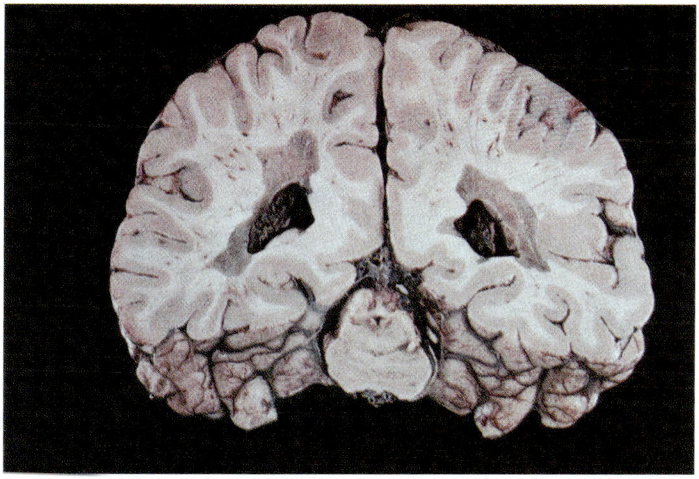

Abb. 37 zu Frage 5.301

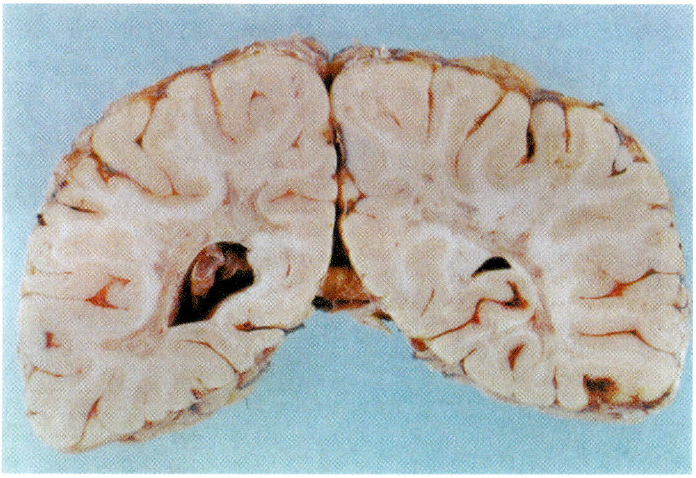

Abb. 38 zu Frage 5.302

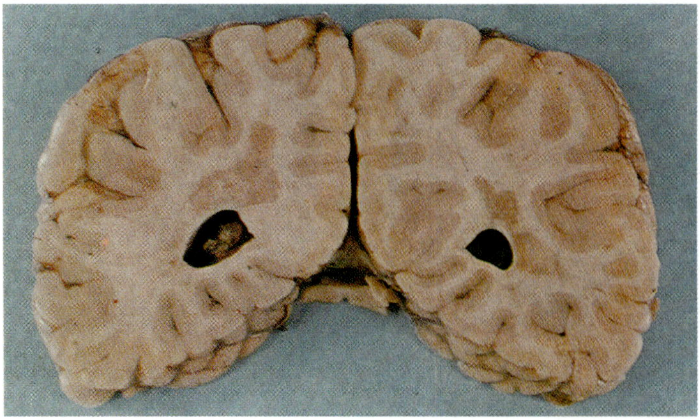

Abb. 39 zu Frage 5.305

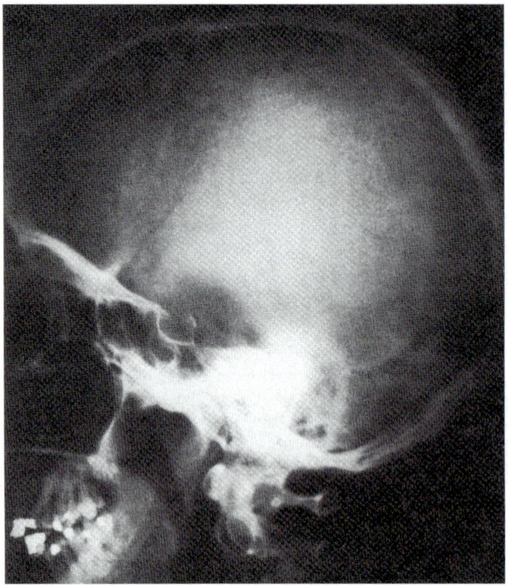

Abb. 40 zu Frage 5.329

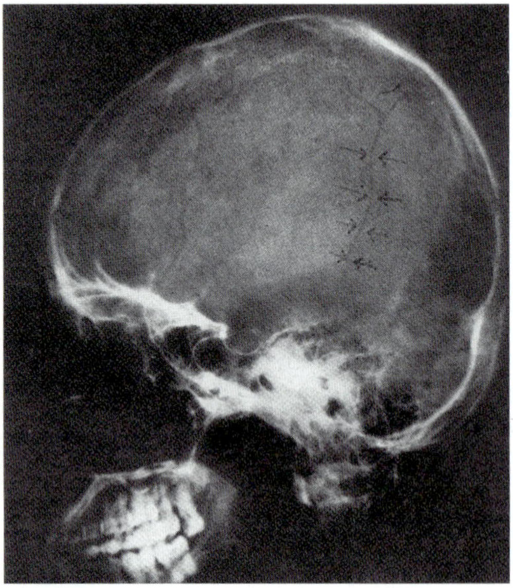

Abb. 41 zu Frage 5.339

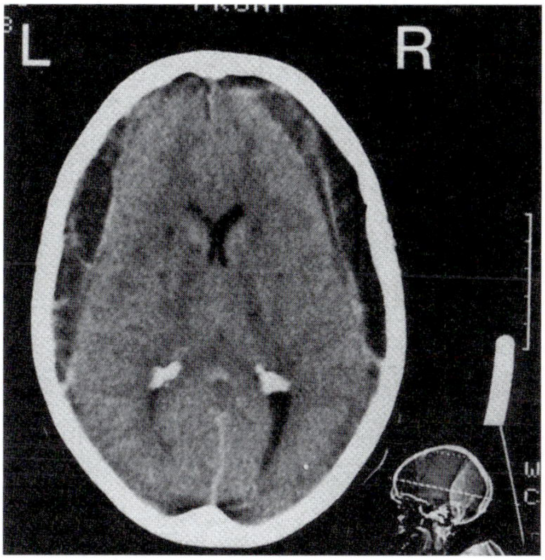

Abb. 42 zu Frage 5.347

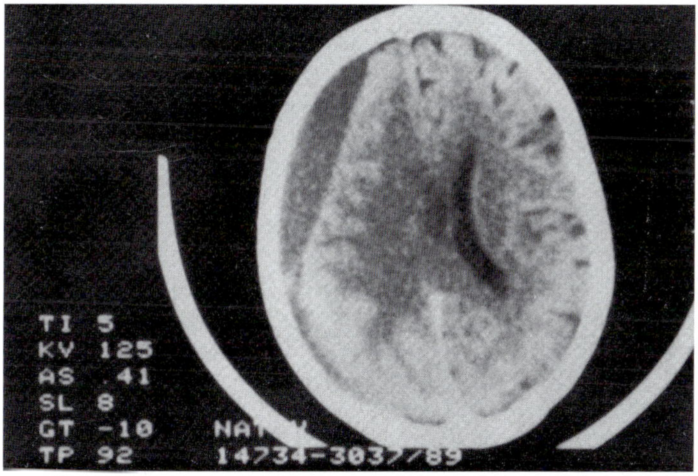

Abb. 43 zu Frage 5.348

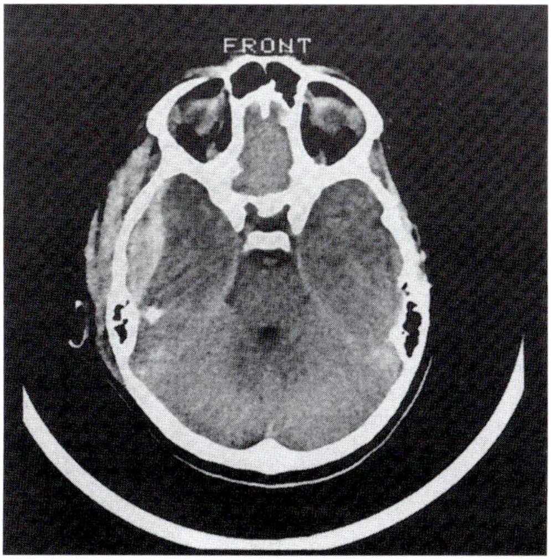

Abb. 44 zu Frage 5.354

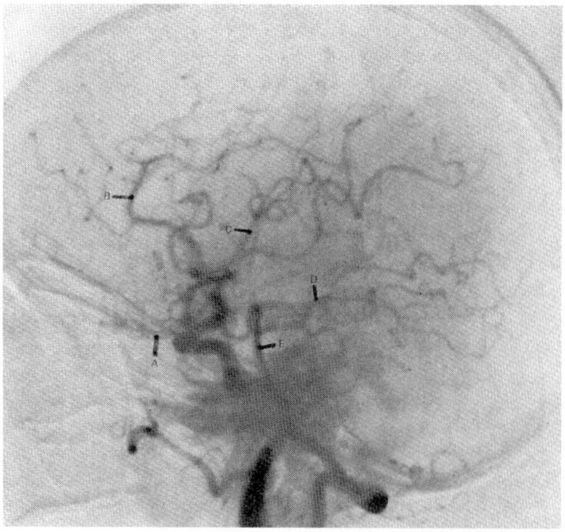

Abb. 45 zu Fragen 5.389 und 5.390

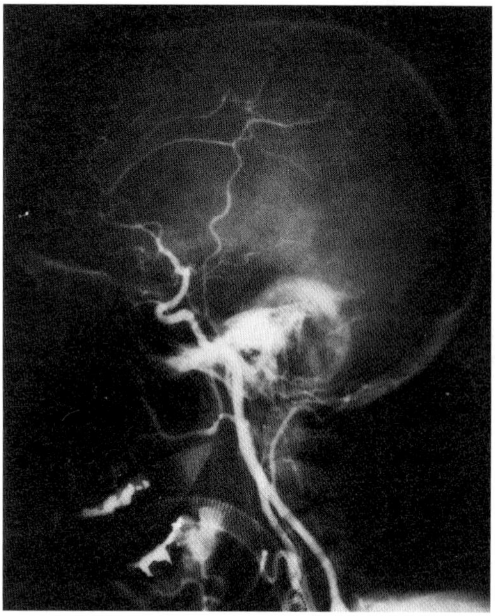

Abb. 46 zu Frage 5.412

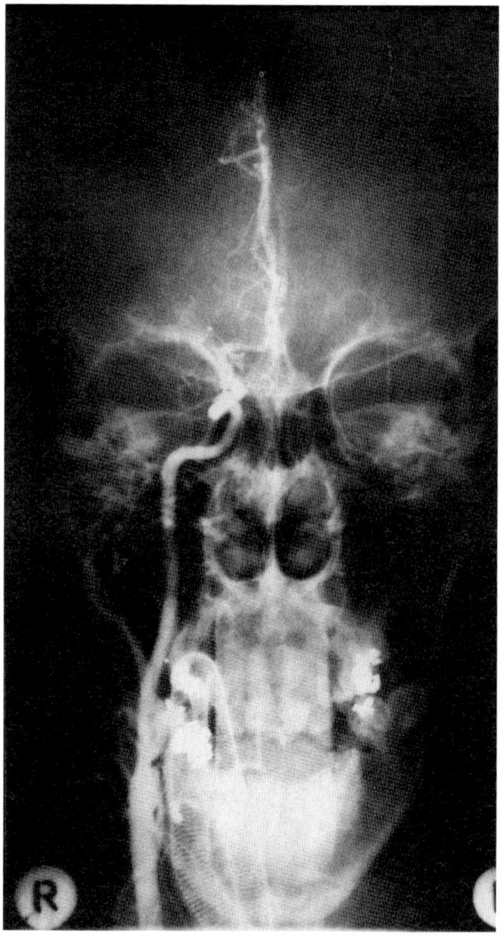

Abb. 47 zu Frage 5.412

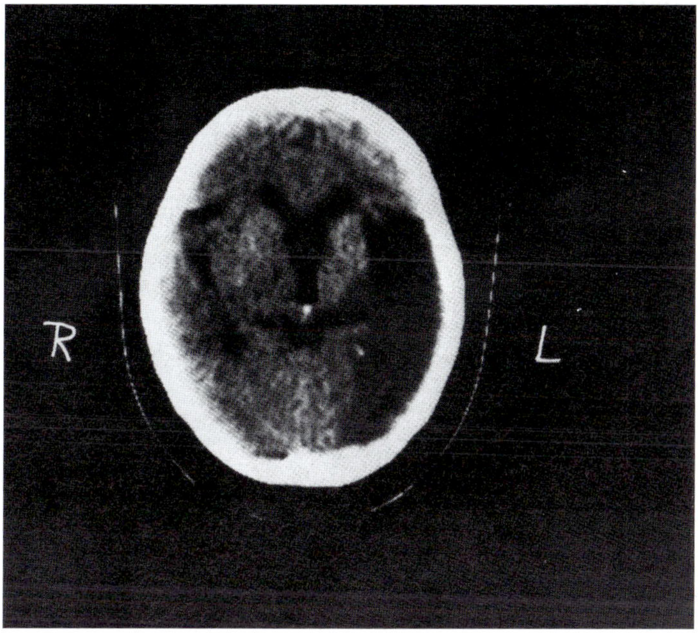

Abb. 48 zu Frage 5.413

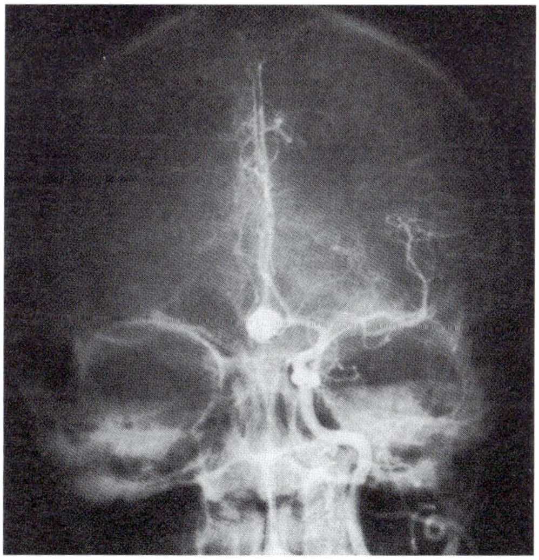

Abb. 49 zu Frage 5.416

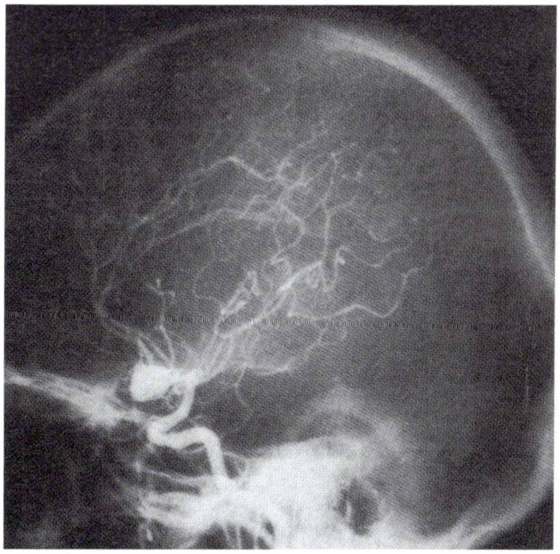

Abb. 50 zu Frage 5.416

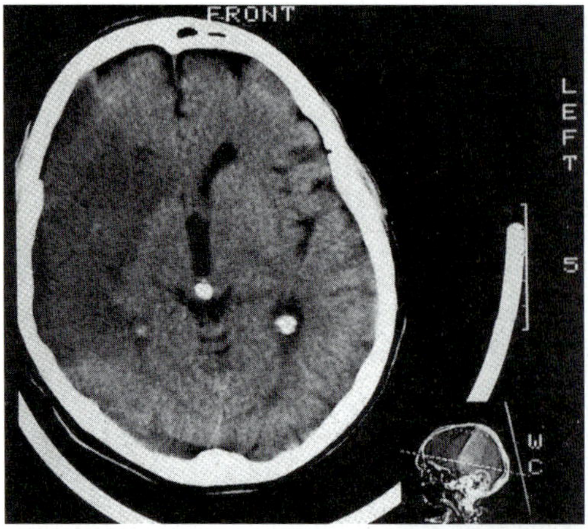

Abb. 51 zu Frage 5.420

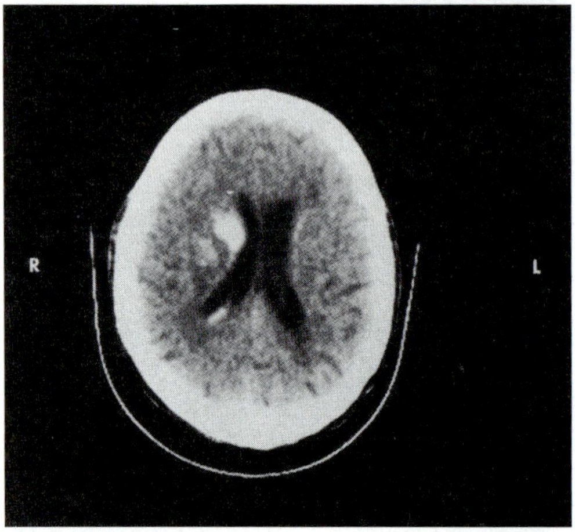

Abb. 52 zu Frage 5.423

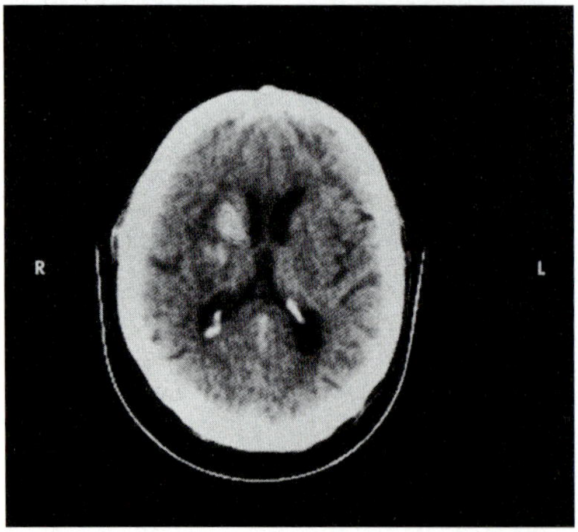

Abb. 53 zu Frage 5.423

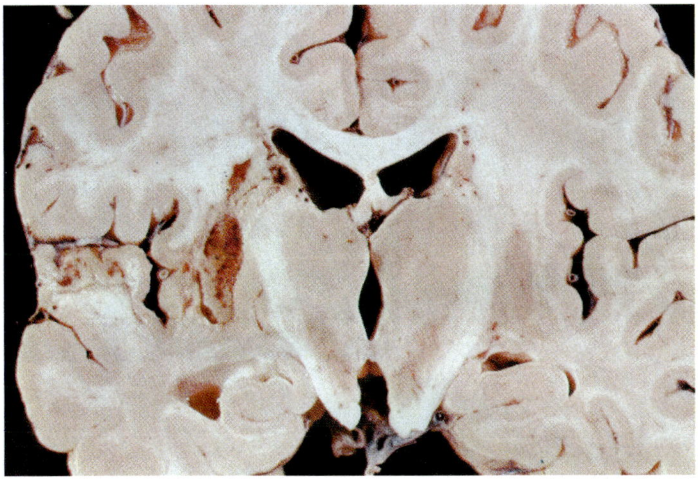

Abb. 54 zu Frage 5.427

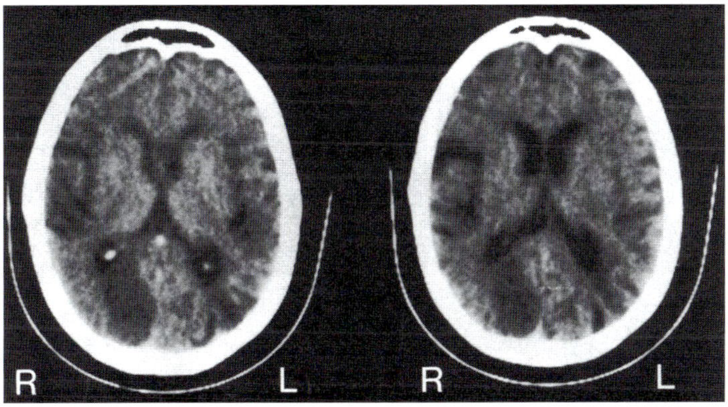

Abb. 55 zu Frage 5.428

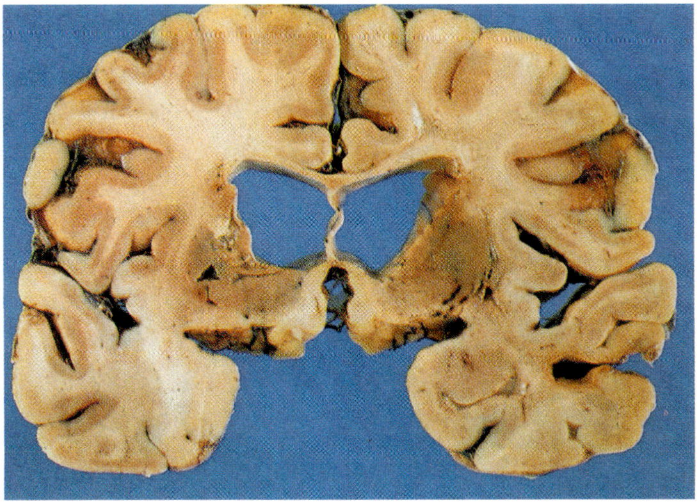

Abb. 56 zu Frage 5.429

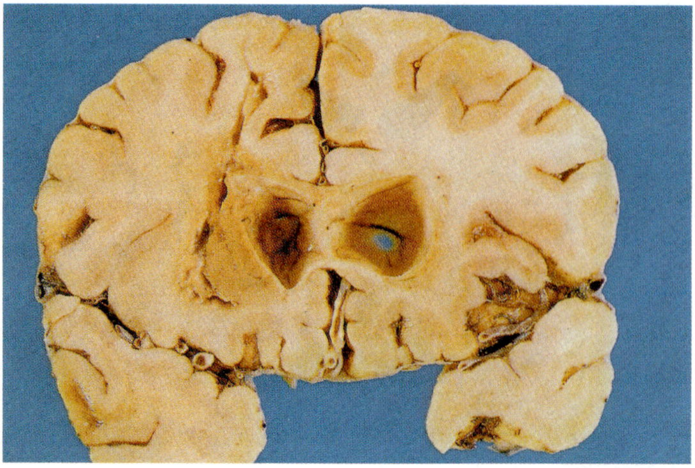

Abb. 57 zu Frage 5.430

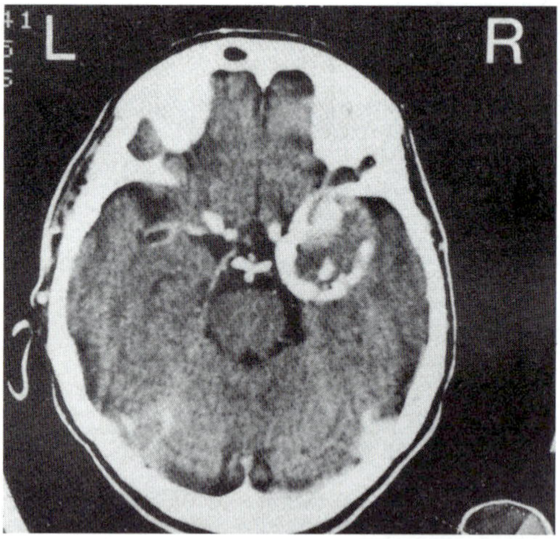

Abb. 58 zu Frage 5.431

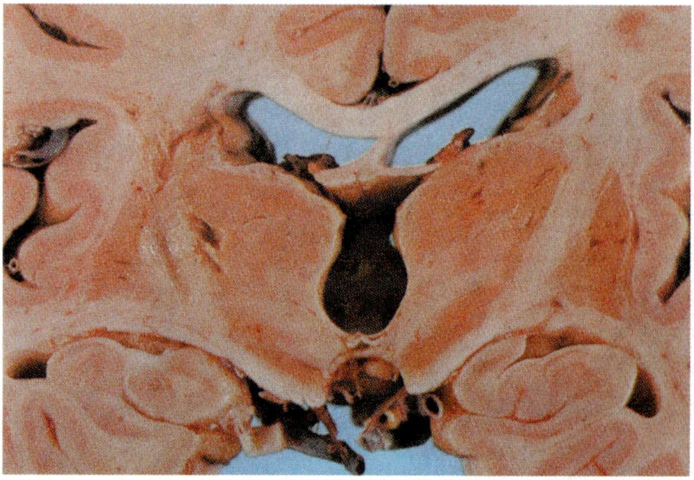

Abb. 59 zu Frage 5.433

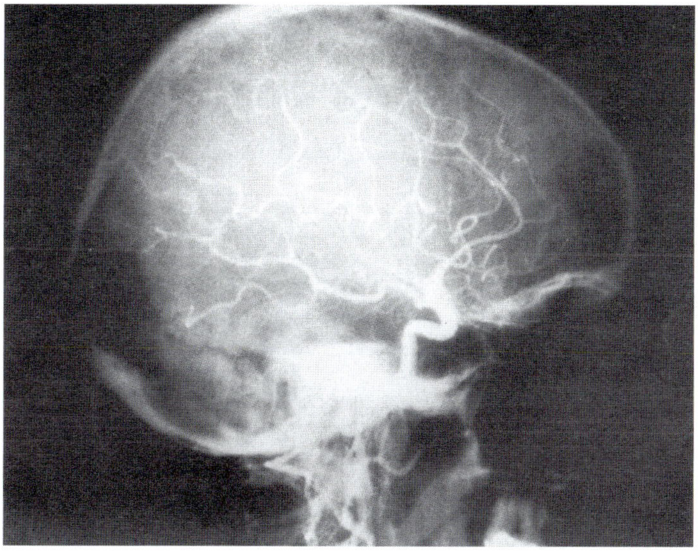

Abb. 60 zu Frage 5.436

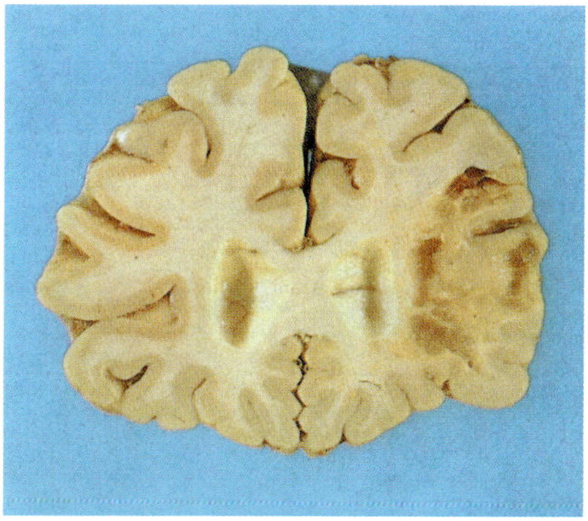

Abb. 61 zu Frage 5.441

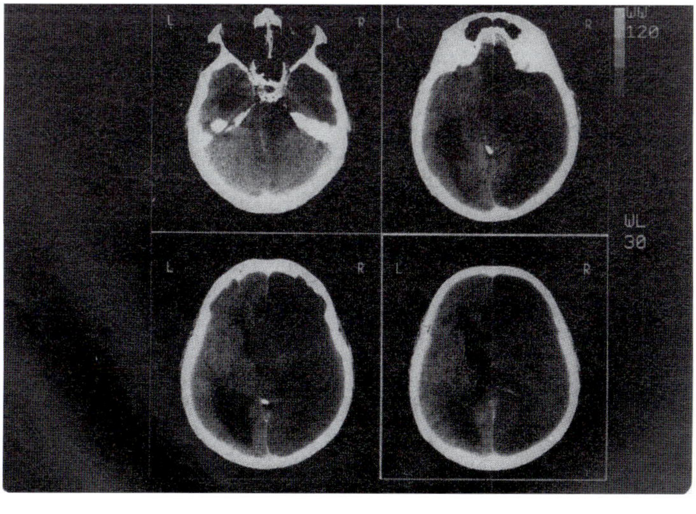

Abb. 62 zu Fragen 5.447 und 5.448

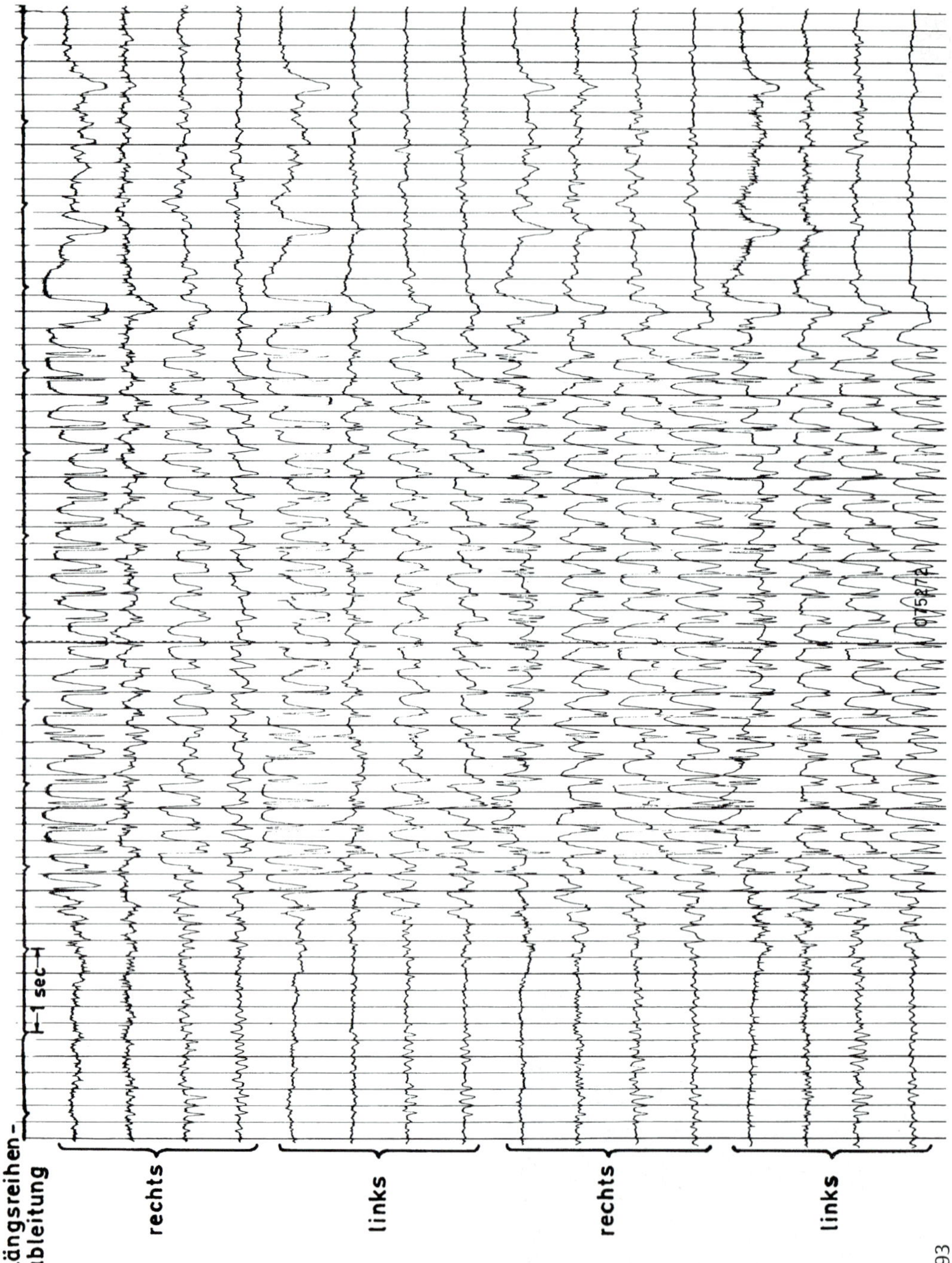

Abb. 63 zu Frage 5.493

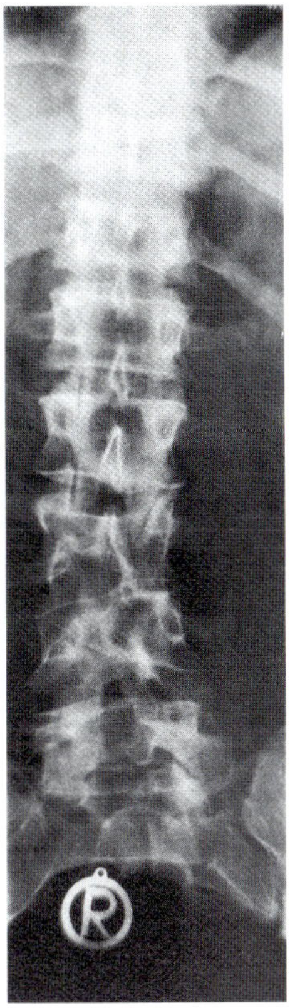

Abb. 64
zu Frage 6.12

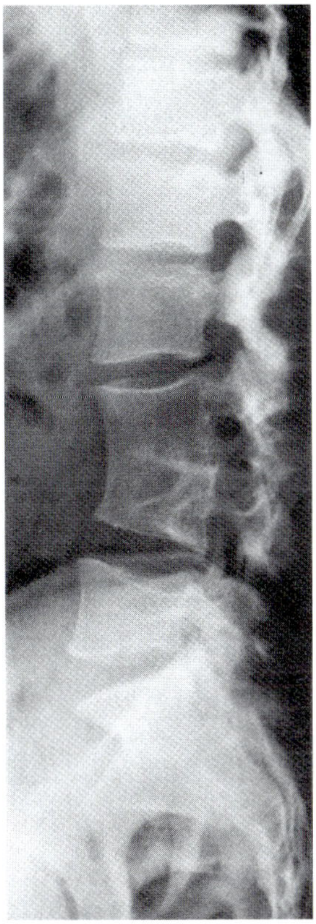

Abb. 65
zu Frage 6.12

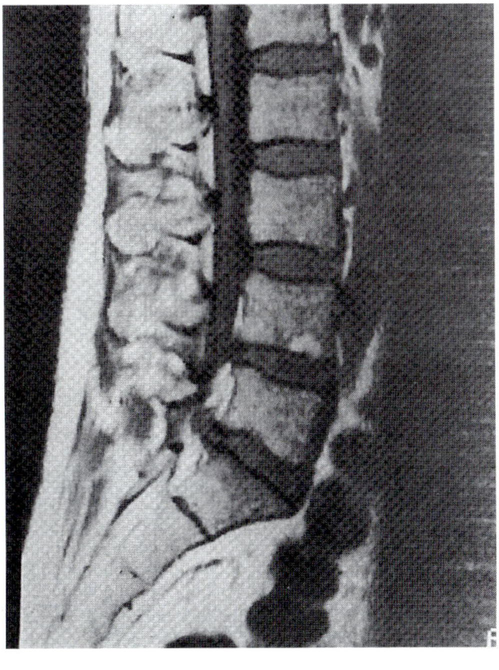

Abb. 66 zu Frage 7.63

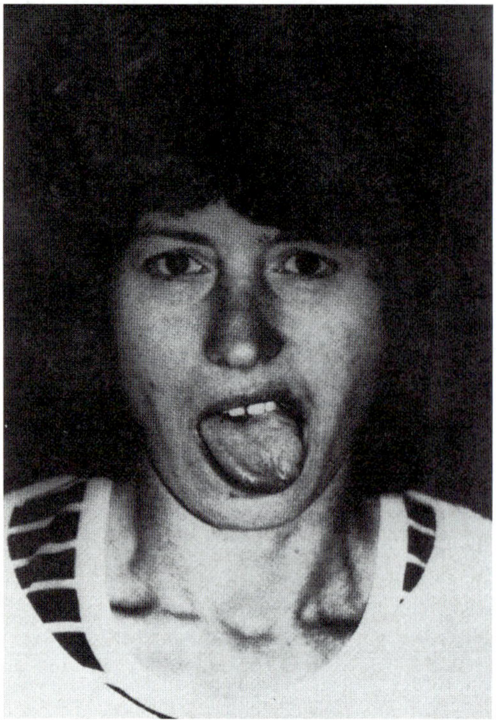

Abb. 67 zu Frage 7.93

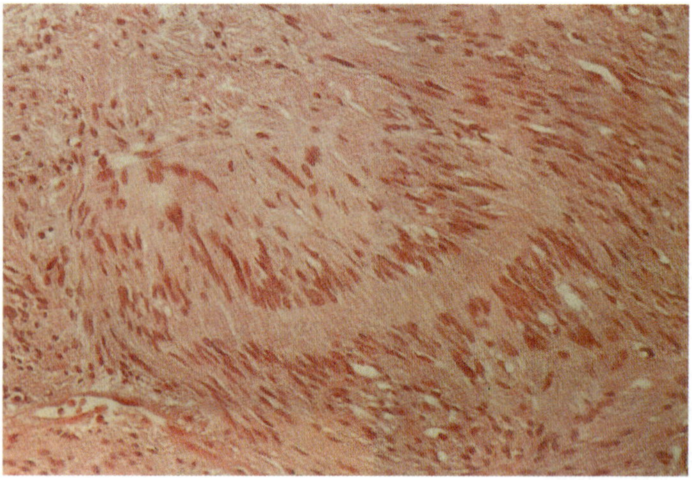

Abb. 68 zu Frage 7.131

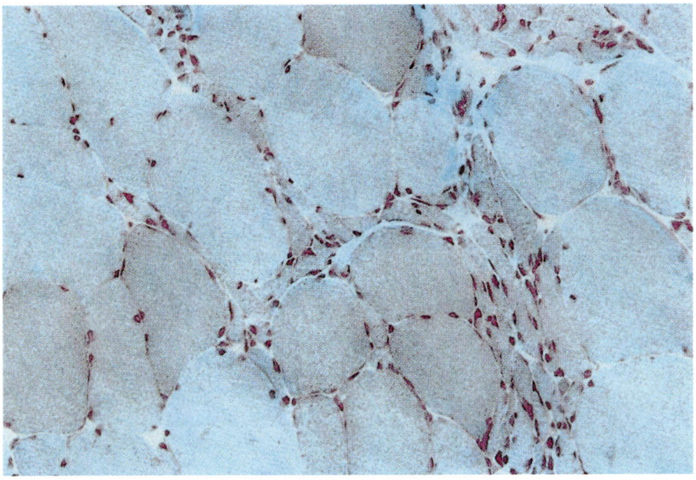

Abb. 69 zu Frage 8.19

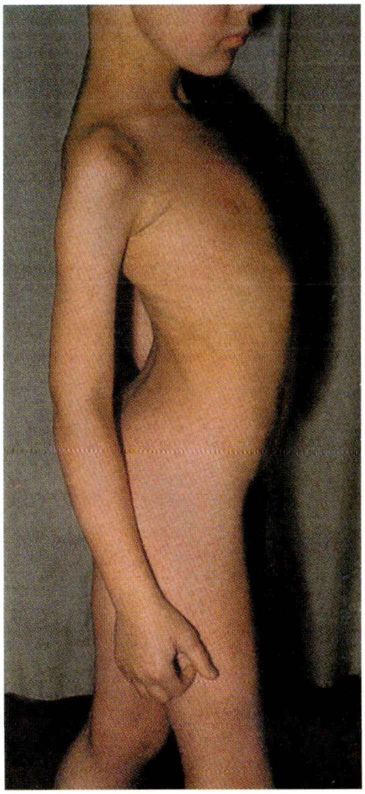

Abb. 70 zu Frage 8.26

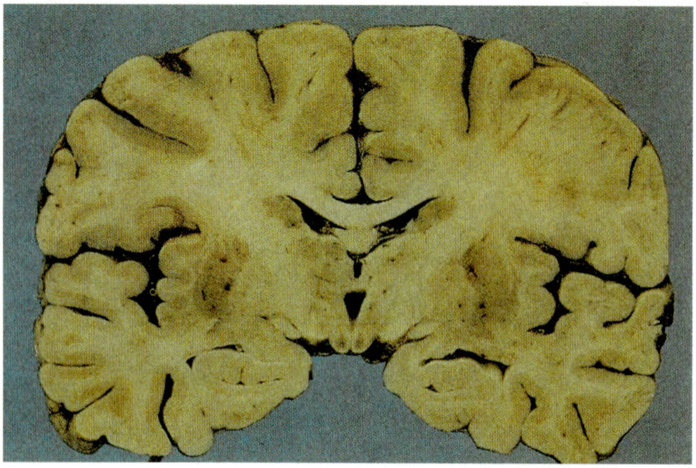

Abb. 71 zu Frage 9.59

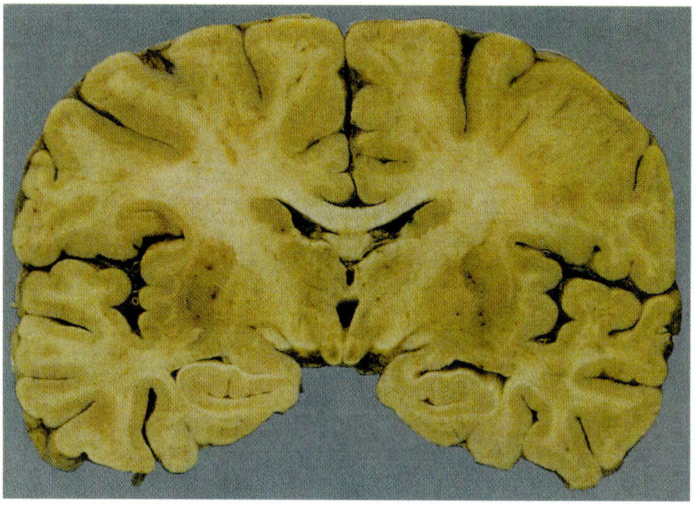

Abb. 72 zu Frage 9.64

Sachverzeichnis

Sachverzeichnis

Ihre Meinung ist gefragt!

Sehr geehrte Leserin, sehr geehrter Leser,

ein gutes Buch sollte auch über mehrere Auflagen in Inhalt und Gestaltung den Bedürfnissen seiner Leser gerecht werden. Um dies zu erreichen, sind wir auf Ihre Hilfe angewiesen. Deshalb: Schreiben Sie uns, was Ihnen an diesem Buch gefällt, vor allem aber, was wir daran ändern sollen.
Für Ihre Mühe möchten wir uns mit einer **Verlosung** bedanken, an der jeder Fragebogen teilnimmt. Die Verlosung findet 1 × jährlich statt. Zu gewinnen sind 10 Büchergutscheine à DM 100,– (€ 50,–). Der Rechtsweg ist ausgeschlossen. Wir freuen uns auf Ihre Antwort, die wir selbstverständlich vertraulich behandeln.

Bitte schicken Sie diesen Fragebogen an:

Georg Thieme Verlag
Programmplanung Medizin
Dr. med. P. Fode
Postfach 30 11 20
70451 Stuttgart

Wie beurteilen Sie diesen Band:

Anzahl der Schemata ausreichend ja ❑ nein ❑
Anzahl der Tabellen ausreichend ja ❑ nein ❑
Anzahl der Lerntexte ausreichend ja ❑ nein ❑

Wie beurteilen Sie die inhaltliche Qualität der Kommentare? Welche Kommentare sind besonders gut, welche Kommentare sind nicht ausreichend?

Wie beurteilen Sie die Lerntexte bzw. das Kurzlehrbuch?

Zu folgenden Themen wünsche ich mir einen Lerntext/ausführlichere Erklärungen:

Wie beurteilen Sie den Schreibstil und die Lesbarkeit des Bandes?

Ist die Schwarze Reihe für dieses Prüfungsfach als Vorbereitung ausreichend? Haben Sie noch andere Lehrbücher benutzt? Welche?

Besonders gefallen hat mir an diesem Band:

Weitere Vorschläge und Verbesserungsmöglichkeiten?

Absender (bitte unbedingt ausfüllen)